D1699436

Spezielle Rettungstechniken

Spezielle Rettungstechniken

Herausgeber | Pedro Bargon
Holger Scholl

Mit Beiträgen von | Jörn Fries
Dr. med. Benjamin Hiller
Dr. med. Oliver Meyer
Dr. med. Dirk Michaelis
Thomas Penzberger
Helmut Schmidt
Manuel Struck
Dr. med. Michael Windirsch

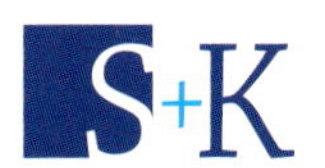

Verlagsgesellschaft Stumpf + Kossendey mbH, Edewecht 2007

Bibliografische Informationen der Deutschen Nationalbibliothek

Die Deutsche Nationalibliothek verzeichnet diese Publikation in der Deutschen Nationalbibliografie; detaillierte bibliografische Angaben sind im Internet über <http://dnb.d-nb.de> abrufbar.

© Copyright by Verlagsgesellschaft Stumpf und Kossendey mbH, Edewecht 2007
Satz: Weiß & Partner, Oldenburg
Umschlagfotos: P. Bargon, Mainz
Beratung: F. Liebetanz, Gensingen; M. Müller, Riedstadt; Dr. med. B. Wolcke, Mainz
Druck: Dato Druck GmbH & Co.KG, Oldenburg

ISBN 978-3-938179-22-2

Inhalt

Geleitwort

Kaum ein Bereich des staatlichen Handelns berührt – im wahrsten Sinne des Wortes – die Bürgerinnen und Bürger so unmittelbar wie der Rettungsdienst. Umso wichtiger ist es, dass der Staat diesen Bereich so organisiert, dass er ohne Reibungsverluste schnell und wirkungsvoll funktioniert. Dies ist auch der Grund, weshalb der Rettungsdienst zu einer öffentlichen Aufgabe erklärt wurde, die sowohl der Gefahrenabwehr als auch der gesundheitlichen Daseinsvorsorge dient. Es entspricht unserem Selbstverständnis, dass der Staat diese Aufgabe nicht selbst erfüllt, sondern sie vor allem den anerkannten Sanitätsorganisationen, der ADAC-Luftrettung, der Berufsfeuerwehr oder der Bundeswehr überträgt. Auch in diesem Bereich gilt der Grundsatz der Subsidiarität.

Der Rettungsdienst ist schon lange nicht mehr einfaches Transportieren von kranken oder verletzten Personen, sondern vielmehr die Umsetzung notfallmedizinischer Maßnahmen im präklinischen Bereich. Die Behandlung des Patienten beginnt schon am Unfallort. Der Rettungsdienst ist daher mit gut ausgebildetem ärztlichen und nichtärztlichen Personal besetzt und mit moderner medizinischer Ausstattung ausgerüstet. Sollte der Rettungsdienst bei komplexeren Lagen dennoch an die Grenze seiner Möglichkeiten stoßen, ist er auf die enge Zusammenarbeit und das Können anderer im Sicherheitsbereich mitwirkender Personen und Organisationen mit ihren speziellen Hilfsmitteln und -möglichkeiten angewiesen. Es ergeben sich damit immer wieder Schnittstellen zwischen dem Rettungsdienst, der Feuerwehr, der Polizei oder auch dem Katastrophenschutz. Dieses komplexe System der Notfallhilfe wird laufend fortentwickelt, wobei auch aktuelle Erkenntnisse aus der Einsatzorganisation oder der medizinischen Wissenschaft einfließen. So arbeitet das Land gemeinsam mit den am Rettungsdienst Beteiligten ständig an einer Optimierung des Hilfeleistungssystems.

Es ist das Verdienst dieses Buches, Hilfsmöglichkeiten aus den verschiedensten Bereichen und Regionen anschaulich darzustellen und zu beschreiben. So bin ich sicher, dass das Buch eine Lücke im Bücherschrank von Rettungsdienstinteressierten, aber auch von Bildungseinrichtungen des Rettungsdienstes füllen wird. Den Verfassern und Autoren danke ich ganz herzlich für ihre Initiative, die dazu beitragen wird, Maßnahmen des Rettungsdienstes besser zu verstehen.

Kurt Beck
Ministerpräsident des Landes Rheinland-Pfalz

Vorwort

Bei der Versorgung von Notfallpatienten stellen die technische Rettung und das Bewältigen spezieller Einsatzsituationen eine besondere Herausforderung für das Rettungsteam dar. Beispiele dafür sind die Rettung aus unwegsamen Gelände, aus dem Wasser, aus einem Schacht oder der Unfall in einem Tunnel. Diesen Fällen ist gemeinsam, dass sie im Rettungs- und Notarztdienst abseits der täglichen Routine liegen, dass oft nicht nach Standardprotokollen reagiert werden kann und meist technische Fachdienste für die Sicherung und Patientenrettung erforderlich sind. Die Basis für eine zielgerichtete Rettung und Versorgung ist daher das optimale Zusammenspiel der verschiedenen, in die Notfallsituation involvierten Einheiten.

Von besonderer Bedeutung, ja lebenswichtig, ist das Erkennen spezieller bedrohlicher Situationen, denen Helfer und Patienten ausgesetzt sind. Weitere Grundlage ist die Kenntnis verfügbarer Strukturen und Ressourcen, um Hilfe gezielt zum Einsatz zu bringen und für alle Beteiligten gefährliche Improvisationen oder Überforderungen zu vermeiden.

Das vorliegende Buch gibt dem Leser einen umfassenden Überblick über die verfügbaren Fachdienste und Einheiten und deren technische Möglichkeiten zur Bewältigung spezieller Einsatzsituationen. Strukturiert und realitätsnah beschreiben die Autoren Herausforderungen, Geräte und Techniken. Die Besprechung realer Fälle und die repräsentative, explizite Vorstellung einzelner Einheiten machen das Fachbuch besonders gut lesbar. Gleichzeitig wird der medizinische Aspekt nicht in den Hintergrund gedrängt. Die Darstellungen gesundheitlicher Gefahren für Helfer und Patienten, der Besonderheiten der medizinischen Versorgung, aber auch der Auswirkungen einzelner Rettungstechniken auf den Patientenzustand, ziehen sich als roter Faden durch das Buch. Beeindruckend ist das umfangreiche Bildmaterial bei hoher Qualität, das dem Leser eine plastische Vorstellung der im Text vermittelten Informationen ermöglicht.

Die Autoren haben in beispielhafter Weise eine wichtige Übersicht von Besonderheiten, Gefahren, technischen Möglichkeiten, Fachdiensten, Einheiten und Verbänden sowie speziellen medizinischen Problemen vorgelegt. Die gegenseitige Kenntnis dieser Faktoren bildet für alle am Notfallgeschehen beteiligten Kräfte eine essentielle Brücke für eine optimale Zusammenarbeit am Einsatzort. Dies schafft die Basis für die gemeinsame Kommunikation zugunsten einer zielorientierten, zeitgerechten Rettung und Versorgung und dient damit dem Wohl der uns anvertrauten Notfallpatienten ebenso wie den am Einsatz beteiligten Helfern.

Prof. Dr. med. C. Werner
Mainz, Januar 2006

Abkürzungen

AAO	Alarm- und Ausrückeordnung
AB	Abrollbehälter
ABC-ErkKW	ABC-Erkundungskraftwagen
ADAC	Allgemeiner Deutscher Automobil-Club e.V.
AKNZ	Akademie für Krisenmanagement, Notfallplanung und Zivilschutz
ALF	Amphibisches Löschfahrzeug
ARDS	Adult Respiratory Distress Syndrome (akutes Lungenversagen)
ARTS	Aircraft Recovery and Transport System
ASB	Assisted Spontaneous Breathing; Arbeiter-Samariter-Bund
ASS	Acetylsalicylsäure
AT	Atemschutz
ATF	Analytische Task Force
ATLS®	Advanced Trauma Life Support
BAGEH	Bundesarbeitsgemeinschaft Erste Hilfe
bar	Bar (Einheit des Luft-)Drucks, veraltet
BayWaH	Bayerisches Wasserrettungskonzept
BbergG	Bundesbergbaugesetz
BBG	Bergbau-Berufsgenossenschaft
BBK	Bundesamt für Bevölkerungsschutz und Katastrophenhilfe
BePo	Bereitschaftspolizei
BF	Berufsfeuerwehr
BG	Berufsgenossenschaft
BGS	Bundesgrenzschutz
BGU	Berufsgenossenschaftliche Unfallklinik
BHP	Behandlungsplatz
BKA	Bundeskriminalamt
BMF	Bundesministerium der Finanzen
BMI	Bundesminister des Innern
BMVBS	Bundesminister für Verkehr, Bau- und Stadtentwicklung
BMVEL	Bundesministerium für Verbraucherschutz, Ernährung und Landwirtschaft
BMVg	Bundesminister der Verteidigung
BMZ	Brandmeldezentrale
BOS	Behörden und Organisationen mit Sicherungsaufgaben
BpdL	Bereitschaftspolizeien der Länder
BPOL	Bundespolizei
BPOLFLG	BPOL-Fliegergruppe
BPOLFLS Nord	Bundespolizei-Fliegerstaffel Nord
BPOLFLS Süd	Bundespolizei-Fliegerstaffel Süd
BPOLG	Bundespolizeigesetz
BPOLGSG 9	Spezialeinheit der Bundespolizei zur Bekämpfung von Terrorismus und schwerster Gewaltkriminalität
BRD	Bergrettungsdienst
BRK	Bayerisches Rotes Kreuz
BSA	Brandsimulationsanlage
BT	Bordtechniker
BTW	Behindertentransportwagen
BWS	Brustwirbelsäule
°C	Grad Celsius
CO_2	Kohlendioxid
CPAP	Continuous Positive Airway Pressure
CPR	kardiopulmonale Reanimation
DARAC	Disabled Aircraft Recovery Action Center
DB	Deutsche Bahn
DB AG	Deutsche Bahn Aktiengesellschaft
DCS	Decompression Sickness

DDR	Deutsche Demokratische Republik
DEKRA	Deutscher Kraftfahrzeug-Überwachungsverein e.V.
deNIS	deutsches Notfall-Informationssystem
DFS	Deutsche Flugsicherung GmbH
DFV	Deutscher Feuerwehr-Verband
DGAI	Deutschen Gesellschaft für Anästhesiologie und Intensivmedizin
DGPS	Differential Global Positioning System
DGzRS	Deutsche Gesellschaft zur Rettung Schiffbrüchiger
DHV	Deutscher Hubschrauber Verband e.V.
DIN	Deutsche Industrie-Norm, Verbandzeichen des Deutschen Instituts für Normung e.V.
DKZ	Druckkammerzentrum
DL	Drehleiter
DLK	Drehleiter mit Korb
DLRG	Deutsche Lebens-Rettungs-Gesellschaft e.V.
DMF	Dekontaminationsmehrzweckfahrzeug
DNS, DNA	Desoxyribonukleinsäure, Desoxyribonucleic Acid (Träger der genetischen Information)
DRF	Deutsche Rettungsflugwacht e.V.
DRK	Deutsches Rotes Kreuz
DSK	Deutsche Steinkohle AG
dt.	deutsch
EEG	Elektroenzephalogramm
EKG	Elektrokardiogramm
EL	Einsatzleitung
ELW	Einsatzleitwagen
ERC	European Resuscitation Council
ET	Einsatztaucher
EU	Europäische Union
EUSR	European Union Special Rescue
FB	Fachbereich
FF	Freiwillige Feuerwehr
FHF	Flughafenfeuerwehr
FLB	Feuerlöschboot
FLF	Flugfeldlöschfahrzeug
FME	Funkalarmmeldeempfänger
FmZ	Fernmeldezug
FRW	Feuer- und Rettungswache
ft	feet (Maßeinheit)
FTC	Feuerwehr-Trainings-Center
FüKW	Führungskraftwagen
FW	Feuerwehr; Feuerwache
FwDV	Feuerwehrdienstvorschrift
FWT	Feuerwehrtaucher
GFLF	Großflughafen-Löschfahrzeug
GG	Grundgesetz
GKW	Gerätekraftwagen
GLMZ	Gemeinsames Lage- und Meldezentrum des Bundes und der Länder
GMDSS	Global Maritime Distress and Safety System
GPS	Global Positioning System
GRTW	Großraumrettungswagen
GSZ	Gefahrstoffzug
GUV	Schriften der Gesetzlichen Unfallversicherung
GW	Gerätewagen; Grenzwelle
GW/W	Gerätewagen Wasser
h	Stunde
Ha	Hektar
HBOT	Hyperbare Oxygenations-Therapie; auch: Hyperbare Sauerstoff-Therapie
HACE	High Altitude Cerebral Edema (Höhenhirnödem)
HAPE	High Altitude Pulmonary Edema (Höhenlungenödem)

HAES	Hydroxyäthylstärke (Plasmaersatzlösung, Infusionslösung)
HCM	HEMS-Crew-Member
HEMS	Helicopter Emergency Medical Service
HGRW	Hauptstelle für das Grubenrettungswesen
HLF	Hilfeleistungslöschfahrzeug
HLM	Herz-Lungen-Maschine
HÖRG	Höhenrettungsgruppe
HRVD	Höhlenrettungsverbund Deutschland
HTFL	Hilfeleistungstanklöschfahrzeug
HTR	Hubschrauber-Tauchretter
HVK	Havariekommando
HWS	Halswirbelsäule
HZA	Hilfszugabteilung
ICAO	International Civil Aviation Organization
IMO	International Maritime Organization
IKAR	Internationale Kommission alpines Rettungswesen
ILS	International Life Saving Federation
ILSE	europäischer Regionalverband der International Life Saving Federation
i.m.	intramuskulär
IMOSAR Manual	International Maritime Organization Search and Rescue Manual (internationales Handbuch für SAR-Maßnahmen im Seenotfall)
INMARSAT	International Maritime Satellite
IRK	Internationales Rotes Kreuz
INSARAG	International Search and Rescue Advisory Group
ITH	Intensivtransporthubschrauber
i.v.	intravenös
JAA	Joint Aviation Authorities
JUH	Johanniter-Unfall-Hilfe
°K	Kelvin (Maßeinheit der absoluten Temperaturskala)
KatS	Katastrophenschutz
KatSB	Katastrophenschutzbehörden
KC	Kleincontainer
kg	Kilogramm
kHz	Kilohertz
KKT	Körperkerntemperatur
KLF	Kleinlöschfahrzeug
kN	Kilonewton
kn	Knoten
KTL	Krankentragenlagerung
KüFuSt	Küstenfunkstelle
kVa	Kilo-Volt-Ampere
kW	Kilowatt
KW	Kurzwelle; Kranwagen
l	Liter
LAB	Löschambulanzboot
LAR	Luxembourg Air Rescue A.s.b.l.
LF	Löschgruppenfahrzeug
LFKS	Feuerwehr- und Katastrophenschutzschule Rheinland-Pfalz
Lfz	Luftfahrzeuge
LHF	Löschhilfeleistungsfahrzeug
Lkdo	Landeskommando
Lkw	Lastkraftwagen
LNA	Leitender Notarzt
LNZ	Landesnotrufzentrale
LOPO	Luftfahrzeugoperationsoffizier
LOX	Sauerstoff/Liquid Oxygen
LP	Länderpolizei
LS	Leitstelle
LSJV	Landesamt für Soziales, Jugend und Versorgung
LUWG	Landesamt für Umwelt, Wasserwirtschaft und Gewerbeaufsicht
LTG	Lufttransportgeschwader

LTH	Leichter Transporthubschrauber
LVS-Gerät	Lawinen-Verschütteten-Suchgerät
LZ	Lagezentrum
m	Meter
m^2	Quadratmeter
m^3	Kubikmeter
MANV	Massenanfall von Verletzten
MFG	Marinefliegergeschwader
mg	Milligramm
MHD	Malteser Hilfsdienst e.V.
min	Minute
MLZ	Maritimes Lagezentrum
mm	Millimeter
mmol	Millimol (vgl. mol)
mol	Mol (Einheit der Stoffmenge)
MRCC	Maritime Rescue Coordination Centre
MS	Motorschiff
MTH	Mittlerer Transporthubschrauber
MTW	Mannschaftstransportwagen
MZB	Mehrzweckboot
MZF	Mehrzweckfahrzeug
NA	Notarzt
NaCL	Natriumchlorid (Kochsalz)
NAH	Notarzthubschrauber
NATO	North Atlantic Treaty Organization (Nordatlantisches Verteidigungsbündnis)
NAW	Notarztwagen
NBOT	Normobare Oxygenations-Therapie
NEF	Notarzteinsatzfahrzeug
NRW	Nordrhein-Westfalen
NVG	Night Vision Goggles (Nachsichtgerät)
ÖAMTC	Österreichischer Automobil-, Motorrad- und Touring-Club
OrgL	Oraganisatorischer Leiter
OSC	On-Scene Coordinator (Einsatzleiter vor Ort)
PA	Pressluftatmer
PAC	Portable Altitude Chamber
PFO	Foramen ovale
PHS	Polizeihubschrauber
PHSt	Polizeihubschrauberstaffel
Pkw	Personenkraftwagen
PLF	Pulverlöschfahrzeug
p.o.	per os (durch den Mund)
pO_2	Sauerstoffpartialdruck
PSA	Persönliche Schutzausrüstung
PSAgA	Persönliche Schutzausrüstung gegen Absturz
PTE	Patienten-Transport-Einheit
RAEP Eisenbahn	Rahmen-Alarm- und Einsatzpläne Eisenbahn
RCC	Rescue Coordination Center (entspr. SAR-Leitstelle)
RD	Rettungsdienst
Rega	REscue GuArd
RettAss	Rettungsassistent
RISC	Rotterdam International Safety Center
RK	Rotes Kreuz
RLSt	Rettungsleitstelle
ROV	Tauchroboter Remote Operate Vehicle
RR	Blutdruck (Riva-Rocci-Messmethode)
RTB	Rettungsboot
RTF	Rettungstreppenfahrzeug
RTH	Rettungshubschrauber
RTW	Rettungswagen
Rtz	Rettungszug
RW	Rüstwagen
RZ	Rüstzug
SAC	Schweizer Alpen-Club
SAMU	Service d' Aide Médicale Urgente
SAR	Search and Rescue (Suchen und Retten)
SAR-HS	SAR-Hubschrauber
SEEBA	Schnell-Einsatz-Gruppe des THW für Bergungseinsätze im Ausland

Sek.	Sekunde
SEKU	Spezialeinsatzkräfte Unterwasserortung
SEG	Schnell-Einsatz-Gruppe
SEG/S	Spezialeinsatzgruppe Schiffssicherung
SEK	Sonder-Einsatz-Kommando
SHT	Schädel-Hirn-Trauma
SK	Seenotkreuzer
SKH	Schweizerisches Katastrophenhilfekorps
Sm	Seemeile
SNZ	Sanitätsnotrufzentralen
SOLAS-Richtlinien	Saftety Of Life At Sea
S_pO_2	partielle Sauerstoffsättigung
SRB	Schnellrettungsboot; Seenotrettungsboot
SRF-AK	Schwerrüstfahrzeug Allrad mit Kran
SRFW	Schweizerische Rettungsflugwacht
SRK	Schweizerisches Rotes Kreuz
t	Tonne (Gewichtseinheit)
TBZ	Tunnelbetriebszentrale
TEF	Taucheinsatzführer
TEL	Technische Einsatzleitung
THW	Bundesanstalt Technisches Hilfswerk
TLF, TLFA	Tanklöschfahrzeug
TM	Telemast
TroLF	Trockenlöschfahrzeug
TroTLF	Trockentanklöschfahrzeug
TUH	Technische Unfall-Hilfe
TuHi	Tunnelhilfszug
TWA	Trinkwasseraufbereitung
TZ	Technischer Zug
UKW	Ultrakurzwelle
ULF	Universallöschfahrzeug
UNDAC	United Nations Disaster Assessment and Coordination
UNHAS	United Nations Humanitarian Air Service
UNHCR	United Nations High Commissioner for Refugees
UNICEF	United Nations Children's Fund (Kinderhilfswerk der Vereinten Nationen)
UNO	United Nations Organization (Vereinte Nationen)
U.T.M.	Koordinatensystem für genaue Standortbestimmung
UV	ultraviolett
V	Volt
VBH	Verbindungs- und Beobachtungshubschrauber
VHF	Very High Frequency (Kurzwelle/Ultrakurzwelle)
VRF-A	Vorausrüstfahrzeug Allrad
VRW	Vorrausrüstwagen
Wafö	Wasserförderung
WaPo	Wasserschutzpolizeien
WBK	Wärmebildkamera
WEA	Windenergieanlagen
WF	Werkfeuerwehr
WLF	Wechselladerfahrzeug
WLS	World Life Saving
WNF	Wassernotfahrzeug
WW	Wasserwacht
ZGRW	Zentrale des Grubenrettungswesens
ZLB	Zentraler Landesweiter Behandlungskapazitätennachweis der Länder Rheinland-Pfalz und Saarland
ZMZ	Zivil-militärische Zusammenarbeit
ZNS	Zentrales Nervensystem
ZSG	Zivilschutzgesetz
ZSH	Zivilschutzhubschrauber
ZTr	Zugtrupp
ZTrKw	Zugtruppkraftwagen

1 Bergrettung

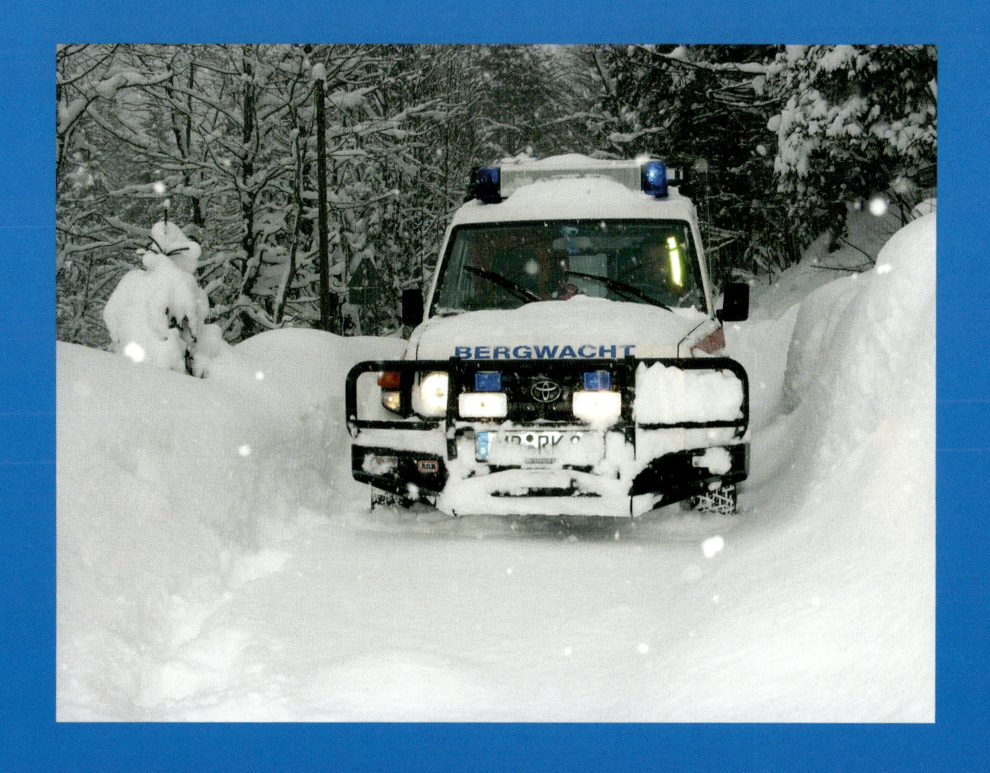

1.1 Struktur der Bergwacht Bayern

Th. Penzberger

Die Bergwacht Bayern besteht generell aus ehrenamtlichen Mitgliedern mit ca. 4800 Männern und Frauen. Im Winter wird die Bergwacht durch hauptamtliche Bergwachtleute (Skiwacht) ergänzt. Aufgabe der Berg-/Skiwacht ist der Rettungs- und Vorsorgedienst im Gebirge sowie der Naturschutz. Dabei arbeitet die Bergwacht eng mit der Internationalen Kommission alpines Rettungswesen (IKAR) zusammen. Die Bergwacht Bayern gliedert sich in drei Hochgebirgsregionen sowie vier Mittelgebirgsregionen auf und ist in 119 Kommunen angesiedelt. Etwa 300 Bergrettungswachen sowie Meldestellen verdichten das Netz der Bergwacht Bayern. Das Fortkommen abseits der normalen Straßen erleichtern 220 Spezialfahrzeuge (Pinzgauer, Toyota- und Mercedes-Geländewagen etc.) und 60 Motorschlitten.

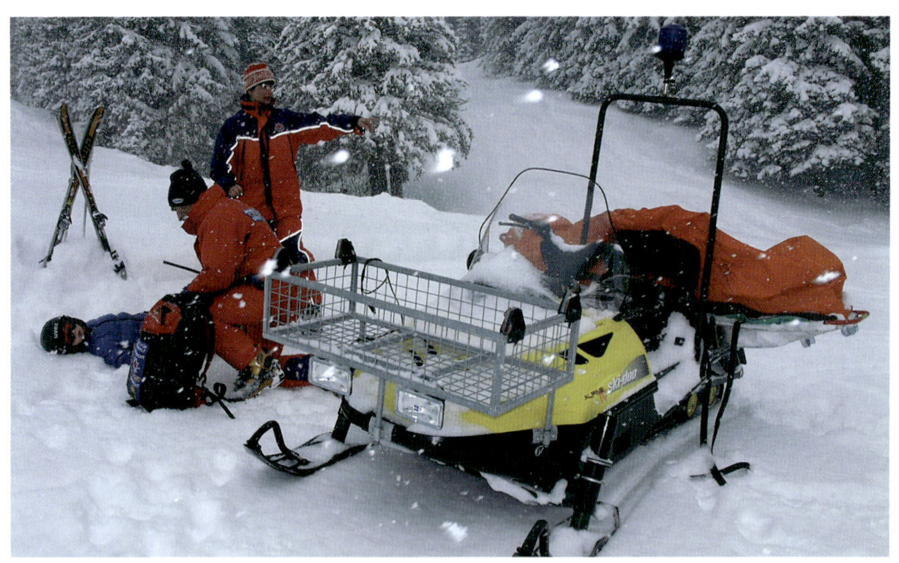

Abb. 1 ▶ Motorschlitten der Bergwacht Schliersee bei einer Rettungsübung mit einem verletzten Kind

1.1.1 Ausrüstung und Geräte

Als Patiententransportmittel im Gelände dient im Winter der Akja (Abb. 2) und im Sommer die Gebirgstrage, zusätzlich werden Luftrettungsbergesäcke vorgehalten. Die medizinische Notfallausrüstung entspricht den im gesamten Rettungsdienst üblichen Notfallrucksäcken bis hin zum Defibrillator. Für den alpinen Rettungseinsatz sind Vakuummatratze und Schienungsmaterial selbstverständlich. Zusätzlich wird Spezialausrüstung vorgehalten für:

- Felsrettung,
- Winterrettung,
- Lawinenrettung,

- Canyoningrettung,
- Gleitschirmbergungen,
- Rettung aus Gletscherspalten.

1.1.2 Bergwacht Bayern, Bereitschaft Schliersee

Die Bergwacht Bayern, Bereitschaft Schliersee, wurde 1948 gegründet; die Ursprünge der Bergwachtbereitschaft lagen bereits im Gebirgsunfalldienst, der nach Kriegsende der Bergwacht zugeordnet wurde. Derzeit bestreiten 90 aktive Mitglieder (Bergwachtmänner und Bergwachtfrauen) den alpinen Rettungsdienst sowie den Naturschutz. Die Mannschaft agiert mit einer zentralen Bergrettungswache im Tal und zwei Hütten als Stützpunkte, zusätzlich mobil mit zwei Bergrettungsfahrzeugen (Pinzgauer und Toyota-Geländewagen, beide als Rettungswagen – RTW – ausgerüstet). Im Winter wird außerdem ein Motorschlitten mit Akja vorgehalten. Die Einsatzhäufigkeit lag beispielsweise 2004 bei 196 Abtransporten, davon 19 Einsätze mit dem Rettungshubschrauber (RTH), teilweise mit Rettungswinde.

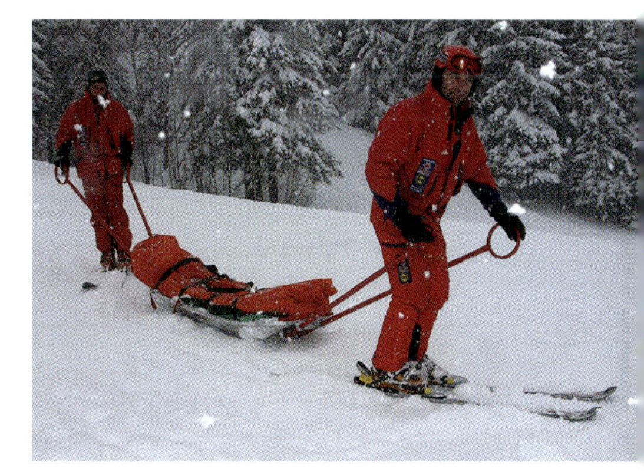

Abb. 2 ▶ Unverzichtbares Einsatzmittel im Winter – der Akja

1.1.3 Fallbeispiel: Rettung eines verunfallten Snowboarders

Die Alarmierung erfolgte über die örtliche Rettungsleitstelle (RLSt) mit dem Meldebild: abgestürzter Snowboarder abseits der Skipiste über eine etwa 20 m hohe Felswand. Zwei in der Nähe befindliche Bergwachtmänner fuhren per Ski zur Unfallstelle, parallel dazu wurde der Rettungshubschrauber »Christoph 1« (mit Rettungswinde) aus München alarmiert. 10 min nach der Alarmierung traf die Bergwachtmannschaft zu Fuß bei dem Patienten ein. Der Aufstieg zum Unfallort erfolgte seitlich zu dem Felsabbruch. Vorgefunden wurde ein jugendlicher Snowboarder, ansprechbar und mit den Verdachtsdiagnosen Becken- und Schulterfraktur. Der im Skigebiet befindliche Bergwachtarzt (Facharzt für Anästhesiologie) gelangte per Motorschlitten zur Unfallstelle. Die medizinische Versorgung des Patienten, inklusive Analgesie, wurde zügig durchgeführt, anschließend erfolgte die Lagerung des Verunfallten in Vakuummatratze und Luftrettungsbergesack. Der inzwischen eingetroffene Rettungshubschrauber seilte den an Bord befindlichen Notarzt per Rettungswinde zum Patienten ab. Im Anschluss wurden Notarzt und Patient im Doppelwinchverfahren zum Rettungshubschrauber aufgewincht, wo der Snowboarder noch im Flug in den Hubschrauber verladen und sofort in die nächste für seine Verletzungen geeignete Klinik geflogen wurde. Die Einsatzdauer ab Alarmierung betrug etwa 50 min.

1.2 Bergrettungsdienst im Alpenverein Südtirol

P. Bargon

Die autonomen Provinzen Trentino und Südtirol sind Teil des italienischen Staatsgefüges. In dem zum Teil hochalpinen Gelände ist ein leistungsstarker Bergrettungsdienst unabdingbar. In Südtirol wurde zwei Bergrettungsorganisationen die Rettung am Berg übertragen. Zum einen dem Bergrettungsdienst (BRD) im Alpenverein Südtirol (AVS) sowie dem Corpo Nazionale Soccorso Alpino e Speleologico, kurz CNSAS (dt.: Nationaler Berg- und Höhlenrettungsdienst). Der BRD und der CNSAS führen ihre Aufgabe gemeinsam durch. So ist der BRD im ganzen Land Südtirol mit 34 Rettungsstellen vertreten. Ergänzt vom CNSAS mit 21 Rettungsstellen versehen beide Organisationen gemeinsam den Bergrettungsdienst in der autonomen Provinz Bozen – Südtirol. Zusätzlich stehen über 50 Lawinen-Suchhundeführer und Suchhunde für den besondern Einsatz, wie der Lawinen- und Vermisstensuche, zur Verfügung. Die Alarmierung erfolgt über die integrierte (Rettung und Feuerwehr in einer Leitstelle) Notrufnummer Südtirols, die 118. Die Landesnotrufzentrale (LNZ) in Bozen alarmiert bei allen nichtpolizeilichen Hilfeersuchen im Land Südtirol. Das heißt Rettungsdienst, Bergrettungsdienst jeglicher Art, Pistenrettung, Feuerwehr sowie die Koordinierung der Landesflugrettung wird von der LNZ in Bozen wahrgenommen.

1.2.1 Geschichtliche Entwicklung

Bergrettungsunfälle sind nicht neu, sie sind so alt wie das Bergsteigen selbst. Schon mit der Gründung der ersten Alpenvereine um das Jahr 1869 in Deutschland und Österreich wurden die ersten Rettungsstellen eingerichtet. In der Zeit von 1902 – 1914 wurden in Südtirol nicht weniger als 39 Rettungsstellen gegründet. Das Gebiet Südtirol musste in der Folge des verlorenen Krieges (1. Weltkrieg 1914 – 1918) von Österreich/Ungarn an Italien abgetreten werden. Nach dem ersten Weltkrieg verboten die italienischen Behörden den Alpenverein Südtirol als Organisation. Diese Situation blieb bis zum Ende des Zweiten Weltkrieges (1939 - 1945) bestehen. Natürlich gab es weiterhin einen lokalen Bergrettungsdienst, der aber ohne Dachverband und ohne koordinierte zentrale Ausbildung auskommen musste. Nach dem Zweiten Weltkrieg erhielt der AVS endlich die Genehmigung zur Gründung eines Alpenvereins als Bergsteigervereinigung durch das damalige amerikanische Militärkommando, dem alliierten Oberkommando in Italien. Im Jahr 1948 gab es bereits wieder neun Rettungsstellen des Bergrettungsdienstes im AVS. Von Anfang an setzte man auf eine fundierte und organisierte Ausbildung. Erfolgte in den ersten Jahren noch eine Unterstützung durch österreichische Ausbilder, so hat sich der BRD in Südtirol in eine selbstständige und leistungsstarke Organisation in Fragen der Bergrettung entwickelt. 34 Bergrettungsstellen gehören zum Alpenverein Südtirol, der mit 35 geländegängigen Fahrzeugen eine nahezu durchgehende leistungsfähige Motorisierung aufweist.

Ergänzt werden die Einsatzfahrzeuge durch mehrere Motorschlitten für den Winter- und Skipisteneinsatz. Gemeinsam mit 21 Rettungsstellen des CNSAS ist somit eine flächendeckende Bergrettung in Südtirol sichergestellt. Beide Bergrettungsorganisationen sind in den italienischen Zivilschutz integriert. So war im November 1980 bei dem schweren Erdbeben in Süditalien in den Provinzen Neapel und Avellino mit etwa 3100 Toten und 10.000 Verletzen der BRD Südtirol im Einsatz. Viele Helfer und Rettungshundeführer wurden mit ihren Tieren im Katastrophengebiet eingesetzt. Dem BRD gehören über 800 aktive ehrenamtliche Mitglieder an. Im Jahr 2005 rückten die Helfer 810-mal aus, dabei wurden 621 Patientenrettungen und Versorgungen verzeichnet. Darunter waren auch zahlreiche, zum Teil tagelang andauernde Suchaktionen. Im Einsatzjahr 2005 wurden damit 10.851 Einsatzstunden aufgebracht. Das entspricht 13,5 Stunden pro aktivem Einsatzmitglied.

1.2.2 Ausbildung im Bergrettungsdienst

Die Landesfeuerwehrschule Südtirol in Vilpian ist für die Feuerwehrausbildung im Land Südtirol zuständig (Kap. 9.1). Dort ist auch der Landesverband mit der Geschäftsstelle des Bergrettungsdienstes im Alpenverein Südtirol ansässig. Zwei hauptamtliche Mitarbeiter koordinieren von diesem Punkt aus alle Belange des Bergrettungsdienstes. Die aktiven Mitglieder der Rettungsstellen im Bergrettungsdienst sind ansonsten ehrenamtlich tätig. Neben der Verwaltung und Ausbildung unterhält der Bergrettungsdienst an der Landesfeuerwehrschule ein großes Zentrallager mit Ausrüstung und Sondergeräten für den Bergrettungseinsatz. Die Ausbildungsräume können gemeinsam mit der Feuerwehr genutzt werden. Dabei können umfangreiche Synergieeffekte erzielt und wieder genutzt werden, wovon beide Organisationen profitieren. Der Bergrettungsdienst wendet 20% seines jährlichen finanziellen Jahresaufwands von etwa 1 Mio. Euro für die Ausbildung auf.

Für die Ausbildung wurde z.B. eine Kletterübungswand eingerichtet. Neben Klettertechniken kann an Landesfeuerwehrschule auch das Aus- und Einladen einer verletzten Person in das Modell eines Rettungshubschraubers geübt werden. Ebenso geprobt werden kann die Kappbergung, eine spezielle Technik zur Abbergung einer abgestürzten Person aus einer Felswand mittels Hubschrauber. Hierzu sind an der Decke des Kletterübungsraums Lastenkräne montiert, um das Herablassen aus einem RTH zu simulieren. Daneben gibt es auch eine Flussübungsanlage. Hier kann mithilfe eines Fahrzeugmodells die Rettung einer Person, die mit dem Fahrzeug in ein Gewässer gestürzt ist, trainiert werden.

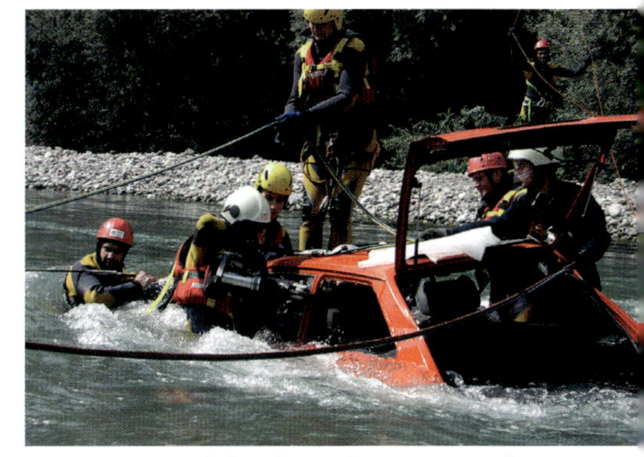

Abb. 3 ▶ Die Südtiroler Bergrettung und Feuerwehr; hier bei einer realitätsnahen Übung in natürlichen Gewässern

An einem nahe gelegenen Berg im Außengelände werden auf einem speziell angelegten Weg die Versorgung und der Transport von Verletzten im Gelände geübt. Am Lift der Landesfeuerwehrschule besteht die Möglichkeit zum Üben des Abbergens von betroffenen Personen. Die Anlage wird sinnvoll ergänzt durch einen Hubschrauberlandeplatz, der auch genutzt wird, um Rettungshundeführer oder zusätzliche Helfer und Ausrüstung, z.B. für den Lawinen- oder Gletscherrettungseinsatz, schnellstmöglich mit dem Rettungshubschrauber zu befördern. Für die Rettungs- und Lawinenhunde sind auf dem Gelände der Landesfeuerwehrschule eigens Hundezwinger eingerichtet. Die Ausbildung findet jedoch nicht nur in Vilpian statt, sondern auch in Form zahlreicher Kurse praxisnah im Gelände. Dabei werden alljährlich Anwärter- und Refresherkurse in den Bereichen Bergrettung, Gletscherrettung und Lawinenrettung durchgeführt. Die Rettungstechniken im Winter und Sommer unterscheiden sich zum Teil erheblich. Diesem Umstand wird durch ein Angebot von Winter- und Sommerkursen Rechnung getragen.

1.2.3 Landesflugrettung Südtirol

Im hochalpinen Bergrettungsdienst ist die Flugrettung (in Deutschland: Luftrettung) aufgrund ihrer Schnelligkeit, Multifunktionalität und Unabhängigkeit vom Gelände nicht mehr wegzudenken. Um einen sicheren Umgang mit dem RTH sicherzustellen, bildet der Bergrettungsdienst Südtirol von jeder Rettungsstelle ausgewählte Bergretter zum Flugretter im Bergrettungsdienst aus. Die Ausbildung hat einen theoretischen und einen praktischen Teil, letzterer findet im alpinen Gelände statt, wo der Einsatz der Rettungswinde und des Fixtaus geübt werden kann. Dabei wird die Abbergung von verletzen Personen aus dem hochalpinen Gelände und das Bergen von abgestürzten Personen aus Felswänden (Kappbergung) mit dem Rettungshubschrauber trainiert. Beim Einsatz des Rettungshubschraubers im Gebirge ist die Kommunikation mit dem Bergretter von sehr großer Bedeutung. Daher ist das Üben des Einsprechens der RTH-Crew ein wichtiger Bestandteil der Ausbildung zum Flugretter im Bergrettungsdienst.

In Südtirol sind drei RTH stationiert. Die Landesflugrettung hat mit »Pelikan 1« in Bozen und »Pelikan 2« in Brixen zwei RTH vom Muster BK 117 in Südtirol stationiert. Die dritte, saisonal integrierte Einsatzmaschine des Typs EC 135 der »Aiut Alpin Dolomites« startet im Grödnertal zu ihren Rettungseinsätzen. Die Landesflugrettung Südtirol wird im Bedarfsfall von der Finanzwache, einer Sondereinheit der italienischen Steuerbehörden (vgl. deutscher Zoll), ergänzt. An den Flugrettungsstellen (in Deutschland: Luftrettungsstützpunkten) wird ebenso wie im Zentrallager des BRD in Vilpian spezielle Ausrüstung für die Lawinenrettung und die Spaltenbergung gelagert. Im Einzelnen sind folgende Geräte eingelagert: Bohrhammer und Kompressor, Dreibein zur Spaltenbergung, spezielle Lawinenrucksäcke und spezielle Lawinensuchantennen (im Winter auf der Einsatzmaschine).

▶ Ausrüstungslager

Im Ausrüstungslager des Bergrettungsdienstes steht umfangreiches Sonderrettungsmaterial zur Verfügung, wie luftdruckbetriebene Bohrhammer und Kompressoren zur Befreiung von in Spalten gestürzten Bergsteigern. Neben der speziellen Ausrüstung für die Gebirgsrettung – wie dem Dreibein Rettungsgestell – auch spezielle Gerätschaften für den Lawinenrettungseinsatz bereitgehalten, u.a. sind eigens Lawinengeräterucksäcke entwickelt worden. Diese Rucksäcke sind u.a. mit zwei Lawinenschaufeln, 12 Lawinensonden, einem Verschüttetensuchgerät sowie einer Beatmungsmaske und Verbandmaterial ausgerüstet. Die Lawinengeräterucksäcke können schnell auseinandergeklappt werden und sind sofort einsatzbereit.

▶ Fahrzeuge des Bergrettungsdienstes

35 geländegängige Fahrzeuge stehen dem BRD im Alpenverein Südtirol zur Verfügung. Den Hauptanteil der Fahrzeugflotte stellen »Landrover Defender« und »Volkswagen Syncro«. Ergänzt wird der Fuhrpark durch »Mercedes Sprinter Allrad« und »Mercedes G«. Vereinzelt werden auch Fahrzeuge von Fiat und Mitsubishi als Einsatzfahrzeuge eingesetzt.

Die neueren »Landrover Defender« sind mit je einem Gerätekasten rechts und links im Heckbereich des Fahrzeugs ausgestattet. In diesen Gerätekästen ist die umfangreiche Rettungsausrüstung ergonomisch sinnvoll verlastet. Im linken Gerätekasten ist neben bergrettungstechnischer Ausrüstung eine Stromabnahme für 220 V eingebaut. Ein 6-kg-Pulverlöscher, eine 20 m/220 V-Kabeltrommel, ein Stativscheinwerfer sowie ein Notfallrucksack mit medizinischem Sauerstoff sind im linken Gerätefach verstaut.

Ein Dachträger mit einem darauf montieren Gerätekasten bietet zusätzlichen Stauraum für die unfangreiche rettungstechnische Ausrüstung. Im Dachgerätekasten findet neben der mitgeführten Seilausrüstung auch eine Schaufeltrage ihren Platz. Auf dem Dachträger kann im Winter die Skiausrüstung verstaut werden. Die Gebirgstrage und der Bergesack sind im Heck des Fahrzeug verlastet. Alle Fahrzeuge sind speziell auf die Bedürfnisse des Bergrettungsdienstes abgestimmt. So können die meisten BRD-Fahrzeuge nach kurzen Umbauarbeiten eine Gebirgstrage zum Transport eines Verletzten aufnehmen. Bei einigen Gerätewagen des Bergrettungsdienstes sind Seilwinden an der vorderen Stoßstange montiert. Zur Ausleuchtung des Nahbereichs des Einsatzfahrzeug sind im Dachträger mehrere Scheinwerfer eingelassen. Eine Sondersignalanlage mit blauer Rundumkennleuchte sowie blauen Blitzern ergänzt die Sicherheitsausrüstung der BRD-Einsatzfahrzeuge. Die Fahrzeuge sind alle mit Funk ausgerüstet. Dieses sehr praxisorientierte Ausrüstungskonzept wurde von den Verantwortlichen in den BRD-Stellen aufgrund der guten Erfahrungswerte selbst entwickelt.

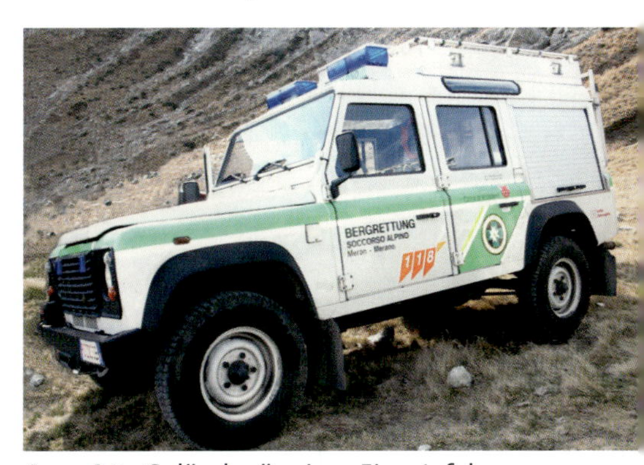

Abb. 4 ▶ Geländegängiges Einsatzfahrzeug »Landrover Defender«

▶ Rettungsstelle Sand in Taufers

Die Rettungsstelle des Bergrettungsdienstes Sand in Taufers liegt 874 m über dem Meeresspiegel im Taufertal. Sie ist etwa eineinhalb Autostunden von Brixen entfernt. Sand in Taufers ist nicht nur ein beliebter Luftkurort, sondern auch Ausgangspunkt für zahlreiche hochalpine Touren. Nicht nur die benachbarte Rieserfernergruppe, sondern zahlreiche 3000er ziehen jährlich Touristen sowie Bergsteiger aus aller Welt an. Die Rettungsstelle liegt etwas außerhalb von Sand in Taufers und hat in unmittelbarer Nähe einen Behelfslandeplatz für Rettungshubschrauber. Von hier aus können Bergretter und Material schnell in das umliegende, hochalpine Gelände luftverlastet werden. Das Einsatzfahrzeug ist ein VW-Bus Syncro mit langem Radstand.

Ergänzt durch einen Dachträger, kann auf dem Fahrzeug die rettungstechnische Ausrüstung mitgeführt werden. Darin finden eine Gebirgstrage, Schaufeltrage, Bergesack und Vakuummatratze problemlos ihren Platz. Ein Notfallrucksack mit Sauerstoff ist ebenfalls verstaut. In der Rettungsstelle werden speziell entwickelte Lawinenrucksäcke gelagert, die im Bedarfsfall entweder per Luft oder auf dem Landweg zum Einsatzort gebracht werden können.

▶ Rettungsstelle Ridnaun, Gemeinde Ratschings

Die Rettungsstelle des Bergrettungsdienstes in Ridnaun im Ridnauntal gelegen, ist auch für das benachbarte Ratschingstal bis hinauf zum Jaufenpaß zuständig. Sie ist etwa 20 Autominuten von der alten Handelsstadt Sterzing entfernt.

Die Region um Sterzing liegt am südlichen Ende der Brennerautobahn, ist leicht zu erreichen und ist sowohl für den Winter- als auch für den Sommertourismus erschlossen. Im Jahr 2005 wurden die Bergretter dieser Rettungsstelle 34-mal zu unterschiedlichen Bergrettungseinsätzen gerufen.

Das Einsatzfahrzeug ist ein Mercedes Sprinter, erweitert und umgebaut mit Iglhaut Allradtechnik. Die spezielle Bergrettungsausrüstung ist in einem neuen Innenausbaukonzept für Mercedes Sprinter sicher und schnell einsatzbereit untergebracht. Das Fahrzeug lässt sich in Minuten umrüsten, so dass eine Gebirgstrage problemlos arretiert werden kann. Neben der bergtechnischen Ausrüstung gehören ein Notfallrucksack, Schaufeltrage und Halskrausen zur erweiterten Ausrüstung. Der Funkhelm zur Einweisung eines Rettungshubschraubers ergänzt die Spezialausrüstung. Interessante logistische Einsatzergänzungen sind ausgedruckte Satellitenbilder des Einsatzgebietes. Diese dienen zur besseren Orientierung im Gelände. Mit ihnen kann auch ein ortsunkundiger Zeuge oder betroffener Bergsteiger die Bergretter auf den richtigen Weg führen.

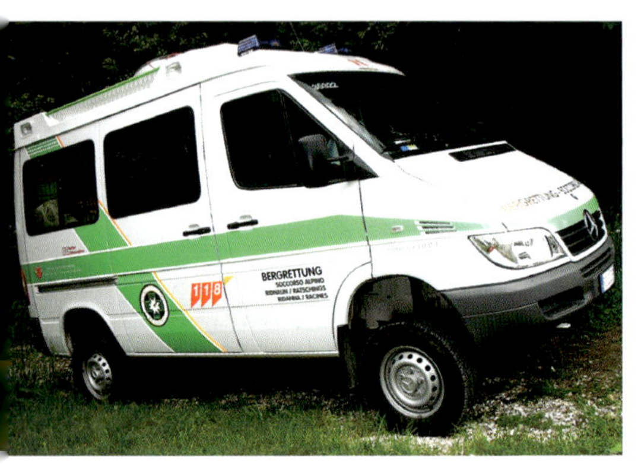

Abb. 5 ▶ Geländegängiges Einsatzfahrzeug »Mercedes 4 x 4 IGLHAUT« der Bergrettung Rettungsstelle Ridnaun, Gemeinde Ratschings, im Gelände

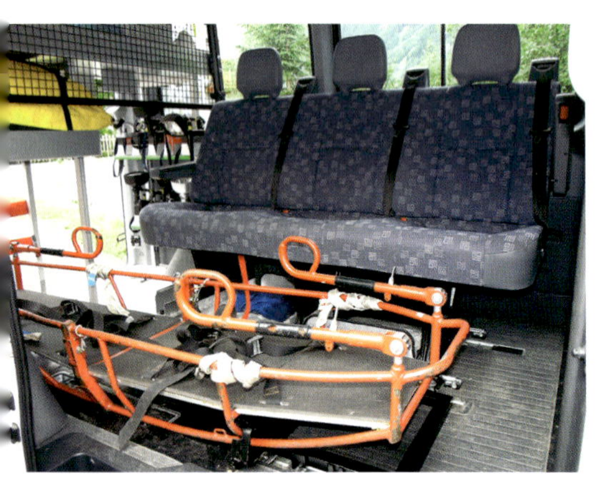

Abb. 6 ▶ Speziell ausgebauter Innenraum des Fahrzeugs der Bergrettung Rettungsstelle Ridnaun mit Gebirgstrage

www.bergrettung.it

1.3 Grundlagen der Berg- und Höhenmedizin, oder: Die »vier HYPOS«

M. Windirsch

»In großer Höhe stirbt man an den 4 Hypos: Hypoxie, Hypothermie, Hypoglykämie und Hypohydratation«

(Charles Huston)

1.3.1 Allgemeine Gefahren

Die Hochgebirgslandschaft beinhaltet viele Gefahrenquellen. Sie ist per se eine eher lebensfeindliche Umgebung. Allein die Höhe, d.h. der verminderte Sauerstoffpartialdruck, ist für den nicht akklimatisierten, zu schnell an Höhe gewinnenden Bergsteiger oder Skifahrer ein ernst zu nehmendes medizinisches Problem. Zusammen mit mangelnder körperlicher Fitness stellt die Höhenkrankheit in Höhen ab etwa 2500 müNN ein häufiges Krankheitsbild dar.

Schwieriges Terrain ist ein weiterer Risikofaktor. Für Bergwanderer sind unbekanntes Gelände und schwierige Gebirgspfade ein Problem und selbst für ambitionierte Bergsteiger, Kletterer und Skifahrer eröffnen sich beim Verlassen der markierten Wege eine Unzahl von Gefahren. Technisch anspruchsvolle Anstiege (Klettern an der Sturzgrenze), Steinschlag, Wegfindung, Gletscherspalten, Lawinen etc. und nicht zuletzt Selbstüberschätzung und mangelnde Kenntnisse über Seilbenutzung und Sicherungstechniken führen hier häufig zu kritischen Situationen bzw. zur Alarmierung der Rettungsdienste. Schnell wech-

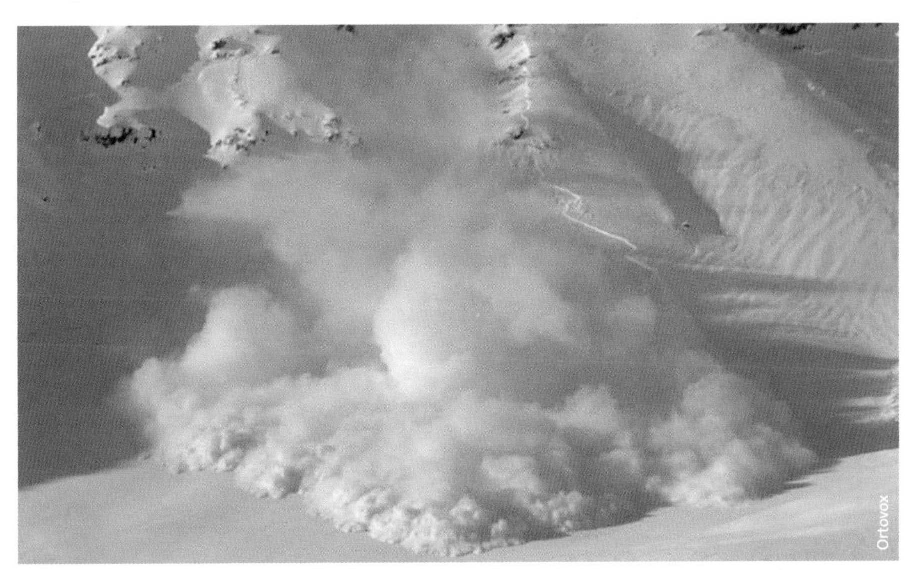

Abb. 7 ▶ Ein Lawinenabgang in den Alpen – oftmals eine unterschätze Gefahr

selnde Wetterlagen mit Regen, Schnee und tiefen Temperaturen – auch in den Sommermonaten – und der daraus resultierenden erschwerten Orientierung, können aus einer »leichten Bergtour« sehr schnell ein extremes Unternehmen mit fraglichem Ausgang machen.

1.3.2 Lawinen

Schneebedeckte Berge bedeuten Lawinengefahr, besonders in den Wintermonaten nach Neuschneefällen und bei Wechseln von warmen und kalten Wetterlagen. Kenntnisse über Lawinen, Schneedeckenaufbau und -mechanik sind außerordentlich komplex und erfordern ein hohes Maß an Ausbildung und Erfahrung. Sie sind jedoch für diejenigen essentiell, die sich im verschneiten Gebirge aufhalten. Diese Kenntnisse darzustellen, würde weit über den Rahmen dieses Buches hinausgehen, daher folgen hier lediglich einige grundsätzliche Fakten über Lawinenunfälle.

Bei einer Verschüttung sind die Überlebenschancen gering. Die Ursachen dafür sind zum einen die hohen mechanischen Kräfte, die auf den Verunglückten in der Lawine einwirken – etwa 20% der Verschütteten sind bereits bei Stillstand der Lawine getötet worden –, zum anderen die rasch auftretende Hypoxie. Hier ist das Vorhandensein einer Atemhöhle von entscheidender Bedeutung. Aber auch mit vorhandener Atemhöhle sind nach 30 min 50% der Verschütteten tot, ohne Atemhöhle versterben 50% der Opfer bereits nach 15 – 20 min. Insgesamt sind nach 45 min rund 75% der Verschütteten an Hypoxie gestorben. Daran ist unschwer zu erkennen, dass organisierte Fremdhilfe häufig (in 9 von 10 Fällen) zu spät kommt. Selbst durch Kameradenhilfe (LVS-Gerät = Lawinen-Verschütteten-Suchgerät, Schaufel und Sonde) wird nur einer von drei Verschütteten gerettet. Auch die schnelle professionelle Hilfe kommt in den meisten Fällen für den Verschütteten zu spät. Daher ist die Vermeidung der Lawinenauslösung die wichtigste Strategie, um den Lawinentod zu verhindern (Kap. 1.4).

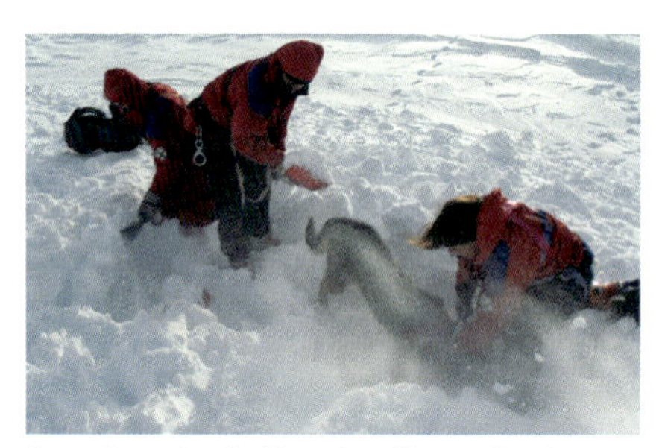

Abb. 8 ▶ Auch die schnelle professionelle Hilfe kommt in den meisten Fällen für den Verschütteten zu spät

1.3.3 Höhenkrankheit

Die Höhenkrankheit ist ein Symptomenkomplex, der aufgrund einer subakut einwirkenden Höhenhypoxie bei Aufstiegen in eine Höhe über 2500 müNN entsteht. Die physiologischen Veränderungen (Sofortanpassung) sind die Erhöhung der Ruheatemfrequenz, der Pulsfrequenz und der Vertiefung der Atmung. Weiterhin treten eine Leistungsverminderung und Schlafstörungen in Form von Schlaflosigkeit, periodisches Atmen (Cheyne-Stokes Atmung) und verkürzte REM-Schlafphasen (Rapid Eye Movement) auf. Der Übergang von physiologischen Veränderungen zur Höhenkrankheit ist allerdings fließend.

Bei der Höhenkrankheit können vereinfacht drei Syndrome voneinander unterschieden werden:

- die milde akute Höhenkrankheit (Acute Mountain Sickness – AMS),
- das Höhenlungenödem (High Altitude Pulmonary Edema – HAPE) und
- das Höhenhirnödem (High Altitude Cerebral Edema – HACE).

Die pathophysiologischen Ursachen sind bisher noch weitgehend unbekannt. Auslösende Faktoren sind bei allen drei Formen eine individuelle Anfälligkeit, eine zu große Aufstiegsgeschwindigkeit und vorhergegangene Höhenaufenthalte.

▶ Milde akute Höhenkrankheit

Die Symptome der milden akuten Höhenkrankheit (AMS) sind vielfältig und häufig unspezifisch: Müdigkeit, Gereiztheit, Kopfschmerzen, Blässe, Ataxie, Übelkeit, Erbrechen, innere Unruhe, Schüttelfrost und verminderte Diurese, Flüssigkeitsretention, Ödeme und Ruheherzfrequenzerhöhung > 20%. Treten zwei bis drei dieser Symptome auf, sollte bis zum Beweis des Gegenteils von einer milden akuten Höhenkrankheit ausgegangen und eine entsprechende Therapie eingeleitet werden.

Drei Leitsymptome sind hierbei von besonderer Bedeutung:

- Höhenkopfschmerz
- Ataxie
- plötzlicher Leistungsabfall.

Diese drei Leitsymptome weisen auf den Übergang zu den zwei lebensbedrohlichen Formen der AMS, dem Höhenlungenödem und dem Höhenhirnödem, hin.

▶ Höhenlungenödem

Das Höhenlungenödem (HAPE) entsteht durch schnellen Höhengewinn in Höhen über 3000 m. Bei der Entwicklung eines Höhenlungenödems scheint eine genetische Prädisposition zu bestehen. Kommt zu einer geringen hypoxischen Ventilationsantwort noch eine große körperliche Anstrengung hinzu, steigt der pulmonalarterielle Druck, und es entsteht zunächst ein interstitielles, später ein intraalveoläres Lungenödem. Die typischen Symptome des Höhenlungenödems sind nach Berghold:

- plötzlicher Leistungsabfall (Leitsymptom),
- Belastungsdyspnoe,
- später Ruhedyspnoe,
- Pulsanstieg,
- Zyanose,
- trockener Husten, später Husten mit blutig-schleimigem Auswurf,
- feinblasige Rasselgeräusche, später Distanzrasseln,
- brennender Druck, retrosternal,
- Fieber bis 38,5 °C,
- Flachlagerung unmöglich,
- 24-Stunden-Urinmenge < 0,5 l.

▶ Höhenhirnödem

Die typischen Symptome des Höhenhirnödems (HACE) sind nach Berghold:

- Ataxie (Leitsymptom),
- schwerste, analgetikaresistente Kopfschmerzen,
- Übelkeit, Erbrechen,
- Schwindelzustände,
- Halluzinationen,
- Scheu vor Licht,
- Sehstörungen,
- Papillenödem,
- vernunftwidriges Verhalten,
- neurologische Veränderungen (Hemiparesen, Nackensteifigkeit, Augenmuskelparesen etc.),
- Bewusstseinsstörungen,
- Koma,
- 24-Stunden-Diurese < 0,5 l,
- subfebrile Temperaturen.

▶ Therapiemöglichkeiten bei AMS, HAPE und HACE

Die Therapie der AMS und des HAPE/HACE beruht auf vier Säulen:

1. körperliche Schonung
2. Wärmeerhalt
3. Erhöhung des Sauerstoffpartialdrucks
4. medikamentöse Therapie.

Körperliche Schonung sollte schon bei dem Verdacht auf ein AMS erfolgen. Es sollte auf weitere körperliche Anstrengung verzichtet und auf keinen Fall weiter aufgestiegen werden. Auch ein möglicher Abtransport sollte möglichst schonend erfolgen.

Der Wärmeerhalt führt zu einer Reduktion des Kältestresses und so über die Verminderung des Sauerstoffverbrauchs und des Herzzeitvolumens zu einer Verminderung der auslösenden Faktoren für das Höhenlungen- und Höhenhirnödem.

Die einfachste Möglichkeit, den Sauertoffpartialdruck zu erhöhen, ist der Abstieg (um mindestens 500 – 1000 m) auf niedrigere Höhen. Wie er erfolgt – ob aus eigener Kraft oder via Abtransport mittels Trägern, Akja, Seilbahn oder Helikopter – ist letztlich belanglos. Wenn möglich, sollte immer eine supplementierende Sauerstoffgabe erfolgen. Zunächst sollte mit einem hohen Sauerstofffluss von 10 – 15 l/min begonnen werden. Die Applikation über eine Venturimaske ist der über eine Nasensonde oder Sauerstoffbrille deutlich überlegen. Nach Besserung der Symptomatik oder einem Anstieg der Sauerstoffsättigung ($S_pO_2 < 90\%$) kann die Flussrate reduziert werden. Wenn kein Abtransport oder Abstieg möglich ist, z.B. aufgrund schlechter oder riskanter Wetterlagen, kann ein Überdrucksack (PAC-Portable Altitude Chamber, Gamow Bag, CERTEC Bag) einen Abstieg simulieren. Er kann zwar den Abstieg und die medikamentöse Therapie nicht ersetzen, aber durch die Reduktion der Symptome einen Zeitgewinn bis zur definitiven Versorgung schaffen.

An dieser Stelle sei auf die Official Guidelines for Portable Hyperbaric Chambers der Medical Commission der Union Internationale des Association d'Alpinisme (UIAA) hingewiesen, die den Gebrauch detailliert beschreibt (z.B. im Alpinmedizinischen Rundbrief, 25.8.2001). Allerdings setzt der Einsatz des Überdrucksacks einen ansprechbaren und nicht unter Klaustrophobie leidenden Patienten voraus. Ist der Patient nicht ansprechbar oder liegt eine rasch progrediente Verschlechterung des Bewusstseinszustands oder eine respiratorische Insuffizienz vor, ist eine Intubation mit anschließender Überdruckbeatmung inklusive PEEP-Ventil zu erwägen. Ein weiterer Therapieansatz beim noch spontan atmenden Patienten bietet, wenn die technischen Möglichkeiten bestehen, eine supportive Atemtherapie durch noninvasive Beatmung (Assisted Spontanious Breathing/Continous Positive Airway Pressure – ASB/CPAP). Die medikamentöse Therapie hat diverse Ansatzpunkte:

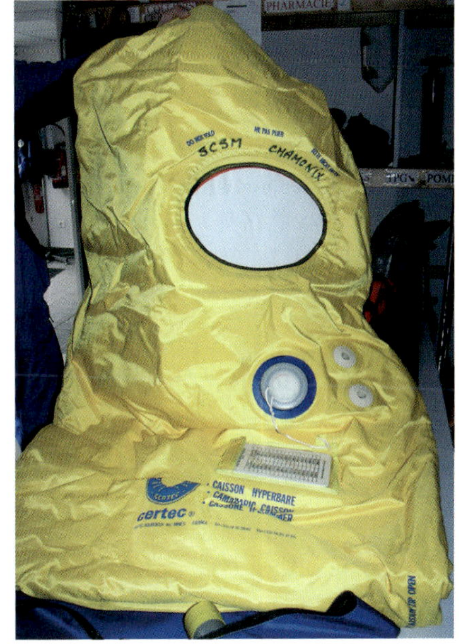

Abb. 9 ▶ Mobile, aufblasbare Überdruckkammer zur Behandlung von Höhenkrankheiten; Modell der Gendamerie in Chamonix

1. Kalziumkanalblocker (z.B. Nifedipin 20 mg retard alle 6 Stunden) in retardierter Form wirken der pulmonalen Vasokonstriktion entgegen und sind damit beim HAPE z.Zt. die Standardtherapie, hingegen bei der AMS und HACE unwirksam.
2. Sildenafil (Viagra®) in einer Dosierung von 50 – 120 mg/die wird momentan als ein weiteres, sehr gut wirksames Medikament bei der pulmonalen Hypertonie und damit auch bei HAPE diskutiert.
3. Niedermolekulare Heparine sind umstritten. Einerseits erhöhen sie das Blutungsrisiko, andererseits vermindern sie das Thrombose- und somit das Thromboembolierisiko gerade bei dehydrierten Patienten. Sie scheinen beim HAPE von Vorteil zu sein, beim HACE und den dabei häufig vorkommenden Hirnblutungen kann ihr Einsatz jedoch sehr gefährlich sein und sollte daher eher nicht erfolgen.
4. Diuretika – auch ihre Gabe ist umstritten. Sie sind zwar beim Lungenödem sehr wirksam, erhöhen aber gerade bei dehydrierten Patienten die Blutviskosität und damit das Thromboserisiko.
5. Dexamethason (initial 8 mg, dann alle 6 Stunden 4 mg p.o., i.m. oder i.v.) hat sich bei schwerer AMS und beim HACE bewährt. Es wirkt membranstabilisierend, stabilisiert die Blut-Hirnschranke und wirkt somit dem Hirnödem entgegen. Die Wirksamkeit ist jedoch beim HAPE unklar.

1.3.4 Hypothermie (Unterkühlung)

Die Hypothermie (Unterkühlung) ist in der alpinen Notfallmedizin ein sehr häufig auftretendes und damit ein zentrales Problem. Schon im urbanen Rettungsdienst sind viele Patienten unterkühlt. Ungleich häufiger tritt sie bei Patienten in Erscheinung, die extremen Umwelteinflüssen ausgesetzt sind. Die Hypothermie ist definiert als ein Absinken der Körperkerntemperatur (KKT) unter 36 °C. Man kann sie in vier Stadien einteilen.

Tab. 1 ▶ Stadieneinteilung der Hypothermie (nach M. Römer)

Stadium		KKT	Klinik/Symptome	Maßnahmen
I	mäßige Unterkühlung	35 – 32 °C	Muskelzittern/ ansprechbar	Wärmeisolierung, aktive Bewegung
II	schwere Unterkühlung	32 – 28 °C	ohne Muskelzittern/ somnolent	externe Erwärmung
III	extreme Unterkühlung	< 28 °C	nicht ansprechbar	externe Erwärmung, HLM
IV	extreme Unterkühlung	< 28 °C	Herz-Kreislauf-Stillstand	Wiederbelebung, HLM

Die präklinische Therapie umfasst die vorsichtige Rettung mit möglichst geringer Bewegung des Patienten (Gefahr der Mobilisation kalten Blutes aus den Extremitäten mit anschließendem Herzkammerflimmern – dem so genannten »After Drop« oder auch »Bergungstod«), den Schutz vor weiterer Auskühlung, Sauerstoffgabe und die engmaschige Kontrolle der Vitalfunktionen. Die Körperkerntemperatur sollte frühzeitig bestimmt werden. Hier hat sich die epitympale Messmethode im Ohr als die zuverlässigste erwiesen. Es sollte allerdings darauf geachtet werden, dass der Temperaturabnehmer gegen äußere Einflüsse wie Wind, Schnee oder Regen abgeschirmt ist. Hier sind spezielle Thermometersysteme zu bevorzugen, wie sie etwa die PGHM (Bergrettung) in Chamonix auf dem dort stationierten Rettungshubschrauber verwendet.

Unterschreitet die Körperkerntemperatur 32 – 30 °C, ist mit malignen Herzrhythmusstörungen bis hin zum defibrillationsresistenten Kammerflimmern zu rechnen. Kommt es zu einem Herz-Kreislauf-Stillstand, so ist mit der kardiopulmonalen Reanimation (CPR) nach den aktuell geltenden Leitlinien des European Resuscitation Council (ERC, 2005) unverzüglich zu beginnen. Die Reanimationsmaßnahmen sollten erst nach der vollständigen Wiedererwärmung des Patienten beendet werden. Hier sollte deshalb ein Transport in die Klinik unter fortlaufender kardiopulmonaler Reanimation erwogen werden. Der präklinische Abbruch der Reanimation kann erwogen werden beim Vorliegen eines mit dem Leben nicht zu vereinbarenden Traumas, eines steif gefrorenen Körpers und einer Verlegung der Atemwege mit Eis. Generell gilt der Grundsatz von Gregory und Mills: »No one is dead until he is warm and dead.«

Die bei der schweren Unterkühlung auftretenden Schwierigkeiten und Gefahren für den Patienten sind hinlänglich bekannt. Weit weniger bekannt ist jedoch, dass selbst bei einer leichtgradigen Hypothermie schwerwiegende Komplikationen zu befürchten sind. Es treten vermehrt Wundinfektionen und Wundheilungsstörungen, Blutungsneigungen und Gerinnungsstörungen sowie kardiale Komplikationen wie Hypertension, Rhythmusstörungen und eine erhöhte Rate von Myokardinfarkten auf.

1.3.5 Erfrierungen

Erfrierungen sind lokale Kälteschäden, die mit Eiskristallbildung, Zellschädigung, Thromben- und Blasenbildung und schließlich mit der Nekrose der betroffenen Körperteile einhergehen. Die Ursachen der Erfrierungen kann man in zwei Gruppen unterteilen. Dies sind zum einen die endogenen, zum anderen die exogenen Ursachen.

Die endogenen Ursachen sind:

- mangelnde Bewegung,
- Defizit in Nahrung und Energie,
- Wassermangel,
- frühere Erfrierungen,
- mangelnde Akklimatisation,
- mangelnde Kältegewöhnung,
- vorbestehende Erkrankungen (z.B. M. Renoult),
- Hyperhydrose.

Die exogenen Ursachen sind:

- tiefe Umgebungstemperaturen,
- hohe Windgeschwindigkeiten,
- hohe Luftfeuchtigkeit,
- Dauer der Kälteexposition,
- große Höhe,
- mangelnde Schutzbekleidung,
- Verlust der Schutzbekleidung.

Analog zu den Verbrennungen lassen sich auch bei den Erfrierungen verschiedene Schweregrade unterscheiden:

▶ Grad 1

Er zeichnet sich durch Kälte, Blässe (weißliche Färbung) und Ödembildung der betroffenen Körperteile aus. Sie sind gefühllos, bei Druck können stechende Schmerzen auftreten. Erstgradige Erfrierungen verheilen ohne dauerhafte Schäden, allenfalls kann eine lokale Kälteempfindlichkeit bestehen bleiben.

▶ Grad 2

Zweitgradige Erfrierungen sind gekennzeichnet durch eine blau-rote bis bräunliche Verfärbung, einhergehend mit starker Schwellung und Blasenbildung. Diese Veränderungen bilden sich erst mit einer zeitlichen Verzögerung (Stunden bis Tage) zur eigentlichen Kälteexposition aus. Durch die Schwellung kann es zu einer weiteren Schädigung und zur Aggravierung niedriggradiger Erfrierungen kommen.

▶ Grad 3

Nach zwei bis drei Wochen bilden sich lokale Gewebsnekrosen bis hin zur Mumifizierungen. Es besteht völlige Gefühllosigkeit. Erst nach der endgültigen Demarkation des geschädigten Gewebes ist eine abschließende Beurteilung der Ausdehnung der Erfrierung möglich.

Die Akuttherapie besteht im Schutz vor weiterer Kälteeinwirkung und der Entfernung oder Lockerung einengender Bekleidung. Es sollte eine druckfreie, sterile Abdeckung und eine erhöhte Lagerung der betroffenen Körperteile erfolgen. Bei isolierten Erfrierungen aktive Bewegung anregen.

Ist keine rasche Hospitalisierung möglich, d.h. keine definitive medizinische Versorgung innerhalb von zwei Stunden, wird eine »schnelle Erwärmung« empfohlen. Von entscheidender Wichtigkeit ist hierbei, dass eine erneute Kälteeinwirkung oder ein Einfrieren sicher zu vermeiden ist. Die »schnelle Erwärmung« erfolgt mittels 40 – 42 °C warmen Wassers, in das die betroffenen Körperteile getaucht werden. Dies sollte so lange erfolgen, bis die Haut gut durchblutet ist und sich eine Rötung an den distalen Enden der Erfrierungen zeigt. Aktive Bewegung anregen, aber keine Massage durchführen. Vermieden werden sollten ferner die »Schneebehandlung« (Abreiben mit Schnee), Alkohol- und Nikotinkonsum. Entstandene Blasen sollten wegen der Infektionsgefahr auf keinen Fall geöffnet werden.

1.3.6 Schneeblindheit (Keratitis photoelectrica)

Die Schneeblindheit ist eine vielleicht nicht lebensbedrohliche Erkrankung, sie kann jedoch bei starker Beeinträchtigung oder sogar Verlust der Sehkraft unabsehbare Folgen für den Betroffenen haben, wenn sie ihn auf einer mehrtägigen Tour in abgelegenen Regionen trifft.

Schnee reflektiert die UV-Strahlung zu fast 100%. Außerdem wird die Filterfunktion der Atmosphäre in der Höhe geringer. Die UV-Strahlen führen bei ungeschützten Augen zu einer Lockerung der Epithelhaftung der Hornhaut. Dies wiederum hat kleinste Erosionen zur Folge, die sehr schmerzhaft sind. Die Symptome, die meist mit einer Latenz von drei bis acht Stunden auftreten, sind Schmerzen (»Sand in den Augen«), starker Tränenfluss, Rötung des gesamten Auges, Lidschwellung und schließlich ein Lidkrampf mit der Unfähigkeit, die Lider zu öffnen.

Die Therapie der Schneeblindheit ist rein symptomatisch. Zunächst sollten vorhandene Kontaktlinsen entfernt werden, um weitere mechanische Reizungen zu vermeiden. Lokalanästhetika sollten nur einmal zum Durchbrechen des Lidkrampfes eingesetzt werden. Es folgt die Applikation von desinfizierenden Salben oder Tropfen. Danach sollte unbedingt der Binoculus, also das Verbinden beider Augen, erfolgen, um einen weiteren Einfall von Licht zu vermeiden und eine gewisse mechanische Ruhigstellung der Augen zu erreichen. Schließlich sollte eine entsprechende systemische Analgesie durchgeführt werden.

Die Prognose der Schneeblindheit ist sehr günstig. Meist kommt es innerhalb von 24 Stunden zu einer vollständigen Ausheilung. Entscheidend ist jedoch die Prophylaxe. Denn neben der akuten Form der Schneeblindheit können durch wiederholte, über einen langen Zeitraum bestehende Sonneneinstrahlung auf nicht oder nur unzulänglich geschützte

Augen Langzeitschäden (z.B. Linsentrübung) eintreten. Aus diesem Grund sollten bei entsprechender Exposition hochgebirgstaugliche, hochabsorbierende und die Augen komplett abschließende Sonnenbrillen getragen werden.

1.3.7 Trauma

Die Traumaversorgung im Gebirge folgt im Grunde den allgemeingültigen Standards der Notfallmedizin. Dennoch stellt sie in dieser Umgebung hohe Anforderungen an das medizinische Personal und an die Medizin- und Rettungstechnik. Auch gibt es Besonderheiten, die es notwendig erscheinen lassen, die Versorgung den speziellen Bedingungen des alpinen Einsatzortes anzupassen oder der Situation aus rettungstaktischen Gründen unterzuordnen bzw. zunächst in den Hintergrund treten zu lassen.

Das medizinische Personal muss die medizinischen Grundlagen, aber auch die alpinmedizinischen Besonderheiten sicher beherrschen. Weiterhin sollten sie spezielle Kenntnisse der alpinen Sicherungs- und Rettungstechniken, der terrestrischen und luftrettungstechnischen Möglichkeiten und deren Grenzen vorweisen. Die Teamfähigkeit des medizinischen Personals ist von besonderer Wichtigkeit, nicht zuletzt deswegen, weil während eines alpinen Rettungseinsatzes besonders viele Fachdisziplinen mit zum Teil völlig gegensätzlichen taktischen Herangehensweisen und Prioritäten aufeinander abgestimmt werden müssen.

An die Medizintechnik werden ebenfalls sehr große Anforderungen gestellt, da Umwelteinflüsse wie Nässe und vor allem Kälte ihre Einsatztauglichkeit stark negativ beeinflussen können. Hinzu kommt der Anspruch, dass die Geräte kompakt gebaut, robust und gegenüber Schlägen und Erschütterungen unempfindlich sein und lange Laufzeiten ohne Stromnetz haben müssen. Es kann bei Kondenswasserbildung im Beatmungsgerät (auch

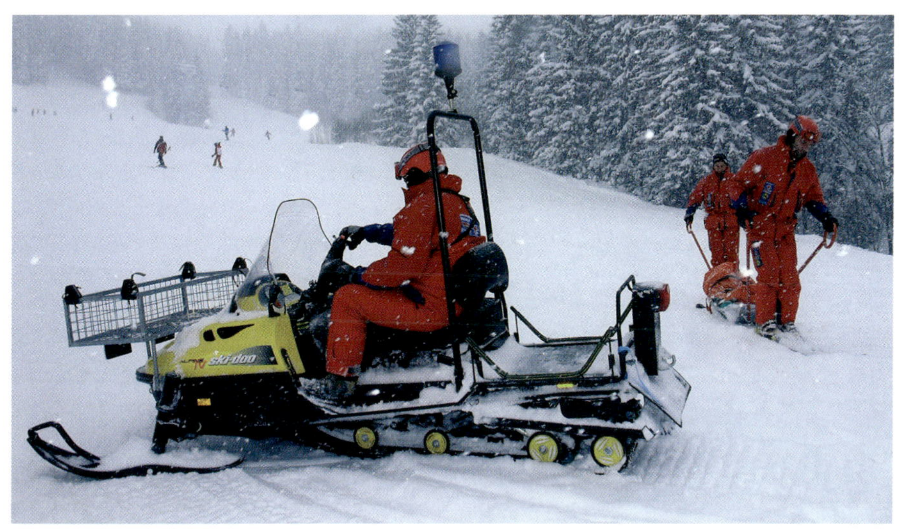

Abb. 10 ▶ Rettungseinsatz nahe der Pisten; hier mit Skidoo und Akja der Bergwacht Bayern, Bereitschaft Schliersee

im Beatmungsbeutel, hier besonders in den Membran- oder Ventilteilen) zu einer Eisbildung und zum Einfrieren kommen. Ferner werden Endotrachealtuben bei Temperaturen ab etwa 0 °C steif und unflexibel, ab ca. -5 °C können sie brechen. Infusionslösungen können im Infusionssystem einfrieren. Dies hängt besonders von der verwendeten Lösung ab. Gelatine gefriert schon bei einer Temperatur von +5 bis +6 °C, Ringerlaktat und NaCl bei etwa -2 °C, Hydroxyäthylstärke (HAES – Plasmaersatzlösung, Infusionslösung) bei ungefähr -8 bis -10 °C. Besonderes Augenmerk muss den Metallteilen der medizinischen Ausrüstung zukommen. Metallspatel können ab -5 °C an anatomischen Strukturen im Mund-Rachenraum anfrieren. Bei der Einsatzplanung ist auch an die oftmals stark reduzierte Batterie- und Akkuleistung der Monitoring- und Defibrillatoreneinheiten zu denken.

Besonderheiten bietet auch der Einsatzort. Zwar ereignen sich ca. 60% der Unfälle in relativ leicht zugänglichen Regionen wie Skipisten, Wander- und Höhenwegen, und die vorgefundenen Verletzungsmuster sind eher leichtgradig (Knochenbrüche der unteren Extremitäten, Bänderverletzungen und Luxationen), aber gerade die 15 – 20% der Unfälle, die sich in schwer zugänglichen Gebieten ereignen, weisen zumeist schwere Verletzungsmuster auf (Schädelhirn-, Thorax-, stumpfe Bauch- und Polytraumata).

Aus der Unzugänglichkeit des Unfallortes ergeben sich weitere medizinische Probleme. Bei der Ankunft beim Verunglückten weist dieser oft ausgeprägte Schockzustände auf. Die Zeitspanne vom Ereignis bis zum Eintreffen am Patienten kann extrem variieren. Sie kann, bei Verwendung eines Mobilfunktelefons oder von Funk zum Absetzen des Notrufs und bei der Möglichkeit der Luftrettung relativ kurz sein oder mehrere Stunden dauern, etwa durch Vermisstensuche, langwierigen Anmarsch der Rettung und schlechtes Wetter. Die dadurch auf den Patienten einwirkenden Umweltbedingungen (Schnee, Regen und Kälte), und langes Hängen im Seil (Hängetrauma) aggravieren das eigentliche Trauma deutlich.

Der notärztlichen Versorgung muss im alpinen Gelände der Spagat zwischen dem medizinisch Notwendigen und dem rettungstechnisch Möglichen gelingen. Grundsätzlich ist der eigenen Sicherheit und der des Teams oberste Priorität einzuräumen, denn die alpinen Gefahren wirken während des Rettungseinsatzes auch auf die Helfer ein. Dies kann nur durch die enge Zusammenarbeit mit dem ortskundigen bergrettungstechnischen Einsatzleiter erfolgen, der entsprechend den lokalen Gegebenheiten und der Wetterlage die rettungstaktische und strategische Planung des Einsatzes erarbeitet. Am Einsatzort ist der Bergretter derjenige, der entscheiden muss, ob und wieweit der Verunglückte vor Ort zunächst medizinisch versorgt werden muss oder ob die Rettung aus dem Gelände mit einer späteren Versorgung, etwa auf einen Zwischenlandeplatz, vorrangig ist. Weiterhin ist er für die Sicherheit des restlichen Rettungsteams verantwortlich.

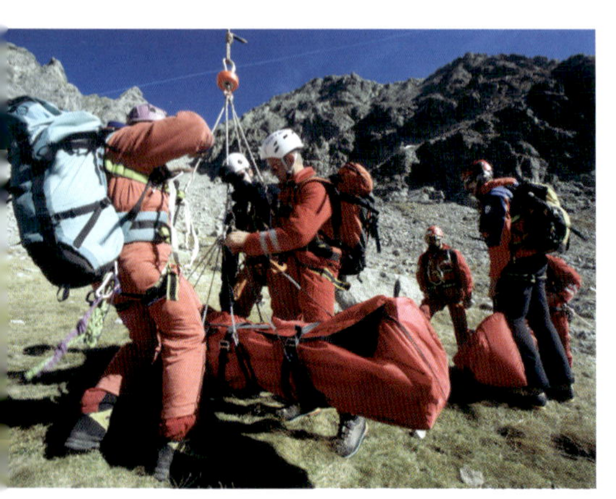

Abb. 11 ▶ Enge Zusammenarbeit der beteiligten Einsatzkräfte

Aus notärztlicher Sicht stellt die medizinische Versorgung des Verunfallten in schwierigem Gelände eine besondere Herausforderung dar. Er muss unter den gegeben Bedingungen mit einer auf ein Minimum reduzierten Diagnostik und einem ebenso reduzierten apparativem Monitoring auskommen. Im Gefahrenbereich sollte er die Versorgung des Verletzten auf das Notwendigste reduzieren, eventuell auch unter Inkaufnahme einer zunächst unvollständigen medizinischen Versorgung mit rascher Verbringung des Verunfallten aus dem Gefahrenbereich mit späterer definitiver notfallmedizinischer Therapie an einem für alle Beteiligten sicheren Ort.

Die Traumaversorgung sollte sich grundsätzlich nach den ATLS®- (Advanced Trauma Life Support)Standards orientieren, muss aber den rettungstechnischen und taktischen Anforderungen angepasst werden. Es ist ein gravierender Unterschied, ob ein Abtransport rasch mit dem Helikopter oder kann eine langwierige terrestrische Rettung notwendig wird. Dies ist besonders im Hinblick auf die Indikation zur Intubation und Beatmung wichtig und den damit verbundenen Fragen nach den notwendigen Ressourcen (ist eine durchgehende Beatmung möglich? Reicht der Sauerstoffvorrat aus? Gibt es Überwachungsmöglichkeiten? etc.). Im Mittelpunkt des notärztlichen Handelns sollte die Herstellung der Transportfähigkeit, d.h. Sicherung der Vitalfunktionen, Stillung lebensbedrohlicher Blutungen, achsengerechte Lagerung und Schienung von Frakturen der Extremitäten, Immobilisation der Wirbelsäule und des Beckens sowie Wärmeerhalt, und die Stabilisierung (Volumensubstitution, differenzierte Katecholamintherapie und Schmerztherapie) des Patienten während des Transportes sein.

Eine langwierige Versorgung am Unfallort sollte immer sehr kritisch betrachtet werden, denn der beste Ort der Versorgung eines polytraumatisierten Patienten ist das geeignete Traumazentrum. Die Minimierung der Prähospitalzeit muss ein wesentlicher Faktor in der strategischen Planung des Notarztes sein. Adäquates Monitoring und entsprechende Dokumentation während des Transports sollten, wenn möglich, selbstverständlich sein.

1.3.8 Medikamente

Leider liegen nur wenige Daten über die Haltbarkeit von Medikamenten im Hochgebirge (UV-Strahlenbelastung) und unter extremen Umweltbedingungen (ausgeprägte Temperaturwechsel und extreme Temperaturen) vor. Die hier vorgestellten Daten gehen auf eine Erhebung von Küpper et al. zurück. Sie erheben keinen Anspruch auf Vollständigkeit.

Tab. 2 ▶ Medikamente im Gebirge, Teil I (nach: Küpper, Schraut, Hemmerling)

Medikament	Verhalten bei Wärmebelastung	Verhalten bei Kältebelastung	Sonstiges	Empfehlungen
Adrenalin	kein Wirkverlust		lichtempfindlich	Wechsel 1 mal pro Jahr
Adenosin	klinisch nicht relevanter Wirkstoffverlust	kein Wirkstoffverlust	Ausfällung bei kalten Temperaturen (keine Beeinträchtigung)	
Ajmalin	empfindlich	k.A.	gelbliche Verfärbung → Verfall	Wechsel alle 6 Monate

TAB. 2 ▶ Medikamente im Gebirge, Teil II (nach: Küpper, Schraut, Hemmerling)

Medikament	Verhalten bei Wärmebelastung	Verhalten bei Kältebelastung	Sonstiges	Empfehlungen
Alcuronium	empfindlich	k.A.		Wechsel nach Hitzebelastung
Alteplase	empfindlich > +40 °C	empfindlich		Wechsel nach Hitzebelastung
Atropin	stabil bis +70 °C	stabil bis -20 °C		
Boprenorphin	k.A.	k.A.	gute analgetische Wirkung bei geringer Atemdepression	sublinguale Gabe empfohlen
Cefedrin	k.A.	k.A.	bei Verfärbung aussondern	bei Verfärbung aussondern
Diazepam	unkritisch	unkritisch Cave: Emulsion	Emulsion entmischt sich bei Kältebelastung ▶ Fettembolien	
Dimeticon	unkritisch	unkritisch		
Dopamin	unkritisch	k.A.		
Haloperidol	stabil bis +60 °C	k.A.		Wechsel alle 3 Monate
Heparin	unkritisch	k.A.		nicht einfrieren
Lidocain	stabil bis +70 °C	stabil bis -20 °C		
Methylprednisolon	unkritisch	unkritisch		
Metoclopramid	unkritisch	unkritisch	nach Einfrieren unverändert	
Metoprolol	sehr stabil	sehr stabil		
Naloxon	stabil bis +70 °C	stabil bis -20 °C		
Nifedipin			erhebliche Lichtempfindlichkeit	
Nitroglycerin Spray	unkritisch	unkritisch	erhebliche Lichtempfindlichkeit	Wechsel bei Tröpfchenbildung nach Wärmebelastung
Pancuronium	instabil	k.A.	sollte nicht einfrieren	Wechsel alle 3 Monate
Pethidin	stabil	k.A.		
Promethazin	stabil	stabil		stabil auch nach Einfrieren

1.4 Lawinenrettung

Lawinenunfälle sind sehr zeitkritische Notfallsituationen. Der Zeitfaktor entscheidet hier über Leben und Tod. Wie bereits bemerkt, versterben diejenigen, die nach dem Stillstand der Lawine noch am Leben sind, am häufigsten durch Hypoxie (Ersticken). Das Zeitfenster, das zur ihrer Rettung offen steht, ist sehr klein (s.o.). Daher ist die Kameradenrettung ein wichtiger, wenn nicht vielleicht der entscheidende Faktor in der Lawinenrettung.

1.4.1 Kameradenrettung

Besonders wichtig ist, dass alle Teilnehmer einer Gruppe – (Ski-)Bergsteiger und Variantenfahrer – mit der Mindestausrüstung für die Lawinenrettung (LVS-Gerät, Lawinensonde und Schaufel) ausgerüstet und in deren Gebrauch geschult sind. Die Geräte müssen eingeschaltet sein bzw. sich im »Senden«-Modus befinden. Zu diesen »klassischen« Ausrüstungsgegenständen sind in der letzten Zeit einige Erfolg versprechende Rettungssysteme hinzugekommen, z.B. der Lawinen-Airbag, die AvaLung®, das RECCO-System u.a., die zum Teil schon eine erhöhte Überlebenswahrscheinlichkeit bewiesen haben. Dennoch sollte bei all dieser Technik das richtige Verhalten in lawinengefährdeten Bereichen (Entlastungsabstände halten, Einzelabfahrt suspekter Hänge etc.) sowie das richtige Einschätzen der Gefährdungslage mit dem entsprechenden Verzicht auf eine Tour oder der Abfahrt über einen Hang erwähnt werden.

▶ Vorgehen bei der Lawinenrettung

Zunächst sollte man diejenigen, die von der Lawine erfasst wurden, beobachten und sich ihren Verschwindepunkt einprägen. In der gedachten Falllinie unterhalb dieses Verschwindepunktes ist die Auffindewahrscheinlichkeit des Verschütteten am größten. Nach Stillstand der Lawine sollte in diesem Bereich mit der Suche begonnen werden. Wegen des Zeitmangels sind in den ersten 15 min nach der Verschüttung alle zur Verfügung stehenden Helfer und Überlebenden zur Kameradenhilfe einzusetzen. Erst danach sollte Hilfe geholt werden. Ist eine Alarmierung des Rettungsdienstes oder der Bergwacht mittels Mobilfunktelefon oder Funk möglich, kann dies selbstverständlich parallel zu dem Suchbeginn erfolgen. Zu Beginn der Suche sollte der Lawinenkegel zunächst nach aus dem Schnee ragenden Personen (direkte Rettung) sowie Ausrüstungsgegenständen abgesucht und markiert werden. Dann erfolgt die Ortung der Verschütteten mit den LVS-Geräten. Hierbei ist unbedingt darauf zu achten, dass alle Geräte der Suchenden auf »Empfangen« gestellt sind.

Nach der Ortung wird die Tiefe der Lage des Verschütteten mit der Sonde festgestellt. Die Sonde wird an Ort und Stelle belassen, sie dient als Führung bei dem jetzt folgenden Ausgraben. Dies sollte schräg von der Talseite her durch alle zur Verfügung stehenden Helfer mit Schaufeln erfolgen. Ziel ist es, zuerst den Kopf des Verunfallten freizulegen, um an seine Atemwege zu gelangen und diese freizumachen oder direkt mit der Beatmung zu beginnen.

Unabhängig davon sollte immer auf die Eigensicherung, insbesondere auf Nachlawinen geachtet werden.

1.4.2 Organisierte Rettung

▶ Medizinische Grundlagen

Nachdem eine Lawine zum Stillstand gekommen ist, sind etwa 20% der Verschütteten bereits verstorben. Dies wird durch massive mechanische Traumata bei Kontakt mit Steinen, Bäumen, Absturz über Klippen und durch den Schnee selbst verursacht. All diejenigen, die nach Stillstand der Lawine noch am Leben sind, weisen die typische Symptomtrias – »Triple H-Syndrom« – auf: Hypoxie, Hyperkapnie und Hypothermie. Dabei spielt jedoch die Hypothermie nur eine untergeordnete Rolle. Vielmehr ist die häufigste, nicht traumatisch bedingte Todesursache die Hypoxie. Als prognostische Marker haben sich das Vorhandensein einer Atemhöhle, der Zustand derselben (Vereisung der Atemhöhle als Zeichen für vorhandene Atmung des Verschütteten), Verlegung der Atemwege mit Schnee oder Eis und als klinischer Marker ein Serum-Kaliumspiegel von > 12 mmol/l (hypoxiebedingte Kaliumfreisetzung) etabliert. Aus diesem Grund gilt der Vermeidung der Hypoxie das Hauptaugenmerk bei der organisierten Rettung.

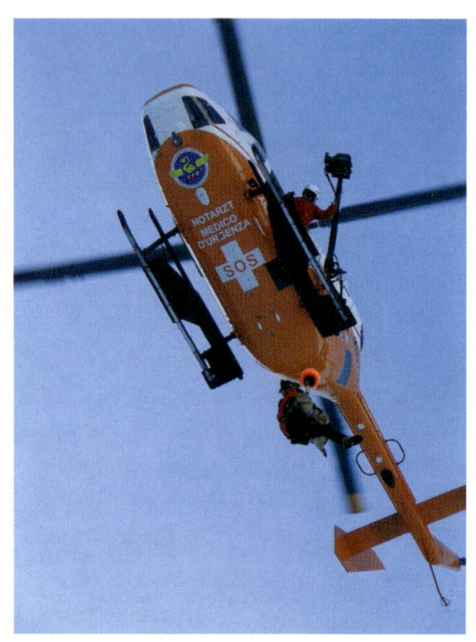

Abb. 12 ▶ Der Rettungshubschrauber ist oftmals das schnellste Rettungsmittel, um einen Lawinenhund mit Führer zum Einsatzort zu bringen

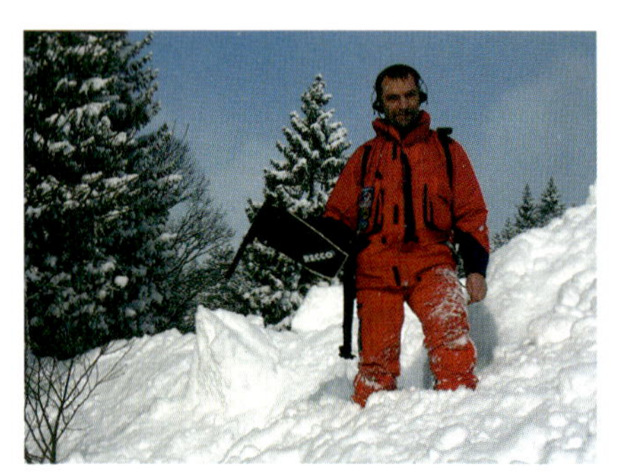

Abb. 13 ▶ RECCO-Suchsystem am Lawinenhang im Einsatz

▶ Einsatztaktik

Der Lawinennotfall stellt eine Notarztindikation dar. Des Weiteren sind eine große Anzahl von Alpinrettern, Hundeführern und Lawinenhunden sowie medizinisches Material (Material für eventuell mehrere Reanimationen oder Polytraumata, ausreichend Sauerstoff etc.) und rettungstechnisches Material an die Unfallstelle heranzuführen. Im besten Fall kann dies bei gutem Wetter per Helikopter erfolgen, im schlechtesten Fall langwierig auf dem Landweg. Somit beginnt der Einsatz immer mit einem nicht unerheblichen logistischen Organisationsbedarf.

Am Einsatzort steht auch bei der organisierten Rettung die Sicherheit der Helfer im Vordergrund. In der von Nachlawinen bedrohten Zone sollten sich nur die tatsächlich benötigten Helfer befinden. Für den Rest der Helfer sollte ein möglichst sicherer »Bereitstellungsraum« eingerichtet werden, aus dem dann entsprechendes Personal und Material angefordert werden kann.

An der Unfallstelle werden zunächst die Lawinenstauräume ausfindig gemacht, da man dort von der größten Wahrscheinlichkeit ausgeht, die Verunfallten zu finden. Hier beginnt auch die Grobsuche mit den Verschüttetensuchgeräten, entweder terrestrisch mit den LVS-Geräten der Helfer oder auch mit dem RECCO-System.

Schneller und effizienter kann dies auch mit dem Helikopter über eine Außenantenne geschehen.

So früh wie möglich sollte die Grobsuche durch Lawinenhunde unterstützt werden. Wenn die Suche mit den LVS-Geräten ohne Erfolg bleibt und die Verschütteten nicht geortet werden können, kommen Sondierketten mit etwa 10 – 12 Mann zum Einsatz. Diese benötigen jedoch für das Absuchen des Lawinenkegels erheblich mehr Zeit. Wird ein Verschütteter geortet, ist es wichtig, möglichst nicht direkt über dem Verschütteten zu stehen, um eine eventuell vorhandene Atemhöhle nicht zu zerstören. Das Freigraben erfolgt, wie schon beschrieben, von der Talseite her. Da das Vorhandensein einer Atemhöhle eine große prognostische Bedeutung hat, sollte deren Beurteilung nur durch einen erfahrenen Notarzt oder Bergretter erfolgen.

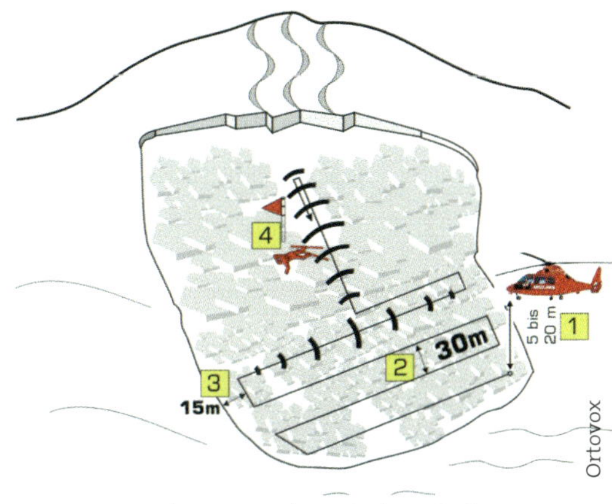

Abb. 14 ▶ Schema: Suche mit dem Rettungshubschrauber am Lawinenhang

1.4.3 Medizinische Aspekte

▶ Medizinische Versorgungsstrategien nach Auffinden von Verschütteten

Die medizinische Versorgung eines Verschütteten richtet sich nach dem Vorhandensein einer Atemhöhle, den Vitalfunktionen – Ansprechbarkeit, Atmung, Kreislauf – und nach der Verschüttungszeit.

Verschüttete ohne Atemhöhle versterben innerhalb von 35 min an der Asphyxie. Ist die Verschüttungszeit kleiner als 35 min, stehen die Gefährdungen durch die Hypoxie und das Trauma im Vordergrund. Hier wird eine rasche Bergung mit unverzüglicher Versorgung angestrebt. Ist die Verschüttungszeit länger als 35 min, ist mit einer Hypothermie zu rechnen. Hier sollte eine schonende Rettung in Hinblick auf den möglichen »After Drop« mit der Gefahr des Kammerflimmerns erfolgen. Daher sollte während der Versorgung und besonders beim Umlagern des Patienten ein EKG-Monitoring selbstverständlich sein, um das Kammerflimmern sofort erkennen und behandeln zu können. Nach dem Ausgraben muss eine weitere Auskühlung vermieden werden. Innerhalb der Schneehöhle ist mit einer Auskühlung des Patienten von ungefähr 3 °C/h, außerhalb je nach Windverhältnissen mit mindestens 6 °C/h zu rechnen.

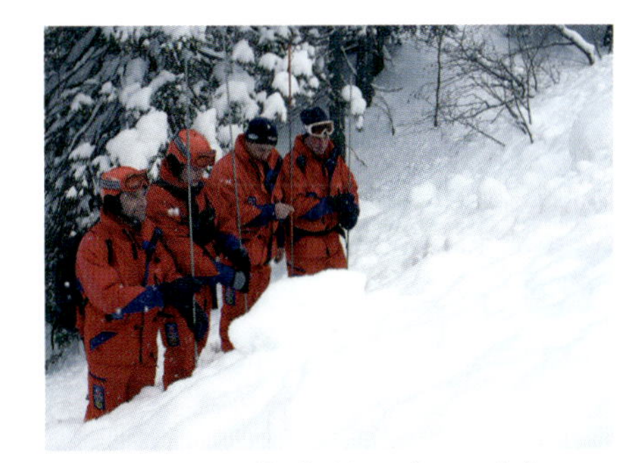

Abb. 15 ▶ Sondierkette mit speziellen Stäben zur Suche nach Lawinenopfern

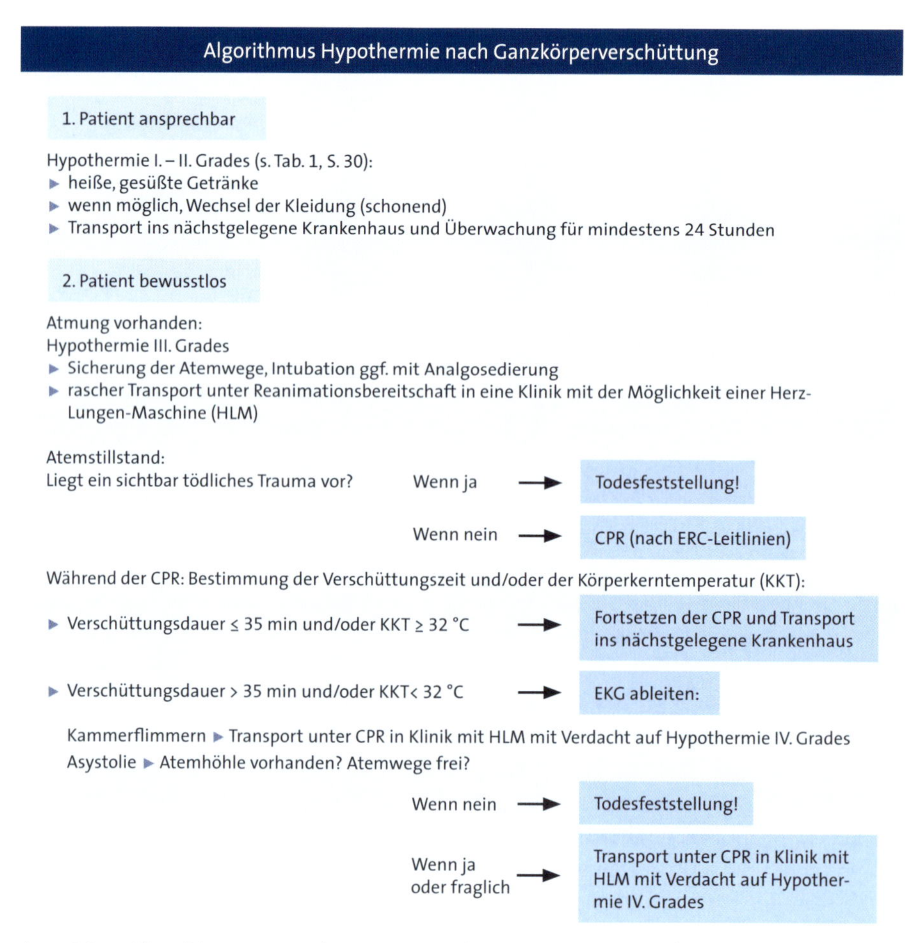

Abb. 16 ▶ Algorithmus Hypothermie / Ganzkörperverschüttung (nach Brugger et al.)

Das empfohlene Vorgehen nach Brugger et al. bei Patienten mit Ganzkörperverschüttung zeigt die Abb. 16. Hierzu ist anzumerken, dass die Sichtung durch den Notarzt das Ziel hat, eine Hypothermie von einer Hypoxie/Asphyxie zu unterscheiden. Bei einer Hypothermie besteht eine gute Überlebenschance mit guter neurologischer Lebensqualität, bei Asphyxie ist die Prognose infaust. Der oben beschriebene Handlungsablauf ist ebenso gültig bei der Sichtung mehrerer Verschütteter und bei eingeschränkten Ressourcen.

Die Messung der Körperkerntemperatur muss unmittelbar nach der Bergung durchgeführt werden, spätere Messungen sind wegen der raschen Auskühlung außerhalb der Lawine (s.o.) verfälscht niedrig und damit irreführend.

1.5 Gletscherrettung

Prinzipiell sind viele Notfallsituationen auf einem Gletscher möglich. Dies beginnt mit dem »banalen« Verlaufen oder Verfahren auf großen und unübersichtlichen Gletschern oder bei schlechten Wetterverhältnissen, die eine Orientierung schnell unmöglich werden lassen. Wer schon einmal ein »White-out«, also das völlige Verschwimmen aller Geländekonturen bei Nebel oder Schneefall auf einen Gletscher mit dem kompletten Verlust der Orientierung erlebt hat, weiß, wie ernst diese Situation selbst für erfahrene Bergsteiger werden kann. Erschöpfung, Unterkühlung und Verletzungen der unteren Extremitäten inklusive Erfrierungen können das Weiterkommen auf einem Gletscher verhindern und zu einer Alarmierung des Bergrettungsdienstes führen. Häufig kommt es im Zusammenspiel all dieser Faktoren zu einem Spaltensturz.

1.5.1 Kameradenrettung

Ähnlich wie bei der Lawinenrettung kommt bei der Rettung eines Verunfallten aus einer Spalte der Kameradenrettung ein besonderer Stellenwert zu. Dies beginnt bei der Planung einer Tour und bei der Auswahl der Seilgefährten. Die Planung sollte zunächst auf das bergsteigerische Können und die Erfahrung der Gruppe abgestimmt sein. Auch hier steht die Vermeidung eines Spaltensturzes im Vordergrund. Eine geschickte Spuranlage, das Wissen um die Gletschermorphologie und das richtige Timing können die Wahrscheinlichkeit eines Spaltensturzes stark reduzieren. Aber auch bei aller Vorsicht kann ein solcher Sturz vorkommen. Daher sollten alle Gruppenmitglieder in der Seiltechnik und der Spaltenrettung geschult und vor allem geübt sein. Das Beherrschen der Seiltechnik eines einfachen Flaschenzugs, eines Schweizer-Flaschenzugs (doppelter Flaschenzug) oder das richtige Anbringen eines T-Ankers wird schnell vergessen und sollte, gerade bei Hobby-Alpinisten, vor jeder Gletscherfahrt mit allen Gruppenmitgliedern geprobt werden. Doch alles Üben ist sinnlos, wenn das Seil beim Überqueren eines Gletschers im Rucksack bleibt oder eine Person sich allein auf den Weg macht – von der Problematik der Varianten- oder Skitouren-Abfahrten über Gletscher einmal ganz abgesehen. Der prinzipielle Ablauf der Kameradenrettung ist wie folgt:

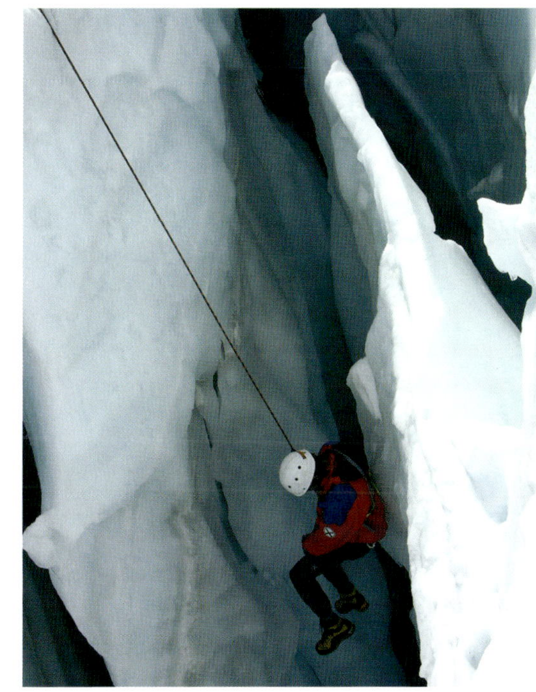

Abb. 17 ▶ Ein Einbruch in eine Gletscherspalte birgt immer eine große Verletzungsgefahr

▶ Technik der Kameradenrettung

Zunächst muss der Spaltensturz von den anderen Seilschaftsmitgliedern abgefangen und gehalten werden. Das kann je nach Schnee oder Eisverhältnissen sehr schwierig oder auch unmöglich sein. Wenn es nicht gelingt, den Sturz zu halten, wird im schlimmsten Fall der Rest der

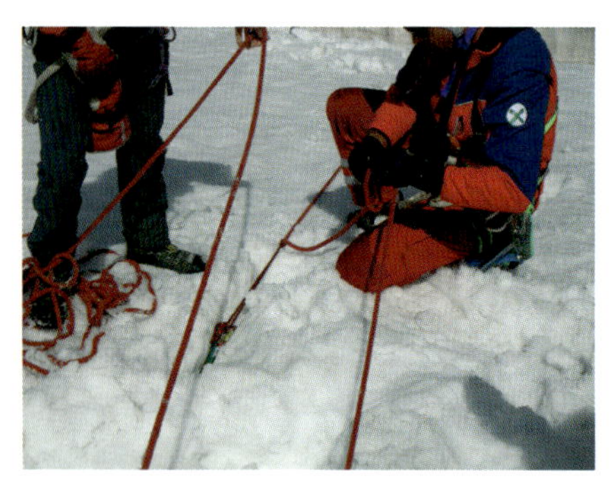

Abb. 18 ▶ T-Anker-Fixierung zur Sicherung von Opfer und Retter

Gruppe mit in die Spalte gezogen. Kann er gehalten werden, muss der Gestürzte fixiert werden. Dies geschieht mit einer Verankerung des Bergseils im Schnee. Hierbei werden, auch wieder abhängig von den Schnee- und Eisverhältnissen, entweder ein Paar Ski oder ein Eispickel als T-Anker in den Schnee oder Firn eingegraben. Im Blankeis können auch Eisschrauben verwendet werden. Danach erfolgt die Kontaktaufnahme zum Gestürzten. Hier ist unbedingt auf die Eigensicherung am fixierten Seil zu achten.

Wenn der Gestürzte ansprechbar und unverletzt ist, kann er sich durch Selbstaufstieg mittels Prusikschlingen oder Steigklemmen selbst befreien. Ist dies nicht möglich, muss er von den Kameraden mithilfe eines Expressflaschenzugs, mit oder ohne Lose Rolle (setzt die Mithilfe des Gestürzten voraus), oder des Schweizer Flaschenzugs aus der Spalte gezogen werden.

All diese Methoden sind äußerst anstrengend und kräfteraubend, daher gelingt es den Beteiligten manchmal nicht, selbst bei tadellosem Beherrschen der Seiltechniken, den Gestürzten zu befreien. In solchen Fällen muss dann auf Fremdhilfe oder auf die organisierte Rettung gehofft werden.

1.5.2 Organisierte Rettung

Am Anfang der organisierten Rettung steht wieder der logistische Ablaufplan. Material und Helfer müssen oftmals zu entlegenen Einsatzorten gebracht werden. Im besten Fall

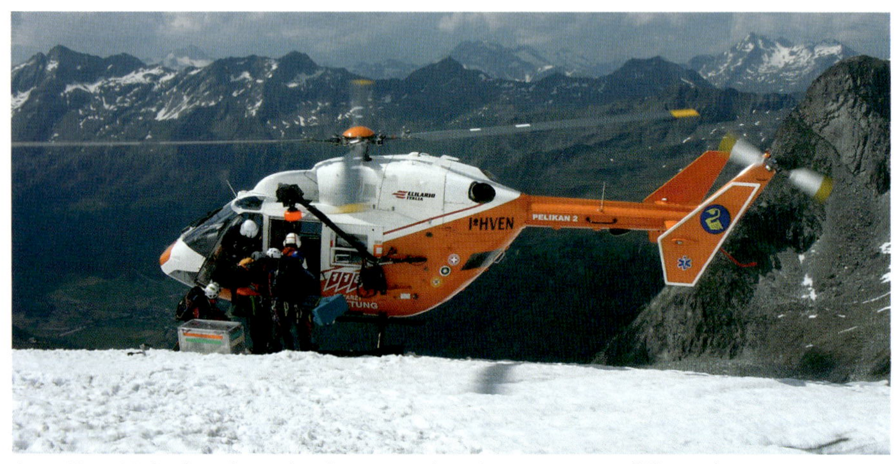

Abb. 19 ▶ Hubschrauberanlandung am Gletscher zur Materialübergabe; ein Transport auf terrestrischem Weg ist oftmals unmöglich. Hier Kufenanlandung des »Pelikan 1«

geschieht auch dies mittels Helikopter. Ist dies wetterbedingt nicht möglich, sind häufig langwierige, äußerst anstrengende und für die Helfer selbst gefährliche Anmärsche notwendig.

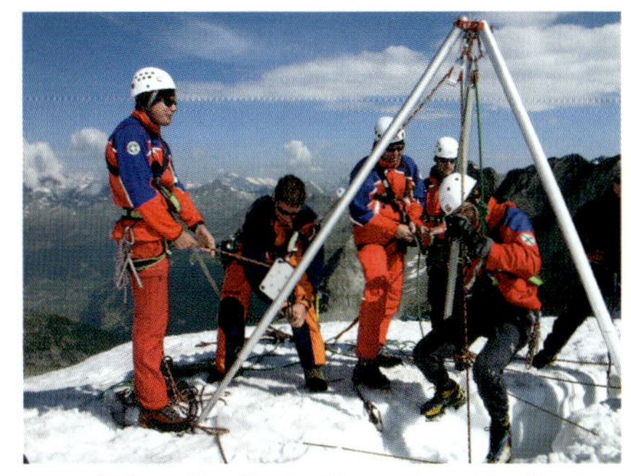

Abb. 20 ▶ Dreibein über einer Spalte im Einsatz

Sowohl beim Anmarsch über den Gletscher als auch beim Absetzen aus dem Helikopter steht die Sicherheit der Helfer im Vordergrund. Für sie gelten die gleichen Gefahren und Vorsichtsmaßnahmen wie für jeden anderen Bergsteiger auch. Zunächst verlässt ein erfahrener Bergretter den Helikopter und sondiert die Umgebung sowie die Schneelage auf dem Gletscher. Erst dann folgt das restliche Rettungsteam und installiert eine Eigensicherung. Danach kann auch das Rettungsgerät entladen oder per Fixtau oder Seilwinde abgewincht werden.

Bei dem weiteren Rettungsablauf steht zunächst die technische Rettung des Verunfallten im Vordergrund. Die medizinische Versorgung kann häufig erst nach der Rettung des Verletzten aus der Spalte erfolgen.

Im einfachsten Fall kann sich die technische Hilfeleistung darauf beschränken, die bereits begonnene Kameradenhilfe zu unterstützen oder, wenn noch nicht erfolgt, den Verunfallten mit den oben genannten Flaschenzügen zu bergen.

Liegt keine Seilverbindung zum Verunfallten vor oder befindet sich die gesamte Seilschaft in der Spalte, muss sich ein Bergretter zu dem Verletzten abseilen. Am elegantesten geschieht dies mithilfe eines Dreibeins mit Seilwinde und Umlenkrolle. Damit kann der Helfer, mittig über der Spalte platziert, senkrecht abgelassen werden und somit relativ kräftesparend zum Verunfallten gelangen.

Ein bei sich nach unten verengenden Spalten häufig auftretendes Problem, namentlich das Verklemmen oder, bei längerer Liegezeit, das Einschmelzen des Verunfallten in das Eis, macht den Einsatz des Schrämhammers notwendig. Mit diesem, einem Presslufthammer gleichenden Rettungsgerät, kann der Gestürzte aus dem Eis freigemeißelt werden. Dies geschieht

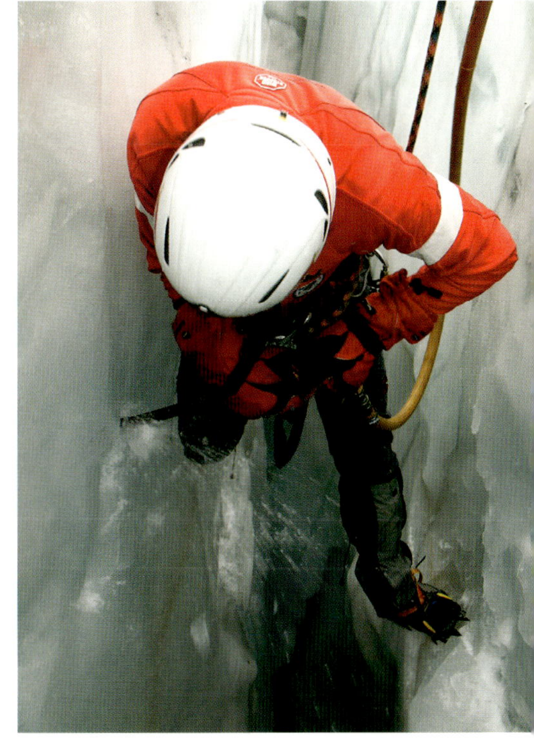

Abb. 21 ▶ Schrämhammer im Einsatz in einer Gletscherspalte, um in der Spalte eingeklemmte Personen zu befreien

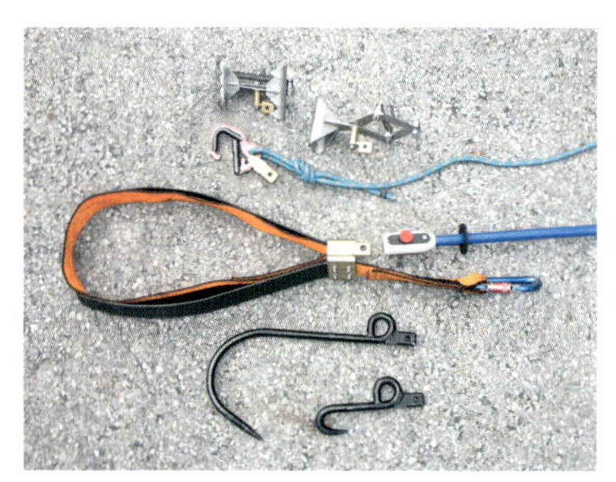

Abb. 22 ▶ Teleskopstange mit Rettungsschlinge und Zubehör zur schnellen Rettung aus Gletscherspalten

in einem schrägen Winkel zu dem Patienten, damit die herabfallenden Eismengen den Verunfallten nicht noch zusätzlich verletzen können und eine weitere Verschüttung unterbleibt. In manchen Fällen ist es notwendig, den Eisabraum über spezielle Taschen aus der Spalte zu entfernen.

Der Einsatz des Schrämhammers ist sehr material- und personalaufwendig. Zum Betrieb ist ein entsprechender Kompressor notwendig. Vor allem aber ist die Arbeit in der Spalte äußerst anstrengend, und die Helfer müssen nach wenigen Minuten (!) ausgewechselt werden.

Ein interessantes Hilfsmittel, eine »Angelrute«, ist bei der PGHM in Chamonix im Einsatz. Es handelt sich hierbei um einen Eigenbau mit einem Teleskoparm, an dem verschiedene Aufsätze wie Fangschlinge, Automatik-Karabinerhaken und verschieden dimensionierte Haken zur Leichenbergung angebracht werden können.

Dieses Rettungsgerät erlaubt es Personen zu erreichen, die sonst außer Reichweite der Helfer oder nur mit großem Mehraufwand zu erreichen wären (z.B. Verunglückte in Spalten, aber auch abgestürzte, unter einem Überhang hängende Kletterer vom Helikopter aus).

Nach der technischen Rettung erfolgt die medizinische Versorgung und der Abtransport des Verletzten. Dies geschieht nach Möglichkeit mit dem Helikopter. Wenn dies nicht möglich sein sollte, muss der Abtransport terrestrisch erfolgen, was sowohl für den Verletzten als auch für die Bergretter sehr langwierig und anstrengend ist. In diesem Fall kommt die Gebirgstrage oder der Akja zum Einsatz.

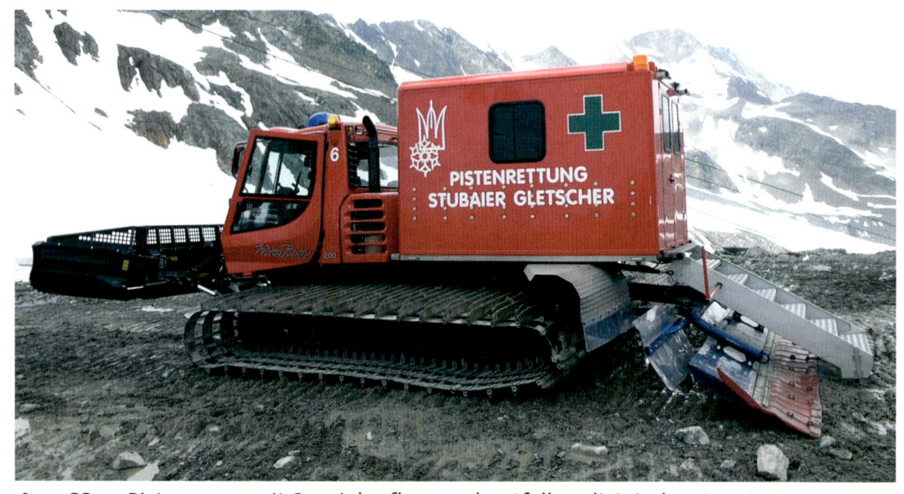

Abb. 23 ▶ Pistenraupe mit Spezialaufbau und notfallmedizinischer Ausstattung

Eine sehr spezielle Variante der terrestrischen Rettung wird auf dem Stubaigletscher (Tirol/Österreich) vorgehalten. Hier wird zur Versorgung und zum Abtransport von vornehmlich verunfallten Skifahrern ein von der dortigen Seilbahngesellschaft betriebenes Spezialfahrzeug genutzt. Es handelt sich dabei um eine mit einem beheizbaren Patientenbehandlungsraum (ähnlich einem Notartzwagen – NAW) ausgestattete Pistenraupe.

1.5.3 Medizinische Aspekte

Die medizinische Versorgung der Verletzten kann oftmals erst nach der technischen Rettung aus der Spalte stattfinden. Dies bedeutet auch, dass die Rettung möglichst schonend erfolgen sollte, soweit die Situation es erlaubt.

Bei den Sturzopfern ist ein besonderes Augenmerk zu richten auf eventuelle Traumata – Einzelverletzungen, Wirbelsäulentraumata bis hin zu einem Polytrauma –, eine Hypothermie (»After Drop«) und, bei längerem Hängen im Seil oder in Zwangslagen, z.B. Kopfüberhängen, eingeklemmt sein in einer Spalte, ein Hängetrauma (s.o.).

Die medizinische Versorgung richtet sich nach dem jeweils vorliegenden Verletzungsmuster einerseits und nach den logistischen Gegebenheiten und Grenzen andererseits. Ist ein rascher Transport in eine geeignete Klinik möglich, folgt die Versorgung den geltenden notfallmedizinischen Standards. Ist jedoch ein langwieriger terrestrischer Abtransport notwendig, müssen Kompromisse, beispielsweise bei der Indikation zur Intubation und Beatmung (limitierte Sauerstoffreserven, Möglichkeit oder Unmöglichkeit der ununterbrochenen Beatmung, eingeschränktes Monitoring und Akkuleistung etc.) eingegangen werden.

1.6 Canyonrettung

H. Schmidt

Spätestens seit dem tragischen Canyoning-Unfall im Juli 1999 im Saxetbach in der Schweiz, bei dem 21 junge Menschen ihr Leben verloren, ist Canyoning auch im deutschsprachigen Raum als so genannte Extremsportart bekannt geworden.

Schon zu Urzeiten suchten Naturvölker in schwer zugänglichen Schluchten Schutz und Zuflucht. Eine kommerzielle Nutzung der Schluchten setzte in Europa vor etwa 270 Jahren mit der Holztrift aus den Bergwäldern ein. Hierzu wurde das Wasser in den Schluchten mit »Klausen« aufgestaut, das geschlagene Holz in dem künstlich entstandenen Stausee gesammelt und nach Zerstörung der Verklausung mittels eines Wasserschwalls hinunter ins Tal befördert. Die Speläologen waren die ersten, die das Canyoning als Hobby betrieben. Sie suchten bei der Ausübung ihrer Tätigkeit, dem Erforschen von Höhlen, immer wieder über die Schluchten die Zu- und Ausstiege der Höhlen.

Canyoning ist ein faszinierendes Natur-Sport-Erlebnis mit dem Ziel, Schluchten von oben nach unten, dem Wasserlauf folgend, zu begehen. Dabei können die natürlichen Geländestufen oder Hindernisse kletternd, springend, rutschend, schwimmend und abseilend überwunden werden. In den südlichen Ländern Europas hat sich Canyoning aufgrund der Geografie und des Klimas (sonniges Wetter) fast zu einem Volkssport entwickelt.

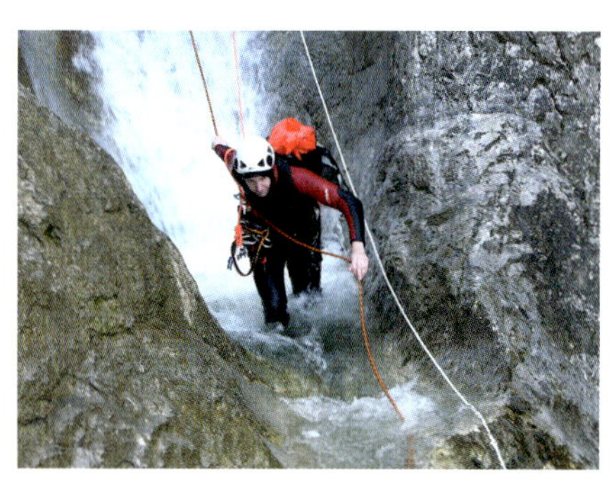

Abb. 24 ▶ Canyonrettung stellt an die Seiltechnik sowie an die physische und psychische Leistungsfähigkeit enorme Anforderungen

Zur sicheren Begehung einer Schlucht ist es unerlässlich, sich im Rahmen der Tourenplanung und Vorbereitung akribisch mit den Gefahren, der Ausrüstung und den sehr speziellen Seil- und Sicherungstechniken vertraut zu machen.

Durch die steigende Zahl der Begehungen von Schluchten kam es früher wegen mangelnder Kenntnisse um die Besonderheiten einer Canyon-Begehung immer wieder zu Unfällen. Auch Retter wurden bei ihren Bemühungen, den verunglückten Menschen zu helfen, zu Opfern ihrer eigenen Unkenntnis. Erst nach intensiver Auseinandersetzung mit der speziellen Thematik stellte man fest, dass bei der Begehung einer Schlucht spezielle Ausrüstung und Seiltechniken zur Anwendung kommen, die sich wesentlich von den bekannten Alpintechniken unterscheiden. Glattes, glitschiges Gestein, Wasser, Strömungen, Verwirbelungen, Rückläufe, Enge, Dunkelheit und Lärm stellen neben den großen Anforderungen an die körperliche Leistungsfähigkeit und die Psyche permanent eine große Gefahr dar.

Eine strategische Risikobewertung für die Rettungsmannschaften ist für alle Beteiligten obligatorisch. Ausbildung, Ausrüstung und regelmäßige Übungen in Schluchten sind Voraussetzung. Bekannt sein muss für eine sichere Begehung der maximal tolerierbare Wasserstand sowie Anzahl, Höhe und Zustand der Abseilstellen. Nach ihnen richten sich die Längen der Seile. Die Markierung der Zustiegswege, der Notausstiege und die Nummerierung der Abseilstellen helfen im Einsatzfall gezielt und schnell an der Unfallstelle zu sein. Die Verständigung in der Schlucht ist aufgrund der lauten Geräuschkulisse (tosendes Wasser) oft sehr schwierig. Mit akustischen und optischen Signalen – Pfeifen und Handzeichen – können dennoch wichtige Informationen zwischen den Begehern (Rettern) ausgetauscht werden.

Die Canyoningausrüstung setzt sich zusammen aus alpinen, speläologischen und wassersportlichen Ausrüstungsteilen. Man unterscheidet zwischen einer persönlichen Ausrüstung, Gruppenausrüstung und Sicherheitsausrüstung.

Persönliche Ausrüstung:

- vollständige Neoprenbekleidung (5 mm »Long John mit Oberteil«, Kapuze und Socken)
- angemessenes Schuhwerk, knöchelhoch mit Profilsohle
- Steinschlaghelm
- Canyoninghüftgurt mit verstärktem Gesäßteil und Trennschlinge – Kappschlinge zum Intervenieren in Notsituationen –, befestigt am Anseilpunkt des Gurtes zum Einhängen des Abseilachters
- 2 Selbstsicherungsschlingen (kurz/lang) mit Karabiner
- 2 Abseilachter (1 Reserve)

- 2 Halbmastwurfkarabiner (HMS-Karabiner)
- Schere oder Messer (zum Intervenieren/Kappen in Notsituationen)
- wasserdichte Transporttonne (5 l) für persönliche Dinge
- strapazierfähiger Rucksack mit Wasserauslassöffnungen
- Schwimmweste (für sehr aquatische Bäche).

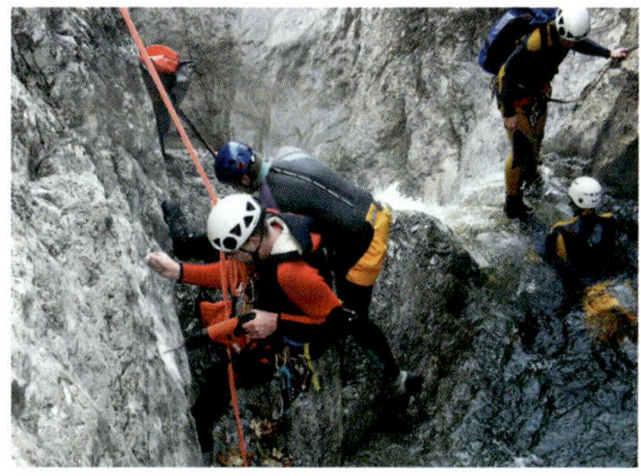

Abb. 25 ▶ Setzen von Bohrhaken mittels Akku-Bohrmaschine bei organisierter Canyonrettung

Gruppenausrüstung:
- Statikseile (verschiedene Längen, möglichst Signalfarben, 1 × Länge der höchsten Abseilstelle)
- 1 Reserveseil
- 2 Schraubkarabiner
- 4 HMS Karabiner
- 1 Abseilachter (Reserve)
- 2 Seilklemmen
- 2 Seilrollen
- diverses Schlingenmaterial
- Taucherbrille
- Bohr-Set, bestehend aus Hammer, Bohrmeißel, evtl. Akku-Bohrmaschine; Dübel, Bohrhaken mit Laschen, Schließringe, Felshaken, wasserdichte Funkgeräte
- Schwimm- und Luftrettungstaugliche Trage für den Personentransport.

Sicherheitsausrüstung in wasserdichtem Behälter:
- Erste-Hilfe-Material: EH-Handschuhe, Kompressen, Wundschnellverband und Pflaster, Sam® Splint-Schiene, elastische Binde, Schere, Pinzette, Desinfektionsmittel, starkes Schmerzmittel, Rettungsfolie
- Schreibzeug, Biwaksack, Teelichte, Feuerzeug/Zündhölzer, wasserdichte Stirnlampe, kalorienreiche Notration, Mobilfunktelefon und Signalstift (Leuchtraketen) für den Notfall.

Je nach Charakter der Schlucht – viel Wasser, viele Abseilstellen, hohe zwingende Sprünge usw. – muss die Begehungstechnik angepasst werden. Beim Abseilen wird unterschieden zwischen fixen, lösbaren und speziellen Systemen (Tyrolienne – Seilbahn). Abhängig von der vom Wasser ausgehenden Gefahr wird zwischen den unterschiedlichen Abseilsystemen gewählt. Fixe Systeme kommen zum Einsatz, wenn vom Wasser keine Gefahr ausgeht. Lösbare Systeme sollten zur Anwendung kommen, wenn es während des Abseilvorgangs zu Kontakt mit Wasser kommt. Spezielle Systeme ermöglichen eine relativ problemlose Überwindung einer Gefahrenstelle, erfordern aber genaue Kenntnisse und Zeit beim Aufbau.

1.6.1 Rettungstechniken

Bei den Rettungstechniken wird zwischen Interventionstechniken/Kameradenrettung, die sehr schnell erfolgen kann, da die Helfer bereits vor Ort sind, und einer planmäßigen organisierten Rettung unterschieden. Alle Interventionstechniken werden von oben durchgeführt und der Verunfallte wird nach unten abgeseilt. Die Kameradenrettung verlangt in dem Moment, in dem sich ein Mensch aufgrund einer Blockade im Wasserfall durch Seilüberschlag, Verklemmung von losen Teilen des Neoprens, des Helmbands oder der Haare im Abseilachter in Lebensgefahr befindet, d.h. Gefahr durch Ertrinken und Unterkühlung besteht, ein sofortiges, schnelles und überlegtes Handeln.

▶ 1. Intervention mit Zusatzseil

Eine Seilklemme, angebracht an ein Zusatzseil, das mittels eines lösbaren Systems an dem Fixpunkt befestigt ist, wird in das Seil des Abseilenden (Blockierten) eingelegt. Nach Durchtrennung (Kappen) des Seils des Blockierten mit dem Messer oder der Schere oberhalb der Seilklemme, wird alles mit dem Zusatzseil abgelassen und der Blockierte verlässt den Gefahrenbereich. Vorteil: Der Retter steht außerhalb des Gefahrenbereichs. Nachteil: Ein zweites Seil mit entsprechender Länge wird benötigt!

▶ 2. Intervention am Blockierten

Der Retter seilt an einem zweiten, befestigten Seil direkt zu dem Blockierten ab, verbindet sich mit seiner Selbstsicherung am Hüftgurt des Blockierten und kappt die Trennschlinge am Gurt des Blockierten. Beide seilen, gesteuert durch den Retter, nach unten ab. Nachteil: Der Retter begibt sich ebenfalls in den Gefahrenbereich und ein zweites Seil von gleicher Länge wird benötigt!

▶ 3. Intervention am Abseilseil des Blockierten

Der Retter seilt mittels speziellem Knoten (Kreuzklemmknoten) an dem Seil des Blockierten direkt zu diesem ab, übernimmt ihn mit seiner Selbstsicherung in sein System, kappt die Trennschlinge am Gurt des Blockierten und entfernt den noch im Seil befindlichen Abseilachter des Blockierten. Beide seilen, gesteuert durch den Retter, weiter mit dem Kreuzklemmknoten am Seil des Blockierten ab. Nachteil: Der Retter begibt sich in den Gefahrenbereich! Diese Methode ist schwierig und muss oft geübt werden. Vorteil: Es wird kein zusätzliches Seil benötigt.

1.6.2 Planmäßige / Organisierte Rettung

In der planmäßigen Rettung können, abhängig von den örtlichen Gegebenheiten, vier unterschiedliche Rettungsvarianten zum Einsatz kommen.

1. Rettung aus der Schlucht mittels Schrägseil (Seilbahn) vom Schluchtgrund bis zum Schluchtrand mit anschließendem Abtransport über den herkömmlichen Weg.

2. Rettung aus der Schlucht mittels horizontaler Seilbahn, befestigt an beiden Schluchtenrändern. Ablassen und Aufziehen erfolgt über eine an den horizontalen Seilen eingehängte »Laufkatze« mittels Loser Rolle.
3. Rettung in der Schlucht, im Schluchtgrund dem Wasserlauf folgend, über die unterschiedlichsten Hindernisse und Geländestufen bis zu einer Stelle, bei der der Patient mit den o.g. Techniken oder mit dem Hubschrauber aus der Schlucht gerettet werden kann (schwierigste Variante).
4. Rettung aus der Schlucht mit Hubschrauberunterstützung. Hier werden vier Luftrettungsvarianten unterschieden, die der Situation entsprechend und den örtlichen Gegebenheiten angepasst zum Einsatz kommen:
   - Luftrettungseinsatz mit Seilwinde (90 m langes Seil),
   - Berge- oder Fixtau,
   - Long-Line,
   - variables Tau (Kap. 2.11, 2.14.1).

▶ Einsatztaktik – Rettung in der Schlucht (terrestrisch)

Die Rettung in der Schlucht stellt aufgrund der zum Teil »lebensfeindlichen« Umgebung – Enge, Lärm, Dunkelheit, Wasser, Geländestufen, Glätte, hohe Abseilstellen – die wohl schwierigste Rettungsvariante dar. Die Anforderungen an die körperliche Leistungsfähigkeit, die Psyche der Retter und an die speziellen Techniken sind sehr hoch. Nur durch besondere einsatztaktische Maßnahmen innerhalb der Schlucht und Unterstützung der Trupps außerhalb der Schlucht, kann diese große Herausforderung bewältigt werden.

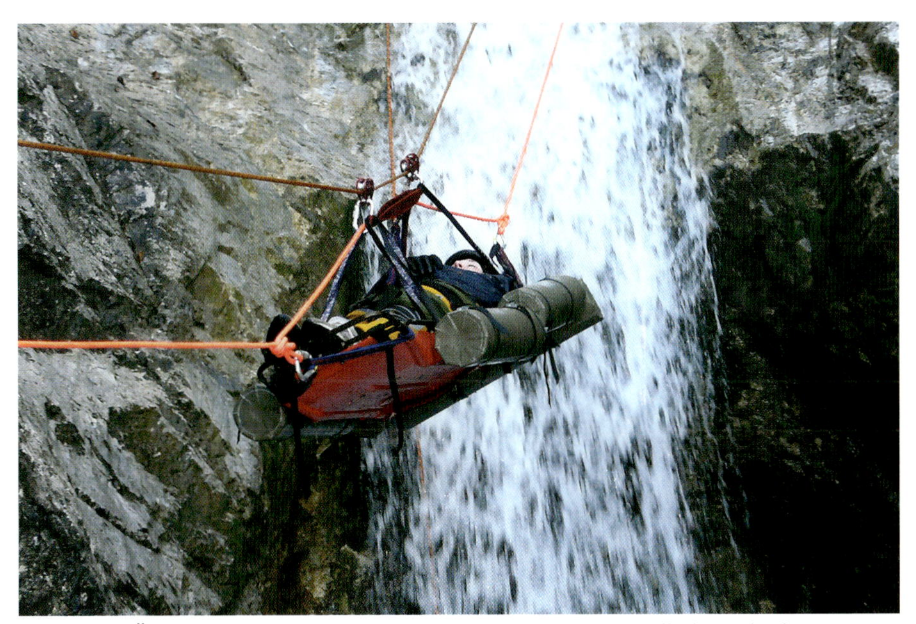

Abb. 26 ▶ Überwindung von Geländestufen durch spezielle Seilbahntechniken

▶ Aufbau und Organisation der Rettung

Die Einsatzleitung bestimmt und setzt die speziellen Gruppen den Gegebenheiten entsprechend ein:

- Spitzengruppe
- Rettungsgruppe
- Unterstützungsgruppe
- externe Gruppe
- Spezialgruppe (Wasserrettung)
- Luftrettung.

Die Spitzengruppe steigt mit der für die Begehung der Schlucht notwendigen Ausrüstung (persönliche Ausrüstung und Gruppenausrüstung) plus Notfallrucksack zur Erstversorgung des Verunfallten ein.

Die Rettungsgruppe folgt der Spitzengruppe mit einer Schwimmtrage und stellt die Transportfähigkeit des Verletzten her.

Die Unterstützungsgruppe baut vom Unfallort nach unten, dem Wasserlauf folgend, die für die Rettung notwendigen Fixpunkte und Seilbahnen bis zu einer Stelle, an der die verletzte Person mittels Seilbahn (horizontal/schräg) oder mit dem Hubschrauber (s.o., Luftrettungsvarianten) aus der Schlucht nach oben gerettet werden kann. Die Rettungs- und Unterstützungsgruppe bringen gemeinsam die verletzte Person nach unten.

Die externe Gruppe beobachtet, hält Funkkontakt und begleitet, wenn möglich, am Schluchtenrand die in der Schlucht arbeitenden Kräfte, um bei einem Notfall der eigenen Kräfte sofort eingreifen zu können. Sie baut, soweit erforderlich, die geeignete Seilbahn (schräg/horizontal) zur Rettung aus der Schlucht auf.

Die Spezialgruppe besteht aus Kräften der Wasserrettung mit Taucherausbildung und Taucherausrüstung. Sie wird, unterstützt von der Rettungsgruppe, zum Einsatzort gebracht, falls eine Rettung bzw. Bergung unter Wasser erforderlich ist.

Die Luftrettung übernimmt die zu rettende Person an einer geeigneten Stelle mithilfe einer der bereits oben beschriebenen Luftrettungsvarianten.

Obwohl der Sport des Canyoning in unseren Breiten von nur wenigen »Individualisten« betrieben wird, muss die Berg- und Wasserrettung für diesen speziellen Einsatz gerüstet sein. Es erfordert großen Aufwand an Personen, Material, Aus- und Fortbildung, um mit regelmäßigen Begehungen und Rettungsübungen in den verschiedenen Schluchten für den Ernstfall gerüstet zu sein.

2 Alpine Rettung mit Hubschraubern

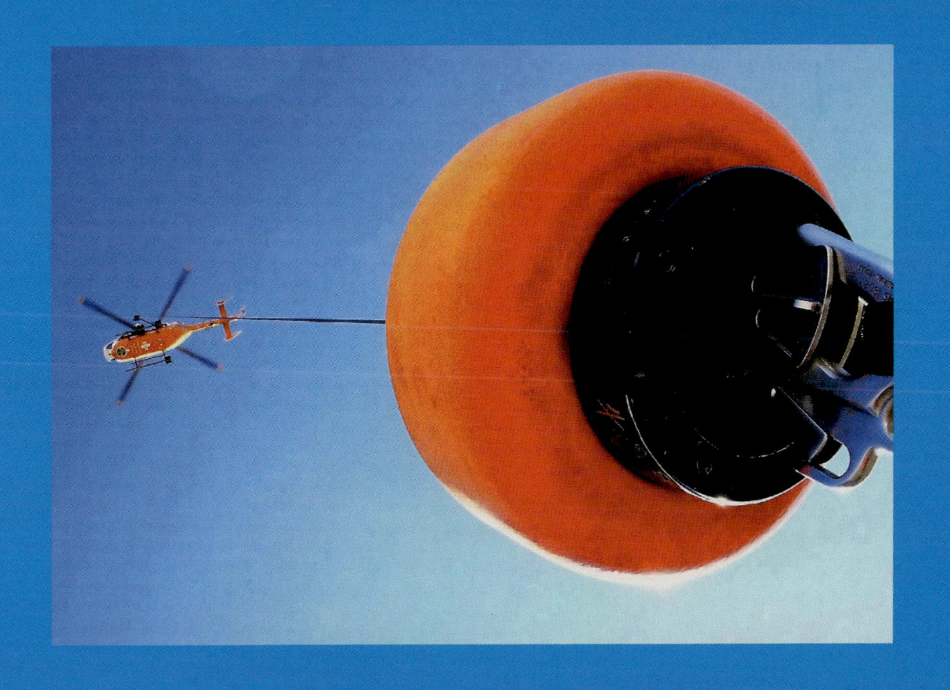

2.1 Deutsche Luftrettungsstützpunkte im Alpenraum

H. Scholl

2.1.1 »Christoph 1« München

Der ADAC (Allgemeiner Deutscher Automobil-Club e.V.) stationierte am 1.11.1970 »Christoph 1« als den ersten zivilen und ständig mit einem Notarzt besetzten Rettungshubschrauber am Städtischen Krankenhaus München-Harlaching, wo er heute noch beheimatet ist. Seit dem 3.2.1984 ist dort eine leistungsstarke und gegenüber dem vorherigen Einsatzmuster BO 105 CB eine wesentliche größere Einsatzmaschine vom Typ BK 117 B-2 stationiert. Der zunehmende Bedarf an Windeneinsätzen im benachbarten Alpenraum führte im Jahr 1995 dazu »Christoph 1« mit einer Winde auszustatten und dessen Crew speziell für solche Spezialeinsätze auszubilden. Mit einem Jahreseinsatzaufkommen von rund 1500 Einsätzen liegt »Christoph 1« über dem Bundesdurchschnitt. Seit Frühjahr 2007 verfügen die Zivilschutzhubschrauber-Standorte Traunstein und Kempten über den neuen Zivilschutzhubschrauber (ZSH) vom Muster EC 135 T2i und ein neues variables Fixtau.

2.1.2 »Christoph 14« Traunstein

Am 10.9.1976 wurde der Rettungshubschrauber »Christoph 14« durch den Bundesminister des Innern (BMI) am damaligen Stadtkrankenhaus Traunstein (heute »Kreiskliniken Traunstein-Trostberg gGmbH«) stationiert. Die fliegerisch-technische Betreuung der Station lag und liegt bei der Fliegerstaffel Süd der Bundespolizei (ehemals Bundesgrenzschutz – BGS). Durch die unmittelbare Nähe zum Gebirge wurden immer wieder Bergrettungseinsätze notwendig, die teilweise in enger Kooperation mit den SAR- (Search and Rescue)Hubschraubern (mit Winde) des Lufttransportgeschwaders (LTG) 61 aus Landsberg durchgeführt wurden. Mitte 1996 erfolgte die Umrüstung der Einsatzmaschine von der BO 105 CB auf die leistungsstärkere BO 105 S-5. Da sich diese Maschine für Windenoperationen nicht eignet, wurde das Fixtau zur alpinen Rettung eingeführt. »Christoph 14« liegt mit etwa 1200 Einsätzen in den Jahreseinsatzstatistiken im Bundesdurchschnitt.

2.1.3 »Christoph 17« Kempten / Allgäu

Der Rettungshubschrauber »Christoph 17« wurde am 16.9.1980 am damaligen Stadtkrankenhaus Kempten/Allgäu (heute »Klinikum Kempten-Oberallgäu gGmbH«) als 18. Zivilschutzhubschrauber des Bundes stationiert. Die BO 105 CB flog von Beginn an Primäreinsätze im nahen Alpenraum, teilweise in enger Kooperation mit den SAR-Hubschraubern der Bundeswehr. Der steigende Bedarf an besonderer Rettungstechnik in der Bergrettung führte dazu, dass Piloten der Bundespolizei-Fliegerstaffel Süd, Luftrettungsassistenten des Rettungshubschrauber »Christoph 17« und Angehörige der Bergwacht Mitte der 1990er Jahre ein für deutsche Verhältnisse neues Einsatzverfahren entwickelten: das Fixtau-

Bergeverfahren. Nahezu parallel stand die leistungsstärkere BO 105 S-5 »EC Super Five« beim Zivilschutz/BMI als modernes Einsatzmittel zur Anwendung der neuen Rettungstechnik bereit. Deutlich über dem deutschen Durchschnitt in der Jahreseinsatzstatistik liegt »Christoph 17« mit über 1600 Einsätzen.

2.1.4 »Christoph Murnau«

Die Wurzeln des Luftrettungsstützpunktes Murnau gehen bis Anfang der 1990er Jahre zurück, als ein Intensivtransporthubschrauber (ITH) an der dortigen Berufsgenossenschaftlichen Unfallklinik (BGU) stationiert wurde. Am 20.10.1994 hatte die ADAC-Luftrettung GmbH den Standort mit einer leistungsstarken BK 117 B-2 übernommen und kontinuierlich ausgebaut. In den folgenden Jahren zeichnete sich ein zunehmender Bedarf in der luftrettungsdienstlichen Bergrettung ab. Seit 1999 wird die Rettungswinde von Murnau aus eingesetzt. Infolge der Stationierung inmitten der alpinen Region ist »Christoph Murnau« der meist beschäftigte deutsche Rettungshubschrauber in der Bergrettung. Die relativ kurzen Anflugzeiten in die nahe Gebirgsregion führen zu einer Optimierung der notfallmedizinischen Versorgungsqualität. Mit jährlich über 1000 Einsätzen liegt »Christoph Murnau« leicht unter dem Bundesdurchschnitt in der Jahreseinsatzstatistik, kann aber auch gezielt für besondere Einsatzverfahren eingesetzt werden.

www.christoph-1.de
www.christoph14.de/public/wir_uns/luftrettung/index.htm
www.christoph17.de
www.bgu-murnau.de/MedizinischeBereiche/Hubschrauber/index.php

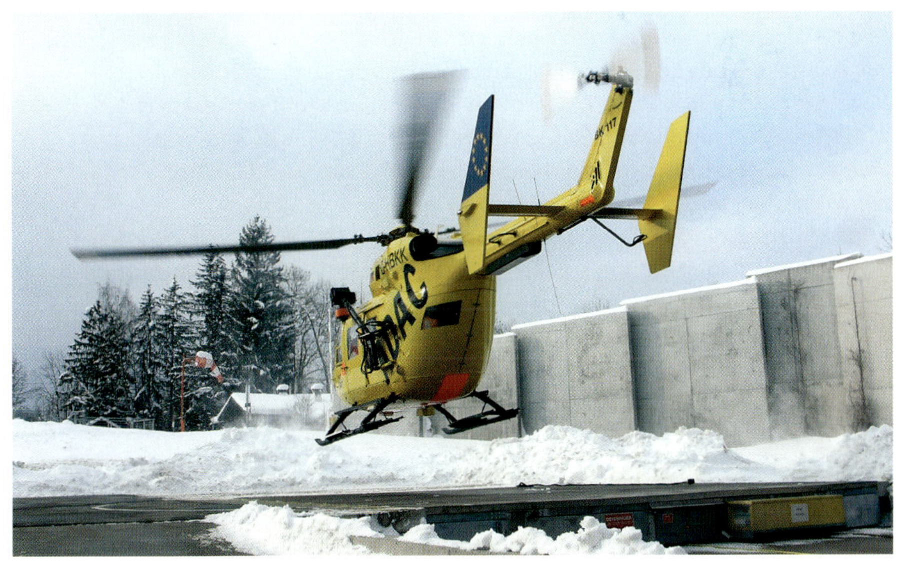

Abb. 1 ▶ Gut geeignet für Rettungseinsätze mit der Winde: die BK 117 B-2 »Christoph Murnau«

2.2 Bundespolizei-Fliegerstaffel Süd

Die Bundespolizei-Fliegerstaffel Süd wurde am 1.11.1962 in Rosenheim als Grenzschutz-Fliegerstaffel Süd aufgestellt und am 10.9.1964 nach Oberschleißheim vor die Tore der bayerischen Landeshauptstadt München verlegt. Neben dem Staffelstandort in Oberschleißheim bestehen noch zwei Außenstellen in Weil am Rhein und Donaueschingen (Baden-Württemberg). Aufgrund der taktischen und bedarfsgerechten Verteilung der Einsatzmittel ist es der Fliegerstaffel Süd möglich, das gesamte polizeiliche Einsatzspektrum abzudecken, einschließlich der Aufgaben im Rahmen von bestehenden Kooperationen und Amtshilfeersuchen sowie im öffentlich-rechtlichen Luftrettungsdienst. Mit dem Gesetz zur Umbenennung des Bundesgrenzschutzes (BGS) in Bundespolizei (BPOL) bekam die Fliegerstaffel am 1.7.2005 die amtliche Dienstbezeichnung Bundespolizei-Fliegerstaffel (BPOLFLS) Süd. Die BPOLFLS Süd ist fachlich innerhalb des BPOL-Flugdienstes der BPOL-Fliegergruppe (BPOLFLG) und dienstrechtlich dem BPOL-Präsidium Süd in München (Bayern) unterstellt.

2.2.1 Einsatzspektrum

Zum umfangreichen Einsatz-, Aufgaben- und Leistungsspektrum der BPOL-Fliegerstaffel Süd gehören die folgenden Aufträge:

- polizeiliche Aufgaben, z.B. Sicherung und Beleitung des Castor-Transports,
- bahnpolizeiliche Aufgaben, z.B. Luftüberwachung der ICE-Trassen,
- grenzpolizeiliche Aufgaben,
- schifffahrtspolizeiliche Aufgaben,
- Schutz der Verfassungsorgane,
- Kooperation mit Spezialeinheiten, z.B. BPOLGSG 9 (Bundespolizei Grenzschutzgruppe 9) und SEK (Sondereinsatzkommando) der Länderpolizeien,
- Transport von Angehörigen der Regierung und hohen Staatsbeamten,
- Transport von Staatsgästen, so genannte VIPs (Very Important Persons),
- Kontrolle der Gebirgs- und Grenzregionen,
- Umweltschutz,
- Unterstützung anderer Bundesbehörden, wie z.B. Zoll,
- Unterstützung der Länderpolizeien, insbesondere Polizeihubschrauberstaffeln (PHSt) und Wasserschutzpolizeien,
- Unterstützung des Bundeskriminalamtes (BKA),
- Unterstützung des SAR-Dienstes der Bundeswehr (SAR-Mittel 2. Grades),
- Unterstützung des Katastrophenschutzes,
- Unterstützung der Feuerwehr,
- Unterstützung der Bergwacht,
- Unterstützung des Wasserrettungsdienstes,
- Teilnahme an internationalen Einsatzkontingenten des BPOL-Flugdienstes,
- Teilnahme am öffentlich-rechtlichen Luftrettungsdienst durch fliegerisch-technische Besetzung der Zivilschutzhubschrauber-Standorte des Bundes in Kemp-

ten/Allgäu (»Christoph 17«) und Traunstein (»Christoph 14«). An den beiden ZSH-Gebirgsstandorten Kempten und Traunstein erfolgt der Einsatz in der Bergrettung mit dem von den Piloten der BPOLFLS Süd mitentwickelten Fixtausystems.

2.2.2 Einsatzmittel

Als Einsatzmittel stehen der BPOLFLS Süd folgende, z.T. gebirgsflugfähige Hubschraubermuster zur Verfügung:

- 3 Verbindungs- und Beobachtungshubschrauber (VBH) EC 135 T2,
- 3 leichte Transporthubschrauber (LTH) EC 155 B,
- 4 mittlere Transporthubschrauber (MTH) SA 330 »Puma« (bis Ende 2007 durch die leistungsstärkere AS 332 L1 »Super Puma« ersetzt),
- 1 ZSH BO 105 CBS-5 »Superfive«,
- 2 ZSH EC 135 T2i.

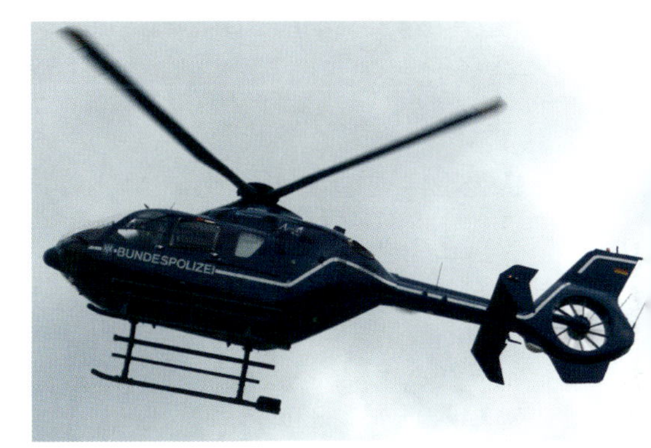

Abb. 2 ▶ Verbindungs- und Beobachtungshubschrauber (VBH) EC 135 T2 der BPOL-Fliegerstaffel Süd in den neuen europäischen Polizeifarben

Der BOS-Rufname der Hubschrauber der BPOL lautet »Pirol«, er wird durch eine Nummer komplettiert.

2.2.3 Personal

Die BPOL-Fliegerstaffel Süd verfügt über einen Personalbestand von etwa 100 Personen, zu dem neben Piloten und Technikern auch das Bodenpersonal wie Bürokräfte und Kraftfahrer gehört. Das fliegerische Personal, d.h. Piloten und Bordtechniker, verfügt über eine Zusatzausbildung im Gebirgsflug und zum Teil im Instrumentenflug. Aufgrund ihres überproportionalen alpinen Einsatzspektrums ist das Personal der Bundespolizei-Fliegerstaffel Süd auch als die »Gebirgsflieger« innerhalb des Flugwesens der Bundespolizei zu bezeichnen.

2.2.4 Ressourcen

Durch die BPOL-Fliegerstaffel Süd können im Rahmen der Amtshilfe, der Gefahrenabwehr und des Katastrophenschutzes folgende Unterstützungsleistungen auf Anforderung gewährt werden:

- Transport von Personal und Spezialeinsatzkräften,
- Transport von Material/Logistik,
- Transport von Außenlasten mittels Lasthaken,
- Transport von Erkranken und Verletzten,

- Transport von Rettungshunden und Hundeführern,
- Rettung/Bergung mithilfe der Außenwinde,
- Ausleuchten von Einsatzstellen und Absetzpunkten durch Hochleistungsscheinwerfer,
- Einsatz von Nachsichtgeräten – Night Vision Goggles (NVG),
- Einsatz der Wärmebildkamera,
- Entnahme von Wasserproben,
- Lagedarstellung und Dokumentation mittels Videokamera,
- Luftraumbeobachtung bei polizeilichen Großlagen und Katastrophen,
- Messung radioaktiver Strahlung,
- personelle und materielle Verstärkung der anderen BPOL-Fliegerstaffeln bei Bedarf.

2.2.5 Anforderung

Die Anforderung von Einsatzmitteln und Kräften des BPOL-Flugdienstes erfolgt im Rahmen der Amts- oder Katastrophenhilfe durch die jeweils zuständige Behörde bzw. Rettungsleitstelle entweder über das Lagezentrum beim BPOL-Präsidium Süd in München oder direkt über den Staffelführer bzw. den Flugeinsatzleiter bei der BPOL-Fliegerstaffel Süd in Oberschleißheim. Die internen Alarmierungs- bzw. Anforderungswege und die nicht für die Öffentlichkeit bestimmten Rufnummern sind in den einschlägigen Dienstvorschriften geregelt und bekannt gemacht.

www.bundespolizei.de
www.fliegerstaffel-sued.de

2.3 Bundesluftwaffe – SAR Gebirge

Die Bundeswehr hält im süddeutschen Raum, vertreten durch die Luftwaffe, im Rahmen einer Verwaltungsvereinbarung zwischen dem Bundesminister für Verkehr, Bau- und Stadtentwicklung (BMVBS) und dem Bundesminister der Verteidigung (BMVg) vom 26.6.2001 so genannte SAR-Mittel 1. Grades (Luftfahrzeuge) zum Such- und Rettungsdienst von Luftfahrzeugen vor. Diese Vereinbarung hat bereits bestehende Abkommen aus den 1960er Jahren abgelöst, die u.a. die Hilfeleistung bei Luftnotfällen regelte. Unterstützungsleistungen können auch durch die Bundespolizei mit Hubschraubern (SAR-Mittel 2. Grades) erfolgen. Darüber hinaus kooperiert der SAR-Dienst der Luftwaffe in Bayern mit der Berg- und Wasserwacht.

2.3.1 Aufgaben des SAR-Dienstes in den Gebirgsregionen

Der SAR-Dienst der Bundesluftwaffe hat folgende Aufgaben:

- Suche nach vermissten oder überfälligen Luftfahrzeugen (Auftrag der International Civil Aviation Organization – ICAO),

- Lufttransport von erkrankten und verletzten Personen, bei denen akute Lebensgefahr besteht und ein ziviles Rettungsmittel nicht oder nicht rechtzeitig zur Verfügung steht (dringende Nothilfe) – insbesondere in unwegsamen Bergregionen,
- Unterstützung der Berg- und Wasserwacht Bayern im Rahmen der dringenden Nothilfe,
- Einsatz bei Naturkatastrophen etc. (Katastrophenhilfe),
- Unterstützung der eigenen und befreundeten Streitkräfte (militärischer Auftrag).

2.3.2 SAR-Leitstelle Münster

Die Luftwaffe unterhält beim Lufttransportkommando in Münster für Luftnotfälle und sonstige Hilfeersuchen aus dem militärischen und zivilen Bereich zur Erfüllung des SAR-Auftrags eine eigene Leitstelle, das »Rescue Coordination Center« (RCC). Das RCC Münster ist rund um die Uhr mit erfahrenen Piloten und Einsatzleitern des Luftwaffen-SAR-Dienstes besetzt und unter der folgenden Rufnummer zu erreichen:

02 51 / 13 57 57 oder 02 51 / 13 57 58.

Die Einsatzbefehle für die SAR-Kommandos der Luftwaffe werden ausschließlich vom RCC Münster erteilt, d.h. die regionale Rettungsleitstelle muss den Einsatz eines SAR-Hubschraubers der Luftwaffe in Münster anfordern. Durch standardisierte Ablaufverfahren funktioniert die Alarmierungskette schnell und reibungslos, so dass die Einsatzbefehle in kürzester Zeit an das zuständige SAR-Kommando oder, falls dies im Einsatz ist, an das benachbarte Kommando erteilt werden.

2.3.3 Einsatzmittel – Luftfahrzeuge (Lfz)

Die Luftwaffe hält im süddeutschen Raum für den SAR-Dienst drei Kommandos (Stützpunkte) mit SAR-Mitteln 1. Grades vor, die vom Lufttransportgeschwader 61 betrieben werden:

- Ingolstadt: Bell UH-1D »SAR Ingolstadt 51«,
- Malmsheim (bei Stuttgart): Bell UH-1D «SAR Malmsheim 46«,
- Penzing bei Landsberg: Bell UH-1D »SAR Landsberg 56« und »SAR Landsberg 58«.

Beim LTG 61 in Penzing bei Landsberg werden zwei Maschinen des Musters Bell UH-1D für den SAR-Dienst vorgehalten, die in der alpinen Rettung eingesetzt werden können, wobei »SAR Landsberg 58« speziell für den Einsatz im Gebirge vorgehalten wird. Darüber hinaus können weitere Waffensysteme (militärische Bezeichnung für Einsatzmittel) von Stützpunkten der Luftwaffe und der Heeresflieger hinzugezogen werden, darunter auch wieder die Bell UH-1D.

2.3.4 Ausstattung

Die Luftfahrzeuge des SAR-Dienstes der Bundesluftwaffe verfügen über eine standardisierte Ausstattung, wie Rettungswinde und Stehhaltegurt. Der gesamte Rüstsatz mit rettungsmedizinischer Ausstattung aller SAR-Hubschrauber der Bundesluftwaffe (SAR-Mittel 1. Grades) entspricht dem Standard ziviler Rettungsmittel, womit sowohl militärische als auch zivile Einsätze im Rahmen der dringenden Nothilfe mit neuester Medizintechnik durchgeführt werden können. Im Einzelnen besteht die SAR-Ausstattung aus:

- Multi-Funktions-Monitor Propaq EL 601 mit eingebautem Drucker,
- EKG-/Defibrillator mit externem Schrittmacher,
- Dreifach-Spritzen-Automat Combimat 2000,
- Abwurfbox für Kanülen, Ampullen und spitze Gegenstände,
- Beatmungsgerät »Oxylog 2000«,
- Vakuumabsauggerät,
- Krankentrage,
- Vakuummatratze,
- Notfallkoffersystem »Atmung«, »Kreislauf« und »Kinder«.

Darüber hinaus können spezielle Zusatzausstattungen von Kliniken, Berg- oder Wasserwacht aufgenommen werden, beispielsweise Hochleistungsbeatmungsgeräte mit großem Sauerstoffvorrat, Wasserrettungsausrüstungen oder Rettungshunde.

Für den kommenden SAR-Hubschrauber NH 90 ist für den Bereich der Luftwaffe eine so genannte Einkasten-Version einer Patienten-Transport-Einheit (PTE) vorgesehen.

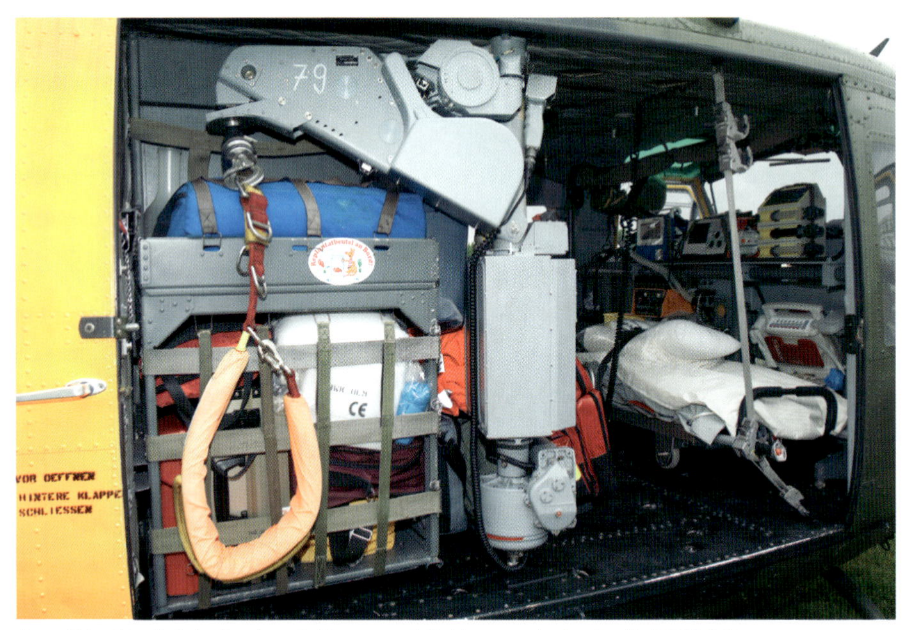

Abb. 3 ▶ Medizinische Ausstattung und Rettungswinde der Bell UH-1D

2.3.5 Personal

Die Standardbesatzung eines SAR-Hubschraubers der Luftwaffe besteht aus Pilot, Bordtechniker und Luftrettungsmeister. Zu der in 24-Stunden-Bereitschaft stehenden Besatzung gehört *kein* Notarzt, dieser kann bei Bedarf die Regelbesatzung ergänzen und muss zu diesem Zweck erst alarmiert und aufgenommen werden. Gleiches gilt für speziell im Einsatz mit dem Hubschrauber ausgebildete und trainierte Angehörige der Berg- und Wasserwacht.

2.3.6 SAR-Einsatz im Gebirge

Eine Vielzahl von SAR-Einsätzen der Luftwaffe im Gebirge werden unter extremen Wetterverhältnissen durchgeführt. Starke Winde müssen ebenso berücksichtigt werden, wie schnell aufziehende Schlechtwetterfronten, die beispielsweise einen Rückflug von einem Berg unmöglich machen. Dichter Nebel oder Schneefall können genauso gefährlich werden, wie der von allen Piloten in der Landephase gefürchtete White out (Schneeverwirbelung), der die gesamte Sicht kurzzeitig auf nahezu Null reduziert. Eine Einweisung durch Bergwacht-Retter und der Einsatz von Rauchkörpern sind dann unerlässlich. Das Notfallmanagement im Gebirge erfordert:

- Eigenschutz der Crew,
- Führung durch eine zentrale und regionale Leitstelle,
- Kooperation mit den Rettungsdiensten in der Region, u.a. Berg- und Wasserrettung,
- Kooperation mit benachbarten SAR-Leitstellen und -Diensten,
- Einsatz leichter, gebirgsflugfähiger Hubschrauber,
- Hubschraubereinsatz mit Rettungswinde,
- spezielle Ausbildung des Einsatzpersonals,
- Anwendung standardmäßiger und internationaler Suchverfahren,
- Einsatz von satellitengestützten Peilgeräten,
- Einsatz geschulter Einweiser,
- Rauchkörper,
- Signalfarben.

www.luftwaffe.de

2.4 Gebirgsluftrettung in der Schweiz

Die Gebirgsluftrettung in der Schweiz hat eine sehr lange Tradition, die bis Anfang der 1950er Jahre reicht, als Alpinisten und Flieger (z.T. in Personalunion) die Bergrettung unter Einsatz von Luftfahrzeugen optimieren und dadurch zunächst die Eintreffzeit beim Patienten erheblich verkürzen, später auch einen schonenden Patiententransport über den Luftweg ermöglichen wollten. Aufgrund ihrer jahrzehntelangen Pionierarbeit kann die Schweiz, gemeinsam mit dem alpinen Nachbarstaat Österreich, als die Wiege der Gebirgsluftrettung in Europa bezeichnet werden, die für viele Länder beispielgebend war und ist. Dabei war die am 27.4.1952 als Verein gegründete und am 12.5.1979 in eine humanitäre, gemeinnützige Stiftung umgewandelte Schweizerische Rettungsflugwacht (SRFW) nicht nur maßgeblich an der Entwicklung der alpinen Einsatzverfahren beteiligt, vielmehr initiierten ihre Spezialisten und Leitungskräfte die alpinen Projekte. Im Jahr 1982 bekam die SRFW den neuen, internationalen Namen »Rega« – die Abkürzung steht für REscue GuArd, womit der internationale Charakter der schweizer Luftrettung unterstrichen wurde. Außerdem erhielt die SRFW/Rega das aktuelles Zeichen: das rote Kreuz mit den Fliegerschwingen rechts und links. Mit dem Emblem wird die enge Verbundenheit zum Schweizerischen Roten Kreuz (SRK) und der Fliegerei symbolisch dargestellt. Erfolgte die Schreibweise der Abkürzung zunächst noch in Großbuchstaben, wurde nur wenig später die heute gültige Schreibweise »Rega« eingeführt.

In den Anfangsjahren beschäftigte sich die Rega noch mit der Luftrettung im Gebirge durch Fallschirmspringer und so genannten Gletscherfliegern – Flächenflugzeugen, die Einsatzkräfte auf Gletscher flogen, von wo aus sich die Bergretter der Einsatzstelle näherten. Wenige Jahre später ließ die Entwicklung auf dem Drehflüglersektor die ersten Einsätze mit Hubschraubern zu, wobei auch erste Erfahrungen mit dem Fixtau, dem Rettungsnetz und schließlich mit der Rettungswinde an der SE 3160 »Alouette III« und der SA 315 »Lama« gesammelt wurden. Daraus entwickelte sich das schweizerische Luftrettungssystem, das von der Rega organisiert und koordiniert wird.

Die Rega hat mit 10 Rettungshelikopter-Basen, wie die Luftrettungsstützpunkte in der Schweiz genannt werden, den Löwenanteil und bildet somit das Rückgrad der schweizerischen Luftrettung. Weitere drei Basen werden unter der Regie der Rega von Partnern besetzt. Darüber hinaus gibt es weitere private Helikopter-Firmen, die die Luftrettung als gewerbliche Leistung, zum Teil nur während des Winterhalbjahres, anbieten. Des Weiteren verfügt die schweizerische Armee über den Militärhelikopter-Rettungsdienst (MHR), der seine Maschinen aber nicht planmäßig in der zivilen Luftrettung einsetzt, sondern im Rahmen der Amts- und Katastrophenhilfe tätig wird. Nach dem Einsatz der Hubschraubermuster Bell 206 J »Jet Ranger«, BO 105 C und CBS, SA 319 B »Alouette III« erfolgte Anfang der 1990er Jahre bei der Rega der Generationswechsel auf die moderne »Agusta« A 109 K2, die besonders für die alpine Rettung aus der Luft geeignet ist.

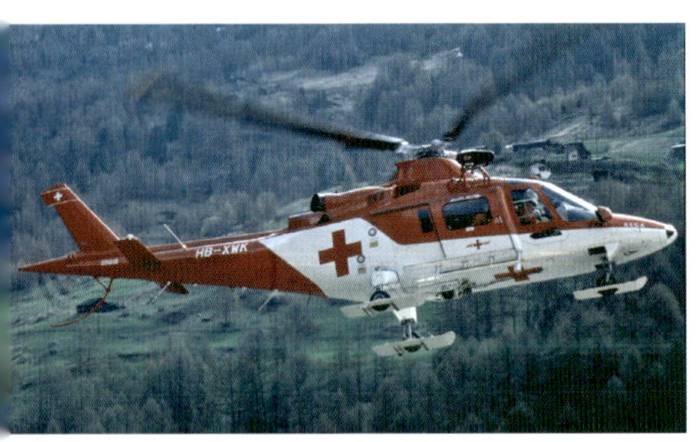

Abb. 4 ▶ Die Rega setzt die italienische A 109 K2 von Agusta seit über einem Jahrzehnt in der alpinen Rettung der Schweiz ein

Mitte 2002 wurde die bei Eurocopter neu entwickelte EC 145 auch von der Rega angeschafft und wird seit dieser Zeit mit großem Erfolg an den drei Flachlandbasen in Basel, Bern und Zürich eingesetzt, während die A 109 K2 an den Gebirgsbasen stationiert ist. Alle Rega-Helikopter verfügen über eine 50-m-Rettungswinde, mit der die entsprechenden Einsatzverfahren durchgeführt werden können. Gegenüber dem alpinen Nachbarland Österreich hat das Fixtau in der Schweiz keine große Bedeutung, es wird nur sporadisch eingesetzt. Auch die Partner der Rega und eigenständigen Helikopter-Firmen, wie die Air Zermatt, die Berner Oberland Helikopter AG (BOHAG) und die Heli Linth AG, verfügen über sehr leistungsfähige Einsatzmaschinen, wie EC 135, SA 315 »Lama« und AS 350 B »Ecureuil«, mit denen Winden- und/oder Fixtau-Einsätze geflogen werden können. Darüber hinaus wird in Genf (frz. Schweiz) eine EC 135 vom dortigen Notarztdienst Service d'Aide Médicale Urgente (SAMU) betrieben. Neben der Gebirgsluftrettung engagiert sich die Rega mit ihren Partnern auch in der Straßenrettung (Unfallrettung), Notfallrettung, Sekundärluftrettung (Verlegungs- und Intensivtransporte), Repatriierung (Rückholung), Katastrophenhilfe und in der Bergbauernhilfe, um nur die häufigsten Einsatzanlässe zu nennen. Die Einsätze werden landesweit über die Einsatzzentrale der Rega in Zürich disponiert und geführt.

Unter den Notrufnummern (01) 383 / 11 11 und 14 14 – Vorwahl aus Deutschland: (00 41 / 1) – ist die Einsatzzentrale der Rega rund um die Uhr erreichbar.

Dabei kommt es zu einer engen Zusammenarbeit mit den Sanitätsnotrufzentralen (SNZ) (vgl. Rettungsleitstellen) unter der landesweiten schweizerischen Notrufnummer 144 und dem bodengebundenen Rettungsdienst sowie, insbesondere im Gebirge, mit dem Schweizer Alpen-Club (SAC) und bei Großschadenslagen im In- und Ausland mit dem Schweizerischen Katastrophenhilfekorps (SKH). Lassen die schnell wechselnden meteorologischen Bedingungen im Gebirge einen Einsatz der Luftrettung nicht zu, organisieren die Einsatzleiter in der Rega-Zentrale auch bodengebundene Einsätze. Die Einsatzgebiete der Helikopter der Rega und ihrer Partner haben um die Basis herum einen Umkreis von etwa 15 min und entsprechen mit einem Radius von ca. 50 km dem deutschen RTH, womit das Staatsgebiet der Schweiz nahezu flächendeckend erreicht werden kann. Darüber hinaus können die Rega-Helikopter bei entsprechenden Wetterbedingungen auch nachts eingesetzt werden. Gegenüber den rechtlichen Vorgaben im zivilen deutschen Luftrettungsdienst darf in der Schweiz die BIV-Nachtsicht-Brille (NVG) verwendet werden, die einen Luftrettungseinsatz bei Nacht unter optimalen technischen Bedingungen ermöglicht. Die grenznahen Rega-Helikopter stehen außerdem auch für die grenzüberschreitende Luftrettung zur Verfügung. U.a. gibt es eine enge Zusammenarbeit mit den Rettungsleitstellen im südlichen Baden-Württemberg, wo der Rettungshelikopter »Rega 2« im deutschen Luftrettungsdienst zu »Rotkreuz Lörrach 3/01« wird und damit längst zum integrierten Bestandteil der Notfallversorgung und des Intensivtransports in dieser Region geworden ist.

www.rega.ch

2.5 Gebirgsflugrettung in Österreich

H. Scholl, P. Bargon

Ähnlich wie in der Schweiz gehen in Österreich die ersten Versuche zum Einsatz von Luftfahrzeugen in der Bergrettung bis in die 1950er Jahre zurück, in denen anfangs luftbewegliche Einsatzmittel der damaligen Besatzungstruppen, vornehmlich der US-Army, in besonderen Fällen zum Einsatz kamen. Nachdem die Republik Österreich 1955 ihre Souveränität wiedererlangt hatte, erfolgte die Aufstellung der Flugpolizei. Ab 1956 gab es erste Flüge von Flächenflugzeugen, die als Gletscherflieger und zum Absetzen von Fallschirmspringern eingesetzt wurden, und Exekutivhubschraubern, wie die Polizeihubschrauber (PHS) in Österreich bezeichnet werden, des Bundesministeriums für Inneres von den über das gesamte Staatsgebiet verteilten Flugeinsatzstellen (FEST). Später erfolgte im Rahmen der Amts- und Katastrophenhilfe bei Lawinenunglücken und in der Bergrettung auch der Einsatz von Militärhubschraubern des österreichischen Bundesheeres. Bereits im Jahr 1971 standen Bergrettungsärzte für die Flugeinsatzstelle Innsbruck zur Verfügung, um gemeinsam mit den Polizeifliegern schnelle Hilfe aus der Luft zu bringen. Schon damals bildeten Ärzte in der Bergrettung, erfahrene Alpinisten und Flieger eine funktionelle Einheit, ohne die damals wie heute eine effektive Bergrettung undenkbar wäre.

Die organisierte Flugrettung in Österreich, wie die Luftrettung in der dortigen Terminologie bezeichnet wird, hat dagegen noch eine sehr junge Geschichte. Sie begann am 1.7.1983 mit der Stationierung eines Notarzthubschraubers (NAH), er entspricht dem deutschen RTH, in Innsbruck. Neben dem Einsatz des Notarzthubschraubers als »schneller Notarztzubringer« nach deutschem Vorbild, wurde das Flugrettungsnetz in kurzer Zeit zu einem schnellen Hilfeleistungssystem in der Bergrettung weiterentwickelt, im dem das Fixtau große Bedeutung hat. Das Fixtau-Bergeverfahren wurde sowohl in Bezug auf das Material als auch die Technik kontinuierlich weiterentwickelt und hat bis heute als Innovation für andere alpine Regionen und Länder Modellcharakter. Unter anderem orientierten sich auch die bayerische Polizeihubschrauberstaffel und die Bundespolizei-Fliegerstaffel Süd an dem Fixtau-System der Österreicher. Neben der AS 350 B und AS 355 F »Ecureuil« wurde beispielsweise in Innsbruck die in der alpinen Rettung der Schweiz langjährig bewährte SA 319 B »Alouette III« eingesetzt. Anfang der 1990er Jahre erfolgte der Generationswechsel auf die EC 135 T1. Darüber hinaus erhielt zu Beginn des neuen Jahrtausends der Österreichische Automobil-, Motorrad- und Touring-Club (ÖAMTC) – genauer gesagt, dessen Christophorus-Flugrettungsverein – den Auftrag, die bis dahin vom BMI mit den Exekutivhubschraubern der Flugpolizei betriebenen Stützpunkte zu übernehmen und zu betreiben. Gleiches trifft auch auf den ehemaligen und einzigen Standort in der organisierten Flugrettung des Bundesheeres mit der SA 319 B »Alouette III« und dem Rufnamen »Christoph Aigen« im Ennstal zu, dessen Standort ebenfalls vom ÖAMTC übernommen wurde. Neben dem ÖAMTC gibt es noch private Firmen, wie Wucher, Schenk Air und Schider (SHS), die die alpine Flugrettung als gewerbliche Leistung anbieten.

Für den Laien ist die Struktur der zivilen österreichischen Flugrettung nicht sehr übersichtlich, da es Stützpunkte im Ganzjahresbetrieb und Winterstandorte gibt. Die Winterstandorte werden in der Regel in der Saison von Ende November bis Anfang April betrieben. Darüber hinaus haben die kommerziellen Hubschrauber-Unternehmen ihre Einsatzmaschinen strategisch positioniert, so dass diese nicht zwangsläufig im folgenden Jahr wieder an derselben Stelle zu finden sind. Auch können Einsatzmaschinen der Muster Bell 212 und Sikorsky UH 60 »Black Hawk« des Bundesheeres im Rahmen der Amts- und Katastrophenhilfe zum Teil mit Rettungswinden eingesetzt werden. Für das Einsatzmuster Bell 212 wurden medizinisch-technische Ausstattungen beschafft, um adäquate Pa-

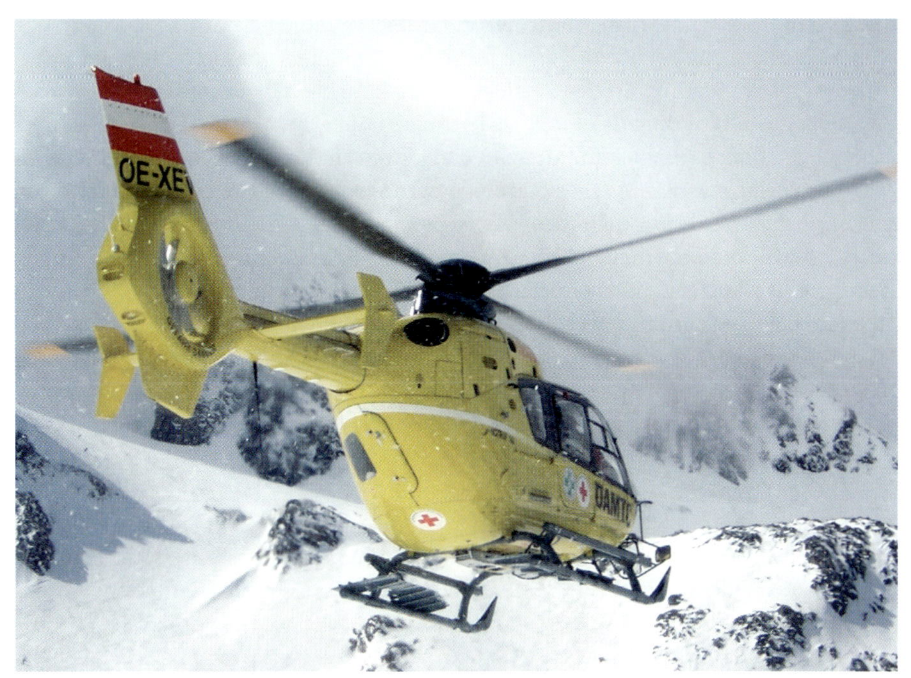

Abb. 5 ▶ Die bewährte und moderne EC 135 T1 mit dem Fixtau für die alpine Rettung; hier »Christophorus 1« im Gebirgseinsatz

tiententransporte durchführen zu können. Gegenüber dem alpinen Nachbarstaat Schweiz wird in Österreich das Fixtau-Bergeverfahren favorisiert und ist in jedem Notarzthubschraubers des ÖAMTC und jedem Exekutivhubschrauber sowie in einigen Hubschraubern privater Betreiber verfügbar. Die Rettungswinde selbst ist nur bei einigen Einsatzmaschinen des Bundesheeres zu finden, während sie in der zivilen Fliegerei Österreichs de facto nicht vorhanden ist. Die Anforderung der Notarzthubschrauber erfolgt, wie die der deutschen Rettungshubschrauber, über die regionalen Rettungsleitstellen und der Exekutivhubschrauber über die Polizei- bzw. Gendamerie-Kommandos. Eine Anforderung von luftbeweglichen Kräften des Bundesheeres kann nur über eine offizielle Stelle oder Institution erfolgen, da es sich um Amts- oder Katastrophenhilfe handelt.

2.5.1 »Christophorus 1« Innsbruck

Mit »Christophorus 1« startete Mitte 1983 nicht nur die organisierte Flugrettung in Österreich, sondern auch die Entwicklung eines auf die individuellen Bedürfnisse der Gebirgsrettung ausgerichteten luftgebundenen Rettungssystems. Aus den Erfahrungen des Nachbarstaates Schweiz waren die Vorteile der alpinen Luftrettung ebenso bekannt, wie die Vorzüge im Bereich der Ergänzung des regulären Rettungsdienstes. Vor diesem Hintergrund entstand eine enge Kooperation zwischen Flugrettung und der Bergrettung, wobei an dieser Stelle anzumerken ist, dass alle Flugretter (Helicopter Emergency Medical Service/HEMS-Crew-Member) auch ausgebildete Bergretter mit langjähriger Erfahrung sind. Auch viele Piloten und Notärzte, die aus der Region stammen, pflegen von Jugend an bereits das Hobby des »Alpinisten«. So sind die Bedingungen in den Bergen – inklusive der Gefahren – bereits verinnerlicht und stellen keine »Unbekannte« dar. Vielmehr können die Piloten durch ihre große Erfahrung in den Bergen und in der Fliegerei ein hohes Sicherheitsniveau erreichen, da sie die in den Bergen schnell einsetzten Wetteränderungen ebenso angemessen berücksichtigen können, wie Anflüge auf Vorsprünge etc. Mit einer ausgefeilten Technik, bestehend aus dem modernen Hubschrauber EC 135 und ständig weiterentwickelten Fixtau-Bergeverfahren, wird der Kreis eines umfassenden und effizienten Hilfeleistungssystems geschlossen. Der Stützpunkt von »Christophorus 1« in Innsbruck befindet sich seit seiner Gründung auf dem dortigen Flughafen an einem modernen Flugrettungszentrum, von wo aus die Flugrettung in Tirol maßgeblich ausgestaltet wurde und betrieben wird.

2.5.2 »Christophorus 7« Lienz

Der Christophorus Flugrettungsverein des ÖAMTC übernahm die Flugeinsatzstelle Lienz am 1.1.2001 von der Flugpolizei des BMI der Republik Österreich. Diese hatte bis dahin den organisierten Notarzthubschrauberdienst mit »Martin 6« betrieben, der 14 Jahre im Einsatz gewesen war und in dieser Zeit 6951 Rettungsflüge geleistet hatte. Seit 2003 verfügt die Flugeinsatzstelle Lienz für den neuen NAH »Christophorus 7« über einen neuen Hangar und Mannschaftsräume am Flugplatz Nikolsdorf, wenige Kilometer südöstlich von Lienz. Im Jahr 2005 flog der vom ÖAMTC betriebene Notarzthubschrauber 1230 Einsätze.

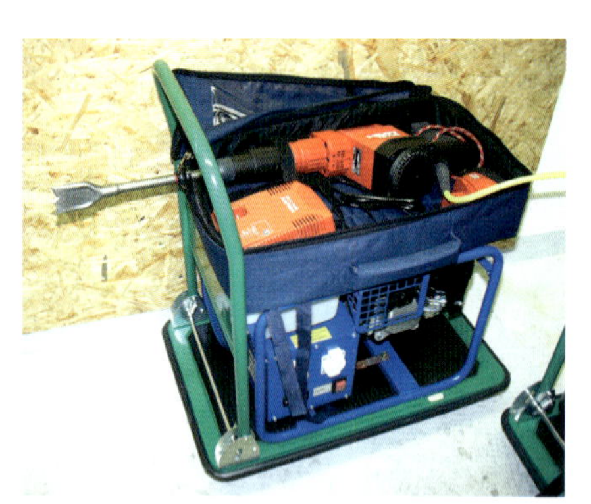

Abb. 6 ▶ Am NAH-Stützpunkt »Christophorus 7« in Lienz lagern spezielle Geräte für die Spaltenbergung; hier Generator und Schrämhammer

Auf der Flugeinsatzstelle Lienz wird spezielles Material zur Spaltenrettung gelagert, das nur im konkreten Einsatzfall von dem Notarzthubschrauber mitgeführt wird. So stehen ein Dreibein, ein Generator und ein Schrämhammer bereit.

www.oeamtc.at

2.6 Gebirgsflugrettung in Südtirol / Italien

P. Bargon

Die autonome Region Trentino-Südtirol setzt sich aus den Provinzen Bozen und Trient zusammen. In der im Norden der Region gelegenen Provinz Bozen ist der überwiegende Teil der Bevölkerung deutschsprachig und im Süden, in der Provinz Trient, italienischsprachig.

Hinzu kommt eine kleine Minderheit von etwa 1% der Bevölkerung, die der Volksgruppe der Ladiner angehört. In Südtirol ist die Zweisprachigkeit (deutsch/italienisch) ein anerkanntes Ziel und in den Landesteilen, in denen ladinisch gesprochen wird, sogar die Dreisprachigkeit. Umso bemerkenswerter ist eine gemeinsame, in das Rettungssystem von Südtirol integrierte Landesflugrettung. So gibt es eine landesweite Notrufnummer der Rettung und der Bergrettung, die 118. In der Leitstelle werden alle medizinischen Hilfeersuchen bearbeitet und logistisch betreut. Unter Einbeziehung von nahezu allen politischen Parteien und an der Rettung beteiligten Organisationen konnte ein flächendeckendes und sehr leistungsstarkes Flugrettungsnetz aufgebaut werden.

Träger der Landesflugrettung ist eine Arbeitsgemeinschaft – ein Zusammenschluss des landesweit präsenten Landesrettungsdienstes Weißes Kreuz, des Alpenvereins Südtirol, des italienischen Gegenstücks Clup Alpino Italiano (CAI), des CNSAS sowie des BRD.

Das Gebiet Südtirols befindet sich überwiegend im hochalpinen Gelände. Daher sind die Einsatzmaschinen mit einer Rettungswinde mit einer Seillänge von 90 m ausgerüstet. Es gibt zwei Standorte der Landesflugrettung Südtirol, die in der Provinz Bozen, im Grenzgebiet zu Österreich und der Schweiz, liegen. Die Funkrufnamen der beiden Rettungshubschrauber vom Typ BK 117 C1 sind »Pelikan 1« in Bozen und »Pelikan 2« in Brixen. Anfänglich flog man mit einer SA 319 »Alouette III«, kurzzeitig gefolgt von einer Maschine des Typs SA 350 »Ecureuil«.

Die Rettungshubschrauber kommen besonders dann zum Einsatz, wenn bodengebundene Rettungsmittel nur schwer oder überhaupt nicht zum Unglücksort vordringen können. Natürlich können die Hubschrauber auch als »schneller Notarztzubringer« eingesetzt werden. Erste Priorität besteht darin, dass die Rettungshubschrauber überall dort einge-

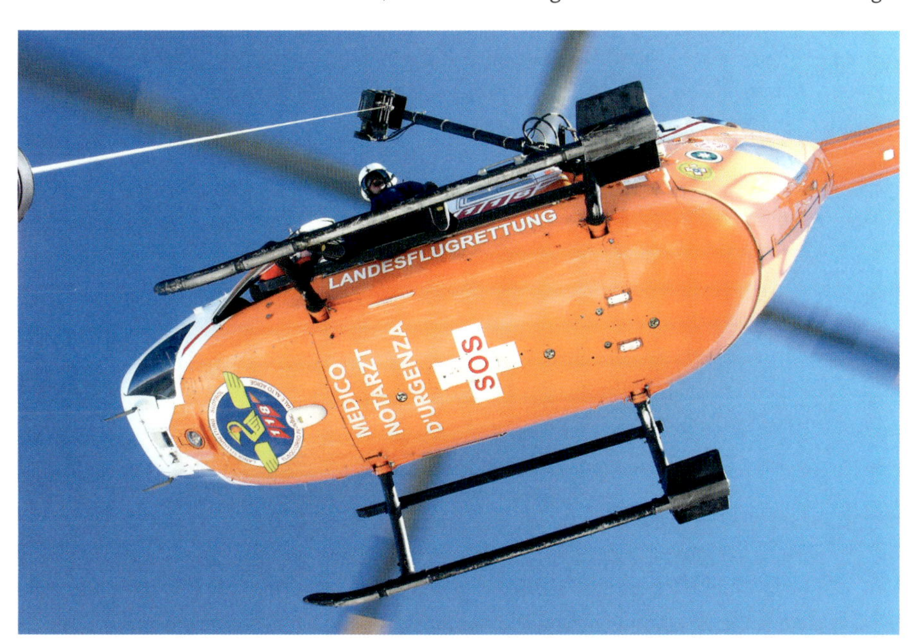

Abb. 7 ▶ Der »Pelikan 2« der Landesflugrettung Südtirol ist in Brixen stationiert

setzt werden, wo sie die schnellste Arztversorgung darstellen. Alle Hubschrauber werden von der Landesnotrufzentrale aus eingesetzt. Das Einsatzgebiet umfasst das gesamte Landesgebiet von Südtirol und der angrenzenden Provinzen von Italien, Österreich und der Schweiz (Nachbarschaftshilfe). Die Provinz Bozen hat eine Fläche von etwa 7400 km^2 und ist damit halb so groß wie das Bundesland Schleswig-Holstein. Durchschnittlich 60% aller Luftrettungseinsätze sind Primäreinsätze und 40% Notfallverlegungen (Sekundäreinsätze) zwischen den Krankenhäusern des Landes und der angrenzenden Nachbarländer oder den angrenzenden Provinzen Italiens. Die Einsatzzeiten beschränken sich auf das Tageslicht, d.h. von Sonnenaufgang bis Sonnenuntergang, in einem ganzjährigen Betrieb.

2.6.1 Luftrettungsmittel des Landes Südtirol

▶ Pelikan 1 Bozen

Der erste Hubschrauber wurde 1986 in Bozen am dortigen Krankenhaus stationiert und ist der erste landesweite Rettungshubschrauber in Südtirol. Die Station verfügt über einen großzügigen Hangar mit Aufenthaltsbereich für die Crew und einer Tankmöglichkeit. Die Einsatzcrew besteht aus einem Piloten, einem Bordtechniker, der auch die Winde bedient, einem Notarzt des Krankenhauses Bozen und einem rettungsdienstlichen Mitarbeiter des Weißen Kreuzes. Im Hangar kann die Einsatzmaschine wettergeschützt untergebracht und alle nötigen Wartungsarbeiten durchgeführt werden. Die Betreiberfirma beider »Pelikan«-Hubschrauber ist die »Elilario Italia Spa«, die mit 15 RTH-Stationen einer der größten Hubschrauberbetreiber in Norditalien ist.

▶ Pelikan 2 Brixen

Am 8.7.1988 wurde »Pelikan 2« am Krankenhaus in Brixen stationiert. Im Oktober 2000 wurde in unmittelbarer Nähe zum Krankenhaus ein moderner Hangar mit den nötigen Räumlichkeiten, wie Werkstatt, Küche, medizinisches Lager, Aufenthalts-, Ruhe- und Desinfektionsraum und ein neuer Landeplatz in Betrieb genommen. Damit ist ein einfacher und schneller Zugang zum Krankenhaus gewährleistet. Der moderne Stützpunkt verfügt sogar über eine festinstallierte Feuerlöscheinrichtung am Hubschrauberlandplatz. Die Crew von »Pelikan 2« setzt sich genauso zusammen wie die des Rettungshubschraubers in Bozen, wobei der Notarzt hier vom Krankenhaus Brixen gestellt wird.

▶ Medizinisch-rettungstechnische Ausstattung

- Beide Einsatzmaschinen sind gleich ausgestattet, das Material wird bei jedem Einsatz mitgeführt.
- Eine Ausnahme stellt spezielles Material für die Spalten- bzw. Lawinenrettung dar, diese technische Ausrüstung wird nur im Bedarfsfall von der RTH-Station zum Einsatzort transportiert. Weitere spezielle alpine Rettungsausrüstung wird im Zentrallager des Bergrettungsdienstes des AVS an der Landesfeuerwehrschule Südtirol in Vilpian (12 km südöstlich von Meran) vorgehalten und kann dort luftverlastet abgeholt werden. Die Landesfeuerwehrschule verfügt u.a. für diese Zwecke über einen eigenen Hubschrauberlandeplatz (Kap. 9.1).

- Beide »Pelikan«-Hubschrauber sind mit einer 90 m langen Rettungswinde ausgerüstet, die im Windeneinsatz vom Bordtechniker bedient wird.
- Bei aufwendigen Lawineneinsatzen können die Rettungshubschrauber, je nach taktischer Lage, auch zum Transport von Lawinenhunden und ihrer Hundeführer herangezogen werden.

Medizinische Ausrüstung

- Notfallrucksack
- differenziertes-Beatmungsgerät
- Notfall-Beatmungsgerät mobil in einem Rucksack
- KED-System zur Stabilisierung der Wirbelsäule
- Überwachungsmonitor für Blutdruck, 12-Kanal-EKG, S_pO_2, CO_2, invasive Blutdruckmessung und Temperaturmessung
- Infusionsspritzenpumpe bzw. Perfusor
- Sauerstoff tragbar und stationär in der Maschine
- spezielle leichte, schmale Hubschraubertrage
- Notfallmedikamente
- Stifneck zur Immobilisierung der Halswirbelsäule (HWS)
- Absaugpumpe
- Vakuummatratze
- spezielle Filz-Wärmedecke.

Technische Rettung

Die technische Rettung erfolgt mit Vakuumbergesack (Vakuummatratze in einem Sack), der den Patienten komplett umhüllt. Dieses Vorgehen ermöglicht die gute Lagerung des Patienten, die Sicherung beim Aufwinchen und dient als Wetterschutz.

Auch ist ein Sitzbergegurt vorhanden, mit dem ebenfalls Rettungsverfahren mit der Seilwinde des Rettungshubschraubers aus dem unwegsamen Gelände durchgeführt werden können.

Persönliche Schutzausrüstung

Zur persönlichen Schutzausstattung (PSA) der Besatzung – Bordtechniker, Rettungsassistent, Notarzt – gehören je ein Sicherungsgurt mit Karabinern, spezielle Funktionskleidung sowie Steigeisen und feste Bergschuhe für schweres alpines Gelände. Der Bordtechniker sichert sich beim Winchvorgang mit einem Stehhaltegurt ab (Kap. 2.7).

Lawinenausrüstung

- Recco-Suchsystem
- spezielles Lawinen-Verschütteten-Suchgerät mit Verstärkerantenne (in den Wintermonaten ständig auf den Einsatzmaschinen)
- Lawinen-Rucksack: Speziell für die Bergrettung entwickelter Rucksack mit spezieller Ausrüstung bei Lawinenabgängen. Inhalt des Rucksacks sind mehrere Lawinenschaufeln, Markierungen sowie Lawinensonden. Dieser Rucksack wird

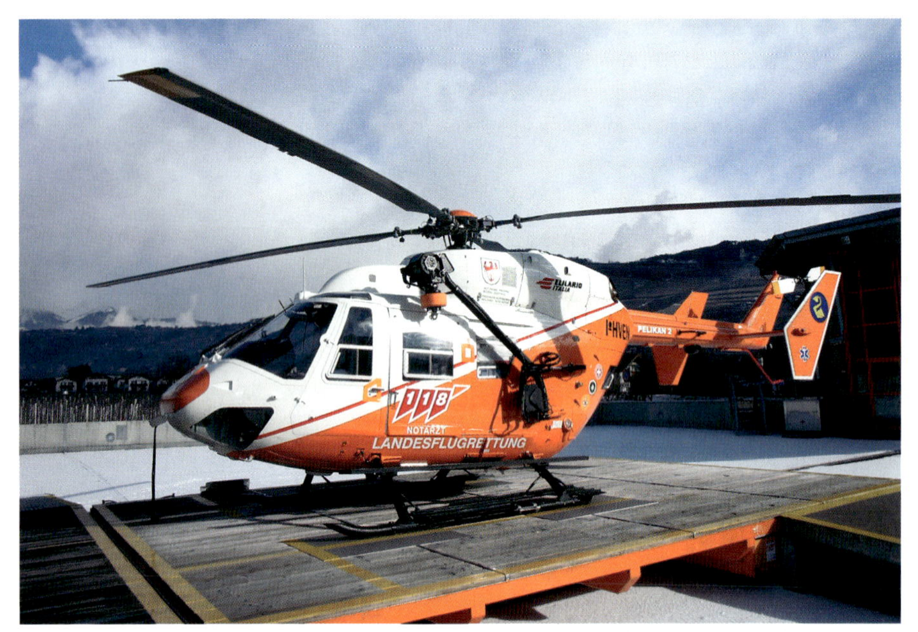

Abb. 8 ▶ Die »Pelikan«-Hubschrauber der Südtiroler Landesflugrettung verfügen jeweils über eine Rettungswinde; hier »Pelikan 2« aus Brixen

beim Einsatzstichwort »Lawinenabgang, Menschen möglicherweise verschüttet« zum Einsatzort luftverlastet von der RTH-Station aus mitgeführt.

Ausrüstung zur Spaltenrettung

- Dreibein zur Spaltenrettung: Spezielles Einsatzgerät, das beispielsweise über einer Gletscherspalte in Position gebracht werden kann. Das Dreibein ermöglicht damit einen schnellen und sicheren Zugang zu den in die Gletscherspalte eingebrochenen Personen
- Ein per Kompressor betriebener Bohrhammer für die Spaltenrettung dient zur Befreiung von zum Beispiel im Eis eingeklemmten Personen (Kap. 1.2).

2.6.2 Ergänzung durch andere Luftrettungsmittel und Hubschrauber

Seit 2003 wird das Flugrettungsnetz Südtirols durch das private Unternehmen Aiut Alpin Dolomites im Gebiet der Seiser Alm ergänzt. Die Einsatzmaschine ist eine EC 135 mit Fixtau und einer Rettungswinde. Der Standort im Grödnertal im nordöstlichen Teil Südtirols ist mit einem Rettungshubschrauber nur in der Hochsaison in den Winter- und Sommermonaten besetzt. Eine grenzüberschreitende Unterstützung erfolgt auf Anfrage von den österreichischen Bundesländern Tirol und Osttirol sowie dem Schweizer Kanton Graubünden aus. Bei Engpässen ergänzen Hubschrauber des italienischen Heeres oder der Carabinieri (italienische Staatspolizei) die vorhanden Ressourcen. Auch die Hubschrauber einer Sondereinheit der italienischen Finanzbehörde unterstützen die Rettungskräfte in besonderen Einsatzlagen. Die Maschinen sind auf dem Flugplatz in Bozen stationiert und zur Gebirgsrettung jeweils mit einer Winde ausgerüstet.

www.wk-cb.it

2.7 Hubschrauberrettung im Gebirge mit dem Stehhaltegurt

H. Scholl

Der Einsatz des Stehhaltegurts erfüllt in der Gebirgsluftrettung zwei wesentliche Funktionen:

- Sicherung des Bordtechnikers oder HEMS-Crew-Member (Luftrettungsassistent) für Einsatzverfahren ohne weitere Hilfsmittel, wie z.B. dem Bergen von Personen aus Gewässern, wobei der Patient, gesichert durch ein Crew-Mitglied, mit dem Rettungshubschrauber zu Einsätzkräften ans nahe Ufer transportiert werden kann.
- Der Stehhaltegurt ist die elementare Voraussetzung für die Durchführung von Einsatzverfahren mit der Rettungswinde und dem Fixtau – wobei das auf der Kufe stehende Crew-Mitglied neben der Bedienung der Winde auch den Piloten einsprechen muss, da der Hubschrauberführer weder hinunter noch auf die gegenüberliegende Seite schauen und das Einsatzgeschehen mitverfolgen kann. Er muss sich blind auf die Anweisungen eines Crew-Mitgliedes verlassen.

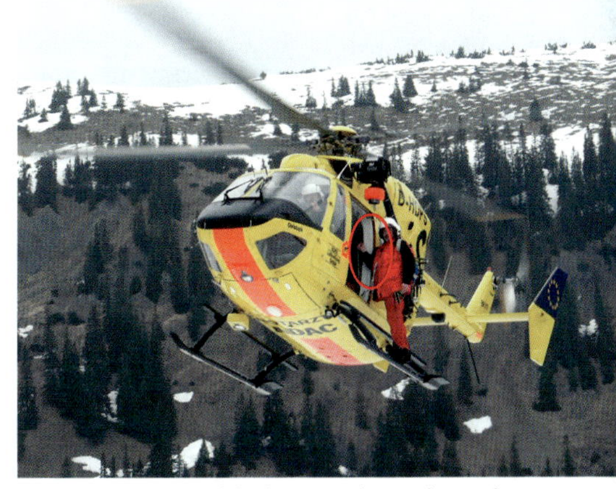

Abb. 9 ▶ Der Stehhaltegurt dient der Sicherung des Retters, z.B. bei Windeneinsätzen

▶ Anwendung an den Stützpunkten

Der Bund hält an seinen Zivilschutzhubschraubern lediglich Stehhaltegurte an den gebirgsnahen Standorten Traunstein und Kempten/Allgäu für den Einsatz mit dem Fixtau an der EC 135 T2i sowie an den küstennahen Stützpunkten in Hamburg und Eutin mit der Rettungswinde an der Bell 212 vor. Die ADAC-Luftrettung GmbH setzte den Stehhaltegurt in den Jahren 2004 und 2005 nur an ihren Windenmaschinen des Typs BK 117 B-2 in München, Traunstein und Sanderbusch ein. Standardmäßig haben lediglich die Deutsche Rettungsflugwacht e.V. (DRF) und der SAR-Dienst der Bundeswehr ihre Hubschrauber mit dem Stehhaltegurt ausgestattet. Ein Stehhaltegurt-Einsatzverfahren für die Wasser- und

Eisrettung mit dem CINCH Rescue-Collar – zuziehbare Rettungsschlinge der Pfitzner Rettungsausrüstung GmbH – befindet sich in einer alle Luftrettungsorganisationen übergreifenden Arbeitsgruppe in der Erprobungsphase. Erste Praxistests wurden Anfang 2006 von der ADAC-Luftrettung GmbH mit der BK 117 durchgeführt.

www.pfitzner.de

2.8 Windenrettung im Gebirge

Das Winden-Operations-Verfahren mittels Rettungswinde erweitert das Einsatzspektrum der Luftrettung, insbesondere in schwer- oder unzugänglichen Gebieten, erheblich. Bei den Seil- bzw. Rettungswinden sind grundsätzlich zwei Typen voneinander zu unterscheiden:

- Außenwinde, diese ist gut sichtbar außen am Hubschrauber angebracht, wie beispielsweise bei ADAC und DRF.
- Innenwinde, diese befindet sich in der Kabine des Hubschraubers und kann durch Öffnen der Tür durch ein im Stehhaltegurt gesichertes Besatzungsmitglied mittels Ausschwenken in Position gebracht werden.

Die Rettungswinde mit 270 kg Traglast und einer Seillänge von rund 90 m außenbords ist derzeit direkt im Luftrettungsdienst nur an der BK 117 in München, in Murnau, in Sanderbusch (alle ADAC) und in Nürnberg (DRF) zu finden. Die beiden Zivilschutzhubschrauber des Bundes vom Muster Bell 212 in Eutin und Hamburg verfügen ebenfalls über Außenrettungswinden eines anderen Herstellers mit ähnlicher Leistung. Im SAR-Dienst der Bundeswehr verfügen die Bundesluftwaffe an der Bell UH-1D und die Bundesmarine an der Sea King MK 41 über Rettungswinden. Diese beiden Hubschraubermuster werden in einigen Jahren durch den neuen NATO-Hubschrauber NH 90 ersetzt, zu dessen Ausrüstung ebenfalls eine Rettungswinde gehört.

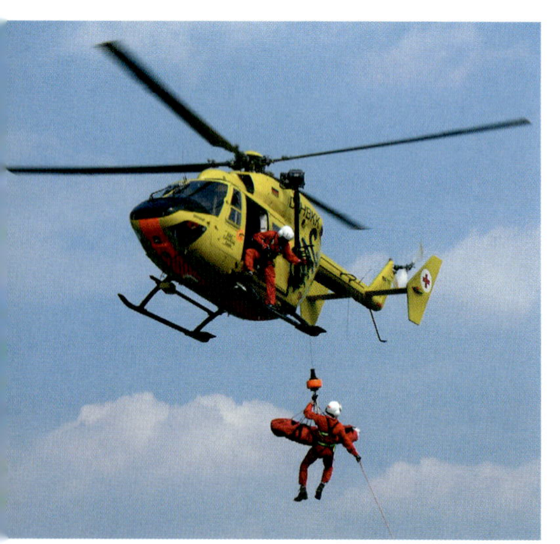

Abb. 10 ▶ Die Außenrettungswinde der BK 117 B-2 des ADAC mit einer Tragfähigkeit von 270 kg

Die Bundespolizei hat Seilwinden an der EC 155 B1, der Bell 212 und der SA 330 J »Puma« angebracht. Die Polizeien der Länder verfügen zum Teil über Seilwinden an den Hubschraubermustern EC 135 und BK 117.

Alle Hubschrauber, die mit einer Rettungswinde ausgestattet sind, sind mit einer so genannten fliegerischen Doppelbesatzung, Pilot und Bordwart, besetzt. Bei der Windenoperation steht der Bordwart (Windenoperator) mit dem Stehhaltegurt gesichert auf der Kufe des Hubschraubers, zum Beispiel bei der BK 117 auf der linken Kufe. Von dort aus bedient er die Winde, übernimmt die Grobeinweisung des Piloten und überwacht die Windenoperation. Unabhängig von dem Verfahren stehen die einzelnen Beteiligten während der gesamten Windenoperation miteinander über Funk in Verbindung.

Im Rahmen der Windenoperation gibt es sechs unterschiedliche Einsatzverfahren, die je nach der Einsatzlage beziehungsweise der Verfassung des Patienten zur Anwendung kommen:

1. Der Notarzt und der Luftrettungsassistent bzw. der Notarzt und der Bergwacht-Retter werden abgewincht.
2. Der Patient kann im Luftrettungsbergesack und der Vakuummatratze mit dem begleitenden Notarzt aufgenommen werden – dabei muss der Bergesack durch die Antirotationsleine gegen Drehungen von der Bergwacht am Boden gesichert werden.
3. Aufnahme einer weiteren Begleitperson im so genannten Kong-Sitz.
4. Aufnahme einer Person mit der Rettungsschlinge.
5. Aufnahme einer Person mit dem Rettungskorb.
6. Klettergurte des Bergwacht-Retters.

Seilwinden werden gemessen an den Gesamteinsatzzahlen äußerst selten benötigt. Aber auch in Regionen, die nicht gerade zum originären Einsatzgebiet der Rettungswinde zählen, hat sich das Windenverfahren als äußerst nützlich erwiesen. Braida kam nach einem Windeneinsatz zu folgendem Resümee: »Die Rettung schwer verletzter Patienten in schwierigem Gelände ist mittels eines Hubschraubers mit Rettungswinde und vor allem mit einem gut eingespielten Team eine sehr effektive Maßnahme.«

Da zur reibungslosen Kooperation im Einsatzfall eine fundierte Ausbildung und ein kontinuierliches Training erforderlich ist, üben die eingesetzten Rettungskräfte – darunter auch eine RTH-Besatzung der Luftrettung GmbH – zusammen mit der medizinischen Crew von »Christoph 1« und »Christoph Murnau« sowie mit den Angehörigen der Bergwacht. Auch für den in Nürnberg stationierten Rettungshubschrauber »Christoph 27« werden regelmäßige Windentrainings in der Fränkischen Schweiz mit der dortigen Bergwacht durchgeführt. Damit jeder Teilnehmer ein Gefühl dafür bekommt, wie sich der Patient an der Winde unter dem Rettungshubschrauber fühlt, wird jeder einmal im Luftrettungsbergesack in den Hubschrauber gewincht.

Bei allen Vorteilen der Windenrettung ist zu bedenken, dass diesem Einsatzverfahren, und damit der Anwendung dieser sehr schonenden sowie zeitsparenden Rettungstechnik, die im Luftrettungsdienst bekannten operationellen Grenzen gesetzt sind, die bei der Anforderung unbedingt beachtet werden müssen, um den weiteren Einsatzablauf planen zu können:

- Orkanböen,
- dichter Nebel,
- starker Eisregen, Schneefall oder Gewitter,
- Hagel etc.

2.9 Windenrettung im Mittelgebirge

2.9.1 »Christoph 27« Nürnberg

Der Luftrettungsstützpunkt Nürnberg wurde vom 1.7.1974 bis zum 31.3.1998 vom SAR-Dienst der Bundesluftwaffe unter dem militärischen Rufnamen »SAR Nürnberg 74« betrieben. Bereits in dieser Zeit hatte sich die bei den SAR-Hubschraubern der Luftwaffe vom Muster Bell UH-1D standardmäßig eingebaute Rettungswinde in besonderen Einsatzlagen als sehr sinnvoll und hilfreich erwiesen. Im Rahmen der zunehmenden Reduktion von Rettungshubschraubern der Bundeswehr im öffentlich-rechtlichen Luftrettungsdienst der Bundesrepublik Deutschland wurde der Stützpunkt am 1.4.1998 an die Deutsche Rettungsflugwacht e.V. übergeben, die seit dieser Zeit eine BK 117 unter dem Rufnamen »Christoph 27« am Nürnberger Verkehrsflughafen betreibt.

Durch die positiven Erfahrungen mit dem Einsatz der Winde, den besonderen geographischen Verhältnissen im Frankenland und der Tatsache, dass in der weiteren Umgebung nur noch Hubschrauber der Polizei über eine Seilwinde verfügen, wurde auch der zivile RTH in Nürnberg mit einer damals etwa 100.000 DM (ca. 50.000 Euro) teuren, so genannten fest installierten Außenrettungswinde versehen. Das Personal wurde entsprechend geschult, wodurch nochmals erheblich Kosten entstanden, da bereits 1998 eine Flugstunde der BK 117 3000 DM kostete. Die erheblichen Kosten durch Anschaffung, insbesondere aber durch regelmäßiges Training der Besatzung zur Windenoperation, sind die wesentlichen Gründe, weshalb es nur wenige RTH mit Winden in Deutschland gibt. »Christoph 27« ist der einzige RTH der DRF, der über eine Winde verfügt. Neben den Routine-Einsätzen machen besondere Einsatzlagen, wie die Rettung von Personen von Hochhausdächern, Baukränen, aber auch aus schwer zugänglichen Schluchten und Waldbereichen, den Einsatz der Winde erforderlich. Oftmals besteht z.B. in der Fränkischen Schweiz keine Landemöglichkeit in unmittelbarer Nähe zur Einsatzstelle, so dass die einzige Alternative zur Winde in einem längeren Anmarsch durch unwegsames Gelände bestehen würde. Durch die Winde, die über eine Seillänge von maximal 90 m verfügt und eine Höchstlast von 270 kg aufnehmen kann, ist es möglich, den Notarzt direkt zum Patienten herabzulassen und zusammen mit diesem wieder aufzuwinchen. Damit ist auch ein schneller und schonender Patiententransport mit dem Rettungshubschrauber in die nächste für die Verletzungen geeignete Klinik gewährleistet. Der hohe Zeitvorteil ist dabei oft lebensrettend. Durch gezielte Informations- und Öffentlichkeitsarbeit wissen die Leitstellen, Rettungsdienste und Hilfsorganisationen im gesamten Einsatzgebiet über die speziellen Einsatzoptionen Bescheid und kooperieren eng mit der DRF-Crew. Das Einsatzstichwort »Windeneinsatz«, bei dem bereits vor dem Start des RTH alle Maßnahmen getroffen werden, d.h. Auftanken bei längeren Anflugzeiten, Aufnahme von zusätzlichem Gerät, Anlegen der Sicherheitsausrüstung (z.B. Stehhaltegurt) und das Wechseln der Plätze kann somit schnell und ohne Verzögerungen erfolgen. Das einsatztaktische Vorgehen und das Zusammenspiel haben sich bei zahlreichen Übungen und Einsätzen bestens bewährt. Die dadurch entstandene Routine und die gewonnenen Erfahrungen tragen zur optimalen Einsatzdurchführung bei. Die Anforderung von »Christoph 27« in besonderen Einsatzlagen erfolgt tagsüber mit dem Einsatzstichwort »Windeneinsatz« über die Rettungsleitstelle des Bayerischen Roten Kreuzes (BRK) Nürnberg.

Telefonnummer der Rettungsleitstelle des Bayerischen Roten Kreuzes:
09 11 / 19 222,
Funkrufname: »Leitstelle Nürnberg« auf Kanal 411 U/G

2.9.2 »Air Rescue 1« Luxemburg

Die 1988 gegründete »Luxembourg Air Rescue A.s.b.l.« (LAR) verfügt seit Ende 1998 über einen RTH des Typs MD 902 »Explorer«, der zusätzlich mit einer fest installierten Außenrettungswinde ausgestattet ist. Diese hochmoderne Einsatzmaschine löste die BO 105 CBS-4 ab und erhielt den Rufnamen »Christoph Lux 1«. Im Zuge der zunehmenden Europäisierung wurde der RTH am 1.4.2005 auf »Air Rescue 1« umgetauft, um seinen Auftrag im internationalen Luft- und Funkverkehr deutlich zu machen. Durch die grenznahe Stationierung des RTH am jeweils diensthabenden Klinikum in Luxemburg-Stadt kann das Luftrettungsmittel innerhalb weniger Minuten in den Grenzgebieten von Deutschland, Frankreich und Belgien eingesetzt werden. Neben diesem RTH werden noch zwei weitere Einsatzmaschinen des Typs MD 900 bzw. 902 in Luxemburg eingesetzt. »Air Rescue 2« startet vom Klinikum Ettelbruck im Norden des Landes, während der Dual-Use-Hubschrauber (RTH/ITH) auf dem Verkehrsflughafen Findel im Süden Luxemburgs stationiert ist, unmittelbar an der Grenze zur Bundesrepublik Deutschland. Ein vierter »Explorer« steht als Einsatzreserve und für wartungsbedingte Ausfälle bereit. Auf diese Weise wird sichergestellt, dass die Hubschrauber der LAR ständig und uneingeschränkt für Notfalleinsätze zur Verfügung stehen. Die 250.000 Euro teure Rettungswinde des RTH »Air Rescue 1« verfügt über eine Seillänge von 90 m und kann eine maximale Last von 300 kg aufnehmen.

Der Rettungshubschrauber ist in der gesamten Region – in einem Radius von über 200 km – das einzige zivile Luftrettungsmittel, das für Windenoperationen eingesetzt werden kann. Durch die Reduzierung von Search and Rescue-Kommandos der Bundeswehr und damit auch von mit Seilwinden ausgestatteten Hubschraubern, musste bis Ende 1998 auf die zum Teil weit entfernten SAR-Kommandos in Nörvenich bei Kerpen (Nordrhein-Westfalen), Malmsheim bei Stuttgart (Baden-Württemberg) und Erfurt (Thüringen) sowie auf Polizeihubschrauber in Winningen bei Koblenz (Rheinland-Pfalz) oder Einsatzmaschinen der Bundespolizei-Fliegerstaffel West in Hangelar bei St. Augustin (Nordrhein-Westfalen) zurückgegriffen werden. Mit dem »Air Rescue 1« steht seit Ende 1998 von 7.00 Uhr bis Sonnenuntergang ein hochwertiges und schnelles Luftrettungsmittel (zwei Minuten von der Alarmierung bis zum Abheben) zur Verfügung, das in besonderen Einsatzlagen weit über die Grenzen des Großherzogtums hinaus eingesetzt werden kann. Mit der Rettungswinde wurden die einsatztaktischen Optionen in der gesamten Region von Luxemburg über das Saarland bis nach Rheinland-Pfalz deutlich verbessert. Dies zeigte sich u.a. bei einem Rettungseinsatz im Morgenbachtal bei Mainz-Bingen (Rheinland-Pfalz), wo es trotz einer längeren Anflugzeit zu einer engen und erfolgreichen Kooperation zwischen dem Luxemburger Rettungshubschrauber »Air Rescue 1« und dem Mainzer RTH/ITH »Christoph 77« kam (Kap. 2.10). Selbstverständlich ist es auch möglich, die Rettungswinde innerhalb kürzester Zeit an einem der anderen »Explorer« anzubringen, wenn beispielsweise ein Maschinentausch aus Kontroll- oder Wartungsgründen erforderlich wird. Die Rettungsleitstellen können den »Air Rescue 1« über die intern bekannten Rufnummern bei der Luxembourg Air Rescue A.s.b.l. anfordern. Der RTH schaltet beim grenzüberschreitenden Einsatz selbstständig auf die Funkfrequenz der anfordernden Rettungsleitstelle um und meldet die voraussichtliche Eintreffzeit am Einsatzort. Über die regionale Rettungsleitstelle können wichtige Informationen über den Zustand des Patienten und z.B. das Wetter an der Einsatzstelle an die Crew von »Air Rescue 1« weitergeleitet werden.

www.drf.de
www.lar.lu

2.10 Fallbeispiel: Grenzüberschreitender Windeneinsatz im Morgenbachtal

H. Scholl, M. Windirsch

Das Morgenbachtal liegt etwa 40 km nordwestlich von der rheinland-pfälzischen Landeshauptstadt Mainz und ungefähr 150 km von Luxemburg-Stadt entfernt. Bedingt durch die Struktur der dortigen Landschaft ist das Tal ein beliebter Klettertreff für ambitionierte Freizeitsportler. Daher stehen ausgebildete und ausgerüstete Helferinnen und Helfer zur Verfügung, die in einer Schnell-Einsatz-Gruppe (SEG) Bergwacht organisiert sind und von der zuständigen Leitstelle innerhalb kürzester Zeit eingesetzt werden können. Dabei sind den bodengebundenen Kräften oftmals operationelle Grenzen durch unwegsames Gelände oder lange An- und Abmärsche gesetzt, die bei entsprechenden Wetterbedingungen nur durch die Luftrettung kompensiert werden können. In besonderen Einsatzlagen, in denen der Einsatz eines mit einer Rettungswinde ausgestatteten Luftrettungsmittels erforderlich ist, macht sich die zunehmende Reduzierung bzw. Verlegung von adäquat ausgerüsteten SAR-Hubschraubern der Bundeswehr auch im so genannten Flachland stark bemerkbar und hinterlässt eine kaum zu schließende Lücke. Parallel zur Reduktion der SAR-Hubschrauber ist keine Aufrüstung von zivilen Luftrettungsmitteln erfolgt, so dass im Bedarfsfall zum Teil erhebliche Anflugzeiten (länger als 30 min; Flugstrecke von ungefähr 100 km) in Kauf genommen werden müssen. Als einsatztaktisch und notfallmedizinisch sinnvolle Alternative hat sich die grenzüberschreitende Luftrettung mit dem Nachbarland Luxemburg und den drei dort stationierten Rettungshubschraubern der Luxembourg Air Rescue A.s.b.l. erwiesen. Durch die kompetente Nachbarschaftshilfe der Luxemburger Kollegen kann gerade in besonderen Einsatzlagen und zur Abdeckung von Kapazitätsengpässen ein hoher Wirkungsgrad der Luftrettung in den an das Großherzogtum angrenzenden deutschen Bundesländern Rheinland-Pfalz und Saarland erzielt werden.

2.10.1 Einsatzablauf I (bodengebundener Rettungsdienst)

Am Abend des 10.7.2004, einem Samstag, wurde die Rettungsleitstelle Mainz gegen 18.30 Uhr über einen Absturz eines Kletterssportlers in Kenntnis gesetzt. Das Unfallgeschehen wurde wie folgt geschildert und bestätigte sich auch nach dem Eintreffen der Einsatzkräfte: Sturz eines Kletterers aus mehreren Metern Höhe. Der Patient war initial wach. Neben offenen Frakturen II. – III. Grades beider Sprunggelenke bestanden keine weiteren Verletzungen. Es erfolgte die Alarmierung des zuständigen Notarzteinsatzfahrzeugs (NEF) aus Bingen und des nächsten Rettungswagens sowie der SEG-Bergwacht Bingen. Die Patientenversorgung vor Ort erfolgte nach den gängigen präklinischen Vorgehensweisen, d.h. intravenöser Zugang, Infusion, Schmerztherapie, Schienung und Immobilisation im Bergesack in enger Zusammenarbeit zwischen bodengebundenem Rettungsdienst, Notarzt und den Mitgliedern der SEG-Bergwacht. Der daraufhin anstehende Abtransport zum Rettungswagen und letztlich in eine Klinik, stellte sich jedoch als sehr schwierig heraus, wie im Folgenden geschildert wird. Es mussten patientengerechte Lösungen gefunden werden, die vor allem schonend und relativ schnell umzusetzen waren.

▶ Probleme und Lösungen

1. Die terrestrische Rettung gestaltete sich aufgrund der geografischen Gegebenheiten als äußerst schwierig, wenn nicht sogar als unmöglich: Von der Absturzstelle führte zunächst ein langer, sehr abrutsch- und absturzgefährdeter Pfad entlang der Felsen und eines dichten Waldes bergab. Dem Pfad hätte sich ein langer Abmarsch über einen Wanderweg zum RTW-Halteplatz angeschlossen. Von dort aus hätte ein ebenso schwieriger und langer Abfahrtsweg über eine nur behelfsmäßig befestigte Forststraße geführt, bevor schließlich ein langer und bodengebundener Transport ins nächste geeignete Krankenhaus (Traumazentrum) erfolgt wäre. Daher entschlossen sich die Einsatzkräfte vor Ort zur Alarmierung eines Hubschraubers mit Seilwinde zur Rettung und für den raschem Transport in das Mainzer Traumazentrum, das nur wenige Flugminuten von der Einsatzstelle entfernt ist.
2. Jedoch standen und stehen im weiten Umkreis der Unfallstelle kein RTH und auch sonst keine Hubschrauber, wie beispielsweise Polizeihubschrauber, mit Rettungswinde zur Verfügung. Die nächsten SAR-Hubschrauber mit Winde waren bzw. sind in Malsheim bei Stuttgart und Nörvenich bei Kerpen (SAR-Kdo geschlossen) stationiert und hatten bzw. haben in die rhein-hessische Region lange Anflugzeiten (ungefähr 45 min).

Nach telefonischer Rücksprache mit der Besatzung des RTH »Christoph 77« (ohne Winde) aus Mainz, erfolgte die Alarmierung des nächstgelegenen Rettungshubschraubers mit Winde. Es handelte sich dabei um den RTH »Air Rescue 1« der LAR aus Luxemburg-Stadt.

Da der Patient weiterhin stabil war und die terrestrische Rettung bzw. der Abtransport mit großer Sicherheit erheblich mehr Zeit in Anspruch genommen hätte, entschied man sich für den grenzüberschreitenden Einsatz des LAR-RTH vom Muster MD 902 mit Außenrettungswinde und einer Spezialeinheit der Luxemburger Berufsfeuerwehr. Diese musste zuvor noch an ihrem Standort vom Rettungshubschrauber abgeholt werden. Bereits während des Anflugs des Rettungshubschraubers »Air Rescue 1« berechnete die Crew, dass der Treibstoff für den Anflug, die darauf folgende Windenoperation und den anschließenden

Transport in das nächstgelegene Traumazentrum nicht ausgereicht hätte. Nach Rücksprache mit dem Einsatzleiter vor Ort und der Rettungsleistelle Mainz, wurde dann der eigentlich für den Bereich Morgenbachtal zuständige Rettungshubschrauber »Christoph 77« für den Transport alarmiert. Während des Anflugs wurde folgendes Vorgehen unter Zustimmung aller Beteiligten vereinbart:

- Bergung des Verunglückten von der Absturzstelle durch den RTH »Air Rescue 1« der Luxembourg Air Rescue A.s.b.l. mittels Rettungswinde,
- Landung am nächstmöglichen Landeplatz, in diesem Fall einem Sportplatz,
- Übernahme des Verletzten durch den RTH/ITH »Christoph 77« und Transport in das nächstgelegene Traumazentrum nach Mainz.

2.10.2 Einsatzablauf II (Luftrettung)

Der Rettungshubschrauber »Air Rescue 1« erreichte 50 min nach der Alarmierung den Einsatzort in der Nähe von Bingen am Rhein. Ein Angehöriger der Luxemburger Spezialeinheit wurde zum Patienten abgewinkt. Da der Verletzte bereits notfallmedizinisch versorgt (Analgesie) worden war und im Bergesack gelagert wurde, konnte er in kürzester Zeit mithilfe der Winde aus dem unwegsamen Bereich befreit und zu einem nahegelegenen Sportplatz geflogen werden.

Parallel zur laufenden Windenoperation traf der Rettungshubschrauber »Christoph 77« über der Einsatzstelle ein und konnte den Einsatz des LAR-RTH beobachten. Anschließend erfolgte die Landung der beiden Rettungshubschrauber auf dem vorgesehenen Zwischenlandeplatz, wo der Patient von der Crew des »Christoph 77« übernommen wurde. Nach einer kurzen notärztlichen Versorgung und der Fortsetzung der schon begonnenen Therapie, wurde der Patient mit dem ADAC-RTH in das Klinikum der Johannes Gutenberg-Universität Mainz geflogen.

Nach dem Auftanken konnte der RTH »Air Rescue 1« den Rückflug antreten und noch bei Tageslicht seinen Stützpunkt im Großherzogtum Luxemburg erreichen. Damit konnte dieser außergewöhnliche und grenzüberschreitende Einsatz erfolgreich abgeschlossen werden.

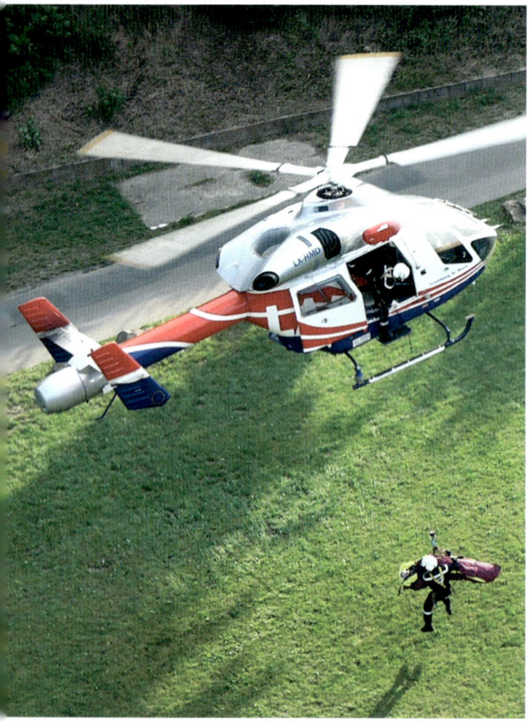

Abb. 11 ▶ Windeneinsatz des LAR-RTH »Air Rescue 1«; hier beim Absetzen des Verletzten am vereinbarten Zwischenlandeplatz

www.lar.lu
www.christoph77.de

2.11 Hubschrauberrettung mit dem Fixtau

H. Scholl

Das so genannte Fixtau-Bergeverfahren wurde bereits in 1950er Jahren in der Schweiz und in Österreich zur Rettung von verunglückten Alpinisten und zum Transport von Lasten entwickelt und eingesetzt. Die Polizeihubschrauberstaffel Bayern entwickelte in den 1970er Jahren ein eigenes Fixtau zur Gebirgsrettung. Die zunehmende Reduktion von Kommandos des SAR-Dienstes der Bundesluftwaffe mit Windenhubschraubern einerseits und Anflugzeiten von mit Seilwinden ausgestatteten Rettungshubschrauber von bis zu 90 min (!) andererseits machten den Bedarf an alpinen Einsatzverfahren deutlich. Während die BK 117 für Windenoperationen hervorragend genutzt werden kann, ist die kleinere BO 105 CBS-5 nicht für Einsätze mit Winden geeignet, so dass eine sinnvolle Alternative gefunden werden musste. Mitte der 1990er Jahre entwickelten die Piloten der Bundespolizei-Fliegerstaffel Süd, die auch die beiden gebirgsnahen Zivilschutzhubschrauber-Standorte »Christoph 14« Traunstein und »Christoph 17« Kempten/Allgäu fliegerisch besetzten, zusammen mit Luftrettungsassistenten und Angehörigen der Bergwacht eine modifizierte Version des Fixtaus der bayerischen Polizeihubschrauberstaffel. Während sich das Fixtau trotz modernster Hubschrauber mit Winden in Österreich nahezu flächendeckend durchsetzen konnte, ist das Fixtau-Bergeverfahren in der Bundesrepublik ein Exot. Das Fixtau wird in der Bundesrepublik an folgenden Standorten bzw. von folgenden Betreibern eingesetzt oder vorgehalten:

- Traunstein – »Christoph 14«,
- Kempten/Allgäu – »Christoph 17«,
- Elbe-Helicopter Rainer Zemke GmbH Bautzen,
- einige Polizeihubschrauberstaffeln der Länder.

Der Christophorus Flugrettungsverein des ÖAMTC setzt das Fixtau an der EC 135 flächendeckend und überaus erfolgreich ein. Dabei setzt der ÖAMTC auf die nach seinen Erfahrungen großen Vorteile in der Gewichts- und Kosteneinsparung gegenüber den Windenoperationen, da kein viertes Crew-Mitglied erforderlich ist. Darüber hinaus wird auch im zweiten alpinen Nachbarland zur Bundesrepublik, in der Schweiz, das Fixtau-Verfahren angewendet, wobei dort, bei der schweizerischen Rega, die Winde bevorzugt wird.

2.11.1 Ausrüstung

Die mit rund 15.000 Euro gegenüber der Rettungswinde wesentlich günstigere Ausrüstung für das Fixtau, das an der Unterseite des Zivilschutz- und Rettungshubschraubers vom Muster BO 105 CBS-5 bzw. EC 135 T2i befestigt wird, besteht aus:

- Stehhaltegurt (zur Sicherung des Luftrettungsassistenten auf der Kufe),
- Lasthaken (unter dem Hubschrauber),
- luftfahrtzugelassene Schleppkupplung (als zusätzliche Redundanzsicherung gegen unbeabsichtigtes Auslösen des Lasthakens),
- Statikseil, 15 m lang,

- Statikseil, 25 m lang,
- Statikseil, 50 m lang,
- Luftrettungsbergesack.

Die drei Statikseile können einzeln oder auch aneinandergekoppelt zum Einsatz kommen, so dass eine maximale Seillänge von etwa 90 m zur Verfügung steht. Die Seillänge wird je nach Geländeform und Einsatzlage variiert, etwa bei tiefen Schluchten, Gletschern etc., wo der Rettungshubschrauber bedingt durch die Enge oder hervorstehende Bergmassive nicht tiefer fliegen kann. Auch bei abgestürzten Fallschirmspringern oder Paragleitern haben sich maximale Seillängen bewährt, da der Rettungshubschrauber bei niedrigen Flughöhen durch den Rotorabwind die z.B. in den Bäumen hängenden Fallschirme oder Leichtfluggeräte durch leichte Aufwinde zum Absturz bringen könnte.

2.11.2 Ausbildung

Das komplizierte Fixtau-Bergeverfahren erfordert eine umfassende Ausbildung im Handhaben der Ausstattung und im Einsatzverfahren selbst. Vor diesem Hintergrund wird das Verfahren von den RTH-Besatzungen regelmäßig mit den Piloten und in Bayern mit den Angehörigen der BRK-Bergwacht an der EC 135 T2i geübt. Zu diesem Zweck haben die Piloten der Bundespolizei-Fliegerstaffel Süd mit allen Beteiligten ein Ausbildungs- und Trainingskonzept entwickelt, das den hohen Anforderungen dieses Einsatzverfahrens gerecht wird. Dies ist die Grundvoraussetzung für die sichere und hochqualitative Durchführung des Einsatzverfahrens.

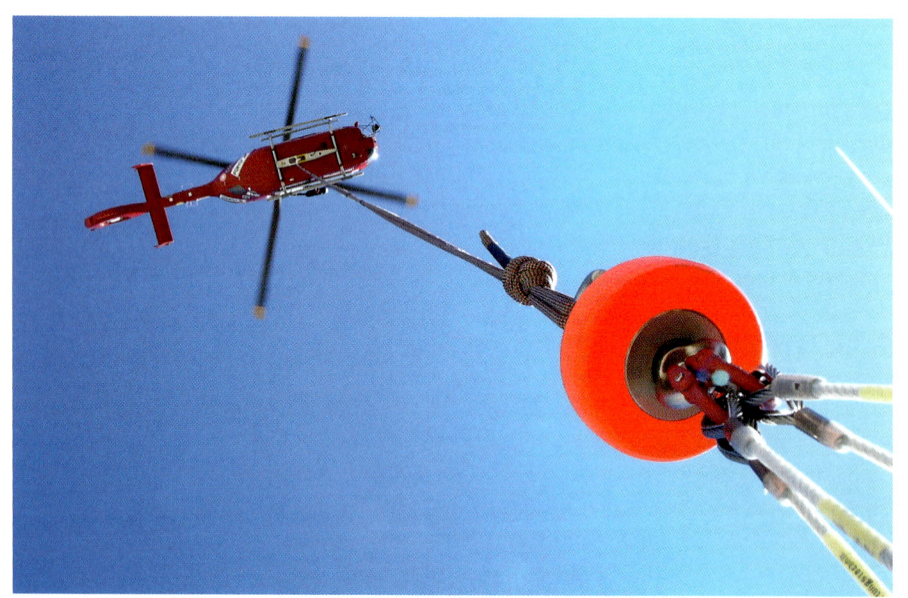

Abb. 12 ▶ Das Fixtau ermöglicht die Rettung und Bergung aus besonderen Einsatzlagen

2.11.3 Einsatzverfahren

Die Durchführung des Einsatzverfahrens »Fixtau« sieht in der Praxis in groben Zügen so aus, dass nach der Lageerkundung von der RTH-Besatzung ein Zwischenlandeplatz angeflogen wird, wo in ungefähr fünf bis sieben Minuten das Fixtau an den Lasthaken des Rettungshubschraubers montiert und maximal zwei Personen am unteren Ende des Fixtaus gesichert werden. Nach dem Start des Rettungshubschraubers hängen der Bergretter und der Notarzt in ihrer jeweiligen Seillänge unter dem RTH und erreichen so außenbords die Einsatzstelle. Der Luftrettungsassistent steht durch einen Stehhaltegurt gesichert auf der linken Kufe, auf der »Flughelferseite«, übernimmt von dort aus das Einsprechen des Piloten und überwacht den gesamten Flug sowie den Bergungsvorgang und den Rückflug. Dies ist von elementarer Bedeutung, da der Pilot nur ein sehr begrenztes Sichtfeld auf das Einsatzgeschehen hat. Dabei stehen Pilot, Luftrettungsassistent und Bergretter/Notarzt miteinander in ständiger Funkverbindung. Nach Absetzen des Bergretters/Notarztes geht der Hubschrauber in eine »Beobachtungsposition« und wartet auf das Signal/Zeichen des Bergretters bzw. des Notarztes für die Aufnahme zusammen mit dem Patienten, der sich nach der Erstversorgung in einem Luftrettungsbergesack befindet. Bergretter/Notarzt und Patient werden nach ihrer Aufnahme quasi als Außenlast zum Zwischenlandeplatz geflogen. Am Boden werden dann die notärztliche Versorgung fortgesetzt, parallel dazu das Fixtau am Hubschrauber entfernt und der Patiententransport vorbereitet. So kann der Patient ohne Zeitverzögerungen ins nächste geeignete Krankenhaus gebracht werden.

Operativ sind dem Fixtau-Verfahren natürliche Grenzen gesetzt, beispielsweise durch starke Winde etc. (Kap. 2.8).

2.12 Hubschrauberrettung mit dem Rettungskorb

H. Scholl

Der Rettungskorb kommt als alternatives Einsatzverfahren neben der Rettungswinde und dem Fixtau-Bergeverfahren selten zum Einsatz. Dennoch bietet auch dieses Rettungsverfahren je nach den speziellen Einsatzanforderungen und vorhandenen Rettungstechniken eine effiziente Methode zur schnellen und sicheren Rettung von Personen, sowohl in der Gebirgs- als auch in der Wasserrettung. Auch die Rettung von Personen von Hochhausdächern oder stark adipösen Patienten aus unwegsamem Gelände wäre damit möglich. Der Rettungskorb kann entweder an der Winde oder am Lasthaken des Hubschraubers befestigt werden.

Rettungskörbe gibt es in verschiedenen Ausführungen für eine Person oder für bis zu zehn Personen. Dabei ist die Kapazität des Rettungskorbs unbedingt zu beachten, da sowohl der Hubschrauber bei Übergewicht instabil werden kann (Gefahr für alle Beteiligten!) als auch eine erhebliche Gefahr für die zu rettenden Personen besteht.

Zur Sicherung des Einsatzverfahrens muss der Einsatz vom auf der Kufe des Rettungshubschraubers mit dem Stehhaltegurt gesicherten Copiloten oder Flughelfer/HEMS-Crew-Member (HCM) beobachtet und beim Windeneinsatz das Einsatzverfahren durchgeführt werden. Wird das Einsatzverfahren mit einer Rettungswinde durchgeführt, übernimmt

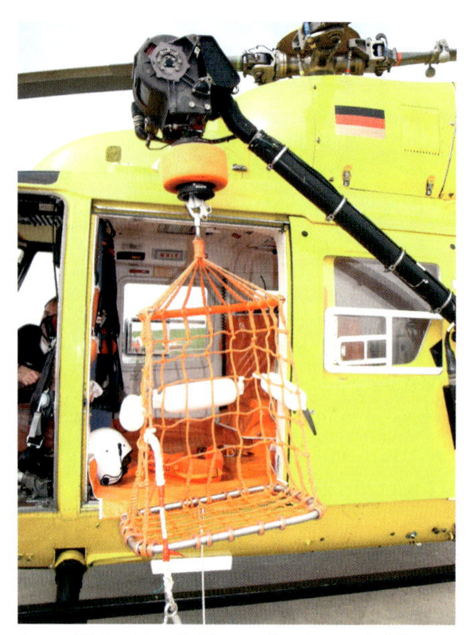

Abb. 13 ▶ Der Rettungskorb am RTH kann speziell bei dekompensierten bzw. entkräfteten Patienten das Mittel der Wahl sein

der Copilot oder der Bordtechniker die Funktion des so genannten Windenoperators.

Zum Beispiel verfügt der ADAC-Rettungshubschrauber »Christoph 1« in München über einen Rettungskorb, der an der Rettungswinde befestigt und vom Bordtechniker – als Windenoperator – ab- und aufgewincht wird. Mit dem Rettungskorb kann ein Angehöriger der RTH-Crew herabgelassen werden, um entkräftete Personen aus dem Gefahrenbereich bzw. einem schwer- oder unzugänglichen Gebiet zu retten und im Korb außenbords an einen sicheren Platz zu transportieren. Außerdem können im Rettungskorb Materialien befördert und am Zielort punktgenau abgesetzt werden. Auch dieses System hat sich in der Praxis bewährt.

2.13 Einsatz der Winde und des Fixtaus am Polizeihubschrauber

Infolge zunehmender Reduktion der Anzahl von mit Winden ausgestatteten SAR-Hubschraubern der Bundeswehr ergibt sich in besonderen Einsatzlagen vermehrt die Frage nach einem geeigneten Einsatzmittel.

Neben den gängigen Einsatzindikationen wie abgestürzte Alpinisten und Rettungseinsätze auf hoher See, können beispielsweise auch Abbergungen von Hochhäusern, Kränen, Fabrikschornsteinen sowie Hochwassereinsätze und Verkehrsunfälle mit über Brücken hängenden Führerhäusern von Lkw den Einsatz der Winde im Flachland erforderlich machen. Gerade die Tatsache, dass die letztgenannten Einsatzindikationen nur äußerst selten, weniger als einmal im Jahr in einem RTH-Einsatzbereich vorkommen, führt zu besonderen Problemen, da ein speziell ausgestattetes Luftrettungsmittel oftmals nicht zeitnah zur Verfügung steht. Anflugzeiten von bis zu zwei Stunden sind in bestimmten Einsatzbereichen keine Seltenheit mehr. Eine Alternative kann und muss in solchen Einsatzlagen in der Einbeziehung von luftbeweglichen Polizeieinsatzmitteln, d.h. Hubschraubern mit Sonderausstattung, gesehen werden. Neben der Bundespolizei sollen nachfolgend drei von insgesamt 13 Polizeihubschrauberstaffeln der Länder mit ihren Ressourcen dargestellt werden.

2.13.1 Bundespolizei

Die BPOL verfügt neben dem Stab der BPOL-Fliegergruppe über fünf Fliegerstaffeln: Bad Bramstedt-Fuhlendorf (Nord), Berlin (Ost), Fuldatal bei Kassel (Mitte), St. Augustin-Hangelar bei Bonn (West) und Oberschleißheim bei München (Süd). Darüber hinaus besteht noch eine Teilstaffel in Gifhorn in der Nähe von Hannover, die der BPOL-Fliegerstaffel Nord angegliedert ist. Einige Außenstellen optimieren das Einsatzkonzept des Bundespolizei-Flugdienstes. Die Einsatzmuster Bell 212, EC 155 B1, SA 330 J »Puma« und AS 332 L1 »Super Puma« verfügen über Außenwinden, die im Rahmen der Amts- und Katastrophenhilfe auch dem zivilen Rettungsdienst zur Verfügung gestellt werden können. Das Fixtau ist lediglich zweimal an den von der Bundespolizei-Fliegerstaffel Süd geflogenen Zivilschutzhubschraubern »Christoph 14« Traunstein und »Christoph 17« Kempten/Allgäu vorhanden, da die größeren Bundespolizei-Hubschrauber über die weitaus gebräuchlichere Winde verfügen. Im Bedarf muss eine Anfrage von der zuständigen Rettungsleitstelle an das jeweilige BPOL-Präsidium oder an die BPOL-Fliegerstaffel erfolgen.

2.13.2 Polizeihubschrauberstaffel Bayern

Die Polizeihubschrauberstaffel des Freistaates Bayern hat ihren Standort auf dem Verkehrsflughafen München II Franz Josef Strauß im Erdinger Moss etwa 25 km von der bayerischen Landeshauptstadt München entfernt.

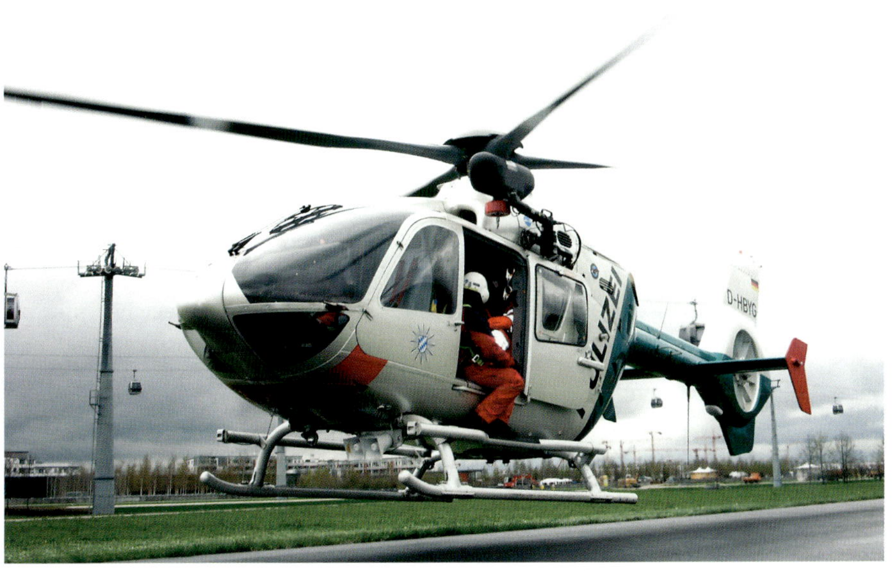

Abb. 14 ▶ »Edelweiß 7«: Der bayerische Polizeihubschrauber des Typs EC 135 mit Winde bei einer Rettungsübung

Hinzu kommt eine Außenstelle auf dem Fliegerhorst Roth bei Nürnberg in Mittelfranken für den Bereich Nordbayern bis Aschaffenburg und Coburg, d.h. an der bayerischen Landesgrenze zu Hessen und Thüringen.

Die Staffel verfügt über insgesamt neun Einsatzmaschinen des Typs EC 135, die mit einer notfallmedizinischen Rettungsausrüstung und Winden ausgestattet sind. Mit den Seilwinden können auch Polizei- bzw. Rettungshunde mit ihren Führern von den Polizeihubschraubern abgewincht werden. Seit ihrer Gründung am 7.9.1970 hat sich die Polizeihubschrauberstaffel Bayern vorbildlich in der Ergänzung des Rettungsdienstes engagiert. Für so genannte Adhoc-Einsätze steht tagsüber mindestens eine Maschine in der Zwei-Minuten-Bereitschaft für Alarmfahndungen, aber auch für Rettungseinsätze im Rahmen der Amtshilfe und der Katastrophenhilfe zur Verfügung. Die jeweilige Rettungsleitstelle kann einen Polizeihubschrauber zum Windeneinsatz direkt bei der Leitstelle der Polizeihubschrauberstaffel Bayern im Staffelgebäude anfordern, wenn Bedarf besteht. Die Hubschrauber der bayerischen Polizei werden im BOS-Funk »Edelweiß« gerufen.

2.13.3 Polizeihubschrauberstaffel Hessen

Die Polizeihubschrauberstaffel des Landes Hessen hat ihren Standort auf dem Flugplatz Egelsbach bei Darmstadt und verfügt über drei moderne Einsatzhubschrauber des Typs EC 145 sowie eine BO 105 CBS-4, deren Rufname »Ibis« lautet. An den größeren EC 145 ist eine Winde verfügbar und ein Lastengeschirr fest montiert, letzteres befindet sich auch an der kleineren BO 105 S-4. Ein Fixtau ist in Egelsbach gelagert, wird aber nicht ständig in der Maschine mitgeführt.

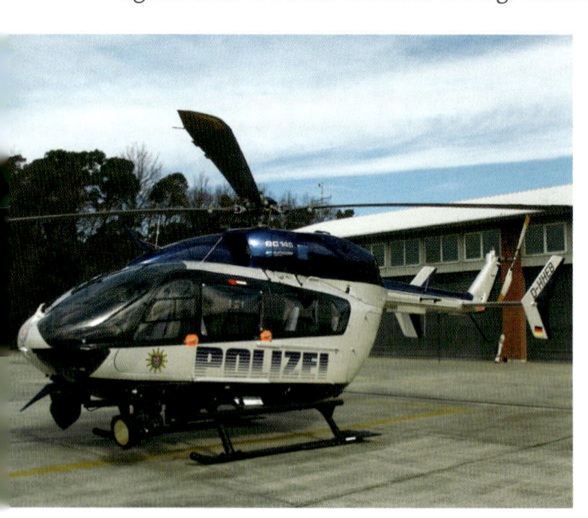

Abb. 15 ▶ Hessischer Polizeihubschrauber »Ibis 2« des Typs EC 145 kann im Einsatzfall mit einer Winde aufgerüstet werden

Eine weitere medizinische Ausrüstung wie ein Bergesack ist allerdings nicht vorhanden, da Rettungseinsätze nicht zum originären Einsatzspektrum der hessischen Polizeihubschrauber gehören. Für medizinische Notfälle bzw. Rettung aus besonderen Einsatzlagen ist eine Einsetzbarkeit der polizeilichen Einsatzhubschrauber möglich.

Zu berücksichtigen ist, dass Winden- und Fixtaueinsätze immer eine Vorlaufzeit haben, die im Einzelfall zu erfragen und von der Rettungsleitstelle bei der weiteren Einsatzplanung zu berücksichtigen ist. Des Weiteren ist die Bereitstellung eines Polizeihubschraubers auch von der taktischen Verfügbarkeit der Einsatzmaschinen abhängig. Es besteht eine enge Zusammenarbeit mit der Höhenrettung Wiesbaden/Ingelheim. In diesem Zusammenhang muss bedacht werden, dass je nach taktischer Lage die Höhenretter noch abgeholt werden müssen, was das Zeitfenster noch einmal vergrößert.

2.13.4 Polizeihubschrauberstaffel Rheinland-Pfalz

Die Hubschrauberstaffel der Bereitschaftspolizei Rheinland-Pfalz befindet sich in einem modernen Staffelgebäude auf dem Flugplatz Koblenz-Winningen, im Norden des Landes. Als Einsatzmittel werden drei Hubschrauber des Typs EC 135 P2 mit Fixtau-Halterung mit Fixtaugeschirr eingesetzt. Eine zusätzliche Bergeausrüstung (wie der Bergesack) wird nicht vorgehalten. Die neuen, hochmodernen Einsatzmittel EC 135 P2 verfügen über keine Rettungswinde. Der Rufname der rheinland-pfälzischen Polizeihubschrauber lautet »Sperber«. Im Bedarfsfall stehen die Polizeihubschrauber für medizinische Notfälle im Rahmen der Amtshilfe zur Verfügung, wozu eine klappbare Trage und ein Notfallrucksack bereit gehalten werden. Eine Vorlaufzeit ist im Einzelfall bei der Staffel zu erfragen.

www.bundespolizei.de
www.polizeihubschrauber.de
www.phust-bayern.de
www.polizei.hessen.de
www.polizei.rlp.de.

2.14 Rettung aus Hochgebirgsseilbahnen

M. Windirsch

Bedenkt man die Seilbahndichte in den Alpen, so muss, besonders in den Wintermonaten, von einer hohen Wahrscheinlichkeit eines Unfalls oder eines technischen Defekts einer Seilschwebebahn ausgegangen werden. Je nach der Förderleistung der betroffenen Seilbahn und deren Lage im Gebirge, ist mit einem Massenanfall von Betroffenen in einer mehr oder weniger stark exponierten Lage – Wind und Wetterexposition, absturzgefährdetes Gelände, lange Bergungszeit, Einbruch der Nacht, Jahreszeit – zu rechnen.

Der Seilbahnbetreiber ist verpflichtet, ein Gefährdungsprofil und ein entsprechendes Rettungskonzept zu erarbeiten, mit dem sichergestellt werden soll, alle Fahrgäste in einer »zumutbaren« Zeit aus der Seilbahn evakuieren zu können. Hieraus ergeben sich die Anzahl der benötigten rettungstechnischen Geräte sowie eine ungefähre Anzahl der einzusetzenden Rettungskräfte. Bedacht werden sollte hierbei nicht nur die Anzahl der zur technischen Rettung benötigten Hilfskräfte, sondern im Hinblick auf die Menge der geretteten Personen auch die zu ihrer medizinischen Betreuung erforderlichen Helfer.

Auch die Art der Seilbahn ist bei einer Rettung entscheidend. Benötigt beispielsweise die Evakuierung einer Großkabinenbahn relativ wenige Rettungskräfte und ist innerhalb eines gewissen Zeitrahmens zu realisieren, so ist dagegen die Räumung einer Mehrpersonenkabinenbahn oder eines 6er-Sessellifts mit einem ungleich größeren technischen, personellen und vor allem zeitlichen Aufwand verbunden.

Von besonderer Bedeutung ist die Kommunikation zwischen dem verantwortlichen Betriebsleiter der Seilbahn, dem Einsatzleiter der Bergwacht, dem Leitenden Notarzt, dem Organisatorischen Leiter und der Polizei. Diese Personen bilden zusammen die Einsatzleitung.

2.14.1 Technische Rettung

Man kann prinzipiell die terrestrische Rettung und die Rettung mithilfe eines Helikopters voneinander unterscheiden. Häufig kommen im Ernstfall beide Methoden gleichzeitig oder in Kombination zum Einsatz.

Bei der terrestrischen Rettung gibt es verschiedene Techniken. Bei guter Erreichbarkeit der Seilbahnkabine kommt die (Hänge-)Leiter zum Einsatz. Sie erlaubt auch in Kombination mit einem Ablassgerät eine schnelle und unkomplizierte Evakuierung. Ist die Kabine nur schwer erreichbar, wird ein Ablassgerät – mit oder ohne Teleskopstange – verwendet. Hierbei erfolgt zunächst die Besteigung eines bergseitigen Stützpfeilers. Von diesem fährt der Bergretter zum Beispiel mit einem Seilfahrgerät zur nächsten Kabine oder zum nächsten Sessel ab. Dort angekommen, lässt er die Betroffenen mithilfe der Bodenmannschaft aus der Kabine oder von dem Sessel ab.

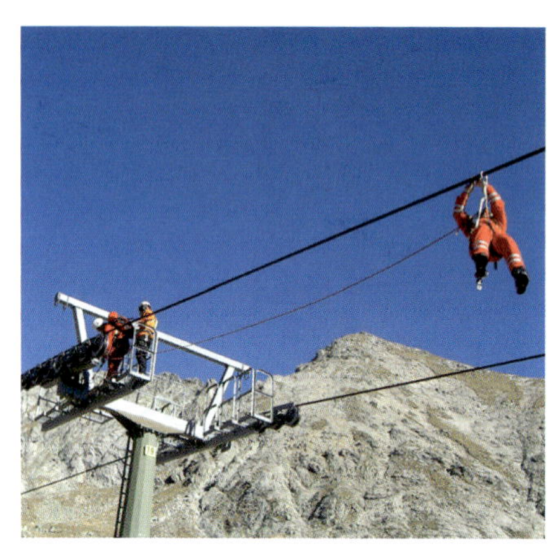

Abb. 16 ▶ AVS mit Ablassgerät

Die Rettung per Helikopter unterscheidet nicht zwischen Kleinkabinenbahnen und Sesselliften. Die Abläufe sind prinzipiell die gleichen. Hier werden grundsätzlich zwei Rettungsverfahren beschrieben:

Verfahren 1: Mittels Rettungswinde werden vom Hubschrauber aus mehrere Kabinen oder Sessel mit Bergrettern besetzt. Die Retter sind jeweils mit Ablassgeräten ausgerüstet und lassen dann mithilfe von Bodenmannschaften die Betroffenen ab. So können mit einem Anflug des Helikopters mehrere Kabinen mit Rettungskräften versorgt werden. Dies setzt jedoch eine gewisse Erreichbarkeit der Kabinen vom Boden aus voraus.

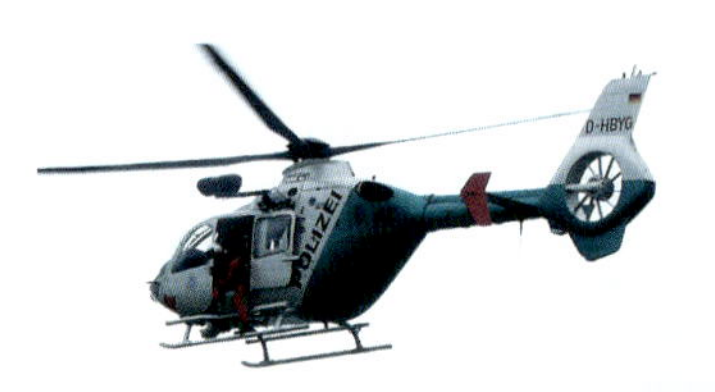

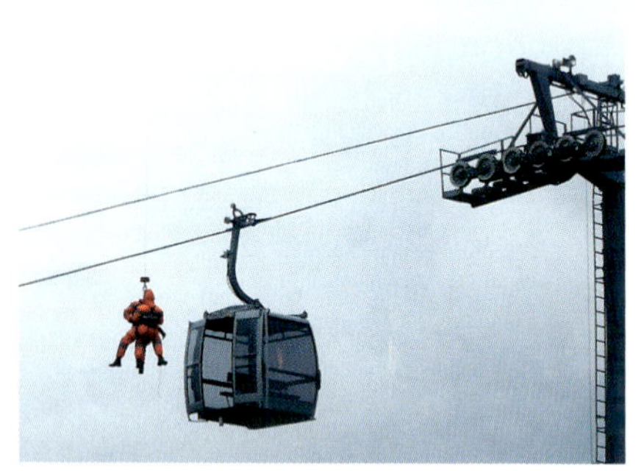

Abb. 17 ▶ Rettungshubschrauber mit Winch

Verfahren 2: Hierbei wird ein Bergretter auf den Sessel oder auf die Kabine abgewincht, woraufhin die Bergung der Personen mithilfe des Rettungsgurtes/-dreiecks und der Seilwinde erfolgt.

Dieses Verfahren kommt vor allem bei schwer zugänglichen oder stark exponierten Kabinen zum Einsatz und erfordert häufigere Anflüge und einen deutlich höheren Zeitaufwand.

▶ Kappbergung / Kaperbergung

Bei der Kappbergung handelt es sich um ein spezielles Rettungsverfahren, um eine frei im Seil hängende verunfallte Person (Paraglider oder abgestürzter Kletterer) zu bergen. Dabei ist es unerheblich, ob diese Person bei Bewusstsein oder bewusstlos ist. Dieses Verfahren kann prinzipiell terrestrisch oder von einem Hubschrauber aus erfolgen.

Obwohl die eigentliche Rettungstechnik annähernd gleich ist, ist bei der Hubschraubervariante das Risiko für die Rettungsmannschaft höher, weil zumindest für einen kurzen Zeitraum eine feste Verbindung zwischen Hubschrauber, Verletztem und dessen Seilverankerung besteht. Aus diesem Grund bleibt die Hubschraubervariante besonderen Ausnahmefällen vorbehalten.

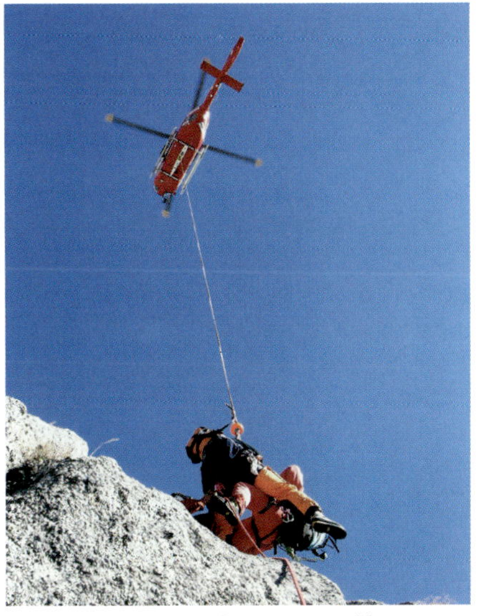

Abb. 18 ▶ RTH und Tau mit Helfern

Der technische Ablauf ist folgender: Die schnellste Variante ist die direkte Rettung vom Helikopter aus. Ein Retter wird am Fixtau oder Seilwinde hängend zum Verunfallten geflogen.

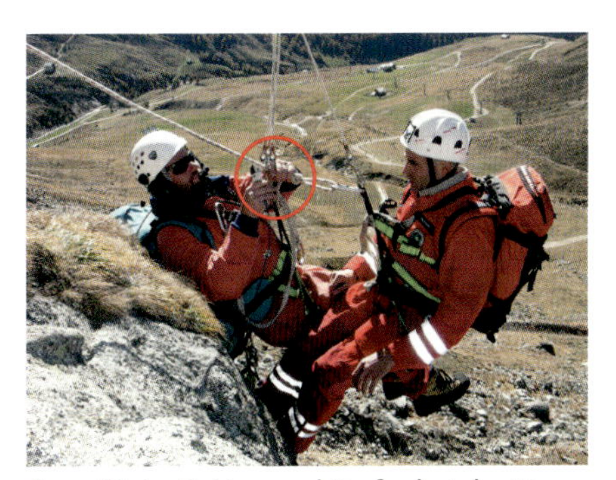

Abb. 19 ▶ Retter und Opfer bei der Kappung des Seils

Danach stellt er eine direkte Seilverbindung zwischen sich und dem Opfer her, dies ist der kritische Moment, in dem die o.g. Verbindung zwischen Helikopter, Verletztem und dessen Seilverankerung besteht. Nun werden durch die Verkürzung der Seilwinde oder des Fixtaus durch leichtes Steigen des Helikopters beide vorsichtig angehoben, um das Sicherungsseil des Verunfallten zu entlasten. Dies erfordert eine sehr enge Kommunikation zwischen Retter und Pilot – hier wird der Funkhelm des Bergretters unverzichtbar – und hohes fliegerisches Können bei häufig schwierigen und wechselnden Windverhältnissen. Ist die Entlastung erfolgt, kappt der Retter das Sicherungsseil des Opfers (Kappbergung). Jede ruckartige Übertragung der Last ist zu vermeiden.

Der Retter und der Verunfallte hängen nun frei an der Seilwinde oder dem Fixtau des Helikopters und können ausgeflogen werden.

Terrestrisch wird diese Technik wie oben, jedoch mithilfe einer über dem Verunfallten verankerten Seilwinde durchgeführt. Sie ist die personell sowie zeitlich aufwendigere und vor allem für den Retter und den Verunfallten körperlich anstrengendere Variante.

2.15 Einsatzverfahren mit Hubschraubern

H. Scholl

Spezielle Einsatzverfahren mit der Anwendung besonderer Rettungstechniken erfordern detailliertes Hintergrundwissen aus der Praxis, um Zeitverluste zu vermeiden und Informationslücken zu schließen. Zur Durchführung der speziellen Rettungsverfahren ist eine lückenlose Kommunikationen zwischen allen Beteiligten eine essenzielle Voraussetzung, um einen optimalen Einsatzablauf zu gewährleisten.

2.15.1 Einsatzmittel

Zur Durchführung spezieller Rettungsverfahren in besonderen Einsatzlagen können Hubschrauber verschiedener Luft-rettungsorganisationen und Behörden angefordert werden:

- Rettungshubschrauber: über die jeweilige Standortleitstelle,
- SAR-Hubschrauber (SAR-HS): SAR-Leitstelle Münster (Luftwaffe) oder Glücksburg (Marine) (dringende Nothilfe, wenn ein geeignetes ziviles Rettungsmittel nicht oder nicht rechtzeitig zur Verfügung steht und zur Katastrophenhilfe),
- Polizeihubschrauber der Bundespolizei: über die jeweilige Fliegerstaffel (Amts- und Katastrophenhilfe),
- Polizeihubschrauber der Länder: über die jeweilige Hubschrauberstaffel (Amts- und Katastrophenhilfe).

2.15.2 Praxistipps

Bei der Anforderung eines Rettungsmittels zur Durchführung spezieller Einsatzverfahren sind folgende Angaben für den schnellen und reibungslosen Einsatzablauf von besonderer Bedeutung:

▶ Anforderung

Der Rettungsleitstelle wird zuerst der Grund der Anforderung mitgeteilt. Dies kann über Einsatzstichworte, beispielsweise »Windeneinsatz«, »Höhenrettungseinsatz« oder »Bergrettungseinsatz« erfolgen. Läuft die Alamierung nicht über Einsatzstichworte, muss der Rettungsleitstelle detailliert mitgeteilt werden, dass ein spezielles Einsatzverfahren notwendig ist. Dadurch ist es möglich, bereits beim Start die Ausrüstung anzulegen und die für das Einsatzverfahren vorgesehenen Plätze einzunehmen.

▶ Information / Rückfragen

Die erst eintreffende RTW-Besatzung sollte, wenn möglich, ihre Handy-Nummer für Rückfragen bei der Rettungsleitstelle hinterlassen, damit kann die RTH-Crew noch vor dem Start weitere und aktuelle Informationen, wie Wetter- und Einsatzbedingungen an der

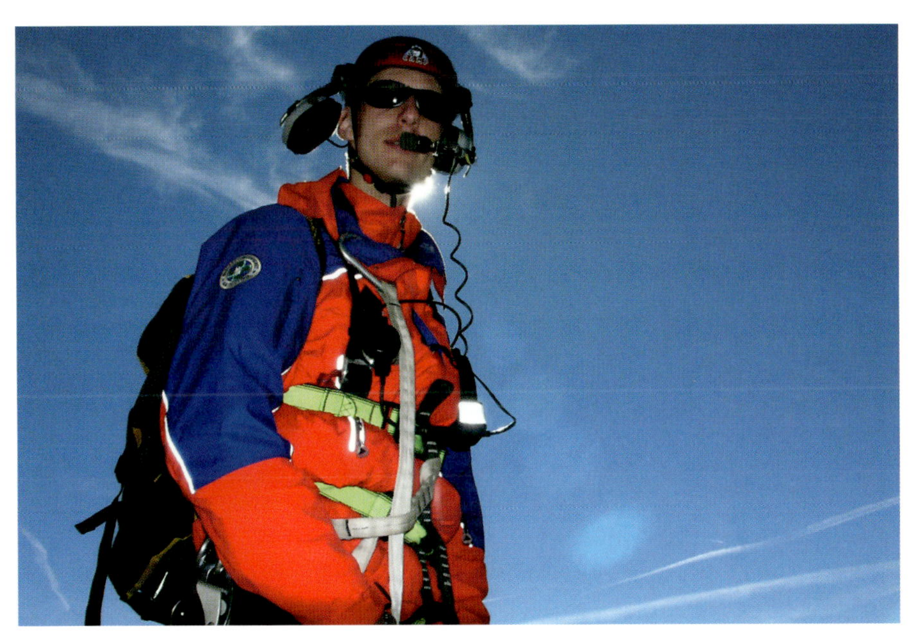

Abb. 20 ▶ Besondere Einsatzverfahren erfordern Kommunikation und Kooperation zwischen allen Beteiligten

Notfallstelle, erfragen. So kann u.a. bei längeren Anflugzeiten die Betankung eingeplant und je nach Erfordernissen noch zusätzliches Euqipment aufgenommen sowie gegebenenfalls ein Zwischenlandeplatz festgelegt werden.

▶ Unterstützungsfunktion

Eine weitere Aufgabe der speziell ausgebildeten Einsatzbesatzungen besteht darin, bodengebundene Einsatzkräfte an der Notfallstelle mit ihrem Fachwissen und ihrer Ausrüstung zu unterstützen. Vor diesem Hintergrund besteht bei Unsicherheiten, beispielsweise über die Ressourcen oder die Durchführung des Einsatzverfahrens, die Möglichkeit, mit der Crew über das Piloten-Handy Rücksprache zu halten – die Nummer ist über die Standortleitstelle zu erhalten. Bei den Länderpolizeien und der Bundespolizei besteht die Möglichkeit zur Rücksprache mit erfahrenen Flugeinsatzleitern (diese sind selbst Einsatzpiloten) und bei den SAR-Leitstellen mit den dortigen Einsatzleitern (ebenfalls Luftfahrzeugführer).

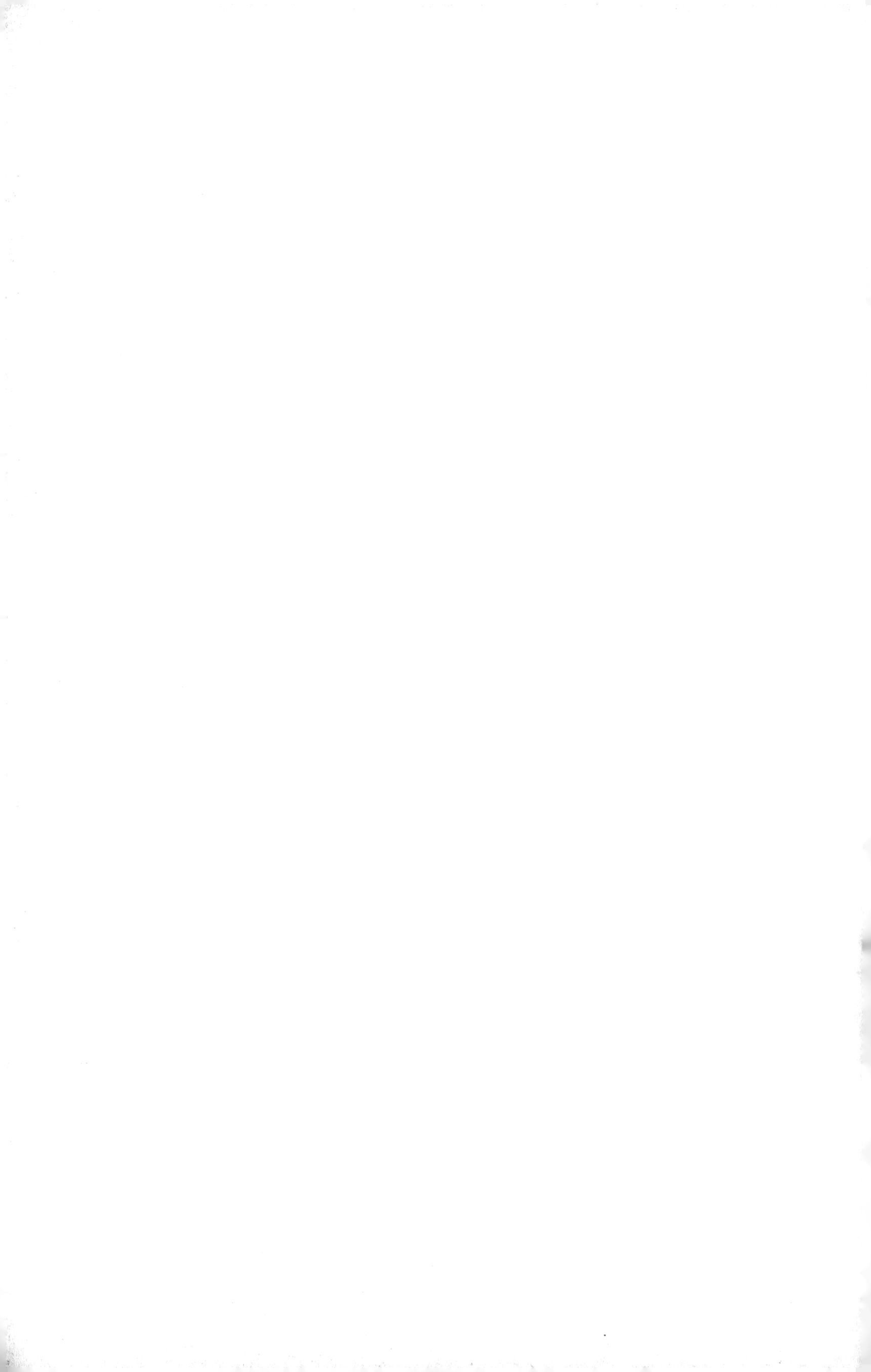

3 Wasser- und Eisrettung

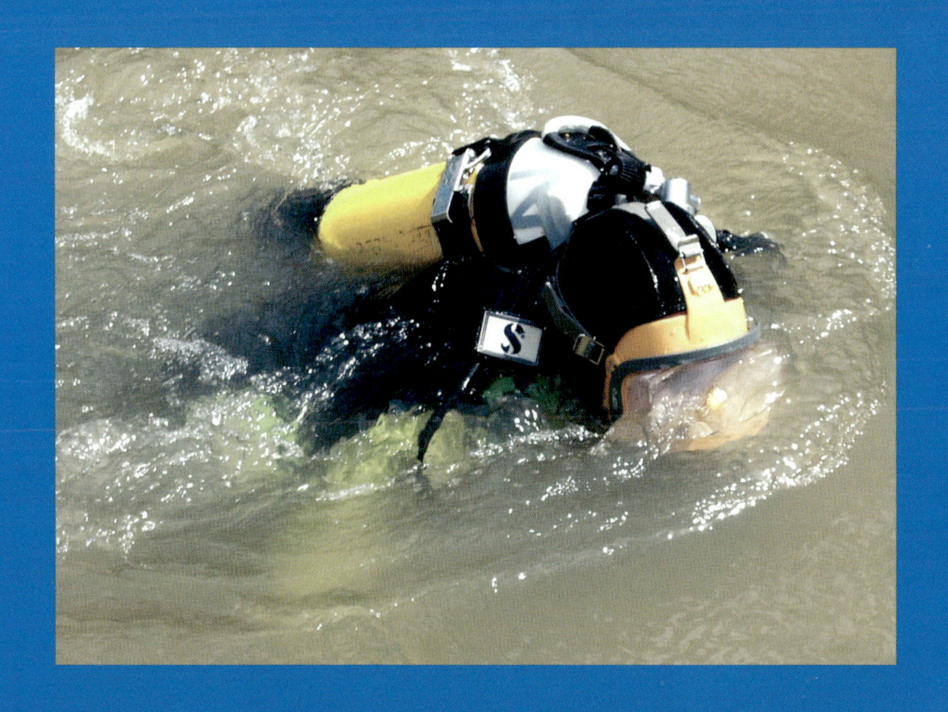

3.1 DRK-Wasserwacht

B. Hiller

Im Gegensatz zur Deutschen Lebens-Rettungs-Gesellschaft (DLRG) ist die Wasserwacht kein eigenständiger Verein, sondern eine Gemeinschaft innerhalb des Deutschen Roten Kreuzes (DRK). Die etwa 130.000 Mitglieder der DRK-Wasserwacht sind satzungsgemäß ehrenamtlich, unentgeltlich und ausschließlich in ihrer Freizeit damit beschäftigt, die Aufgaben der Wasserwacht zu erfüllen.

3.1.1 Aufgaben der DRK-Wasserwacht

- Sicherstellung des Wasserrettungsdienstes
- Aus- und Fortbildung der Einsatz- und Führungskräfte
- Aufklärung der Bevölkerung über Gefahren im und am Wasser
- Ausbildung der Bevölkerung im Schwimmen
- Ausbildung der Bevölkerung im Rettungsschwimmen und der Ersten Hilfe am Wasser
- Aufstellung und Rüstung von Einsatzgruppen für Großschadenslagen und Katastrophen
- Bekämpfung von Schadensereignissen und deren Folgen
- Optimierung der Gewässersicherheit
- Wachdienst an Gewässern und Schwimmbädern, Sicherung von Veranstaltungen am Wasser
- Suche, Rettung, Erstversorgung bzw. Bergung von Ertrinkungsopfern
- Natur- und Gewässerschutz
- Aufklärung und Information der Bevölkerung
- Teilnahme am Rettungsdienst.

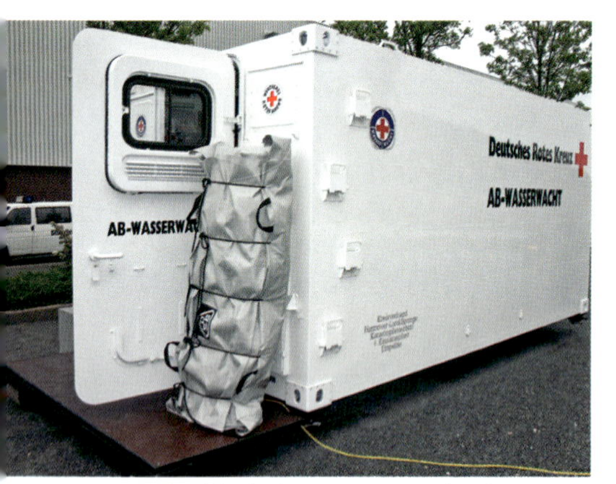

Abb. 1 ▶ Abrollbehälter Wasserwacht der SEKU

3.1.2 Geschichte und Aufbau

Das 1863 gegründete Rote Kreuz (RK) leistete bereits im Jahr 1874 Hilfeleistungen bei Hochwasser- und Überschwemmungslagen in Regensburg, wobei erste Wasserrettungstrupps aufgestellt wurden. Diesem Beispiel folgten weitere RK-Vereine an deutschen Gewässern und Küsten. Entsprechend seiner Geschichte als Versorgungs- und Behandlungseinrichtung für Verwundete des Krieges, richtete das Rote Kreuz zudem zusätzliche Marinesanitätsdienste ein und rüstete Lazarettschiffe aus. Auf Basis seiner humanitären Orientierung beschäftigte es sich nahezu zeitgleich mit den Gefahren des Wassers und der

Bekämpfung des Ertrinkungstodes. Ab 1887 sind intensive Bemühungen um Rettung, Bergung und Wiederbelebung von Ertrinkungsopfern zu verzeichnen, die ihren Niederschlag in zahlreichen Publikationen und Informationsveranstaltungen fanden.

Mit Eintritt in das 20. Jahrhundert hatte der Verein eine Vielzahl von Sanitätskolonnen ins Leben gerufen, die im Wasserrettungsdienst engagiert waren und beachtliche Erfolge vorweisen konnten. Um diese Zeit kam in weiten Bevölkerungsschichten der Schwimmsport und die sportliche Ertüchtigung am Wasser in Mode. Die Zahl der Ertrinkungstoten stieg sprunghaft an, was die RK-Mitglieder veranlasste, an den großen Gewässern Deutschlands Wasserrettungsstationen aufzubauen und zu besetzen. Ausgehend von Bayern mit seinen Voralpenseen wuchs die Bewegung über Württemberg bis nach Preußen, wo sie in Berlin, mit seinen zahlreichen Gewässern, auf fruchtbaren Boden fiel. Die wachsende öffentliche und politische Aufmerksamkeit brachte drastische Verbesserungen der Ausstattung für die Wasserretter mit sich: Rettungsboote, Rettungsdampfer, Unterkünfte, Sanitätsstationen und Transportmittel wurden beschafft.

Mit der Gründung der Zentralstelle für das Rettungswesen an Binnen- und Küstengewässern im Jahr 1906 wurde die RK-Wasserrettung zum einen von staatlicher Seite gefördert, zum anderen dehnte sich ihre Aufgabenbereich bis auf die Küstengebiete aus.

Parallel zur Entstehung eines sich über das gesamte Deutsche Reich ausweitenden Netzes an Wasserrettungsstationen, traten deren Kräfte zunehmend werbend an die Öffentlichkeit und etablierten Ausbildungsinitiativen für Rettungsschwimmer.

Im Jahr 1908 erklärte das Rote Kreuz auf seinem Treffen der Landesverbände in Nürnberg die Wasserrettung als echte RK-Aufgabe. Zahlreiche Einsätze bei schweren Hochwasser- und Überschwemmungslagen in den folgenden Jahren veranlassten den preußischen Landesverein des Roten Kreuzes dazu, alle seine Provinzialvereine zur Gründung von Wasserwehren aufzufordern.

Der Beginn des Ersten Weltkrieges brachte eine Stagnation der Bemühungen mit sich, da die Mitglieder des Roten Kreuzes für die Unterstützung des Militärs herangezogen wurden. Nach dem Ende des Krieges jedoch, und mit Rückkehr der Einsatzkräfte zu ihrer ursprünglichen Bestimmung, erfuhr die Wasserrettung in ganz Deutschland einen enormen Aufschwung. Bis zum Beginn des Zweiten Weltkrieges nahmen Mannstärke und Ausstattung stark zu. Der Berliner Wasserrettungsdienst galt damals als ein Optimum an Effizienz und Kompetenz, und Hunderte von Menschen hatten ihm ihr Leben zu verdanken. In Bayern und in Schwaben war die Zahl und Größe der Wasserrettungsvereine so angewachsen, dass der Erlass einer eigenen Dienstordnung zu deren Strukturierung notwendig wurde. Die Sicherung von Wassersportveranstaltungen und von Badebetrieben kam in dieser Zeit als weitere Aufgabe hinzu. Mit den um die Jahrhundertwende entstandenen, vom Roten Kreuz unabhängigen Wasserrettungsorganisationen (Deutscher Schwimm-Verband e.V., Lebens-Rettungs-Gesellschaft DSV, DLRG) entwickelte sich eine fruchtbare Kooperation.

Einen scharfen Schnitt gab es in der Entwicklung aller deutschen Wasserrettungsorganisationen mit der nationalsozialistischen Machtübernahme und dem Beginn des Zweiten Weltkrieges: Der Wasserrettungsdienst des Bayerischen Roten Kreuzes wurde auf Veranlassung der zuständigen Reichsbehörden der DLRG zugeordnet, die unter verändertem Namen seit 1933 dem Reichssportführer unterstellt war. Mit dem Untergang des Deutschen Reiches 1945 verbot die Militärverwaltung alle deutschen Verbände, womit sie den Wasserrettung betreibenden Organisationen jegliche Existenzgrundlage entzog.

Die Wiedereinrichtung ließ jedoch nicht lange auf sich warten. Die amerikanische Militärverwaltung Bayerns beauftragte das Bayerische Rote Kreuz frühzeitig, die Wasserrettungsdienste ihre Arbeit wieder aufnehmen zu lassen. Unter dem Bayerischen Ministerpräsidenten Schäffer erhielt das Bayerisches Rote Kreuz im Mai 1945 die Rechte einer Körperschaft des Öffentlichen Rechts und die Weisung, den Auftrag der Militärverwaltung umzusetzen. Unter dem Namen »Wasserwacht des BRK« wurde der wiedereingesetzte RK-Wasserrettungsdienst zu einer eigenständigen Gemeinschaft unter dem Dach des BRK. Die anderen Landesverbände folgten diesem Beispiel.

Noch im selben Jahr reorganisierten sich Wasserretter verschiedenster Vorgängervereine in der Wasserwacht (WW) und nahmen den Wachdienst wieder auf. Die Mitglieder der Wasserwacht rüsteten sich aus alten Wehrmachtsbeständen, aus Hinterlassenschaften anderer Rettungs- und Hilfsorganisationen und durch Eigenbauten mit den nötigen Hilfsmitteln und Gerätschaften aus, wobei Improvisationsvermögen gefragt war. Das Hauptproblem jener Zeit lag aber in dem Mangel an Helfern mit Schwimmausbildung, so dass viele vor der Rettungsschwimmerausbildung erst einmal Schwimmunterricht erhielten. Nachdem der Anfang gemacht war, kam es zu einer explosionsartigen Entwicklung der Wasserwacht in den folgenden Jahren. Im Jahr 1947 stellte die Wasserwacht Bayerns bereits ihre 100. Ortsgruppe in den Dienst. Deutschlandweit kam es zu einer vergleichbaren Entwicklung, die bis in unsere Zeit anhielt. Ausrüstung, Ausbildung und Spezialisierung wurden seither ständig verbessert und aktualisiert. Deutschlandweit zählt die Wasserwacht 850 Gruppen und leistet 35% aller Wasserrettungsdienste. Entsprechend den modernen Qualitätsanforderungen an die Rettungsorganisationen nehmen die Mitglieder der Wasserwacht am landgebundenen Rettungsdienst teil und können sich über Ausbildungsmaßnahmen weiterqualifizieren (Führungskräfteausbildung) bzw. spezialisieren (Fachausbildung). Folgende Fachausbildungen werden angeboten:

- Rettungsschwimmer,
- Motorbootführer,
- Rettungstaucher,
- Natur- und Gewässerschutz,
- Sanitätsausbildung.

3.1.3 Die Wasserwacht in der Struktur des DRK

Die Wasserwacht ist Teil der Organisationsstruktur des Deutschen Roten Kreuzes und zählt zu deren Gemeinschaften. Der Aufbau des DRK gleicht der föderalen Struktur der Bundesrepublik Deutschland mit ihrer Gliederung in Bundesländer, Kreise und Gemeinden:

1. Bundesversammlung
   - Präsidium mit Generalsekretariat
   - Präsidialrat und Kuratorium
   - Bundesschiedsgericht
   - Ausschüsse und Fachausschüsse

2. Mitgliedsverbände
   - 19 Landesverbände
     - 527 Kreisverbände
     - über 5000 Ortsvereine
     - über 12.000 RK-Gemeinschaften
       - Bereitschaften
       - Bergwacht
       - Jugend-Rot-Kreuz
       - Wasserwacht
       - Wohlfahrts- und Sozialdienst
   - Verband der Schwesternschaften vom DRK
     - 34 Schwesternschaften
   - 9 Blutspendedienste.

www.drk.de

3.1.4 Spezialeinsatzkräfte Unterwasserortung

P. Bargon

Die Spezialeinsatzkräfte Unterwasserortung (SEKU) ist eine Spezialeinheit der Wasserwacht des Deutschen Roten Kreuzes, Kreisverband Hannover-Land/Springe e.V. Sie setzt sich nicht nur aus erfahrenen Tauchern zusammen, sondern wird erweitert durch ausgefeilte Kamera- und Ortungstechnik, wie sie im wissenschaftlichen sowie militärischen Bereich seit Jahren erprobt und erfolgreich eingesetzt wird. Ergänzt wird die Spezialeinsatzkräfte Unterwasserortung durch speziell ausgebildete Rettungshunde, die für die Suche nach vermissten Personen in Gewässern trainiert sind. Ein Kriseninterventionsteam ergänzt die Spezialeinsatzkräfte Unterwasserortung. Die Wasserwacht des DRK-Kreisverbands Hannover-Land/Springe besteht aus etwa 35 Mitgliedern. Zu ihren Aufgaben zählen:

- Umweltschutz von Gewässern,
- Absicherung von Seen und Binnengewässern bei öffentlichen Veranstaltungen,
- Suchen und Bergen von vermissten Personen aus Strömungs- und Küstengewässern,
- Hilfeleistungen bei Hochwasser,
- Suche von Objekten in Gewässern.

▶ Fahrzeuge und Abrollbehälter der SEKU

Die SEKU können autark mehrere Tage arbeiten, d.h. je nach Einsatzlage können die technischen Fahrzeuge ergänzt werden. Ein Mehrzweckfahrzeug (MZF) ist in zwei Bereiche aufgeteilt: einen technischen Bereich, in den eine mobile Einsatzzentrale eingebaut ist und in einen gesonderten Sozialbereich im hinteren Teil des Fahrzeugs mit einer Kücheneinheit, die mit Kocher, Kaffeemaschine, Kaltgetränken sowie Tischen und Bänken ausgestattet ist. Diese Einrichtung ist ausreichend für Einsätze von bis zu 48 Stunden. Für längere Einsätze steht für die SEKU eine Großküche auf einen Abrollbehälter (AB) bereit.

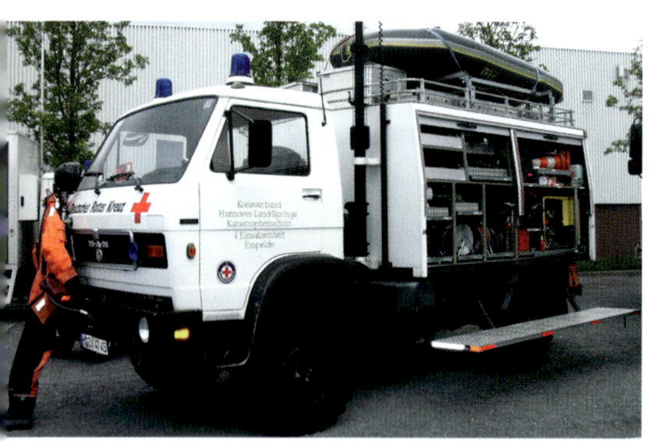

Abb. 2 ▶ Ein geländegängiger Gerätewagen der »Spezialeinsatzkräfte Unterwasserortung«

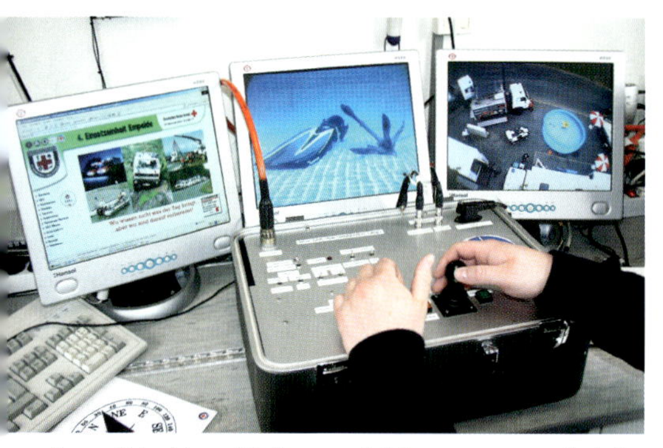

Abb. 3 ▶ Vom Mehrzweckfahrzeug aus wird der Tauchroboter Remote Operate Vehicle gesteuert

Der Spezialeinsatzkräfte Unterwasserortung stehen zwei Fahrzeuge mit jeweils einem Ladekran und einer Auslage von 7,10 m zur Verfügung. Der Kranausleger des Unimog kann in besonderen Einsatzlagen auch als Lichtmast eingesetzt werden, hierfür wird auf der Ladefläche ein 11 KvA Stromerzeuger mitgeführt. Der Unimog mit Kran kann auf der Ladefläche ein Quad – ein vierrädriges, allradgetriebenes Motorrad – mitführen. Ein Quad erhöht im unwegsamen Ufergelände die taktische Flexibilität. Zusätzlich kann ein Lastkraftwagen mit Kran zum Transport von großer Einsatzausrüstung eingesetzt werden. Mit beiden Einsatzfahrzeugen (Unimog/Lkw, jeweils mit Kran) können je nach Einsatzlage verschiedene Bootstypen von Böschungskanten sowie von befestigten Kanalwänden zu Wasser gelassen werden.

Ein geländegängiger Gerätewagen (GW) auf VW-MAN Basis verfügt über eine 5-t-Seilwinde, einen Stromerzeuger und einen Lichtmast mit zweimal 2000-W-Scheinwerfern. Darüber hinaus wird eine Vielzahl von Geräten und Werkzeugen mitgeführt, die es ermöglichen, vor Ort auf besondere Einsatzlagen schnell zu reagieren. Ein Boot mit Außenbordmotor sowie besondere Bergungsmaterialen ergänzen die Ausstattung.

Die Einsatzzentrale im Mehrzweckfahrzeug der Spezialeinsatzkräfte Unterwasserortung verfügt über einen Funkarbeitsplatz mit 2-m- und 4-m-Band, ein Telefon, ein Faxgerät, einen Drucker und einen PC. Von einem zusätzlichen Arbeitsplatz im Mehrzweckfahrzeug wird der Tauchroboter Remote Operate Vehicle (ROV, s.n.S.) eingesetzt. Auf einem eigenen Monitor werden die Daten des Sidescan-Sonar (Seitenscanner-Sonar) dargestellt und ausgewertet. Ergänzend kann eine Videokamera von einem Mast aus das Einsatzgeschehen dokumentieren und auf einem Videorecorder aufzeichnen. Der Abrollbehälter Wasserwacht enthält die umfangreiche tauchtechnische Ausrüstung.

▶ Boote der Spezialeinsatzkräfte Unterwasserortung

Für den Einsatz in Gewässern stehen unterschiedliche Bootstypen zu Verfügung. In Binnengewässern kommen hauptsächlich kleine, wendige Boote mit wenig Tiefgang zum Einsatz. Wegen der besseren Manövrierfähigkeit werden in Gewässern mit starker Strömung Boote mit höherer Motorisierung eingesetzt.

Das größere Einsatzboot der SEKU ist zusätzlich mit einem Funkarbeitsplatz und einem Farbsonargerät ausgestattet. Zwei ferngesteuerte Suchscheinwerfer ergänzen die Ausstattung. Von diesem Einsatzboot können je nach Einsatzlage der Tauchroboter ROV und das Sidescan Sonar eingesetzt werden. Eine Plattform am Heck des Einsatzbootes ermöglicht den Tauchern einen ungehinderten Ein- und Ausstieg.

▶ Einsatztaucher

Zur Suche und Bergung von vermissten Personen und Objekten in Gewässern stehen für die SEKU mehrere Tauchteams bereit. Die Taucher der Spezialeinsatzkräfte Unterwasserortung können auf professionelle Ausstattung wie Unterwasserkommunikationseinrichtungen, Vollgesichtsmasken und Trockentauchanzüge zurückgreifen. Ein mobiler Atemluftkompressor zum Befüllen der Atemluftflaschen erhöht die Einsatzdauer.

▶ Biologische Ortung

Die Wasserrettungshunde der SEKU sind nach den in den USA speziell entwickelten Methoden für die Suche von vermissten Personen in Gewässern ausgebildet. Sie nehmen menschliche Haut- und Haarpartikel sowie Gerüche an der Wasseroberfläche bis zu einer Tiefe von 80 m wahr und grenzen dadurch den Suchradius erheblich ein.

▶ Technische Ortung

Den Spezialeinsatzkräften Unterwasserortung stehen umfangreiche Unterwasserortungsgeräte zur Verfügung, die im militärischen und wissenschaftlichen Bereich schon lange erfolgreich zur Anwendung kommen:

Remote Operate Vehicle

Das Remote Operate Vehicle ist ein ferngesteuerter, unbemannter kleiner Tauchroboter, der unabhängig von Temperatur und Dekompressionszeit in große Tiefen vordringen kann. Seine hochauflösende Farbkamera mit Zoomfunktion ermöglicht es, von einer Einsatzzentrale aus in Echtzeit Gewässer über einen Monitor zu erkunden. Der Tauchroboter kann sowohl in großen Tiefen als auch in Ufernähe eingesetzt werden. In größeren Tiefen, in denen ein Tauchereinsatz unmöglich oder nur mit großem technischen und zeitlichen Aufwand durchzuführen wäre, ergibt sich der größte taktische Nutzen des ROV.

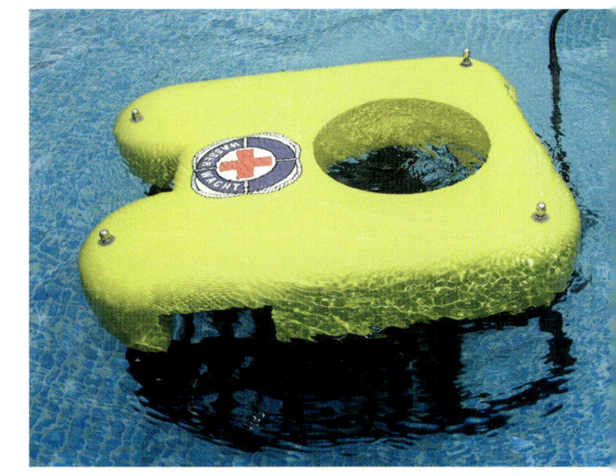

Abb. 4 ▶ Der kleine ferngesteuerte und unbemannte Tauchroboter ROV der SEKU für die Suche nach Vermissten

Diese Technik wird seit vielen Jahrzehnten in der Meeresforschung und von militärischen Einrichtungen zur Entnahme von Proben sowie zur Erforschung vom Meeresboden und zur Wrackuntersuchung eingesetzt. Zu den spektakulärsten Einsätzen eines Remote Operate Vehicle gehört sicher die Erkundung und Erforschung des 1912 gesunken Luxusliners »Titanic« durch Robert Ballard im Jahr 1986. Der Tauchroboter kann aber auch in geringer Tiefe mit starker Strömung (zum Beispiel in Bereichen von Brücken) zum Einsatz kommen. So kann das Remote Operate Vehicle im Gefahrenbereich zum einen zur Erkundung eingesetzt werden, zum anderen ist aber auch ein überwachter Einsatz eines Tauchers möglich. Der Roboter ermöglicht damit eine erhöhte Sicherheit für das eingesetzte Taucherteam. Das Remote Operate Vehicle kann in einer Tiefe von bis zu 200 m operieren. Für Nacht- sowie Tiefentaucheinsätze verfügt das ROV über zwei leistungsstarke Suchscheinwerfer. Das Unterwasserfahrzeug ist sowohl vom Ufer (hierbei erfolgt die Steuerung über die Operationseinheit des Mehrzweckfahrzeugs) als auch vom Einsatzboot aus einsetzbar. Zusätzlich kann das Remote Operate Vehicle mit einem Greifarm oder einem Bojenwerfer (Signalbojen) ausgerüstet werden.

Sidescan-Sonar

Mit einen Sidescan-Sonar (Sonar, engl. = sound navigation and ranging, ein Navigations- und Entfernungsmessgerät zur Peilung und Ortung von Unterwasserobjekten), ebenfalls seit Jahrzehnten in der Forschung und Militärtechnik erfolgreich eingesetzt, können Objekte und Schiffe auf einem Gewässerboden geortet werden, die mit optischen Mitteln nur schwer oder gar nicht erfasst werden können. Das Sidescan-Sonar (dt: Seitenscanner-Sonar) ist ein Schleppsonar, das von einem Trägerboot aus zwischen 5 – 30 m über den Gewässergrund geschleppt wird und mittels Ultraschallwellen ein systematisches Profil des Gewässerbodens erstellt. Es werden in einem breiten Streuwinkel – bis zu 240 m weit – Impulse auf den Meeresboden ausgesendet. Damit ist eine großflächige Suche möglich. Bei dem Sidescan-Sonar wird üblicherweise ein Frequenzbereich von 100 – 500 kHz verwendet. Höhere Frequenzen bringen eine verbesserte Auflösung bei geringerer Reichweite. Das System besteht aus einem so genannten »Fisch«, in dem ein Schallgeber und ein Empfänger eingebaut sind. Die so gesammelten Daten werden per Kabel zum Trägerschiff übermittelt, wo sie mit einer speziellen Software ausgewertet und zu einem zweidimensionalen Bild umgewandelt werden können. Mit dem so gewonnenen Grundprofil können Objekte und Schiffe, die sich unter Wasser befinden, sichtbar gemacht werden.

Fächersonar

Ein Fächersonar wird im Allgemeinen zur Vermessung von Gewässersohlen, Flussmündungen und Flachküsten eingesetzt. Im Gegensatz zum Echolot verwendet es keine Einzelstrahlen, sondern bei einem Öffnungswinkel von 60 – 150° werden fächerartig etwa 100 Einzelstrahlen mit einer Frequenz von 100 kHz zum Meeresboden ausgesendet. Die Schallwellen werden vom Gewässerboden reflektiert, von einem Schallwandler empfangen und auf einem Monitor dargestellt. Objekte, die sich im Wasser oder auf dem Gewässergrund befinden, werden so sichtbar gemacht. Im Gegensatz zum Sidescan-Sonar wird das Grundprofil nur eindimensional dargestellt. Bei der Spezialeinsatzkräfte Unterwasserortung kommt, je nach taktischer Einsatzlage, ein Flachwassergerät für eine Tiefe von bis zu 40 m oder ein Tiefwassergerät mit einer Reichweite bis zu 400 m zum Einsatz.

Forrester-Sonde
Die Forrester-Sonde ist ein Metallsuchgerät, das bis in eine Wassertiefe von etwa 35 m selbst kleine metallische Gegenstände (Schlüssel, Geldbörse oder Gürtelschnalle) orten kann. Sie kann sowohl von einem Einsatzboot als auch vom Ufer aus eingesetzt werden.

www.drk.de

3.2 Deutsche Lebens-Rettungs-Gesellschaft

3.2.1 Geschichte und Aufbau

B. Hiller
Bis in die Zeit vor dem Ersten Weltkrieg konnten nur knapp 3% der deutschen Bevölkerung schwimmen, was zur Folge hatte, dass jährlich etwa 5000 Menschen den Ertrinkungstod starben. Dieser Zustand wurde als schicksalhaft hingenommen, bis ein spektakulärer Unglücksfall ein Umdenken in Gang setzte: 1912 barst die Seebrücke in Binz (Insel Rügen) und riss 100 Personen ins Meer; es waren 17 Todesopfer zu beklagen, darunter viele Kinder. Nach zahlreichen, z.T. öffentlich geführten Diskussionen rief der Deutsche Schwimmverband 1913 zur Schaffung einer Wasserrettungs- und Ausbildungsorganisation auf, die am 19.10.1913 in Leipzig unter dem Namen »Deutsche Lebens-Rettungs-Gesellschaft« gegründet wurde und bereits innerhalb der ersten Monate ihres Bestehens fast 500 Mitglieder zählte. Zweck des Vereins gemäß seiner Gründungssatzung ist die Verbreitung sachgemäßer Kenntnisse und Fertigkeiten in Rettung und Wiederbelebung Ertrinkender.

Unter ihrem ersten Vorsitzenden, Prof. Dr. Adolf Fiedler, richtete die Deutsche Lebens-Rettungs-Gesellschaft (DLRG) 1914 in Dresden die erste Geschäftsstelle ein. Es entstand ein straffes Konzept an Lehr- und Informationsveranstaltungen, das von Prüfungen und Wettbewerben begleitet war, um das Wissen über die Wasserrettung in der Öffentlichkeit zu verbreiten. Gleichzeitig wurden Rettungsschwimmer ausgebildet. Das Interesse an diesen Veranstaltungen war groß; jährlich wurden etwa 10.000 Qualifikationsnachweise ausgegeben. Im Jahr 1922 erweiterte die Deutsche Lebens-Rettungs-Gesellschaft ihre Aufgabenbereiche, indem sie die Einrichtung eines Wasserrettungsdienstes als Vereinszweck in ihre Satzung aufnahm.

Nach den Wirrungen der Inflation erlebte die Gesellschaft an ihrem neuen Sitz in Berlin (1925 – 1945) eine Blütezeit. Es gelang ihr, weite Teile der Bevölkerung und auch viele staatliche Institutionen für die Wasserrettung zu begeistern. Ab 1933 bemächtigte sich die nationalsozialistische Regierung der Institution und unterstellte sie dem Reichssportführer. Entsprechendes Gedankengut wurde der Gesellschaft aufgezwungen, sie musste ihren Namen in »Deutsche Lebens-Rettungs-Gemeinschaft« ändern. Mit dem Niedergang des Deutschen Reiches im Jahr 1945 kam die Vereinsarbeit nahezu zum Erliegen.

Erste Initiativen zur Wiederbelebung der DLRG waren bereits 1946 in den westlich besetzten Teilen Deutschlands zu verzeichnen. In der sowjetisch besetzten Zone und der späteren Deutschen Demokratischen Republik gelang es dem Verein nicht, eine staatliche Anerkennung zu erlangen. Auf der ersten Nachkriegsversammlung in Wiesbaden nahm die

Organisation 1947 wieder ihren ursprünglichen Namen an und verankerte ihn 1948 während der ersten Nachkriegs-Hauptversammlung in Göttingen in ihrer Satzung.

In den folgenden Jahren wuchs die Zahl der Mitglieder drastisch an, die Ausbildungs- und Wasserrettungsaktivitäten erlebten einen Boom. Seit 1951 zählt die Deutsche Lebens-Rettungs-Gesellschaft zu den Mitgliedern des Weltverbands der nationalen Wasserrettungsorganisationen (FIS). Die zunächst unabhängige Saarländische Lebens-Rettungs-Gesellschaft gliederte sich 1957 wieder ein. Ab 1958 wurde ein großes Spektrum an Spezial-Ausbildungsgängen für die Einsatzkräfte angeboten.

Die Jahre 1960 – 1980 waren für die DLRG durch einen hohen Zulauf gekennzeichnet, in dessen Verlauf der Verein bis auf eine Stärke von nahezu einer halben Million Mitglieder anwuchs. Ein Meilenstein in Geschichte der DLRG ist ihr Engagement während der Sturmflut an der Nordsee im Februar 1962. In der folgenden Zeit wurde die Jugend- und Kinderarbeit intensiviert und die Bundesgeschäftsstelle nach Essen verlegt. Bei der Olympiade in München 1972 übernahm der Verein umfangreiche Hilfs- und Sicherungsaufgaben. Zum 60-jährigen Bestehen der DLRG weihte sie 1973 in Berlin ihre neu gegründete Bundeslehr- und Forschungsstätte (BLFS) ein, eine Einrichtung mit einem komplexen Tauchturm und vielen Simulations- und Behandlungsoptionen (Kap. 3.2.3). Seit 1975 ist die DLRG offiziell Mitglied des erweiterten Katastrophenschutzes und seit 1976 hat sie eine Vollmitgliedschaft im Spitzenverband des Deutschen Sportbundes (DSB). International gewann sie an Gewicht seit sie 1978 Vollmitglied der World Life Saving (WLS) wurde.

Infolge der deutschen Wiedervereinigung fasste die Organisation ab 1990 in den neuen Bundesländern schnell wieder Fuß und baute dort rasch ihre Struktur auf, wobei ein Aufbau- und Förderungsprogramm Ost erstellt wurde. Die Eröffnung des neuen Bundesbüros 1993 im Ostteil von Berlin unterstrich diese Ziele.

Als größte nationale Wasserrettungsorganisation erhielt die Deutsche Lebens-Rettungs-Gesellschaft zahlreiche Führungsaufgaben in der 1994 aus dem Zusammenschluss von FIS und WLS entstandenen International Life Saving Federation (ILS) und seinem europäischen Regionalverband (ILSE); ebenfalls 1994 wurde sie als Vollmitglied in die Bundesarbeitsgemeinschaft Erste Hilfe (BAGEH) aufgenommen.

Im darauffolgenden Jahre verlegte der Verein die Bundesgeschäftsstelle von Essen nach Bad Nenndorf; parallel hierzu entstand eine eigene Bildungsgesellschaft zur Weiterbildung der Mitglieder.

Beim Oder-Hochwasser 1997 und während der Hochwasserlagen in Bayern und an der Elbe, 2002 und 2006, bewies die Deutsche Lebens-Rettungs-Gesellschaft ihre Fachkompetenz und Schlagkraft im Katastrophenschutz. Kernaufgaben der DLRG sind:

- Aufklärungsarbeit über die Gefahren im und am Wasser,
- Ausbildung in Schwimmen und Rettungsschwimmen,
- Wasserrettungsdienst und Mitwirkung im Rettungsdienst,
- Einbindung in den Katastrophenschutz.

▶ Struktur der DLRG

Der Aufbau der Organisation wurde der Struktur der Bundesrepublik Deutschland angepasst:

1. Der Bundesverband mit den folgenden Organen:
   - Bundestagung
   - Präsidialrat
   - Präsidium
   - Ressorttagungen
   - Schiedsgericht, Ehrengericht
   - Kuratorium
2. Die 19 Landesverbände mit ihren Organen:
   - Landesverbandstagung
   - Landesverbandsrat
   - Landesverbandsvorstand
   - Landesschieds- und Landesehrengericht
3. Die Bezirks-, Kreis- und Stadtverbände sind ähnlich aufgebaut:
   - Bezirkstagung
   - Bezirksrat
   - Bezirksvorstand
4. Die Ortsgruppen sind die eigentliche Basis der DLRG. Hier wird die Leistung gemäß der Zweckbestimmung des Vereins erbracht. Organe der Ortsgruppen sind:
   - Ortsgruppentagung
   - Ortsgruppenvorstand.

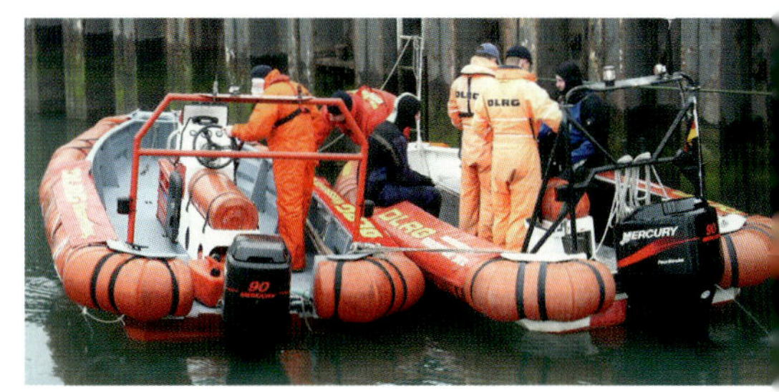

Abb. 5 ▶ DLRG-Boote im Einsatz

www.dlrg.de

3.2.2 Wasserrettungsstation Berlin-Saatwinkel

O. Meyer

In einem Waldstück an der Ober-Havel in Berlin liegt etwas versteckt die Wasserrettungsstation Saatwinkel. Diese wird vom Arbeiter-Samariter-Bund (ASB) betrieben und hier ist auch die Leitstelle des ASB für die Wasserrettung (Bereich Ober-Havel) sowie des ehrenamtlichen ASB-Rettungsdienstes untergebracht.

Die Besonderheit der Wasserrettungsstation offenbart sich erst auf den zweiten Blick: Diese liegt nicht nur in dem durchdachten Raumkonzept, sondern in der regelmäßigen, organisationsübergreifenden Kooperation im täglichen Dienst. Die Station verfügt über eine ansehnliche Zahl von Booten, die am Stander das Emblem der ASB-Wasserrettung sowie der DLRG führen. So sind bei den Bootsbesatzungen Helfer des Arbeiter-Samariter-Bundes wie auch der Deutschen Lebens-Rettungs-Gesellschaft im regulären Dienst zu sehen.

Diese Zusammenarbeit ist historisch gewachsen. In den fünfziger Jahren gab es nicht genügend Helfer, so dass eine Zusammenarbeit zwischen dem ASB und der DLRG vereinbart wurde. Der ASB stellte die Boote und die technische Besatzung zur Verfügung, während die DLRG für die wasserseitige Besatzung verantwortlich war. Auch heute noch wird die bewährte Kooperation im Saatwinkel fortgeführt. Mittlerweile ist die Zusammenarbeit auch im Arbeitsgemeinschaftsvertrag Wasserrettungsdienst Berlin festgeschrieben.

Inzwischen sind viele Helfer sogar Mitglieder beider Organisationen. Im Alltag bedeutet dies, dass der Arbeiter-Samariter-Bund die Boote wartet und pflegt und auch die Bootsführer stellt. Die Rettungsschwimmer und die Rettungstaucher auf den Booten sind DLRG-Mitglieder. Auch an Land läuft die Zusammenarbeit vorbildlich. Ein so funktionierendes Miteinander wie an der Wasserrettungsstation Saatwinkel wäre auch an vielen anderen Stellen Deutschlands wünschenswert.

Wie an etlichen Gewässern Deutschlands ist der Wasserrettungsdienst in Berlin zwischen den Organisationen aufgeteilt, die jedoch eher nebeneinanderher arbeiten. So wird die Ober-Havel auf der Wasserseite vom Arbeiter-Samariter-Bund betreut (u.a. auch mit DLRG-Wasserrettungsstationen), der nördliche Teil der Unter-Havel von der DLRG und der südliche Teil von der DRK-Wasserwacht. Außerdem betreut der ASB den Bereich um den Müggelsee am Berliner Stadtrand. Der Spree-Bereich in der Innenstadt wird von der Berliner Berufsfeuerwehr abgedeckt, die bei Einsätzen auf den anderen Gewässern jedoch auf die Wasserrettungsorganisationen zurückgreift (zumindest an den Wochenenden).

Dennoch werden bei der Einsatzmeldung »Person im Wasser« regelmäßig zusätzliche Feuerwehrkräfte mit disponiert, auch wenn die Wasserrettungsorganisationen vor Ort sind. Ein Problem scheint zu sein, dass der Leitstellen-Computer die definierte Lage »Person im Wasser« nicht danach differenzieren kann, ob es sich nur um einen Segler handelt, der sein gekentertes Boot aufrichtet, oder um einen ertrinkenden Nichtschwimmer im tiefen Wasser.

Die Dichte an Wasserrettungsstationen, Booten und Rettungsschwimmern auf den Berlinern Gewässern ist ungewöhnlich hoch, wobei dies jedoch die Beliebtheit und den hohen Freizeitwert für die Bevölkerung widerspiegelt. Innerhalb weniger Minuten kann am Wochenende jeder Punkt der großen Gewässer gleich mit mehreren Booten erreicht werden. Die Bedeutung der Wasserrettung für Berlin wird auch dadurch deutlich, dass es neben gemeinsamen 2-m- und 4-m-Funkkanälen für den Wasserrettungsdienst zusätzlich eigene Funkkanäle für die einzelnen Wasserrettungsorganisationen gibt.

Beispielsweise werden bei Einsätzen mit einer Person unter Wasser möglichst viele Boote zum Einsatzort geschickt, so dass viele Rettungsschwimmer vor Ort sind. Dann wird der Bereich, in dem die Person vermutet wird, durch ein oder zwei Taucherketten mit je zehn Rettungsschwimmern abgesucht. Außerdem werden zwei Tauchertrupps mit je drei Rettungstauchern und ein Notarztboot an die Einsatzstelle beordert. Parallel erfolgt die Information der Rettungsleitstelle der Berliner Feuerwehr, die weitere Rettungsmittel heranführt (üblicherweise Löschzug mit Boot, Rettungswagen und Notarztwagen).

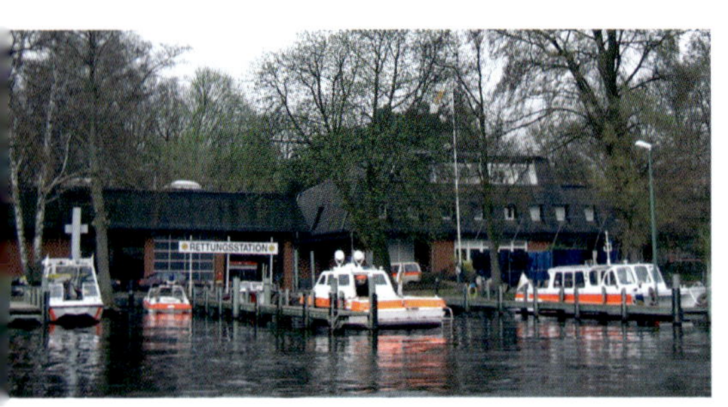

Abb. 6 ▶ Die Wasserrettungsstation Berlin-Saatwinkel

Die Rettungsstation Saatwinkel verfügt über eine eigene Slip-Anlage mit Winde

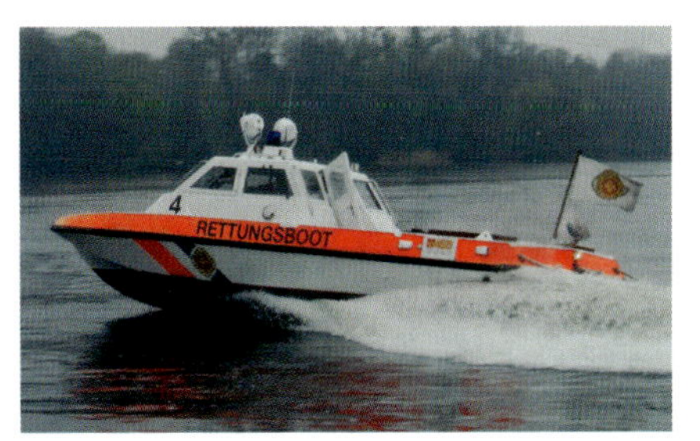

Abb. 7 ▶ Ein ehemaliges NVA-Boot bewährt sich in Berlin als Rettungsboot

und ist für Boote bis zu 5 t geeignet. Diese wird bei Bedarf auch von der Feuerwehr genutzt, da ebenso Wert auf eine enge Kooperation gelegt wird, wie auch auf eine ausgeprägte Öffentlichkeitsarbeit, z.B. bei Besuchen von Schulklassen und Kindergartengruppen.

Das Gebäude selbst ist gut konzipiert und beherbergt eine Sanitätswache, einen Feuchtbereich für die Bootsbesatzungen, die Rettungsschwimmer und für die Taucher, daneben Ausbildungs- und Aufenthaltsräume sowie die Leitstelle. Zusätzlich ist es auch für einen Betreuungseinsatz von weit über hundert Personen ausgelegt und verfügt z.B. über eine große Küche. Außerdem sind diverse Bereitschafträume vorhanden, die nicht nur für die Leitstelle, sondern an den Wochenenden auch von den ehrenamtlichen Helfern des Wasserrettungsdienstes für ihre Nacht-Bereitschaft genutzt werden. Die Einsatzzahlen bestätigen die Notwendigkeit.

Eine weitere Besonderheit sind unter anderem zwei Boote der ehemaligen Grenztruppen der Nationalen Volksarmee (NVA). Bei einem Tiefgang von 30 cm sind die Boote für das Einsatzgebiet optimal geeignet. Die vom ASB umgebauten Boote verfügen neben einer Kabine und ausreichend Platz für mehrere Rettungsschwimmer und Taucher über zwei starke Jetantriebe mit insgesamt über 400 PS. Dadurch sind sie einerseits schnell, aber auch sehr wendig und gut steuerbar. Außerdem ist die Verletzungsgefahr deutlich geringer als bei Schraubenantrieben und bei möglichen Grundkontakten entstehen geringere Schäden, weshalb auch die anderen Boote des ASB mit Jetantrieben ausgerüstet sind.

www.asb-berlin-nordwest.de/index.php?id=605
www.reinickendorf.dlrg.de/wrd/index_wrd.html
http://reinickendorf.dlrg.de/wrd/text/saatwinkel.html

3.2.3 Tauchturm der DLRG Berlin (Tieftauchsimulationsanlage)

Der nördlichste Teil der Berliner Unter-Havel wird von einem großen und auffälligen Gebäude dominiert, das aussieht wie ein großes Schiff an Land. Unübersehbar prangt in großen Lettern »DLRG« auf dem Gebäude. Doch so auffällig das Äußere ist, so besonders ist auch das Innenleben, denn die Form des Gebäudes hat einen bestimmten Grund. Die Architektonik ist so außergewöhnlich, dass das seit 1973 im Betrieb befindliche Gebäude bereits 1995 unter Denkmalschutz gestellt wurde.

Das Siegfried-John-Haus der Deutschen Lebens-Rettungs-Gesellschaft beherbergt die DLRG Bundeslehr- und Forschungsstätte sowie eine Druckkammer. Diese unterscheidet sich wesentlich von den bekannten Druckkammern der Hyperbaren Oxygenations-Therapie (HBO), die über Deutschland verteilt sind.

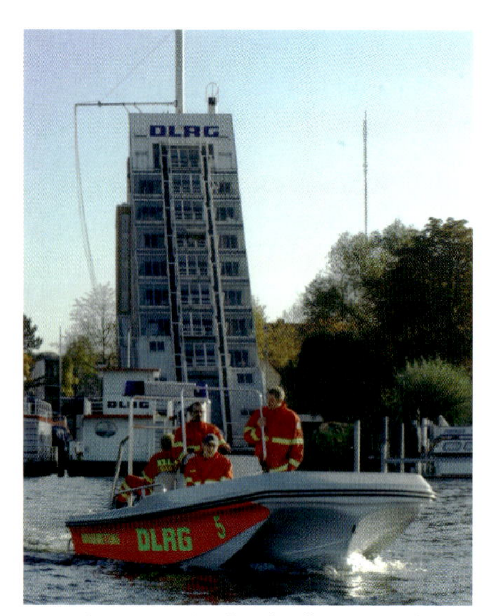

ABB. 8 ▶ Das Siegfried-John-Haus der Berliner DLRG beherbergt den Tauchturm der DLRG

Die Tauchturmanlage ist eine Kombination aus Trocken- und Nassbereich, in dem tauchmedizinische Geschichte geschrieben wurde. Mit 12 m Höhe erstreckt sie sich über vier Decks (= Etagen) und ermöglicht so eine reine Wassertiefe von 8 m und kann durch Kompression Tiefen bis zu 150 m simulieren. Der Nassbereich des Tauchturms ist mit 31 m^3 Wasser gefüllt.

Die Anlage wurde so konzipiert, dass hier tauchmedizinische Grundlagenforschung betrieben werden konnte. In der Ursprungsversion existierte eine Mischgasanlage (Helium-Sauerstoff bzw. Trimix) und es war sogar möglich, Taucher unter Wasser im Blister zu röntgen! Mit einer Gamma-Kamera konnte die Verteilung von Isotopen im Körper dargestellt werden, was für die Erforschung der Veränderungen im menschlichen Körper unter Druck neue Erkenntnisse brachte. Auch ein intensives medizinisches Monitoring der Taucher war möglich, neben dem inzwischen normalen EKG u.a. auch eine EEG-Überwachung. Ergänzt wurde die Anlage durch eine gut ausgestattete sportmedizinische Praxis. Man konnte die heute nicht mehr verwendeten Ein-Mann-Druckkammern an die Schleuse koppeln und die »alten Hasen« können von so manchem spektakulären Tauchunfall berichten, bei dem die Kammer zum Vorteil des Patienten eingesetzt wurde.

Heute wird der Tauchturm im Wesentlichen zu Trainings- und Ausbildungszwecken genutzt. Hier legt die Deutsche Lebens-Rettungs-Gesellschaft ebenfalls viel Wert auf eine organisationsübergreifende Zusammenarbeit, so dass neben den eigenen Helfern regelmäßig Taucher der Feuerwehr, der Polizei und anderer Hilfsorganisationen ausgebildet werden bzw. üben. Auch private Taucher können den Tauchturm nutzen. Es werden nicht nur Tiefenrauschseminare angeboten, ebenso können das sichere Üben in großer Tiefe bzw. der Umgang mit neuer Technik gefahrlos praktiziert werden. Noch heute werden im Tauchturm auch Forschungsprojekte durchgeführt, z.B. mit der Freien Universität Berlin über den Stress von Berufstauchern.

Übliche Tiefen der Druckkammerfahrten sind 50 m, sie wurden jedoch schon bis zu 120 m Tiefe ausgedehnt. Im Rahmen der Lehrgänge können die Teilnehmer sogar in dem Gebäude übernachten.

Verunglückte Taucher werden mittlerweile in der Berliner Charité-Universitätsklinik behandelt, die über eine der üblichen HBO-Druckkammern verfügt. Technisch ist immer noch die Behandlung von Dekompressionsunfällen in der Trockendruckkammer der DLRG möglich. Daher wird sie regelmäßig als Reserve-Kammer bei Tauchunfällen genutzt.

Das Siegfried-John-Haus dient auch als ELZ der Berliner DLRG, als Einsatzleitstelle II für den Wasserrettungsdienst Bereich nördliche Unter-Havel (DLRG), ist Liegeplatz für einen großen Teil der Berliner DLRG-Flottille und besitzt eine kleine Werft-Anlage.

DLRG Berlin
Bundeslehr- und Forschungsstätte
Am Pichelssee 20 - 21
13595 Berlin
Tel: 030 / 362 095 - 40
Fax: 030 / 362 095 - 99
www.berlin.dlrg.de/Tauchturm.828.0.html
http://berlin.dlrg.de/Wir_ueber_uns.822.64.html

3.3 Wasserrettung mit Feuerwehrtauchern

3.3.1 Tauchtürme und Tauchbecken der Feuerwehr

P. Bargon

Das Üben und Trainieren in Tauchtürmen und Tauchbecken (auch Lehrbecken) ist ein wichtiges Ausbildungselement bei der Tauchausbildung der Feuerwehren. Hier werden Rettungs- und Arbeitseinsätze geprobt und taktische Einsatzverfahren einstudiert. In den Tauchtürmen und -becken können die Taucher schrittweise und unter kontrollierten Bedienungen an reale Einsatzbedingungen gefahrlos herangeführt werden.

▶ Tauchtürme

Ein Tauchturm ist eine zylindrische Stahlröhre mit einer maximal erreichbaren Tauchtiefe von 12 – 15 m. In einigen Tauchtürmen, wie dem Tauchturm der Berufsfeuerwehr (BF) Frankfurt am Main, werden die Taucher auf einer Arbeitsplattform ins Wasser gelassen. Im warmen Wasser können realistische Übungen, wie Rettungs- und Arbeitseinsätze, durchgeführt werden (Kap. 9.2). Einige Beispiele:

- Einsatz eines Krans unter Wasser
- Übungen wie Verschrauben und/oder Abdichten einer leckenden Leitung
- Versenken einer Werkbank
- Einsatz von Hebewerkzeugen wie Hebekissen und hydraulischem Gerät.

▶ Tauchbecken

Dagegen sind Tauch- oder Lehrbecken – ähnlich wie Schwimmbäder – rechteckig aufgebaut. In beiden Varianten können die Feuerwehrtaucher zahlreiche Übungen absolvieren: Bereits bekannte Vorgehensweisen können gefestigt und neue taktische Einsatzverfahren trainiert werden. In dem Tauchturm und auch in dem Tauchbecken werden neben der Menschenrettung auch der im Vergleich zum Einsatz an Land weitaus schwierigere Werkzeugeinsatz unter Wasser trainiert.

▶ Tauchbecken der Berufsfeuerwehr München

Tauchbecken sind nicht so tief wie Tauchtürme, verfügen aber über eine größere Grundfläche. Im Gegensatz zu den Tauchtürmen können in ihnen komplexere Übungsszenarien abgehalten werden, so können beispielsweise mehrere Taucher eine Leckageübung zeitgleich durchführen. Darüber hinaus ist es allerdings möglich, hier Übungen abzuhalten, die mit denen eines Tauchturms vergleichbar sind. Im Tauchbecken kann eine nachgebaute Armatur eines Rohrleitungssystems mithilfe eines an der Decke montierten Krans in das Wasser eingelassen werden. Durch das Zugeben von Druckluft wird dann ein Leck simuliert, an dem die Taucher das Abdichten des Lecks unter Wasser üben. Ebenso ist es möglich, den Umgang mit dem Tauchtelefon und das Signalgeben mittels Leinenzugzeichen zu trainieren.

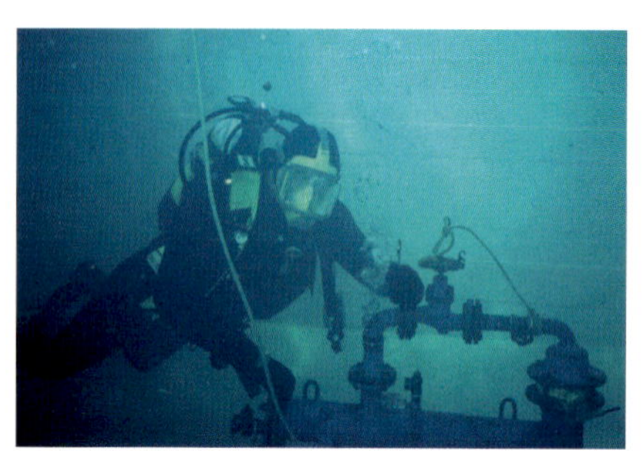

Abb. 9 ▶ Taucher im Tauchbecken mit Übungsanlage für Leitungslecks; hier Tauchbecken der BF München

▶ Hubschraubermodell

Von der Feuerwache (FW) 5 der Berufsfeuerwehr München im Stadtteil Ramerdorf aus kann im Notfalleinsatz eine Tauchereinsatzgruppe mit dem Hubschrauber zu Einsätzen im Münchner Stadtgebiet oder ins Umland geflogen werden (Kap. 3.3.3). Der Hubschrauber kommt hauptsächlich dann zum Einsatz, wenn ein Zeitvorteil – d.h. ein schnelleres Eintreffen vor bodengebundenen Einsatzkräften – zu erwarten ist.

Um das nicht ungefährliche Aussteigen aus einem fliegenden Hubschrauber in das Wasser üben zu können, wurde ein umfangreiches Ausbildungskonzept entwickelt. So müssen die Taucher unter anderem eine Sicherheitseinweisung auf den verwendeten Hubschraubermustern haben. Im Fall der Stadt München sind dies die Muster der BK 117 des »Christoph 1« der ADAC-Luftrettung und der EC 135 der Polizeihubschrauberstaffel Bayern.

Mit beiden Hubschrauberstationen findet seit Jahren eine enge Zusammenarbeit mit der Berufsfeuerwehr München statt: So steht zum Beispiel am Rand des Tauchbeckens der Berufsfeuerwehr München ein Hubschraubermodell aus Holz, das die Beamten der Feuerwache 5 in Eigenleistung erbaut haben.

Das Modell hat in etwa die Maße einer Hubschrauberkabine, so können sich die Taucher mit ihrer umfangreichen Ausrü-

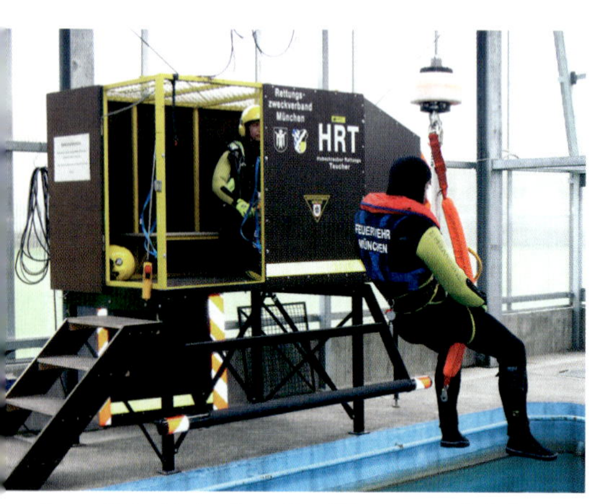

Abb. 10 ▶ Hubschrauber-Übungsmodell der BF München; hier können realistisch die Abläufe mit dem Rettungshubschrauber geübt werden

tung an die relativ engen Kabinenmaße gewöhnen. Über dem Hubschraubermodell wurde ein Kran in Stellung gebracht, so dass per Seilwinde die Abläufe des Winchvorgangs geübt werden können. Der Kran kann mit einer Laufschiene über das Wasser geschwenkt und der Taucher mit seiner gesamten Ausrüstung ins Wasser abgelassen werden. Außerdem finden regelmäßige Übungen an stehenden und fließenden Gewässern mit der ADAC-Luftrettung GmbH und der Polizeihubschrauberstaffel Bayern statt. Ergänzend werden Eisrettungsübungen durchgeführt, die sich im Detail von der Wasserrettung unterscheiden.

www.feuerwehr.muenchen.de

3.3.2 Tauchergruppe der Berufsfeuerwehr Mainz

B. Hiller

Die Tauchergruppe der Berufsfeuerwehr Mainz zählte zu den ersten Feuerwehr-Tauchergruppen in Rheinland-Pfalz und blickt auf eine lange Geschichte zurück. Durch seine Lage am Rhein und die dadurch entstandenen Strukturen (Hafen, Schifffahrts- und Fährbetrieb, Rheinbrücken, Kiesgruben, Tourismus und Badebetrieb) bestand für die Stadt Mainz mit ihrer Berufsfeuerwehr seit langem die Notwendigkeit, für Wassereinsätze geeignete Einsatzkräfte vorzuhalten. Nachdem 1966 eine gut funktionierende Kooperation mit einem kommerziellen Tauch- und Sprengunternehmen endete, wurde der Beschluss gefasst, dass die Berufsfeuerwehr Mainz diese Aufgaben übernehmen und eine eigene Taucheinsatzgruppe gründen sollte. Die Geschichte der Mainzer Feuerwehrtaucher begann im Jahr 1969 mit der Ausbildung des ersten Feuerwehrtauchers, B. Schroer, der eine sechsköpfige Tauchergruppe aufstellte und 1971 als ausgebildeter Lehrtaucher die Taucherausbildung der Berufsfeuerwehr Mainz aus der Wiege hob.

Auf Beschluss des rheinland-pfälzischen Ministeriums des Innern und für Sport wurde in den Jahren 1966 – 1968 das erste »Amphibische Löschfahrzeug« (ALF 1) bei den Eisenwerken in Kaiserslautern gebaut. Es war 9,60 m lang, 2,60 m breit und hatte einen 285 PS starken Dieselmotor, der ihm erlaubte an Land 90 km/h und im Wasser 13 km/h schnell zu fahren und Steigungen von 85% zu erklimmen. Ausgerüstet war es mit zwei Feuerlöschkreiselpumpen (4000 l/min), einem Wasser-Schaum-Werfer, einem Leichtschaumgerät, einem 9,5-kVA-Notstromaggregat, einer 5-t-Seilwinde, einem Suchscheinwerfer und einer Luft-/Öl-Hydraulikanlage. Es führte 1,7 t Mehrbereichsschaummittel und eine 750 kg fassende Pulveranlage mit sich. Nach seiner Indienststellung im März 1968 bewährte sich das Amphibische Löschfahrzeug 1 bei vielen (Groß-)Einsätzen am Rhein und Main. Im Jahr 1984 jedoch erhielt die Berufsfeuerwehr Mainz ein neues Feuerlöschboot (die RHEINLAND-PFALZ 2, kurz RLP 2), woraufhin das Amphibische Löschfahrzeug 1 zu einem reinen Wasserfahrzeug umgebaut und an die Berufsfeuerwehr Trier für den Einsatz auf der Mosel übergeben wurde.

Die RHEINLAND-PFALZ 2 war ein Feuerlöschboot (FLB) in Katamaranbauweise. Es war mit umfangreicher Feuerwehrtechnik ausgerüstet: 2 Löschmonitore, Löschmitteltanks, Suchscheinwerfer, Außenlautsprecheranlage, Sprechfunkeinrichtungen, Hiab-Kran, Bootsdavit am Heck, Beiboot, usw. Die RHEINLAND-PFALZ 2 absolvierte mit großem Erfolg zahlreiche Lösch-, Rettungs- und Bergungseinsätze auf dem Rhein und dem Main. Im Jahr 1991 war sie jedoch so stark sanierungsbedürftig, dass sie ausgemustert wurde.

Mit dem Ziel einer Kooperation trat die Stadt Mainz in Verhandlungen mit der Stadt Wiesbaden ein, die seit 1989 ein neues, hochmodernes Feuerlöschboot, die »BRANDDIREKTOR FRANZ ANTON SCHNEIDER«, in Betrieb genommen hatte (Kap. 3.5.2). Das Resultat war eine Vereinbarung, dass die beiden Städte sich die Finanzierung, Aufgaben und Pflichten beim Betrieb dieses Löschbootes gerecht teilen.

Im Verlauf der Jahre wuchs die Tauchergruppe der BF Mainz schnell an. Die Mannstärke stieg auf 30 Taucher, 8 davon waren Lehrtaucher. Neben den oben genannten Wasserfahrzeugen wurden weitere Ausrüstungsgegenstände beschafft. Wichtigstes Einsatzfahrzeug der Taucher ist der Gerätewagen Wasser (GW/W), der die Taucher zum Einsatzort verbringt und die gesamte Ausrüstung mit sich führt.

▶ Aufgaben der Feuerwehrtaucher

Die Einsatzgebiete der Feuerwehrtaucher umfassen die Wasserrettung, die technische Hilfeleistung in und am Wasser, die Eis- und die Kanalrettung. Diese Einsatzbereiche beinhalten folgende Kategorien:

- Rettungseinsätze bei Ertrinkungsunfällen im Rhein oder in stehenden Gewässern,
- Bergungseinsätze bei Ertrinkungsunfällen im Rhein oder in stehenden Gewässern,
- Sucheinsätze nach vermissten Personen und Gegenständen,
- Taucheinsätze zur technischen Hilfeleistung (Einsatz bei Boots- und Schiffsunfällen, Hilfeleistungen bei Schiffs- und Bootspannen, wie z.B. Leckabdichtung oder Befreiung der Schiffsschraube, Bergung untergegangener Sachwerte, Reparatur- und Wartungsarbeiten an Unterwasseranlagen, Tierrettung am Wasser usw.),
- Eisrettungseinsätze und Bergung von Unfallopfern aus dem Eis,
- Rettungs- und Bergungseinsätze im Kanalsystem,
- technische Hilfeleistungen im Kanalsystem,
- Hochwassereinsätze,
- Umweltschutzeinsätze.

▶ Struktur und Ausrüstung der Tauchergruppe

Die Tauchergruppe der Berufsfeuerwehr Mainz verfügt über etwa 30 Feuerwehrtaucher. Von diesen haben sich acht Taucher als Lehrtaucher qualifiziert. Um die Personalstärke zu erhalten, werden ständig neue Feuerwehrtaucher ausgebildet.

Ausgerüstet ist die Tauchergruppe mit 13 Tauchgeräten mit Normaldruck- und Überdruck-Vollgesichtsmaske (Interspiro) und den zugehörigen Auftriebsmitteln (Scubapro-Tarierweste). Getaucht wird in Halbtrockenanzügen, die bei der Strömungsgeschwindigkeit des Rheins den geringsten Strömungswiderstand entwickeln. Für Taucheinsätze in kontaminierten Gewässern stehen Trockentauchanzüge zur Verfügung.

Rund um die Uhr wird ein vollständiger Taucheinsatztrupp, bestehend aus einem Feuerwehrtaucher, einem Sicherheitstaucher und einem Signalmann, unter der Leitung eines Taucheinsatzführers vorgehalten – entsprechend der Feuerwehrdienstvorschrift (FwDV) 8. Bei einer Alarmierung besetzen sie den GW/W und fahren zur Einsatzstelle.

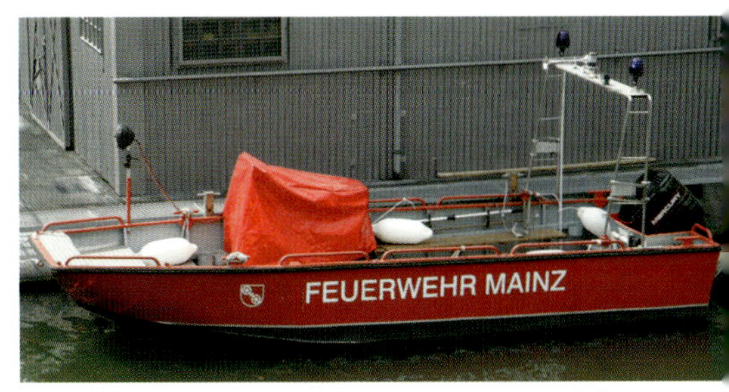

Abb. 11 ▶ Das Mehrzweckboot der Berufsfeuerwehr Mainz im Zollhafen der Stadt Mainz

Im Zollhafen von Mainz liegt ein Mehrzweckboot für maximal 10 Personen bereit – inklusive drei Mann Besatzung. Er ist mit einem 100 PS Außenbordmotor, Signal- und Funkeinrichtungen sowie einem Suchscheinwerfer und – optional – mit einer Tragkraftspritze ausgestattet.

Im Einsatzfall wird es von separaten Kräften besetzt und fährt unabhängig vom Gerätewagen Wasser zur Einsatzstelle auf dem Rhein. Bei Bedarf können von den Freiwilligen Feuerwehren (FF) in Weisenau, Laubenheim und Mombach bis zu drei Rettungsboote samt Einsatzkräften nachgefordert werden.

Bei Großschadensereignissen auf dem Rhein im Großraum Mainz kooperiert die Berufsfeuerwehr Mainz mit der Berufsfeuerwehr Wiesbaden, der Wasserschutzpolizei und den DLRG-Einsatzkräften der Ortsgruppen Mainz und Wiesbaden. Bei (Groß-)Schadensereignissen in Gewässern außerhalb von Mainz kann die Tauchergruppe von jedweder Rettungs- und Hilfsorganisation zur Unterstützung angefordert werden.

▶ Gerätewagen Wasserrettung

Der Gerätewagen Wasser (GW/W) ist ein für die Bedürfnisse der Wasser-, Kanal-, Schacht- und Eisrettung ausgerüsteter Allrad-Lkw, der alle für Taucheinsätze notwendigen Ausrüstungsgegenstände mit sich führt und den Tauchern einen beheizbaren Innenraum bietet, in dem sie sich auf der Anfahrt zum Einsatzort umziehen und ausrüsten können.

Ausrüstung des Gerätewagens Wasserrettung der Berufsfeuerwehr Mainz:

- Tauchgeräte und Tauchausrüstung für 4 Taucher (Interspiro),
- 8 Reserve-Tauchflaschen,
- Schlauchboot,
- Unterwasser-Sprecheinrichtung für zwei Taucher (Tauchertelefon, 60 m Kabellänge),
- 2 Taucherlampen,
- Rettungsring,
- Erste-Hilfe-Rucksack,
- Materialien zum Absichern der Einsatzstelle,

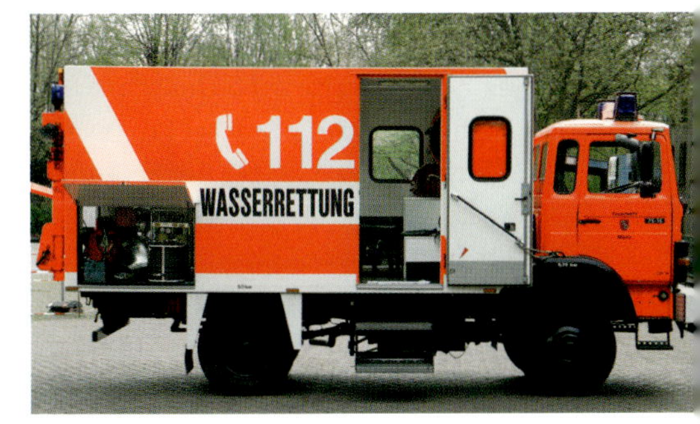

Abb. 12 ▶ Der GW/W der Tauchergruppe der Berufsfeuerwehr Mainz

- ausfahrbarer Lichtmast (5,50 m) mit zwei Scheinwerfern (je 1000 W),
- Kanal- und Schachtrettungsausrüstung:
  - Kanal-Schutzausrüstung,
  - Dreibock,
  - Rettungs- und Abseilgerät,
  - 2 Atemschutz-Schlauchgeräte (70 m Schlauchlänge, Vollgesichtsmaske),
- Ausrüstung für die Eisrettung:
  - Eisrettungsschlitten,
  - 4 Helly-Hansen Überlebensanzüge.

Hierzu sind die Rücklehnen der Fahrzeugsitze im Einsatzraum des (GW/W) mit Halterungen für die Tauchgeräte versehen, so dass der Taucher sicher und zügig in das Gurtzeug seines Tauchgerätes steigen kann. Besetzt ist der Gerätewagen Wasserrettung mit drei Tauchern und einem Taucheinsatzführer. Der GW/W ist nicht nur für Wasserrettung und Taucheinsätze ausgerüstet, sondern auch für Kanal-, Schacht- und Eisrettung (im Winter).

http://berufsfeuerwehr-mainz.de

3.3.3 Tauchergruppe der Berufsfeuerwehr München

P. BARGON, B. HILLER

Neben der Brandbekämpfung als Kernaufgabe der Feuerwehren, gilt der Einsatz von Feuerwehrtauchern als eine der Hauptsäulen der technischen Hilfeleistungen. Wie die DLRG (Kap. 3.2.2), die DRK-Wasserwacht (Kap. 3.1) und weitere Hilfsorganisationen unterhalten zahlreiche Feuerwehren gut ausgerüstete Tauchabteilungen; an vielen Orten werden diese Einheiten durch Polizeitaucher ergänzt.

Die Taucher haben ein großes Einsatzspektrum und sollen Menschen aus Notlagen befreien, darüber hinaus leisten sie umfangreiche technische Hilfe:

- Hilfe bei Ertrinkungsunfällen in stehenden und fließenden Binnengewässern (Seen, Flüsse, Kläranlagen, Stauwehre, Stauseen usw.),
- Sucheinsätze nach in Gewässern vermissten Personen,
- Einsatz von Rettungsschwimmern,
- Taucheinsätze zur technischen Hilfeleistung (Einsatz bei Boots- und Schiffsunfällen, Bergung untergegangener Sachwerte, Unterwasserreparaturen, Tierrettung am Wasser, Leichenbergung etc.),
- Eisrettung,
- Hochwassereinsätze,
- Umweltschutzeinsätze zur Bekämpfung gewässergefährdender Substanzen,
- Bereithaltung von Druckkammeranlagen vonseiten der Berufsfeuerwehren an einigen wenigen Standorten im Bundesgebiet (stationäre Druckkammer der Berufsfeuerwehr München, mobile Druckkammer der Berufsfeuerwehr Frankfurt am Main, Druckkammer der Feuerwehr- und Katastrophenschutzschule Rheinland-Pfalz – LFKS – in Koblenz).

▶ Taucherabteilung

Die Struktur und Einsatztaktik einer Taucheinsatzgruppe soll am Beispiel der Berufsfeuerwehr München beschrieben werden:

Für die Wasserrettung im Stadtgebiet München ist die technische Abteilung der BF München zuständig. Außerhalb des Stadtgebietes kommen sie nur auf spezielle Anforderung zum Einsatz, wenn:

- in den betreffenden Ortschaften oder Gemeinden keine Einsatztaucher zur Verfügung stehen,
- für eine effiziente Einsatzdurchführung mehr Einsatztaucher benötigt werden, als vor Ort vorhanden sind,
- bei langdauernden Einsätzen mit vielen Tauchgängen die Taucher regelmäßig ausgetauscht werden müssen (Gesundheitsfürsorge),
- die Einsatzkräfte vor Ort weiterer technischer Unterstützung bedürfen.

Die Branddirektion der Stadt München verfügt über 10 Feuerwachen. Stationiert sind die Feuerwehrtaucher in den FW der Ortsteile Ramersdorf (FW5) und Pasing (FW6). Jeder dieser Standorte verfügt über eine eigene Tauchergruppe sowie über moderne Wassernotfahrzeuge (WNF) – vergleichbar mit dem Gerätewagen Wasser –, die im Einsatzfall mit einem Tauchereinsatzführer und drei Feuerwehrtauchern besetzt werden. Die Standorte sind so gewählt, dass von ihnen aus die Isar, die die Stadt in Süd-Nord-Richtung durchquert, mit ihren zahlreichen Seitenkanälen, Stauwehren, Binnengewässern und sonstigen Gefahrenstellen wie Klärwerke, Regenwasserrückhaltebecken und Kanalisationen schnellstmöglich erreicht werden kann. Die Tauchereinheiten rücken stets zeitgleich von den beiden Feuerwachen zum Einsatzort aus. So kann die Einsatzstelle von beiden Uferseiten aus in Angriff genommen werden.

Alle Einsatzkräfte der BF München haben eine Ausbildung als Rettungsschwimmer. Jede Feuerwache und jedes Gerätehaus der Freiwilligen Feuerwehren ist mit Wasserrettungsgerätschaften für den Erstzugriff bei Wasserrettungseinsätzen ausgestattet. Vier Feuerwachen der Berufsfeuerwehr verfügen über Bootsanhänger mit motorisierten

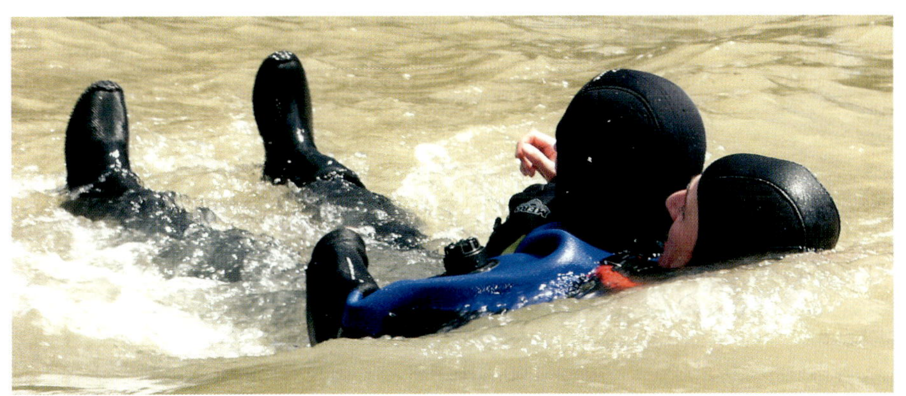

Abb. 13 ▶ Rettung aus dem Isarseitenkanal durch die Feuerwehrtauchergruppe München

Schlauchbooten sowie Eisschlitten und Eisnotski. Diese Einheiten können die Einsatztaucher der Feuerwachen 5 und 6 unterstützen oder als Ersatzzugriff (mehrere verschiedenen Einsatzstellen am Wasser) eingesetzt werden.

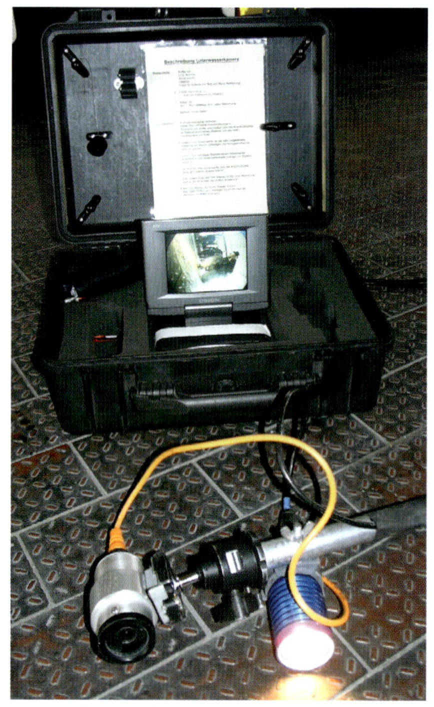

Abb. 14 ▶ Unterwasserkamera mit Monitor der BF München

▶ Wassernotfahrzeug

Das Wassernotfahrzeug ist mit allen für Taucheinsätze benötigten Ausrüstungsgegenständen ausgestattet und verfügt über einen Mannschaftsraum, in dem die Taucher schon während der Anfahrt ihre persönlichen Nasstauchanzüge und ihre Tauchausrüstung anlegen. Um das Anlegen der Tauchgeräte zu erleichtern und um Sicherheit zu gewährleisten, sind die Geräte an speziellen Halterungen hinter den Sitzplätzen des Mannschaftsraums aufgehängt, so dass die Taucher sie im Sitzen anlegen können.

Die Ausstattung der Wassernotfahrzeuge der Berufsfeuerwehr München beinhaltet:

- drei autonome Leichttauchgeräte,
- ein aufblasbares Rollboot, das mittels Druckluftflasche innerhalb von 90 Sek. aufzublasen ist und mit einem 25-PS-Außenbordmotor zusammengerollt im Außengerätekasten verstaut wird; das schmale, wendige Boot eignet sich besonders für die teilweise sehr engen Seitenkanäle der Isar,
- zwei Tauchertelefone mit 50 m Sicherungsleine und Empfangsgerät in einem wasserdichten Koffer,
- eine Unterwasser-Videokamera an einer 3 m langen Stange mit Kugelgelenk, Unterwasserscheinwerfer und TFT-Monitor für die Untersuchung gefährlicher Unterwassereinsatzstellen vor dem Taucheinsatz (Stauwehre, Strömungsbereiche an Brückenpfeilern, Unterwasserhindernisse),
- in den Wintermonaten ein Eisrettungsgerät; spezielle Ruder mit einem scharfen Stahlhaken am Ruderblatt machen die Fortbewegung auf dem Eis möglich,
- Wasserrettungssack mit Überlebensanzug, Sicherungsleine und Sicherungshaltegurt für die Rettung an der Wasseroberfläche treibender Personen,
- Notfallrucksack,
- Werkzeuge und technische Hilfsmittel (Leiter für den Einstieg an steilen Böschungen, Seile, Sicherungsmaterialien, Unterwasser- und Überwasserscheinwerfer usw.).

▶ Tauchertelefon

Die Berufsgenossenschaft schreibt bei Taucheinsätzen eine Kommunikationseinrichtung zwischen Taucher und Taucheinsatzleiter vor. Als technische Voraussetzung hierfür besitzen die Münchner Feuerwehrtaucher ein so genanntes Tauchertelefon. Dabei handelt es sich um eine Wechselsprechanlage, bei der ein flexibles und wasserdichtes Telefonkabel in die 80 m messende Signalleine integriert ist. Das Mikrofon des Tauchers befindet sich in der Frontplatte der Vollgesichtsmaske. Der Signalmann hört über seine Kopfgarnitur ständig den Taucher, ohne dass dieser eine Sprechtaste aktivieren muss. Um andererseits selbst mit dem Taucher Kontakt aufzunehmen, betätigt der Signalmann eine Sprechtaste. Sollen einsatztaktisch relevante Informationen einer größeren Gruppe von Einsatzkräften unmittelbar zugänglich gemacht werden, dann lässt sich die Kommunikation des Tauchertelefons auf eine Außenlautsprecheranlage umschalten. Landseitig sind Kommunikationseinheit und versorgende Batterie in ein wasserdichtes, tragbares Gehäuse eingebaut. Sollte es zu technischen Störungen am Tauchertelefon kommen, besteht immer noch die Möglichkeit einer Informationsübermittlung über Leinenzugzeichen. Die Signalleine dient im Notfall als Rettungsleine.

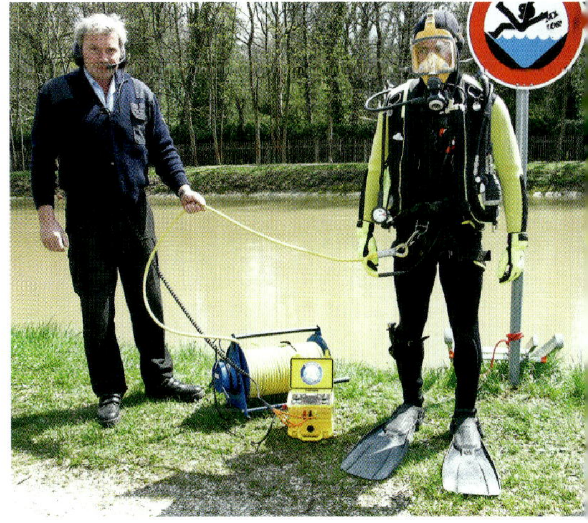

Abb. 15 ▶ Tauchtelefon mit Signalmann der Berufsfeuerwehr München

▶ Luftverlastete Taucher

Wasserrettungseinsätze sind immer zeitkritische Einsätze, bei denen der Zugriff auf die Patienten erschwert ist und spezieller Ausrüstung bedarf. Die schnellste Art, Wasserretter zur Einsatzstelle zu verbringen und Patienten aus dem Wasser zu retten, ist der Einsatz von Rettungshubschrauber. Hierbei müssen jedoch viele Grundvoraussetzungen beachtet werden (Feuerwehrdienst- und Luftfahrtverkehrsvorschriften, Zuladungsgrenzen, räumliche Gegebenheiten u.a.). Um diesen gerecht zu werden, haben die Tauchergruppen der BF München folgendes Konzept zur hubschraubergestützten Wasserrettung erarbeitet und in der Alarm- und Ausrückeordnung (AAO) verankert:

Die luftgestützte Wasserrettung kommt ausschließlich für akut lebensbedrohliche Situationen im bzw. am Wasser infrage. Zwei Feuerwehrtaucher (Taucheinsatzleiter und Einsatztaucher) werden an der Feuerwache 5 aufgenommen und zum Einsatzort geflogen. Bei stehenden Gewässern setzt der Rettungshubschrauber sie mit einem sich selbst aufblasenden Boot direkt an der Einsatzstelle im Wasser ab. Nach dem Abdrehen der Maschine wird das Boot gefüllt und der Taucheinsatz beginnt. Bei fließenden Gewässern wird eine Windenrettung durchgeführt, wobei der Taucheinsatzleiter den Einsatz des Einsatztauchers vom Rettungshubschrauber aus koordiniert. In der Zwischenzeit sind die gleichzeitig alarmierten, bodengebundenen Feuerwehrtaucher mit ihren Wassernotfahrzeugen zur Einsatzstelle vorgerückt und unterstützen den Taucheinsatz.

Vorgesehen für diese Art der Wasserrettung sind der Rettungshubschrauber »Christoph 1« der ADAC-Luftrettung GmbH sowie die Polizeihubschrauber »Edelweiß« der Polizeihubschrauberstaffel Bayern in München und Nürnberg. Sie sind mit den entsprechenden Winden ausgestattet und landen auf dem Sportplatz der Feuerwache 5.

Einsatzgebiete für den Hubschraubereinsatz sind:

- stehende Gewässer,
- fließende Gewässer,
- Eisrettung.

Einsatzstichworte sind:

- Person ertrunken (Augenzeuge),
- Person treibt im fließenden Gewässer,
- Person unter Wasser eingeschlossen (gekentertes Boot, Pkw-Unfälle),
- eine oder mehrere Personen ins Eis eingebrochen,
- Person ins Eis eingebrochen und untergegangen (Augenzeuge).

Ausrüstung der luftverlasteten Feuerwehrtaucher:

- Feuerwehrtaucher-Grundausrüstung,
- Haltegurt mit Bandschlinge und Karabinerhaken zur Befestigung am Windenhaken,
- Schutzhelm,
- Funkgeräte (2-m-Band),
- Rettungsschlinge zum Aufwinchen des Patienten,
- Schutzbrille für den Patienten,
- selbst aufblasendes Schlauchboot.

Bei den häufigen Rettungseinsätzen an der schnell fließenden, turbulenten Isar und an den zahlreichen Badeseen rund um München, hat dieses Konzept mitunter einen erheblichen Zeitvorteil gegenüber dem Einsatz landgebundener Rettungskräfte. Für den reibungslosen und sicheren Ablauf solcher Kooperativeinsätze sind die beteiligten Kräfte eigens geschult und werden die oben genannten Szenarien mit allen in Frage kommenden Maschinen regelmäßig geübt.

▶ Druckkammer der Feuerwache 5

Aus Anlass der Olympischen Spiele in München erhielt die Feuerwache 5 im Jahr 1972 eine stationäre Behandlungsdruckkammer, die zuvor in den Überdruckbaustellen des Münchner U-Bahn-Baus eingesetzt war. Die 1969 erbaute Druckkammer wurde in den 90er Jahren modernisiert und mit einem Computerfahrstand sowie medizinischem Monitoring ausgerüstet. Die Spezifikationen der Druckkammer auf der FW 5 der BF München sind:

- begehbare Mehrpersonenkammer mit Vorkammer und Hauptkammer,
- Vorkammer für 2 Personen,

- Hauptkammer für 4 sitzende Personen oder 2 liegende Personen (Intensivpatienten),
- Computersteuerung und pneumatische Steuerung,
- Flansch zum Anschluss einer Einmann-Transportkammer,
- max. Betriebsdruck 6 bar ATA,
- Kommunikationseinrichtung und Videoüberwachung,
- Materialschleuse,
- Medizingeräte (Beatmungsgerät: Siemens Servo, EKG, Blutdruck, Pulsoxymetrie, Kapnometrie, Temperatur).

Die Schwerpunkte bei den Druckkammerbehandlungen bilden Tauch- und Überdruckunfälle sowie Rauchgasintoxikationen.

Die personelle Besetzung der Kammer besteht aus Beamten der Berufsfeuerwehr, die als Rettungsassistenten und Druckkammerbediener ausgebildet wurden. Die ärztliche Betreuung übernehmen seit 1986 Hyperbarmediziner des Klinikums rechts der Isar (Arbeitsgruppe Hyperbarmedizin der Klinik für Anästhesiologie).

Die Druckkammer wird in einer 24-h-Einsatzbereitschaft betrieben. Bei einem Notfall dauert es etwa 15 min ab Alarmierung bis die Druckkammer einsatzbereit ist. Der diensthabende Taucharzt wird mit einem Einsatzfahrzeug der Feuerwache 5 hinzugezogen. Die Feuerwache 5 verfügt über eine eigene Rettungswagenzufahrt, der Hubschrauberlandeplatz kann rund um die Uhr angeflogen werden.

Telefonnummern der Druckkammer:
Allgemeine Notrufnummer der Feuerwehr 089 / 112.
Direktwahl: 089 / 23 53 - 75 90 oder 089 / 23 53 – 0 05

Branddirektion München
Feuerwache 5
Anzinger Str. 41
81671 München

Koordinaten des Landeplatzes:
32 U PU 945 334,
Karte: L 7934,
GPS: N 48° 32,17´ E 12° 08,22´

▶ Taucherplattform

Für länger andauernde und uferferne Taucheinsätze verfügt die Berufsfeuerwehr München über eine Taucherplattform. Hierunter ist eine auf Pontons schwimmende, künstliche Insel zu verstehen, die als Basis für Taucheinsätze und deren Sicherung dient. Die Plattform hat eine Überdachung (Sicht- und Witterungsschutz), Ein- und Ausstiegshilfen und einen Motorantrieb. Sie kann in stehenden, unter bestimmten Vorraussetzungen auch in fließenden Gewässern verwendet und im Bedarfsfall an der Einsatzstelle verankert werden.

▶ Tauchbecken

Die Branddirektion München hat in der Feuerwache 5 ein eigenes Lehr- und Übungsbecken installieren lassen. In ihm werden die Feuerwehrtaucher während ihrer zweijährigen Ausbildung an das Element Wasser und die Arbeiten unter Wasser herangeführt. Des Weiteren nutzen die Taucher dieses Becken, um ihre Fertigkeiten ganzjährig regelmäßig zu trainieren und aufzufrischen.

www.feuerwehr.muenchen.de

3.3.4 Tauchergruppe der Berufsfeuerwehr Ludwigshafen

B. Hiller

Die Feuerwehr der Stadt Ludwigshafen am Rhein verfügt ebenfalls über eine eigene Tauchergruppe, die auf der Feuerwache Nord stationiert ist. Die Ludwigshafener Feuerwehrtaucher (FWT) haben eine Stärke von derzeit 22 Mann, davon 5 Lehrtaucher.

In Struktur und Aufgabenbereichen gleicht diese sehr engagierte Tauchergruppe den anderen Feuerwehrtauchergruppen, weist aber einige Besonderheiten in Hinsicht auf Ausrüstung, Ausbildung und Einsatztaktiken auf, die näher beleuchtet werden sollen.

▶ Besonderheiten der Gewässer in Ludwigshafen und Umgebung

Der Großraum Mannheim-Ludwigshafen wird vom Rhein mit seinem Altrheinarm und vom Neckar mit dem Neckarkanal durchflossen. Beide Städte verfügen wegen der dort ansässigen Industrie über ausgedehnte Hafenanlagen. Zusätzlich sind vor allem im Stadtgebiet von Ludwigshafen zahlreiche, zum Teil tiefe Seen und Weiher anzutreffen. Dieses große Angebot an stehenden und fließenden Gewässern hat ein besonderes Augenmerk der dort ansässigen Feuerwehr auf die Wasserrettung gerichtet.

▶ Besonderheiten der Feuerwehrtaucher Ludwigshafen

Bei der Beschaffung einer modernen Tauchausrüstung gingen die Ludwigshafener Feuerwehrtaucher eigene Wege. Sie besitzen Feuerwehrtauchgeräte des Herstellers Scubapro, die mit einer separaten zweiten Atemstufe an einem verlängerten Mitteldruckschlauch versehen sind, um unter Wasser eingeklemmten Personen die Atmung zu ermöglichen.

Merkmale dieser Feuerwehr-Tauchgeräte sind:

- Aufbau gemäß EN 250,
- Doppelflaschen-Tauchgeräte (2 Flaschen zu 7 l bei 200 bar),
- 2 getrennt absperrbare Ventile mit Brücke und Schutzbügel,
- 2 getrennte erste Stufen,
- 1 Vollgesichtsmaske,
- 1 verlängerter Mitteldruckschlauch (1,5 m) mit separater erster Stufe,
- 1 funkgekoppelter Tauchcomputer,
- redundante Flaschendruck- und Tiefenmesser (mechanisch und elektronisch),
- Restluft-Warngerät,
- integrierte Tarier- und Rettungsweste.

Die Tauchgeräte sind speziell an die Anforderungen durch die tiefen Gewässer vor Ort angepasst (erhöhtes Risiko für Tauchunfälle).

Zum Schutz vor kontaminierten Gewässern und vor Kälte wurden Trockentauchanzüge zusätzlich zu den bei den Feuerwehren üblichen Vollgesichtsmasken beschafft.

Als FWT-Einsatzfahrzeug verfügt Ludwigshafen über einen Gerätewagen Wasser mit Allradantrieb. Daten zum Gerätewagen Wasser der Feuerwehr Ludwigshafen:

- Mercedes Benz 310, Baujahr 1987, Allradantrieb
- 2 Tauchgeräte
- Tauchausrüstungsgegenstände und Tauchanzüge
- Materialien und Hilfsmittel für Taucheinsätze
- Werkzeug und Sicherungsmittel
- Karten und Gewässerbeschreibungen
- Funk- und Kommunikationseinrichtungen
- medizinischer Notfallkoffer mit Sauerstoffsystem
- Anhänger mit
  - zwei Reserve-Tauchgeräten und Reserveflaschen,
  - Reserve-Tauchausrüstungsgegenständen und Tauchanzügen,
  - Schlauchboot mit Außenbordmotor.

Dieses Fahrzeug hat deutlich geringere Abmessungen als die Wasserrettungsfahrzeuge anderer Feuerwehren, was zusammen mit dem Allradantrieb in schwer zugänglichen Gebieten von großem Nutzen ist.

Für Übungs- und Demonstrationszwecke haben die Feuerwehrtaucher in aufwendiger Eigenleistung einen Container zu einem Tauchbecken umgebaut.

Technische Daten des Tauchcontainers:

- Länge × Breite × Füllhöhe: 6 m × 2,5 m × 2,4 m
- Gewicht: 4 t (leer), 40 t (gefüllt)
- Anbaugerüst für Einstieg und Sicherung
- Umwälzanlage
- transportabel mittels Wechsellader-Fahrzeug
- 6 Bullaugen (20 cm) aus Acrylglas (40 mm Stärke)
- 14 Acrylglas-Fenster (40 mm Stärke)
- Aufbauzeit: 1 Stunde.

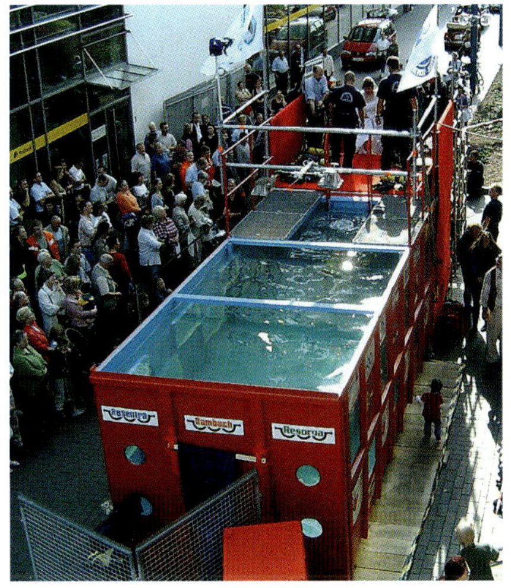

Abb. 16 ▶ Der Tauchcontainer der Feuerwehr Ludwigshafen bei einer öffentlichen Präsentation

Durch Acrylglasscheiben können die Taucher bei ihren Übungen beobachtet werden; eine Umwälzanlage hält das Wasser klar und sauber. Der Container kann auf einen konventionellen Lkw verlastet und zu jedem beliebigen Ort verbracht werden. Somit hat Ludwigshafen nicht nur ein Trainingsbecken, das von außen leicht zu überwachen ist, sondern auch ein Demonstrationsbecken, in dem die Feuerwehrtaucher ihre Leistungen der Öffentlichkeit präsentieren können.

Der neue rheinland-pfälzische Großraumrettungswagen (GRTW) ist ebenfalls an der Feuerwache Nord stationiert und wird von speziell ausgebildeten Feuerwehrbeamten und von Notärzten besetzt (Kap. 9.12).

Alle zwei Jahre veranstalten die Feuerwehrtaucher das Ludwigshafener Taucherlager an der Großen Blies. Hierbei handelt es sich um eine viertägige Fortbildungs- und Übungsveranstaltung mit überregionalem und internationalem Ruf, in deren Verlauf die eingeladenen Tauchergruppen ihre Erfahrungen austauschen, sich im Wettkampf messen und gemeinsame Tauchübungen ausführen können. Begleitend werden Fachvorträge und Demonstrationen zur Fortbildung angeboten. An einem der Tage ist die Bevölkerung eingeladen, sich über die Arbeit der Feuerwehrtaucher zu informieren und ein umfangreiches Rahmenprogramm mit aufwendigen Darbietungen zu genießen.

▶ Kooperationspartner der Feuerwehrtaucher Ludwigshafen

Ein wesentliches Merkmal der Feuerwehrtaucher Ludwigshafen ist die enge Zusammenarbeit mit Kooperationspartnern, die entsprechend den Voraussetzungen für die Wasserrettung im Großraum Mannheim-Ludwigshafen häufig neue Wege geht.

Feuerwehrtaucher der Berufsfeuerwehr Mannheim

Die Feuerwehrtaucher der Feuerwehr Mannheim sind mit den Feuerwehrtauchern Ludwigshafen in Ausbildungsstand und Ausrüstung vergleichbar. Somit erübrigt sich eine genauere Schilderung dieser Tauchergruppe. Die beiden Feuerwehren kooperieren eng miteinander und erreichen eine für die Region optimale Abdeckung hinsichtlich Wasserrettungseinsätzen. Die BF Mannheim ist gleichberechtigter Partner beim kooperativen, helikoptergestützten Wasserrettungskonzept (s.u.). Neben einem Gerätewagen Wasser und Booten verfügt die BF Mannheim über ein eigenes Feuerlöschboot.

Deutsche Rettungsflugwacht e.V.

Seit 2002 besteht ein Kooperationsprojekt zwischen der Deutschen Rettungsflugwacht e.V. und den Feuerwehrtauchern der Feuerwehr Ludwigshafen. Ziele dieses Projekts sind die Förderung der überregionalen Einsätze der Feuerwehrtaucher und die Minimierung des Zeitverlustes bei Wasser- und Eisrettungseinsätzen.

Die Partner entwickelten ein mit der Feuerwehrdienstvorschrift 8 »Tauchen« vollkompatibles, helikoptergestütztes Wasserrettungskonzept, das den Gegebenheiten der Region Rechnung trägt. Im Rahmen dieses Konzepts kommt der »Christoph 53«, ein am DRF-Luftrettungszentrum Mannheim stationierter ITH zum Einsatz. Die Maschine vom Typ BK 117 B-2 bietet ausreichend Platz und Leistung, um die vollausgerüstete Taucheinsatzgruppe transportieren zu können. Der Einsatz folgt dem nebenstehendem Ablaufschema.

Die Alarmierung des Helikopters und der FWT erfolgt über eine der örtlichen Leitstellen (LS) (LS Rhein-Necker, LS Ludwigshafen, Feuerwehrleitstelle Ludwigshafen, Feuerwehrleitstelle Mannheim); zeitgleich werden der für den Notfallort zuständige regionale Rettungsdienst und die zuständige Feuerwehr alarmiert, um den Rettungseinsatz zu unterstützen.

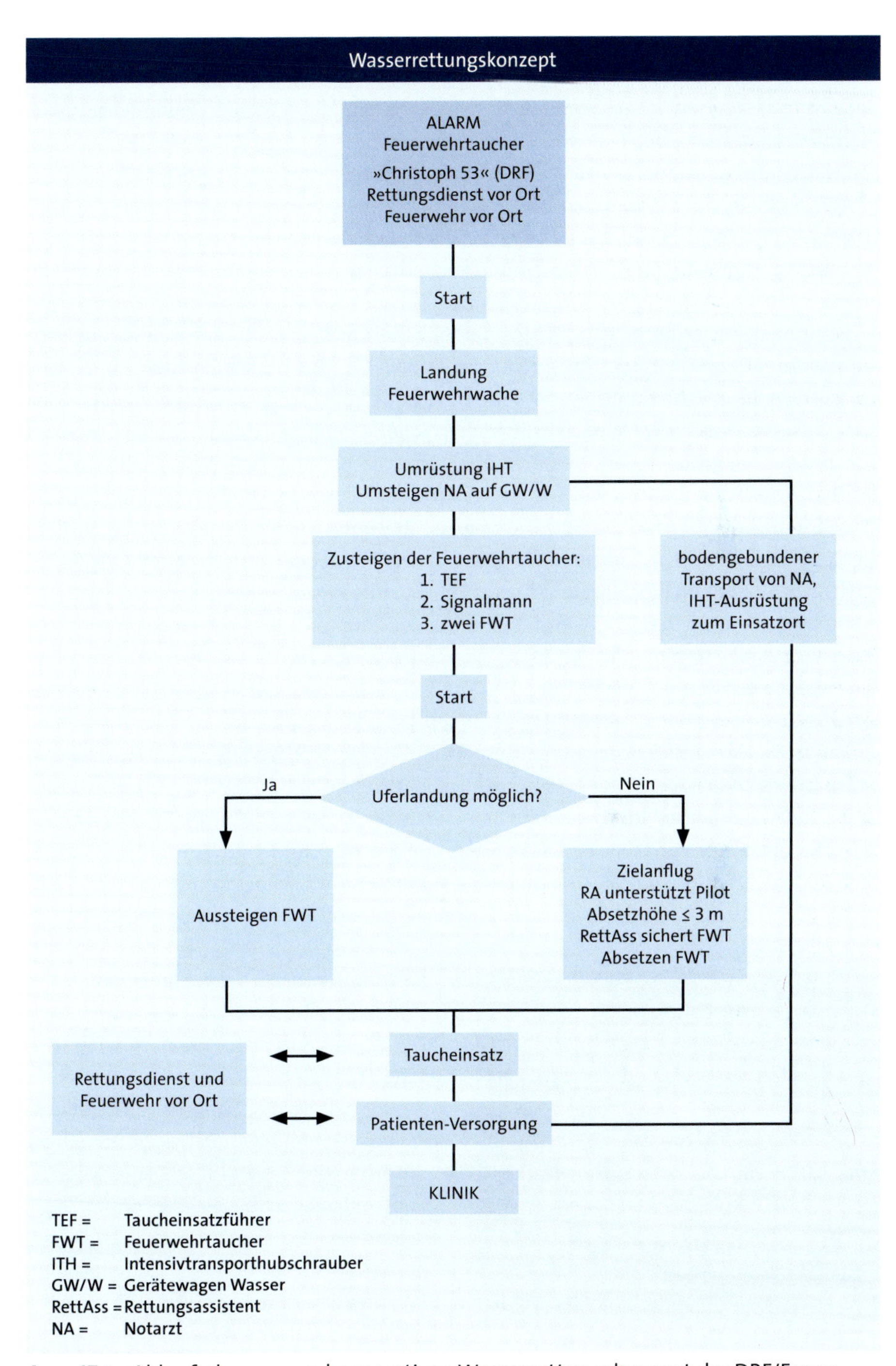

Abb. 17 ▶ Ablaufschema zum kooperativen Wasserrettungskonzept der DRF/Feuerwehr Ludwigshafen

Am City-Airport Mannheim startet der »Christoph 53« etwa 2 min später voll ausgerüstet und besetzt mit Notarzt (NA) und Rettungsassistent (RettAss). Nach 2 bzw. 3 min landet er an der Feuerwehr Mannheim bzw. der Feuerwehr Ludwigshafen (entsprechend der alarmierenden Leitstelle). Dort werden die Ferno-Roll-in-Trage und der Gerätekasten mit Stromversorgung ausgeladen; Notfallrucksack, Medikamente und Defibrillator-Monitor-Einheit verbleiben im Helikopter. Ein FW-Beamter sichert inzwischen den Heckrotor. Nun besteigen die einsatzbereit ausgerüsteten Feuerwehrtaucher, unterstützt vom Rettungsassistenten, die Maschine (Reihenfolge: Taucheinsatzführer, Signalmann, 2 Einsatztaucher).

Der Taucheinsatzführer stimmt sich per Sprecheinrichtung mit dem Piloten ab. Nach 4 min startet der ITH zum Anflug auf den Einsatzort. Gleichzeitig werden der Notarzt und die entladenen Ausrüstungsgegenstände mittels Gerätewagen Wasser bodengebunden zum Einsatzort verbracht. Je nach Lage und örtlichen Gegebenheiten setzt der »Christoph 53« die Feuerwehrtaucher am Ufer oder direkt im Wasser (maximale Absetzhöhe: 3 m) ab. Hierbei unterstützt der mittels Gurtzeug gesicherte RettAss den Absetzvorgang, wobei er den Piloten über die Sprecheinrichtung einweist. Ziel des nun ablaufenden Taucheinsatzes ist die Rettung des Ertrinkungsopfers. Gelingt dies, so wird der Patient vor Ort von den anwesenden Kräften erstversorgt und unverzüglich in die Klinik transportiert.

Rettungseinsätze der Feuerwehrtaucher an den Haupteinsatzzielen sind somit bereits innerhalb von 10 min möglich, so dass eine realistische Chance auf Rettung des Unfallopfers anstelle der Bergung eines Toten besteht. Das Konzept ist speziell an die besonderen Gegebenheiten der Rhein-Neckar-Region angepasst.

Für treibende Unfallopfer existiert ergänzend ein hubschraubergestütztes Rettungsschwimmerkonzept, bei dem ein Feuerwehrtaucher (diese haben allesamt eine Rettungsschwimmerausbildung) im Trockentauchanzug und mit einem Gurtretter direkt beim Unfallopfer abgesetzt wird. Der RettAss sichert den Einsatz und kommuniziert hierbei mit dem Piloten des »Christoph 53«. Ist der »Christoph 53« (Deutsche Rettungsflugwacht e.V.) nicht abkömmlich, so wird dieses Konzept vom »Christoph 5« (ADAC) ausgeführt.

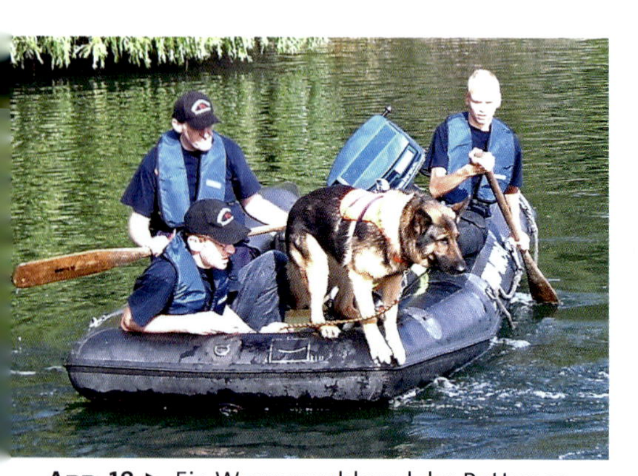

Abb. 18 ▶ Ein Wassersuchhund der Rettungshundestaffel der FF Frankenthal hat die Witterung eines vermissten Tauchers aufgenommen

Rettungshundestaffel der Freiwilligen Feuerwehr Frankenthal

Die Feuerwehren in Rheinland-Pfalz verfügen über sieben Rettungshundestaffeln, die speziell für die Trümmer- und Flächensuche ausgebildet sind. Die Rettungshundestaffel der Freiwilligen Feuerwehr in Frankenthal ist die einzige dieser Hundestaffeln, die in Zusammenarbeit mit den FWT der Feuerwehr Ludwigshafen Wassersuchhunde ausbildet.

Ausgehend von Erfahrungen der US-Army gelangten im Jahr 1987 die Kenntnisse von den Fähigkeiten der Wassersuchhunde nach Deutschland: Gerüche von Ertrinkungsopfern (Schweiß, Hautpartikel, gasförmige Geruchsträger) steigen auch aus großen Tiefen an die Wasseroberfläche. Dort verteilen sie sich mit der Wasserströmung. Am intensivsten sind die Geruchsreize über der Stelle, an der das Opfer untergegangen ist. Hunde können mit ihren sensiblen Riechorganen diese Gerüche wahrnehmen, wenn sie mit dem Boot in der Nähe der Unfallstelle eingesetzt werden. Mit ihrem Verhalten (Bellen, Scharren, Unruhe, ins Wasser beißen) führen die Hunde das Boot mit dem Hundeführer zum Ort des intensivsten Geruchs. Dort kommen dann die Feuerwehrtaucher zum Einsatz.

Ablaufschema für den Wassersuchhunde-Einsatz der Rettungshundestaffel der Freiwilligen Feuerwehr Frankenthal:

1. Alarmierung zusammen mit den regionalen Wasserrettungskräften und Rettungstauchern.
2. Abfahren des Suchbereichs mit dem Boot, wobei immer nur ein Wassersuchhund zum Einsatz kommt.
3. Eingrenzung des Suchbereichs mit Bojen.
4. Lokalisierung des Ertrinkungsopfers entsprechend des Verhaltens des Hundes.
5. Einsatz der Taucher und Bergung des Opfers.

Die Frankenthaler Hundestaffel kommt im Jahr etwa zehnmal zum Einsatz. Ihre Hunde haben Ertrinkungsopfer in Wassertiefen bis fast 40 m aufgefunden und können eine hohe Erfolgsquote vorweisen.

www.ludwigshafen.de

3.4 Tauch- und Überdruckunfälle

Unter dem Begriff »Tauchunfall« wird meist ein Wassernotfall (z.B. Ertrinken) verstanden. Das schädigende Agens ist jedoch nicht das Wasser, sondern ein auf den Organismus einwirkender erhöhter Umgebungsdruck. Somit handelt es sich eigentlich um Überdruckunfälle, die nicht nur Taucher ereilen können, sondern alle Personen, die einem erhöhten Umgebungsdruck ausgesetzt sind (Arbeiter in Caissons oder Überdruckbaustellen).

Normalerweise lastet auf unserem Körper der Druck der Atmosphäre (= 1 bar). Beim Abtauchen steigt der Umgebungsdruck, wobei pro 10 m Wassertiefe je 1 bar hinzukommt.

Tab. 1 ▶ Verhalten des Drucks, eines abgeschlossenen Volumens und der Partialdrücke der Atemgase (Luftatmung) in Abhängigkeit von der Tauchtiefe

Tiefe (m)	Druck (bar)	Volumen (L)	pN_2 (kPa)	pO_2 (kPa)
0	1	1.00	78	21
10	2	0.50	156	42
20	3	0.33	234	63
30	4	0.25	312	84
40	5	0.20	390	105

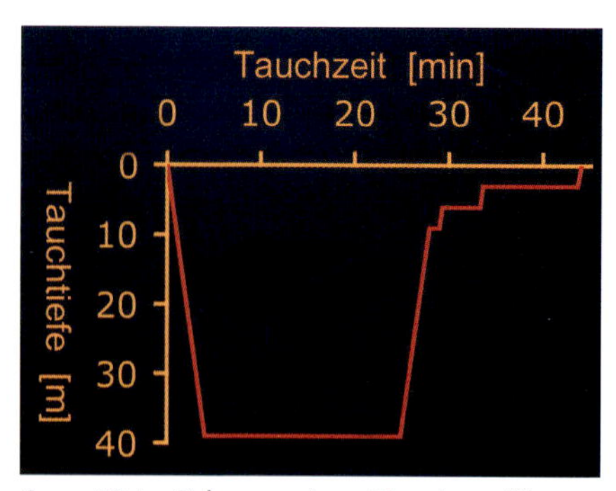

Abb. 19 ▶ Schema eines Tauchprofils

Beim Aufstieg reduziert sich der Druck wieder. Abgeschlossene Gasvolumina verändern sich hierbei umgekehrt proportional zum einwirkenden Umgebungsdruck (Gesetz von Boyle-Mariotte), sind somit verantwortlich für die Entstehung so genannter Barotraumata.

Deutlich wird dies an folgendem Beispiel: Ein Gerätetaucher taucht auf eine Tiefe von 30 m (= 4 bar) ab. Dort atmet er aus seinem Atemgerät maximal ein, hält die Luft an und steigt mit angehaltener Luft schnell zur Oberfläche (= 1 bar) auf. Das eingeatmete Volumen dehnt sich dabei um das vierfache aus und lässt die Lunge des Tauchers reißen.

Proportional zum Umgebungsdruck hingegen verhalten sich die Partialdrücke der in der Atemluft anzutreffenden Gase (Gesetz von Dalton) und damit deren Lösung in Körperflüssigkeiten und Gewebe (Gesetz von Henry).

Vor allem den Inertgasen Stickstoff und Helium, die nicht verstoffwechselt werden können, kommt bei der Überdruckexposition eine besondere Rolle zu: An der Wasseroberfläche sind unsere Gewebe mit den Inertgasen der Atemluft vollständig gesättigt. Mit wachsendem Umgebungsdruck erhöht sich beim Abtauchen der Inertgas-Partialdruck und im Gewebe wird vermehrt Gas gelöst. Die Menge des im Gewebe gelösten Stickstoffs ist druck- und zeitabhängig. Beim Auftauchen muss das in den Geweben angereicherte Inertgas wieder abgegeben werden. Überschreitet die im Gewebe vorliegende Gasmenge die dem Umgebungsdruck entsprechende maximale Aufnahmekapazität (z.B. bei zu schnellem Auftauchen), perlt das Gas in Form von Blasen aus, die Kapillaren verschließen und Nerven komprimieren; es resultiert ein Dekompressionsunfall. Um dies zu verhindern, gibt es Tabellen bzw. Tauchcomputer, die dem Taucher in Abhängigkeit von Tauchtiefe und -dauer Regeln vorgeben, nach denen er auftauchen kann (mit so genannten Dekompressions-Stops), um das Inertgas über die Lunge zu eliminieren, bevor es Blasen bildet.

Abb. 19 zeigt schematisch ein Tauchgangsprofil: Der Taucher hat soviel Inertgas in seinem Körper gelöst, dass er beim Aufstieg nicht sofort zur Oberfläche zurückkehren kann, ohne dass infolge der großen Druckentlastung Blasen in Blut und Geweben entstünden und ihn schwer schädigen würden. Daher legt er bei 9, 6 und 3 m Tiefe Dekompressions-Stops ein. Diese halten die Druckentlastung geringer, bis eine ausreichende Menge an Inertgas abgeatmet wurde. Mit einer geringeren Inertgaslast kann der Taucher zur Oberfläche zurückkehren.

3.4.1 Barotraumata

Barotraumata betreffen ausschließlich luftgefüllte Körperhöhlen, am häufigsten Mittelohr oder Nasennebenhöhlen: Mit dem Abtauchen erhöht sich der Umgebungsdruck. Das eingeschlossene Luftvolumen kann sich bedingt durch die feste knöcherne Wandung nicht verkleinern; es entsteht ein schmerzhafter Unterdruck. Dieser muss durch Einpressen von Luft durch die tuba eustachii in das Mittelohr bzw. durch die Ostien in die Nebenhöhlen ausgeglichen werden (Druckausgleich).

Gelingt dies nicht, so führt der Unterdruck im Mittelohr schließlich zu einen Riss des Trommelfells: Der Schmerz lässt abrupt nach, kaltes Wasser dringt in die Paukenhöhle und führt zu Schwindel und Orientierungsverlust. Mit Beendigung des Tauchgangs verspürt der Taucher einen dumpfen Druck und eine Hörminderung des betroffenen Ohrs. In den Nebenhöhlen führt solch ein Unterdruck zur Schleimhautschwellung und Einblutung. Der Schmerz lässt hierdurch nach. Beim Auftauchen jedoch dehnt sich die Luft in den Nasennebenhöhlen wieder auf die ursprüngliche Größe aus und presst das Blut durch die Ostien in die Nase. Der betroffene Taucher findet es anschließend in seiner Maske und kann an Kopfschmerzen leiden.

Diese Verletzungen sind meist geringfügig und führen selten zur Anforderung des Notarztes; sie gehören in die Hand eines Hals-, Nasen- Ohren-Arztes, der Schmerzmittel, schleimhautabschwellende Tropfen und Antibiotika einsetzt. Ein kompliziert eingerissenes Trommelfell wird er operativ wieder herstellen müssen.

Seltener, aber sehr viel schwerwiegender, sind Barotraumata der Lungen. Für deren Entstehung sind im Wesentlichen zwei Mechanismen verantwortlich:

- zu schnelles Auftauchen im Sinne eines Panik- oder Notaufstiegs bei angehaltenem Atem oder mit Laryngospasmus,
- normales Auftauchen bei vorbestehenden Lungenerkrankungen, die mit regionalen Durchlüftungsstörungen (Obstruktionen, Atelektasen) oder mit abgeschlossenen Luftvolumina (Bullae, Emphysem) einhergehen.

Der Druckabfall beim Auftauchen lässt die eingeschlossenen Luftvolumina massiv anwachsen, so dass es zu einer Überdehnung des Lungengewebes kommt. Der Patient verspürt zunächst Schmerzen beim Auftauchen, leidet an Atemnot und Husten, nicht selten sogar an Bluthusten. Atmung und Husten sind zumeist von unangenehmen, retrosternalen Schmerzen begleitet.

Die Folge einer solchen Überdehnung kann der Einriss des Lungengewebes sein. Liegt der Riss in der Nachbarschaft eines Lungenhilus, so resultiert ein Mediastinalemphysem, liegt er in der Nähe der Pleura, dann führt das zum Pneumothorax bzw. Spannungspneumothorax. Im Fall eines Mediastinalemphysems breitet sich die Luft von zerissenen Alveolen in Richtung auf Hilus, Mediastinum und Halsregion aus und verursacht die typischen Symptome:

- retrosternale, oft atemabhängige Schmerzen,
- Husten, blutiger Auswurf,
- Hautemphysem des Halses, sich ausdehnend bis über Kopf und Oberkörper (Schwellung, Krepitation bei Palpation),
- kloßige Sprache, Heiserkeit, Globusgefühl,
- Dyspnoe, Tachypnoe, Zyanose,
- Hypotonie bis zum Schock,
- Arrhythmie.

Ein Pneumothorax entsteht als Folge eines Übertritts von Luft aus den rupturierten Lungenbezirken in den Pleuraspalt. Geschieht dies während des Aufstiegs, dehnt sich die in der Pleurahöhle gefangene Luft weiterhin aus und es entwickelt sich ein Spannungspneumothorax, eine akut lebensbedrohliche Situation. Die Symptome des Spannungspneumothorax sind:

- auf der betroffenen Seite: abgeschwächtes bis aufgehobenes Atemgeräusch, hypersonorer Klopfschall, fehlende Atemexkursionen, Vorwölbung des Thorax, Schmerzen,
- Dyspnoe, Tachypnoe, Zyanose,
- Tachykardie, Hypotonie bis zum Schock,
- obere Einflussstauung,
- Trachealverlagerung zur Gegenseite (im Jugulum zu tasten),
- steigender Beatmungsdruck (beatmeter Patient).

Die bedrohlichste Situation infolge eines Lungenbarotraumas entwickelt sich, wenn zusätzlich zum Lungengewebe die Lungengefäße einreißen. Dann presst sich das unter Druck stehende Gas aus der Lunge in das Gefäßsystem und verteilt sich über Lungenvenen und linkes Herz im großen Kreislauf. Die Konsequenz sind arterielle Gasembolien (AGE), die jedes Organsystem betreffen können; sind Hirngefäße betroffen, spricht man von zerebralarteriellen Gasembolien (CAGE).

Besonders folgenreich und schwerwiegend sind embolische Verschlüsse der Herzkranz- und der Hirnarterien; schon während des Auftauchens, spätestens jedoch 10 min nach Erreichen der Wasseroberfläche, entwickeln sich unvermittelt schwerste neurologische oder kardiozirkulatorische Störungen:

- Krampfanfälle, Schwindel, Parästhesien, Paresen, Sehstörungen, Sprachstörungen, Atemstörungen, Kreislaufregulationsstörungen, Verwirrtheit bis hin zur Bewusstlosigkeit, Pupillenasymmetrie,
- Herzinsuffizienz, Arrhythmie, Myokardischämien, nicht selten mit der Folge eines Herz-Kreislauf-Stillstands.

Neben den geschilderten Organschäden aktivieren Gasblasen im Gefäßsystem und in Geweben Gerinnungs- und Entzündungsvorgänge: Die Blasen werden mit Fibrin und Thrombozyten ummantelt und somit verfestigt; es entstehen Schäden am Gefäßendothel mit der Folge von Ödemen. In der Summe verschlechtern diese Faktoren die lokale Durchblutung, verursachen eine Gewebshypoxie und vergrößern die Areale der Schädigung.

▶ Behandlung des Lungenbarotraumas

Als wichtigste Basismaßnahme bei allen Formen des Lungenbarotraumas gilt die Verabreichung von 100% Sauerstoff. Durch diese Maßnahme sollen ausreichend hohe Sauerstoff-Partialdrücke im Blut erreicht und die Resorption von Gasblasen in Gewebe und Blut beschleunigt werden. Dies gelingt nur, wenn der Sauerstoff wie folgt angeboten wird:

- Demand-Ventil (Abb. 20): Ein Demand-Ventil gibt dem Patienten atemzugsweise exakt das jeweils notwenige Inspirationsvolumen an Sauerstoff. Da nur bei der Ausatmung Sauerstoff verloren geht (anders als bei Systemen mit konstantem Fluss), ist dies eine recht effiziente Art, reinen Sauerstoff zu applizieren,

- Maske am Beatmungsbeutel mit Reservoir: Ist kein Demandventil zur Hand, so kann die Versorgung auch erreicht werden, indem Sauerstoff mit mind. 15 l/min konstantem Fluss in einen Beatmungsbeutel samt Reservoir eingeleitet wird (z.B. AMBU®-Beutel),
- Wenoll-System (Abb. 21): Hierbei handelt es sich um ein Rückatmungssystem (ähnlich einem Narkosekreisteil), bei dem das exspirierte Kohlendioxid von einem Absorber entfernt und nur der verbrauchte Sauerstoff ersetzt wird. Da kaum Sauerstoff verloren geht, ist dieses System das effektivste Sauerstoffsystem. Es ermöglicht eine Versorgung mit 100% Sauerstoff über Stunden.

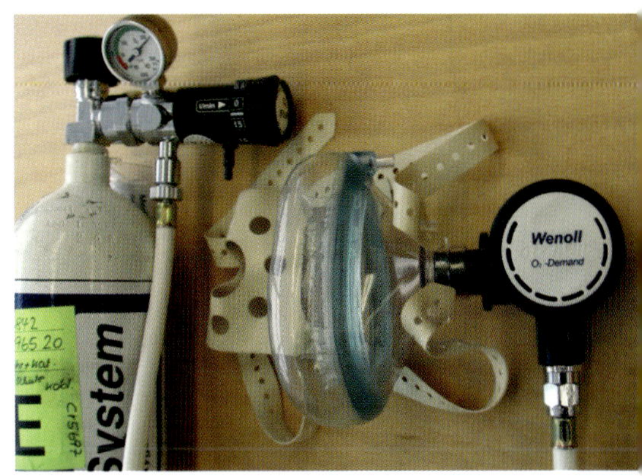

Abb. 20 ▶ Demand-Ventil

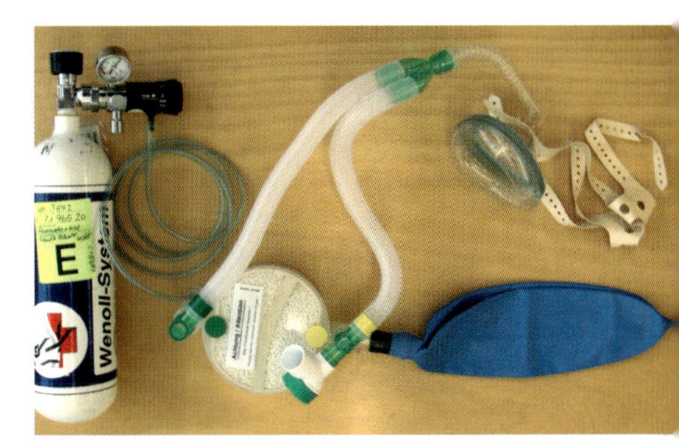

Abb. 21 ▶ Wenoll-System

Alle Manöver, die mit positiven Atemwegsdrücken einhergehen, wie Valsalva-Manöver, Husten und Beatmung mit positivem Beatmungsdrücken, sollten soweit wie möglich vermieden werden, da so der Lungenschaden verstärkt und weitere Blasen durch die Lungendefekte hindurch in Gewebe und Blut gepresst werden.

Bei bewusstseinsgetrübten Patienten sind die Atemwege durch Lagerung, in schwereren Fällen durch Intubation zu sichern. Die Indikation zur Intubation ist hierbei großzügig zu stellen, da eine Aspiration die Prognose zusätzlich verschlechtert und unter Umständen eine hyperbare Sauerstofftherapie unmöglich oder ineffizient machen kann.

Da sich die Symptomatik eines Lungenbarotraumas in kurzer Zeit massiv verschlechtern kann, müssen Herz-, Kreislauf- und Atmungsfunktion möglichst kontinuierlich mittels EKG-Monitor, Pulsoxymeter und Blutdruckmessgerät überwacht werden. Taucher weisen nahezu regelhaft einen Flüssigkeitsmangel auf (Taucherdiurese, Flüssigkeitsverluste über Atmung und Haut), daher sind 1000 ml Ringerlösung zu infundieren. Die Anlage eines Blasenkatheters erlaubt, über die Kontrolle der Ausscheidung auf den Hydratationszustand des Patienten zu schließen; läuft klarer Urin in ausreichender Menge ab, so kann von einer ausreichenden Rehydratation ausgegangen werden. Eine Volumensubstitution mittels kolloidaler Infusionslösungen (z.B. 500 ml HAES) wird empfohlen, um einerseits den Kreislauf zu stabilisieren und um andererseits die Fließeigenschaften des Blutes zu optimieren.

Kardiozirkulatorische, pulmonale oder neurologische Komplikationen werden in der gewohnten Art und Weise symptomatisch behandelt, d.h. Kreislaufstützung mit Katecholaminen, Reanimation, Beatmung, antikonvulsive Therapie usw..

Zur Schmerzbekämpfung sollten Opiode (Fentanyl, Morphin) eingesetzt werden; ängstliche Patienten können vorsichtig sediert werden (Diazepam, Midazolam).

Alle Formen des Lungenbarotraumas bedürfen einer intensivmedizinischen Überwachung und Betreuung. Bei allen Tauchunfällen ist es von großer Wichtigkeit, Informationen über den Unfalltauchgang zu sammeln, z.B. Taucherfahrung, Vortauchgänge, Tauchgangsprofil, Tauchgerät, Atemgemisch, vorangegangene Tauchunfälle, Sicherstellung des Tauchcomputers, Befragung des Tauchpartners. Mit diesen Informationen kann der behandelnde Taucherarzt im Druckkammerzentrum die weitergehende Therapie optimieren. Allerdings sollte das Zusammentragen der Informationen nicht zu Zeitverzögerungen führen; stattdessen kann auch ein Tauchpartner oder ein Rettungsdienstmitarbeiter beauftragt werden, die nötigen Informationen zu beschaffen und dem Behandlungszentrum zuzuführen.

In schweren Fällen eines Mediastinalemphysems (Spannungs-Pneumomediastinum, Pneumoperikard) sollte der Patient schnellstmöglich zur nächsten thoraxchirurgischen Abteilung verbracht werden, um dort operativ entlastet zu werden. Die Punktion retrosternaler Luft ist wegen der durch Luftansammlungen verschobenen Anatomie nicht ungefährlich und sollte zurückhaltend erwogen werden. Präklinisch kann eine Entlastung mittels kollarer Mediastinotomie herbeigeführt werden.

Für eine schnelle Verkleinerung und beschleunigte Resorption retrosternaler Luftansammlungen kann der Einsatz einer hyperbaren Sauerstofftherapie erwogen werden, sofern keine Kontraindikationen wie etwa Spannungsmediastinum oder Spannungspneumothorax bestehen.

Bei Vorliegen eines Atmung und Kreislauf beeinträchtigenden Pneumothorax bzw. Spannungspneumothorax, ist zügig eine Ableitung der gefangenen Luft in die Wege zu leiten. Dies kann durch Pleurapunktion mittels einer Kanüle mit aufgesetztem Heimlich-Ventil oder durch Anlage einer Thoraxdrainage erfolgen.

Kam es infolge eines pulmonalen Barotraumas zu einer AGE, so ist der Patient auf dem schnellstmöglichen Weg, gegebenenfalls mit einem Hubschrauber – bei möglichst niedriger Flughöhe zur Vermeidung eines Blasenwachstums durch Druckabfall mit der Höhe –, zur nächstgelegenen einsatzbereiten Sauerstoff-Überdruckkammer zu verbringen. Jede Verzögerung lässt Morbidität und Mortalität enorm ansteigen. Bei Erstversorgung und Transport soll streng die Flachlagerung eingehalten werden: Eine Oberkörper-Hochlagerung soll das Risiko für weitere zerebrale Gasembolien erhöhen, da die im Blut zirkulierenden Blasen ihrem Auftrieb folgend in die Hirnarterien eingeschwemmt werden können. Das in den meisten Fällen einer CAGE vorliegende Hirnödem würde durch Oberkörper-Tieflagerung verstärkt.

Häufige Lagewechsel und Erschütterungen sind tunlichst zu vermeiden, da sich hierdurch Gasblasen lösen können, die dann zu einer zusätzlichen Embolisierung führen.

3.4.2 Dekompressionsunfälle

Im Rahmen eines Dekompressionsunfalls können Gasblasen in nahezu jedem Organsystem und Gewebe des Körpers entstehen und als direktes (Verstopfung von Arterien) oder indirektes Durchblutungshindernis (Blasen im Gewebe behindern durch Ödembildung den Blutfluß) zu einer lokalen Hypoxie mit der Folge von Gewebsschäden führen.

▶ Einteilung

Dekompressionsunfälle (Decompression Sickness, DCS) werden nach dem Schweregrad der Schädigung und den Kardinalsymptomen unterteilt in:

Tab. 2 ▶ Kategorisierung von Dekompressionsunfällen

Typ 1 – DCS	Typ 2 – DCS
muskuloskelettale Schmerzen (»Bends«)	Symptome der Typ 1-DCS, zusätzlich mit
Hautsymptome (»Taucherflöhe«) Lymphknotenschwellungen	neurologischen Störungen respiratorischen Störungen (»Chokes«)

Als allgemeine Symptome einer Decompression Sickness gelten Schwäche, Apathie, Erschöpfung, ausgeprägte Müdigkeit, Übelkeit, Kopfschmerzen, Unbehagen und psychische Veränderungen.

Zu beachten sind auch die Zeitverläufe der DCS: 50% aller DCS-Symptome treten innerhalb der ersten Stunde, 90% innerhalb der ersten 6 Stunden nach dem auslösenden Ereignis auf.

▶ Muskuloskelettale Symptome

Blasen in Bändern und Sehnen, Gelenkkapseln, Knochenhaut und in dem die Gelenke umgebenden Gewebe verursachen einen lokalen, dumpfen bis stechenden, oft fluktuierenden Dehnungsschmerz, der sich typischerweise auf lokalen, äußeren Druck hin bessert.

Betroffen sind meist Schulter oder Knie, häufig auch Ellenbogen, Handgelenke oder Hüften; dabei ist die Anordnung selten symmetrisch. Über den betroffenen Gelenken treten gelegentlich Hautveränderungen auf.

▶ Hautsymptome

Hautsymptome als Folgen eines Dekompressionsunfalls bilden sich vor allem am Stamm und den Schultern aus. Zumeist imponiert eine mit starkem Juckreiz vergesellschaftete, fleckförmige, bisweilen erhabene Rötung, seltener eine Marmorierung der Haut. Diese Symptome können mit einem lokalisierten Hautemphysem oder einem Lymphödem vergesellschaftet sein.

▶ Neurologische Symptome

Neurologische Symptome bei Dekompressionsunfällen entwickeln sich in über der Hälfte aller Fälle innerhalb der ersten 10 min, in 85% der Fälle innerhalb der ersten Stunde nach dem Auftauchen. Betroffen ist zumeist das Rückenmark:

Stickstoffblasen im Gewebe des zentralen Nervensystems (ZNS) oder in den versorgenden Gefäßen unterbinden lokal die Durchblutung oder komprimieren Leitungsbahnen. Sie aktivieren das Gerinnungssystem, so dass sowohl das Gefäßendothel wie auch die Blut-Hirn-Schranke geschädigt werden. Es bilden sich perifokale Ödeme aus, der intrakranielle Druck steigt an.

Das Erscheinungsbild einer DCS mit neurologischen Störungen weist in Abhängigkeit vom Ort der Schädigung eine große Vielfalt an Symptomen auf:

- Paraparesen bzw. Paraplegien sowie Störungen der Blase oder des Mastdarms sind Symptome der häufig auftretenden spinalen Läsionen.
- Als zerebrale Symptome finden sich Sehstörungen (Amaurosis, Skotome), Paresen oder Plegien, generalisierte oder fokale Krampfanfälle, Alexie, Agnosie, sensorische Störungen, Migräne, Verwirrtheit, Hirnstamm- und Hirnnervenstörungen oder Bewusstlosigkeit.
- Ist das Kleinhirn betroffen, imponieren Ataxie, Koordinationsstörungen, muskuläre Hypotonie, Asynergie, Tremor, Nystagmus oder Sprachstörungen.
- Hörverlust und Schwindel sind Zeichen einer Blasenbildung im Innenohr.
- Auch das periphere Nervensystem ist oft ein Entstehungsort für Stickstoffblasen; sie treten vor allem im Bereich der Nervenscheiden auf und verursachen Parästhesien, Taubheit und Schmerzen in den jeweiligen Versorgungsbereichen.

▶ Respiratorische Symptome

Ein großer Anteil der bei einem Dekompressionsunfall auftretenden Stickstoffblasen entsteht im venösen Blut. Mit dem Blutstrom werden sie vom rechten Herzen in die Lungenstrombahn ausgeworfen und bleiben im pulmonalen Kapillarbett (Lungenfilter) hängen. Werden mehr als 20% der Kapillaren obstruiert, so treten Symptome wie Dyspnoe, Tachypnoe, thorakale Schmerzen und Husten auf.

In schweren Fällen eines Dekompressionsunfalls kann das Vollbild einer schweren Lungenembolie, eines Lungenödems oder eines Adult Respiratory Distress Syndrome (ARDS) auftreten oder sogar der Tod eintreten.

▶ Arterielle Gasembolie

Auch beim Dekompressionsunfall kann es zu einer arteriellen Gasembolie kommen. Der Mechanismus ist jedoch ein anderer als beim Lungenbarotrauma: Liegt beim betroffenen Patienten ein offenes Foramen ovale (PFO) vor, so kann durch diese Kurzschlussverbindung der Lungenfilter umgangen werden. Die Gasblasen gelangen dann direkt in das arterielle Gefäßbett.

Eine andere Möglichkeit für die Entwicklung einer arteriellen Gasembolie besteht darin, dass es zu einer massiven Einschwemmung von Gasblasen in den Lungenfilter kommt, so dass dieser überlastet ist. Der pulmonalarterielle Druck presst dann die Blasen durch die kleinen Lungengefäße hindurch, so dass sie vom linken Herz in die Arterien ausgeworfen werden.

▶ Weitere Organschäden

Neben den Hauptzielorganen des Dekompressionsunfalls können auch an allen anderen Organen ischämische Schäden eintreten. Diese laufen zum Teil stumm ab (Niereninfarkte) oder gehen mit schweren Schäden einher (z.B. Ischämien des Gastrointestinaltraktes mit Übelkeit, Erbrechen, Durchfall, abdominalen Krämpfen und sekundären Blutungen).

Die schwerste Form eines Dekompressionsunfalls ist der Dekompressions-Schock, bei dem es durch eine generalisierte Blasenbildung mit konsekutiven Endothelschäden zu massiven hämatologischen Störungen bis hin zur disseminierten intravasalen Gerinnung mit Hypovolämie und Schock kommt.

▶ Behandlung des Dekompressionsunfalls

Das Unfallopfer ist flach zu lagern, im Fall einer Bewusstlosigkeit soll es in die stabile Seitenlage verbracht werden. Die früher empfohlene Kopftieflagerung gilt inzwischen wegen der Verstärkung eines eventuell vorliegenden Hirnödems und wegen der Gefahr der Hirndruckerhöhung als kontraindiziert. Eine Kopfhochlagerung wird unter der Vorstellung vermieden, dass Blasen in Richtung hirnversorgender Gefäße aufsteigen könnten.

Hat der Patient keine ausreichende Kontrolle über seine Atemwege, so ist rechtzeitig die endotracheale Intubation in die Wege zu leiten (Vermeidung von Hypoxie oder Aspiration).

Zur Überwachung der kardiopulmonalen Funktionen muss der Verunfallte kontinuierlich an einen Monitor (EKG, Blutdruckmessung und Pulsoxymetrie) angeschlossen sein. Die zur Notfallversorgung gehörende Anamnese sollte auch hier auf den zum Unfall führenden Tauchgang ausgedehnt werden (s. Lungenbarotrauma), um dem übernehmenden Behandlungszentrum eine Abschätzung des Ausmaßes der Schädigung zu ermöglichen. Der erhobene körperliche Befund, und dessen häufig sehr wechselhaftes Bild, sollte genau dokumentiert werden.

Überaus wichtig ist es, den Patienten möglichst frühzeitig reinen Sauerstoff atmen zu lassen (Normobare Oxygenations-Therapie – NBOT); dies sollte über ein Demand-Ventil mit dichtsitzender Maske bzw. am Tubus erfolgen. Kann auf ein solches Ventil nicht zurückgegriffen werden, empfiehlt sich der Einsatz eines Beatmungsbeutels mit Reservoir, wobei der Sauerstoff mit mindestens 15 l/min zuzuführen ist. Spontanatmende Patienten können auch mit dem Wenoll-System versorgt werden. Die Atmung reinen Sauerstoffs ist bis zum Eintreffen am weiterversorgenden Zentrum oder bis zur Erschöpfung der Sauerstoffvorräte ununterbrochen fortzusetzen. Die konsequente Durchführung der NBOT erhöht das Sauerstoffangebot in mangelversorgten Geweben und beschleunigt das Auswaschen von Stickstoff aus Blasen und übersättigten Geweben. Oft wird hierdurch schon ein spürbarer Rückgang der Symptome verzeichnet.

Da die meisten Taucher durch die so genannte Taucherdiurese erheblich exsikkiert sind, ist der Patient mit 1000 – 2000 ml Ringerlösung zu rehydrieren. Bei einem ausgeprägten, kreislaufwirksamen Volumenmangel können zusätzlich 500 ml Koloide, z.B. HAES, infundiert werden. Bei bewusstlosen bzw. sedierten Patienten ist ein Blasenkatheter zur Beurteilung der Urinausscheidung als Zeichen des Volumen-/Flüssigkeitshaushalts hilfreich.

Glucosehaltige Infusionslösungen sind zu vermeiden, da diese den Hirnschaden vergrößern können.

Die in der Taucherausbildung häufig noch gelehrte Notfallbehandlung mit 500 – 1000 mg Acetylsalicylsäure (ASS) und 100 mg Dexamethason ist heutzutage in Fachkreisen umstritten, da eine Wirksamkeit bislang nicht belegt werden konnte. Sie wird an dieser Stelle nur erwähnt, da die begleitenden Taucher oft vehement den Einsatz dieser Substanzen fordern.

Jede weitere Therapie oder Medikation richtet sich nach der gebotenen Symptomatik: Katecholamine, Antiarrhythmika, Antikonvulsiva, Analgetika und Sedativa müssen nach Bedarf verabreicht werden. Es können eine Intubation und Beatmung und, im Fall eines Herz-Kreislauf-Stillstands, Reanimationsmaßnahmen notwendig werden.

Essentiell für den weiteren Verlauf und den Therapieerfolg ist es, den Patienten ohne Zeitverzug, nötigenfalls unter Zuhilfenahme eines Rettungshubschraubers – bei möglichst niedriger Flughöhe zur Vermeidung eines Blasenwachstum durch Druckabfall mit der Höhe –, zur nächsten Sauerstoff-Überdruckkammer zu verbringen. Ist das Zeitintervall zwischen dem Auftreten der Symptome und der Einleitung einer Druckkammerbehandlung kleiner als 30 min, so kann in 90% der Fälle mit einem Therapieerfolg gerechnet werden; bei einem Intervall von mehr als 6 Stunden schrumpfen die Erfolgsaussichten auf 50%. Nach 12 Stunden Zeitverzug sind die Ergebnisse deutlich schlechter.

In der Kammer sollte der verunfallte Taucher nach einer der international anerkannten Standard-Behandlungstabellen (z.B. US Navy Tabelle 6, ComexTabelle CX 30) therapiert werden.

Jeder Patient mit einer schweren Form eines Dekompressionsunfalls muss zusätzlich zur Sauerstoffüberdrucktherapie in eine Intensivstation verbracht werden.

3.4.3 Mischformen des Tauchunfalls

Die isolierte Form eines Barotraumas bzw. eines Dekompressionsunfalls mit eindeutiger Symptomatik ist nicht so häufig, wie es die obige Schilderung erwarten lässt. Eine Kombination beider Formen wird oft angetroffen. Dies ist z.B. der Fall, wenn ein Taucher seine Gewebe bei einem langdauernden Tauchgang gründlich mit Stickstoff gesättigt hat und dann wegen zur Neige gehender Luftvorräte in Panik gerät und mit angehaltenem Atem einen Notaufstieg vornimmt.

3.4.4 Sauerstoff-Überdruck-Therapie (Hyperbare Oxygenations-Therapie, HBOT)

▶ Geschichte

Der Versuch, Krankheiten mittels Überdruck in einer Druckkammer zu behandeln, hat eine etwa 300 Jahre währende Geschichte. Erste Dokumente zu dieser Thematik reichen in das Jahr 1662 zurück. Die Entdeckung des Sauerstoffs als ein Medikament reicht bis in das Jahr 1774 zurück. Unter der Anleitung der Franzosen Junod und Tabaré wurde 1834 die erste »echte« Druckkammer konstruiert, die für einen Behandlungsdruck bis 3 bar ausgelegt war. 1878 erforschte der Wissenschaftler Paul Bert die toxischen Wirkungen des Sauerstoffs und begründete die Normobare Sauerstoff-Therapie der Caisson-Krankheit.

Beim Bau des Hudson-Tunnels 1885 in New York (Druckluftbaustelle) wurde erstmals die Rekompressionstherapie in einer Druckkammer für die Behandlung der Caisson-Krankheit eingesetzt. Seit 1920 wurde die Überdrucktherapie in Druckkammern zur Standardtherapie für verunfallte Taucher und Überdruckarbeiter.

Als Vater der modernen hyperbaren Sauerstoff-Therapie gilt der Niederländer Prof. Ite Boerema (1955).

▶ Praktische Ausführung und Grundlagen

Die Behandlung mit hyperbarem Sauerstoff erfolgt in einer Druckkammer, einer gasdichten, abgeschlossenen, zylindrisch geformten Kammer, die durch Gaszufuhr unter Druck gesetzt werden kann.

Es gibt unterschiedliche Bauformen: Die Einpersonenkammer (Monoplace Chamber) und die Mehrpersonenkammer (Multiplace Chamber). In der Einpersonenkammer kann jeweils nur ein Patient behandelt werden, dafür ist der personelle, logistische und finanzielle Aufwand für sie deutlich geringer. Die Mehrpersonenkammer hat eine Vor- und eine Hauptkammer. Bis zu 12 + 2 Patienten können hier behandelt werden, jedoch mit entsprechend größerem Aufwand.

Die Regelung der Druckverläufe erfolgt von einem so genannten Fahrstand aus, der sowohl pneumatisch als auch computerunterstützt betrieben werden kann. Kammeratmosphäre, Kammertemperatur und Druckverläufe werden vom behandelnden Überdruckarzt vom Fahrstand aus eingestellt und geregelt. Die Patienten atmen in einer solchen Druckkammer reinen Sauerstoff in einer Umgebung erhöhten Drucks. Einen Überblick über die Einsatzgebiete der Hyperbaren Sauerstoff-Therapie geben die nachfolgend aufgeführten Indikationen und Kontraindikationen.

Indikationen für die Hyperbare Sauerstoff-Therapie:

- Kohlenmonoxid-Vergiftung
- Gasbrand-Infektion, nekrotisierende Weichteilinfektionen
- Tauch- und Überdruckunfälle

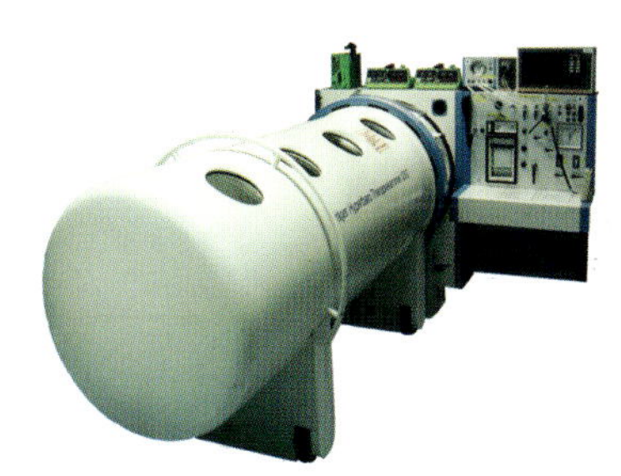

Abb. 22 ▶ Ansicht der Einpersonenkammer der Mainzer Uniklinik (Monoplace Chamber)

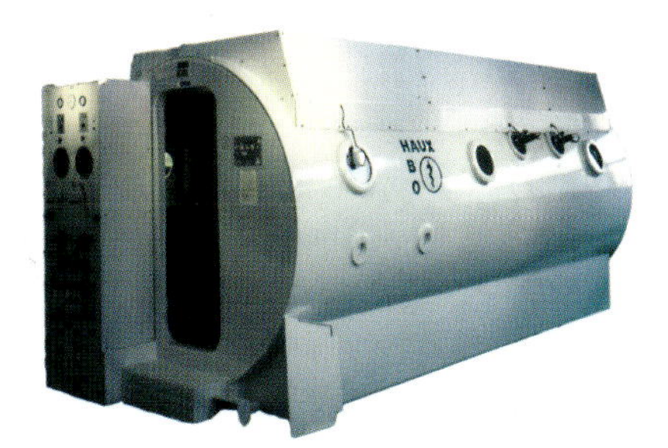

Abb. 23 ▶ Mehrpersonenkammer. Neben der Schleuse ist der pneumatische Fahrstand zu sehen

- Gasembolien
- Quetschungsverletzungen, Kompartmentsyndrom
- außergewöhnlicher Blutverlust
- drohender Transplantatverlust
- Wundheilungsstörungen
- Strahlenschäden
- chronische Osteomyelitis
- akuter Hörverlust.

Kontraindikationen der Hyperbaren Sauerstoff-Therapie:
- Pneumothorax
- Zustand nach Thoraxverletzungen oder thorakalen Operationen
- Lungenerkrankungen
- Schwangerschaft
- Epilepsie
- schwere Herz-Kreislauf-Erkrankungen
- ausgeprägte Veränderungen im HNO-Bereich (Nebenhöhlen, Ohr)
- ausgeprägte psychische oder psychiatrische Erkrankungen
- Restalkohol
- Übermüdung
- Kortikoidmedikation
- unbehandelte Hyperthyreose bzw. thyreotoxische Krise.

Die genannten Kontraindikationen können bei vital bedrohlichen Notfällen vom behandelnden Tauch- und Überdruckarzt relativiert werden. Er wird eine der Schwere der Erkrankung und ihrer Prognose angemessene Abwägung zwischen Nutzen und Risiken der HBOT treffen.

▶ Wirkungen der HBOT beim Überdruckunfall

Ein augenfälliges Ziel der Sauerstoff-Überdruck-Behandlung ist die druckabhängige Verkleinerung von Gasblasen in Blut und Geweben entsprechend dem Gesetz von Boyle-Mariotte. In Abb. 24 ist die Abhängigkeit der Blasengröße unter verschiedenen Umgebungsdrücken anhand der Veränderung länglicher Blasen (in Gefäßen) und runder Blasen (freischwimmende Blasen, Blasen im Gewebe) dargestellt. Je kleiner die Blasen, desto geringer ist die Beeinträchtigung der Gewebedurchblutung.

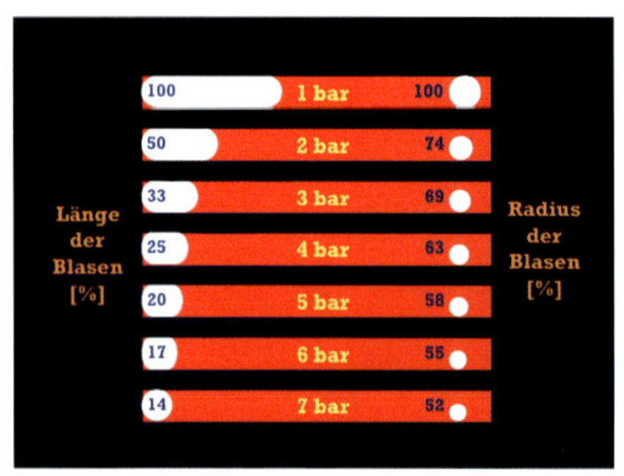

Abb. 24 ▶ Blasengröße unter verschiedenen Umgebungsdrücken

Zudem führen die großen Partialdruckdifferenzen zwischen dem Inertgas in den Blasen und dem Sauerstoff außerhalb der Blasen zum Austausch der Gase.

Der Sauerstoff in der Blase kann von den umgebenden Geweben verstoffwechselt werden, so dass die Blase schrumpft und letztendlich resorbiert wird. (Abb. 25).

Gerinnungsvorgänge, die die Blasen zügig mit Fibrin und Zellen umkleiden und somit verfestigen, werden durch die Hyperbare Oxygenations-Therapie ebenfalls eingedämmt.

Die Tatsache, dass Sauerstoff, der unter Überdruckbedingungen geatmet wird, auch physikalisch gelöst und damit unabhängig von den Erythrozyten transportiert werden kann, ermöglicht eine Sauerstoffversorgung von Geweben, die vom Blut nicht mehr erreicht werden. D.h., dass unter den Bedingungen einer HBOT die physikalisch im Blutserum gelöste Sauerstoffmenge so bedeutsam wird, dass allein hierdurch eine ausreichende Versorgung des Organismus gewährleistet ist.

Der hohe Sauerstoffpartialdruck im Blut verdreifacht die Diffusionsstrecke des Sauerstoffs im Gewebe, so dass eine Gewebshypoxie trotz verringerter Kapillarversorgung verhindert wird (Abb. 26).

Hohe Sauerstoffpartialdrücke verengen die Gefäße und verbessern den regionalen Stoffwechsel. Damit verringert die HBOT die Bildung von Ödemen, die die Durchblutung der betroffenen Organe beeinträchtigen.

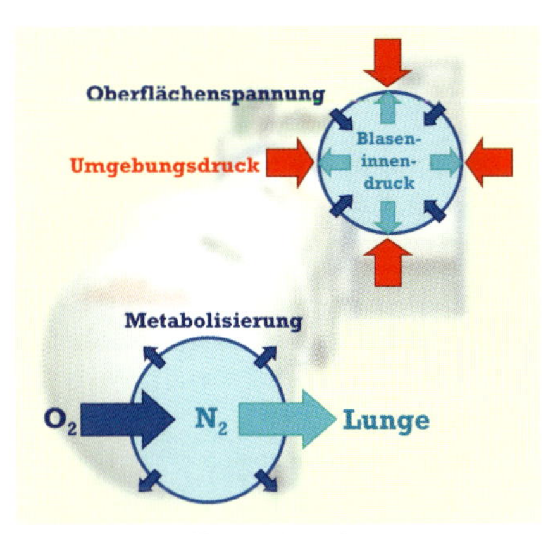

Abb. 25 ▶ Diffusion bei der HBOT

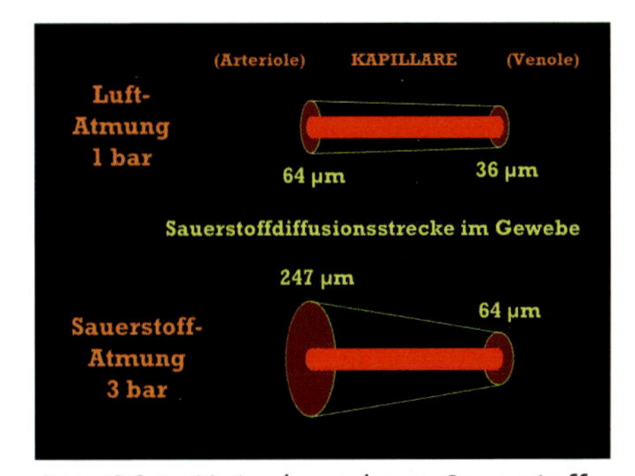

Abb. 26 ▶ Unter hyperbarer Sauerstofftherapie kann der Sauerstoff 2 – 4-fach so weit in die Gewebe diffundieren wie bei der Atmung von Luft unter normalen Druckbedingungen

Wie jedes medizinische Behandlungsverfahren birgt auch die Hyperbare Sauerstoff-Therapie Risiken und Nebenwirkungen, diese sind:

- psychogene Reaktionen (Platzangst),
- Barotraumata (Nebenhöhlen, Mittelohr, Lunge),
- Sauerstoffvergiftung (Lunge, ZNS),
- Kammerbrand.

▶ Behandlungsvorschriften

In der Geschichte der Hyperbaren Sauerstoff-Therapie wurden viele verschiedene Behandlungsprotokolle für verunfallte Taucher entworfen. Dabei gab es große nationale Unterschiede in den Behandlungsgepflogenheiten. Inzwischen haben sich verschiedene nationale hyperbarmedizinische Fachgesellschaften auf Standard-Behandlungsschemata geeinigt, die auf den klassischen US-Navy-Therapie-Protokollen basieren und an die heu-

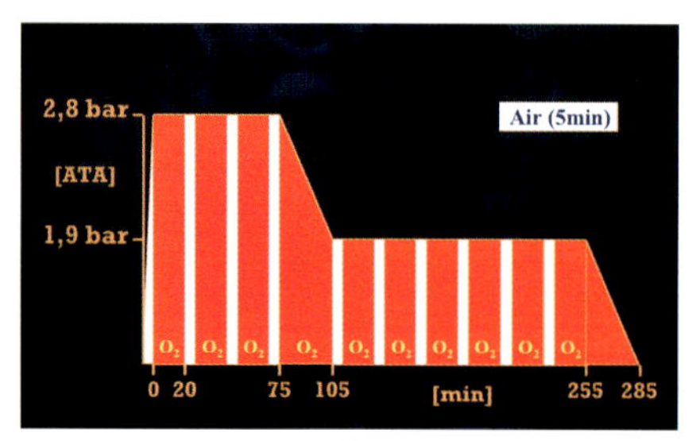

ABB. 27 ▶ Die modifizierte »US-Navy-Tabelle 6«

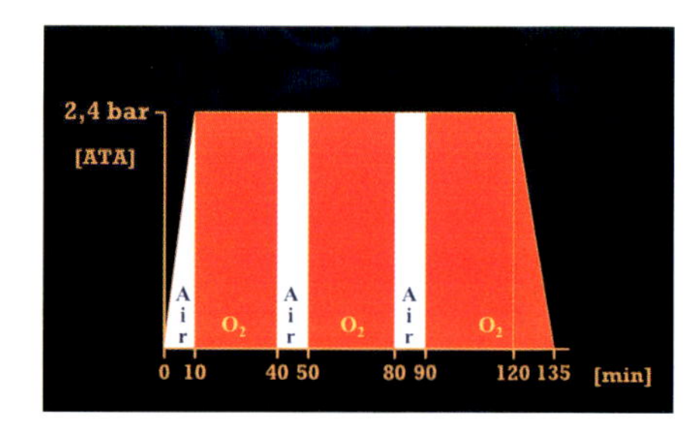

ABB. 28 ▶ Das Problemwundenschema

tigen Verhältnisse angepasst wurden. Unter Abb. 27 ist mit der modifizierten US-Navy-Tabelle 6 das Standard-Therapie-Schema zur Behandlung von Tauchunfällen dargestellt. Die Sauerstoffatmung wird alle 20 min für jeweils 5 min durch Luftatmung unterbrochen; dies soll die Toxizität des hyperbaren Sauerstoffs reduzieren. Für die Spät- bzw. Langzeitbehandlung kommt das so genannte Problemwundenschema zur Anwendung (Abb. 28).

3.4.5 Ertrinkungsunfälle

▶ Häufigkeit und Ursachen

Unter Ertrinken versteht man den Tod durch Ersticken infolge des Untertauchens in einer Flüssigkeit. Überlebt das Ertrinkungsopfer durch Rettungs- bzw. Reanimationsmaßnahmen für 24 Stunden und kann es einer medizinischen Behandlung zugeführt werden, so fällt dies unter den Begriff des Beinahe-Ertrinkens. Der Tod durch Ertrinken steht an Platz 3 der unfallbedingten Todesursachen, bei Kindern sogar an Platz 2.

Die jährliche Ertrinkungsstatistik weist für Deutschland ca. 600, für die Schweiz etwa 70 und die USA rund 7000 Ertrinkungstote aus. Die meisten der Opfer sind Männer jungen bis mittleren Alters und Kleinkinder. Begünstigende Faktoren für das Ertrinken sind:

- Alkohol, Drogenkonsum,
- Vorerkrankungen (Epilepsie, Diabetes, Herz-Kreislauf-Erkrankungen),
- Selbstüberschätzung, unangemessenes Verhalten, Risikobereitschaft,
- Unterkühlung,
- Erschöpfung,
- Wassersport,
- unbcwachtc bzw. strömende Gewässer,
- Suizidalität.

▶ Pathophysiologie des Ertrinkungsvorgangs

Der Vorgang des Ertrinkens durchläuft mehrere Phasen: Zu Beginn reagiert das Ertrinkungsopfer mit Panik und versucht mit heftigen Bewegungen gegen das Untertauchen anzukämpfen. Mit dem Eintauchen des Gesichts in das Wasser wird teils willkürlich, teils reflektorisch (Tauchreflex) die Luft angehalten (Stadium des Atemanhaltens). Das Opfer stellt zunehmend seine Abwehrbewegungen ein, unwillkürliche Atemversuche lassen kleinere Flüssigkeitsmengen in die Atemwege eintreten. Infolge dieser Aspiration hustet das Opfer kleinere Luftmengen aus. Wasser tritt zunächst in den Mund- Rachenraum ein, wobei ein Laryngospasmus ausgelöst wird. Reflektorisch werden größere Mengen Wasser geschluckt, bis es durch eine Überdehnung des Magens zum Erbrechen kommt. Mit zunehmender Hypoxie und Hyperkapnie wird der Ertrinkende bewusstlos. Der Laryngospasmus löst sich, so dass es zur Aspiration von Wasser und Erbrochenem kommt. Verstärkt wird die Aspiration durch hypoxiebedingte, reflektorische Atemzüge (Stadium der Dyspnoe). Mit den eiweißhaltigen Sekreten der Atemwege bildet die aspirierte Flüssigkeit Schaum. Die für die Offenhaltung der Alveolen verantwortlichen, oberflächenaktiven Phospholipide (Surfactant) werden ausgewaschen, so dass die Alveolen kollabieren und die zwischen Kapillaren und Alveolen liegende Membran (Gasaustauschfunktion) Schaden nimmt. Die ausgeprägte, andauernde Hypoxie löst zerebrale Krampfanfälle (Krampfstadium) aus und führt über das Stadium der präterminalen Apnoe zum Herz-Kreislauf-Stillstand. Die terminale Schnappatmung führt zu einer weiteren Aspiration. In ungefähr 15% der Fälle bleibt der Laryngospasmus bis über den Tod hinaus bestehen. Da hierbei kein Wasser in die Lunge eintreten kann, spricht man vom trockenen Ertrinken.

Wird der Patient gerettet, so verschlechtert sich sein Zustand innerhalb kürzester Zeit drastisch. Er weist schwerste Lungenschäden auf (Atelektasen, Lungenödem, Lungenversagen, Pneumonie) und erleidet häufig ein Multiorganversagen. Von besonderer Bedeutung ist der infolge der andauernden Hypoxie beim Ertrinkungsvorgang entstehende hypoxische Hirnschaden und das darauf folgende Hirnödem.

Die häufig anzutreffende Unterscheidung zwischen dem Ertrinken im Süß- oder Salzwasser hat für die Therapie eines beinahe Ertrunkenen keine praktische Relevanz. Die aspirierten Flüssigkeitsmengen sind hierfür meist zu klein. Wichtiger für Behandlung und Prognose sind die folgenden Kriterien:

1. Ertrinkungsunfall mit oder ohne Aspiration,
2. Ausmaß des hypoxischen Hirnschadens.

Eine Besonderheit ist das so genannte sekundäre Ertrinken. Es handelt sich um einen scheinbar folgenlos abgelaufenen Ertrinkungsunfall, bei dem das Opfer schnell gerettet werden konnte. Die Schädigungen durch die Aspiration treten zeitlich verzögert auf. Somit kann die Schwere des Erkrankungsbildes leicht fehleingeschätzt und die nötige Überwachung des Krankheitsverlaufs vernachlässigt werden.

Bei der Versorgung von Ertrinkungsopfern muss bedacht werden, dass es im Rahmen des Ertrinkens zu Begleitschäden kommen kann; sie können sowohl Ursache als auch Folge des Ertrinkens darstellen:

- Hypothermie,
- Traumata (Schädel-Hirn-Trauma, Wirbelsäulentrauma, offene Verletzungen),
- Schäden durch Begleiterkrankungen (Blutzuckerentgleisung, Apoplex, intrakranielle Blutung, Herzinfarkt, Arrhythmie).

▶ Behandlung des Ertrinkungsunfalls

Das wesentliche Problem bei der Rettung und medizinischen Versorgung von Ertrinkungsopfern ist der Wettlauf gegen Zeit. Mit dem Untergehen beginnt die Phase der Hypoxie, die nur kurze Zeit ohne Hirnschäden überlebt werden kann und unweigerlich zum hypoxischen Herz-Kreislauf-Stillstand führt. Der gesamte Ertrinkungsvorgang dauert vom letzten Atemzug bis zum Tod etwa drei bis fünf Minuten.

Daher sind alle im Folgenden genannten Maßnahmen möglichst zügig und unter Vermeidung von Zeitverlusten auszuführen:

1. Einleitung von Rettungsmaßnahmen: Entsprechend der jeweils vorgefundenen Situation sind Kräfte der Wasserrettung, Wasserschutzpolizei, Rettungsschwimmer, Rettungstaucher, Rettungshubschrauber und Rettungshundestaffel einzusetzen. Hierbei ist vor allem auf die Eigensicherung der Helfer zu achten!
2. Untersuchung und Sicherung der Vitalfunktionen:
   - neurologische Untersuchung: sie beschränkt sich auf die Erfassung des Bewusstseinszustands
   - Atmungsfunktion: Die Atemwege sind nach den gängigen Richtlinien freizumachen und freizuhalten (extrahieren und absaugen von Erbrochenem, Algen, Pflanzenteilen usw.). Niemals sollte versucht werden, Wasser aus der Lunge des Patienten mittels Kopftieflage oder Heimlich-Manöver zu entfernen (das Wasser ist längst absorbiert, Zeitverzug, hohes Aspirationsrisiko, weitere Verletzungen). Angesichts der Hypoxie beim Ertrinkungsvorgang und der darauf folgenden Organschäden ist die Verabreichung von 100% Sauerstoff anzustreben (Demand-Ventil, Reservoir-Beutel, Wenoll-System beim spontan atmenden Patienten). Angesichts der Schwere der Schädigungen und der Tendenz zur drastischen Verschlechterung des Patientenzustands ist die frühzeitige Intubation indiziert. Unverzüglich mit dem Beginn der Versorgungsmaßnahmen ist dem Patienten immer ein PEEP (5 cm H_2O anzubieten. Er verbessert signifikant die Oxygenierung und hat einen günstigen Einfluss auf den Krankheitsverlauf (Reduktion der Atelektasenbildung und des Lungenödems)
   - Herz-Kreislauf-Funktion: Die Ermittlung des Pulses ist an den hypotonen, bradykarden und meist kühlen Patienten sehr schwierig. Periphere Pulse sind in der Regel nicht zu spüren und zentrale Pulse müssen mindestens 60 Sek. lang getastet werden, um sie nachzuweisen. Ein früher Einsatz des EKG-Monitors erleichtert die Entscheidung zur Reanimation bzw. für die medikamentöse Therapie
     kardiopulmonale Reanimationsmaßnahmen: Die kardiopulmonalen Reanimationsmaßnahmen sind nach den gängigen Richtlinien auszuführen. Sie müssen, da oft eine ausgeprägte Hypothermie vorliegt, bis zum Erreichen einer Normothermie fortgesetzt werden, d.h., dass der Transport ins versorgende Krankenhaus unter Umständen unter laufender Reanimation zu erfolgen hat (Hypothermie schützt das Hirngewebe vor hypoxischen Schäden).
3. Medikamentöse Therapie:
   - frühzeitige Anlage eines intravenösen Zugangs
   - Infusionstherapie (Ringerlösung, Volumenersatzmittel bei Hypovolämie, Blindpufferung)

   - Kreislaufunterstützung (Katecholamine, Antiarrhythmika)
   - symptomatische Zusatztherapie (Analgesie, Sedierung, Antikonvulsiva, Diuretika, Atemwegstherapeutika).
4. Monitoring:
   - die Überwachung der Herz-Kreislauf- und Atmungsfunktion erfolgt mit EKG, Pulsoxymetrie, Kapnometrie und Blutdruckmessung.
   - die Anlage eines Blasenkatheters ermöglicht Rückschlüsse auf den Flüssigkeitshaushalt und die Wirkung von Diuretika
   - der überfüllte Magen ist mit einer Magensonde zu entlasten. Hierdurch werden das Aspirationsrisiko verringert und weitere Verschiebungen im Flüssigkeits- und Elektrolythaushalt verhindert.
5. Schutzmaßnahmen vor weiterer Hypothermie: Hauptmaßnahmen sind die Entfernung nasser Kleidung, die Isolation mittels Decken oder wärmeerhaltender Rettungsfolie und das Verbringen in ein geheiztes Umfeld. Die präklinische Wiedererwärmung ist in der Regel nicht indiziert, jedoch sollten die verabreichten Infusionen gewärmt sein, um einem zusätzlichen Wärmeentzug vorzubeugen.
6. Feststellung von Zusatzverletzungen: Bei Hinweisen auf Zusatzverletzungen, z.B. HWS-Trauma, BWS-Trauma oder Schädel-Hirn-Trauma (SHT), ist der Einsatz von Schaufeltragc, Stiff-Neck und Vakuum-Matratze zu erwägen. Gegebenenfalls müssen Verbände angelegt werden.
7. Notfall-Transport: Der Patient ist schnellstmöglich arztbegleitet in das versorgende Krankenhaus zu bringen (RTH-Einsatz bei längerer Anfahrt). Die Indikation zur Aufnahme auf einer Intensivstation ist bei vielen Ertrinkungsunfällen gegeben (dramatische Verschlechterung, sekundäres Ertrinken). Stark unterkühlte Patienten mit schweren Arrhythmien sollten der Therapie mit einer Herz-Lungen-Maschine bzw. eines extrakorporalen Membran-Oxygenators (ECMO) zugeführt werden. Wenn stabile Kreislaufverhältnisse vorliegen und die Vitalfunktionen gesichert sind, sollten der Transport und die weitergehende Notfallversorgung in 30°-Oberkörperhochlagerung erfolgen, um ein entstehendes Hirnödem zu verringern.

3.4.6 Unterkühlung

Die Ursachen und Mechanismen einer Unterkühlung können vielgestaltig sein und müssen nicht unbedingt mit Unfällen im Wasser zu tun haben (Bergunfälle, Lawinenunfälle, Verkehrsunfälle im Winter). Jedoch sind viele der Unfälle im Wasser aufgrund der hohen Wärmeleitfähigkeit des Wassers und der in unseren Breiten anzutreffenden Wassertemperaturen, wie auch der klimatischen Verhältnisse mit einer Hypothermie vergesellschaftet. Ursachen für die Unterkühlung bei Unfällen im Wasser:

- Selbstüberschätzung, unangemessenes Verhalten, Risikobereitschaft,
- inadäquate Ausrüstung,
- langdauernder Aufenthalt im Wasser (Abtreiben, Unfälle),

- Wind, Wetteränderung,
- Drogen, Alkohol, Medikamente,
- Kaltwasser-, Eis-, Mischgas-Tauchgänge,
- Einbrechen ins Eis,
- Beinahe-Ertrinken,
- Suizidalität.

Faktoren, die Ausmaß und Geschwindigkeit der Unterkühlung bestimmen:
- Wassertemperatur,
- Bekleidung,
- Zeitdauer des Untertauchens,
- Menge des geschluckten bzw. aspirierten Wassers,
- Verhältnis Köperoberfläche zu Körpervolumen,
- Wasserströmung.

Es gibt vier Mechanismen, über die ein Unfallopfer seine Wärme verlieren kann:
- Strahlung (geringe Wärmeverluste durch Infrarotstrahlung des Körpers),
- Konduktion (Wärmeverluste durch direkten Kontakt mit einem Medium),
- Konvektion (Wärmeverlust durch vorbeiströmenden Wind oder Wasser),
- Evaporation (Wärmeverlust durch Schweiß oder über die Atmung).

▶ Stadien der Unterkühlung

Nach dem Schweregrad wird die Hypothermie in verschiedene Stadien eingeteilt:

1. Milde Hypothermie (35 – 34 °C): Das Stadium der milden Hypothermie ist gekennzeichnet durch den Abwehrkampf gegen die Kälte und wird daher als Exzitationsstadium oder als Phase der Erregung bezeichnet. Die Betroffenen haben ein ausgeprägtes Kältegefühl. Frier-Reaktionen (Kältezittern und Tachykardie) stehen im Vordergrund. Die kältebedingte Zentralisation verschiebt das Blutvolumen in Richtung Herz (ausgeprägter Harndrang). Der Patient zeigt eine unbeeinträchtigte Neurologie und stabile Kreislaufverhältnisse.
2. Mäßige Hypothermie (33 – 31 °C): In diesem Stadium schwächt die Kälte die Abwehrreaktionen des Körpers (Adynamiestadium oder Phase der Erregungsabnahme); es treten zunehmend neurologische Störungen auf: Der Patient ist apathisch bis schläfrig, verwirrt, unkooperativ und leidet an Gedächtnisstörungen. Seine Sprache wird undeutlich, er zeigt muskuläre Koordinationsstörungen und allgemeine Schwäche. Das Zittern verliert sich und es kommt zu einem paradoxen Wärmeempfinden. Die Kreislauffunktionen sind durch Bradykardie und Hypotonie gekennzeichnet. Die Haut ist blass.
3. Schwere Hypothermie (30 – 27 °C): Dieses Stadium heißt Paralysestadium bzw. Phase der Lähmung. Kennzeichen sind ausgeprägte Bewusstseinsstörungen bis hin zum Koma. Die Reflexe erscheinen zunehmend abgeschwächt bis aufgehoben. Es treten Sehstörungen auf, die Pupillen werden weit. Massive Kreislaufstörungen entstehen infolge einer ausgeprägter Hypotonie, Bradykardie und

Arrhythmie. Die Muskulatur wird steif und die Atemfrequenz verlangsamt sich. Die Inaktivierung des antidiuretischen Hormons und Nierenfunktionsstörungen lösen eine Kältediurese aus. Bedingt durch eine Verschiebung der Sauerstoff-Bindungskurve des Hämoglobins kann es den transportierten Sauerstoff nicht mehr an die Gewebe abgeben. Unter 28 °C wird das Myokard in höchstem Maße verletzlich gegenüber Manipulationen am Patienten, der intravenösen Medikation von Medikamenten und gegenüber Versuchen der externen Wiedererwärmung; dies äußert sich in einem sofortigen Kammerflimmern, das bei diesen Temperaturen nicht mehr auf Defibrillationen anspricht.

4. Scheintod (unter 27 °C): In der Phase des Scheintodes (vita minima) gleicht sich langsam die Körpertemperatur an die Temperatur der Umgebung an. Alle körperlichen Abwehrmechanismen haben versagt. Die Pupillen sind maximal weit, ein Puls ist nicht mehr zu tasten und die Atembewegungen sind zu langsam und zu schwach, als dass sie vom Helfer wahrgenommen werden könnten. Im EKG lassen sich extrem verlangsamte Herzaktionen darstellen. Die geringsten mechanischen oder chemischen Reize lösen ein Kammerflimmern aus.

▶ Erstversorgung hypothermer Patienten

In der präklinischen Versorgung Hypothermer können Basismaßnahmen und stadienabhängige Maßnahmen unterschieden werden. Die Basismaßnahmen sind bei allen Stadien der Unterkühlung anzuwenden, da sie ein weiteres Auskühlen verhindern sollen, ohne den Patienten zu gefährden:

- zügige, aber behutsame Rettung aus dem kühlenden Medium,
- vorsichtiges Entfernen nasser Bekleidung,
- Isolation vor weiterer Auskühlung.

In Abhängigkeit vom Ausmaß der Unterkühlung schließen sich unterschiedliche Strategien der rettungsdienstlichen Versorgung an, da bei den höhergradigen Formen mit spezifischen Problemen und Komplikationen gerechnet werden muss.

Versorgung von Patienten mit milder Hypothermie:

- externe Wiedererwärmung (geheizte Umgebung, warme Dusche, warmes Bad),
- trinken warmer, alkoholfreier Getränke,
- Hotpacks,
- körperliche Aktivität (Aktivierung der körpereigenen Wärmeproduktion),
- Monitoring.

Versorgung von Patienten mit höhergradiger Hypothermie:

- Flachlagerung,
- Immobilisation,
- Normobare Sauerstofftherapie,
- Infusion warmer Infusionslösungen,
- kardiopulmonale Reanimation, ggf. Langzeitreanimation,
- Monitoring,

- Transport ins Krankenhaus,
- Aufnahme auf einer Intensivstation.

Besonderheiten und Gefahren bei der Versorgung höhergradig hypothermer Patienten:

- Gefahr des After-Drop: Hierunter versteht man den weiteren Abfall der Körperkerntemperatur durch Austausch wärmeren Köperkern-Blutes mit kaltem Blut aus den Gliedmaßen. Ursache sind falsche Lagerung, brüskes Manipulieren am Patienten und inadäquate Versuche der Wiedererwärmung. Ein After-Drop löst meist unmittelbar Kammerflimmern aus.
- Gefahr des After-Fall: Zusammenbruch des Kreislaufs infolge des Versackens des Blutes in den peripheren Gefäßen bei inadäquaten Wiedererwärmungsmaßnahmen oder falscher Lagerung. Auch dies kann unverzüglich zum Kammerflimmern führen.
- Die Verabreichung von i.v.-Medikamenten kann ein Kammerflimmern auslösen, da das kalte Myokard auch gegenüber chemischen Einflüssen hochsensibel reagiert. Daher sollten Medikamente mit großer Zurückhaltung angewendet werden. Die Wirkung von Medikamenten kann zudem deutlich verlängert oder aber aufgehoben sein.
- Hypotonie und Bradykardie sind physiologisch bei Unterkühlungsopfern. Die Verabreichung von Katecholaminen ist oft ohne Wirkung, löst aber leicht Kammerflimmern aus. Bei Kreislaufinsuffizienz oder extremer Bradykardie sollte gleich mit der kardiopulmonalen Reanimation begonnen werden.
- Die Indikation zur Intubation und zur Beatmung ist zurückhaltend zu stellen (Auslösung von Kammerflimmern). Wenn möglich, sollte die Spontanatmung erhalten und mit einer NBOT unterstützt werden (stark reduzierter O_2-Bedarf).
- Unter 28 °C Körpertemperatur sind Defibrillationen wirkungslos. Daher sollte die Anzahl der Defibrillationsversuche zur Therapie des Kammerflimmerns auf drei begrenzt bleiben.
- Langzeitreanimation bis zur Wiedererwärmung des Patienten (auf 32 – 34 °C) ausführen (Schutz durch Hypothermie, s.u.). Vorher kein Reanimationsabbruch!
- Das EKG kann in fortgeschrittenen Stadien nicht mehr transkutan (unter Verwendung von Klebeelektroden) abgeleitet werden. Dann muss die Ableitung über Nadelelektroden erfolgen. Des Weiteren ist der Patient abzutrocknen.
- Die Versorgung von Patienten mit höhergradigen Formen der Unterkühlung sollte in Krankenhäusern erfolgen, die über eine extrakorporale Zirkulation, Herz-Lungen-Maschine, Hämodialyse, Hämofiltration oder Peritonealdialyse verfügen. Diese Verfahren stellen die sicherste und effektivste Art der Wiedererwärmung dar.

▶ Schutz durch Hypothermie

Unterkühlung darf nicht nur als Gefahr verstanden werden. Unter den Bedingungen einer deutlich herabgesetzten Körpertemperatur ist der Stoffwechsel der lebenswichtigen

Organe, vor allem des Gehirns und des Herzens, stark reduziert. Hierdurch sinkt der Sauerstoffverbrauch der Organe und die Produktion toxischer Stoffwechselprodukte wird drastisch verringert. Bei Ertrinkungsunfällen in kaltem Wasser, bei denen sich die Hypoxie und der darauffolgende Herz-Kreislauf-Stillstand im Zustand der Unterkühlung ereignen, kann eine Reanimation auch nach Kreislauf-Stillstand-Zeiten von > 60 min noch erfolgreich und sinnvoll sein. Auf dieser Tatsache fußt der Grundsatz, dass niemand für tot zu erklären ist, wenn er nicht warm und tot ist.

Mechanismen der Abkühlung des Blutes und der Organe beim Ertrinkungsunfall:

- Kühlung des Kopfes von außen (Hirndurchblutung beträgt 15% des Herz-Zeit-Volumens)
- Kühlung der nur wenig isolierten Halsschlagadern
- Kühlung des Körperkerns durch aspiriertes und verschlucktes Wasser
- Kühlung der Extremitäten (große Oberfläche, geringes Volumen).

3.4.7 Die Druckkammern der Universitätsklinik in Mainz

Die hyperbare Sauerstoff-Therapie (Kap. 3.4.4) hat am Klinikum der Johannes Gutenberg-Universität Mainz eine lange Tradition. Viele Jahre besaß die Klinik für Anästhesie eine Mehrpersonen-Druckkammer, die infolge eines Klinikbrandes 1988 zerstört wurde. Als Ersatz wurde eine Monoplacekammer (Dräger Hyperbaro-Therapiekammer 1200) beschafft.

Technische Daten und Ausstattungsmerkmale der Druckkammer der Universität Mainz:

- Länge: 3030 mm (geschlossen), 5250 mm (geöffnet)
- Breite des Druckzylinders: 1050 mm
- Breite des Druckzylinders mit Steuerungspult: 1880 mm
- Bauhöhe: 1360 mm
- Innendurchmesser des Druckzylinders: 900 mm
- Länge der Patientenliege: 1950 mm
- Gesamtgewicht: 1100 kg
- Kammerinhalt: 1700 l
- max. Betriebsdruck (ATA): 4 bar
- Kompressionsgeschwindigkeit: 0,1 – 0,5 bar/min (regelbar)
- Dekompressionsgeschwindigkeit: 0,1 – 0,5 bar/min (regelbar)
- Notdekompression mit max. 4 bar/min
- Sauerstoffversorgung über die zentrale Versorgung der Klinik (5 – 10 bar)
- Fahrgestell für Patientenliege
- integriertes Beatmungsgerät
- interne Überwachung: Hygrometer, Thermometer, Volumeter
- externe Überwachung: Druckversorgung, Profilschreiber, Gasprobenhahn, Sauerstoffkonzentrationsmessung
- Patienten-Monitoring: Elektroenzephalogramm (EEG), EKG, Blutdruck, Körpertemperatur, Gegensprechanlage
- externe Infusionspumpen
- Wanddurchbrüche für Infusionen, Transfusionen und Injektionen.

Das Besondere an dieser Kammer liegt darin, dass sie in den Räumlichkeiten der anästhesiologischen Intensivstation aufgestellt wurde. Hieraus resultiert eine optimale Verzahnung der Intensivtherapie mit der hyperbaren Sauerstofftherapie, durch die gefährliche Transportwege vermieden werden und den Patienten die kontinuierliche, intensivmedizinische Betreuung auf dem Niveau eines Hauses der Maximalversorgung garantiert wird.

Telefonnummern der Druckkammer:
Zuständige Rettungsleitstelle in Mainz: 0 61 31 / 1 92 22
Intensivstation: 0 61 31 / 17 - 7366
Es besteht eine 24-Stunden-Einsatzbereitschaft

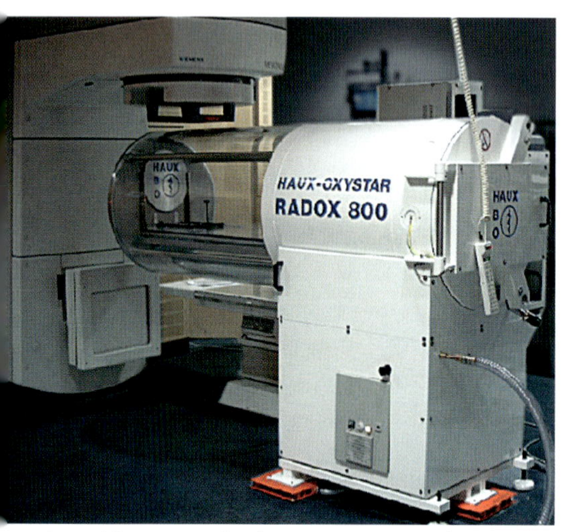

Abb. 29 ▶ Zur Erleichterung einer exakten Positionierung im Strahlengang ist die HAUX-OXYSTAR/800 RADOX auf einem Luftkissenfahrwerk montiert

Am Klinikum ist der nachtflugtaugliche ADAC-RTH/ITH »Christoph 77« stationiert (Koordinaten des Landeplatzes: N 49 59 33, E 08 15 22), der Patienten, die der Druckkammer zugeführt werden sollen, unverzüglich transportieren kann.

Für wissenschaftliche Fragestellungen zur Wirkung ionisierender Strahlung unter HBO-Bedingungen wurde in enger Zusammenarbeit mit der Firma HAUX-LIFE-SUPPORT eine speziell an die Gegebenheiten einer Beschleunigeranlage angepasste Druckkammer angefertigt (Abb. 29). Sie passt exakt in den Strahlengang einer Beschleunigeranlage und erlaubt die Untersuchung von sowohl gesundem als auch erkranktem menschlichen Gewebe, das unter HBO-Bedingungen ionisierender Bestrahlung ausgesetzt wird. Gesteuert wird die Druckkammer über einen Computer (HAUX-DECOMAT-2000) oder über ein pneumatisches Bedienpult (HAUX-STARCONTROLLER).

www.anaesthesie.medizin.uni-mainz.de

3.4.8 Mobile Druckkammer der Berufsfeuerwehr Frankfurt am Main

Eine besondere Druckkammer findet man bei der Frankfurter BF. Mit dem Ziel, verunfallten Tauchern eine möglichst frühzeitige und kontinuierliche Rekompressionsbehandlung zukommen zu lassen, wurde von der Firma Dräger eine mobile, unabhängige Kammerform entwickelt, die das Anflanschen einer Einmann-Transportkammer erlaubt und zugleich eine zeit- und richtliniengemäße HBO-Weiterbehandlung ermöglicht. Im Jahr 1989 wurde das Gerät unter der Bezeichnung TRANSCOM in Dienst gestellt (Abb. 30).

Da sich der Hersteller aus dem Kammerbau zurückzog, die TRANSCOM jedoch der Renovierung bedurfte, fiel 1996 der Firma HAUX die Aufgabe zu, die Kammer zu modernisieren und zu modifizieren.

Die Grundkonstruktion besteht aus einer begehbaren Druckkammer, an die eine Einmann-Transportkammer angeflanscht werden kann; eine Druckschleuse innerhalb der TRANSCOM entkoppelt die Druckverhältnisse des Patienten- von denen des Therapeutenbereichs, so dass das betreuende Personal jederzeit ein- bzw. ausgeschleust werden kann, ohne dass die Patientenbehandlung unterbrochen werden muss. Alle für die Behandlung notwendigen Einrichtungen (Beatmung, Medikamente, Hilfsmittel, Materialschleuse, Monitoring, Kommunikation) befinden sich im begehbaren Abschnitt.

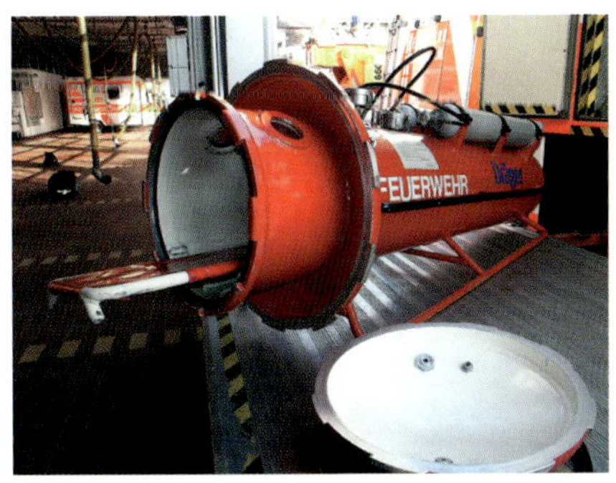

Abb. 30 ▶ Einpersonen-Transportkammer. Das kleinere Bajonett verschließt die Kammer, das größere dient dem Anschluss an die TRANSCOM

Beide Kammern bilden zusammen eine Zweipersonen-Druckkammer (der Patient liegt in der Transportkammer; an seinem Kopfende sitzt der Arzt in der TRANSCOM). Hinsichtlich ihrer Gasversorgung sind beide Geräte autark, da sie den benötigten Gasvorrat in Form von extern angebrachten Druckbehältern mit sich führen.

Technische Daten und Ausstattung der TRANSCOM-Druckkammer in Frankfurt a.M.:

A: Einmann-Transportkammer

- Länge: 2200 mm
- max. Außendurchmesser: 855 mm
- max. Innendurchmesser: 543 mm
- Volumen: 350 l
- Gewicht: 110 kg
- max. Betriebsdruck: 6 bar ATA
- Druckluftversorgung: 2 Druckbehälter (10 l, 200 bar), auf der Kammer montiert.

B: TRANSCOM

- Länge: 1700 mm
- Breite: 1540 mm
- Hauptkammerlänge: 900 mm
- Schachtlänge: 600 mm
- Volumen: 1350 l
- Gewicht: 2900 kg
- Schleusentüren: 2
- Personenzahl: 1

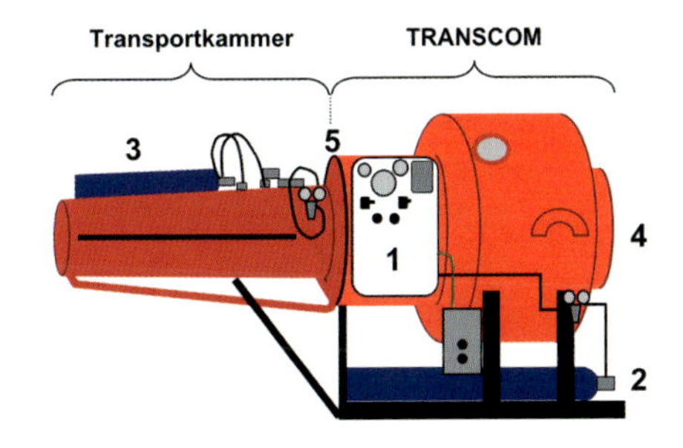

Abb. 31 ▶ Schematische Darstellung der TRANSCOM-Druckkammer. Legende: (1) Steuerungs-Armaturen, (2) Gasversorgung der Vorkammer, (3) Gasversorgung der Transportkammer, (4) Vorkammerschleuse, (5) Anschlussflansch

- Steuerungseinheit: HAUX-STARCONTROLLER
- Sichtfenster neben Steuerungseinheit auf Patient und Behandelnden
- Gegensprechanlage
- Beleuchtung (230 V bzw. 24 V in Abhängigkeit von externer Stromversorgung)
- Atemgasanlage: 2 BIBS-Masken mit Overboard-Dumping-System für Ausatemluft
- innere Druckschleuse (ermöglicht Austausch des Kammerpersonals, ohne Patienten ausschleusen zu müssen)
- max. Betriebsdruck: 6,5 bar ATA
- Anschlussflansch Typ PN 5,5 für Anschluss der Einmann-Transportkammer
- Materialschleuse: 200 × 300 mm
- Sauerstoff-Überwachung: Dräger Oxydig und Dräger Oxycom 100 D
- Patientenüberwachung: Dräger Montior PM 8010 (EKG, Pulsoxymetrie, noninvasive Blutdruckmessung, Temperaturmessung)
- Beatmungsgerät: Dräger Oxylog mit Volumeter
- Notfallkoffer (Modell Hessen) mit Medikamenten
- Infusionspumpen: 2 Fresenius Injektomat S
- Druckluftversorgung: 3 Druckbehälter (50 l, 200 bar) unterhalb der Kammer
- Sauerstoffversorgung: 1 Druckbehälter (50 l, 200 bar) unterhalb der Kammer
- Konnektionseinrichtung für externe Gasversorgung (Kliniksnetz, Kompressor).

C: Taucherwagen

- Lkw: Mercedes Benz 1222 AF mit Allrad-Antrieb
- Aufbau: Firma Krämer, Baujahr 1991, Ladebordwand 1 T
- die Kammer kann mittels Elektromotor auf Schienen aus dem Aufbau herausgefahren werden
- COHb und CO PPM Messgerät: Micromedical
- gleichzeitiges Ergänzungsfahrzeug für FWT mit Tauchgerätschaften:
  - Tauchgeräte (Leichttauchgeräte Aqualung, Helmtauchgerät Kirby Morgan)
  - Reserve an Atemluftflaschen
  - Kompressor
  - Schlauchboot mit Zubehör
  - Kälteschutzanzüge Helly Hansen
  - Trocken- und Nass-Tauchanzüge
  - Tauchertelefon
  - Eisrettungsgerät Rescue Sled
  - Pressluftwerkzeug
  - Lichtmast
  - Stromgenerator.

Die Gesamtkammer ist geschützt durch einen Container auf dem Taucherwagen der Branddirektion Frankfurt a.M. verlastet und kann in kurzer Zeit zum Notfallort verbracht werden. Das Fahrzeug führt eine Kompressoranlage mit sich. Zusätzlich ist er mit allem ausgestattet, was für Taucheinsätze benötigt wird.

Auf dem Gebiet der Hyperbarmedizin kooperiert die BF Frankfurt eng mit den Städtischen Kliniken Frankfurt am Main-Höchst (Institut für Anästhesiologie, Intensiv- und Notfallmedizin). Im Bedarfsfall wird die Druckkammer zur Patientenbehandlung zum Klinikum gefahren und mittels externer Versorgungsleitungen an dessen Gasversorgung angekoppelt.

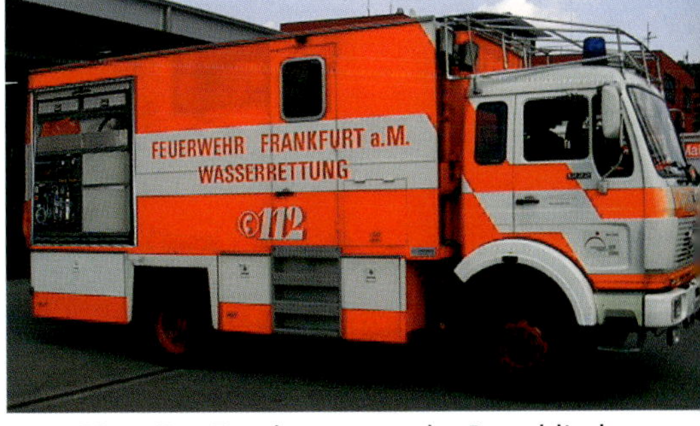

Abb. 32 ▶ Der Taucherwagen der Branddirektion Frankfurt a.M. Im geöffneten Stauraum ist der Kompressor erkennbar

Bei Alarmierung rückt der Wasserrettungszug mit der Kammer an Bord und einem in der Tauchunfallbehandlung und der Kammerbedienung geschulten Personal – 1/5 Feuerwehrtaucher – aus; ein Hyperbararzt wird gegebenenfalls vom Städtischen Klinikum Frankfurt Höchst angefordert.

Die mobile Kammer dient nicht nur der Behandlung von Tauch- und Überdruckunfällen, sondern ist aufgrund ihrer medizintechnischen Ausstattung für alle HBOT-Indikationen, insbesondere jedoch für die Therapie von Rauchgasintoxikationen, geeignet.

Standort der mobilen Druckkammer:
Feuer- und Rettungswache 2 (Hafenwache)
Franziusstraße 20
60314 Frankfurt a.M.

Die Alarmierung kann über die Leitfunkstelle Frankfurt, Tel.: 0 69 / 21 27 / 21 70, Funkkanal 465 G/U, erfolgen. Es besteht eine 24-Stunden-Einsatzbereitschaft.

www.stadt-frankfurt.de/Feuerwehr

3.4.9 Druckkammerzentren Rhein-Main-Taunus-Ramstein

Zu einem der modernsten Druckkammerzentren in Europa haben sich das Druckkammerzentrum (DKZ) Wiesbaden, das DKZ Frankfurt a.M. und das Druckkammerzentrum Ramstein zusammengeschlossen. Die Druckkammern der einzelnen Standorte:

Datenblatt und Ausstattungsmerkmale der HAUX-STARMED 2200/5,5-Druckkammer Wiesbaden:

- Baujahr 1997
- Länge 5,3 m (Hauptkammer) plus 1 m (Vorkammer)
- Durchmesser 2,2 m
- Klimaanlage
- Vorkammer: 2 (Plätze)
- Hauptkammer: 13 (Plätze), 1 liegender Patient (Trolley)

- max. Betriebsüberdruck: 5,5 bar ATÜ, Arbeitsdruck: 5 bar ATÜ
- HAUX-DECOMAT-Steuerungscomputer
- Patientenmonitoring: EKG, Blutdruck, transkutaner pO_2
- 5 Infusionspumpen, Notfallausrüstung
- fahrbarer Patienten-Trolley für liegende Patienten.

Die DKZ bedienen die Tauch- und Hyperbarmedizin und auch die Höhen- und Unterdruckmedizin. Durch die räumliche Verteilung der Standorte werden weite Bereiche von Hessen und Rheinland-Pfalz hyperbar- und höhenmedizinisch abgedeckt, wobei eine Alarmierung eines jeden Standortes zentral über die Rettungsleitstelle Wiesbaden erfolgen kann.

Jeder Standort verfügt über eine Multiplace Chamber des Typs HAUX-STARMED 2200. Zusätzlich besitzt der Standort Frankfurt eine HAUX-QUADRO-Therapiekammer, eine rechteckig, im Sinne eines »Überdruckzimmers«, konstruierte Kammer mit großen Schleusen, durch die Intensivbetten in die Kammer eingefahren werden können, so dass intensivpflichtigen Patienten das Umlagern erspart wird. Diese Druckkammer ist zusätzlich in der Lage, Unterdruck zu erzeugen, so dass neben dem normalen, hyperbarmedizinischen Einsatzspektrum Leistungs- und Belastungsuntersuchungen unter Höhenbedingungen bis 5000 m ausgeführt, wie auch Probanden auf ihre Flug- und Bergtauglichkeit hin untersucht werden können. Bei einer 24-Stunden-Einsatzbereitschaft sind die Druckkammerzentren Rhein-Main-Taunus-Ramstein unter folgenden Telefonnummern erreichbar:

Rettungsleitstelle Wiesbaden 06 11 / 1 92 22
Druckkammerzentrum Wiesbaden 06 11 / 5 31 90 53
Druckkammerzentrum Frankfurt a.M. 0 69 / 6 70 53 84
Druckkammerzentrum Ramstein 0 63 71 / 7 19 19

Technische Daten und Ausstattung der HAUX-STARMED 2200/5,5-Druckkammer Frankfurt a.M.:

- Baujahr 1996
- Länge 4,32 m (Hauptkammer) plus 0,85 m (Vorkammer)
- Durchmesser 2,2 m
- Vorkammer: 2 (Plätze)
- Hauptkammer: 11 (Plätze), 1 liegender Patient (Trolley)
- maximaler Betriebsüberdruck: 5,5 bar ATÜ, Arbeitsdruck: 5 bar ATÜ
- Haux-Decomat Steuerungscomputer
- Patientenmonitoring: EKG, Blutdruck, transkutaner pO_2
- 5 Infusionspumpen, Notfallausrüstung
- fahrbarer Patienten-Trolley für liegende Patienten.

Technische Daten und Ausstattung der HAUX-QUADRO-Druckkammer Frankfurt a.M.:

- Baujahr 1999
- Länge 4,15 m (Hauptkammer) plus 1 m (Vorkammer)
- Breite: 2,4 m

- Höhe: 3 m
- Vorkammer: 2 (Plätze)
- Hauptkammer: 8 (Plätze), 2 liegende Patienten (Intensivbetten)
- max. Betriebsüberdruck: 2,2 bar ATÜ, Arbeitsdruck: 2 bar ATÜ
- max. Betriebsunterdruck: 0,2 bar ATA, Arbeitsunterdruck: 0,5 bar ATA
- HAUX-DECOMAT-Steuerungscomputer
- Intensivpatienten können in ihren Intensivbetten behandelt werden
- Patientenmonitoring: EKG, Blutdruck, transkutaner pO_2
- Beatmungsgerät: Siemens Servo 900 C
- 5 Infusionspumpen, Notfallausrüstung.

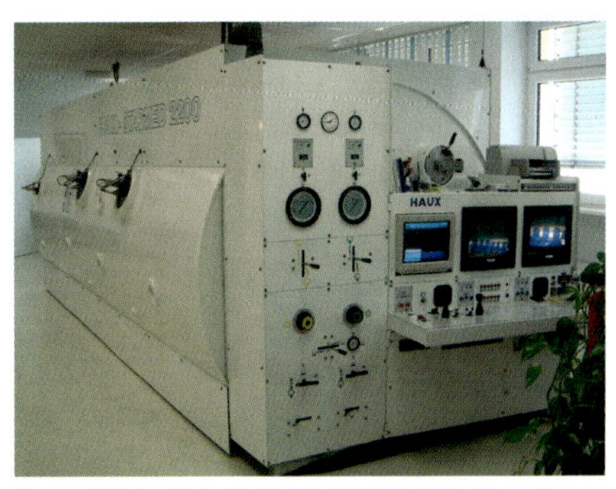

Abb. 33 ▶ Die HAUX-STARMED-Druckkammer in Ramstein entspricht den Druckkammern in Frankfurt a. M. und Wiesbaden

Technische Daten und Ausstattung der HAUX-STARMED 2200/5,5-Druckkammer Ramstein:

- Baujahr 1996
- Vorkammer: 2 (Plätze)
- Hauptkammer: 11 (Plätze), 1 liegender Patient (Trolley)
- max. Betriebsdruck: 6,5 bar ATA, Arbeitsdruck: 5 bar ATA
- HAUX-DECOMAT-Steuerungscomputer
- Patientenmonitoring: EKG, Blutdruck, transkutaner pO_2
- 5 Infusionspumpen, Notfallausrüstung
- fahrbarer Patienten-Trolley für liegende Patienten.

www.hbo-zentrum-wiesbaden.de

3.5 Rettungs- und Mehrzweckboote der Feuerwehr

P. Bargon

Die Feuerwehr unterhält verschiedene Bootstypen zur Wahrnehmung der diversen Aufgaben wie Wasserrettung, Hochwassereinsätze und direkten oder unterstützenden Löscheinsatz von einem Feuerwehrboot aus. Zum Einsatz kommen drei Typen von Rettungsbooten (RTB): die Rettungsboote 1 und 2 sowie ein Mehrzweckboot (MZB).

3.5.1 Bootstypen

- Das Rettungsboot 1 ist ein vorwiegend für stehende Gewässer zulässiges Rettungsboot; es hat keinen Eigenantrieb und wird von Hand bewegt oder als Ruderboot betrieben; das Boot ist für mindestens vier Personen ausgelegt.

- Das Rettungsboot 2 ist für offene Gewässer zugelassen, es wird in der Regel durch einen Außenbordmotor angetrieben; das Boot ist für mindestens 6 Personen ausgelegt.
- Das Mehrzweckboot ist der vielseitigste Bootstyp der Feuerwehr; mit Eigenantrieb versehen, kann es die unterschiedlichsten Aufgaben durchführen.

Alle Bootstypen haben eine Vielzahl von Aufgaben:

- Für den Wasserrettungseinsatz: Die Boote werden direkt zum Einsatz und zur Menschenrettung eingesetzt. Sie bringen Rettungsschwimmer oder Feuerwehreinsatztaucher zur Einsatzstelle und können auch zu Sucheinsätzen abbestellt werden.
- Für den Hochwassereinsatz: Zur Rettung und Evakuierung von Personen, Tieren und zum Schutz von Sachwerten bei Hochwasser. Außerdem werden sie für die Versorgung von eingeschlossenen und von der Umwelt abgeschnittenen Personen mit Lebensmitteln eingesetzt. Um auch im seichten Wasser voranzukommen, haben diese Boote zumeist einen sehr geringen Tiefgang.
- Die Bergung von Treibgut.
- Für den Löscheinsatz: Bei Booten mit eingebauter Kreiselpumpe kann ein direkter Löschangriff vom Wasser aus stattfinden. Die Boote können im Wasser liegend auch als Pumpstation genutzt werden. Boote ohne Pumpe können als Pumpenträger eingesetzt werden, in diesem Fall kommt eine Tragkraftspritze auf dem Boot zum Einsatz.
- Umweltschutz und Gefahrenabwehr, z.B. das Ausbringen einer Ölsperre.
- Zum Transport von Verletzen: Größere Boote sind auch als Verletztensammelstelle (im Fall eines Schiffsunglücks) geeignet. Im Bedarfsfall ist je nach taktischer Lage und Bootstyp auch die Versorgung einer größeren Anzahl von Verletzten möglich.

▶ Mehrzweckboote

Die Mehrzweckboote der Feuerwehr sind die flexibelsten Bootstypen. Sie können zur Rettung und zum Transport von Personen ebenso eingesetzt werden sowie zur Durchführung von technischer Hilfeleistung und zu Löscheinsätzen. Sie werden je nach den örtlich-geografischen Gegebenheiten mit einem Bootsanhänger zur Einsatzstelle transportiert oder sie liegen direkt einsatzbereit im Wasser. Eine Verlastung eines MZB auf einen Abrollbehälter (Berufsfeuerwehr Trier) ist ebenso möglich.

Die Mehrzweckboote weisen folgende Merkmale auf:

- Sie bestehen aus Kunststoff oder aus Aluminium.
- Sie können mit einem Außenbordmotor, einem innen liegenden Antrieb oder einem Jet-Antrieb angetrieben werden.
- Sie müssen mindestens 10 Personen aufnehmen können.
- Sie sind zur Aufnahme einer Tragkraftspritze als Pumpenträger zur Wasserversorgung geeignet.
- Einige MZB haben fest eingebaute Pumpen und Löscheinrichtungen.

Die Mehrzweckboote können je nach Einsatzzweck mit einer Bugklappe ausgerüstet werden. Durch die geöffnete Bugklappe kann eine Person, insbesondere wenn sie erschöpft ist, wesentlich leichter und schneller ins Boot gebracht werden. Es gibt die Möglichkeit, die Bugklappen mithilfe einer Hydraulik zu bewegen. Sie können stufenlos entweder bis zur Wasserlinie hinuntergelassen oder auf die Höher eine Uferböschung eingestellt werden. An ihnen kann auch eine Tauchleiter oder ein Rettungsgitter angebracht werden. Das Rettungsgitter verhindert, dass eine verunglückte Person unter das Boot driftet und erleichtert den Einstieg. Manche MZB oder Schnellrettungsboote (SRB) haben seitlich angebrachte Einstiegsklappen in der Bordwand. Wenn weder eine Bugklappe noch ein seitlicher Einstieg vorhanden sind, kann ein über die Bordwand gehängtes Netz eine Alternative sein, es erleichtert den Einstieg ins Boot erheblich. Mit diesem aus der Seeschifffahrt stammenden Konzept kann auch eine Evakuierung eines Schiffes stattfinden.

▶ Schnellrettungsboot

Eine weitere Variante sind die Schnellrettungsboote. Sie sind mit einem starken Außenbordmotor ausgerüstet und werden häufig in Hafenanlagen (z.B. die Berufsfeuerwehren Hamburg und Frankfurt a.M.), Küstenbereichen und Seen zur Menschenrettung eingesetzt. Diese Boote liegen oftmals direkt einsatzbereit im Wasser. Meist werden sie aus Aluminium gefertigt. Daneben gibt es Boote aus kohlefaserverstärkten Verbundwerkstoffen sowie Schlauchboote. Manche der Boote werden in lagunenartigen, flachen Gewässern von Flughafen-Randzonen eingesetzt (z.B. Hongkong, China). Sie werden meist mit modernen, leistungsstarken und wendigen Jetantrieben betrieben. Sie können mit Wasser-, Schaumwerfer- und Schaummitteltanks ausgerüstet werden. Diese speziellen SRB werden mit mehreren Rettungsinseln ausgestattet, um so eine schnelle Selbstrettung für die Passagiere eines verunglückten Flugzeugs zu schaffen.

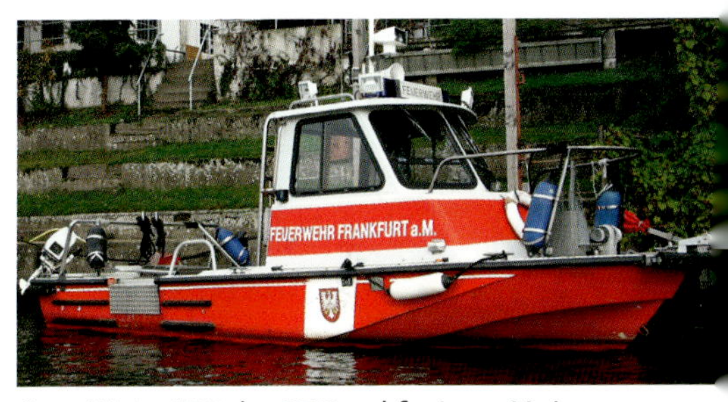

Abb. 34 ▶ SRB der BF Frankfurt am Main

▶ Abrollbehälter Boot

Bei starkem Hochwasser wird an etlichen lokalen Einsatzschwerpunkten eine Vielzahl von Booten benötigt. Dies haben in der Vergangenheit viele Hochwasserereignisse gezeigt. Aus dieser Erkenntnis heraus konziperte die Feuerwehr Trier einen Abrollbehälter Boot. Bei der Entwicklung des Abrollbehälters Boot sollten Erfahrungen der zurückliegenden Hochwasserereignisse Berücksichtigung finden. Die einzelnen Boote sollten den speziellen und besondern Einsatzbedingungen in einem überschwemmten Ortsteil gerecht werden. Folgende Überlegungen fanden bei der Konzeption des neuen AB-Boot Berücksichtigung:

In einem Abrollbehälter sollten 10 glasfaserverstärkte Boote (glaserfaserverstärkter Kunststoff – GFK) verstaut werden. Diese sollten

- platzsparend ineinander stapelbar sein,
- eine große Arbeitsfläche haben,

- gute Flachwassereigenschaften haben, so dass sie auch von Hand durch flaches Wasser gezogen werden können,
- vier Personen aufnehmen können und einen rutschsicheren Bootsboden haben,
- schwer zu kentern sein,
- mit Motorkraft fahren können,
- Kran- und Befestigungsösen im Boden haben, um sie leichter zum Einsatz bringen zu können.

Die Boote werden mit einem 7,4 kW (etwa 10 PS) Zweitakt-Außenbordmotor angetrieben. Der Treibstofftank hat ein Fassungsvermögen von 25 l. Die Boote werden mit Ratschenspannbändern während der Einsatzfahrt des Abrollbehälters am Verrutschen gehindert.

Die Flachwasserboote werden am Einsatzort mithilfe eines Entladekrans aus dem Laderaum gehoben. Der Kran ist im Abrollcontainer direkt neben den ineinander gestapelten Flachwasserbooten montiert. So können in kurzer Zeit die Boote an verschiedenen Einsatzstellen im Hochwassergebiet verteilt werden. Auf der rechten Seite des Abrollbehälters Boot sind die Außenbordmotoren und in einem Fach darunter die 10 Treibstofftanks verlastet. Die beiden Laderäume sind belüftet, da aus den Tanks für den Antrieb des Abrollbehälters und den 25 l Tanks für die Boote giftige und explosive Gase austreten bzw. enstehen können. In einem weiteren Laderaum sind zwanzig Wathosen und zwanzig Paar Langschaftstiefel verstaut. Alle Laderäume könen beleuchtet werden.

In Rheinland-Pfalz verfügt neben der Berufsfeuerwehr Trier auch die Feuerwehr Germersheim über einen Abrollbehälter Boot. An der Feuerwehr- und Katastrophenschutzschule ist in Koblenz ein weiterer AB-Boot stationiert. Alle drei Abrollbehälter können im Einsatzfall landesweit eingesetzt werden.

3.5.2 Löschboot der Berufsfeuerwehren Mainz und Wiesbaden

B. Hiller

Im Jahr 1987 erwarb die hessische Landeshauptstadt Wiesbaden aus Beständen der Bundeswehr eine gebrauchte Flussfähre (Typ »Mannheim«, Schimag-Werft Mannheim, Baujahr 1961) und ließ sie bis 1989 zu einem hochmodernen Feuerlöschboot mit dem Namen »BRANDDIREKTOR FRANZ ANTON SCHNEIDER« (1968 – 1979 Branddirektor von Wiesbaden) umbauen. Als die rheinland-pfälzische Landeshauptstadt Mainz ihr eigenes Löschboot im Jahr 1991 ausmusterte, begannen die beiden Städte mit Verhandlungen über die gemeinsame Nutzung des Wiesbadener Feuerlöschbootes. Das Resultat war eine Kooperation der Berufsfeuerwehren von Mainz

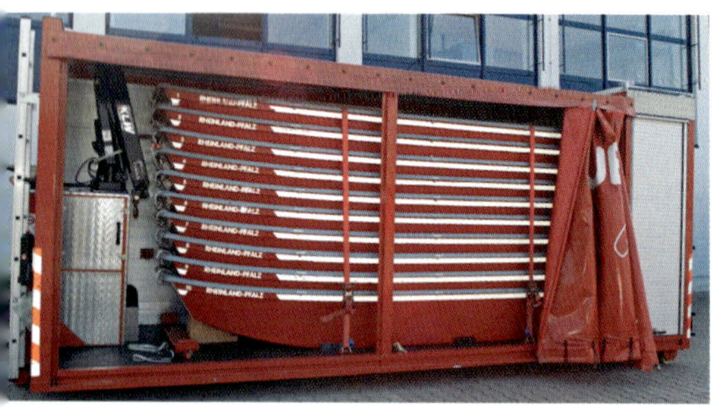

Abb. 35 ▶ Abrollbehälter Boot der LFKS in Koblenz; links der Ladekran, mit dem die Boote abgesetzt werden können

und Wiesbaden, die bundesweit einmalig ist: Seit 1995 teilen sich beide Städte alle auflaufenden Kosten zu gleichen Teilen und betreiben das Boot in gleichberechtigten Anteilen. Die Besatzung rekrutiert sich aus beiden Feuerwehren und der Liegeplatz wechselt im Monatsrhythmus zwischen dem Zollhafen Mainz (gerade Monate) und dem zu Wiesbaden gehörigen Schiersteiner Hafen (ungerade Monate).

In der Abb. 36 ist die Grundkonstruktion der Flussfähre, auf der die »BRANDDIREKTOR FRANZ ANTON SCHNEIDER« aufgebaut wurde, deutlich erkennbar. Auf den Bugemporen und seitlich neben der Brücke sind die Löschmonitore (»Wasserwerfer«) angebracht, oben an der Brücke ist ein starker Suchscheinwerfer montiert.

▶ Einsatzgebiet und Aufgabenbereich

Das Einsatzgebiet des FLB auf der Bundeswasserstraße Rhein wurde von den Innenministerien beider Länder festgelegt und erstreckt sich von Mannheim (Stromkilometer 420) bis nach Kaub (Stromkilometer 550), wobei die Mündungsbereiche und angrenzenden Abschnitte der Nebenflüsse Main (bis Raunheim) und Neckar ebenfalls bedient werden.

Zu den Aufgaben des FLB »BRANDDIREKTOR FRANZ ANTON SCHNEIDER« zählen die

- Brandbekämpfung,
- Löschwasserversorgung,
- allgemeine Hilfe,
- Wasserrettung,
- Unterstützung und Sicherung von Taucheinsätzen,
- Lenzen leckgeschlagener Schiffe,
- Evakuierungsmaßnahmen bei Schiffsunfällen,
- Bekämpfung von Flussverunreinigungen.

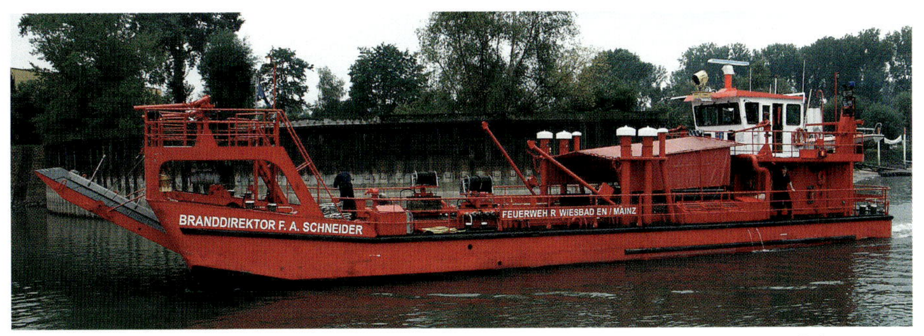

Abb. 36 ▶ Die »BRANDDIREKTOR FRANZ ANTON SCHNEIDER«. Gut erkennbar sind die seitlichen Davits und die Hochdruckschläuche auf ihren Haspeln

▶ Konstruktive Besonderheiten, Leistungsspektrum

Die Fährenkonstruktion des Feuerlöschbootes erlaubt die Aufnahme einer breiten Auswahl an Einsatzfahrzeugen, Abrollbehältern und Ausrüstungsgegenständen auf dem geräumigen Ladedeck, wobei sie mit einem Höchstmaß an Stabilität im Wasser liegt, so dass weder der seitwärtsgerichtete Einsatz der Monitore noch der Einsatz eines Hebekranwagens zu einer bedeutsamen Krängung führen.

Ein im Bugbereich verstärkter Schiffsboden und eine bis zu 40 cm unter die Wasseroberfläche absenkbare Laderampe erweitern das Einsatzspektrum gewaltig: Das Feuerlöschboot kann an steinigen Uferböschungen anlegen, um Einsatzkräfte, Fahrzeuge und Maschinen abzusetzen oder um für Evakuierungsmaßnahmen eingesetzt zu werden. Die Aufnahme von im Wasser treibenden Opfern bzw. das Absetzen und Aufnehmen von Einsatztauchern kann hierdurch auf eine sicherere und komfortablere Weise erfolgen.

Eine spezielle Anordnung der Antriebspropeller und Ruder unter dem flachen Schiffsrumpf erweitert die Navigationsmöglichkeiten des Feuerlöschbootes und erlaubt ihm, in Gewässern mit schwacher Strömung zu traversieren (Fahrtrichtung quer zur Längsachse).

Die Haupt-Löschmittelpumpe verfügt über einen unabhängigen, eigenen Antriebsmotor. Dies garantiert die volle Verfügbarkeit der Schiffsmotorleistung für die Navigation auch unter Löscheinsatzbedingungen.

Für Rettungseinsätze in explosionsgefährdeter Atmosphäre ist das Schiff mit zahlreichen Explosionsschutzeinrichtungen versehen: Alle elektrischen Anlagen und Abgasanlagen der Motoren sind funken- und explosionsgeschützt ausgeführt. Eine permanent betriebene Gaswarnanlage überwacht die Atmosphäre des Einsatzgebietes auf Explosionsgefährdung und warnt die Besatzung. Überdruckerzeugende Lüftungsanlagen in den Räumen und der Brücke verhindern ein Eindringen explosibler oder toxischer Gase.

▶ Datenblatt

Daten des Feuerlöschbootes »BRANDDIREKTOR FRANZ ANTON SCHNEIDER« der Berufsfeuerwehren von Mainz und Wiesbaden (BOS-Funkrufname »Florian Wiesbaden 78«):

- Länge: 27,60 m
- Breite: 7,20 m
- Höhe: 7 m
- Tiefgang: 1,30 m
- Ladedeck: 18 × 5 m
- Wasserverdrängung: 185 t
- max. Zuladungsgewicht: 60 t
- Antrieb: 2 MAN-Schiffsdieselmotoren zu je 279 kW Leistung (1800 U/min) mit einem max. Treibstoffverbrauch von 45 l/h
- max. Geschwindigkeit Bergfahrt: 15 km/h, Talfahrt: 30 km/h
- hydraulische Ruderanlage (manuelles, Hand- und Pilot-Steuersystem)
- Notrudcr mit scparater I Iydraulik
- Treibstoffvorrat: 2 Tanks zu je 4500 l Diesel
- Zentralheizung (Ölbrenner) für die Warmwasserversorgung und zur Raumbeheizung
- Frischwasservorrat: 4000 l Trinkwasser
- Fäkalientank: 1800 l Fassungsvermögen
- 2 Buganker (Motor-Anker-Hebeanlage)
- 1 Beiboot mit explosionsgeschütztem Diesel-Außenbordmotor
- 1 Heck-Davit für das Beiboot (10 kN Hebekraft)
- auf jeder Schiffseite ein Davit mit jeweils 10 kN Hebekraft

- 1 Wohn- und Aufenthaltsraum mit 4 Kojen und 16 Sitzgelegenheiten unter Deck
- 1 Koch- und Aufenthaltsraum mit 2 Kojen, Büro- und Sanitätsausstattung auf Deck
- Sanitärbereich: eine Dusche, WC, Waschbecken
- Stromversorgung:
  - 24 V-Bordnetz, gespeist von einem Batteriesatz (24 V, 1600 Ah)
  - 220 V-Bordnetz (Landanschluß oder Generator)
  - 380 V-Generator (Dieselmotor, Leistung 50 kVA)
  - 380 V-Fremdeinspeisestation (32 A)
- Navigationseinrichtungen:
  - Flussradaranlage
  - Schiffswendeanzeiger
  - Rundfunkempfänger (Schiffsverkehrsfunk)
  - akustische Schiffssignalanlage (Typhoon, Radartyphoon, »Bleibweg-Signal«)
  - Echolot unter dem Schiffsrumpf (Wassertiefen-Überwachung)
- Kommunikationseinrichtungen:
  - 2 UKW-Rheinfunkgeräte mit automatischer Sendererkennung (Verkehrskreis nautische Information, Schiff-zu-Schiff-Kommunikation)
  - D-Netz Telefon- und Fax-Anlage
  - Bordwechselsprechanlage
  - Oberdecksprechanlage, Oberdecklautsprecher
  - 2 × 4-m-Band-BOS-Funkgeräte
  - 2 × 2-m-Band-BOS-Funkgeräte
- Einsatzbeleuchtung
  - 2 Suchscheinwerfer (je 2000 W, einer fernsteuerbar)
  - 2 Scheinwerfermasten (360° schwenkbar, bis 8,50 m Höhe ausfahrbar) mit je 3 Scheinwerfern á 1500 W
- Feuerlöscheinrichtungen
  - 2 Monitore für Wasser und Schaum (360° schwenkbar, je 3500 l/min Leistung, manuelle Steuerung) auf den beiden Vorschiff-Emporen
  - 2 Monitore für Wasser und Schaum (360° schwenkbar, je 1600 l/min Leistung, manuelle Steuerung) zu beiden Seiten der Brücke
  - 2 Abgabestationen mit je 5 B-Anschlüssen
  - auf jeder Schiffseite jeweils 1 Hochdruckschlauch auf Schnellangriffshaspel (80 m Schlauchlänge)
  - eine von der Brücke aus gesteuerte, elektrische Schaummittelpumpe (fünfstufig regelbare Kreiselpumpe, 300 l/min bei 16 bar)
  - Venturi-Zumischanlage (Zumischung von 0 – 7% stufenlos regelbar)
  - Schaummitteltank: 8000 l Fassungsvermögen
  - Feuerlöschkreiselpumpe I: FP 48/8-2 H (4800 l/min bei 8 bar) mit Hochdruckstufe (250 l/min bei 40 bar)
  - Feuerlöschkreiselpumpe II: Typ »KSB« (5000 l/min bei 9 bar)

  - Mehrbereichsschaummittel Expyrol FA-15 (alkoholbeständig)
  - Wärmestrahlung-Schutzeinrichtung: zwei Hydroschilde an jeder Schiffseite
  - Fremdlenzanlage mit vier A-Saugstutzen
  - 2 Schmutzwassertanks (6 m^3, 18 m^3)
- Explosionsschutzeinrichtungen
  - nicht benötigte Stromkreise können von der Brücke aus stromlos geschaltet werden
  - explosionsgeschützte Stromanschlüsse bzw. Stromanschlüsse über der Explosionsschutzlinie installiert (3,5 m)
  - 5 Lüfter erzeugen 0,02 bar Überdruck in den Schiffsräumen, um das Eindringen explosibler Gase oder Dämpfe zu verhindern
  - Funkenschutzeinrichtung in allen Auspuffsystemen
  - kontinuierlich arbeitende Gas-Warn-Anlage »Exytron« mit Messköpfen an 7 verschiedenen Messpunkten und optisch-akustischem Warnsystem (Auslösung bei 20% und 40% der unteren Explosionsgrenze) sowie quantitativer Anzeige (% der unteren Explosionsgrenze)
  - Drehzahl-Überwachungsanlage mit Verbrennungsluft-Drossel (Ansaugen brennbarer Gas- oder Dampfgemische steigert die Motorendrehzahl, Drehzahlgrenze: 120% der Nenndrehzahl)
- Einsatzbesatzung:
  - 1 Schiffsführer
  - 2 Matrosen
  - feuerwehrtechnische Besatzung (1 Einsatzleiter, 4 Feuerwehrbeamte, nach Bedarf mehr).

▶ Anforderung, Kontakt

Das Feuerlöschboot bietet eine 24-Stunden-Einsatzbereitschaft. Anforderungen können telefonisch über die Telefonnummer des Notrufes (112) in Mainz oder Wiesbaden erfolgen. Der BOS-Funkrufname lautet:

»Florian Wiesbaden 78«, die D-Netz-Rufnummer lautet: 01 71 / 5 40 80 30.

www.feuerwehr-wiesbaden.de

3.5.3 Löschboote der Berufsfeuerwehr Hamburg

P. Bargon

Ein Feuerlöschboot ist ein für die speziellen Belange der Schiffsbrandbekämpfung auf Wasserstraßen, Hafenanlagen und an Küstenbereichen sowie auf hoher See, aber auch zur Katastrophenabwehr konstruiertes Wasserfahrzeug. Löschboote sind mit feuerwehrtechnischer Beladung ausgestattet, wie Feuerlöschkreiselpumpen, Feuerlöschmonitore und Schaummittel. Sie können auch von der Wasserfläche aus zur Brandbekämpfung an Land eingesetzt werden.

▶ Aufgaben eines Löschbootes

- Schiffsbrandbekämpfung
- Brandbekämpfung in Hafenanlagen und in Ufernähe
- erhöhte Wasserversorgung bei Großbränden (Pumpstation)
- Retten- und Bergen von Personen aus dem Wasser und in Ufernähe
- Schleppen und Auspumpen von Havaristen
- Abdichten von Leckagen
- Einspeisung von Kühlwasser und Strom – als Notmaßnahme für ausgefallene Anlagen an Land
- Ausleuchten von Einsatzstellen
- Stellen einer Tauchbasis
- Suche nach vermissten Personen, Sachwerten und Fahrzeugen
- Eisfreihaltung der Hafenanlage oder Fahrrinne (je nach Ausstattung des Löschbootes)
- Messungen an Schadenstellen (je nach Ausrüstung)
- Sauerstoffanreicherung von Gewässern
- Niederschlagung von Dämpfen und Gasen (je nach Ausrüstung).

Die Löschboote liegen immer im Wasser, ein Transport auf Trailern, wie bei Mehrzweck- und Rettungsbooten, ist aufgrund ihrer Größe nicht vorgesehen. Sie können aber auch für Gebäudebrände an Land (Speicherstadt in Hamburg) von der Wasserseite aus und zur Absicherung von sicherheitsrelevanten Hafenanlagen (Schiffsbrände, Ölhäfen) eingesetzt werden.

▶ Berufsfeuerwehr Hamburg

Die BF Hamburg verfügt über drei große Löschboote, davon sind zwei ständig mit einem Schiffsführer und einem Maschinisten besetzt. Alle Löschboote der BF Hamburg sind mit einer Schiffsfunkanlage ausgerüstet und an die besonderen Bedürfnisse des Hafens angepasst. Die Standorte der Löschboote sind taktisch im Hafengebiet der Hansestadt verteilt.

Gefahrenschwerpunkte im Hafen:

- hohes Verkehrsaufkommen durch unzählige Fährschiffslinien, die täglich die einzelnen Stadtteile miteinander verbinden,
- Gefahren durch Hochwasser, Sturmfluten – wie am 17.2.1962 in Hamburg – und Dammbrüche,
- Hamburg ist einer der größten Containerhäfen der Welt. Hier legen zahlreiche Containerschiffe an, deren Fracht von außen nicht einsehbar ist,
- hohe Zahl von Touristen, täglich zahlreiche Hafenrundfahrten,
- Airbus-Flugzeugwerft in unmittelbarer Nähe zum Hafen,
- zahlreiche Treibstofflager,
- Lagerung leicht brennbarer Rohstoffe wie Baumwolle,
- Speicherstadt, heute überwiegend als Büroräume, Wohnungen, Ausstellungsräume etc. genutzt (Brandgefahr durch eingelagerte Waren),
- gefährliche Güter aller Art.

▶ Löschboote

Die Löschboote »OBERBAURAT SCHMIDT« und »BRANDIREKTOR KRÜGER« sind baugleiche Boote des Baujahrs 1980. Sie haben eine Länge von 23,38 m, eine Breite von 5,60 m und einen Tiefgang von 1,96 m. Die Löschboote haben eine Löschleistung von 12.000 l Wasser pro Minute und verfügen über 10.000 l Mehrbereichschaum. Eine Besonderheit ist ein Wasser- und Schaumwerfer, der hydraulisch bis auf 7 m über die Wasserlinie ausfahrbar ist. Ein ebenfalls hydraulisch ausfahrbarer Scheinwerfermast ergänzt die Ausstattung der beiden LB. Beide Löschboote verfügen über eine Antriebsmaschine mit 750 PS.

▶ Löschambulanzboot

Die Löschausstattung des Löschambulanzbootes (LAB) ist mit den anderen Booten des Typs 2 der Berufsfeuerwehr Hamburg identisch, d.h. 12.000 l Wasserabgabe, 10.000 l Mehrbereichsschaum, hydraulisch ausfahrbarer Wasser- und Schaumwerfer. Auch der Antrieb ist gleich, jedoch verfügt das LAB zusätzlich über ein Bugstrahlrohr, das über die Feuerlöschkreiselpumpe gespeist wird. Außerdem verfügt das LAB über einen Krankenraum zur Versorgung von verletzen oder erkrankten Personen und ist ausgerüstet wie ein Rettungswagen der Berufsfeuerwehr Hamburg. Die Besatzung von 1/1, Schiffsführer und Maschinist, wird im Rettungseinsatz durch eine Rettungswagen-Besatzung ergänzt. Ein Hebekran am Heck des Löschambulanzbootes dient u.a. der Kampfmittelbeseitigung. Ferner verfügt das LAB über einen fernsteuerbaren Arbeitsscheinwerfer. Der Steuerstand lässt sich für die niedrigen Brückendurchfahrten der Speicherstadt in den Schiffskörper absenken.

www.feuerwehr-hamburg.de

3.5.4 Löschboot der Berufsfeuerwehr Frankfurt am Main

Das Feuerlöschboot 2 der Berufsfeuerwehr Frankfurt a.M. wurde 1970 in Dienst gestellt, 1988/89 modernisiert und erhielt 1999 neue Maschinen. Die Besatzung besteht aus einem Schiffsführer, einem Maschinisten und zwei Matrosen.

Das Löschboot Frankfurt 2 ist 29,15 m lang, hat eine Breite von 6,40 m und einen Tiefgang von etwa 1,60 m. Die Maschinen haben eine Leistung von 709 PS, womit das Löschboot eine Geschwindigkeit von 13 kn erreicht. Es hat eine beeindruckende Löschwasser-Förderleistung von einmal 10.000 l und zweimal 3000 l/min.

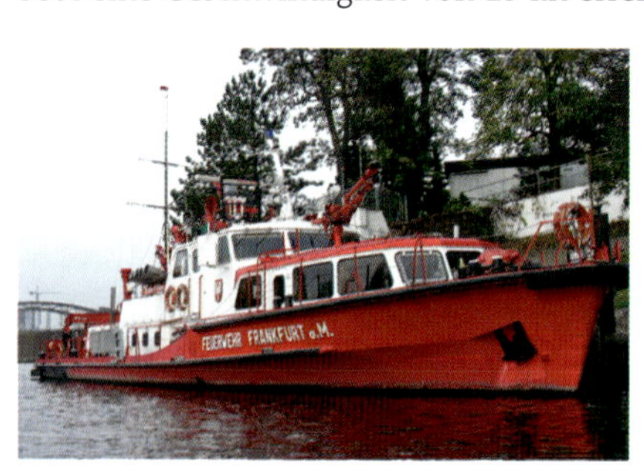

Abb. 37 ▶ Löschboot der Berufsfeuerwehr Frankfurt am Main

Das Löschboot verfügt über drei große Werfermonitore, die auf den Plattformen auf dem Schiffsoberdeck montiert sind – zwei sind zum Heck hin positioniert und einer befindet sich am Bug. Die Monitore sind fernbedienbar und haben eine Wurfweite von 90 – 120 m. Die Brandbekämpfung ist mit einer Schwerschaumkanone und einer einmal 90.000 und zweimal

45.000 l/min produzierenden Schaumerzeugungsanlage möglich. Schwerschaum hat eine 20-fache Verschäumung gegenüber herkömmlichem Schaum, während Luftschaum durch intensive Vermischung von Wasser, Schaummittel und Luft gebildet wird. Die Löschwirkung beruht auf einem Stickeffekt, d.h. das auf der Wasseroberfläche schwimmende Wasser-Schaum-Luftgemisch unterbindet die Zufuhr von Luftsauerstoff, wodurch ein Kühleffekt entsteht. Der Schwerschaum wird u.a. bei Flüssigkeitsbränden wie Benzin, Benzol, Öl, Fett, Lack sowie Teerprodukten eingesetzt. Ist ein Abdecken des Hafenbeckens mit Löschschaum erforderlich (z.B. bei Flächenbränden von Flüssigkeiten), kann dies durch das LB mit seinen 16 Schaumrohren der Mittelschaumanlage in kurzer Zeit durchgeführt werden; hierzu sind 14.000 l Mehrbereichsschaum in drei Tanks verstaut. Die Schwer- und Mittelschaumrohre sind fernbedienbar. Daneben verfügt das Löschboot über eine Pulverlöschanlage mit 2000 kg Inhalt. Das LB ist außerdem mit den folgenden Mitteln ausgestattet:

- Ein hydraulisch teleskopisierbarer Flutlichtmast ist bis in eine Höhe von 7 m ausfahr- sowie drehbar und ermöglicht mit einer Leistung von 12.000 W das Ausleuchten von Einsatzstellen. Eine Selbstschutzanlage dient der schiffsseitigen Sicherheit. Mit einer Hochdrucklöschanlage und zwei Entnahmestellen können Schiffsinnenbrände, Kajüten- und Maschinenraum-Brände gelöscht werden.
- Am Heck des LB ist ein Arbeitskran montiert, der eine Hebekraft von max. 4 t hat. Bei einer max. Auslage von 10,5 m hat das LB noch eine Hebekraft von 1 t.
- Im Löschboot befindet sich ein Generator für die Stromversorgung.
- Das LB verfügt über einen Schlepphaken mit Notauslösung für 10 t Zugkraft.
- Mit einem Gebläse kann ein Überdruck erzeugt werden, so dass das Löschboot durch ein explosives Gas-Luft-Gemisch hindurchfahren kann und die Besatzung optimal vor gefährlichen Gasen und Dämpfen geschützt ist.
- Ausgestattet mit einer Bugstrahlruderanlage ist das LB besonders manövrierfähig. Von der Brücke aus lassen sich alle nautischen und einsatztaktischen Geräte überwachen, wie Radaranlage, Echolot zur Bestimmung der Wassertiefe unter dem Rumpf des Löschbootes, Ruderlageanzeige, Windmesser, Gaswarnanlage, Bordsprechanlagen, Maschinenüberwachung, taktische BOS-Funkgeräte, 4-m- und 2-m-Band, Schiffsfunk sowie Schiffsautopiloten.

Eine Sonderaufgabe des Feuerlöschbootes ist das Eisbrechen in der Hafenanlage zum Freihalten der Schifffahrtswege. Das Löschboot kann eine Eisdecke bis zu 20 cm brechen.

▶ Beiboot des Löschboots 2

Das Löschboot 2 zeichnet sich durch das zu Wasser lassen seines Beibootes aus. Dieses wird, ähnlich wie bei einem Seenotkreuzer der Deutschen Gesellschaft zur Rettung Schiffbrüchiger (DGzRS) (Kap. 4.4), mithilfe einer schrägen Rampe und einer Winde zu Wasser gelassen. Dazu lässt sich das Heck des Löschbootes hydraulisch auf- und zuklappen. Eingeholt wird das Beiboot wiederum mithilfe der Winde.

www.stadt-frankfurt.de/Feuerwehr

3.5.5 Medizinische Ausrüstung und Ausstattung von Löschbooten der Feuerwehr

▶ Löschambulanzboot der Berufsfeuerwehr Hamburg

Die Berufsfeuerwehr Hamburg wird mit dem Löschambulanzboot der besonderen Lage an der Elbe und den unzähligen Gefahrenpotenzialen des Hafenbetriebes gerecht. Im Notfalleinsatz wird die Schiffsbesatzung durch eine Rettungswagen-Besatzung (Rettungsassistenten) ergänzt. Das LAB verfügt über eine notfallmedizinische Ausstattung entsprechend den Rettungswagen der BF Hamburg (Notfallkoffer, Absaugung, Sauerstoff, Notfallbeatmungsgerät, stationäre und tragbare Sauerstoffeinheit etc.). Zur Rettung ist das LAB mit einer Vakuummatratze und einer Schleifkorbtrage ausgestattet. Zwei Krankentragen und eine Einrichtung zur Reinigung der Hände mit warmen Wasser befinden sich im Behandlungsraum, der im Schiff unter Deck liegt. Der beheizbare Krankenraum kann auch als Sammelstelle für Evakuierte und/oder für verunglückte unverletzte Personen dienen. Über eine hydraulische Hebeeinrichtung lässt sich ein Tragentisch nach oben auf Schiffsdeck-Niveau anheben. Dadurch ist ein problemloses Be- und Entladen von erkrankten und verletzen Personen im Schiffsinneren möglich.

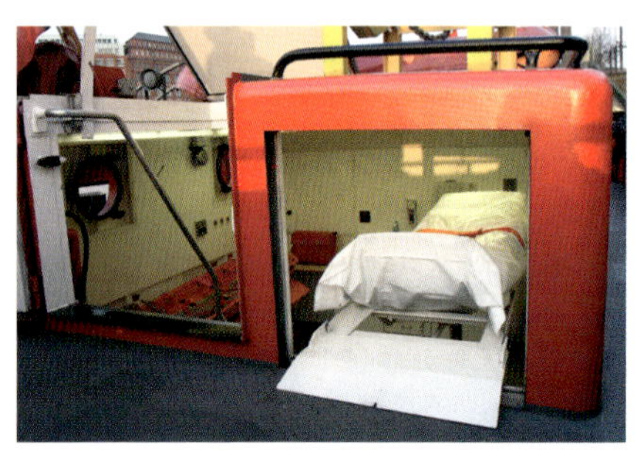

Abb. 38 ▶ Die hydraulische Tragentisch-Hebe-Einrichtung des Löschambulanzbootes der Berufsfeuerwehr Hamburg

▶ Löschboot Frankfurt 2

In der Krankenstation des Löschbootes Frankfurt 2 können gerettete Personen medizinisch versorgt werden. Es bestehen zusätzliche Unterbringungsmöglichkeiten für unverletzte Personen in den vorderen Kabinen und den Aufenthaltsräumen des Löschbootes. Der Arbeitskran am Heck kann für die Rettung von verletzten Personen an Binnenschiffen oder für die Rettung von unzugänglichen Uferböschungen eingesetzt werden. Dabei kommt die Schleifkorbtrage zum Einsatz. Das Löschboot Frankfurt 2 ist notfallmedizinisch wie ein Rettungswagen der Berufsfeuerwehr Frankfurt a.M. ausgestattet (Kindernotfallkoffer, Notfallkoffer, Notfallbeatmungsgerät, Absaugung, Überwachungsmonitor, Defibrillator). In Eigenleistung der Beamten wurde eine Schrankwand eingebaut, die als Materialschrank dient. Zwei Krankentragen mit Unterfahrgestell (Trage lässt sich von dem Unterfahrgestell schnell und einfach trennen), wie sie im Rettungsdienstbereich der Stadt Frankfurt a.M. üblich sind, dienen als Behandlungsliege. So kann der Patient ohne Probleme

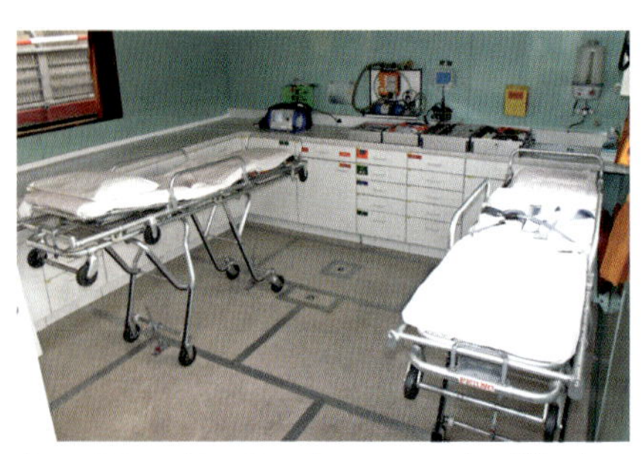

Abb. 39 ▶ Der Krankenraum des Löschbootes der BF Frankfurt am Main

an den Rettungsdienst übergeben werden. Durch Austausch der Trage mit dem Rettungswagen ist das Löschboot sofort wieder einsatzbereit. Eine 4-m-Funkstelle im Krankenraum gewährleistet einen direkten Kontakt mit der Rettungsleitstelle.

3.5.6 Ölschadenbekämpfungs- und Feuerlöschschiff MS Kiel

O. Meyer

Das Motorschiff (MS) Kiel wurde 1985/86 für den Einsatz in explosionsgefährdeten Situationen gebaut und gemeinsam vom Bund, dem Land Schleswig-Holstein und der Stadt Kiel finanziert. Ausgelegt ist es in erster Linie für Ölbekämpfungs- und Feuerlöscheinsätze. Als Liegeplatz suchte man den Kieler Hafen aus, da in diesem Bereich der Ostsee der viel befahrene Nord-Ostsee-Kanal und die Kadett-Rinne – zwischen Fehmarn und Dänemark – ein beachtliches Gefahrenpotenzial darstellen und von Kiel aus gut zu erreichen sind.

Aufgrund der Aufgabenstellung unterscheidet sich das Aussehen der MS Kiel von den üblichen Feuerlöschschiffen: Die MS Kiel hat eine Länge von 48 m und ist damit 20 und mehr Meter länger als beispielsweise die Löschboote der Hamburger und Frankfurter BF. Ihr Tiefgang ist mit etwa 2,5 – 3 m, je nach Zuladung, im Vergleich zu den genannten Feuerlöschbooten (1,6 – 1,96 m) zwar größer, für ihre Länge jedoch vergleichsweise gering.

Eine Besonderheit des Schiffs ist sein Laderaumvolumen von 350 m^3, z.B. für die Aufnahme von Öl-Wasser-Gemischen bei Ölbekämpfungseinsätzen. Außerdem ist ausreichend Platz für Container mit Spezialausrüstungen vorhanden (ein Container »Feuer« ist standardmäßig verlastet, Container mit Ölsperren etc. können zugeladen werden). Auch der bordeigene Kran, für Lasten bis zu 7 t, hat in der Vergangenheit mit seiner Ausladung von 10 m wiederholt gute Dienste bei Rettungs- und Bergungseinsätzen geleistet.

Das Schiff ist als Versorger konzipiert und somit hochseetauglich. Die gute Manövrierfähigkeit wird durch ein besonderes Antriebssystem erreicht. Der Vor- bzw. Rücktrieb wird primär nicht über die Geschwindigkeit der Antriebswellen, sondern über den Anstellwinkel der Propeller geregelt. Die überraschend niedrige Geschwindigkeit von 13 Knoten wird bei Berücksichtigung der Einsatzindikation verständlich.

Zur Mindestbesatzung gehören neben dem Kapitän ein Nautiker, ein Maschinist sowie ein Deckmann. Diese sind entweder Feuerwehrbeamte mit entsprechenden Zusatzausbildungen oder Zivilangestellte der Stadt Kiel. Lageabhängig erfolgt eine Aufstockung des Personals durch weitere Kräfte.

Bei einem Notfall auf See erfolgt nach dem Notruf eine Alarmierung durch das Havariekommando in Cuxhaven. Die nächstliegenden Schiffe leisten Erste Hilfe und je nach Größenordnung und Einsatzlage erfolgt dann Unterstützung, z.B. durch Schiffe der DGzRS oder andere Spezialschiffe.

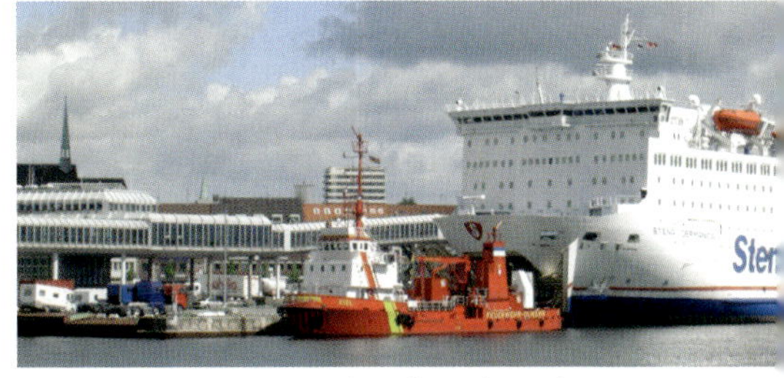

Abb. 40 ▶ Die MS Kiel wirkt neben den riesigen Ostsee-Fähren eher winzig – aber der Schein trügt

▶ Ölbekämpfung

Es stehen drei verschiedene Möglichkeiten zur Ölbekämpfung zur Verfügung. Zum einen kann das Öl-Wasser-Gemisch mithilfe eines so genannten Skimmer-Systems aufgenommen werden. Dazu wird der Skimmer in das Gemisch gesenkt und das Gemisch wird dann an Bord gepumpt, wo eine Auftrennung und Reinigung erfolgt. Das Öl verbleibt im Laderaum, das Wasser wird wieder zurückgeleitet.

Seit 2001 verfügt das Schiff zum anderen auch über ein modernes Bürstensystem. Für die Anwendung dieses Sytems werden mittschiffs zwei Schotten geöffnet und das Öl-Wasser-Gemisch fließt an Bord in zwei Kammern, in denen eine Reinigung durch Bürsten erfolgt. Durch die Spezialbürsten wird eine hohe Effektivität erreicht. Generell ist die Wirksamkeit beider Systeme von der Art des Öls abhängig. Rohöl würde beispielsweise die Systeme verstopfen, während Diesel oder Benzin eher verdampfen und sich der Einsatz kaum lohnen würde.

Letztlich können auch noch in Container verlastete Ölsperren zugeladen und eingesetzt werden. Die Länge der Ölsperren von zweimal 200 m machen den Einsatz weiterer Schiffe erforderlich, was aber bei einem Einsatz kein Problem darstellt.

▶ Brandbekämpfung

Für Außen-Löscheinsätze stehen zwei Monitore zur Verfügung, unterstützt durch 28 B-Feuerlöschanschlüsse. Bei Bedarf kann Schaummittel zugefügt werden (zum Beipiel auch für Schaumteppiche). An Bord stehen 14 t Schaummittel zur Verfügung. Normalerweise erfolgt der erste Außenangriff jedoch durch andere, schnellere Schiffe.

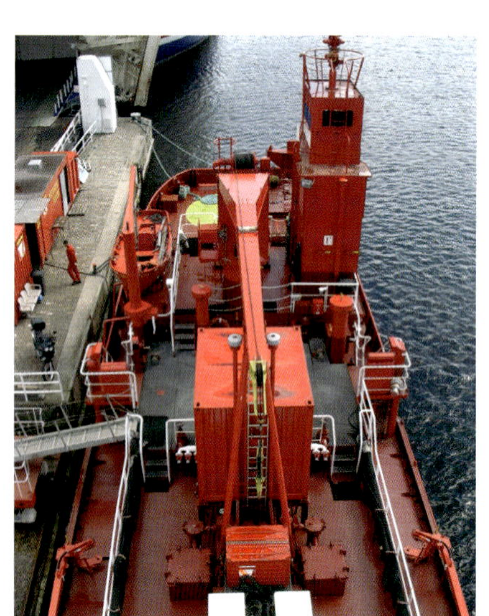

Abb. 41 ▶ Das Deck der MS Kiel. Am Heck ist Platz für mehrere Container

Die Hauptaufgabe der MS Kiel ist bei einem Löscheinsatz das Heranführen von Spezialgerät, ausreichend Ersatzmaterial und qualifiziertem Personal für einen Innenangriff. Dazu wird das Schiff bei Bedarf mit Feuerwehrmännern der Kieler Ostwache besetzt. Diese besitzen durch Lehrgänge zusätzlich zur regulären Ausbildung auch die Qualifikation zur Schiffsbrandbekämpfung. Ein Übersetzen von Personal und Material kann gegebenenfalls auch mit Hubschraubern erfolgen. Die MS Kiel übernimmt bei solchen Einsätzen in erster Linie die Funktion einer Versorgungsbasis.

▶ Im Einsatz

Bei diversen nationalen und internationalen Übungen konnte die Besatzung der MS Kiel wiederholt ihre Einsatzbereitschaft und ihr Können erfolgreich unter Beweis stellen.

Der sicherlich spektakulärste Einsatz in der Geschichte der MS Kiel ist das Pallas-Unglück 1998. Der brennende Holzfrachter trieb führungslos in der Nordsee. Aufgrund des geringen Tiefgangs durch die Gezeiten war es nur der MS Kiel möglich, sich dem Havaristen zur nähern. Auch ein abgestürzter Hubschrauber während einer Kieler Woche wurde durch die MS Kiel geborgen und ein sinkender Tankstellen-Ponton in einem Yachthafen wurde am Versinken gehindert und damit schwerwiegende Umweltschäden vermieden.

Die meisten Einsätze sind jedoch wenig aufsehenerregend, denn gerade durch eine rechtzeitige Alarmierung können oftmals schwerwiegende Schäden für Mensch und Umwelt verhindert werden. Da die Einsatzzahlen insgesamt gering sind, wird seitens der Politik aus Spargründen über eine Ausmusterung des Schiffs nachgedacht. Aber auch wenn glücklicherweise nur wenige Unglücke geschehen, ist das Gefahrenpotenzial im Nord-Ostsee-Kanal bzw. diesem Bereich der Ostsee (Flensburg-Fehmarn) sehr groß, so dass ein Verzicht auf die MS Kiel im Grunde unverantwortlich wäre. Alternative Betreibermodelle durch einen Reederwechsel (Bund, Land, private Firma) sind bislang nicht ausgereift.

www.kiel.de/Aemter_01_bis_20/13/Berufsfeuerwehr_Kiel/berufsfeuerwehr_kiel.htm

3.5.7 Spezialeinsatzgruppe Schiffssicherung der Berufsfeuerwehr Hamburg

Aufgrund ihrer Lage gehören die Nord- und Ostsee sowie der Nord-Ostsee-Kanal zu den meist befahrenen Gewässern der Welt. Da die Wahrscheinlichkeit von Zwischenfällen sehr hoch ist, wurden entsprechende Vorbereitungen zur Vorsorge getroffen. Auch auf der Elbe und im Hamburger Hafen ist das Gefahrenpotenzial erhöht, außerdem sind die Möglichkeiten der an der Küstenwache mitwirkenden Bundesbehörden (Bundespolizei, Wasser- und Schifffahrtsverwaltung, Schifffahrtspolizei, Zoll) zur umfassenden Menschenrettung und Brandbekämpfung begrenzt. Daher wurde im Jahr 2000 bei der Berufsfeuerwehr der Freien und Hansestadt Hamburg eine Spezialeinsatzgruppe Schiffssicherung (SEG/S) ins Leben gerufen.

Beim Aufbau der SEG/S griff man dabei auf Beamte zurück, die aus der Seefahrt stammen bzw. über seemännisches Fachwissen verfügen und optimierte das Konzept zusammen mit dem Havariekommando (HVK) und der DGzRS. Dabei wurden auch die Erfahrungen der Feuerwehren Cuxhaven und Brunsbüttel berücksichtigt, die bis dahin als Freiwillige Feuerwehren für die Brandbekämpfung in der Elbmündung vertraglich verantwortlich waren.

▶ Einsatzkonzept

Im Gegensatz zu den häufigeren Rettungsaktionen zur Menschenrettung (z.B. durch die DGzRS bzw. die Luftrettung) bzw. Löschangriffen von außen, ist es die Aufgabe der Spezialeinsatzgruppe Schiffssicherung bei größeren und großen Schadenslagen die Brandbekämpfung und Verletztenrettung an Bord des betroffenen Schiffes vorzunehmen. Da die Besatzung jedes Schiffes mit der Brandbekämpfung vertraut sein sollte, kann und muss sie die Zeit bis zum Eintreffen der Spezialeinsatzgruppe Schiffssicherung überbrücken.

Auf Anforderung – z.B. durch das Havariekommando – werden die ersteingesetzten Küstenfeuerwehren verstärkt bzw. abgelöst. Je nach Lage ist entweder der Landtransport bis zu einem Hafen mit einem Schiff als Zubringer geplant oder direkt der Flug mit Hubschraubern zum Einsatzort. Dementsprechend ist das Material luftverlastbar und für einen Einsatz über mehrere Tage ausgelegt. Außerdem wurde darauf geachtet, Geräte und Material aus dem feuerwehrtechnischen Alltag zu nutzen, um damit aufwendige Wartungen oder Spezialausbildungen zu vermeiden.

Neben regelmäßigen Ausbildungen fahren die Mitglieder der Spezialeinsatzgruppe auf verschiedenen Schiffen mit, um trainiert zu bleiben. Ferner wurde zum Beispiel 2001 in der Neustädter Bucht eine größere Seenotfallübung erfolgreich durchgeführt, um die Einsatzfähigkeit wie auch das Konzept der Spezialeinsatzgruppe Schiffssicherung zu überprüfen. Gerade in Hinblick auf das Konzept des Havariekommandos wurde hier viel Wert auf die Zusammenarbeit mit anderen Einsatzkräften gelegt: Neben der örtlichen Feuerwehr wirkten das Marinefliegergeschwader 5 (MFG 5), die Deutsche Gesellschaft zur Rettung Schiffbrüchiger, das Maritime Rescue Coordination Centre (MRCC)/Seenotleitung Bremen und die Polizei Hamburg mit.

▶ Schiffsbrandbekämpfung

Der Ablaufplan Schiffsbrandbekämpfung ermöglicht einen strukturierten Einsatz. Beispielsweise werden bei der Fahrzeugaufstellung der Rangier- und Kranbetrieb und auch die Drehleiter als zusätzlicher Zugang berücksichtigt.

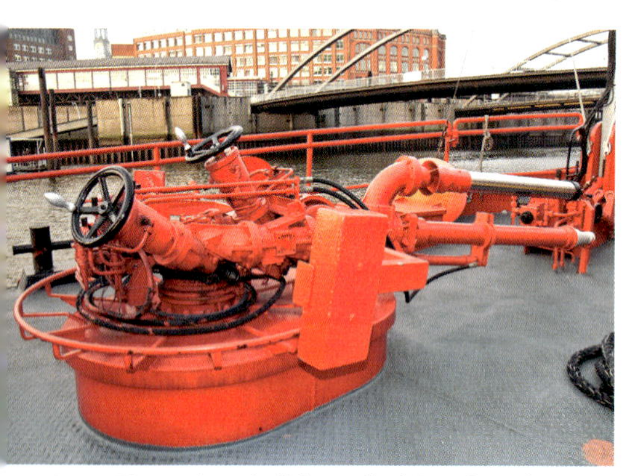

Abb. 42 ▶ Die Schiffsbrandbekämpfung kann mittels eines Monitors erfolgen

Wichtig sind hierbei unter anderem auch Kenntnisse über rechtliche Gegebenheiten, z.B. ob für den Einsatz die Zustimmung des Kommandanten erforderlich ist. Dies ist im Wesentlichen bei Marineschiffen der Fall, wobei bei ausländischen Militärschiffen ein Einsatz nur mit Zustimmung möglich ist.

Neben allgemeinen Aspekten wie Schiffstyp, Ladung, Gefahrenpotenzial und zur Verfügung stehender Technik sind aber auch seespezifische Faktoren zu berücksichtigen wie Gezeiten, Wind, Tageszeit und Nebel.

▶ Zusammenfassung

Mit der SEG/S der Hamburger BF steht eine Gruppe hochspezialisierter Feuerwehrmänner zur Verfügung, um im Fall eines größeren Schiffsunglücks zeitnah die Besatzung und auch die eingesetzten Feuerwehrkräfte zu unterstützen und Schäden zu begrenzen.

www.feuerwehr.hamburg.de, Stichwort »Schiffssicherung«

3.6 Wasserrettungskonzepte unter Einbeziehung der Luftrettung

B. Hiller

Der Einzug des Rettungshubschraubers in die außerklinische Notfallmedizin gewann in den letzten Jahrzehnten für die qualifizierte Primär- und Sekundärversorgung von Notfallpatienten immer mehr an Bedeutung. Die Maschinen wurden immer leistungsfähiger und stetig besser ausgestattet, die Zahl der Standorte wuchs und das Einsatzspektrum verbreiterte sich. Vor diesem Hintergrund ist es nur konsequent, dass der Rettungshubschrauber zunehmend auch als ein Rettungsmittel für den Bereich der Wasserrettung eingesetzt wird.

Inzwischen gibt es eine Vielzahl so genannter Kooperationsprojekte zwischen den Institutionen der Wasserrettung und denen der Luftrettung, die sich alle dem Ziel verschrieben haben, auf eine schnelle und effiziente Weise das Leben von im Wasser Verunfallten zu retten, statt sie erst als Tote aus dem Wasser zu bergen. Bei diesen Bestrebungen ist jedoch festzustellen, dass die Entwicklung kooperativer, luftunterstützter Wasserrettungskonzepte noch in den Kinderschuhen steckt: Es handelt sich an vielen Standorten um Insellösungen, die sich hinsichtlich der Vorgehensweisen, beteiligten Kräfte, Ausrüstung, Ausbildung und der Übungsmaßnahmen stark unterscheiden, ja häufig inkompatibel sind.

3.6.1 Bayerisches Wasserrettungskonzept mit Hubschraubern

Mit dem Ziel, ein einheitliches Verfahren zur Rettung Ertrinkender unter kooperativem Einsatz der Luftrettung mit den Einsatz- bzw. Feuerwehrtauchern zu entwickeln, wurde im Jahr 2002 in Regensburg eine Konferenz der Luftrettungsunternehmen, der Bundesgrenzschutz-Fliegerstaffel Süd, der Polizeihubschrauberstaffel Bayern, der Staatlichen Feuerwehrschule Regensburg und von Lehrtauchern der Feuerwehr einberufen. Man kam überein, dass für die Rettung von Personen aus Notfallsituationen im Wasser zwei speziell ausgerüstete Einsatztaucher benötigt werden, die von Bord eines Hubschraubers aus zum Einsatz kommen. Das dort entwickelte Konzept wurde unter dem Namen »Bayerisches Wasserrettungskonzept« (BayWaH) vorgestellt. Auf Beschluss des Bayerischen Staatsministeriums wurde das BayWaH ab dem Jahr 2006 flächendeckend in Bayern eingeführt.

▶ Merkmale der Spezialausrüstung des Bayerischen Wasserrettungskonzeptes

Das Herz des Bayerischen Wasserrettungskonzeptes ist die Ausrüstung. Mit äußerster Konsequenz wurde bei deren Entwicklung Wert darauf gelegt, den besonderen Verhältnissen des Hubschraubereinsatzes Rechnung zu tragen: Die Ausrüstung ist leicht, handlich und schnell anzulegen und nimmt nur wenig Raum ein. Sie wurde unter enger Berücksichtigung von Sicherheitsaspekten und der Luftfahrts-Sicherheitsvorschriften entworfen und umfasst die folgenden vier Bestandteile:

1. Hubschrauber-Tauchretter (HTR)

Beim RTH-basierten Einsatz von Einsatztauchern mit klassischer Tauchausrüstung ergeben sich typische Probleme hinsichtlich räumlicher Verhältnisse, Zuladung und Luftfahrtvorschriften. Um diesen angemessen zu begegnen, wurde eine spezielle, leichte und kompakte Wasserrettungs- und Tauchausrüstung entwickelt.

Technische Daten zum Hubschrauber-Tauchretter:

- Auffanggurt (DIN EN 361) mit vorderer und hinterer Fangöse
- kompaktes Tauchgerät: Druckluftflasche (2 l, 300 bar), Atemregler (DIN EN 250) und Druckwächter
- Rettungsweste (DIN EN 399/A1) mit 275 N Auftrieb, manuell aktivierbar
- integrierte Taschen für Bleigewichte
- Rettungsschere
- Notsignal-Einrichtung
- Befestigungsmöglichkeit für Kommunikationssystem – im Gegensatz zur Version des Taucheinsatzführers trägt die Version des Einsatztauchers keine Kommunikationseinrichtung.

Basis des Hubschrauber-Tauchretters ist ein genormter Auffanggurt – als Absturzsicherung des Retters bei geöffneter Kabinentür – mit angesetzten Fangösen; neben Taschen

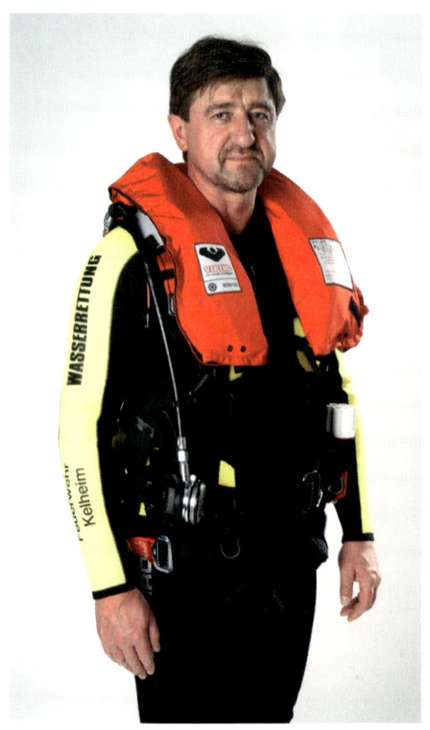

Abb. 43 ▶ Der Hubschrauber-Tauchretter über dem Tauchanzug

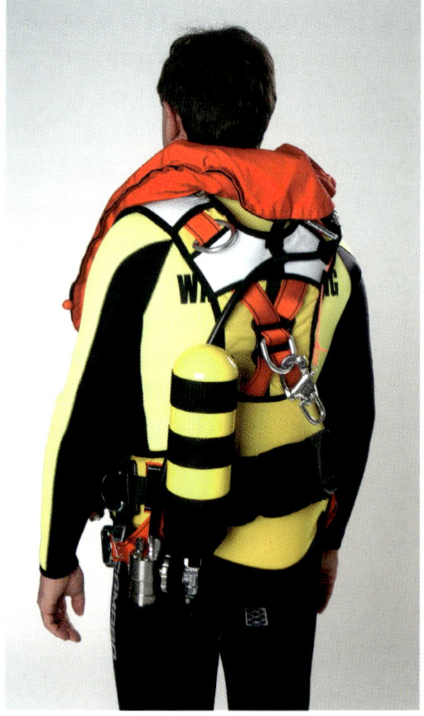

Abb. 44 ▶ Der Hubschrauber-Tauchretter in Rückansicht

für Bleigewichte trägt er die Kommunikationseinrichtung, Hilfsgerätschaften, ein kompaktes Tauchgerät und eine Rettungsweste. Die einzelnen Elemente sind so angeordnet, dass der Retter sich vorschriftsgemäß auf dem Sitz anschnallen und in der Einsatzsituation mit geöffneter Kabinentür mit einem Sicherungsseil gegen einen Absturz schützen kann. Die Fangösen an Front- und Rückseite erlauben neben der Sicherung im Rettungshubschrauber den Einsatz einer Signalleine, das Aufwinchen mittels der Rettungswinde und die Verwendung des Fixtaus.

2. Wasserrettungs-Plattform (TRIPEL®)
Hierbei handelt es sich um eine trapezförmige, halboffene Schlauchboot-Konstruktion, die einerseits den speziellen Gegebenheiten der RTH-gestützten Wasserrettung hinsichtlich Abmessungen, Gewicht und Handhabung in besonderem Maße Rechnung trägt, andererseits für eine Vielzahl denkbarer Wasserrettungsszenarien ausgestattet ist.

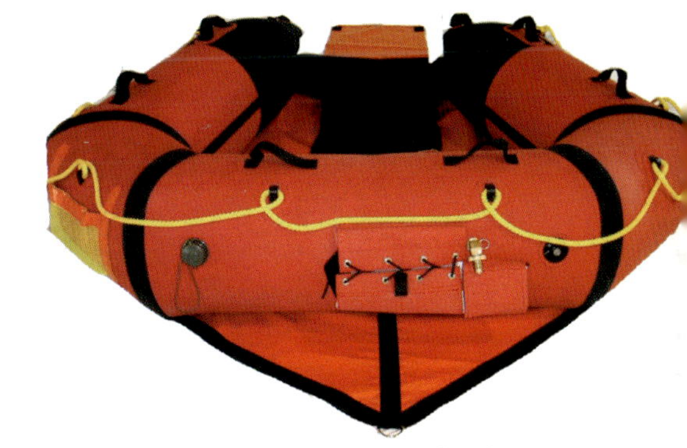

Abb. 45 ▶ Die Wasserrettungsplattform (TRIPEL®) im einsatzbereiten Zustand

Nach dem Absetzen der Retter aus dem Hubschrauber dient die TRIPEL®-Plattform als Ausgangspunkt für alle Rettungsaktivitäten im Wasser bzw. auf dem Eis.

Technische Daten zur TRIPEL®-Wasserrettungs-Plattform:

- tragbar, in einem Rucksack verstaut
- Gewicht von nur 14 kg
- selbstauspackend bei Öffnung des Füllventils (Stahl-Druckbehälter, 300 bar, 2 l)
- Füllzeit von 8 Sek
- Material: Hypalon®, PVC beschichteter, geschlossener Boden
- Tragfähigkeit: 5 Personen
- Rettungsöffnung zum Wasser hin mit ausklappbarem Innenboden, Rückenkissen und Nackenrolle
- Haltegriffe, Schleppöse, umlaufende Halteleine, integrierte Signalleine (25 m Länge, 2 Karabinerhaken)
- optional: Sauerstoff-System mit Demandventil (200 bar, 1 l).

Eine umlaufende Rettungsleine bietet mehreren handlungsfähigen Patienten Haltemöglichkeiten rund um die Plattform.

Für die Rettung unterkühlter oder polytraumatisierter Patienten ist die Rettungsöffnung gedacht: Der Patient wird unter weitestgehender Immobilisation mit den Füßen voran schonend eingeschwemmt, wobei eine Nackenrolle den Kopf in leicht überstreckter Form über Wasser hält und ein aufblasbares Rückenkissen die Wirbelsäule zu stabilisieren hilft.

3. Kommunikationseinrichtung

Für die Aufnahme eines handelsüblichen Funkgerätes (2-m-, 4-m-Band) wurde eine wasser- und druckdichte, gepolsterte Tasche mit eingeschweißtem Antennenkabel (für eine außenliegende Antenne) und mit Headset-Leitung entwickelt. Headset und Sprechtaste sind ebenso druck- wie auch wasserdicht und so groß, dass sie mit behandschuhten Händen problemlos bedient werden können.

4. Tauchanzug

Da im Helikopter das Anlegen eines Tauchanzugs nicht möglich ist, muss der Taucher sich vor dem Besteigen der Maschine vollständig ausgerüstet haben. Um einen Zeitverzug zu vermeiden, fiel die Wahl auf einen einteiligen Nasstauchanzug, dessen Reißverschlüsse so positioniert und dimensioniert sind, dass der Taucher sich ohne fremde Hilfe in kürzester Zeit selbst ankleiden kann. Dazu passend gibt es eine separate Kopfhaube, die bei warmer Witterung weggelassen werden kann. Um die Einsatztaucher nicht einer zusätzlichen Gefahr durch einen eingeschränkten körperlichen Bewegungsumfang auszusetzen, sind an Rücken und Armen des Tauchanzugs hochelastische Neoprenteile eingesetzt worden, die das Anlegen des Anzugs zusätzlich erleichtern. Für Sommer- bzw. Wintereinsätze kommen unterschiedliche Isolationswerte von 3 mm bzw. 5 mm Neoprenstärke zum Einsatz, so dass vor dem Einsatz Überhitzung und während des Einsatzes Unterkühlung (zusätzlich vermieden durch kurze Einsatzzeiten und geringe Tauchtiefen) höchst unwahrscheinlich sind. Signalfarben im oberen Anzugteil sollen die Sicherheit durch bessere Sichtbarkeit erhöhen, wobei der Einsatztaucher rot und der Taucheinsatzführer signalgelb gekennzeichnet sind.

▶ Einsatztaktik beim Bayerischen Wasserrettungskonzept

Bei Eingang eines Notrufs alarmiert die Rettungsleitstelle den Rettungshubschrauber und die Wasserretter. Über dem Zielgebiet angekommen, sucht die Crew bei 100 – 150 ft Flughöhe nach dem Patienten. Grundvoraussetzung für die Ausführung des Bayerischen Wasserrettungs-Algorithmus ist die Sichtbarkeit des Unfallopfers im oder unter Wasser – treibende oder in Eis eingebrochene Personen; auch Personen unter Wasser können bei geeigneter Wasserqualität noch in mehreren Metern Tiefe vom RTH aus gesichtet werden. Ist diese Voraussetzung nicht gegeben, so werden die Retter an Land abgesetzt, um mit bodengebundenen Einsatzkräften zusammen einen konventionellen Taucheinsatz entsprechend FwDV 8 »Tauchen« bzw. GUV-R 2101 (GUV – Schriften der Gesetzlichen Unfallversicherung) auszuführen.

Ist der Patient zu sehen, dann entscheidet der Taucheinsatzführer in enger Absprache mit dem Piloten, ob ein Anflug und der Einsatz der Wasserretter entsprechend den Leitlinien möglich ist.

Steht dem nichts entgegen, wird der Patient angeflogen, wobei der Taucheinsatzführer in der geöffneten Kabinentür sitzt, dem Bordwart bzw. Rettungsassistenten beim Einsprechen des Piloten assistiert und bei Erreichen von 30 ft Flughöhe eine Tiefenmessboje abwirft. Ist das Wasser mindestens 6 m tief, dann kann der Ausstieg schon bei 15 ft Höhe erfolgen (Zeitersparnis!), anderenfalls muss der Pilot tiefer gehen. Der Taucheinsatzsatzführer steigt als Erster aus und sichert unverzüglich den Patienten (Gurtretter, Rettungsweste). Unmittelbar nach dem Taucheinsatzführer steigt der Einsatztaucher mit der TRIPEL®-Plattform aus und füllt sie. Daraufhin steigt der Rettungshubschrauber in eine Beobachtungsposition auf, um mit seinem Rotorabwind die weiteren Rettungsarbeiten nicht zu behindern. Die beiden Taucher bringen den Patienten fußwärts in die Plattform ein, und sichern seine Vitalfunktionen. Handelt es sich um einen untergegangenen Patienten, dann besteigt der Taucheinsatzführer die Plattform, der Einsatztaucher legt die Signalleine an und beginnt den Tauchgang. Der Taucheinsatzführer leitet ihn mittels Leinensignalen zum Patienten, wobei er vom Rettungshubschrauber aus, der die bessere Übersicht hat, per Sprechfunk eingewiesen wird. Nach Erreichen der Wasseroberfläche wird der Patient in die Plattform verbracht und erstversorgt. Bei kurzen Distanzen schiebt der Einsatztaucher schwimmend die Plattform an Land; ist dies nicht in adäquater Zeit möglich, so wird die Plattform mittels Fixtau an Land gezogen oder der Patient, sofern medizinisch vertretbar, mittels Rettungswinde aufgewincht.

Das geschilderte Verfahren ist problemlos auch in fließenden Gewässern einsetzbar. Sind mehrere Personen zu retten, können sie sich an der Plattform bis zum Abtransport festhalten.

Für den Sonderfall einer einzelnen, treibenden Person kann alternativ ein Verfahren zum Einsatz kommen, das in ähnlicher Form von Einsätzen auf hoher See bekannt ist: Hierbei wird ein einzelner Einsatztaucher (Schutzhelm!) mittels der Winde schon im Endanflug abgewincht. Der Rettungshubschrauber zieht den knietief im Wasser hängenden Retter bis zum Patienten heran, dem er die Rettungsschlinge umlegt und ihn mit Armen und Beinen umklammert, um ein Herausrutschen aus der Schlinge zu verhindern. Ist dies erfolgt, gibt der Einsatztaucher die Anweisung zum Aufwinchen.

In leicht abgewandelter Form kann der geschilderte Algorithmus auch bei der Eisrettung Anwendung finden. Das Problem bei der Eisrettung ist die ausgeprägte Unterkühlung, die eine Rettung unter möglichster Immobilisation und in waagrechter Körperhaltung nötig macht. Der Einsatz der Rettungswinde bzw. des Fixtaus zusammen mit der Rettungsschlinge hat den Nachteil, dass der Patient den Bergetod erleiden kann. Das BayWaH bietet hierfür die folgenden Alternativen: Für Patienten, die noch Wachheitsreaktionen (mildere Formen der Unterkühlung) zeigen, eignet sich ein Verfahren, bei dem der Retter in einsatzbereiter Tauchausrüstung, mit dem Fixseil gesichert, auf dem Eis abgesetzt wird, zum Patienten kriecht, ihn mit einer Rettungsschlinge sichert, um dann mit ihm vom Helikopter in niedriger Flughöhe zum Ufer geflogen zu werden.

Bewusstlose Patienten mit Verdacht auf höhergradige Unterkühlung müssen schonender gerettet werden. Hier kommt wieder die Wasserrettungsplattform ins Spiel. Beide Taucher werden mit der Plattform auf dem Eis abgesetzt. Nach Füllen der Plattform wird sie mit der Öffnung voran zum Patienten geschoben. Der Taucheinsatzführer steigt ein und sichert den Einsatztaucher mit der Signalleine, woraufhin dieser sich zum Patienten begibt und ihn zur Plattform hin ausrichtet. Mittels einer Bandschlinge wird der Patient nun schonend über den ausklappbaren Innenboden in die Plattform hineingezogen. Abschließend zieht der Rettungshubschrauber unter Zuhilfenahme eines Fixseils die Plattform samt Rettern und Patient über das Eis an Land.

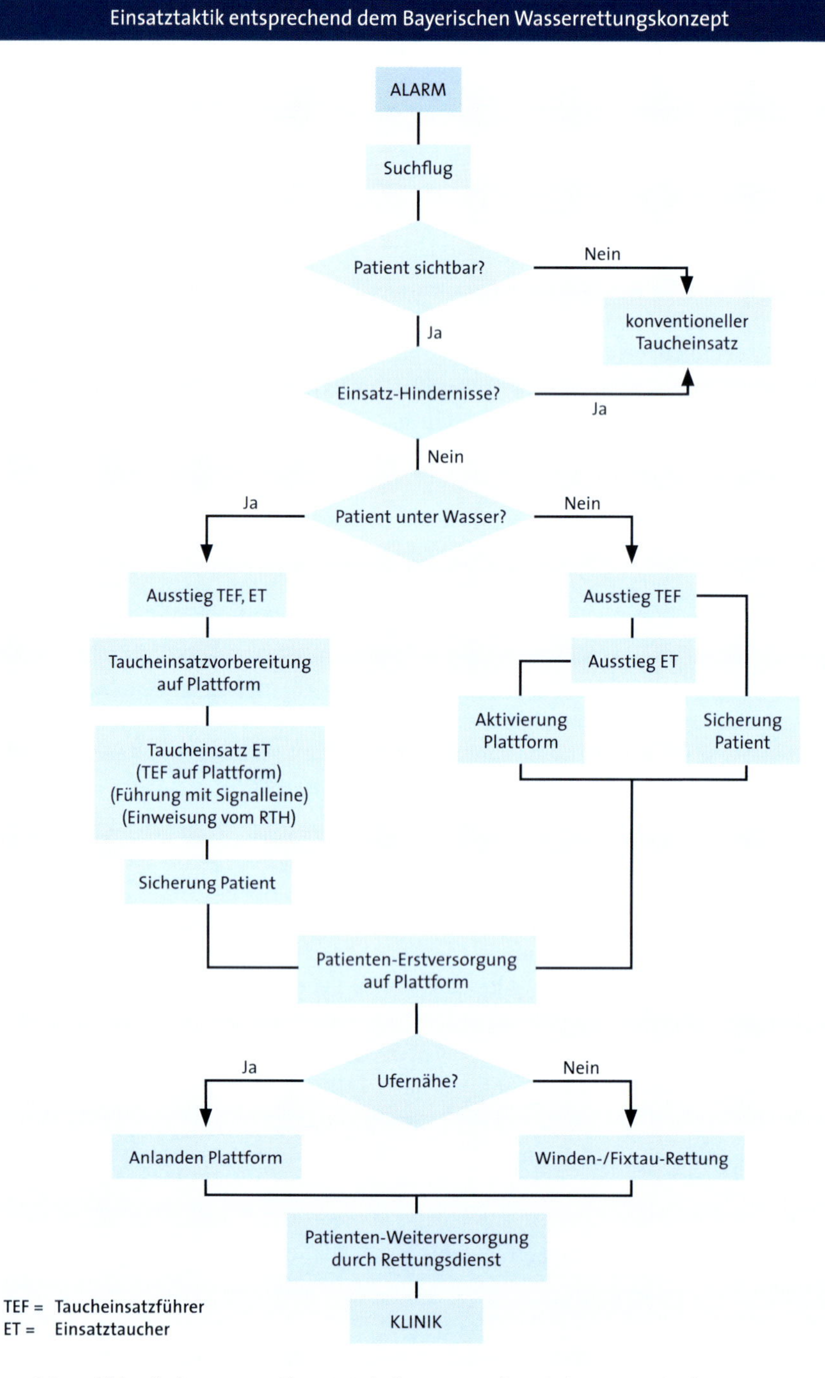

Abb. 46 ▶ Ablaufschema zur Einsatztaktik entsprechend dem Bayerischen Wasserrettungskonzept

Europaweit existiert eine Vielzahl an RTH-gestützten Wasserrettungskonzepten. Ein großer Teil dieser Konzepte versucht durch Verbindung konventionell ausgerusteter Taucher mit dem Helikopter als Transportmittel ein zeitgemäßes Verfahren anzubieten.

Das Bayerisches Wasserrettungskonzept stellt in diesem Bereich ein Novum dar: Konsequent wurden Ausrüstung, Gerätschaften und Taktik überdacht und durch Neuentwicklungen den Gegebenheiten der Notfälle, der Hubschraubertechnik, den Vorschriften und der Pathophysiologie angepasst. Auch wenn das Konzept sicherlich nicht für alle Notsituationen im Wasser geeignet ist (z.B. bei stürmischer See oder für tiefe Tauchgänge), so deckt sein Spektrum den überwiegenden Teil der Notfälle in Binnen- und Küstengewässern ab, wobei es für Patienten und Einsatzkräfte ein hohes Maß an Sicherheit bietet.

3.7 Eisrettung

P. Bargon

Nahezu in jedem Gewässer kann sich in den Wintermonaten Eis bilden. In den großen schiffbaren Flüssen, wie beispielweise Rhein und Main, ist dies eher eine Seltenheit, aber dennoch nicht ausgeschlossen. Die Eisbildung ist abhängig von Temperatur, Strömung und dem Salzgehalt des Wassers. Ebenso spielt die geografische Lage eine große Rolle. Eisflächen sind schon seit langer Zeit ein beliebter Ort für den Freizeitsport. Am ausgeprägtesten ist dies wohl in den Niederlanden der Fall. Wenn im Winter die Kanäle und Seen zugefroren sind, finden regelmäßig volksfestartige Veranstaltungen auf dem Eis statt.

Jedes Jahr kommt es immer wieder zu Einbrüchen auf den zugefrorenen Wasserflächen. Meist ist Leichtsinn der Eingebrochenen dafür verantwortlich. Vor dem Betreten einer Eisfläche auf Gewässern sollten die Personen in Erfahrung bringen, ob die Eisfläche durch die örtlichen Behörden oder die Wasserrettung freigegeben ist. Für einen einzelnen Menschen sollte die Eisdicke mindestens 6 – 8 cm, für eine Gruppe 10 – 15 cm und für eine Kutsche mit Pferden (Kutschfahrten auf dem Eis) 20 – 30 cm betragen. Diese Idealwerte können z.B. durch Witterungseinflüsse in jenen Bereichen erheblich herabgesetzt sein, in denen Pflanzenteile, wie Buschwerk und Äste, mit im Eis eingeschlossen sind.

Einen großen Einfluss auf die Tragfähigkeit des Eises haben Zuläufe von Wasser und Abwässerkanälen in das zugefrorene Gewässer. Gerade Industrieabwässer sind häufig wärmer als die Umgebungstemperatur. An diesen Stellen ist das Eis oft nicht mehr tragfähig. Bei einem Eiseinbruch in das kalte Wasser besteht unter dem Eis Lebensgefahr. Eine erhebliche Gefahr droht nicht nur durch Unterkühlung, sondern auch durch Ertrinken. Der Eingebrochene kann sich nach kurzer Zeit nicht mehr selbst aus dem kalten Wasser befreien, dann ist schnelle und professionelle Hilfe erforderlich.

3.7.1 Eisrettung mit speziellen Geräten

Kann sich die Person an der Eiskante noch halten, ist mit dem Eisschlitten eine schnelle und effiziente Rettung möglich. Der Eisschlitten ist ein Gerät, das in verschiedenen Ausführungen auf dem Markt ist. Das Prinzip ist immer gleich. Der Eisschlitten besteht aus zwei großen, wasserdichten Schwimmkammern aus Kunststoff mit einer flachen Aufla-

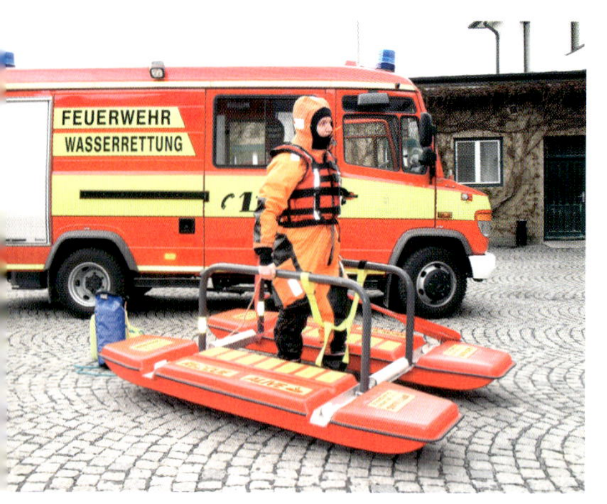

Abb. 47 ▶ Gerätewagen Wasser der Berufsfeuerwehr München mit Eisschlitten und Ruder sowie Feuerwehrmann im Schutzanzug

gefläche, die mit Luft gefüllt ist. So ist der Eisschlitten nicht nur schwimmfähig, sondern hat auch auf der Eisfläche eine größere Auflagefläche als ein stehender oder auf dem Eis liegender Mensch. In der Mitte ist ein Gestell montiert, auf dem der Retter und die eingebrochene Person Platz haben. Zur Fortbewegung nutzt der Retter ein Ruder, das an einer Blattseite eine Stahlspitze montiert hat. Es ermöglicht ihm nicht nur im Wasser voran zu kommen, sondern auch, sich mithilfe des Hakens auf Eisplatten vorwärts zuziehen. Hat der Retter die Person erreicht, zieht er diese aus dem Wasser auf den Schlitten. An einer vorher angebrachten Sicherungsleine kann nun der Eisschlitten an Land gezogen werden.

Sollte kein Eisschlitten zur Verfügung stehen, kann ein Steckleitersatz eines Feuerwehrfahrzeugs helfen. Ein Steckleitersegment hat ebenfalls eine große Auflagefläche und kann unter Umständen auch in einer Reihe zum Einbruchsort gelegt werden. Der Retter sollte angeleint sein. So ist er für den Fall, dass er mitsamt der Steckleiter ebenfalls einbricht, ge-

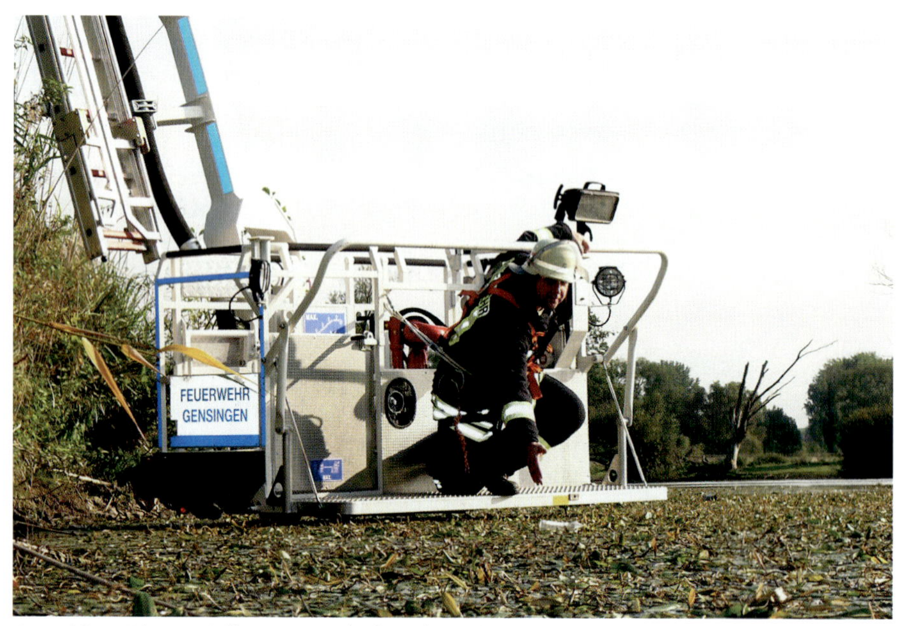

Abb. 48 ▶ Die speziellen Eigenschaften des Telemastes ermöglichen auch den Einsatz bei Wasser- und Eisrettung

sichert. Eine weitere Möglichkeit zur Rettung von eingebrochenen Personen besteht insbesondere im Bereich des Ufers durch den Einsatz von Hubrettungsfahrzeugen

Ist die eingebrochene Person unter der Eisdecke, so kann sie nur durch den schnellen Einsatz von Tauchern gerettet werden. Das Einstiegsloch kann mit vier zum Quadrat miteinander verbundenen Steckleitern gesichert werden.

3.7.2 Eisrettung mit Hubschraubern

Der Einsatz von Hubschraubern bietet sich immer dann an, wenn der Hubschrauber schnell zur Verfügung steht. Es kommen meist nur Hubschrauber in Frage, die über eine Winde oder Fixtauvorrichtung verfügen. An dem Winden- oder Fixseil wird ein Retter zum Eingebrochenen herabgelassen und dieser dann mithilfe des Rettungskorbs oder der Rettungsschlinge nach oben aus dem Wasser gezogen (Kap. 4.1).

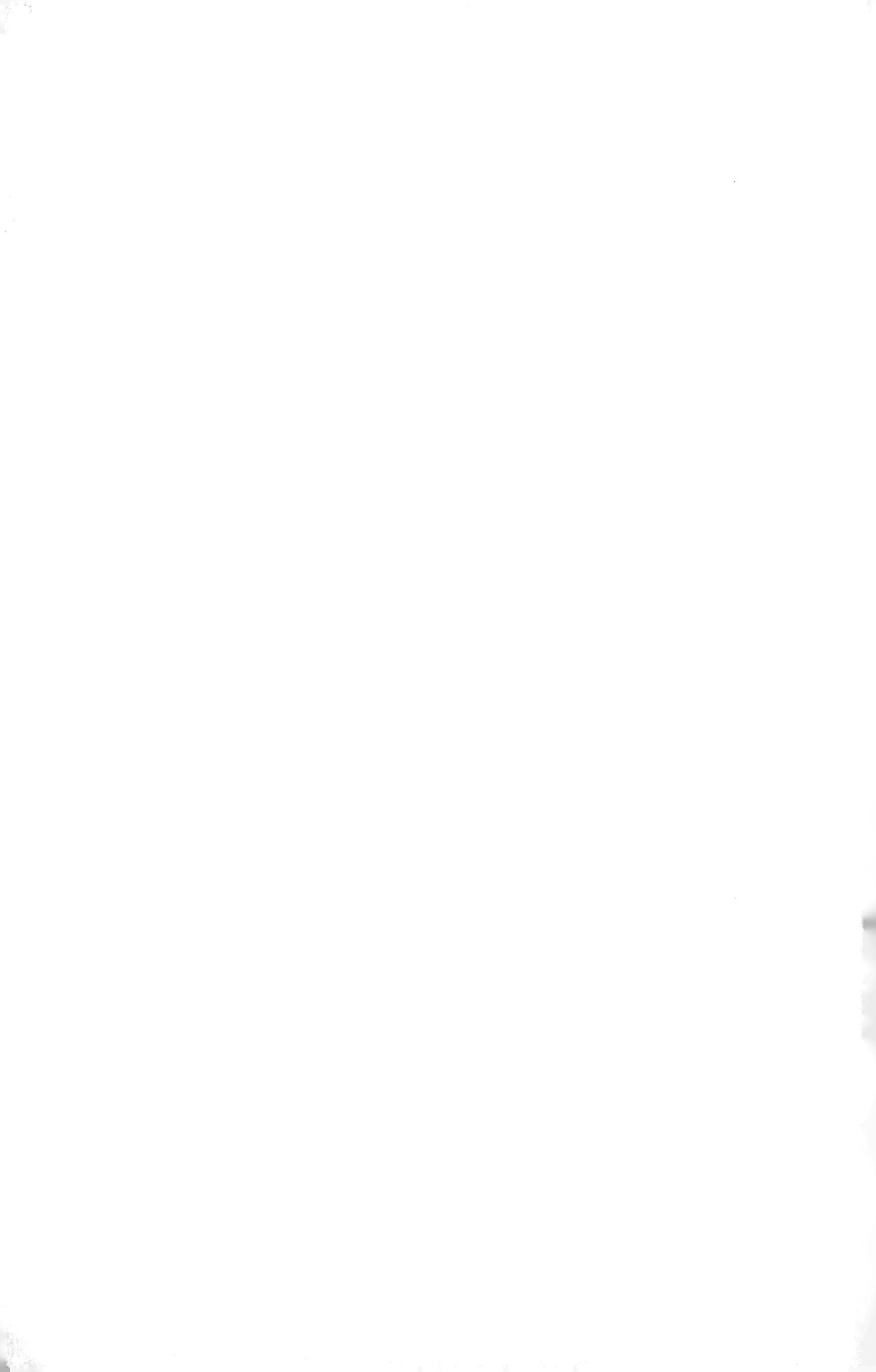

4 Küsten- und Seerettung

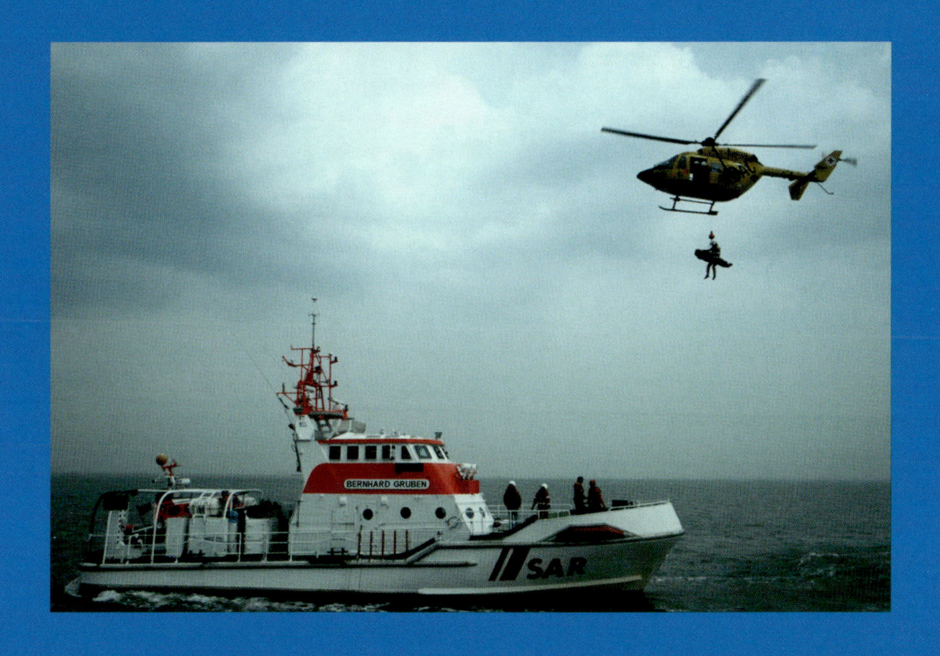

4.1 Hubschrauberrettung über See

P. BARGON

Grundsätzlich ist die Rettung mit dem Hubschrauber über See und küstennahen Gewässern eine effiziente Möglichkeit, um eine schwer erkranke oder verletzte Person aus dem Gefahrenbereich zu bergen. Außerdem stellt der Hubschrauber in der Regel die schnellste Transportoption dar. Die Rettung kann entweder aus unmittelbarer Gefahr geschehen, d.h. es findet eine direkte Rettung aus dem Wasser statt oder von einem in Seenot geratenen Schiff. Der Einsatz des Hubschraubers ist aber auch möglich für die Abbergung eines Verletzten oder Erkrankten von einem Schiff.

Eine weitere wichtige Aufgabe kommt dem Hubschrauber bei der medizinischen Versorgung der Bevölkerung auf den Inseln oder im küstennahen Wattbereich zu. Gleiches gilt für die vorgelagerten Öl- oder Gasförderplattformen, die oft weit von den Küsten in der Nord- und Ostsee positioniert sind.

4.1.1 Rettung von vorgelagerten Inseln

Es gehört zur üblichen Praxis, erkrankte oder verletzte Personen von den vorgelagerten Inseln mit Hubschraubern in Kliniken auf dem Festland zu transportieren. Dies bezieht sich sowohl auf den Krankentransport wie auch auf den Rettungseinsatz. Schiffe stellen zumeist keine Alternative zur Rettung dar.

Zum Einsatzgebiet des ADAC-Rettungshubschraubers »Christoph 26« in Sanderbusch bei Wilhelmshaven gehören die ostfriesischen Inseln. Die Hubschrauber sind teilweise mit einer Rettungswinde ausgestattet und aufgrund ihrer Flexibilität das ideale Rettungsmittel über See. Gerade für die Öl- und Gasförderplattformen stellt der Hubschrauber bereits im normalen Arbeitsalltag ein unverzichtbares Einsatzmittel für die Versorgung dar. Bei einem medizinischen Notfall ist er darüber hinaus ein lebensrettendes Einsatzmittel.

4.1.2 Rettung von Schiffen auf See

Die Abbergung eines Patienten von z.B. Frachtern, Passagierschiffen oder Seenotkreuzern (SK) ist mithilfe der Rettungswinde möglich.

Viele große Schiffe verfügen über einen Hubschrauberlandeplatz. Diese Schiffe beherbergen auch Sanitätsstationen und sind in der Lage, die Patienten medizinisch zu versorgen. Nur wenige Schiffe, wie etwa die großen Kreuzfahrtschiffe, haben einen Arzt an Bord.

Die großen Seenotkreuzer HERMANN MARWEDE mit dem Einsatzgebiet um Helgoland, JOHN T. ESSBERGER, Einsatzgebiet Fehmarn, und WILHELM KAISEN, Einsatzgebiet Saßnitz in der Ostsee, verfügen über ein Arbeitsdeck im Heckbereich. Von diesem Arbeitsdeck aus können Personen problemlos auf- und abgewincht werden.

Das Auf- und Abwinchen von Seenotkreuzern ohne Arbeitsdeck wird vom Vordeck der Schiffe aus durchgeführt. Hierzu müssen vor dem Winchvorgang eventuell Verspannungen abmontiert werden. Sie stellen, da sich das Windenseil darin verhaken kann, eine indirekte Gefahr für die beteiligten Personen dar. Eine direkte Gefahr dagegen droht für die Personen am Windenseil durch die Deckaufbauten. Im absoluten Notfall kann das Windenseil durch den Windenoperator gekappt werden.

Die Arbeitsabläufe müssen immer wieder mit den Mitarbeitern der beteiligten Dienste gefestigt werden. Daher finden regelmäßige Übungen mit der Bundeswehr, der Bundespolizei, der Wasserschutzpolizei, der Deutschen Gesellschaft zur Rettung Schiffbrüchiger, der ADAC-Luftrettung GmbH, der Deutschen Rettungsflugwacht e.V. und allen weiteren beteiligten Behörden, wie den Feuerwehren sowie Wasser- und Schifffahrtsämtern der Bundesländer statt. Auch internationale Übungen tragen dazu bei, dass einzelne Dienste im Einsatz reibungslos zusammenarbeiten.

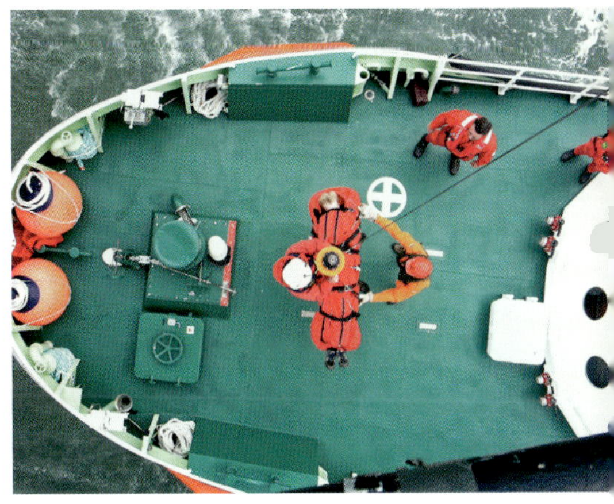

Abb. 1 ▶ Aufwinchen vom Vordeck mit dem Bergesack

4.1.3 Rettung aus der See

Es ist auch möglich, eine oder mehrere im Wasser treibende Personen mit der Winde direkt aus dem Gefahrenbereich zu retten. Gleiches kann von einer im Meer treibenden Rettungsinsel aus problemlos geschehen.

4.1.4 Suchflug

Der Hubschrauber kann eine gute Ergänzung zu den seegestützten Einheiten sein. So kann er in kurzer Zeit ein großes Seegebiet absuchen. Große Hubschrauber haben zu diesem Zweck eigene Beobachtungskuppeln für die Besatzung. Sie können seegestützte Rettungseinheiten aus der Luft zum Einsatzort leiten und genaue Lagebeurteilungen vornehmen. Ferner ist vom Hubschrauber aus eine exakte Feststellung der Position des verunglücken Schiffes oder von Personen, die sich im Wasser befinden, möglich. Aufgrund des größeren Sichtfeldes, stellt der Hubschrauber eine einsatztaktisch sinnvolle Möglichkeit beim Sucheinsatz über See dar.

4.1.5 Einschränkungen

Einschränkende Faktoren für den Hubschraubereinsatz über See sind in erster Linie die witterungsbedingten Einflüsse. Ein sicheres Aufwinchen oder Landen ist nur bei geringen Windstärken möglich. Bei zu starkem Wind schwankt das Windenseil zu sehr, es besteht eine große Gefahr, dass Patienten oder Retter sich an Aufbauten verletzen und dass sich das Windenseil an den Schiffsaufbauten verhakt (s.o.). Problematisch ist auch eine zu geringe Sichtweite, beispielsweise bei starkem Regen und Nebel, sie schränkt eine Suche über See erheblich ein. Auch bei Dunkelheit sind Hubschrauber nur begrenzt einsetzbar. Nur wenige, überwiegend militärische Einheiten, sind in der Lage, bei allen Wetterbedingungen zu fliegen. Die relativ geringe Reichweite von Hubschraubern schränkt ihren Einsatz ebenfalls ein. Aus diesem Grund sind Suchaktionen auf ein bestimmtes Suchgebiet begrenzt. Nur große Hubschrauber können ausgedehnte Seegebiete absuchen und Rettungsmaßnahmen dann vor Ort auch durchführen. Die Einsetzbarkeit ist abhängig vom Maschinentyp und dessen Reichweite.

Bei der Rettung setzt die Größe der Hubschrauber der Aufnahme von geretteten Personen ein Limit. So können unter Umständen von einem Hubschrauber nur wenige Personen pro Anflug aus dem Wasser gerettet werden, da das einzelne Zuladegewicht des jeweiligen Hubschraubers begrenzt ist. Bei einem Ereignis mit vielen betroffenen Personen müssen mehrere Einheiten, sowohl Schiffe als auch Hubschrauber, eingesetzt werden.

Bei dem Untergang der Estonia am 28.9.1994 trafen gleich drei einschränkende Faktoren zusammen:

1. schlechtes Wetter, Sturm und schwere See,
2. Dunkelheit,
3. eine große Anzahl betroffener Personen.

4.1.6 Winchen mit dem Bergesack

Der Bergesack ist im Kern eine Vakuummatratze, die zusätzlich mit einer stabilen Hülle versehen ist. Diese Hülle soll dem darin eingepackten Patienten einen Schutz vor den Witterungseinflüssen geben. Des Weiteren soll die verschlossene Hülle das Herausrutschen des Patienten verhindern. Diese Methode ist geeignet, um einen liegenden Verletzten oder eine erkrankte Person mithilfe der Rettungswinde zum Hubschrauber aufzuwinchen. Dabei muss der Patient korrekt im Bergesack gelagert werden, die Anwendung muss daher durch fachkundiges Personal erfolgen. Dies kann die medizinische Crew des Hubschraubers leisten, die vorher zum Patienten mit der Winde abgewincht wird.

Die Methode ist an Land ebenso wie auf einem Schiff anwendbar. Erst nach sachgerechter Lagerung des Patienten im Bergesack kann dann unter Begleitung eines Retters das Aufwinchen im Doppelwinchverfahren zum Hubschrauber durchgeführt werden. Die nötigen Vorbereitungen sind im Wasser nicht durchführbar. Der Bergesack wird mit einer Haltevorrichtung mit dem Retter an dem Haken am Windenkopf eingehakt und kann so sicher auf- und abgewincht werden.

4.1.7 Winchen mit dem Rettungskorb

Der Rettungskorb ist ein aus seewasserbeständigen Seilen gefertigter Sitz, der mit dem Windenseil nach oben in den Hubschrauber gezogen werden kann. Er ist leicht, flexibel und hat eine geringe Packgröße. Der Rettungskorb kann mit einem Haltehaken am Windenhaken eingehakt werden. Er ist für das Aufnehmen von im Wasser treibenden Personen geeignet. Bei diesem Vorgang wird der Retter im Rettungskorb mit der Winde zu der zu rettenden Person abgelassen. Der Rettungskorb wird wenige Meter vor dem Erreichen der Person ins Wasser getaucht, um ihn auf diese Weise den Rettungskorb zu stabilisieren. Nach Erreichen der Person, verhilft ihr der Retter in den Korb und sichert sie mit einem über dem Bauch verlaufenden Sicherungsseil. Der Korb kann daraufhin wieder sicher mit dem Retter und der geretteten Person zum Hubschrauber hinaufgezogen werden. Dieses Verfahren zum Auf- und Abwinchen von Personen, kann auch für die Rettung von einem Schiffsdeck oder von einer Rettungsinsel durchgeführt werden.

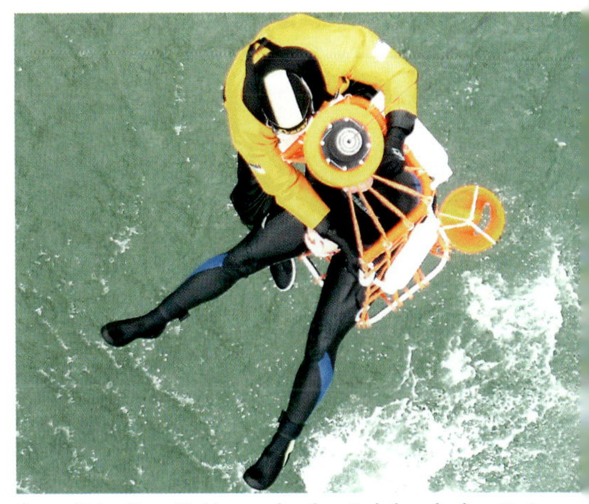

Abb. 2 ▶ Der Rettungskorb wird durch den Rettungshubschrauber aufgewincht

4.1.8 Winchen mit der Rettungsschlinge

Die Rettungsschlinge ist ein gepolstertes Band, das unter den Achseln der zu rettenden Person in Position gebracht werden muss. Sie wird wie der Bergesack und der Rettungskorb am Haltehaken des Windenkopfes eingehakt. So kann ein schnelles Auf- und Abwinchen durchgeführt werden. Die Arme der zu winchenden Person müssen verschränkt sein, sonst ist ein Herausgleiten aus der Rettungsschlinge möglich. Diese Gefahr besteht besonders bei geschwächten oder bewusstlosen Personen. Aus diesem Grund sollte in solchen Fällen das Doppelwinchverfahren angewendet werden, d.h. das Aufwinchen zusammen mit einem erfahrenen Retter. So kann der Retter dafür sorgen, dass die Arme des Patienten in jedem Fall verschränkt sind. Das Winchen mit der Rettungsschlinge ist ein schnelles Verfahren ohne aufwendige Vorbereitung und kann sowohl bei der Wasserrettung als auch bei der Rettung von einem Schiff eingesetzt werden. Es ist damit besonders für die Abbergung von Rettungsinseln oder brennenden, sinkenden Schiffen, d.h. aus akuter Lebensgefahr, geeignet.

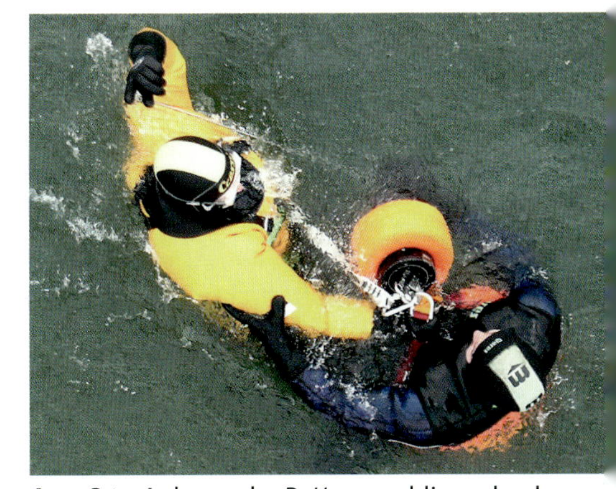

Abb. 3 ▶ Anlegen der Rettungsschlinge durch den Retter

Der Ablauf der Einsatzverfahren mit dem Rettungskorb und der Rettungsschlinge sowie die einsatztaktischen Grundsätze gelten im Wesentlichen für die Rettung aus Binnengewässern.

4.1.9 Arbeit des Bordtechnikers

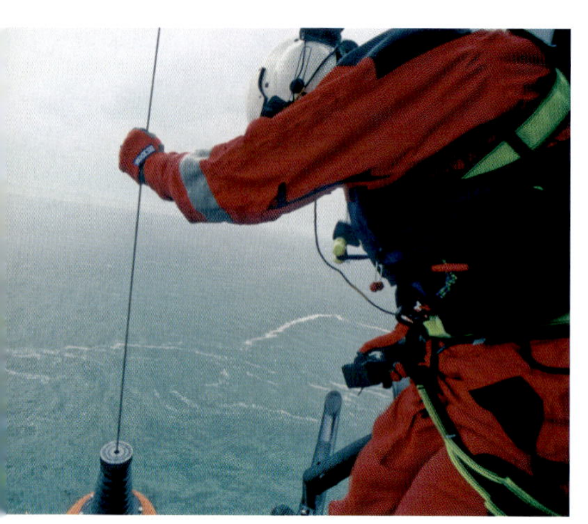

Abb. 4 ▶ Unabhängig vom Einsatzverfahren muss der Winchoperator den Piloten einsprechen, um die korrekte Position zu erreichen

Der Bordtechniker (BT), auch Windenoperator genannt, ist für die Bedienung der Rettungswinde verantwortlich und muss den Piloten genau auf das Einsatzziel einsprechen, da dieser den Einsatzbereich im Endanflug nicht mehr sehen kann. Keiner der Vorgänge unter dem Hubschrauber kann von dem Piloten gesehen werden. Vor diesem Hintergrund kommt dem Bordtechniker eine Schlüsselposition für einen erfolgreichen Einsatz zu. Er hat von seiner Position aus den besten Einblick auf das Einsatzgeschehen unter dem Hubschrauber. Der BT muss den Retter und die gerettete Person beim Einladen in den Hubschrauber unterstützen. Gleichzeitig informiert der BT den Piloten ständig über den Fortgang des Rettungs- und Winchvorgangs, d.h. der Pilot muss über alle Vorgänge informiert werden. Das Arbeiten mit einer Rettungswinde ist absolute Teamarbeit und bedarf der ständigen Übung.

4.2 Bundesmarine – SAR See

H. Scholl

Die Bundeswehr (Marine) hält an der deutschen Küste im Rahmen einer Verwaltungsvereinbarung zwischen dem Bundesminister für Verkehr, Bau- und Wohnungsbauwesen (BMVBW) und dem Bundesminister der Verteidigung vom 26.6.2001 so genannte SAR-Mittel 1. Grades (Luftfahrzeuge) zum Such- und Rettungsdienst (SAR) von Luft- und Wasserfahrzeugen vor. Diese Vereinbarung hat bereits bestehende Abkommen aus den 1960er und 1970er Jahren abgelöst, durch die unter anderem die Rettung von Schiffbrüchigen schriftlich geregelt war.

Im maritimen Rettungssystem ist die Bundesmarine mit ihren Hubschraubern, Flugzeugen und einer SAR-Leitstelle ein Teilstück eines hochkomplexen Netzes der Hilfeleistung, das durch Kooperationen verschiedener Behörden, Dienststellen und Organisationen gewährleistet wird. So kooperiert die Bundesmarine beispielsweise mit der Deutschen Gesellschaft zur Rettung Schiffbrüchiger sowohl über die beiden Leitstellen von Marine und DGzRS als auch auf hoher See mit Hubschraubern der Marine und Rettungsbooten bzw. -kreuzern der DGzRS. Unterstützungsleistungen können auch durch die Bundespolizei mit Patrouillenbooten und Hubschraubern (SAR-Mittel 2. Grades) erfolgen, um nur einen weiteren Partner zu nennen.

4.2.1 Aufgaben des maritimen SAR-Dienstes

Der SAR-Dienst der Bundesmarine hat folgende Aufgaben:

- Suche nach vermissten oder überfälligen Luftfahrzeugen (ICAO-Auftrag)
- Suche nach vermissten oder sich in Seenot befindlichen Wassersportlern und Wasserfahrzeugen
- Rettung von Personen bzw. Schiffsbesatzungen aus Seenot
- Lufttransport von erkrankten und verletzten Personen, bei denen akute Lebensgefahr besteht und ein ziviles Rettungsmittel nicht oder nicht rechtzeitig zur Verfügung steht (Dringende Nothilfe) – dies ist bei der Inselrettung von besonderer Bedeutung
- Unterstützung der Havariekommandos – bei Schiffsunglücken bzw. Bränden auf Wasserfahrzeugen
- Einsatz bei Naturkatastrophen etc. (Katastrophenhilfe)
- Unterstützung der eigenen und befreundeten Streitkräfte (militärischer Auftrag).

4.2.2 SAR-Leitstelle Glücksburg

Die Marine unterhält zur Erfüllung des SAR-Auftrags beim Flottenkommando in Glücksburg für Luft- und Seenotfälle in der Küstenregion (Freie- und Hansestadt Hamburg, Schleswig-Holstein) und auf See (Nord- und Ostsee) eine eigene Leitstelle, das Rescue Coordination Center.

Das RCC Glücksburg ist rund um die Uhr mit erfahrenen Piloten und Einsatzleitern des Marine-SAR-Dienstes besetzt und unter der folgenden Rufnummer zu erreichen:
0 46 31 / 60 13

Die SAR-Leitstelle der Marine steht in engem Kontakt mit der Seenotleitung Bremen, also dem Maritime RCC der DGzRS, das für den SAR-Dienst auf See die Einsatzleitung hat.

4.2.3 Einsatzmittel – Luftfahrzeuge (Lfz)

Die Marine hält für den SAR-Dienst drei Kommandos (Stützpunkte) mit SAR-Mitteln 1. Grades vor, die von den Marinefliegergeschwadern 3 (Nordholz) und 5 (Kiel-Holtenau) betrieben werden:

- Helgoland: Sea King MK 41 (MFG5) »SAR Helgoland 10«,
- Nordholz: Breguet Atlantic BR 1150 (MFG3),
- Warnemünde: Sea King MK 41 (MFG5) »SAR Warnemünde 21«.

Darüber hinaus können folgende Waffensysteme (militärische Bezeichnung für Einsatzmittel) von folgenden Marinestützpunkten hinzugezogen werden:

- Kiel: Sea King MK 41 (MGF5) – Einsatzhubschrauber
- Nordholz: Sea Lynx MK 88 (MFG3) – Bordhubschrauber.

Als Ergänzung der maritimen Luftrettungsmittel der Bundesmarine kann auf den von der Bundesluftwaffe betriebenen SAR-Hubschrauber »SAR Laage 81« vom Typ Bell UH-1D in Laage (Mecklenburg-Vorpommern) zurückgegriffen werden, der von der Such- und Rettungsdienst-Leitstelle der Luftwaffe in Münster disponiert wird und an der Küste, aber nicht auf hoher See, eingesetzt werden kann.

4.2.4 Ausstattung

Die Luftfahrzeuge des SAR-Dienstes der Bundeswehr sind je nach Muster unterschiedlich ausgestattet. So verfügt das Suchflugzeug Breguet Atlantic BR 1150 in einem Behälter des Typs »Lindholm« über Peilgeräte zur Ortung von Notsendern, Radar zur Suche von vermissten bzw. verunglückten Luft- und Wasserfahrzeugen, Rettungsinseln und Seenotausrüstung, wie Notsender, Signalpistolen und Munition, Rettungswesten, Lampen, Trinkwasser und Verpflegung etc. Der Behälter ist zum Abwurf und damit zur Überbrückung bis zum Eintreffen von Rettungskräften bestimmt.

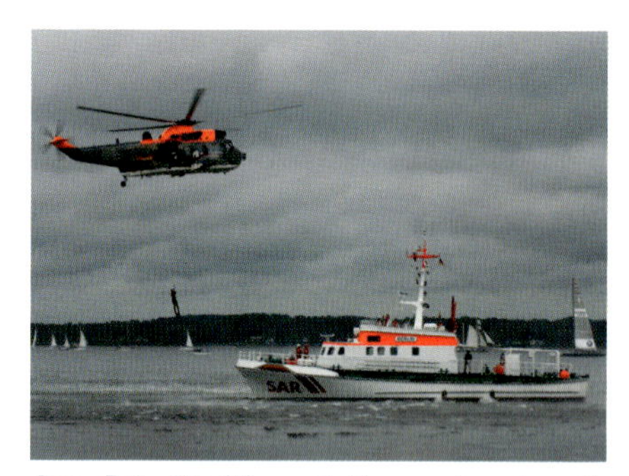

Abb. 5 ▶ Maritimer Rettungseinsatz mit der Sea King MK 41 auf See (Übung)

Die SAR-Hubschrauber Sea King MK 41 verfügen unter anderem über Rettungswinden, Rettungsnetz, Rettungsgurt, Winchhose und Sanitätsausstattung (zwei Krankentragen, Vakuummatratze, Notfallkoffer AKW mit Sauerstoffflasche, Beatmungsgerät, Defibrillator) für den Patiententransport. Zum Eigenschutz verfügen die Luftfahrzeuge der Marine über wasserdichte Kälteschutzanzüge und Rettungswesten mit Notsendern, die vor Antritt jedes Einsatzes zuerst angelegt werden müssen.

4.2.5 Personal

Während die Besatzung der kleineren SAR-Hubschrauber der Luftwaffe nur aus den drei Mitgliedern Pilot, Bordtechniker und Luftrettungsmeister besteht, setzt sich die Crew bei den größeren Luftfahrzeugen der Marine aus wesentlich mehr Spezialisten zusammen – sie richtet sich nach dem jeweiligen Waffensystem:

- Breguet Atlantic BR 1150 – SAR-Mittel 1. Grades: zwei Piloten, zwei Luftfahrzeugoperationsoffiziere (LOPO), ein Bordtechniker, ein Bordfunker und sechs weitere Marinesoldaten zur Bedienung der Systeme,
- Sea King MK 41 – SAR-Mittel 1. Grades: zwei Piloten, ein Bordtechniker mit einer Ausbildung zum Rettungssanitäter und ein Luftfahrzeugoperationsoffiziere.

Allen SAR-Hubschraubern ist gemeinsam, dass zu der in 24-Stunden-Bereitschaft stehenden Besatzung kein Notarzt gehört. Dieser kann bei Bedarf die Regelbesatzung ergänzen und muss zu diesem Zweck erst alarmiert und aufgenommen werden.

Zur Eigensicherung müssen alle Besatzungsmitglieder, mit Ausnahme eines eventuell mitfliegenden zivilen Notarztes, ein Überlebenstraining auf See im maritimen Trainingszentrum der Bundeswehr beim MFG 3 in Nordholz absolviert haben. Eines der Trainingsgeräte ist ein Hubschraubermodell, das sich beim Eintauchen im Trainingsbecken um 180° dreht und sich sekundenschnell mit Wasser füllt und deshalb auch als »Waschmaschine« bezeichnet wird. Durch die realitätsnahe Trainingsmöglichkeit können die fliegenden Besatzungen optimal auf eventuelle Abstürze in Nord- oder Ostsee vorbereitet werden.

4.2.6 SAR-Einsatz auf See

Eine Vielzahl von SAR-Einsätzen der Marine muss unter extremen Wetterverhältnissen durchgeführt werden, da oftmals Schiffe bei Stürmen mit Orkanböen und erheblichem Niederschlag in Seenot geraten. Es wird sehr deutlich, dass der maritime SAR-Einsatz besondere, den spezifischen Bedingungen der Fliegerei und des Notfallmanagements auf See angepasste einsatztaktische Vorgehensweisen erfordert, wie:

- Eigenschutz der Crew,
- Führung durch eine spezielle Leitstelle,
- Kooperation mit den maritimen Rettungsdiensten in der Region, z.B. DGzRS,
- Kooperation mit benachbarten SAR-Leitstellen und Diensten,
- Einsatz von Suchflugzeugen,
- Einsatz schwerer, seeflugfähiger Hubschrauber,
- Hubschraubereinsatz mit Rettungswinde und/oder Gurt, Winchhose, Netz,
- lange Reichweite bzw. lange Einsatzdauer der Luftfahrzeuge,
- spezielle Ausbildung des Einsatzpersonals,
- Anwendung standardmäßiger und internationaler Suchverfahren über See,
- Einsatz von satellitengestützten Peilgeräten,
- Einsatz von Signalpistolen mit Leuchtmunition,
- Einsatz von Signalfarben.

www.mfg5.de
www.seaking.de
www.marine-flieger.de

4.3 Bundespolizei-Fliegerstaffel Nord

Die Bundespolizei-Fliegerstaffel Nord geht aus der ehemaligen, am 1.10.1963 in Hartenholm aufgestellten und 1964 nach Fuhlendorf verlegten Grenzschutz-Fliegerstaffel Küste hervor. Diese wurde 1998 im Rahmen der Strukturreform des ehemaligen Bundesgrenzschutzes (heute: Bundespolizei) in die BGS-Fliegerstaffel Nord umbenannt. Neben dem Staffelstandort in Fuhlendorf (Schleswig-Holstein) besteht noch ein Teilstaffelstandort in

Gifhorn (Niedersachsen) und eine Außenstelle in Anklam (Mecklenburg-Vorpommern). Am 21.9.2001 übergab der damalige Bundesinnenminister Otto Schily einen Erweiterungsbau des Staffelgebäudes mit einem neuen Sonderlandeplatz, die neuen Einsatzmaschinen vom Muster EC 135 T1 und das Hinderniswarnsystem HELLAS. Damit wurde die Arbeit der Fliegerstaffel Nord optimiert und auch den gestiegenen Anforderungen angemessen Rechnung getragen. Durch die taktische und bedarfsgerechte Verteilung der Einsatzmittel ist es der Fliegerstaffel Nord möglich, das gesamte polizeiliche Einsatzspektrum, abzudecken, einschließlich der Aufgaben im Rahmen von bestehenden Kooperationen und Amtshilfeersuchen sowie im öffentlich-rechtlichen Luftrettungsdienst.

Mit dem Gesetz zur Umbenennung des Bundesgrenzschutzes in Bundespolizei bekam die Fliegerstaffel am 1.7.2005 die amtliche Dienstbezeichnung Bundespolizei-Fliegerstaffel Nord. Die BPOLFLS Nord ist fachlich innerhalb des Bundespolizei-Flugdienstes der Bundespolizei-Fliegergruppe und dienstrechtlich dem Bundespolizei-Präsidium Nord in Bad Bramstedt (Schleswig-Holstein) unterstellt.

4.3.1 Einsatzspektrum

Zum umfangreichen Einsatz-, Aufgaben- und Leistungsspektrum der Bundespolizei-Fliegerstaffel Nord gehören die folgenden Aufträge:

- polizeiliche Aufgaben, z.B. Sicherung und Beleitung des Castor-Transports,
- bahnpolizeiliche Aufgaben, z.B. Luftüberwachung der ICE-Trassen,
- grenzpolizeiliche Aufgaben,
- schifffahrtspolizeiliche Aufgaben,
- Schutz der Verfassungsorgane,
- Kooperation mit Spezialeinheiten, z.B. BPOLGSG 9 und SEK der Länderpolizeien,
- Transport von Angehörigen der Regierung und hohen Staatsbeamten,
- Transport von Staatsgästen
- Kontrolle der Küstengebiete,
- Umweltschutz,
- Unterstützung anderer Bundesbehörden, wie z.B. Zoll,
- Unterstützung der Länderpolizeien, insbesondere Polizeihubschrauberstaffeln, und Wasserschutzpolizeien,
- Unterstützung des Bundeskriminalamtes,
- Unterstützung des SAR-Dienstes der Bundeswehr: SAR-Mittel 2. Grades,
- Unterstützung des Havariekommandos,
- Unterstützung der Feuerwehr,
- Unterstützung des Katastrophenschutzes,
- Unterstützung der Küstenwache,
- Teilnahme an internationalen Einsatzkontingenten des BPOL-Flugdienstes,
- Teilnahme am öffentl-rechtl. Luftrettungsdienst durch fliegerisch-technische Besetzung der ZSH-Standorte des Bundes in Bielefeld (»Christoph 13«), Eutin (»Christoph 12«), Hamburg (»Christoph 29«) und Hannover (»Christoph 4«). An

den ZSH-Standorten Eutin und Hamburg wird die Rettungswinde an dem Einsatzmuster Bell 212 für die Rettung über Gewässern vorgehalten.

4.3.2 Einsatzmittel

Als Einsatzmittel stehen der BPOLFLS Nord folgende, zum Teil seeflugfähige Hubschraubermuster zur Verfügung:

- 6 Verbindungs- und Beobachtungshubschrauber EC 135 T2,
- 8 leichte Transporthubschrauber Bell 212,
- 7 mittlere Transporthubschrauber SA 330 Puma; diese werden bis Ende 2007 gegen die leistungsstärkere AS 332 L1 »Super Puma« ersetzt,
- 5 Zivilschutzhubschrauber, davon 2 Bell 212 und 3 BO 105 CBS-5 »Superfive«.

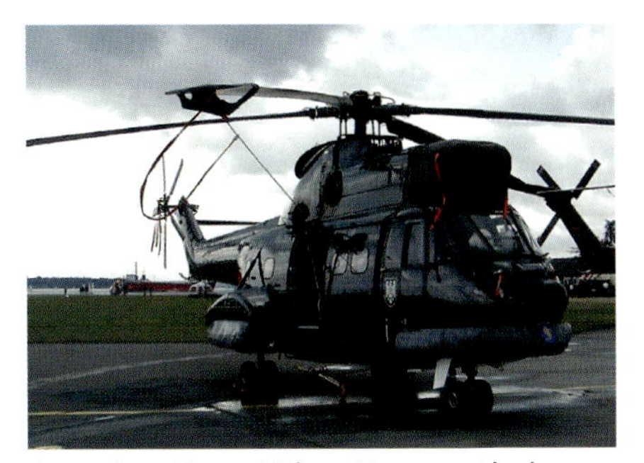

Abb. 6 ▶ Der mittlere Transporthubschrauber SA 330 J »Puma« ist das größte luftbewegliche Einsatzmittel der BPOL. Er wird allmählich durch die AS 332 L1 »Super Puma« ersetzt

Für einige der Einsatzmaschinen der Bundespolizei stehen Notschimmeranlagen zur Verfügung, die eine Landung auf dem Wasser ermöglichen. Der BOS-Rufname der Hubschrauber der BPOL lautet »Pirol«, der noch durch eine Nummer komplettiert wird.

4.3.3 Personal

Die Bundespolizei-Fliegerstaffel Nord verfügt über einen Personalbestand von etwa 180 Personen, zu dem neben Piloten und Technikern auch das Bodenpersonal wie Bürokräfte und Kraftfahrer gehört. Das fliegerische Personal, Piloten und Bordtechniker, verfügt zum Teil über eine Instrumentenflugausbildung sowie über eine Zusatzausbildung im Seeflug und über ein Überlebenstraining auf See, das von der Inspektion »Überleben auf See« des MFG 3 in Nordholz durchgeführt wird. Die Kooperation mit der Bundeswehr macht deutlich, dass die vielfältigen Aufgaben nur durch enge Kooperationen mit anderen Bundes- und Landesbehörden optimal zu bewältigen sind. Aufgrund ihres überproportionalen maritimen Einsatzspektrums ist das Personal der BPOLFLS-Nord auch als die »Seeflieger« innerhalb des Flugwesens der Bundespolizei zu bezeichnen.

4.3.4 Ressourcen

Durch die BPOL-Fliegerstaffel Nord können im Rahmen der Amtshilfe, der Gefahrenabwehr und im Katastrophenschutz folgende Unterstützungsleistungen auf Anforderung gewährt werden:

- Transport von Personal und Spezialeinsatzkräften,
- Transport von Material/Logistik,
- Transport von Außenlasten mittels Lasthaken,
- Transport von Erkranken und Verletzten,
- Rettung/Bergung mit der Außenwinde,
- Ausleuchten von Einsatzstellen und Absetzpunkten durch Hochleistungsscheinwerfer,
- Einsatz von Nachsichtgeräten,
- Einsatz der Wärmebildkamera,
- Entnahme von Wasserproben,
- Lagedarstellung und Dokumentation mittels Videokamera,
- Luftraumbeobachtung bei polizeilichen Großlagen und Katastrophen,
- Messung radioktiver Strahlung,
- personelle und materielle Verstärkung anderer BPOL-Fliegerstaffeln bei Bedarf,
- Ausstattung der Einsatzmittel mit Rettungsinseln, Schlauchbooten und Schwimmwesten zur Seerettung.

Für Flüge über See stehen Isolier-Schutzanzüge und Schwimmwesten zur Verfügung, die zum Eigenschutz der Besatzung und ggf. der Passagiere getragen werden müssen.

4.3.5 Anforderung

Die Anforderung von Einsatzmitteln und Kräften des Bundespolizei-Flugdienstes erfolgt im Rahmen der Amts- oder Katastrophenhilfe durch die jeweils zuständige Behörde bzw. Rettungsleistelle entweder über das Lagezentrum beim BPOL-Präsidium Nord in Bad Bramstedt oder direkt über den Staffelführer bzw. den Flugeinsatzleiter bei der BPOL-Fliegerstaffel Nord in Fuhlendorf. Die internen Alarmierungs- bzw. Anforderungswege und die nicht für die Öffentlichkeit bestimmten Rufnummern sind in den einschlägigen Dienstvorschriften geregelt und bekannt gemacht.

www.bundespolizei.de

4.4 Deutsche Gesellschaft zur Rettung Schiffbrüchiger

P. Bargon

Die Geschichte eines deutschen Seenotrettungswerks geht in ihren Anfängen auf das Jahr 1802 zurück. Um 1850 scheiterte schon nach kurzer Zeit der erste staatliche Versuch, einen organisierten Seenotrettungsdienst aufzubauen. 1865 wurde schließlich die Deutsche Gesellschaft zur Rettung Schiffbrüchiger (DGzRS) gegründet. In der Folgezeit wurden an den deutschen Küsten Rettungsstationen errichtet und mit einfachen, offenen Ruderrettungsbooten, Raketen-Leinenschießgeräten und Hosenbojen ausgerüstet.

Dies war der Beginn des organisierten Seenotrettungsdienstes. Traditionell übernehmen seitdem die jeweiligen Staatsoberhäupter die Schirmherrschaft der Gesellschaft. So ist heute der Bundespräsident der Bundesrepublik Deutschland Schirmherr der DGzRS.

Die DGzRS blickt auf eine über 140-jährige Geschichte und Erfahrung sowie Kompetenz auf dem Gebiet des maritimen Seenotrettungsdienstes zurück. Seit ihrer Gründung wurden über 72.000 Menschen aus Seenot gerettet. Eine Zunahme der Gefahrguttransporte, aber auch die ständig wachsenden Personenzahlen in der Seetouristik, stellen die Besatzungen der Schiffe der DGzRS vor immer neue Herausforderungen. Dies zeigen die jährlichen Einsatzzahlen: 2005 wurden bei 1733 Einsätzen in Nord- und Ostsee 127 Menschen aus Seenot gerettet, 647 Personen aus kritischen Gefahrensituationen befreit, 411 Kranke und Verletzte von Seeschiffen, Inseln oder Halligen zum Festland transportiert, 42-mal Schiffe und Boote vor dem Totalverlust bewahrt und 726-mal Hilfeleistungen für Wasserfahrzeuge aller Art erbracht.

4.4.1 Aufgaben der DGzRS

Die DGzRS ist für die Durchführung des maritimem Such- und Rettungsdienstes im Bereich der deutschen See zuständig, d.h. im Gebiet der Nord- und Ostseeküste.

Das ehemalige Bundesministerium für Verkehr, jetzt Bundesministerium für Verkehr, Bau- und Stadtentwicklung und das Bundesministerium der Verteidigung übertrugen auf Grundlage der Vereinbarungen der internationalen SAR-Konventionen, IMO (International Maritime Organization), der International Civil Aviation Organization und der Genfer Konvention der DGzRS den Auftrag zur Durchführung von SAR-Aufgaben bei Notfällen von See- und Luftfahrzeugen im Seegebiet der Bundesrepublik Deutschland. Die IMO und die ICAO sind Unterorganisationen der UNO (United Nations Organization).

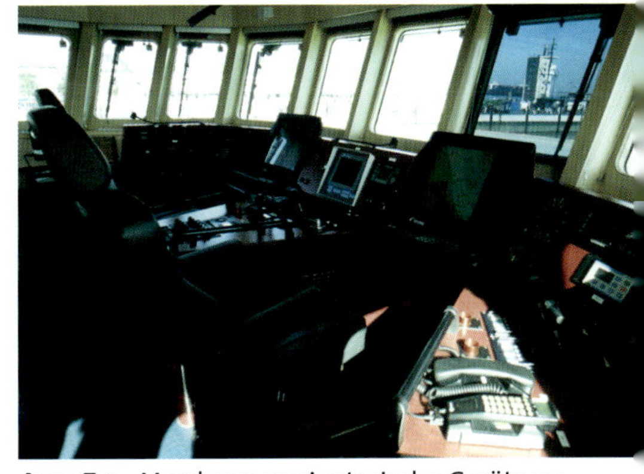

Abb. 7 ▶ Morderne navigatorische Geräte an Bord der Seenotkreuzer der DGzRS; hier die Brücke der HERMANN MARWEDE

Neben den Einsätzen bei Seenotfällen, also bei Einsätzen, die Gefahren für Gesundheit oder Leben von Personen abwenden, geben die Seenotkreuzer und die Seenotrettungsboote der DGzRS in vielen Fällen auch Schiffen technische Unterstützung. Darunter fallen:

- die Bergung von Sachwerten
- Navigationshilfen in besonderen Situationen
- Lenzhilfen bei Wassereinbruch
- Reparaturen auf See
- Schleppfahrten in besonderen Fällen
- Schleppen von Wasserfahrzeugen.

▶ Schwerpunktaufgaben der DGzRS

Für die Entwicklung der nachfolgend genannten wesentlichen Aufgaben und Zielsetzungen der Deutschen Gesellschaft zur Rettung Schiffbrüchiger fanden zahlreiche internationale Abkommen sowie nationale Bestimmungen und Gesetze Berücksichtigung:

- Rettung von Menschen aus Seenot,
- Koordinierung aller Maßnahmen im Seenotfall und bei Hilfeleistungen innerhalb des deutschen SAR-Bereichs durch die SEENOTLEITUNG BREMEN (MRCC, Maritime rescue coordination centre, dt.: maritime Rettungsleitstelle),
- Unterstützung im Seenotfall für dt. Schiffe in internationalen Seegebieten,
- Überwachung der UKW-Notfunkfrequenz Kanal 16 und Kanal 70 für Not-Sicherheitszwecke sowie die Durchführung des Not- und Dringlichkeits- sowie Sicherheitsfunkverkehrs auf der UKW-Frequenz im deutschen Seegebiet,
- Durchführung von Sicherungsaufgaben für gefährdete Schiffe und Besatzungen,
- Hilfe bei der Befreiung von Besatzungen von See- und Luftfahrzeugen aus unmittelbarer Gefahr,
- Evakuierung und Transport von Kranken und Verletzten sowie der erweiterten Erstversorgung von Unfall- und Notfallpatienten,
- Unterstützung bei der Brandbekämpfung im Rahmen der Möglichkeiten der Deutschen Gesellschaft zur Rettung Schiffbrüchiger,
- Unterstützung deutscher Schiffe und Besatzungen bei Notfällen im Ausland.

Zur Durchführung dieser Aufgaben verfügt die DGzRS heute über 61 leistungsfähige Rettungseinheiten – 20 Seenotkreuzer, 41 Seenotrettungsboote – von den kleineren Einheiten der SRB, der 7-m-Boddenbootklasse, bis hin zum 46 m großen SK zur Verfügung. Ingesamt versehen 185 hauptamtliche und 800 ehrenamtliche Seenotretter ihren Dienst auf 54 Rettungsstationen. Koordiniert wird die Flotte von der Seenotleitung (MRCC) in Bremen.

4.4.2 Ausrüstung

Die Seenotkreuzer und Seenotrettungsboote der Deutschen Gesellschaft zur Rettung Schiffbrüchiger setzen Maßstäbe in der maritimen Rettungstechnik. Manche der Rettungseinheiten versehen nach ihrer Außerdienststellung noch immer bei ausländischen Rettungsgesellschaften (z.B. in China, Finnland und Island) zuverlässig ihren Dienst. Die DGzRS setzte während ihrer über 140-jährigen Geschichte das jeweils modernste Rettungsgerät zur Rettung von Schiffbrüchigen ein. Nachfolgend ein kurzer Überblick über die moderne Ausrüstung, die je nach Einsatzgebiet und -aufgabe zur Anwendung kommt:

▶ GMDSS-Funkanlagen mit DSC

Das Seenot- und Sicherheits-Funksystem GMDSS (Global Maritime Distress and Safety System) ist ein satelliten- und funkgestütztes Seenot- und Sicherheitsfunksystem.

Seit Februar 1999 müssen gemäß der SOLAS-Richtlinien (Saftety Of Life At Sea) der IMO alle seegehenden Frachtschiffe über 300 BRZ (Bruttoraumzahl) sowie alle seegehenden

Passagierschiffe – unabhängig von ihrer Verdrängung – mit einen GMDSS-System ausgestattet sein. Der Umfang der Funkausrüstung ist abhängig vom Einsatzgebiet (Seegebiet) des Schiffes.

▶ Digital Selective Calling

Das Digital Selective Calling (DSC) ist ein Telex-Anrufsystem im Ultrakurzwellen- (UKW), Grenzwellen- (GW) und Kurzwellen- (KW)Bereich. Neben den Satellitensystemen stellt es die zweite Möglichkeit zur Verbindungsaufnahme bei einem Seenotfall im GMDSS dar.

▶ Echolot-Anlage

Ein in der Schifffahrt verwendetes nautisches Gerät zur akustischen Messung von Fluss- und Meerestiefen.

▶ ARPA-Geräte

Die ARPA-Anlagen (Automatic Radar Plotting Aid – Gerät zur automatischen Auswertung von Radarbildern) sind moderne Informationsgeber und ermöglichen die systematische Erfassung, Verfolgung und Darstellung von Schiffsbewegungen unter Informationsauswertung von Radar, des Kreiselkompasses und der Fahrtmessanlage.

▶ Electronic Chart Display and Information System

Ein Electronic Chart Display and Information System (ECDIS) ist ein Echtzeit-, Navigations- und Informationssystem. Es ermöglicht die gleichzeitige Darstellung von z.B. AIS-Informationen (s.u.), Kurslinie und dem momentanen Standort des eigenen Schiffes sowie Positions- und Navigationsdaten auf einer elektronischen Seekarte. Die Anzeigen können mit den Daten einer ARPA-Radar-Anlage überlagert werden.

▶ Durchstimmbarer Funkpeiler

Ein Empfangsgerät, das Funkfrequenzen übergreifend durchstimmend automatisch abhören kann. D.h. in einem vorgegebenen Zeitabschnitt werden bestimmte Frequenzen, beispielsweise Notfunkfrequenzen, automatisch abgehört.

▶ Flugfunkanlage

Die Flugfunkanlage dient der Kommunikation zwischen den an einer Rettungsaktion beteiligten Luftfahrzeugen und den Rettungseinheiten der DGzRS.

▶ Faseroptischer Kreiselkompass

Moderner Kreiselkompass, der die Übertragungssignale vom Kreiselkompass schnell und sicher über Glassfaserkabel an ein Anzeigegerät überträgt.

▶ Satellitentelefon

Ein Satellitentelefon stellt eine direkte Verbindung zwischen einem Satelliten und einem Endgerät her. Der Satellit wiederum leitet alle ankommenden Anrufe an eine Erdfunkstelle weiter, die das Gespräch in das lokale Telefonnetz weiterleitet. Diese Technik kommt in

Regionen zum Einsatz, in denen es keine flächendeckende Mobilfunk- oder Schifffunkabdeckung gibt.

▶ Navigational Information over Telex

Über Navigational Information over Telex (NAVTEX) werden Sicherheitsinformationen für Seefahrzeuge ausgegeben. Sie werden auf der internationalen festgelegten Frequenz 518 kHz ausgestrahlt. Die Darstellung erfolgt entweder über ein Display oder über Papierausdruck. Nach einem festgelegten Sendeplan werden unter anderem nautische Warnnachrichten, Sturmwarnungen, Seenotmeldungen sowie zeitlich begrenzte Sperrgebiete übermittelt. Die Sicherheitsinformationen über NAVTEX sind als Teil des Global Maritime Distress and Safety System nahezu weltweit verfügbar.

▶ Differential Global Positioning System

Das Differential Global Positioning System (DGPS) ist in der Lage, die systembedingten Fehler (z.B. Umlauffehler des Satelliten, atmosphärische Störungen) beim Global Positioning System (GPS) weitgehend zu eliminieren. D.h. das DGPS empfängt von einem exakt bekannten Punkt ein Referenzsignal und ist so technisch in der Lage, Fehler zu korrigieren. Für das Seegebiet der Bundesrepublik Deutschland werden solche Referenzsignale von Differentialstationen von der Wasser- und Schifffahrtsverwaltung auf Mittelwelle ausgestrahlt.

▶ BOS-Funkanlage

Hierbei handelt es sich um ein taktisches Funksystem, das von Behörden und Organisationen mit Sicherheitsaufgaben (BOS) genutzt wird. Es dient auf den Schiffseinheiten der DGzRS zur direkten Kommunikation mit anderen Rettungskräften an Land und auf See, wie Rettungshubschraubern, Wasserwacht, DLRG, Feuerwehr sowie polizeilichen Behörden und Rettungsdienstkräften, die an einer Rettungsaktion beteiligt sein können.

▶ Automatic Identification System

AIS steht für Automatic Identification System und sendet Daten über die exakte Position, den Kurs über Grund, den geplanten Kurs, die Geschwindigkeit, den Schiffsnamen und zeigt bei starker Kursänderung sogar die Drehgeschwindigkeit an. Die Anzeige der AIS-Zieldaten erfolgt entweder über ein Display oder ist mit einem elektronischen Kartenplotter verbunden.

▶ Homing

Bei dem Homing handelt es sich um ein Flugfunk-Ortungssystem auf den Frequenzen 121,5 zivil und 243 MHz militärisch. Viele der eingesetzten EPIRB (Emergency position-indicating radio beacon – Seenotfunkbake) senden unter anderem auf diesen Frequenzen.

▶ Feuerlöschanlage

Alle Seenotkreuzer sind mit einer Feuerlöschanlage ausgerüstet. Über Feuerlöschmonitore oder über Feuerwehrschläuche kann Seewasser bei Bedarf mit Schaummittel vermischt und auf ein brennendes Schiff, auf Ölverladestellen oder auf brennende Gebäude an Land ausgebracht werden. Sie stellen eine leistungsstarke Schiffsbrandbekämpfungseinheit dar. Die Feuerlöschkreiselpumpe wird entweder über den Mittelmotor der SK angetrieben oder von leistungsstarken Pumpen. Der Besatzung stehen Pressluftatmer sowie ein bordeigenes Luft- und Versorgungssystem zur Verfügung.

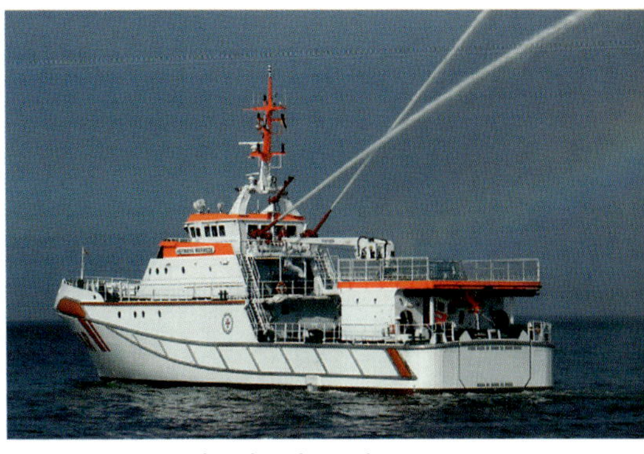

Abb. 8 ▶ Feuerlöschanlage der HERMANN MARWEDE. Gut zu erkennen ist die Arbeitsplattform am Heck

▶ Medizinische Ausrüstung

Die SK und SRB sind nach modernen notfallmedizinischen Gesichtspunkten ausgestattet. Die großen Einheiten verfügen über Notfall-, Medikamenten- und Verbrennungskoffer, Notfallbeatmungsgerät, Pulsoxymeter sowie Berge- und Lagerungsgerät wie Vakuummatratze, Schaufeltrage, Schleifkorbtrage und Bergetuch. Die Ausstattung wird ergänzt durch Ersatzkleidung für Gerettete. Zur optimalen medizinischen Versorgung können die Besatzungen der SK relevante Daten der Patienten an das Stadtkrankenhaus Cuxhaven übermitteln. Von dort aus ist eine 24-Stunden-Notfallfachberatung gewährleistet. Der 46-Meter-Seenotkreuzer HERMANN MARWEDE ist zusätzlich mit einen Bordhospital ausgestattet. Bei den anderen Seenotkreuzerklassen kann die Messe bzw. der Aufenthaltsraum des Schiffes zum Bordhospital umfunktioniert werden. Hier werden meist bereits vorhandene Einrichtungen mit einbezogen.

▶ Tochterboote

Die Tochterboote der Seenotkreuzer sind sehr manövrierfähige und eigenständige Rettungseinheiten, die in einer Wanne im Heck des SK mitgeführt werden. Sie haben einen geringen Tiefgang zwischen 95 cm und 60 cm.

Die Tochterboote stellen eine eigene taktische Einheit neben dem Seenotkreuzern dar. Sie sind im vollen Umfang hochseetüchtig und können auch ohne den sie mitführenden SK zum Einsatz kommen. So kann es unter Umständen, in Abhängigkeit des Stationierungsortes des SK, z.B. Hafenanlage, taktisch sinnvoller sein, zuerst das Tochterboot zum Einsatz zu bringen und je nach Einsatzlage des Seenotfalls den SK nachzuführen. Sie kommen dann, ebenfalls je nach taktischer Lage, an der Unglücksstelle vor Ort zum Einsatz.

Die Tochterboote sind unter anderem geeignet, um von einem havarierten Schiff Personen zu evakuieren und um Schiffbrüchige in Sicherheit zu bringen. Zu diesen Zwecken können sie schnell zu Wasser gelassen werden. Darüber hinaus sind sie schnell, flexibel und wendig und können auch zum Abschleppen kleiner havarierter Schiffe oder Boote eingesetzt werden. Des Weiteren verfügen sie über eine begrenzte Notfallausstattung, die großen Tochterboote führen Vakuummatratzen und Notfallkoffer mit sich.

Die Tochterboote sind mit bis zu 320 PS starken Motoren ausgestattet. Eine Bergepforte in der Bordwand, die in Höhe des Wasserspiegels zu öffnen ist, ermöglicht einen optima-

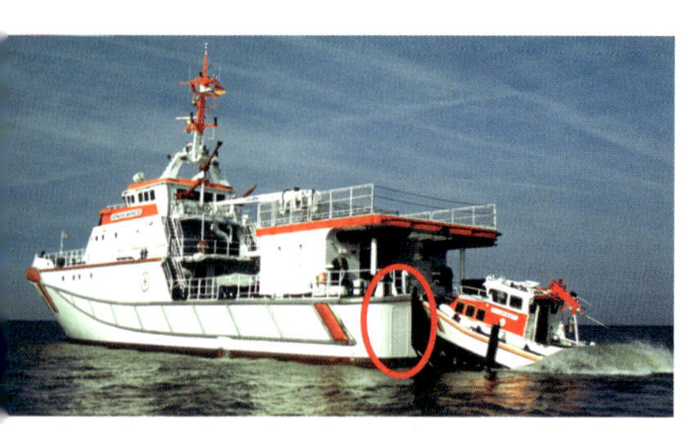

Abb. 9 ▶ Die Tochterboote der SK sind hochseefähige Einheiten; hier das Ausbringen des Tochterboots; der rote Kreis zeigt die Rettungsluke für Schiffbrüchige

len Zugriff auf den im Wasser treibenden Schiffbrüchigen.

Das Einhohlen der Tochterboote in die Wanne des Seenotkreuzers erfolgt über eine vollautomatische Aufholanlage, eine Art Förderband mit Rollen. Am Ende der Rampe werden sie mit einem pneumatischen Haltehaken gesichert.

Das Tochterboot fährt aus eigener Kraft auf die Wanne des Seenotkreuzers ein, bis der Haltemechanismus sie greift und sichert. Wenn das Tochterboot in der Wanne des SK fixiert ist, wird die Heckklappe wieder geschlossen. Bei einem Ausfall des Fördermechanismus, zieht eine Winde, die von Hand eingehängt wird, das Tochterboot in die Wanne des Seenotkreuzers ein.

4.4.3 Seenotleitung Bremen

Bei einem Seenotfall innerhalb des SAR-Gebietes der Bundesrepublik Deutschland ist die Seenotleitung Bremen der Deutschen Gesellschaft für die Rettung Schiffbrüchiger für die

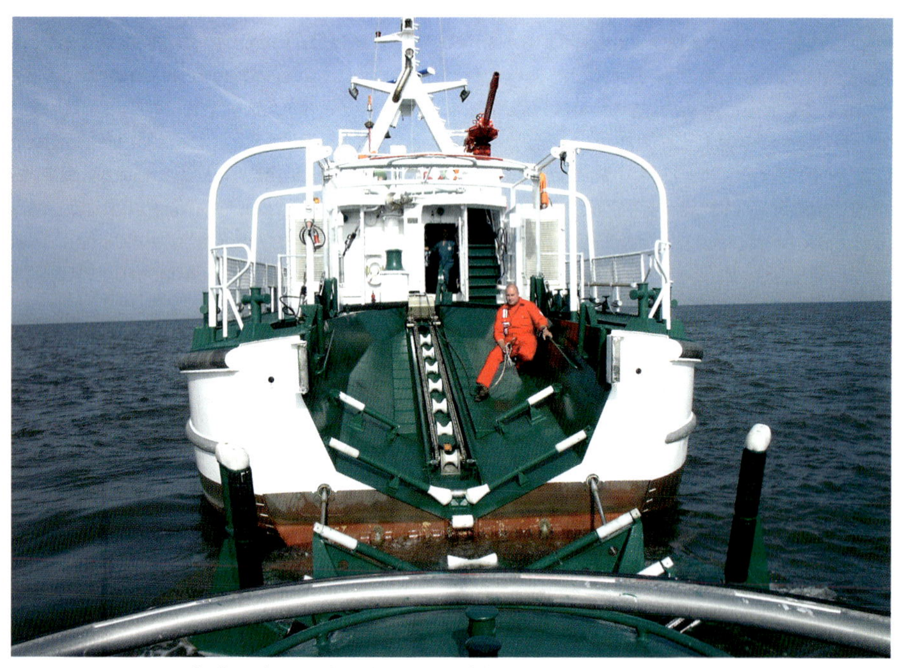

Abb. 10 ▶ Das Einholen des Tochterbootes erfolgt automatisch oder mithilfe einer Winde; hier ist das automatische Förderband im Wannenboden gut zu sehen

Gesamteinsatzleitung zuständig. Das Maritime Rescue Coordination Centre – Seenotleitung im maritimen Such- und Rettungsdienst ist für die Planung, Leitung, Koordinierung und die Durchführung bis hin zum Abschluss einer SAR-Maßnahme sowie deren Dokumentation zuständig. Dies geschieht in Übereinstimmung mit internationalen Abkommen über den Such- und Rettungsdienst. So müssen die unterzeichneten Mitgliedsstaaten zur Sicherstellung der Koordination des SAR-Dienstes auf See bei Unglücksfällen beitragen. Diese Aufgabe soll durch ein Rescue Coordination Center gewährleistet werden. Das BMV übertrug für das deutsche SAR-Gebiet der DGzRS die Leitung und Koordination von SAR-Maßnahmen im Seenotfall. Das MRCC ist verantwortlich für die Durchführung von SAR-Maßnahmen und ist in Übereinstimmung mit dem IMOSAR Manual (International Maritime Organization Search and Rescue Manual – dem internationalen Handbuch für SAR-Maßnahmen im Seenotfall) für die nachfolgenden Tätigkeiten zuständig:

- Leitung und Koordinierung von Maßnahmen bei Seenotfällen im deutschen Küsten- und Seegebiet der Nord- und Ostsee sowie Erstellung eines Einsatzprotokolls.
- Aufnahme und Auswertung (zur anschließenden Analyse des SAR-Einsatzes sowie zu Schulungszwecken) aller den Seenotfall betreffenden Informationen zu Dokumentationszwecken.
- Einsetzen und Entlassen aller in Frage kommenden Rettungsmittel – dies können sowohl eigene als auch Fremdmittel sein. So sind z.B. zivile Schiffe, sofern es in ihren Möglichkeiten liegt, dazu verpflichtet, im Fall eines Seenotfalls unverzüglich geeignete Rettungsmaßnahmen einzuleiten.
- Benennung und Unterstützung eines OSC (On-Scene Coordinator – Koordinator/Einsatzleiter vor Ort).
- Durchführung des Not-, Dringlichkeits- und Sicherheitsfunkverkehrs.
- Zusammenarbeit mit benachbarten RCC/MRCC, wenn sich SAR-Einsätze über den eigenen Zuständigkeitsbereich hinaus ausdehnen.
- Unterstützung ausländischer RCC und MRCC auf deren Ersuchen hin.
- Festlegen einer leitenden bzw. führenden SAR-Leitstelle in gegenseitigem Einvernehmen im Fall eines Seenotfalls, in dem mehrere Seenotleitungen betroffen sind.
- Information an das RCC/MRCC des Heimatstaates über ein an einem Seenotfall beteiligtes ausländisches See- oder Luftfahrzeug.
- Durchführung von vorsorglichen Maßnahmen sowie Übungen zur ständigen Aufrechterhaltung und Verbesserung des SAR-Dienstes.
- Unterstützung des Rescue Coordination Center Glücksburg bei Luftnotfällen.
- Veranlassung von ärztlicher Hilfe sowie Evakuierung von Schwerkranken und Schwerverletzten auf See.
- Erstellen und Pflegen einer nationalen Datenbank für Seenotrufbaken.
- Bereitstellen einer Notrufbereitschaft des Germanischen Lloyd bei Ölverschmutzung.
- Verbreitung von SAR-relevanten Meldungen über INMARSAT (International Maritime Satellite).

- Kooperation mit Passagierschiffreedereien mit festen Routen im deutschen SAR-Einsatzgebiet.
- Bereitstellen eines nationalen NAVTEX-Koordinators für SAR-relevante Meldungen.
- Führung der eigenen SAR-Einheiten der DGzRS.

▶ Koordinierung von SAR-Maßnahmen vor Ort

Die Koordinierung von SAR-Maßnahmen innerhalb eines festgelegten Suchgebietes, durch einen Einsatzleiter vor Ort wird dann angestrebt, wenn zwei oder mehr Einheiten an einem SAR-Einsatz beteiligt sind. Er ist der verantwortliche Leiter für die Koordinierung aller teilnehmenden see- und luftgebundenen Einheiten vor Ort. Der OSC kann in besonderen Notsituationen, wie bei einer Wetterverschlechterung oder bei einer Störung der Verbindung zum MRCC, auch die Aufgaben des SMC (SAR Mission Coordinator – SAR-Einsatzleiter im MRCC) übernehmen – und damit die Suchplanung im Einsatzgebiet.

▶ Einsatz von Kräften der Bundeswehr

Welches SAR-Verfahren zur Anwendung kommt, ist von der IMO und der ICAO in einem gemeinsam herausgegebenen Handbuch geregelt. Die Entscheidung erfolgt jeweils in enger Koordination mit anderen Rescue Coordination Centern, wie der SAR-Leitstelle der Deutschen Marine in Glücksburg, und stützt sich auf eine Vereinbarung der DGzRS mit dem BMVg. Die beiden deutschen SAR-Dienste unterstützen sich im Seenotfall gegenseitig. Die Seenotleitung Bremen kann auf luftgestützte SAR-Mittel 1. Grades der Bundeswehr zurückgreifen, z.B. auf Hubschrauber des Musters Sea King MK 41 und das Flächenflugzeug Breguet Atlantic BR 1150. Das MRCC der DGzRS unterstützt im Gegenzug mit ihren SAR-Einsatzmitteln den militärischen SAR-Dienst der Bundeswehr bei Luftnotfällen auf See.

▶ Kommunikation

Eine gut durchdachte und gut funktionierende Kommunikation ist für den Erfolg eines SAR-Einsatzes unabdingbar. Die primären Kommunikationswege sind der UKW-Seefunk, der Digital Selective Calling-Kanal 70, Telefon, Telex und Telefax. Ergänzt werden diese Nummern durch einen Such- und Rettungsdienst-Alarmruf im deutschen Mobilfunknetz.

Mit der Schließung der Küstenfunkstellen (bekannteste im In- und Ausland war Norddeich Radio) durch ihre Betreiberin, der Deutschen Telekom, übernahm die DGzRS im Januar 1999 mit der Inbetriebnahme der Seenot- und Küstenfunkstelle »Bremen Rescue Radio« die Überwachung des Seenotfunks, den UKW-Kanal 16 und den UKW-Kanal 70 DSC für das deutsche Seegebiet der Nord- und Ostsee. Das Maritime Rescue Coordination Centre überwacht mit einer 24-Stunden-Hörwache den Notrufkanal 16 und den Kanal 70 für Not-, Dringlichkeits- und Sicherheitsverkehr. Rufzeichen ist »BREMEN RESCUE«.

Das MRCC wird in einem Seenot- oder einem medizinischen Notfall unverzüglich das geeignete Einsatzmittel zum Einsatzort führen. Dies hat vor dem Hintergrund, dass es ab Anfang 2005 für die Berufsschifffahrt keine Verpflichtung zu einer Hörwache des Notrufkanals 16 mehr gibt, eine besondere Bedeutung. Diese Entwicklung ist aufgrund der Verpflichtung eines Großteils der Berufsschifffahrt zu erklären, im Rahmen des GMDSS ausgestattet zu sein. Von einer 24-Stunden-Hörwache profitieren am meisten Seefahrzeuge wie Fischkutter, kleinere Küstenmotorschiffe und zu einem großen Teil auch die Freizeitschifffahrt, die nicht unter die von der IMO vorgeschriebene Ausrüstungspflicht fallen.

▶ Alarmierungswege

Von entscheidender Bedeutung für einen erfolgreichen SAR-Einsatz ist allerdings eine sofortige Alarmierung. Diese kann auf unterschiedlichen Wegen erfolgen:

Die SEENOTLEITUNG (MRCC) BREMEN ist auf folgenden Wegen direkt zu erreichen:

- **über die UKW-Kanäle 16 und 70 (DSC) direkt mit dem Rufzeichen »Bremen Rescue«,**
- **über die Telefonnummer 04 21 / 53 68 70 und die Telefaxnummer 04 21 / 5 36 87 14 sowie die Telexnummer 24 64 66 (answerback: mrcc d),**
- **über die Mobilfunk-Telefonnummer 124 124 im Abdeckungsbereich der deutschen Mobilfunknetze an der deutschen Nord- und Ostseeküste. Achtung: Aufgrund der fehlenden Netzabdeckung ist der Empfang im Küstenbereich mit erheblichen Einschränkungen verbunden, der Empfang auf See ist im Allgemeinen nicht möglich,**
- **über AFTN EDDWYYYX (von der Flugsicherung Bremen an das MRCC Bremen) (AFTN – Aeronautical fixed telecommunication network – festes Flugfernmeldenetz der ICAO)**
- **über die von Satelliten übermittelnden Notsignale (s.u.).**

Weitere Alarmierungswege sind:

- **die internationale Küstenfunkstellen auf den entsprechenden Sprechfunknotfrequenzen und per Global Maritime Distress and Safety System,**
- **die Seenotkreuzer der DGzRS und die internationale Schifffahrt auf den entsprechenden Sprechfunknotfrequenzen und DSC-Verfahren (UKW, GW, KW),**
- **die Hörwache der Seenotkreuzer.**

Ein Alarmruf über Telefon, Mobilfunktelefon, Telefax, Telex oder AFTN dient lediglich der Alarmierung der Seenotleitung (MRCC). Diese Wege eignen sich nicht zur Abwicklung des Not- und Dringlichkeitsverkehrs. Im Fall des Notrufs über die Mobilfunknummer 124 124 ist zu beachten, dass dies nur eingeschränkt in Küstennähe der deutschen Nord- und Ostseeküste funktioniert. Der Empfang auf See ist aufgrund der fehlenden Netzabdeckung im Allgemeinen nicht möglich. Auf See können Mobilfunk-Telefone weder angepeilt noch im Notfall geortet werden, sie ersetzen auf keinen Fall den UKW-Seefunk!

Notruf über Satelliten

Die Berufsschifffahrt sendet mithilfe von GMDSS-Funkanlagen per Satellit auf sicherem Weg einen Notruf ab. Durch Bestätigung eines Alarmknopfes wird automatisch Kontakt mit einer »Land-Erdfunkstelle« hergestellt und der Notruf direkt an das angeschlossene Rescue Coordination Center/Maritime Rescue Coordination Centre weitergeleitet.

Eine weitere Möglichkeit einen Notruf über Satellit abzusetzen, ist ein modernes EPIRB (Seenotfunkbake). Seenotfunkbaken sind kleine Funksender, mit deren Hilfe ein Notruf entweder manuell oder automatisch, z.B. durch Wasserdruck beim Sinken eines Schiffes, ausgelöst wird. Der Notruf wird von einem Satelliten an eine Küsten- oder Erdfunkstelle gesendet. Von dort aus gelangt er an ein Rescue Coordination bzw. das Maritime Rescue Coordination Centre. Je nach Ausführung übermittelt die Notrufbake ein Alarmierungssignal, eine MMSI (Maritime mobile service identity – eine neunstellige Ziffernfolge, eine Art Telefonnummer; anhand dieser Nummer können Seefahrzeuge und Eigner identifiziert werden) sowie die Notfallposition. Die EPIRB können mit Notsignalleuchten oder einer Rettungsinsel kombiniert sein. Das Alarmnotsignal erfolgt über 406 MHz oder 1,6 GHz. Darüber hinaus kann zusätzlich auch auf der 121,5 MHz Flugfunknotfrequenz ein Signal ausgestrahlt werden, um eine Rettung durch Hubschrauber und Flugzeuge zu erleichtern. Auch diese Signale können von einem RCC/MRCC direkt empfangen werden.

Betriebsfunknetz SARCOM 2

Zur Kommunikation mit den SAR-Einheiten unterhält die DGzRS ein eigenes UKW-Betriebsfunknetz, das SARCOM 2 (SAR Communication System). Mit SARCOM 2 können alle SAR-Einheiten nahezu flächendeckend im deutschen Seegebiet von Nord- und Ostsee erreicht werden. Insgesamt stehen dem Maritime Rescue Coordination Centre 20 Funkstellen per ISDN-Leitung zur Verfügung. Über die ISDN-Leitung besteht die Möglichkeit, über eine Fünftonfolge einzelne SAR-Einheiten über Funkmeldeempfänger gezielt anzurufen. Auch die seegestützten SAR-Einheiten können so das MRCC erreichen.

▶ Alarmstufen

Hat das Maritime Rescue Coordination Centre Informationen über eine Seenotlage eines Schiffes, legt die Seenotleitung in Bremen eine Alarmstufe und die erforderlichen Maßnahmen fest. Es gibt drei Alarmstufen:

- Ungewissheitsstufe (Uncertainty Phase),
- Bereitschaftsstufe (Alert Phase),
- Notstufe (Distress Phase).

Ungewissheitsstufe

Die Ungewissheitsstufe liegt vor, wenn eine Person vermisst wird oder ein Seefahrzeug an seinem Bestimmungsort als überfällig gemeldet worden ist. Gleiches gilt, wenn eine Person oder ein Seefahrzeug seine erwartete Positions- oder Sicherheitsmeldung nicht abgegeben hat.

Bereitschaftsstufe

Die Bereitschaftsstufe liegt vor, wenn im Anschluss an die Ungewissheitsstufe Versuche zur Kontaktaufnahme mit einer Person oder einem Seefahrzeug fehlgeschlagen sind und Nachforschungen erfolglos waren. Ferner gilt die Bereitschaftsstufe, wenn Informationen über eine eingeschränkte Betriebstüchtigkeit eines Seefahrzeugs eingegangen sind, jedoch nicht in einem Umfang, der eine Notlage befürchten lässt.

Notstufe

Eine Notstufe besteht, wenn konkrete Informationen vorliegen, dass eine Person oder ein Seefahrzeug sich in unmittelbarer Gefahr befindet und der sofortigen Hilfe bedarf. Ferner, wenn es im Anschluss an die Bereitschaftsstufe nicht möglich ist, eine Kontaktaufnahme mit Personen oder Seefahrzeugen zu erreichen und weitere erfolglose Nachforschungen auf die Wahrscheinlichkeit hindeuten, dass eine Notlage vorliegt. Des Weiteren, wenn Informationen vorliegen, dass die Betriebstüchtigkeit eines Seefahrzeugs ganz eingeschränkt ist und somit eine Notlage wahrscheinlich ist.

▶ Weitere Tätigkeiten des Maritime Rescue Coordination Centre

Die Tätigkeit der SEENOTLEITUNG BREMEN beschränkt sich nicht nur auf das deutsche und angrenzende Seegebiet. Mithilfe satellitengestützter Nachrichtentechnik unterstützt das Maritime Rescue Coordination Centre weltweit deutsche Schiffe oder Besatzungsmitglieder bei Seenotfällen, wenn das zuständige RCC/MRCC nicht erreicht werden kann. Auch wird logistische Unterstützung für ausländische RCC/MRCC geleistet, wie Identifizierung deutscher Fahrzeuge anhand der Maritime mobile service identity oder System Code Nummer bei Satelliten und DSC sowie die Übermittlung des MMSI-Code.

▶ Schiffsführungssimulator

Seit Ende 2004 ist im SAR-Ausbildungszentrum der DGzRS-Zentrale ein Schiffsführungssimulator in Betrieb, der ein realitätsnahes Training komplexer SAR-Fälle ermöglicht. Mit modernster Technik können hier Notfallsituationen nachgestellt und Trainingszenarien standardisiert werden, die beliebig oft wiederholbar sind. Alle getroffen Maßnahmen der Auszubildenden können dokumentiert werden.

Als Übungsszenariun steht z.B. mittels eines Projektors und einer Leinwand eine realistische Brückendarstellung zur Verfügung. Auch das Manövrieren bei kritischen Witterungsverhältnissen, wie Sturm oder Nebel, lässt sich darstellen. Ein weiterer wichtiger Übungsbestandteil sind Team- sowie Stresstraining.

4.4.4 Seenotkreuzer HERMANN MARWEDE, 46-m-Klasse

Der Seenotkreuzer HERMANN MARWEDE ist auf der Seeposition Deutsche Bucht/Helgoland stationiert, sein Rufzeichen lautet »DBAR«. Er ist 46 m lang, hat eine Breite von 10,25 m und einen Tiefgang von 2,80 m. Drei Propeller mit insgesamt 9250 PS und zwei Bugstrahlanlagen mit je 142 PS treiben den SK an. Er erreicht eine Geschwindigkeit von 25 kn bei einer Verdrängung von 404 t.

▶ Nautische und technische Ausrüstung

- GMDSS-Funkanlage mit DSC, GMDSS-Handfunkgerät
- Echolot
- zwei ARPA-Radargeräte
- drei ECDIS-Einheiten
- durchstimmbarer Funkpeiler
- Flugfunkanlage
- Homing
- faseroptischer Kreiselkompass

- Selbststeuereinrichtung
- Satellitentelefon, NAVTEX, DGPS, Crew-Finder 121,5 MHz, BOS-Funkanlage
- Sonderausstattung:
  - Hubschrauberarbeitsdeck,
  - Feuerlöschanlage,
  - Bordhospital,
  - Merzweckarbeitsraum für OSC.

▶ Tochterboot VERENA

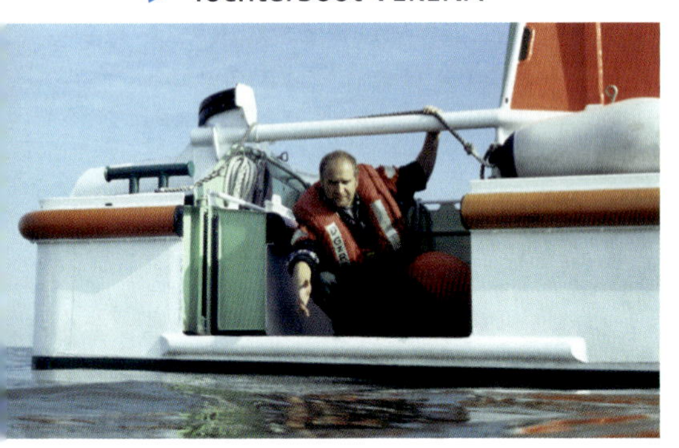

Abb. 11 ▶ Das Tochterboot der HERMANN MARWEDE, die VERENA, mit geöffneter Bergepforte – ein Vorteil bei der Rettung von Schiffbrüchigen

Das Tochterboot der HERMANN MARWEDE, VERENA, hat eine Länge von 9,41 m, eine Breite von 3,61 m und einen Tiefgang von 0,96 m. Es erreicht eine maximale Geschwindigkeit von 18 kn und hat bei 17 kn eine Reichweite von 240 Seemeilen.

Da die HERMANN MARWEDE das Tochterboot unter der Arbeitsplattform in seiner Wanne mitgeführt, muss der Funkmast der VERENA vor dem Einfahren in die Heckwanne hydraulisch umgelegt werden.

▶ Beschreibung der HERMANN MARWEDE

Die HERMANN MARWEDE ist das bisher größte Schiff in der DGzRS-Rettungsflotte. Seit der Taufe im Juni 2003 und einer anschließenden Erprobungs- und Trainingsphase versieht sie ihren Dienst auf Seeposition Deutsche Bucht/Helgoland. Vor ihrer Kiellegung sind bei der Hamburgischen Schiffbau-Versuchsanstalt (HSVA) an einem Modell im Maßstab 1:10 umfangreiche Versuche durchgeführt worden. So konnte das Verhalten der Konstruktion im Modell genau erprobt werden.

Sieht man den Neubau vor dem Hintergrund der steigenden Anforderungen an die vorhandene Flotte, so ist zu berücksichtigen, dass zum einen alle Seeverkehrsprognosen von steigenden Schiffsbewegungen ausgehen, sowohl beim Seetourismus und den Wassersportaktivitäten als auch bei Gefahrguttransporten per Schiff. Nicht zuletzt spielen die immer offensichtlicher werdenden klimatischen Veränderungen eine Rolle. Meteorologen und Klimaforscher gehen für das Seegebiet der Deutschen Nord- und Ostsee einhellig von immer stärkeren, in immer kürzeren Abständen folgenden Stürmen aus. Die HERMANN MARWEDE wurde im Hinblick auf diese Anforderungen gebaut.

Um Gewicht zu sparen, wurde der Rumpf komplett aus seewasserbeständigem Aluminium konzipiert. Eine Arbeitsplattform für Hubschraubereinsätze, wie sie schon bei den beiden Einheiten der 44-m-Klasse vorhanden ist, wird bei Einsätzen im Hochseebereich von Vorteil sein. Ein modernes Bordhospital sowie ein OSC-Arbeitsplatz stattet die HERMANN MARWEDE für ihre Aufgaben im Seegebiet um Helgoland adäquat aus.

Spezielle Ausrüstung

Neben dem Tochterboot verfügt die HERMANN MARWEDE über ein hochseetüchtiges, schnelles Schlauchboot, das über einen Kran zu Wasser gelassen werden kann. Das Schlauchboot ist mit einem 44-kW-Außenbordmotor ausgerüstet. Ein Arbeitskran mit einer Auslage von 10 m ist dafür auf dem Deck des SK montiert. Mit acht hochauflösenden Kameras lassen sich alle wichtigen Schiffsbereiche von der Brücke aus überwachen. Eine mechanische Klimaanlage kann so reguliert werden, dass ein leichter Überdruck bei geschlossenem Schiff herrscht. Dieser Überdruck verhindert, dass giftige Gase in den Seenotkreuzer eindringen können. Ein großzügiger, 78 m³ umfassender Mehrzweckraum dient nicht nur als Evakuierungsraum für Schiffbrüchige, sondern kann auch zur Aufnahme von speziellen Ausrüstungsteilen, beispielsweise von der Feuerwehr, genutzt werden. Am Heck des Seenotkreuzers sind unmittelbar über der Wasserlinie auf jeder Seite, Backbord wie Steuerbord (in Fahrtrichtung links und rechts), Rettungszonen eingerichtet.

Die drei Schiffsmotoren sind in zwei getrennten Maschinenräumen montiert, wobei die beiden Seitenmotoren im vorderen Bereich des Maschinenraums untergebracht sind. Der Mittelmotor befindet sich in einer separaten Abteilung. Selbst bei einer Überflutung eines Raums bleibt so immer der zweite Maschinenraum funktionsfähig.

Feuerlöscheinrichtung der HERMANN MARWEDE

Im Schiffsrumpf wird ein Schaummittelbehälter mit 3000 l Fassungsvermögen AFFF-Schaum (Aqueous Film Forming Foam – flüssigkeitsfilmbildendes Schaummittel) mitgeführt. Diese spezielle Löschschaumart hat eine besondere Eigenschaft: Zum einen hat der AFFF-Löschschaum ein hohes Kühlvermögen und zum anderen bildet er einen gasdichten Film (Kap. 8.5).

Die Feuerlöschmonitore haben eine Leistung von insgesamt etwa 41.000 l/min. Drei Monitore sind auf dem Peildeck direkt hinter der Brücke installiert. Je ein Monitor ist auf der Backbord- sowie Steuerbordseite und ein weiterer Monitor mit Schaumeinrichtung ist in der Mitte montiert. Der Mittelmonitor kann auch mit einer Fernbedienung gesteuert werden. Eine zusätzliche feuerwehrtechnische Ausrüstung, wie Pressluftatmer (PA) Druckschläuche, Verteilter, Kupplungen und Strahlrohre, befindet sich unter Deck im Vorschiff. Die Hauptfeuerlöschanlage wird von dem Mittelmotor angetrieben. Im Bereich des Vorschiffs, der Monitorplattform auf dem Peildeck sowie im hinteren Hauptdeckbereich sind diverse Anschlussstellen für Feuerwehrschläuche (B- und C-Abgänge) angebracht.

Arbeitsplattform

Oberhalb der Tochterbootanlage befindet sich die Arbeitsplattform der HERMANN MARWEDE. Sie dient in der Hauptsache als Hubschrauberarbeitsdeck, z.B. für das Aufwinchen von erkrankten und verletzten Personen in einen Rettungshubschrauber.

Bordhospital der HERMANN MARWEDE

Auf der Steuerbordseite befindet sich ein komplett eingerichtetes Bordhospital. Es grenzt direkt an den Mehrzweckraum an, der auch als Verletztensammelstelle dient. Das Bordhospital ist nach modernen notfallmedizinischen Gesichtspunkten, vergleichbar mit der

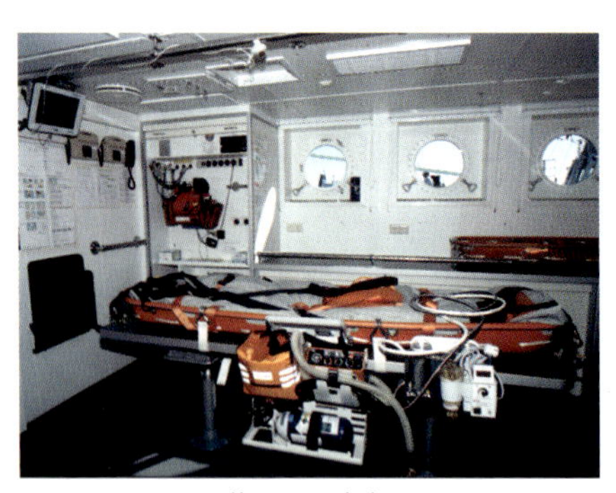

Abb. 12 ▶ Bordhospital der HERMANN MARWEDE, von hier aus besteht Video- und Funkkontakt mit dem Bereitschaftsarzt im Stadtkrankenhaus Cuxhaven

Ausstattung eines Notarztwagens, ausgerüstet. Es gibt einen Akutbehandlungsplatz mit Absaugeinrichtung und einer Beatmungseinheit. Ferner können EKG-Daten per Telemetrie in das Stadtkrankenhaus nach Cuxhaven zur Diagnostik übermittelt werden. Über eine Minikamera kann auch der Akutbehandlungsplatz per Video-Übertragung nach Cuxhaven übermittelt werden. Zusätzlich besteht Funkkontakt mit dem Stadtkrankenhaus Cuxhaven. Auf diesem Weg können im Notfall Anweisungen an das speziell ausgebildete Personal gegeben werden.

Der Akutbehandlungsplatz ist mit einer Schleifkorbtrage und einer Vakuummatratze ausgestattet. Zusätzlich sind zwei weitere Schleifkorbtragen für die Behandlung von Verletzten bereitgestellt. Auch ein Vorrat von zusätzlichen notfallmedizinischen Materialien für einen Massenanfall von Verletzen (MANV) ist in Schränken des Bordhospitals gelagert.

4.4.5 Seenotkreuzer VORMANN STEFFENS, 27,5-m-Klasse

Das Rufzeichen des Seenotkreuzers VORMANN STEFFENS lautet »DBAE«. Seine Länge beträgt 27,5 m, seine Breite 6,53 m und sein Tiefgang 2,10 m. Angetrieben wird er über drei Propeller mit insgesamt 3491 PS. Der SK verfügt über ein Bugstrahlruder und hat bei einer Verdrängung von 103 t eine Geschwindigkeit von 23 kn. Bei 12 kn beträgt der Aktionsradius des VORMANN STEFFENS 2770 sm und 770 sm bei 24 kn. Ein Mehrzweckraum in dem unteren Fahrstand kann im Bedarfsfall zum Bordhospital umgebaut werden.

Der Seenotkreuzer erhielt seinen Namen zu Ehren der Familie Steffens, die manchen Vormann und Rettungsmann hervorgebracht hat. Von 1989 – 1994 war der SK, Baujahr 1989, in Wilhelmshaven stationiert und wurde Ende 1994 nach Hooksiel verlegt. Eine Stammbesatzung von 8 Mann versieht in einem Rhythmus von jeweils 14 Tagen (pro Schicht vier Mann) ihren Dienst auf dem Seenotkreuzer.

▶ Nautische und technische Ausrüstung

- UKW- und GW-Funkanlage
- Radar, Funkpeiler, DGPS, DSC, NAVTEX, Homing
- Videoplotter, BOS- und Flugfunkanlage
- Crew-Finder 121,5 MHz
- Echolot
- Selbststeuereinrichtung
- Feuerlöschanlage
- Bordhospital

- Mobilfunk
- Faxgerät.

▶ Tochterboot ADELE

Das Tochterboot der VORMANN STEFFENS, ADELE, hat eine Länge von 7,5 m, eine Breite von 2,5 m und einen Tiefgang von 0,75 m. Sie erreicht eine Geschwindigkeit von 17 kn. Ihre Reichweite beträgt 240 sm bei der Geschwindigkeit von 17 kn. ADELE ist mit E-Kompass, Echolot, DGPS, Radar sowie UKW-Seefunk ausgestattet.

▶ Beschreibung der VORMANN STEFFENS

Die SK der 27-m-Klasse weisen die bewährten Linien und Merkmale der modernen SK auf (die 27-m-SK wurden vor wenigen Jahren auf den neuesten technischen Stand gebracht). Neben dem VORMANN STEFFENS sind fünf weitere Einheiten in Nord- und Ostsee stationiert. Sie sind mit einem erhöhten, offenen Fahrstand ausgestattet. Ausnahme ist die ALFRIED KRUPP, sie wurde nach einem Unfall im Januar 1995 umgebaut und erhielt einen geschlossen Fahrstand.

4.4.6 Seenotkreuzer mit Gasschutz BERNHARD GRUBEN, 23-m-Klasse

Der Seenotkreuzer BERNHARD GRUBEN hat seine Station auf Norderney, sein Rufzeichen lautet »DBBS«. Er ist 23,10 m lang, 6,00 m breit und hat einen Tiefgang von 1,60 m. Er ist mit zwei Propellern mit insgesamt 2700 PS ausgestattet und weist eine Geschwindigkeit von 23 kn und eine Verdrängung von 80 t auf. Der BERNHARD GRUBEN hat einen Aktionsradius von 1200 sm bei 10 kn und 850 sm bei 23 kn.

▶ Nautische und technische Ausrüstung

- GMDSS-Funkanlage mit DSC, Echolot, Flugfunkanlage
- Homing
- Selbststeuereinrichtung, NAVTEX, DGPS, Crew-Finder 121,5 MHz
- BOS Funkanlage
- Feuerlöschanlage
- Bordhospital.

▶ Tochterboot JOHANN FIDI

Das Tochterboot der BERNHARD GRUBEN, JOHANN FIDI, hat eine Länge von 7 m, eine Breite von 2,5 m und einen Tiefgang von 0,60 m. Seine max. Geschwindigkeit liegt bei 18 kn. Es ist ausgerüstet mit E-Kompass, Echolot, DGPS, Radar, UKW-Seefunk sowie Kartenplotter.

▶ Beschreibung der BERNHARD GRUBEN

Die BERNHARD GRUBEN ist in Deltarumpfform gebaut und hat einen Zitadellenaufbau für den Gasschutzbetrieb. Die Deltaformbauweise hat sich bei schwerer See als großer Vorteil erwiesen. Dem Bau gingen umfangreiche Modellversuche im HSVA-Schiffslabor voraus.

Die Schiffe sind mit einem geschlossenen Fahrstand ausgestattet. Teile des Schiffes können für den Gasschutzbetrieb unter leichten Überdruck gesetzt werden. Über eine Schleuse können Besatzungsmitglieder ein- und ausgeschleust werden.

Die Die Deutsche Gesellschaft zur Rettung Schiffbrüchiger trägt mit dieser Schiffkonstruktion unter anderem dem steigenden Gefahrguttransportaufkommen Rechung. Drei weitere 23-m-Gasschutzschiff-Einheiten dieses Schiffstyps versehen ihren Dienst in Nord- und Ostsee. Die BERNHARD GRUBEN ist zur Erinnerung an den Vormann benannt, der beim Unglück der ALFRIED KRUPP im Januar 1995 starb. Auch das 23-m-Gasschutzschiff, die THEO FISCHER, wurde zur Erinnerung an den Maschinisten auf dessen Namen getauft.

4.4.7 Rettungsboote der DGzRS

Das Motorrettungsboot (MRB), heute Seenotrettungsboot (SRB) genannt, hat bei der DGzRS ein lange Tradition und geht in seiner Entwicklung auf die frühen 20er Jahre des vergangenen Jahrhunderts zurück. Die SRB sind Einheiten, die in Küstennähe der Nord- und Ostsee im Seenotrettungsdienst eingesetzt werden. Heutige moderne Einheiten haben eine Baulänge zwischen 7 – 12,20 m, einen Tiefgang von etwa 1 m und eine Verdrängung zwischen 3,1 – 10 t. Sie sind mit UKW-Seefunk, Farbkarten-Plotter, Radar, Echolot, GPS und DGPS ausgestattet. Eine notfallmedizinische Grundausstattung wie Notfallkoffer, Notfallrucksack, Vakuummatratze, Schaufeltrage, Bergetuch, Kälteschutzsäcke sowie Ersatzbekleidung für Gerettete werden an Bord mitgeführt.

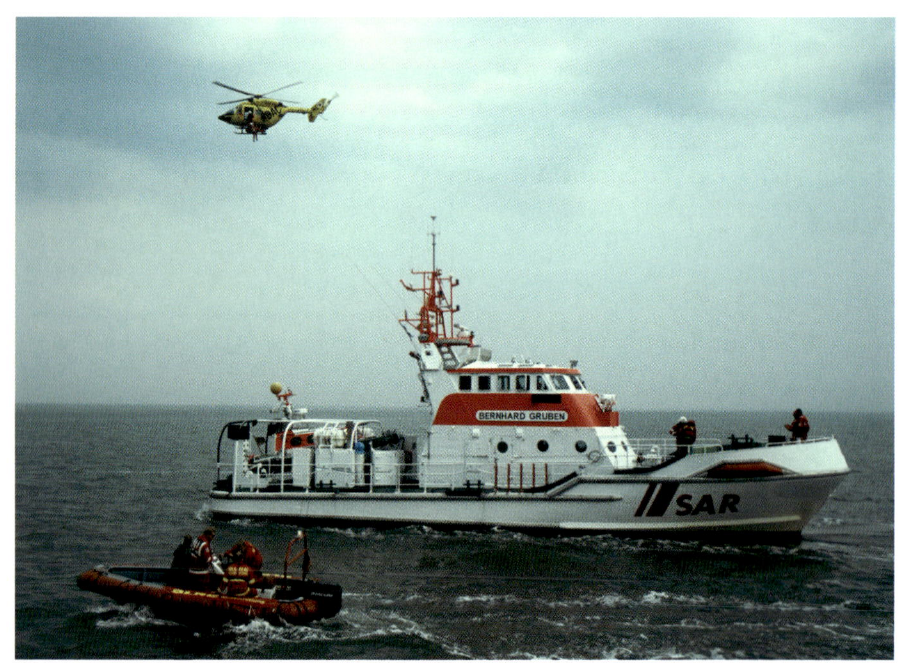

Abb. 13 ▶ Seenotkreuzer/Gasschutzschiff BERNHARD GRUBEN bei einer Rettungsübung mit der DLRG und der ADAC-Luftrettung GmbH

4.4.8 Seenotrettungsboote auf Trailer

In den Flachgewässern der Ostseeküsten benötigt man Seenotrettungsboote mit wenig Tiefgang. Das Konzept beinhaltet mobilere Einheiten, die flexibel von einer Spezialausführung eines Unimog U 2150 L auf einen Trailer und so nahe wie möglich an eine schiffbare Wassertiefe gezogen werden können. Die vier vorhandenen Einheiten sind mit einem Jetantrieb ausgestattet und dadurch nicht nur wendiger, sondern auch um 50% schneller als herkömmliche SRB-Einheiten einer vergleichbaren Klasse. Der Tiefgang beträgt gerade einmal 0,5 m. Namensgeber waren Fische: ZANDER, HECHT, BARSCH und BUTT.

4.4.9 Seenotkreuzer mit Hubschrauber

Dem Seenotkreuzer steht mit dem Einsatz von RTH ein universelles und flexibles Rettungsmittel zu Verfügung. RTH operieren unabhängig von seenavigatorischen Hindernissen wie Untiefen, Sandbänken oder starkem Seegang und ergänzen mit ihren taktischen Möglichkeiten die SK. Je nach Sichtverhältnissen können RTH, bedingt durch ihren höheren Sichtwinkel, bei einer Suchaktion schnell ein ihnen zugeteiltes Seegebiet absuchen.

Durch den RTH ist es möglich, je nach Ausführung und Einsatzgrad schnell medizinisches Fachpersonal (Arzt, RettAss) und weiteres notfallmedizinisches Gerät zum Unglücksort oder zum einem Notfallpatienten, der sich an Bord eines SK befindet, heranzuführen und einen Patienten gegebenenfalls mit der Rettungswinde vom SK abzubergen.

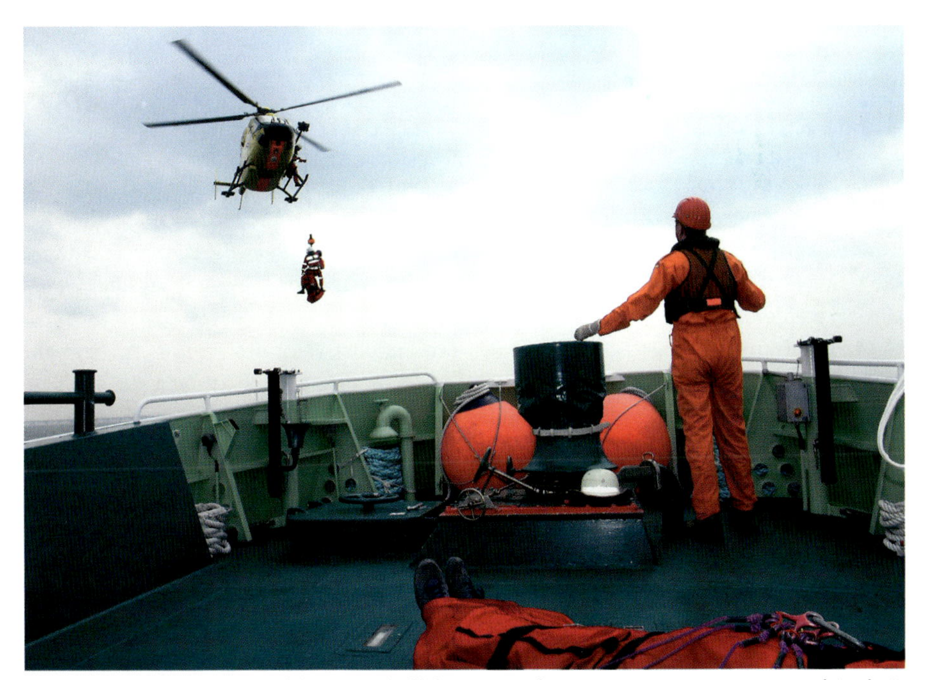

Abb. 14 ▶ Abwinchen auf das Vorschiff des Seenotkreuzers BERNHARD GRUBEN; hier bei einer Übung mit der Crew von »Christoph 26« aus Sanderbusch

▶ Winchen von Seenotkreuzern

Die Seenotkreuzer der 46-m- und 44-m-Klasse haben ein Hubschrauberarbeitsdeck am Heck montiert. Von dieser Arbeitplattform kann medizinisches Fachpersonal oder der Patient zum RTH aufgewincht werden. Kleinere RTH-Muster, wie z.B. EC 135 und BK 117, können bei ruhigem Seegang auch auf der Hubschrauberplattform des SK landen. Bei den 27-m- und 23-m-Klassen wird das Aufwinchen vom Vorschiff aus durchgeführt.

Für diesen Vorgang muss das Vorschiff des Seenotkreuzers frei von Hindernissen sein, auch eine eventuelle Seilverspannung sollte entfernt werden. Beim Winchen in der Nacht muss unbedingt darauf geachtet werden, dass die Hubschrauberbesatzung nicht von einer starken Lichtquelle geblendet wird. Für das Winchen stehen Rettungskorb, Bergetrage, Bergesack – Vakuummatratze in Sackform mit integrierten Halteseilen – und die Rettungsschlinge zur Verfügung. Im Idealfall begleitet ein Retter die aufzuwinchende Person (Doppelwinchverfahren, s.o.).

▶ Einschränkungen durch Witterungsbedingungen

Der Einsatz des Rettungshubschraubers kann je nach personeller und technischer Ausstattung durch bestimmte Witterungsbedingungen eingeschränkt werden. So kann er bei schlechter Sicht – Nebel, niedrige Wolkenuntergrenze – nur mit spezieller Ausrüstung fliegen. Auch gefrierender Niederschlag kann eine erhebliche Einsatzeinschränkung und Gefahr mit sich bringen. Die Entscheidung, wann eventuelle Wetterminima erreicht sind, trifft immer der verantwortliche Luftfahrtzeugführer des Rettungshubschrauber.

www.dgzrs.de

4.5 Rettung von großen Fährschiffen

Bei Unfällen mit großen Fährschiffen sind fast immer eine hohe Anzahl von Personen und zum Teil enorme Sachwerte betroffen. Moderne Fähren und Frachtschiffe sind nach dem Prinzip der RoRo-Schiffe aufgebaut, dabei steht »RoRo« für die englische Bezeichnung »Roll on Roll off«. Auf diesem Schiffstyp können Fahrzeuge oder bewegliche Güter transportiert werden.

Man fährt auf ein RoRo-Schiff entweder am Bug oder Heck des Schiffes auf und am Zielhafen an der anderen Seite wieder hinaus. Es gibt auch Konstruktionen, die seitliche Aus- und Einfahrt-Luken besitzen. Damit lässt sich der Laderaum optimal nutzen und die Liegezeit, d.h. das Be- und Entladen, wird erheblich verkürzt. Dieses Schiff wird meist im Liniendienst zwischen zwei Häfen eingesetzt und ist aus dem heutigen Fährdienst nicht mehr wegzudenken. Ebenfalls eingesetzt wird dieser Schiffstyp als reines Frachtschiff, z.B. als Auto-Transporter wie im Fall der »Tricolor«. In den großen Laderäumen der unteren Decks können große Lkw und sogar ganze Einsenbahnzüge transportiert werden. Hierfür sind eigens Schienen in den Boden des Laderaums eingelassen. Diese Schiffe sind mehrstöckig aufgebaut.

Bei den im Fährdienst eingesetzten Schiffen können die Passagiere auf langen Fahrten in Kabinen übernachten. Um den Aufenthalt so angenehm wie möglich zu machen, gibt

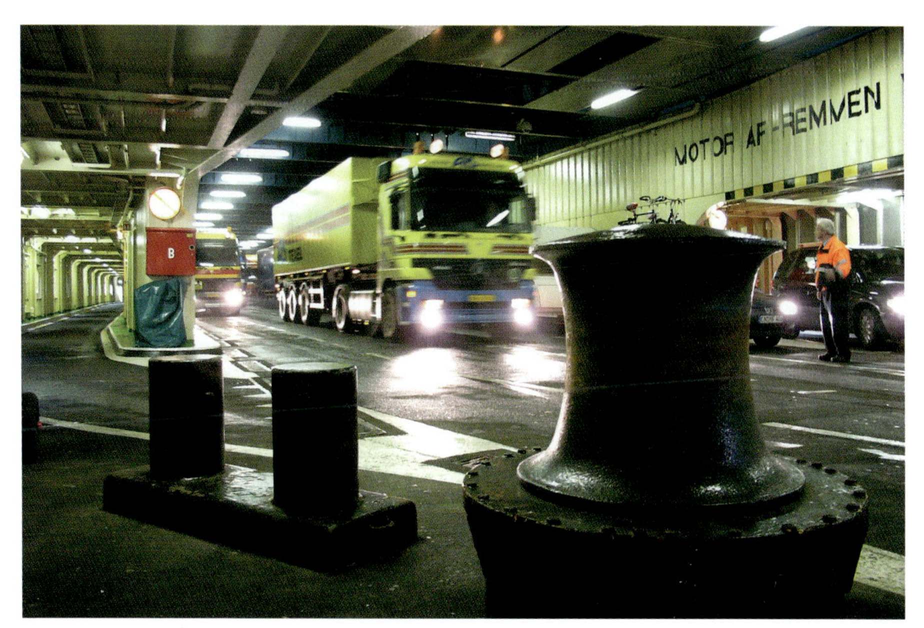

Abb. 15 ▶ Durchgängig befahrbarer Laderaum einer Fähre im Liniendienst zwischen die dem holländischen Festland und der Insel Texel; Lkw können an Ösen befestigt werden, in den Boden eingelassen sind

es auf großen Fährschiffen Einkaufsmärkte sowie Vergnügungseinrichtungen, wie z.B. Restaurants, Kasinos, Kinos, Schwimmbäder und Theater. Gegenwärtig ist der Waren- und Passagiertransport ohne die RoRo-Schiffe nicht mehr vorstellbar.

4.5.1 Beispiel 1: Untergang des Autotransporters »Tricolor«

Am 14.12.2002 sank im Ärmelkanal der norwegische Autotransporter »Tricolor«. Das mit fast 3000 Neuwagen der gehobenen Mittelklasse beladene, 200 m lange, 32 m breite und 35 m hohe Schiff (vergleichbar einem 13-stöckigen Hochhaus) war im dichten Nebel nach einer Kollision mit einem Containerschiff in der stark befahrenen Wasserstraße gesunken. Der in 30 m Tiefe liegende Autotransporter wurde in den folgenden Monaten mit großem Aufwand noch am Meeresboden durch eine Spezialschiffsbergefirma mit gigantischen Sägen zerteilt. Anschließend wurden einzelnen Frackteile geborgen. Derselbe Schiffstyp findet häufig Verwendung als Fährschiff.

▶ Verrutschte Ladung

Ein großes Gefahrenpotenzial stellen Eisenbahnwagon und Lkw im Bezug auf das Verrutschen der Ladung dar. Die riesigen Laderäume sind meist durchgehend offen, d.h. es gibt keine Unterbrechung durch ein Schott, das einzelne Schiffssegmente durch wasserdichte Türen abtrennt. Ein Verrutschen der Ladung kann das Schiff zum Kentern bringen. Große Lkw oder Eisenbahnwagons werden deshalb mit Ketten an Halteösen am Boden des Laderaums befestigt. Auch muss auf große Sorgfalt schon beim Be- und Entladen der Fähre geachtet werden. So ist es unbedingt notwendig, die Ladung gleichmäßig nach Gewicht und Größe im Schiff zu verteilen, sonst besteht insbesondere bei schwerer See Kentergefahr.

Bei einem Brand an Bord stellt das Löschwasser eine zusätzliche Gefahr dar. Das Schiff kann bei großen Mengen Löschwasser in eine gefährliche Schräglage geraten und in der Folge könnte sich die Ladung lösen.

Die Schiffstore müssen per Video intensiv überwacht werden, bei starkem Sturm geschieht dies durch das Schiffspersonal persönlich (allerdings gibt es hier keine einheitliche Regelung, die Reedereien haben jeweils eigene Vorschriften). Die großen Schiffstore sind Sicherheitsschwachpunkte und können sich bei Sturm lösen. Bei Defekten der Schiffstore läuft binnen Minuten das gesamte Fahrzeugdeck unkontrolliert mit Wasser voll. Damit wird das Schiff instabil und gerät in Schräglage. Die Ladung kann verrutschen und in der Folge kann das Schiff kentern (s.o.).

Unter dem Sicherheitsaspekt ideal sind hier direkt hinter dem ersten Bugtor eingebaute zweite, wasserdichte Bugtore, die vor Fahrtantritt zusätzlich heruntergelassen werden können. Sie verhindern selbst nach einen Defekt oder gar Abriss des Bugtores einen Wassereintritt. Das Schiff bleibt trotz schwerer Beschädigung schwimmfähig.

4.5.2 Beispiel 2: Untergang der »Estonia«

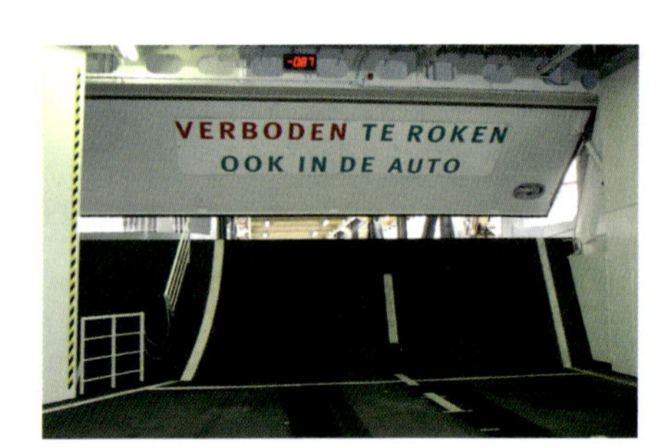

Abb. 16 ▶ Die Ladetore von großen RoRo-Schiffen müssen ständig auf Wassereintritt kontrolliert werden

Innerhalb von Minuten sank am 28.9.1994 das 155 m lange Fährschiff »Estonia«. Es war mit 998 Menschen an Bord auf dem Weg vom estnischen Hafen Tallinn nach Stockholm in Schweden. Der Untergang der »Estonia« ist mit 852 Opfern das schwerste Schiffsunglück in der europäischen Nachkriegsgeschichte. Die Ursache konnte nie restlos geklärt werden. Es wird unter anderem vermutet, dass sich bei stürmischer See die Bugklappe des Fährschiffes gelöst haben könnte.

Heute verfügen die meisten Fährschiffe auf der Brücke über eine Videoüberwachung aller sicherheitsrelevanten Bereiche des Schiffes. So kann z.B. ein Wassereinbruch frühzeitig erkannt werden. Ein besonderes Augenmerk liegt dabei wegen der oben beschrieben Problematik von eindringendem Wasser auf den Bug- und Heckklappen der Schiffe.

▶ Feuer an Bord

Ein Feuer auf einen Schiff im Allgemeinen, und auf den großen, modernen Fährschiffen der Gegenwart im Besonderen, ist immer mit erheblichen Gefahren verbunden. Daher muss dem vorbeugenden Brandschutz eine besondere Aufmerksamkeit zukommen, die Besatzung sehr gut in der Brandbekämpfung geschult sein und regelmäßig die Brandbekämpfung üben. Denn gerade die Ladung und die Treibstofftanks der Pkw und Lkw können zum Ausbreiten eines Brands beitragen (Kap. 7.2).

Die Evakuierung einer Fähre ist schwierig und bedarf großer Disziplin aller Beteiligten, besonders der Besatzung. Es gibt nur einen Fluchtweg – den auf das Meer.

Die bei einem Brand entstehenden giftigen Rauchgase können sich schnell verbreiten und durch die unzähligen, zum Teil sehr schmalen Gänge ziehen. Enge Auf- und Abgänge, die die einzelnen Ebenen des Schiffes verbinden, tragen u.U. zum Ausbreiten von Rauch und Feuer durch den Kamineffekt bei (aufwärts strömende Warmluft innerhalb eines vertikalen Systems, z.B. Treppenhaus, die sich je nach Gegebenheit sehr schnell bewegt und sehr heiß sein kann). Wichtig sind daher ein sehr gutes Krisenmanagement sowie automatische Feuermeldesysteme und Sprinkleranlagen. Außerdem sind automatisch schließende Feuerschutztüren und Lüftungsschächte von besonderer Bedeutung für die Sicherheit. Wie wichtig die Sicherheit an Bord eines Fährschiffes ist, zeigt folgendes Beispiel.

4.5.3 Beispiel 3: Brand auf der »Scandinavian Star«

Am 7.4.1990 führte ein vermutlich durch Brandstiftung ausgebrochener Brand auf der »Scandinavian Star« zu einer Katastrophe. Auf dem mit 500 Passagieren von Oslo in Norwegen nach Dänenmark fahrenden Fährschiff brach in der Nacht im Bereich des Kabinendecks ein Feuer aus. Für 158 Menschen kam jede Hilfe zu spät. Das Feuer konnte erst im Hafen von Lysekil (Schweden) gelöscht werden.

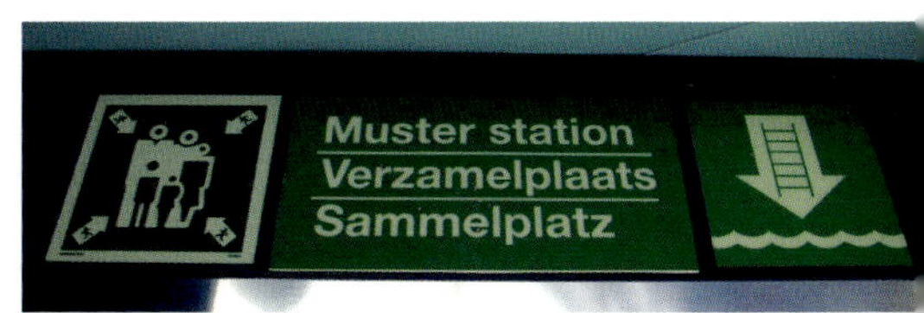

Abb. 17 ▶ Rettungszonen an Bord eines Fährschiffes sollten mehrsprachig beschriftet sein

Die Ermittler der Untersuchungskommission stießen bei ihren Untersuchungen auf gravierende Fehler im Krisenmanagement. So gab es eine unzureichende Kommunikation zwischen der aus vielen Nationen zusammengesetzten Besatzung. Eine koordinierte Brandbekämpfung fand nicht statt. Die Schiffsbesatzung war in der Brandabwehr ungeübt und überfordert.

Als Konsequenz aus der Katastrophe änderte die International Maritime Organization die Safety Of Life At Sea-Vorschriften im Dezember 1992, die Sicherheitsvorschriften für den Brandschutz auf Schiffen. So wurden beispielsweise die Einführung von automatischen Brandmeldeanlagen, automatisch schließende Feuerschutztüren sowie Feuerlöscheinrichtungen für Passagierschiffe mit mehr als 36 Fahrgästen vorgeschrieben.

Die Ausbildung der Besatzung ist entscheidend für eine geordnete Evakuierung eines Schiffes, gleich welcher Größe. Im Seenotfall ist eine funktionierende Kommunikation nicht nur zwischen Brücke und Besatzungsmitgliedern, sondern auch zwischen Besatzung und Passagieren unabdingbar. Die auf den Schiffen an vielen Stellen angebrachten Notfallschilder sollten nicht nur in der Landessprache der Rederei geschrieben sein, sondern zumindest zusätzlich in Englisch sowie in der Landssprache der Zielländer.

▶ Evakuierung von großen Fährschiffen

Ein Überleben in stürmischer und kalter See beschränkt sich auf Minuten bis wenige Stunden. In dem Bestreben, Unglücke zu vermeiden, in denen Passagiere und Schiffsbesatzungen dies erleiden müssen, sind moderne europäische Fährschiffe – neben z.T. mit satellitengestützten Notrufverbindungen versehenen Rettungsringen – sehr gut auf einen Seenotfall vorbereitet. Dies zeigen auch, bis auf wenige Ausnahmen, die von ADAC durchgeführten, jährlichen Sicherheitstests auf Fährschiffen.

Trotz aller Sicherheitsvorschriften bleibt jedoch ein gewisses Restrisiko. Immer ist im Seenotfall ein schnelles und koordiniertes Handeln geboten. Die Evakuierung erfolg in der Regel über Rettungsboote, herkömmliche Rettungsinseln oder, besonders häufig bei modernen Fährschiffen anzutreffen, über vertikale Rutschen. Nach Aktivierung können die Rutschen über besondere Rettungszonen betreten werden. Am Ende der Rettungsrutschen befinden sich große Rettungsinseln. Um den Fall einer Person innerhalb der Rettungsrutsche zu bremsen, sind in der Röhre spezielle Stoffringe angebracht. Sind die Rettungsinseln gefüllt, können sie von der Rettungsinsel aus vom Schiff gelöst werden. Die Rettungsinseln sind kentersicher und mit Notvorräten ausgestattet. Sie verfügen darüber hinaus über Notrufbaken, die über Satelliten geortet werden können. Der Vorteil der Rettungsrutsche mit integrierter Rettungsinsel ist, dass keiner der Passagiere Gefahr läuft, ins Meer zu stürzen, da Insel und Rutsche eine Einheit bilden.

Herkömmliche Rettungsinseln werden mit einer Treibladung – diese besteht aus Gas und wird in der Regel per Hand ausgelöst – ins Wasser geschleudert. Dann müssen sich die Personen in die Rettungsinseln über tiefgelegene Ausgänge des Schiffes ins Wasser und anschließend in die Rettungsinsel begeben. Falls dies nicht möglich ist, muss ein Abstieg über Netze oder Strickleitern erfolgen, die über die Bordwand gehängt werden können. Bei einer Schräglage des Schiffes ist dies schwierig oder sogar unmöglich. Um zu den Rettungsinseln absteigen zu können, gibt Evakuierungszonen in der Nähe der Rettungseinrichtungen. Hier erhalten die Passagiere genaue Anweisungen durch Besatzungsmitglieder.

Regelmäßige Notfallübungen, wie Evakuierungs- und Schiffsbrandbekämpfungsübungen, sind international vorgeschrieben, z.T. können die Passagiere hieran freiwillig teilnehmen. Ein Leitsystem in Form reflektierender Folie, die am Boden der Schiffsräume und -flure oder an den Seiten der Wände angebracht ist, trägt erheblich dazu bei, dass die Passagiere die Orientierung auf dem Weg zu den Rettungszonen nicht verlieren. Die Folien sind auch im Dunklen zu erkennen, etwa bei Stromausfall oder starkem Rauch. Eine Orientierungshilfe auf den zum Teil über 14 Stockwerke hohen Schiffen bieten die aushängenden Übersichtspläne. Auf solchen Plänen sind Information über Rettungseinrichtungen, Sammelplätze, aber auch Verhaltensmaßnahmen im Seenotfall transparent gemacht. Die zahlreichen Auf- und Abgänge zwischen den einzelnen Schiffsdecks sind mit Zahlen und Farbcodes versehen.

4.6 Küstenwache

H. Scholl

Im Gegensatz zu dem US-amerikanischen System der US Coast Guard (US-Küstenwache) gibt es in der Bundesrepublik Deutschland eine Aufgabenteilung zwischen bundespolizeilicher (Küstenwache), landespolizeilicher (Wasserschutzpolizei), nichtpolizeilicher (Havariekommando) und militärischer (Bundeswehr) Gefahrenabwehr im maritimen Sicherheitssystem. Bei der Küstenwache handelt es sich nicht um eine Behörde, sondern um einen Koordinierungsverbund. In diesem Rahmen haben sich Bundesbehörden verschiedener Ministerien wie die Bundespolizei (BMI), Zoll (Bundesministerium der Finanzen, BMF), Wasser- und Schifffahrtsaufsicht (BMVBW) sowie die Bundesanstalt für Landwirtschaft und Ernährung/Fischereischutz (Bundesministerium für Verbraucherschutz, Ernährung und Landwirtschaft BMVEL) zum Schutz von Nord- und Ostsee sowie der Küstengebiete zu einem Sicherheitsdienst auf See zusammengeschlossen, der unter der Bezeichnung »Küstenwache« fungiert. Die Schiffe der Küstenwache tragen je nach Zugehörigkeit der Schiffe am Bug auf unterschiedlichem Untergrund die Aufschrift »Küstenwache« in großen Lettern – z.B. blau: Bundespolizei, grün: Zoll – und das entsprechende Emblem (Bundesadler auf blauem Untergrund mit gelbem Anker).

4.6.1 Aufgaben der Küstenwache

Die Kernaufgaben der Küstenwache sind entsprechend den Kompetenzen des Bundes wie folgt ausgestaltet:

- bundespolizeiliche Gefahrenabwehr,
- Fischereischutz,
- Grenzschutz,
- Hilfeleistung auf See,
- Sicherheit der Schifffahrt,
- Umweltschutz,
- Unterstützung der Wasserschutzpolizeien der Küstenländer,
- Unterstützung weiterer Bundesbehörden,
- Zoll.

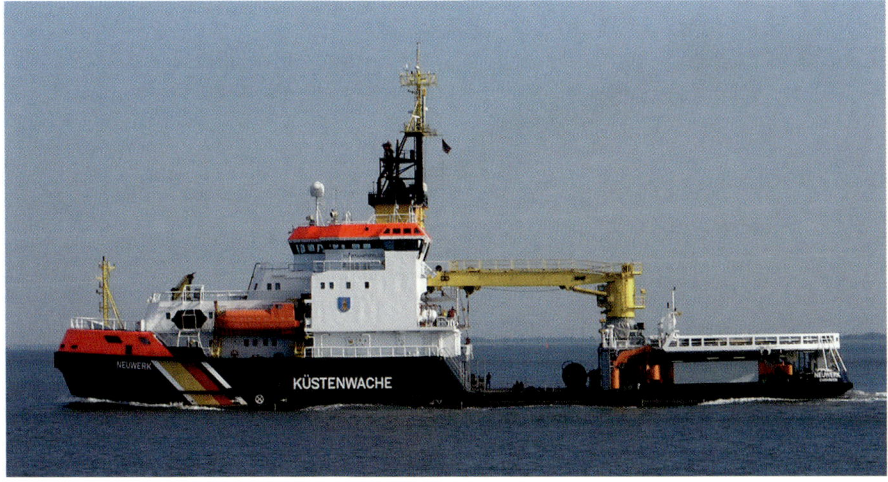

Abb. 18 ▶ Einsatz des Patrouillenbootes »Neuwerk« der Schifffahrtspolizei im Verbund der Küstenwache

Darüber hinaus kann die Küstenwache im Rahmen der nichtpolizeilichen Gefahrenabwehr tätig werden und dabei im Bedarfsfall folgende Hilfeleistungen in Kooperation mit anderen Kräften oder bis zu deren Eintreffen erbringen:

- Suche und Rettung auf See,
- medizinische Erste Hilfe,
- Transport von Patienten,
- Brandbekämpfung,
- technische Hilfe,
- Abschleppen von Booten bzw. Schiffen.

Dazu bestehen u.a. enge Kooperationen mit:

- der Deutschen Gesellschaft zur Rettung Schiffbrüchiger (DGzRS),
- dem Havariekommando,
- dem Such- und Rettungsdienst der Bundesmarine.

4.6.2 Einsatzleitung

Die Einsatzleitung erfolgt zentral über zwei regionale Einsatzzentralen:

- Nordsee: Küstenwachzentrum Cuxhaven (Niedersachsen)
- Ostsee: Küstenwachzentrum Neustadt/Holstein (Schleswig-Holstein).

Die Zentren beziehungsweise Leitstellen sind rund um die Uhr besetzt und haben folgende Aufgaben:

- Führung der eigenen Kräfte,
- kontinuierliche, aktuelle Lagedarstellung,
- Dokumentation,
- Informationssammlung, -auswertung und -aufbereitung,
- Kooperation mit dem benachbarten Küstenwachzentrum,
- Kooperation mit den Lagezentren (LZ) der Länderpolizeien in der Küstenregion,
- Kooperation mit den Leitstellen in der Region:
  - Maritimes Lagezentrum des Havariekommandos in Cuxhaven, Niedersachsen,
  - Leitstelle des Such- und Rettungsdienstes der Bundesmarine in Glücksburg, Schleswig-Holstein
  - Maritimes Rescue Coordination Center der DGzRS in Bremen (Hansestadt)
  - Rettungsleitstellen in den Küstenregionen von Nord- und Ostsee
- Kooperation mit den Leitstellen von Polizei und/oder Küstenwache in den europäischen See- bzw. Küstenregionen.

Jedes der Küstenwachzentren ist entsprechend seiner Ausstattung und personellen Besetzung ein maritimes Lagezentrum für die bundespolizeiliche Gefahrenabwehr in der Region.

4.6.3 Einsatzmittel

Entsprechend ihrer Größe und ihres Auftrags verfügt die Küstenwache über eine große Anzahl von Patrouillen- und Kontrollbooten unterschiedlicher Ausführung bzw. Typen mit verschiedener, auf die Aufgaben der jeweiligen Bundesbehörde ausgerichteten Spezialausstattung. Auf die Beteiligten bezogen stellt sich die Verteilung der maritimen Einsatzmittel, d.h. Boote, wie folgt dar:

- 10 Bundespolizei,
- 12 Zoll,
- 4 Wasser- und Schifffahrtsverwaltung,
- 3 Bundesanstalt für Landwirtschaft und Ernährung/Fischereischutz.

Des Weiteren können sich diese Behörden auch der ihnen zur Verfügung stehenden Fahrzeuge und darüber hinaus die Bundespolizei der Hubschrauber des Bundespolizei-Flugdienstes, insbesondere der Bundespolizei-Fliegerstaffel Nord in Fuhlendorf bei Bad Bramstedt, Schleswig-Holstein, bedienen.

www.küstenwache.wsd-nord.de

4.7 Havariekommando

Nach der Havarie des Holzfrachters »Pallas« im Oktober 1998 vor Amrum wurde am 10.2.1999 durch den für diesen Bereich zuständigen Bundesminister für Verkehr, Bau- und Wohnungsbauwesen eine Expertenkommission einberufen, die die Gefahrenabwehr an der deutschen Küste und im vorgelagerten Seegebiet optimieren sollte. Das Kernproblem dabei waren die vielfältigen Zuständigkeiten und Kompetenzen des Bundes (beispielsweise BPOL, Bundeswehr, Wasser- und Schifffahrtsverwaltung, Zoll) und der Länder (Bremen, Hamburg, Mecklenburg-Vorpommern, Niedersachsen, Schleswig-Holstein, z.B. in den Bereichen Wasserschutzpolizei und Katastrophenschutz) sowie Behörden (etwa kommunale Feuerwehren und Schifffahrtsämter) und Leistungserbringern (z.B. Helicopter-Betreiber, Kliniken, Rettungsdienste) in der Küstenregion, mit zum Teil sehr unterschiedlichen Gesetzen und Aufgaben, Organisationsstrukturen und Einsatzverfahren sowie materiellen und personellen Ressourcen. Diese Faktoren machten eine enge und vor allem übergreifende Kooperation zwischen allen Beteiligten nahezu unmöglich, da eine zentrale Koordination fehlte. Aufgrund der im Grundgesetz (GG) für die Bundesrepublik Deutschland festgelegten föderalistischen Aufgabenverteilung zwischen Bund und Ländern, musste ein Weg gefunden werden, um die teilweise sehr unterschiedlichen Organisationsebenen auf einer Ebene zu bündeln.

Als Ergebnis der Analyse durch die unabhängige Kommission wurde am 16.2.2000 ein Bericht vorgelegt, aus dem ein sehr hoher Optimierungsbedarf hervorging. Die Experten präsentierten rund 30 Maßnahmen zur Verbesserung der maritimen Notfallvorsorge und des Notfallmanagements an der Nord- und Ostsee sowie an deren Küsten. Als Konsequenz aus der Analyse und den Forderungen wurde das Havariekommando am 1.1.2003 in Cuxhaven (Niedersachsen) als gemeinsame Einrichtung des Bundes und der Küstenländer gegründet.

4.7.1 Rechtsgrundlagen

Die durch das Grundgesetz für die Bundesrepublik Deutschland verbrieften Kompetenzen von Bund und Ländern werden von der Einrichtung des Havariekommandos selbstverständlich nicht tangiert – es handelt sich bei dem Havariekommando um eine enge Kooperation aller Beteiligten im Rahmen von Vereinbarungen. Als Rechtsgrundlagen für das Havariekommando und dessen Tätigkeit bestehen folgende Vereinbarungen zwischen

- dem Bund und den Küstenländern über die Einrichtung des Havariekommandos und zur Bekämpfung von Meeresverschmutzungen und
- dem Bundesminister für Verkehr, Bau- und Wohnungsbauwesen und dem Bundesminister der Verteidigung über die Kooperation mit der Bundesmarine.

4.7.2 Kooperationen

Für die Auftragserfüllung kooperiert das Havariekommando mit vielen in der Küstenregion ansässigen und der Seeschifffahrt befassten Behörden, Dienststellen und gegebenenfalls auch Firmen, wie beispielsweise:

- Deutsche Gesellschaft zur Rettung Schiffbrüchiger,
- Küstenwache des Bundes,
- Wasserschutzpolizeien (WaPo) der Länder,
- Bundespolizei,
- Bundeswehr – Bundesmarine und SAR-Dienst,
- Zoll,
- Feuerwehren (FF und BF),
- Kliniken (Notärzteteams),
- Luftrettung mit so genannten Windenhubschraubern (z.B. »Christoph 26« in Sanderbusch),
- privaten Leistungserbringern wie ADAC und WIKING Helicopter Service GmbH.

Eine effiziente Gefahrenabwehr an Küsten und auf See kann nur dann zum Tragen kommen, wenn auch eine enge Kooperation mit den Nachbarstaaten besteht, um frühestmöglich notwendige Informationen auszutauschen und gegebenfalls entsprechende Maßnahmen in enger Absprache zu ergreifen. Denn gerade bei komplexen Schadenslagen auf See können mehrere Länder und Küstenregionen betroffen sein. Auch besteht die Möglichkeit, dass havarierte Schiffe bzw. deren Ladung, z.B. Öl, an die Küsten mehrerer Länder treiben. Somit ist das Notfallmanagement auf See, egal ob es sich um Rettung bzw. Evakuierung von Verletzten handelt oder ob es technische Maßnahmen zur Brandbekämpfung, Bergung und/oder Schadstoffbekämpfung umfasst, oftmals eine Angelegenheit mehrerer Länder.

Wie erwähnt können bei einer Havarie einerseits mehrere Länder betroffen sein, andererseits kann es auch sein, dass die vorhandenen Mangelressourcen eines Landes zur Gefahrenabwehr nicht ausreichen und daher »Nachbarschaftshilfe« notwendig wird. Dieses Prinzip wird schon seit Jahrzehnten in der Seenotrettung angewendet, bei dem im Bedarfsfall Hubschrauber und Schiffe aus mehreren Ländern, z.B. Deutschland und Dänemark, eingesetzt werden, um Besatzungen von in Seenot geratenen Schiffen zu retten.

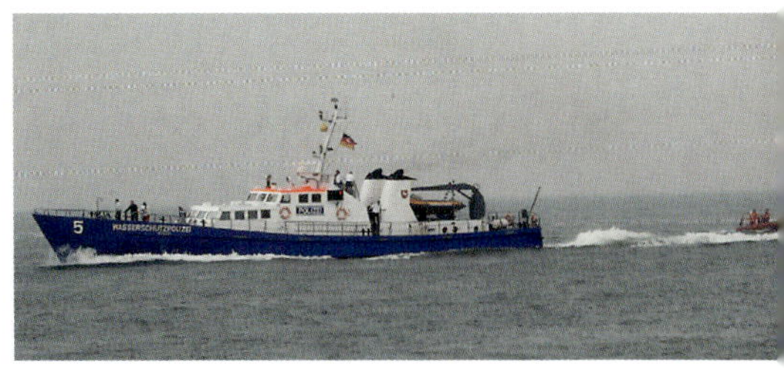

Abb. 19 ▶ Die Wasserschutzpolizeien der Küstenländer arbeiten bei einem Großschadensereignis auf See eng mit dem Havariekommando zusammen

4.7.3 Struktur – Fachbereiche

Beim Havariekommando handelt es sich um ein Kompetenzzentrum mit sechs Fachbereichen (FB):

1. Maritimes Lagezentrum
2. Schadstoffbekämpfung See
3. Schadstoffbekämpfung Küste
4. Brandschutz
5. Verletztenversorgung
6. Presse- und Öffentlichkeitsarbeit.

Derzeit sind in diesem Kompetenzzentrum insgesamt 37 Mitarbeiter beschäftigt, wobei die einzelnen Fachbereiche über einen Bereichsleiter (vgl. Abteilungsleiter) verfügen und zusammen mit dem Leiter den Havariestab bilden.

4.7.4 Aufgaben

Die Aufgaben des HVK umfassen im organisatorischen Bereich die folgenden Aufgaben:

- Kooperation,
- Informationsaustausch,
- Planung,
- Vorbereitung,
- Übung und Training,
- Einsatz und Durchführung,
- Analyse und Debriefing von Einsätzen.

Im Einsatzfall bedeutet dies die Wahrnehmung folgender Maßnahmen:

- Gesamteinsatzleitung,
- Koordination,

- Verletztenversorgung,
- Evakuierung,
- Brandbekämpfung,
- Management bei Unglücksfällen mit Schadstoffen,
- Hilfeleistungen,
- Gefahrenabwehr bei großen Schadenslagen auf See,
- Presse- und Öffentlichkeitsarbeit.

4.7.5 Maritimes Lagezentrum und Havariestab

In dem rund um die Uhr besetzten Maritimen Lagezentrum sind jeweils ein Beamter der Wasserschutzpolizeien der Küstenländer sowie ein Beamter (Nautiker) der Wasser- und Schifffahrtsverwaltung des Bundes tätig. Durch die »Mischbesetzung« mit Bundes- und Landesbeamten wird den föderativen Anforderungen des Grundgesetzes Rechnung getragen. Die Aufgaben des Maritimen Lagezentrums sind:

- kontinuierliche Erstellung eines aktuellen Lagebildes,
- Kontakt mit den Einrichtungen der Nachbarstaaten,
- Informationssammlung, -auswertung und -aufbereitung,
- ggf. Einleitung von akuten Notfallmaßnahmen,
- ggf. Alarmierung des Havariestabes.

Bei komplexen Schadenslagen tritt der Havariestab unter der Führung des Leiters des Havariekommandos zusammen. Der Leiter des Havariekommandos wird entsprechend den Vereinbarungen zum Gesamteinsatzleiter und übernimmt somit die gesamte Koordination der Maßnahmen. Die Leiter der Fachbereiche und die Mitarbeiter des Havariekommandos unterstützen den Leiter bei der Stabsarbeit.

4.7.6 Einsatzmittel und Personal

Dem Havariekommando steht eine Vielzahl von Ressourcen zur Gefahrenabwehr zur Verfügung, die im Bedarfsfall vom Maritimen Lagezentrum innerhalb kürzester Zeit alarmiert werden können, unter anderem sind dies:

- Hubschrauber, mittelgroß, seeflugfähig, mit Winde und maritimer Zusatzausstattung,
- Seenotkreuzer,
- Patrouillen- und Kontrollboote,
- Notschlepper
- spezielle Ausstattung auf Booten und Schiffen,
- Transportkapazitäten und Zusatzausstattung, z.B. durch die Feuerwehren.

Mit den Zusatzausstattungen stehen dem Havariekommando umfangreiche technische Ressourcen zur Verfügung, die zur Erhaltung der Einsatzfähigkeit eine umfassende Aus-, Fort- und Weiterbildung sowie ständiges Training und Inübunghaltung der Einsatzkräfte erfordern. Dies ist insbesondere vor dem Hintergrund zu sehen, dass neben der Handhabung der technischen Ressourcen auch die Kooperation mit Partnern und deren spezifischen Besonderheiten ständig trainiert werden müssen. Beispielsweise muss ein maritimes Notarztteam nicht nur notfallmedizinisch trainiert sein, sondern die Besonderheiten auf den Seenotkreuzern und Patrouillenbooten ebenso kennen, wie das so genannte Ab- bzw. Aufwinchen aus einem Hubschrauber hinaus bzw. in einen Hubschrauber hinein und das bei nicht unbedingt hervorragenden Wetterverhältnissen. Gleiches gilt auch für die Kollegen der Feuerwehren, die ebenso mit den spezifischen Besonderheiten der See vertraut sein müssen. Daneben müssen die auf See eingesetzten Kräfte einen speziellen Überlebenskurs See im maritimen Trainingszentrum der Bundeswehr beim Marinefliegergeschwader 3 in Nordholz absolvieren, um eine größtmögliche Eigengefährdung bei außergewöhnlichen Einsatzlagen soweit wie möglich zu reduzieren.

Neben den 37 Mitarbeitern des Havariekommandos wird im Einsatzfall entsprechend der Lage eine Vielzahl von Kräften eingesetzt. So wurden im Jahr 2004 bei einer Katastrophenübung vor Bremerhaven mit Brandbekämpfung und Rettung von Verletzten über 300 Einsatzkräfte nötig, um die simulierte Großschadenslage zu bewältigen. Dieses kurze Beispiel macht den hohen Personalbedarf in den Küstenregionen und den erheblichen Koordinationsbedarf deutlich.

4.7.7 Einsatztaktik

Die Einsatztaktik des Havariekommandos sieht laut Stand März 2007 so aus, dass entlang der deutschen Küste 12 Feuerwehren in Kooperation mit Rettungsdiensten und Notärzten entsprechend der spezifischen Besonderheiten des maritimen Einsatzes ausgestattet und ausgebildet wurden. Das erste Rettungsteam muss im Küstengebiet innerhalb von 30 min am Einsatzort eintreffen, um die Rettung der Schiffsbesatzung, eine Lageerkundung und erste Schadensbekämpfungsmaßnahmen einzuleiten. Hierzu sind die schnellsten und adäquaten Einsatzmittel, beispielsweise Hubschrauber und/oder Boote einzusetzen. Bodengebundene Einsatzkräfte, wie z.B. Besatzungen von Löschfahrzeugen, Rettungsassistenten und Notärzte, sind in die Einsatztaktik eingewiesen und auch trainiert – sie fahren die nächste Bootsanlegestelle bzw. den nächsten Hafen oder den nächsten Hubschrauberlandeplatz an und werden dort von den jeweiligen Einsatzmitteln aufgenommen. Weitere Einsatzkräfte rücken dann entsprechend der Einsatz- und Wetterlage mit den benötigten Rettungs- bzw. Einsatzmitteln sowie speziellen Materialien und Geräten gezielt nach.

www.havariekommando.de

5 Höhenrettung

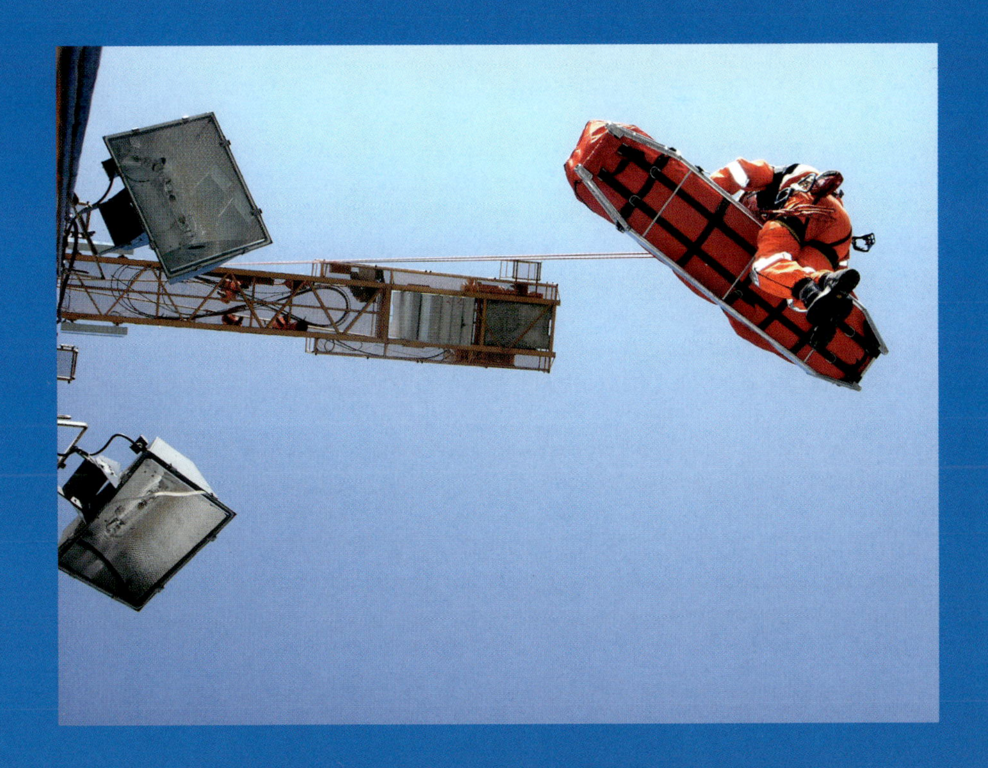

H. Schmidt

Die Rettung von Personen aus exponierten Lagen gehört zu den originären Aufgaben der Feuerwehr. Wenn z.B. bei Bränden in mehrstöckigen Gebäuden die Fluchtwege über den Treppenraum nicht mehr zugänglich waren, verblieb nur noch die Rettung über das Fenster mittels tragbarer Leitern oder Sprungtuch. Bereits 1877 stellte C. D. Magirus in seinem Feuerwehrlehrbuch verschiedene Abseilgeräte vor, die die Personenrettung mit Seil bis zu einer Höhe von 17 m ermöglichten.

Durch die rasch fortschreitende Technisierung auf allen Gebieten der Feuerwehr geriet die manuelle Sicherungstechnik in absturzgefährdetem Gelände völlig in Vergessenheit, obwohl sich immer wieder der dringende Bedarf einstellte, wenn mit einfachsten und längst nicht mehr zeitgemäßen Mitteln verunfallte Personen von Hochbauten oder Industrieanlagen gerettet werden mussten.

Interessanterweise gelangte der einst von der Feuerwehr erfundene Karabiner aus dem Lager der Kletterer und Bergretter wieder zurück und ist mittlerweile der am meisten und universellsten eingesetzte Ausrüstungsgegenstand einer Höhenrettungsgruppe (HÖRG) in Verbindung mit den Sicherungs- und Rettungstechniken der Alpinisten. So floss die Erfahrung aus Bergrettung und Bergsport in nicht unerheblichem Maße bei der Bildung der HÖRG mit ein.

1982 erwog die Feuerwehr der DDR in Berlin eine Kooperation mit dem Bergunfalldienst des DRK und 1984 erarbeitete man bei der Feuerwehr München ein Konzept zur Rettung von suizidgefährdeten Personen von Baukränen. Das so genannte »Kransicherungsset« entstand, vergleichbar mit der Ausrüstung eines Kletterers.

Ebenfalls in den 1980er Jahren wurden die ersten Höhenrettungsgruppen der DDR installiert und das erste Ausbildungszentrum für den »Speziellen Rettungsdienst der Feuerwehr für Höhen und Tiefen« (SRHT) in Heyrothsberge koordinierte die Aus- und Weiterbildung. Nach Öffnung der Grenze machte sich die Berufsfeuerwehr Frankfurt als erste westliche Feuerwehr mit den Techniken des SRHT vertraut. In Arbeitskreisen entstanden im Auftrag der Arbeitsgemeinschaften der Berufsfeuerwehren (AGBF) Regelwerke und Rahmenempfehlungen bezüglich Organisation, Arbeitsweise, Sicherheit, Aus- und Fortbildung, Dokumentation und Einsatztaktik. Der geforderte Sicherheitsstandard und die Vorgaben der AGBF konnten nur von Berufsfeuerwehren erfüllt werden. Nach Kenntnisnahme der professionellen Arbeitsweise bei der Rettung aus Höhen und Tiefen entschieden sich ab Mitte der 90er Jahre immer mehr verantwortungsbewusste Führungskräfte der Berufsfeuerwehren dafür, eigene Höhenrettungsgruppen aufzubauen.

Im Jahr 1999 trafen sich Spezialisten aus ganz Europa zu einem Erfahrungsaustausch über »Spezielle Rettung aus Höhen und Tiefen«. Die Länder Belgien, Deutschland, England, Frankreich, Italien, Luxemburg, Spanien und die Tschechische Republik erarbeiteten im Rahmen des »EUSR«-Projekts (European Union Special Rescue) Rahmenempfehlungen zur persönlichen Anforderung an Feuerwehrleute, zur Organisation, zur technischen Ausstattung, zu einsatztaktischen Grundvarianten sowie zur Aus- und Fortbildung.

5.1 Definition Höhenrettungsgruppe

Die permanent vorhandene Absturzgefahr während des Einsatzes bestimmt die Charakteristik des Aufgabengebietes einer Höhenrettungsgruppe. Wenn im innerstädtischen Bereich zur Personenrettung von Gebäuden, Dächern, Kaminen, Türmen usw. die herkömmlichen Rettungsmittel der Feuerwehr, wie tragbare Leitern, Drehleitern, Hubrettungsbühnen und Sprungretter, ihre Grenzen erreicht haben, kommen die speziell ausgebildeten Kräfte der Feuerwehr mit ihrer entsprechenden Ausrüstung zum Einsatz. Höhenrettung beschränkt sich jedoch nicht nur auf »Höhe«, sondern beinhaltet auch Rettung aus der »Tiefe«, wie Brunnen, Silos, Gruben, Schächte usw.

Das Aufgabengebiet einer Höhenrettungsgruppe teilt sich in vier Schwerpunkte auf:

1. Rettung von Personen aus großen Höhen und Tiefen:
   Kräne, Baugerüste, Kamine, Gittermasten, Mobilfunkmasten, Windkraftanlagen oder Baugruben, Silos, Schächte, Tanks, Brunnen usw.
2. Tierrettung oder die Bergung von Leichen oder Gegenständen aus den oben genannten Bereichen.
3. Technische Hilfeleistung an exponierten Stellen: Während oder nach einem Sturm an Baugerüsten, Dächern, aber auch Nachlöscharbeiten nach Bränden in absturzgefährdeten Bereichen.
4. Spezielle Aufgaben in Höhen und Tiefen:
   - Arbeiten mit Seilunterstützung an sehr schwer zugänglichen Stellen, bei denen freies Hängen im Seil erforderlich ist
   - Sichern von Einsatzkräften der Feuerwehr an (großen) exponierten Einsatzstellen
   - Sichern von Feuerwehr-Tauchern bei schwierigen Arbeiten über oder am Wasser
   - Sichern von Notärzten an Einsatzstellen in großen Höhen oder Tiefen
   - Einstieg in eine Wohnung über das Dach oder den Balkon bei einer Wohnungsöffnung
   - medizinische Erstversorgung an schwer zugänglichen Stellen durch Rettungsassistenten oder Rettungssanitäter der Höhenrettungsgruppe.

5.2 Ausrüstung und Geräte in der Höhenrettung

5.2.1 Bekleidung

Da Höhenrettungseinsätze gemäß ihrer Charakteristik oft in hohen, der Witterung ausgesetzten Lagen stattfinden, muss die Bekleidung den Anforderungen durch veränderte Temperaturen, Wind, Nässe etc. gerecht werden:

- Wetterschutzkleidung (Sommer- und Winter-Overall, Winteranzug mit Kapuze)
- mittelschwere Bergschuhe mit Profilsohle (große Trittsicherheit und Reibungseigenschaften auf steilen, glatten Flächen)

- Sturmhaube (zum Tragen unter dem Helm)
- leichte, schnittfeste Handschuhe (Sommer, Winter).

5.2.2 Persönliche Schutzausrüstung gegen Absturz

Für die Persönliche Schutzausrüstung gegen Absturz (PSAgA) sollte nur Ausrüstung der Kategorie 3 (PSA für größere oder tödliche Gefahren) zur Anwendung kommen. Zu dieser PSA gehören alle Geräte und Ausrüstungen, die vor Absturz schützen, d.h. Auffanggurte und Gerätschaften, die ein gesichertes Erreichen der Einsatzstelle (Zu- und Abstieg), zur Vorbereitung des Rettungsvorgangs und zur Fixierung des Retters und des Verunfallten während der eigentlichen Rettung dienen:

- Auffanggurt inklusive fixiertem Verbindungsmittel mit Falldämpfer und zwei Karabinern: zur Selbstsicherung an Festpunkten
- Helm
- 1 Bandschlinge, 150 cm, zum »Antreten« bei längerem Hängen im Seil: Vorbeugung gegen das »Hängetrauma«, der Störung der Blutzirkulation in den Beinen
- Statikseile, 10 – 11 mm Durchmesser, in verschiedenen Längen: halbstatisches Kernmantelseil mit geringer Dehnung, zum Retten und Abseilen
- Dynamikseile, 10 – 11 mm Durchmesser, in verschiedenen Längen: Kernmantelseil mit ca. 10 – 12% Dehnung, zum Auffangen von Stürzen
- Bandschlingen, Anschlagschlingen in verschiedenen Längen: als Zwischensicherungen, zum Anschlagen, als Verbindungsmittel an Festpunkten
- autoblockierende Seilbremse mit Antipanikfunktion zum Abseilen, Ablassen, als Rücklaufsperre bei Flaschenzügen, zum Aufstieg an einem Fixseil
- Schutzbrille für Sturm- und Luftrettungseinsätze
- Rettungsschere zum Kappen von Schlingen und Seilen – Anwendung nur in Ausnahmesituationen
- Stirn- bzw. Helmlampe
- Karabiner verschiedener Formen (birnenförmig/oval) mit Verschlusssicherung: als Verbindungselement
- Halbmastwurfkarabiner (HMS-Karabiner) mit Doppelverschlusssicherung: zur HMS-Sicherung
- Seilklemmen: zum Bau von Flaschenzügen, zur Fixierung, zum Aufstieg an einem Fixseil
- Seilrollen: zum Bau von Flaschenzügen und als Seilumlenkung
- Abseilachter: nur zum Selbstretten in Ausnahmesituationen
- Seilschutz: zum Schutz der Seile und Bandschlingen bei scharfen Kanten
- zusätzliche Bekleidung, Helm, Auffanggurt für Notarzt.

5.2.3 Rettungsgerät

Zur medizinischen Versorgung und zur Rettung von verunglückten Personen hat sich folgendes Rettungsgerät bestens bewährt:

- Notfallrucksack,
- kleiner Notfallbeutel: zur Erstversorgung von Notfallpatienten an schwer zugänglichen, engen, meist anzukletternden Einsatzstellen, an denen ein Notfallrucksack zu schwer bzw. zu groß ist,
- Rettungsdreieck (dient zur Rettung von nicht bewusstlosen Personen bei beengten Verhältnissen),
- KED-System mit Zervikalstütze (Halskrause): zur Immobilisation der Wirbelsäule, geeignet zur Rettung von Personen, auch bewusstlosen, aus beengten Verhältnissen, z.B. Schacht in Verbindung mit dem Rettungsdreieck,
- Rettungstrage mit Vakuummatratze: zur Rettung von liegenden, bewusstlosen Personen; sollte auch für Einsätze in vertikaler Lage und für Luftrettung geeignet sein.

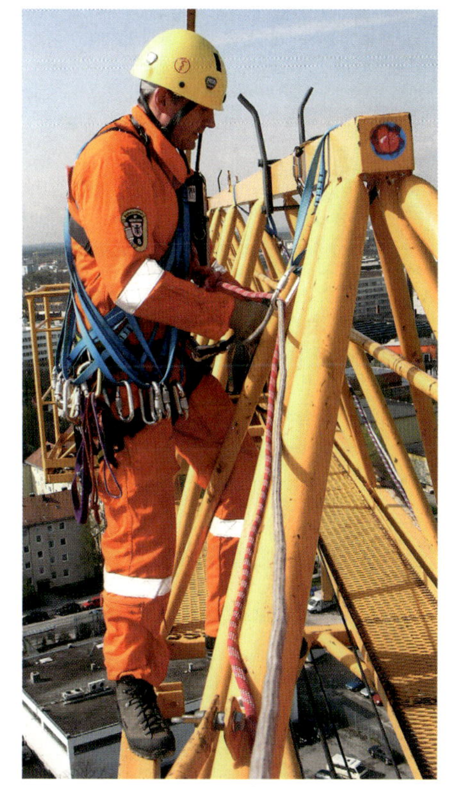

ABB. 1 ▶ Die persönliche Schutzausrüstung des Höhenretters muss an die speziellen Bedingungen angepasst sein

Sonstiges Gerät

- Funkgerät 2-m- und 4-m-Band: 4-m-Gerät mit Helmsprechgarnitur für Luftrettungseinsatz
- nachtsichttaugliches Fernglas
- Teleskopstange mit »Strickleiter«
- »Aufstiegsset«: zum schnellen Aufstieg an einem vertikalen, frei hängenden Fixseil
- Dreibein (Festpunkt für Schachtrettung)
- Türanker (Festpunkt an einem Türrahmen)
- »Läufer« – mitlaufende Auffanggeräte für Steigschutzeinrichtungen z.B. Windenergieanlage (WEA)
- mitlaufende Auffanggeräte: für Feuerwehreinsatzkräfte zur Sicherung an Fixseilen
- längenverstellbare Verbindungsmittel – zur Arbeitsplatzpositionierung
- Trittleiter aus Bandschlingenmaterial – zum Antreten bei Ausstieg am Kantenübergang – horizontal/vertikal
- 2 Rohrhaken groß, mit Falldämpfer – zur Selbstsicherung und Schnellaufstieg an Gittermasten)
- 4-fach-Flaschenzug – Einsatzlänge 30 – 60 m (für einfache Schachtrettung)

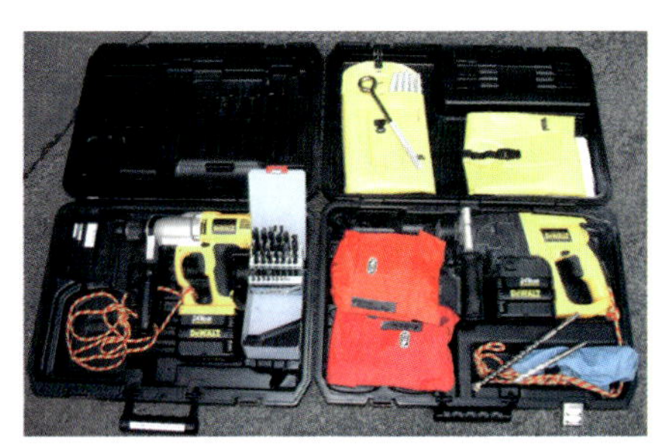

Abb. 2 ▶ Spezielle Ausrüstung der Höhenrettung: Bohrgeräte der Berufsfeuerwehr Düsseldorf

- Wurfsack: zur Überwindung von Hindernissen, z.B. Bach, Fluss oder zur Fixseilinstallation in Bäumen
- Baumsteigeisen zur Rettung von Personen oder Tieren aus Bäumen, z.B. Gleitschirmflieger, Drachenflieger, Katzen
- Arbeitssitz – für längere Arbeiten bei freiem Hängen im Seil
- Akku-Bohrmaschine zum Setzen von Schwerlastankern in Beton
- diverse Arbeitsseile
- 1 Stahlseil, ca. 4 m lang: als Verbindungsmittel zwischen Auffanggurt und Seil bei Arbeiten mit Trennschleifer, Kettensäge oder an scharfen Kanten
- 2 Schnittschutztüllen, 1,5 m lang, als Seilschutz bei o.g. Arbeiten.

5.3 Einsatztaktik

5.3.1 Einsatztaktische Grundvarianten einer Höhenrettung

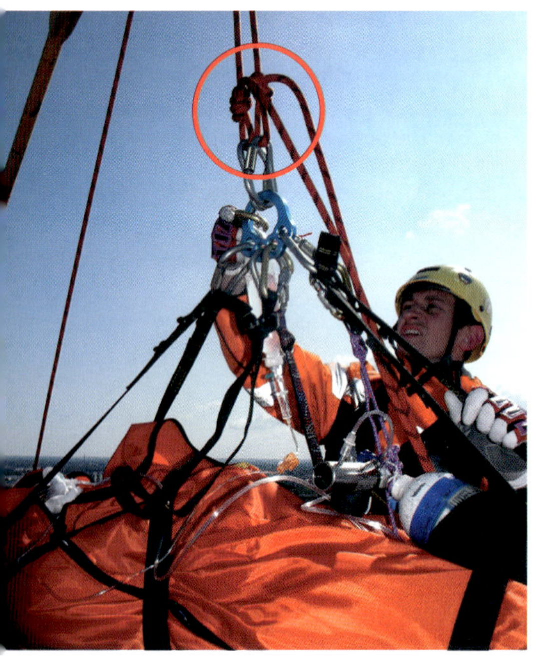

Abb. 3 ▶ Sicherheit hat oberste Priorität, immer doppelt gesichert mit zwei Seilen

Bei der Geräteauswahl und der taktischen Vorgehensweise sollte man auf den Grundsatz »Wenig – einfach – alles – sicher« viel Wert legen. Auf diese Weise kann für alle Beteiligte maximale Sicherheit erreicht werden.

Während des Einsatzes ist das Tragen der Persönliche Schutzausrüstung für den Höhenretter obligatorisch. In der HÖRG kommen immer zwei voneinander unabhängige Seilbremsen und zwei Seile zum Einsatz (Lastseil/Sicherungsseil), die an zwei getrennten Festpunkten befestigt werden. Eine lückenlose Redundanz ist anzustreben.

Eine Ausnahme bilden der gesicherte vertikale oder horizontale Vorstieg beim Klettern an Gebäuden oder Objekten von unten und die Selbstrettung aus einem Gefahrenbereich. Aus den bisherigen Einsatzerfahrungen haben sich folgende sieben Grundvarianten herauskristallisiert:

▶ Variante 1: »Gesichertes Auf- oder Quersteigen»

Sicherung einer Person mit einem Dynamikseil, Zwischensicherungen und Seilbremse zum Aufstieg oder Querstieg an Gebäuden oder Objekten, zur Erreichung der Einsatzstelle mittels Klettertechnik und zur Installation eines Fixseiles (vertikal/horizontal).

Bei der Verwendung von zwei Seilen kommt es im Fall eines Sturzes zu einer Verdoppelung des Fangstoßes und damit zu einer erheblichen zusätzlichen Verletzungsgefahr des Stürzenden. Diese Variante stellt die einzige Ausnahme des Grundsatzes »Zwei Seile – lückenlose Redundanz« dar.

▶ Variante 2: »Passives Retten«

Kontrolliertes Ablassen von einer oder zwei Personen durch zwei HÖRG-Einsatzkräfte mit zwei autoblockierenden Seilbremsen (Lastseil/Sicherungsseil).

Da der Retter passiv am Seil hängt, ist eine adäquate medizinische Versorgung sowie physische und psychische Betreuung während der ganzen Abseilfahrt am Patienten möglich, ebenso der schnelle Wechsel zwischen Ablassen und Aufziehen. Bei dieser Variante kann auch nicht ausgebildetes Personal (Notarzt, Polizei usw.) abgelassen werden.

Die Kommunikation über Funk und das gegenseitige Vertrauen aller an der Rettung Beteiligten muss sichergestellt sein. Die »passive Rettung« hat sich in den meisten bekannt gewordenen Einsätzen bewährt.

▶ Variante 3: »Aktives Retten«

Kontrolliertes, selbstständiges Abseilen des Retters, d.h. der Retter steuert selbst den gesamten Abseilvorgang über eine autoblockierende Seilbremse. Das zweite Seil (Sicherungsseil) wird oben von einer Einsatzkraft der Höhenrettungsgruppe bedient. Eine Patientenbetreuung während des Abseilens ist bedingt bzw. nur mit Unterbrechung des Abseilvorgangs möglich, da der Retter den Abseilvorgang mit beiden Händen steuern muss.

▶ Variante 4: »Retten aus Tiefe«

Erweiterte Form der Variante 2 – passives Retten – in Verbindung mit Flaschenzugsystemen (lose Rolle, Potenz- oder Faktorenflaschenzug) mit Rücklaufsperren zum Ablassen und Aufziehen des Retters und des Patienten von unten nach oben.

Ein schneller Wechsel zwischen Ablassen und Aufziehen ist ebenso wie bei Variante 2 möglich. Die Bedienung des Sicherungsseils erfolgt durch einen zweiten Höhenretter.

▶ Variante 5: »Rettung einer im Seil hängenden Person«

Hier kann der Retter eine im Seil hängende Person sowohl mit Variante 2 (passives Retten) als auch mit Variante 3 (aktives Retten) während des Ablass- oder des Abseilvorgangs mittels Flaschenzugsystem in sein Sicherungssystem übernehmen.

In Ausnahmesituationen kann die Übernahme auch durch »Kappen« (Durchschneiden) des durch die betroffene Person belasteten Seils stattfinden. Der weitere Abseilvorgang wird bei beiden Techniken gemeinsam fortgesetzt.

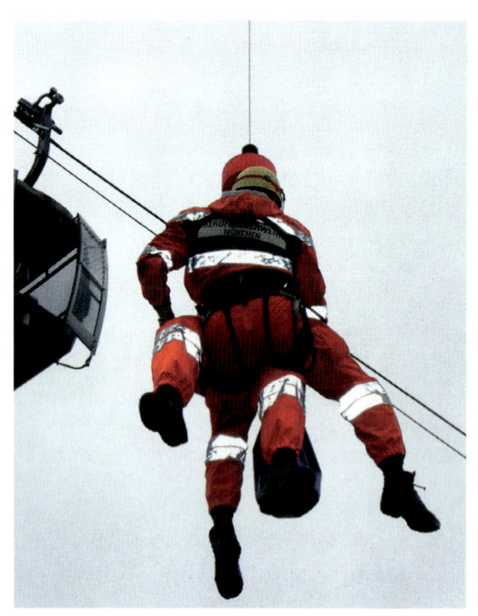

Abb. 4 ▶ Hubschrauber können eine gute Ergänzung zur Höhenrettung sein; hier bei einer Gondelrettungsübung

▶ Variante 6: »Seilbahn zwischen zwei Punkten«

Mit der Seilbahntechnik können Personen über unzugängliche Punkte oder Hindernisse auch über große Höhen passiv abgeseilt werden.

▶ Variante 7: »Luftrettungseinsatz«

Die Rettung von Personen mithilfe der Seilwinde oder dem Fixtau eines Hubschraubers sollte einer terrestrischen (bodengebundenen) Rettungstechnik vorgezogen werden, da die Rettung für den Patienten meist schneller und schonender durchzuführen ist. Der geeignete Hubschrauber mit der notwendigen Ausrüstung und die Ausbildung aller Beteiligten in der Luftrettung werden vorausgesetzt.

5.3.2 Weitere Varianten der Höhenrettung

- Aufstieg an einem vertikal installierten Fixseil
- schneller Zustieg mittels zweier Karabiner der Selbstsicherung
- Rettung mit für Personenrettung zugelassenen, motorbetriebenen Winden
- Personenrettung mit Mannschaftszug.

5.4 Höhenrettungsgruppe der Berufsfeuerwehr München

Im Mai 1996 nahm die Höhenrettungsgruppe der Berufsfeuerwehr München auf der Feuerwache 8 ihren Dienst auf. Die Synthese der Erfahrungen aus Bergrettung, Höhlenrettung und Industrieklettern – jeweils auf hohem internationalen Niveau – bildet die Grundlage der Mannschaft, bestehend aus 36 Höhenrettern. Die Mitglieder der HÖRG rekrutieren sich über ein genaues Anforderungsprofil und ein spezielles Auswahlverfahren. Aufgrund verschiedener Mehrfachqualifikationen setzt sich dieses Team zusammen aus 14 Rettungsassistenten, 9 Ausbildern und 33 Sachkundigen für Persönliche Schutzausrüstung.

Verteilt auf drei Wachabteilungen leisten die Höhenretter ihren regulären FW-Dienst auf dem Hilfeleistungslöschfahrzeug (HLF), der Drehleiter (DL) und dem Tanklöschfahrzeug (TLF) der FW 8. Wird die für das gesamte Stadtgebiet zuständige HÖRG alarmiert, rückt das HLF zusammen mit dem »Gerätewagen Höhenrettung« und einer Gesamtstärke von wenigstens 1/4, darunter mindestens ein Rettungsassistent, zur Einsatzstelle aus.

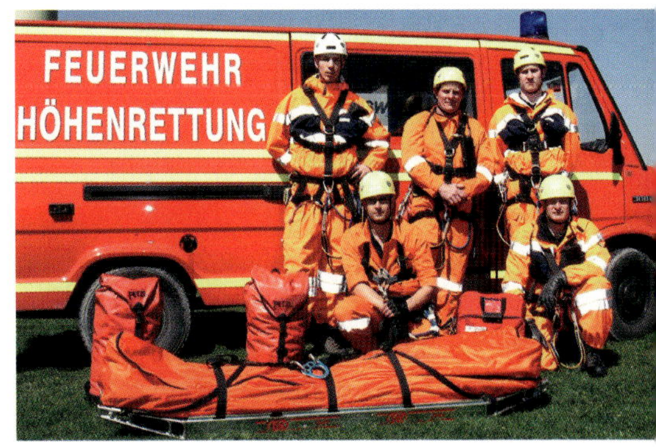

Abb. 5 ▶ Einsatzbereite HÖRG der Berufsfeuerwehr München mit standardisierter Grundausstattung

Dies hat den Vorteil, dass an der Einsatzstelle neben dem speziellem Gerät der HÖRG und der notfallmedizinischen Versorgung auch feuerwehrtechnisches Gerät zur Verfügung steht. Als erste HÖRG Deutschlands erkannte man in München die einsatztaktischen Vorteile des Hubschraubers: Dieser dient nicht nur zum schnellen Transport von Rettungskräften, sondern er kann auch – vorausgesetzt er ist mit der dafür notwendigen Technik ausgestattet – als adäquates, effektives und schnelles Rettungsgerät direkt in das Rettungsgeschehen integriert werden. Bedingt durch den gebirgsnahen Standort München stehen mehrere Hubschrauberbetreiber wie ADAC-Luftrettung GmbH, PHSt Bayern, BPOL (Fliegerstaffel Süd) und Bundeswehr (Lufttransportgeschwader 61 mit SAR-Kommandos) zur Verfügung, die neben ihren speziellen Aufgaben auch Gebirgsluftrettung betreiben und daher mit einer am Hubschrauber befestigten Seilwinde ausgestattet sind. Zusammen mit dem Klinikum Bogenhausen wurden auf der FW 8 rund 25 Notärzte in die Arbeitsweisen und Rettungstechniken der HÖRG eingewiesen. Durch diese neue Vorgehensweise ist es in München möglich, Patienten in Höhen oder sonstigen schwierigen Lagen noch vor Ort notärztlich zu versorgen.

Alarm- und Ausrückeordnung

Über die AAO der Feuerwehr München wird die HÖRG im statistischen Mittel zu etwa 110 Einsätzen pro Jahr alarmiert. Dabei kommt sie ca. 40-mal tatsächlich zum Einsatz. Die Einsätze unterteilen sich in etwa 20-mal »technische Hilfeleistung«, 15-mal »Personenrettung« und 5-mal »sonstige Hilfeleistungen«. In der AAO unterscheidet man zwischen dem terrestrischen Einsatz, dem Luftrettungseinsatz (Hubschrauber/Seilwinde) und der Kombination aus Luft und Boden. Hierbei dient der Hubschrauber als Transportmittel, die Rettung verläuft terrestrisch. Die gängigen Meldebilder der AAO setzen sich wie folgt zusammen:

Personenrettung:
- Person droht zu springen
- Person droht abzustürzen
- Person ist abgestürzt
- verletzte/erkrankte Person in Höhe/Tiefe.

Tierrettung:
- Tier in Not.

Technische Hilfeleistung:
- undichtes Dach
- Sturmschäden

- Dachteile drohen zu fallen
- Eiszapfen drohen zu fallen
- Gerüst droht einzustürzen
- Anforderung durch andere Feuerwachen
- Nachlöscharbeiten im absturzgefährdeten Bereich.

Indikationen für Luftrettungseinsatz:

Der Indikationskatalog für Hubschraubereinsätze richtet sich nach einem bestimmten Abfrageschema:

- verletzte oder erkrankte Person in Höhen (Kran, Turm, Kamin o.Ä.)
- Feuer im Hochhaus – Personen auf Dach (unmittelbare Befreiung der Personen aus Zwangslagen in Höhen mit Atemschutzgerät und Fluchthauben)
- Person in Gewässer (Einsatzstichwort für die Taucher der BF München)
- Person auf Insel, Haus, Dach eingeschlossen (Hochwasserlage)
- Anforderung des Hubschraubers durch Einsatzleiter HÖRG in Absprache mit dem Einsatzleiter Feuerwehr.

Durch die Standardisierung der Alarm- und Ausrückeordnung, der Ausrüstung und der Rettungstaktik sowohl Höhe als auch Tiefe, erreicht diese Höhenrettungsgruppe über Vereinfachung und Minimierung der Ausrüstung und Geräte einen hohen Sicherheitsstandard. In der Regel kann jede denkbare Einsatzsituation durch die Persönliche Schutzausrüstung gegen Absturz, der am Körper getragenen Ausrüstung (»hardware«) und den in Rucksäcken mitgeführten Seilen, Bandschlingen, dem Seilschutz und Abseilgerät gelöst werden.

5.5 Höhenrettung aus besonderen Einsatzlagen

5.5.1 Höhenrettungseinsätze an Windenergieanlagen

Der Gebrauch von Windenergieanlagen in Deutschland hat in den letzten 15 Jahren enorm zugenommen. Ende 2004 waren bundesweit insgesamt 16.543 Anlagen mit einer Gesamtleistung von 16.628,75 MW installiert. Täglich sind an unterschiedlichen Bautypen der verschiedenen Hersteller bis 120 m Höhe Servicetechniker für Bau-, Wartungs-, und Reparaturarbeiten unterwegs, aber auch Privatpersonen nutzen diese Anlagen zur Besichtigung und als sportliche Herausforderung. Mittlerweile ist eine Reihe von Unfällen und Bränden in Windenergieanlagen bekannt.

Im Wesentlichen besteht eine Windenegieanlage aus folgenden Bauteilen:

- dem Fundament und dem Turmfuß mit Eingang und Netzanschluss,
- dem Turm mit Plattformen, innenliegender Leiter und Steigschutzeinrichtung – bei großen Anlagen innenliegender Förderkorb,
- der Gondel – die Größe richtet sich nach der Leistung der Generatoren und dem möglichen Getriebe,
- dem Rotor, bestehend aus Rotorblättern und Nabe.

Gefahren in und an Windkraftanlagen sind neben den witterungsbedingten Verhältnissen die Absturzgefahr, Starkstrom und große, mechanisch bewegte Teile.

▶ Strategische Risikobewertung

Um eine schnelle und effektive Rettung zu gewährleisten, sollten folgende vorbereitende Maßnahmen getroffen werden (strategische Risikobewertung):

- Abfrageschema für die Leitstelle erstellen,
- genaue Angaben über den Standort jedes Windrades über UTM- (Universal Transverse Mercator) bzw. GPS- (Global Positioning System-) Koordinaten, Zufahrtsstraßen, Wege usw.,
- Nummerierung der WEA gut sichtbar am Boden und aus der Luft,
- Hubschrauberlandeplätze festlegen,
- Zugang zur Anlage sicherstellen,
- Stromabschaltung mit Hauptschalter zur Blockierung der beweglichen Teile,
- geeignete Festpunkte im Turm und an der Gondel installieren,
- Ausbildung mit Übungen an WEA durchführen,
- Einsatzvarianten festlegen (Variante 2 »Passives Retten« oder 3 »Aktives Retten«).

▶ Taktische Risikobewertung

Neben der strategischen ist eine taktische Risikobewertung (Bewertung der Gefahren vor Ort) bei Einsätzen obligatorisch. Bei Ankunft der HÖRG an der Einsatzstelle empfiehlt sich folgende Vorgehensweise:

- Hinzuziehen eines Technikers vor Ort,
- genaue Informationen über die Lage des Patienten und die Gesamtsituation einholen,
- Sicherheitsschilder, Warnhinweise oder Warnanstrich immer beachten!
- Abschalten der Anlage mit dem »NOT-AUS-Knopf« und Abschalten des Starkstroms mit Hauptschalter!,
- wegen der Windbewegungen kommt es unabhängig von Zu- oder Abschaltung der Stromversorgung zu Bewegungen der angetriebenen Bauteile! In der Gondel dagegen besteht die Möglichkeit, Bewegungen mechanisch zu blockieren,
- Trennung der Anlage von der externen Steuerung durch den Wartungsschalter (wenn vorhanden),
- um für den Rettungsverlauf besser positioniert zu sein (Ausstiegsluken, Ankunft am Boden), kann die Gondel eventuell über eine manuelle Steuerung gedreht werden.

▶ Einsatz an einer Windenergieanlage

Für den Einsatz an einer Windenergieanlage sind in der Regel eine Mannschaftsstärke von 1/4 der PSAgA mit »hardware« und folgender Ausrüstung ausreichend:

- zwei 100 m lange Statikseile mit zwei autoblockierenden Seilbremsen,
- ein 100 m langes Dynamikseil,
- ein Rettungsdreieck.

Zur medizinischen Versorgung:
- ein Notfallrucksack
- ein KED-System mit Zervikalstütze.

▶ Zugang zum Verletzten

Je nach Position des Verletzten – entweder im Gondelraum oder im Turm – gibt es einsatztaktisch unterschiedliche Vorgehensweisen:

- Bei der Rettung aus der Gondel steigen drei Rettungskräfte, gesichert mit dem »Läufer« der Steigschutzeinrichtung, nach oben. Stehen keine oder nicht ausreichend »Läufer« zur Verfügung, muss zur Sicherung ein Fixseil installiert werden (siehe Taktische Variante 1 »Gesichertes Auf- oder Quersteigen«). Nach der medizinischen Erstversorgung und Immobilisation des Verletzten (KED, Zervikalstütze usw.) findet die Rettung mithilfe des Rettungsdreiecks und zweier Statikseile, in Begleitung mit Notarzt oder Rettungsassistent über die Materialaufzugsluke der Gondel ins Freie statt (siehe taktische Variante 2 »Passives Retten« und 3 »Aktives Retten«).
- Eine Rettung von der Gondel über den Innenraum des Turms sollte wegen der zum Teil sehr beengten Verhältnisse wie Drehkranz der Gondel, Plattformen usw. vermieden werden.
- Im Turm kann die Rettung, abhängig von der Lage des Verletzten, von unten über Umlenkung (lange Seile oder Seilverlängerung) oder von einer Plattform

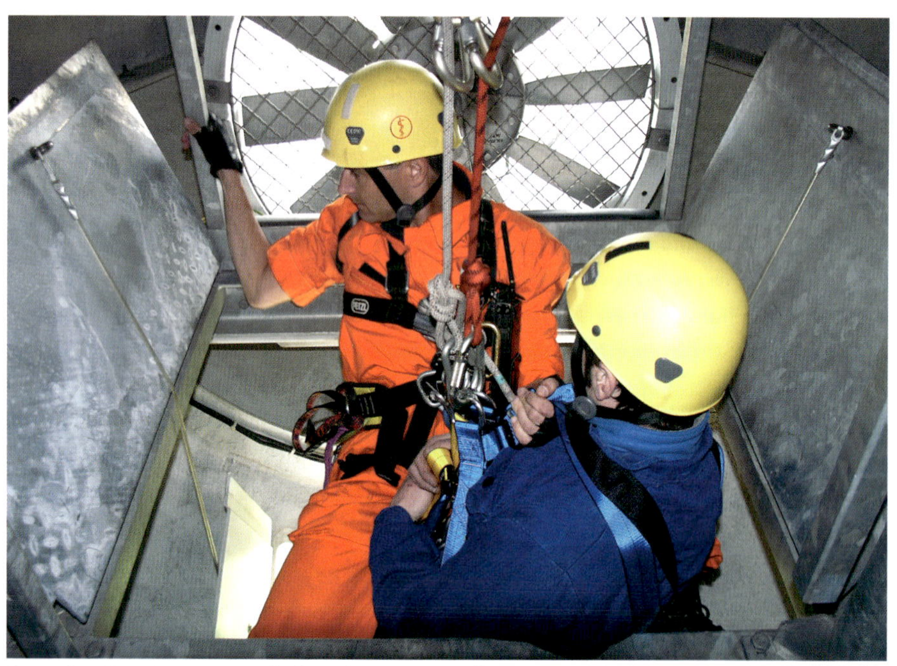

Abb. 6 ▶ Passive Rettung (taktische Variante 2) einer Person über die Materialaufzugsluke einer großen Windenergieanlage

im Turm aus bewerkstelligt werden. Dazu steigen nur ein oder zwei Retter zu der Person auf, klettern an ihr vorbei, befestigen ca. 1 m oberhalb der Person pro Seil eine Umlenkrolle und lassen sich anschließend wieder auf gleiche Höhe mit der Person ab.

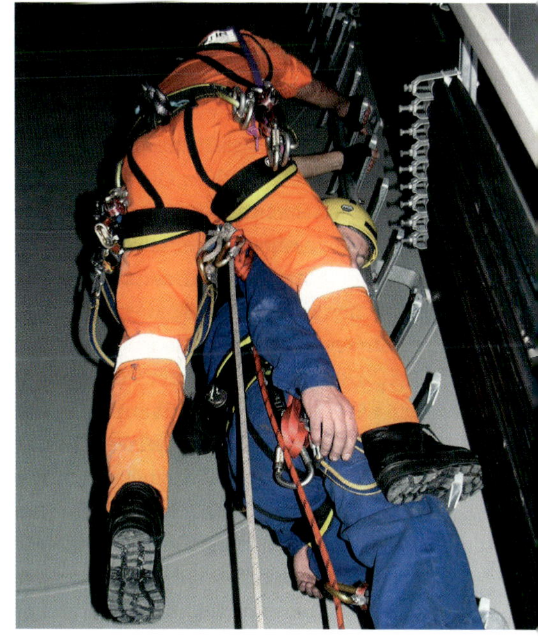

Abb. 7 ▶ Verunglückt ein Arbeiter im Aufstiegsschacht einer Windkraftanlage, muss zunächst ein Höhenretter am Verunfallten vorbeisteigen, um die für die Rettung notwendige Sicherung anbringen zu können

Nach Übernahme des Verletzten in das »HÖRG-System« werden beide – Retter und Verletzter – langsam abgeseilt. Hier können sowohl die taktische Variante 2 »Passives Retten« als auch Variante 3 »Aktives Retten« zum Einsatz kommen:

- Aufgrund der beengten Verhältnisse im Innern einer WEA ist eine Rettung mittels Trage weitgehend nur in vertikaler Position möglich. Hier hat sich die Kombination aus Immobilisation mit KED-System, Zervikalstütze und Rettungsdreieck bewährt.
- Die bekannt gewordenen Verletzungsmuster reichen über leichte Haut- und Schürfwunden, Frakturen der Wirbelsäule, der Extremitäten, Schädel-Hirn-Traumata, Stromschlag, Verbrennungen, internistischen Notfällen bis hin zum Exitus.

▶ Brandbekämpfung

Brandbekämpfung in Windenergieanlagen kann aufgrund der fehlenden stationären Wasserversorgung, wegen der großen Gefahr herabfallender Teile – innen und außen – und aus Gründen des Eigenschutzes in der Regel nicht durchgeführt werden. Für die Feuerwehr erschöpft sich die Arbeit daher zwangsläufig in einer großräumigen Absperrung und kontrolliertem Abbrennen.

5.5.2 Höhenrettungseinsätze an Hochhäusern

HÖRG-Einsätze an Hochhäusern unterscheiden sich vom Ablauf nur unwesentlich von anderen Rettungseinsätzen in großer Höhe. Der Vorteil bei einem HÖRG-Einsatz an Hochhäusern, z.B. Personenrettung aus einem Personenförderkorb (»Fensterputzgondel«), gegenüber Einsätzen am Kran oder einer Windkraftanlage besteht darin, dass die Höhe oder das Dach in der Regel mit einem Aufzug erreichbar sind und nicht zu Fuß hochgestiegen werden muss, was die Gesamteinsatzzeit erheblich verkürzen kann.

Im Rahmen der strategischen Risikobewertung sollte man sich allerdings mit den Örtlichkeiten und den Gegebenheiten vor Ort vertraut machen. Die Festpunktsituation auf Hochhausdächern ist allgemein gut. Auf fast jedem Hochhausdach befinden sich technische Anlagen wie Lüftungs- und Klimatechnik, Antennenmasten oder Festpunkte für Arbeiten im absturzgefährdeten Bereich. Sinnvoll wäre, die vor Ort zuständigen Sicherheitstechniker hinzuzuziehen. Die Höhe sollte bekannt sein, und die entsprechende Seillänge ist vorzuhalten. Grundsätzlich sollten Statikseile verwendet werden, da Dynamikseile aufgrund der großen Höhe eine nicht zu unterschätzende Seildehnung aufweisen.

Besonderheiten und Gefahren bei Einsätzen in bzw. an Hochhäusern:

- Den Bereich um die Einsatzstelle großräumig absperren! Herabfallende Ausrüstungsgegenstände oder Gebäudeteile können hunderte Meter weit fliegen.
- Die Temperatur in der Höhe beachten (Wärmeschutzkleidung). Die gefühlte Temperatur sinkt mit zunehmender Windgeschwindigkeit (»Windchilleffekt«).
- Windrichtung und -stärke können ein Abdriften des Höhenretters am/vom Gebäude zur Folge haben. Wenn notwendig, zusätzlich mit Führungsseil arbeiten!
- Die taktische Einsatzvariante 2 (»Passives Retten«) sollte auf jeden Fall bevorzugt werden.
- Funktionierende Funkkommunikation (evtl. Reservefunkgerät) ist obligatorisch!
- Lange Abseilzeiten (höhenabhängig) sollten immer einkalkuliert werden.

Brandbekämpfung mit Seilunterstützung an hohen Gebäuden ist aufgrund des hohen Risikos für die im Seil hängenden Personen zu vermeiden, da die in der HÖRG verwendeten Seile bei Temperaturen ab etwa 200 °C schmelzen und dadurch die Gefahr eines Seilrisses gegeben ist. Die Ausnahme sind Sicherungsarbeiten bei Nachlöscharbeiten.

Bei einem ausgedehnten Wohnungs- oder Etagenbrand, bei dem alle Treppenhäuser stark verraucht und alle Fluchtwege nach unten abgeschnitten sind, können sich Personen eventuell nur noch über das Treppenhaus nach oben auf das Hochhausdach in Sicherheit bringen. Hier besteht die Möglichkeit, dass sich Höhenretter, ausgerüstet mit Atemschutzgeräten, mithilfe der Seilwinde eines Hubschraubers zu den eingeschlossenen Personen abseilen, diese mit Fluchthauben und Rettungsdreiecken ausrüsten, um sie anschließend wiederum mittels der Seilwinde des Hubschraubers in Sicherheit zu bringen. Dieser Vorgang wiederholt sich so oft, bis alle Personen aus ihrer misslichen Lage befreit sind.

Diese außergewöhnlichen Situationen und Rettungsaktionen erfordern spezielles Gerät, eine spezielle Ausbildung und das notwendige Training. Mittlerweile sind zahlreiche dramatische und tragische Rettungsversuche an brennenden Hochhäusern dokumentiert, bei denen die Rettungsmannschaften die auf dem Dach eingeschlossenen Personen nicht mehr retten konnten!

5.5.3 Höhenrettungseinsätze an Kränen

Allgemein unterscheidet man bei Kränen zwischen stationären, mobilen Kränen und Turmdrehkränen. Je nach Größe des Krans kann die Bedienung über Fernsteuerung oder

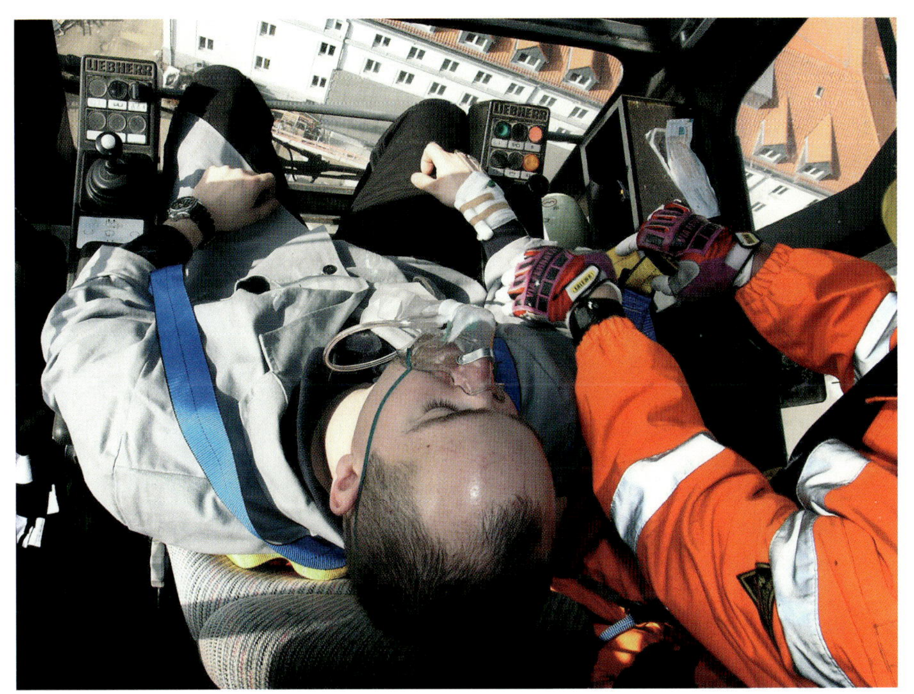

Abb. 8 ▶ Bei der Rettung aus einer Kranführerkabine eines Baukrans erhält zumeist nur ein Höhenretter Zugang zum Patienten

direkt von einem fest installierten Führerstand am Kran stattfinden. Stationäre Kräne sind fest an Objekten befestigte Kräne im Freien oder in Hallen, sie dienen zum Be- und Entladen von Frachtgütern oder dergleichen. Unter mobilen Kränen versteht man sämtliche Typen von Autokränen mit Rädern oder auch mit Kettenantrieb. Beim Turmdrehkran, der überwiegend auf Baustellen zu finden ist, gibt es zwei unterschiedliche Bautypen, den »Untendreher« und den »Obendreher«.

Aus einsatztaktischer Sicht und der Gefahrenbeurteilung vor Ort kann dies aus Gründen der Sicherheit für die Einsatzkräfte entscheidend sein. Der »Untendreher« stellt sich ohne Montagehilfe konstruktionsbedingt selbst auf. Beim »Obendreher« muss zum Aufstellen und zur Montage ein Autokran hinzugezogen werden.

▶ Der »Untendreher« besteht aus den Bauteilen ...

- Unterwagen mit Gewicht
- Drehteil mit Turm, Leiter, und Ausleger mit Laufkatze und Lasthaken
- je nach Größe eine Kranführerkabine.

▶ Der »Obendreher« besteht aus den Bauteilen ...

- Unterteil
- Turm mit Leiter zum Aufsteigen
- Drehteil

- Kranführerkabine
- Ausleger mit Laufkatze und Lasthaken
- Gegenausleger mit Gewicht.

▶ Gefahren am Kran

Die zu erwarteten Gefahren am Kran bestehen neben den witterungsbedingten Verhältnissen, der Absturzgefahr, der großen, mechanisch bewegten Bauteile, Starkstrom und instabilen Konstruktionen (behelfsmäßige Geländer, Brücken usw.) auch in dem Verhalten des zu Rettenden, speziell seinem psychischen Zustand.

▶ Einsatzvorbereitung

Zur Einsatzvorbereitung (strategische Risikobewertung) ist Folgendes notwendig:

- Abfrageschema für die Leitstelle
- Feststellung der Standorte der Kräne
- Kenntnisse über die unterschiedlichen Typen der Kräne
- Ausbildung und Übungen an Krananlagen
- Festlegung geeigneter Einsatzvarianten.

▶ Einsatz an Kränen

Bei Einsätzen an Kränen sind in der Regel eine Mannschaftsstärke von 1/4 der PSAgA mit »hardware« und folgende Ausrüstung ausreichend:

- 2 × 100 m Statikseile mit je einer autoblockierenden Seilbremse
- 1 × 100 m Dynamikseil
- 1 Rettungsdreieck
- 1 Rettungstrage (je nach Meldebild und Position des Verunglückten).

Zur medizinischen Versorgung wird benötigt:

- 1 Notfallrucksack.

▶ Vorgehensweise der Höhenrettungsgruppe

Neben der strategischen Risikobewertung ist eine taktische Risikobewertung bei Einsätzen wichtig. Bei dem Eintreffen der HÖRG vor Ort empfiehlt sich folgende Vorgehensweise:

- Ansprechperson für Kran (Techniker) ermitteln.
- Genaue Information über die Lage des Patienten und die Gesamtsituation einholen.
- Sicherheitsschilder, Warnhinweise oder Warnanstriche beachten!
- Da der Kran durch Windeinfluss immer bewegt werden kann, besteht im Bereich des Drehteils beim »Obendreher« Lebensgefahr durch Einklemmen.
- Bei Rettungsmaßnahmen sollte der Kran im Drehwerk immer blockiert sein. Dies erreicht man durch Betätigung des Not-Aus-Knopfes (nicht bei allen Bautypen gleich). Der Not-Aus-Knopf schaltet nur die Steuerung aus, die Hauptspannung liegt weiterhin an!

- Die Rettungsmannschaft steigt über die Leitern, die der Kranführer täglich ohne Sicherung beschreitet, ebenfalls ohne zusätzliche Sicherung auf.
- Wichtig: Bei Einsätzen oder Übungen am Ausleger sollte der Kran von der Stromzufuhr getrennt werden.
- Ist der Kran nicht in Betrieb (Windfreistellung), besteht keine Möglichkeit, den Kran zu blockieren (die Veranlassung zur Blockierung kann eventuell durch autorisierte Personen erfolgen).

Abhängig vom Bautyp kann der Kranbetrieb bis zu einer maximal zulässigen Windgeschwindigkeit von 72 km/h stattfinden.

Je nachdem, wo sich der Patient befindet, ob im Turm, in der Kranführerkabine, dem Gegenausleger oder dem Ausleger und dem Meldebild, gibt es einsatztaktisch unterschiedliche Vorgehensweisen.

▶ Luftrettungseinsatz

Befindet sich der Erkrankte bzw. Verletzte in oder an der Kranführerkabine oder dem Gegenausleger, geschieht die Rettung am schnellsten, schonendsten und effektivsten mittels Hubschrauber (Variante 7). Dieser sollte bereits von der Feuerwache aus angefordert werden. Ein Hubschraubereinsatz bringt den Helfern einen großen Zeitvorteil:

- Kein Zeitverlust durch hohes Straßenverkehrsaufkommen während des Anflugs zur Einsatzstelle.
- Kein Aufstieg auf den Kran (80 m!), da die HÖRG mit Ausrüstung und Gerät am Gegenausleger vom Hubschrauber aus mittels Seilwinde von oben abgesetzt wird.
- Bei verschlossener Dachluke der Kranführerkabine: kurzes Abseilen an der Kabine vorbei und Zugang über den Turm von unten.
- Nach der Erstversorgung und dem Verlagern des Patienten mithilfe einer losen Rolle auf den Gegenausleger in den Luftrettungssack, wird er mit der Seilwinde des Hubschraubers aufgewincht, in den Hubschrauber eingeladen und sofort in das geeignete Zielkrankenhaus geflogen.
- Wichtig: Diese Variante muss geübt und kann nur von in der Luftrettung ausgebildeten Personen durchgeführt werden.

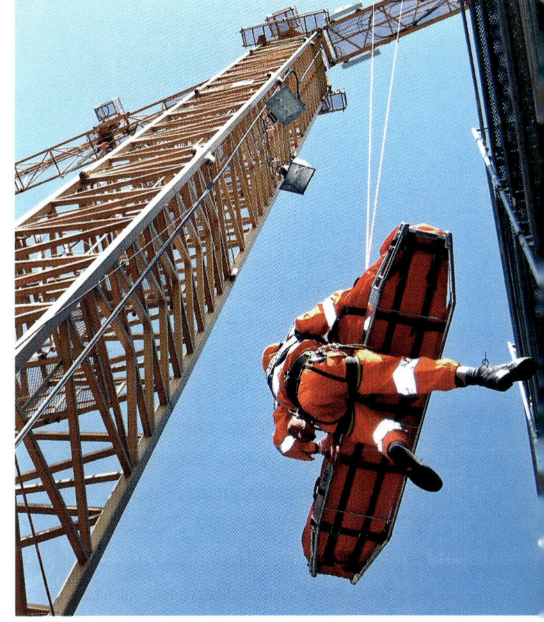

Abb. 9 ▶ Vom Gegenausleger des Krans kann der Verletzte zusammen mit einem Höhenretter terrestrisch abgeseilt werden

Steht kein Hubschrauber zur Verfügung, verlängert sich der Einsatz entsprechend der Gegebenheiten.

▶ Terrestrische Rettung

Bei terrestrischer Rettung empfiehlt es sich, den Patienten, nachdem er in der Trage fixiert auf dem Gegenausleger liegt, durch »Passives Retten« (Variante 2) in Begleitung eines Retters nach unten zu bringen.

Eine Rettung vom Kranausleger erfordert eine einsatztaktische Kombination aus »Gesichertem Auf- oder Quersteigen« (Variante 1) und »Passivem« oder »Aktivem Retten« (Variante 2 oder 3) mit dem Rettungsdreieck.

Folgende Notfallbilder bzw. Verletzungsmuster sind für Höhenrettungseinsätze an Kränen dokumentiert: Retten von suizidgefährdeten Personen, Frakturen und Quetschungen an Fuß und Hand, internistische Notfälle sowie Todesfälle.

Wichtig: Nach Einsatz- oder Übungsende muss der Kran wieder freigestellt werden, da durch starken Wind Umsturzgefahr besteht.

5.5.4 Höhenrettungseinsätze an Hochspannungsanlagen

Das Auswechseln von Isolatoren, Anbringen von Kurzschlussanzeigern oder Vogelschutzeinrichtungen, Abdecken von unisolierten Niederspannungsfreileitungen, Montage, Wartungsarbeiten und Rostschutz bzw. Anstricharbeiten sind nur einige der Arbeiten, die in regelmäßigen Abständen oder je nach Bedarf an verschiedenen der etwa 280.000 Hochspannungsmasten bzw. Überlandleitungen in Deutschland durchgeführt werden. Als Hochspannungs- bzw. Höchstspannungsleitungen bezeichnet man Stromleitungen mit Spannungen von 380.000 V, 220.000 V und 110.000 V. Ihre Gesamtlänge beträgt rund 116.000 km.

Bei der Rettung von Personen aus Hochspannungsanlagen muss in besonderem Maße von Beginn an umsichtig und überlegt gehandelt werden. Eigenschutz hat bei diesen Einsätzen absolute Priorität.

Das Betreten der Umgebung heruntergefallener Freileitungen kann lebensgefährlich sein. In Abhängigkeit von Art und Zustand des Bodens und von der Größe der eingeleiteten Spannung entstehen lebensgefährliche Spannungstrichter, denen nur mit ausreichend Sicherheitsabstand begegnet werden darf.

Zunächst spielt es für das Einsatzpersonal keine Rolle, ob es sich um eine 1 kV, 110 kV, 220 kV oder gar 380 kV Hochspannung handelt. Grundsätzlich muss jede elektrische Anlage als spannungsführend angesehen werden, bevor sie nicht durch Fachkräfte des Betreibers nachweislich freigeschaltet ist.

Die Sicherung gegen das Wiedereinschalten, die Feststellung der Spannungsfreiheit, Erden und Kurzschließen, Abdecken benachbarter Spannungsträger – all diese Maßnahmen können ausschließlich der Anlagenbetreiber bzw. dessen Mitarbeiter sicherstellen! Erst nach Zusicherung der beschriebenen Maßnahmen durch den Anlagenbetreiber und Klarheit über den Unfallhergang können Rettungsmannschaften den Hochspannungsmasten oder die Freileitungen besteigen bzw. befahren.

Aus HÖRG-einsatztaktischen Gründen ist es sinnvoll, die verunfallte Person möglichst schnell mit der Taktikvariante 2 (»Passives Retten«), Variante 3 (»Aktives Retten«) oder Variante 5 (»Rettung einer im Seil hängenden Person«) auf Erdgleiche zu bringen. Auch besteht die Möglichkeit, die Taktikvariante 2 (»Passives Retten«) von unten gesteuert über zwei Seilumlenkungen oben anzuwenden. Diese Variante erfordert allerdings die doppelte Länge des Sicherungs- bzw. Lastseils. Bei hohen Gittermasten kann es notwendig sein, die Rettungslast (Patient/Retter) über ein zusätzlich gespanntes Seil (Führungsseil) vom Masten weg abzuweisen, da die Gefahr des Einfädelns bzw. Hängenbleibens an Gitterkonstruktionen besteht. Eine angemessene medizinische Versorgung auf dem Masten kann bauartbedingt – beispielsweise beim Gittermast – eher als problematisch betrachtet werden.

Bei der bodengebundenen Rettung von Personen aus freihängenden Fahrkörben zwischen zwei Hochspannungsmasten – beim Bau von Überlandleitungen – muss mit speziellen Rollen und speziellem Rettungsgerät – gleich der Rettung von Personen aus Gondelbahnen – gearbeitet werden. Hier besteht auch die Möglichkeit, mit der Variante 7 (»Luftrettungseinsatz«) die Person mittels Hubschrauber aus der Luft schnell und effektiv zu retten. Da dieses Rettungsmanöver äußerst hohe Anforderungen an das fliegerische und rettungstechnische Können stellt, bleibt es ausnahmslos nur einem sehr kleinen Personenkreis vorbehalten, im Training wie im Einsatzfall.

5.5.5 Höhenrettungseinsätze an Mobilfunkmasten

Mindestens 75% der Bevölkerung nutzen ein Mobilfunktelefon. Rund 40.000 Mobilfunkmasten sind derzeit bundesweit in Betrieb und weitere Masten werden künftig infolge der neuen UMTS-Technik errichtet. Aufgrund von Installations- und Wartungsarbeiten sind täglich zahlreiche Arbeiter bzw. Monteure an diesen Anlagen beschäftigt.

Die Antennentragewerke sind äußerst vielfältig: Neben dem einfachen Dachaufbau eines kleinen Hauses bis zu hohen Beton- und Stahltürmen, die bei Bedarf neben den unterschiedlichen Funkdiensten auch Plattformen aus Stahl oder Beton und die dazu erforderlichen Betriebsräume enthalten, sind viele Gebäudevariationen möglich. Die UKW-Antennen befinden sich in der Regel im unteren Bereich des Antennenträgers, darüber die VHF-Antennen (VHF – Very High Frequency) und an der Spitze die UHF-Antennen (UHF – Ultra High Frequency) in einem selbsttragenden, glasfaserverstärkten Kunststoffzylinder. Dazwischen können begehbare Plattformen für Wartungs- und Kontrollarbeiten angebracht sein. Für Umsetzeranlagen sind freitragende Stahlgittertürme, abgespannte Gitter- oder Schleuderbetonmasten üblich.

Bedeutsame Gefahren und Risiken im Nahbereich von Sendeantennen gehen von nichtionisierender Strahlung (Radiofrequenzen, Mikrowellen), elektrischen und magnetischen Feldern, Kommunikationslasern (Glasfaserverbindungen, in der Regel umschlossen und ungefährlich, Vorsicht jedoch bei offenen Enden eines Glasfaserkabels), Mikrowellen-Frequenzen vom UKW-Band bis zu hochfrequenten Mikrowellen aus. Über eine Antenne können gleichzeitig mehrere Programme abgestrahlt werden, d.h. mehrere Sender arbeiten auf einer Antenne – dadurch besteht zwangsläufig Leistungssummierung.

Normalerweise werden die Anlagen bei Arbeiten außer Betrieb genommen. Im Einsatzfall ist es aber trotzdem wichtig, sich mit dem Anlagenbetreiber bzw. den verantwortlichen Personen vor Ort in Verbindung zu setzen. Eine Einsicht in den an allen Standorten ausliegenden Rettungsplan ist unumgänglich. Er enthält alle für das Rettungspersonal wichtigen Informationen und Telefonnummern über Betreiber, Ansprechpartner, Zugangswege, Strahlung, Sicherheitszonen, Sicherheitsabstand, Gefahrenbereiche, Rettungswege usw.

Zur Minimierung der Gefährdung des Einsatzpersonals sollte das Sendesystem außer Betrieb genommen werden (in der Praxis oft nicht realisierbar, da wichtige Radio- oder Telefonverbindungen unterbrochen werden könnten). Grundsätzlich sollte vermieden werden, sich direkt vor einer Mikrowellenantenne aufzuhalten oder länger als notwendig in deren Nähe zu arbeiten. Als Faustformel gilt: Die Sendeleistung in Richtung der Ausrichtung der Antenne nimmt proportional mit dem Durchmesser der Schüssel zu. Sicherheitsabstände beziehen sich auf den jeweils kürzesten Abstand zum Antennenfeld und gelten nur neben und hinter der Antenne (Reflektorebene), seitlich vor dem Reflektor und bei Annäherung von unten und oben an die Antenne. Sie gelten nicht im Winkelbereich von 45° zur Hauptstrahlrichtung. Der Aufenthalt in diesem Bereich erfordert wesentlich höhere Sicherheitsabstände. Personen mit Herzschrittmachern oder ähnlichen Geräten dürfen solche Anlagen nicht betreten. Kontakt mit Mikrowellenstrahlung kann zu akuten lokalen Verbrennungen bzw. Gesundheitsschäden führen.

Der Zugangsweg für die Rettungskräfte besteht normalerweise über die fest installierten Steigschutzeinrichtungen mit den Auffanggeräten, die zur Sicherung gegen Absturz verwendet werden (sofern vorhanden). Besteht kein Zugriff auf ein mitlaufendes Auffanggerät, muss mit der einsatztaktischen Variante 1 (»Gesichertes Auf- oder Quersteigen») aufgestiegen werden. Zur Rettung sollte man die einsatztaktische Varianten 2, 3 oder 5 anwenden (siehe auch Rettung von Hochspannungsmasten). In jedem Fall muss vermieden werden, dass sich die Rettungslast, d.h. Patient/Retter, während des Abseilens vor den Antennen bewegt!

Die Einsatzvariante 7 (»Luftrettungseinsatz«) kommt bei Rettung an Mobilfunkmasten nicht in Frage, da mit einer Störung des Zentralcomputers des Hubschraubers durch die eventuell noch vorhandene Strahlung der Anlage zu rechnen ist und die Gefahr besteht, dass das Windenseils an den Bauteilen der Antenne hängenbleibt. Sinnvollerweise wird der Hubschrauber als schnelles Transportmittel für die Rettungskräfte eingesetzt, während die Rettung vor Ort bodengebunden stattfindet.

5.5.6 Fallbeispiel: Einsatz »Erkrankte Person auf Kran«

Kranführer aus 35 m Höhe gerettet

Einsatzort:	München, Eversbuschstraße 28		
Datum:	30.07.2002	Zeit:	11.53 Uhr
Meldung über:	Fernsprecher		
Alarmstichwort:	Person droht abzustürzen		

Tab. 1 ▶ Alarmierte Fahrzeuge

	Uhrzeit			
Funkruf	**aus**	**an**	**ab**	**ein**
ELW 6.10.1	11.57	12.02	13.01	13.05
1. I-Dienst Florian 10.1	11.58	12.09	13.08	13.05
1. HLF 6.49.1	11.57	12.02	13.08	13.42
DL 6.30.1	11.57	12.01	13.05	13.11
2. HLF 6.49.2	11.58	12.01	12.11	12.24
RTW BF 7.71.1	11.57	12.06	12.59	13.12
1. HLF 8.49.1	11.58	12.17	13.19	13.47
GW Höhenrettung 8.59.1	11.58	12.16	13.18	13.41
RTH »Christoph 1«	12.09		13.06	13.07

Tab. 2 ▶ Einsatzprotokoll: Rückmeldungen

Datum	Uhrzeit	Melder	Rückmeldungsart
30.07.02	12.13 Uhr	Florian 10.1	
Der Kranführer hat in der Kabine einen Herzinfarkt erlitten, eine Rettungsassistentin vom privaten Rettungsdienst ist bereits vor Ort. Zwei Rettungsassistenten der Berufsfeuerwehr steigen mit Notfallrucksack und EKG zum Kranführer hoch und unterstützen die Kollegin.			
30.07.02	12.22 Uhr	RTH »Christoph 1«	
Rettungsassistent und Notarzt vom Rettungshubschrauber »Christoph 1« mittels Seilwinde auf Kran abgesetzt.			
30.07.02	12.39 Uhr	Florian 10.1	
RTH »Christoph 1« hat zwei Höhenretter mit der Seilwinde auf dem Kran abgesetzt. Nach der medizinischen Versorgung des Kranführers konnte dieser durch die Höhenrettung mittels loser Rolle und Rettungsdreieck aus seiner Kabine gehoben und in den am Kran-Gegenausleger bereitgestellten Luftrettungssack verbracht werden.			
30.07.02	12.58 Uhr	Florian 10.1	
Patient wurde vom Kran zusammen mit dem Notarzt – mittels Seilwinde des RTH »Christoph 1« – aufgewincht, zu Boden gebracht und dort dem NAW übergeben.			
30.07.02	13.06 Uhr	RTH »Christoph 1«	
Einsatzende des RTH »Christoph 1«.			
30.07.02	13.08 Uhr	Florian 10.1	
Transport des Patienten in das Krankenhaus mit dem RTW in Begleitung des Notarztes. Abstieg aller Rettungskräfte vom Kran.			
30.07.02	13.17 Uhr	Florian 10.1	
Einsatzende: Arbeit beendet, alles ab.			

5.5.7 Terminologie Höhenrettung

▶ Aufwinchen / Abwinchen

Fachbezogener, gebräuchlicher Ausdruck für das Aufziehen/Ablassen einer/mehrerer Personen oder Gegenstände mit der Seilwinde eines Hubschraubers.

▶ Selbstsicherung

Der Retter sichert sich selbst – er ist in diesem Moment auf keine fremde Sicherung angewiesen.

▶ Fangstoß

Kraft, die bei einem Sturz durch das Abfangen der Fallenergie über das Seil auf den Körper übertragen wird. Die Fangstoßkraft wirkt auf das gesamte Sicherungssystem.

▶ Global Positioning System

Das Global Positioning System (GPS) ist ein elektronisches Orientierungssystem, das auf drei Hauptelementen basiert: Satelliten – Bahnverfolgungsstationen – Empfängergerät.

▶ Hardware

Englischer Begriff für »Eisenwaren«. In der Fachterminologie der Höhenrettung sind damit alle Ausrüstungsgegenstände wie Karabiner, Rollen, Seilklemmen, Abseilachter, autoblockierende Seilbremsen gemeint.

▶ Karabinerhaken/Karabiner

Dies sind Verbindungselemente unterschiedlicher Formen (oval, birnenförmig) und Größen sowie verschiedener Verriegelungsmechanismen der Verschlüsse (manuell, selbstverriegelnd).

▶ KED System

Das KED-System dient zur Immobilisation der Wirbelsäule (Halswirbelsäule, Brustwirbelsäule, Lendenwirbelsäule) während einer Rettung bis zur Verbringung des Patienten in das Krankenhaus.

▶ Läufer

Ein mitlaufendes Auffanggerät zum gesicherten Aufsteigen an einer fest installierten Steigschutzeinrichtung, z.B. an Kaminen, Türmen, Windenergieanlagen.

▶ Mannschaftszug

Das manuelle Aufziehen von Personen oder Gegenständen, z.B. aus einem Schacht, durch mehrere Personen gleichzeitig.

▶ Persönliche Schutzausrüstung gegen Absturz

Dieser Terminus wird im Bereich der Höhenrettung PSA gegen Absturz verwendet. Als Persönliche Schutzausrüstung gegen Absturz (PSAgA) gilt jede Vorrichtung oder jedes Mittel, das dazu bestimmt ist, von einer Person getragen oder gehalten zu werden, um diese gegen Risiken zu schützen, die Gesundheit oder Sicherheit gefährden können. Es gibt drei Kategorien der PSA. In einer Höhenrettung sollte nur PSA der Kategorie 3 zum Einsatz kommen. Dabei handelt es sich um PSA, die gegen tödliche Gefahren oder ernsthafte und irreversible Gesundheitsschäden schützen soll.

▶ Redundanz

Der Ausfall einer Komponente wird von einem anderen Element unter Beibehaltung der Funktionssicherheit übernommen.

▶ UTM

Mit dem UTM-Koordinatensystem, das für militärische Zwecke entwickelt wurde, können weltweit punktgenaue und unverwechselbare Standortangaben – auf 100 m genau – anhand von Zahlen bestimmt werden.

U – universal (winkeltreu, längentreu und annähernd flächentreu)
T – transversal (querachsig – Zylinderachse steht rechtwinklig zur Erdachse)
M – Mercator, Entwickler der Zylinderprojektion

www.feuerwehr.muenchen.de
www.mi.sachsen-anhalt.de/bks-heyrothsberge
www.eusr.org/
www.energiefakten.de
www.windkraft.de

5.6 Luftverlastbare Höhenrettung

P. Bargon

Die Einrichtung von Höhenrettungsgruppen konzentriert sich zumeist auf große Berufsfeuerwehren, deren Hauptarbeitsfeld im städtischen Bereich liegt. Große Baustellen und Gruben, große Gebäude, U-Bahn-Bau usw. stellen ein hohes Gefahrenpotenzial dar. Bei Einsätzen in ländlich strukturierten Gebieten müssen die HÖRG schnell an die Unglücksstelle gebracht werden, was sinnvollerweise auf dem Luftweg erfolgen sollte.

Unter bestimmten Vorraussetzungen können Hubschrauber eine gute Ergänzung zur Höhenrettung darstellen. Zu nennen wären beispielsweise die schnelle Rettung von einem Baukran (Kap. 5.5) oder die Rettung aus Seilbahnen (Kap. 2.14). Hubschrauber können aber auch eine Gruppe von Höhenrettern und deren Ausrüstung zu einem weit entfernten Einsatzort bringen, wenn eine Bodenverlastung zu lange dauern würde. Dieses taktische Vorgehen ist insbesondere dann sinnvoll, wenn am Ort des Notfalls keine Höhenrettung zur Verfügung steht. So können z.B. im ländlichen Bereich stehen-

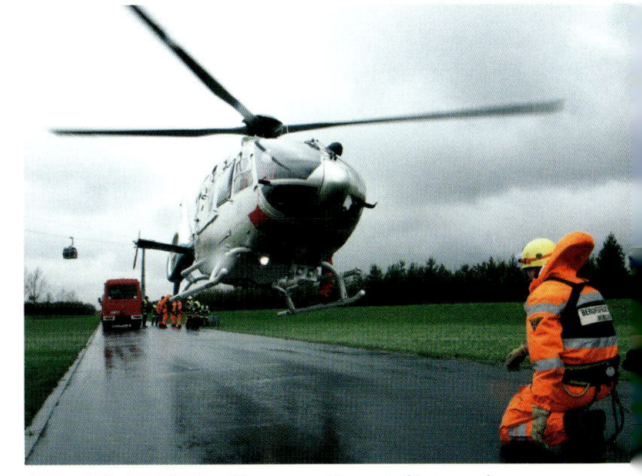

Abb. 10 ▶ Eintreffen von Spezialisten der Höhenrettung an der Einsatzstelle. An Orten, an denen keine Höhenrettung verfügbar ist, können Spezialisten mit dem Hubschrauber an die Einsatzstelle herangeführt werden

de Windkraftanlagen im Fall einer Notfallsituation schnell erreicht werden. Hierzu können die regulären RTH, aber auch die Hubschrauber der Länderpolizeien, der Bundespolizei und die SAR-Maschinen der Bundeswehr herangezogen werden.

Eine Absprache über Vorlaufzeiten und mögliche Verlastungsmengen der nötigen Ausrüstung sowie die Transportkapazität für das Personal ist vor einem Einsatz unbedingt erforderlich. Auch gemeinsame Übungen mit der Höhenrettungsgruppe und der Hubschrauberbesatzung sind für eine reibungslose Zusammenarbeit im Einsatz von großem Vorteil.

Vor Flugantritt muss eine Sicherheitseinweisung auf dem betreffenden Hubschraubermuster erfolgen. Damit es im Einsatz zu keiner Verzögerung kommt, sollte im Idealfall die Sicherheitseinweisung vorher, z.B. bei einer Übung, durchgeführt werden. Die Sicherheitseinweisungen sind in der Regel für ein Jahr gültig.

Die Aufnahme einer komplett luftverlasteten Höhenrettungsgruppe mit ihrer Ausrüstung ist bei den meisten Hubschraubertypen nicht möglich (je nach Muster maximales Abfluggewicht). Zwei bis drei Höhenretter mit Ausrüstung können aber schnell an die Einsatzstelle verbracht werden und mit ersten Sicherungsmaßnahmen oder Vorbereitungen, auch für die technische Rettung der verunglücken Person, beginnen. Entweder werden die restlichen Höhenretter mit einem weiteren Flug oder mit dem Fahrzeug zur Einsatzstelle verbracht. In jedem Fall bringt das beschriebene Verfahren einen zeitlichen Vorteil für den Verunfallten.

5.7 Drehleiter und Telemast in der Höhen- und Tiefenrettung

5.7.1 Drehleiter mit Korb

Hubrettungsfahrzeuge wie Drehleitern mit Korb (DLK) und Telemast (TM) sind Fahrzeuge, die in erster Linie zur Rettung von Menschen aus Notlagen eingesetzt werden. Für die Rettung von Personen aus großen Höhen und Tiefen sind die DLK und TM eine unverzichtbare technische Hilfe.

Es gibt zahlreiche Ausführungen der Drehleiter mit Korb sowohl bezüglich der Arbeitshöhe als auch ihrer technischen Ausstattung. Im Einsatzdienst werden überwiegend hydraulisch betriebene DLK verwendet. Neben der Brandbekämpfung eignen sie sich für technische Hilfeleistungen aller Art. Sie werden ohne und mit Korb (ab einer Höhe von mehr als 30 m) verwendet. Ist letzteres der Fall, so ist der Korb vorn am Leiterpark montiert. Er dient zur Aufnahme von geborgenen Personen und Feuerwehrleuten. Darüber hinaus kann der Korb der DLK mit einer Krankentragenlagerung (KTL) für die Aufnahme einer DIN-Krankentrage aufgerüstet werden. Damit können verletzte und erkrankte Personen sicher und schnell aus Gebäuden, von Dachvorsprüngen, Flachdächern usw. nach unten befördert werden.

Eine Sonderausführung der Drehleiter mit Korb ist mit einem Lift ausgestattet. Der Lift kann wie ein Aufzug auf- und abgefahren werden. So können in rascher Folge Personen aus einem Gebäude evakuiert werden, ohne dass der Leiterpark der DLK abgelassen werden muss. Ein gleichzeitiger Betrieb von Leiterpark und Lift ist bei allen Modellen mit dieser Ausstattung möglich. Der Vorteil dieser Ausführung liegt darin, dass der Leiterpark in Position bleiben kann, während der Lift z.B. zur gleichen Zeit gerettete Personen nach unten befördert.

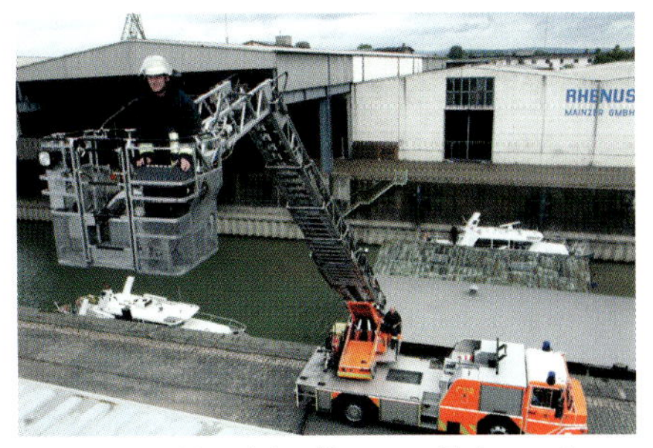

Abb. 11 ▶ Kombination aus Telemast und DLK: die 23-12 GL CS mit abgewinkeltem vorderen Leiterpark; hier das Fahrzeug der Berufsfeuerwehr Mainz

Die Drehleiter mit Korb ist auch für die Rettung aus Tiefen geeignet, allerdings in eingeschränkter Form, da der nach unten geneigte Winkel dem Einsatz Grenzen setzt: Der Leiterpark einer DLK ist wie bei einer Schiebeleiter ineinander geschoben und kann bei der Standardausführung nicht abgeneigt werden, er ist starr. Der Neigungswinkel der DRK beträgt maximal 17°, damit kann z.B. der Unterflurarbeitsbereich an Böschungen gut erreicht werden. An steilen Böschungen und Gruben dagegen ist die Drehleiter mit Korb nur eingeschränkt einsetzbar. Einschränkungen zeigen sich auch z.B. bei zurückgesetzten Gebäudeteilen, Dachterrassen und Flachdächern. Weitgehend beseitigt wird dieser Nachteil mit einem um etwa 75% abwinkelbaren Gelenkarm des ersten Leiterparks (z.B. DLK 23-12 GL CS von IVECO Magirus).

Somit ist auch das Heranfahren an Dachflächen zum Erreichen von zurückgesetzten Fenstern oder Dachterrassen möglich. Auch Mansardenwohnungen können mit dieser technischen Innovation erreicht werden. Je nach Korbausführung kann eine Drehleiter mit Korb auch als Arbeitsplattform für Haltepunkte zur Sicherung der Höhenretter genutzt werden. Es besteht die Möglichkeit, den Leiterpark so zu modifizieren, dass er zum Kranbetrieb geeignet ist. Hierfür muss ein Haken, d.h. ein Kran, am unteren Leiterpark montiert sein. Mit dieser Einrichtung können nicht nur Lasten – z.B. Boote – über eine Kaimauer gehoben, sondern auch die Rettung aus Schächten und Baugruben, von steilen Uferböschungen usw. durchgeführt werden. Am Lasthaken des Krans kann zudem eine Schleifkorbtrage für den Transport eines Höhenretters befestigt werden.

5.7.2 Hubrettungsarbeitsbühnen

Zu den Hubrettungsarbeitsbühnen gehört u.a. der Telemast, der im Grundsatz wie eine Drehleiter eingesetzt werden kann. Eine schnelle Rettung eines liegenden Patienten aus einem Gebäude mithilfe der Krankentragenlagerung ist hiermit schnell und sicher möglich. Je nach Ausführung des Korbs können z.B. auch Schleifkorbtrage und Rettungsbrett auf einer ausklappbaren Arbeitsplattform an dem Telemast befestigt werden. An Ösen und Haken können Sicherungsbefestigungen für die Höhenretter angebracht werden.

Ein Telemast braucht, im Gegensatz zur Drehleiter mit Korb, eine etwas längere Rüstzeit, um in Arbeitsstellung gebracht werden zu können. Dafür ist der Telemast in vielen Einsatzbereichen weitaus flexibler einzusetzen als eine DLK. Der große Vorteil des Telemastes, bedingt durch seine Gelenkarme, ist sein erweiterter Neigungswinkel, der dessen

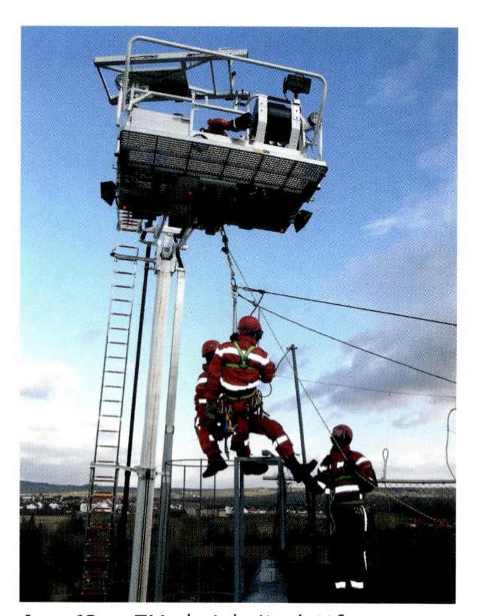

Abb. 12 ▶ TM als Arbeitsplattform zur Befestigungsmöglichkeit und zur Sicherung von Höhenrettern; hier die gemeinsame Rettung der BF Wiesbaden und der Feuerwehr Ingelheim

Einsatz sowohl an Baugruben und Uferböschungen als auch im Bereich von zurückgesetzten Gebäudeteilen möglich macht. So kann der Korb des TM problemlos über ein Brückengeländer gefahren werden. Auch ist unter bestimmten Vorraussetzungen ein Einfahren mit dem Korb unter eine Brücke möglich. Dabei ist auch auf Höhe der Wasseroberfläche eine Rettung mit dem Telemast schnell und sicher möglich. Auch ist der Rettungskorb etwas größer und hat je nach Ausführung eine größere Zuladung als der Korb der Drehleiter.

Der Korb eines TM läst sich bis zu 45° zur Seite drehen, damit wird der Anwendungsbereich, besonders bei der Rettung von Menschen aus Tiefen und Höhen, vergrößert. Ein großer Vorteil des Telemastes ist außerdem der vergrößerte Arbeitsraum des Korbs, wenn eine intensive notfallmedizinische Versorgung des Patienten auch während des Herunterfahrens notwendig ist. Am Korb des TM lassen sich umfangreiche feuerwehrtechnische Ausrüstungen, wie Lüfteraufsatz, Hochleistungsmonitor, Scheinwerfer und Schnellangriffshaspel montieren.

Darüber hinaus besteht die Möglichkeit einen Rettungsschlauch am Korb zu montieren. Der Rettungsschlauch wird vom Korb aus betreten und besteht aus einer geschlossen Stoffhülle, die bis zum Boden reicht. In der Stoffhülle wird der Fall durch spezielle Stoffringe gebremst (Kap. 4.5). So können in kurzer Abfolge viele Menschen, beispielsweise aus Gebäuden, gerettet werden. Mit dem Korb ist es auch möglich, je nach Ausführung, einen Patienten mit Rollstuhl zu befördern. Eine Option, die besonders bei Evakuierungen in Alten- und Pflegeheimen und Krankenhäusern ein unschätzbarer Vorteil sein kann.

Ergänzt wird der Telemast durch einen parallel zum Gelenkmast laufenden Leiterpark. Er dient als zusätzliche Option zur Personenrettung sowie der Selbstrettung der Korbbesatzung bei einem kompletten Ausfall der hydraulischen Komponenten.

▶ Einsatz an Ufer- und Böschungsbereichen

Gerade im Ufer- und Böschungsbereich ist der Einsatz des TM sinnvoll. So kann mithilfe des flexiblen Teleskopmastes ein Boot in Bereichen von steilen Ufern und Kanälen sowie Befestigungsmauern ins Wasser gelassen werden. Dies geschieht entweder über einen Lasthaken oder mit weiteren Befestigungsmöglichkeiten unter dem Korb. Eine Rettung aus den Uferbereichen von Gewässern ist von der Arbeitsplattform aus hervorragend möglich. Die Vorteile des Telemastes zeigen sich z.B. auch an einem unübersichtlichen Schilfgürtel. Das Arbeitsgerät überfährt diesen Uferbereich und macht so ein Eingreifen möglich.

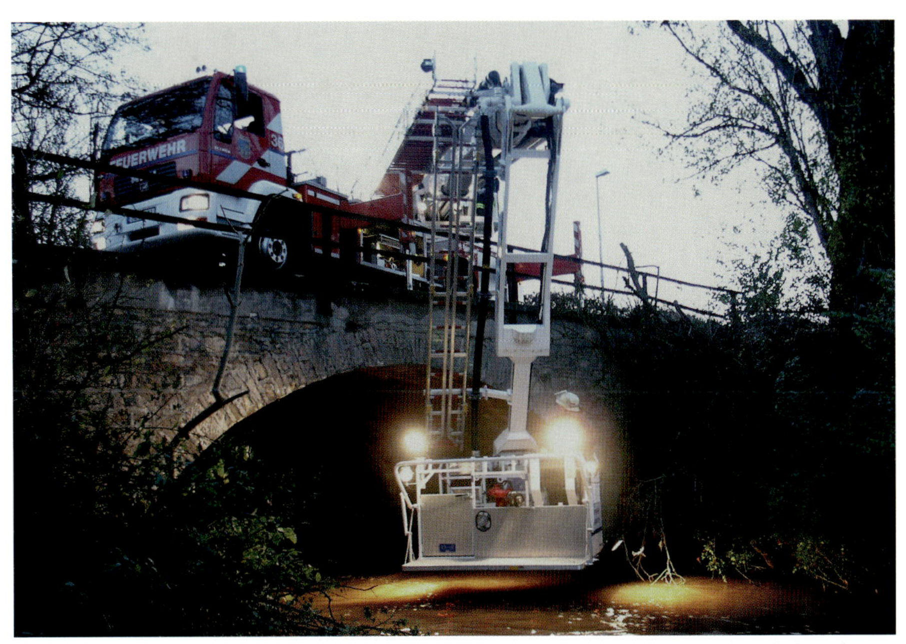

Abb. 13 ▶ Der Einsatz eines Telemastes ist besonders für enge und steile Uferböschungen geeignet, er kann auch unter Brücken gefahren werden, um Menschen aus Notlagen zu befreien

Unter Umständen kann Tauchern über die am Korb des TM befestigte Arbeitsplattform einen sicheren Ein- und Ausstieg in Gewässer bzw. aus Gewässern ermöglicht werden. Ebenso ist ein direktes Befreien von Menschen, z.B. bei Hochwasser, aus Buschwerk und Baumwipfeln möglich, wie auch eine Befreiung von Personen, die in Eis eingebrochen sind. Durch die Unterflureigenschaften eignet sich der Telemast auch zum Legen einer Ölsperre. Auch können Einsatzkräfte und Geräte auf Schiffe gebracht werden.

5.7.3 Telemast TM 23-12 der Feuerwehr Gensingen

Die Verbandsgemeinde Sprendlingen-Gensingen liegt in der Nähe von Bingen am Rhein im Landkreis Mainz-Bingen. Die Wehr der Einheit Gensingen hat etwa 160 Einsätze im Jahr, davon sind ca. 40% Brandeinsätze und etwa 60% technische Hilfeleistungen. Seit 2003 ist der Telemast der Feuerwehr Gensingen im Einsatz. Die Beweggründe zur Beschaffung Gerätes waren die folgenden:

Örtliche Gegebenheiten bzw. Bedingungen:

- zahlreiche Baustellen
- verwinkelter, enger und alter Baubestand
- Uferbereiche von Flüssen, Böschungen (Nahe und Rhein)
- Silo- und Industrieanlagen
- großflächige Einkaufs- und Logistikzentren mit hoher Brandlast
- die Anforderung nach den Risikoklassen der Gemeinde (Feuerwehrverordnung).

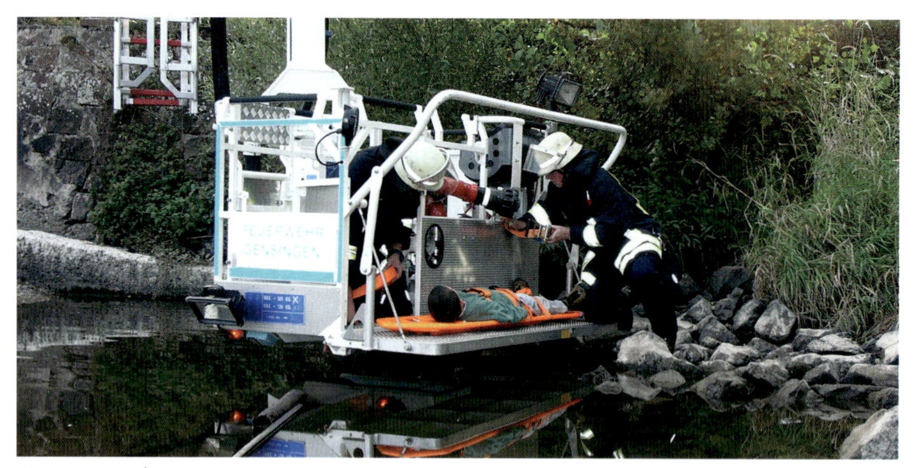

Abb. 14 ▶ Telemast im Einsatz an einem steilen Flußufer

Merkmale und Vorteile des Telemastes:

- der günstige Kaufpreis gegenüber einer Drehleiter mit Korb
- die größere Nutzlast des Korbs gegenüber der Drehleiter mit Korb
- das größere Raumangebot des Korbs
- die große Rettungsplattform (freies und ungehindertes Arbeiten von der Plattform aus)
- das flexible Einschwenken des Korbes in engen Straßen
- kein seitlicher Überstand beim Schwenken des Telemastes (in engen Straßen)
- die große Wurfweite und Wasserlieferung des Monitors
- die Nutzung im Kranbetrieb
- der große Unterflurbereich
- das Erreichen von Dachgauben und Terrassen.

Der Mast ist auf einem MAN-Fahrgestell mit 285 PS montiert. Der TM-Aufbau und die feuerwehrtechnische Ausstattung wurde von IVECO-Magirus realisiert und erfüllt somit die Norm der Hubrettungsfahrzeuge. Zur Rettung von Personen wird bei dem TM der Feuerwehr Gensingen eine Schleifkorbtrage mitgeführt. Diese kann auf der Arbeitsplattform, der Krankentragenlagerung oder unter dem Korb an einem Lasthaken (maximal 400 kg Traglast) gesichert werden. Neben dem Anschlaggeschirr der Schleifkorbtrage wird eine redundante Seilsicherung angebracht.

Zur Absturzsicherung des Rettungspersonals sind zwei spezielle Rucksäcke in den Gerätekästen verlastet. Die Rucksäcke beinhalten neben Auffanggurten in verschiedenen Größen ein Rettungsdreieck, Kernmanteldynamikseile, diverse Bandschlingen und Sicherungskarabiner. Darüber hinaus wird die Krankentragenlagerung am Korb verankert und ist nach allen Seiten schwenkbar.

Einer der Vorteile des TM sind die fest installierten feuerwehrtechnischen Einrichtungen. Die Steigleitung fördert 2300 l Wasser pro Minute bei 12 bar zu dem hydraulisch oder manuell bedienbaren Korbmonitor. Über eine im Heck des Fahrgestells einsteckbare elektrische Fernbedienung kann der Wasserwerfer auch außerhalb des Gefahrenbereichs bedient werden. Im Korb befindet sich ein Anschluss mit einer B-Festkupplung, über den ein B-Schlauch oder reduziert ein C-Schlauch angeschlossen werden kann. Somit ist ein Innenangriff über den Rettungskorb in das Gebäude möglich.

Drei fest angebrachte 500 W-Scheinwerfer leuchten neben den 24 V-Bordlampen das Umfeld des Korbs aus. Im Korb befindet sich ein kleiner Elektroverteiler mit 1 × 400 V und 2 × 230 V-Anschlüssen. Die Stromversorgung liefert ein am Drehkranz fest angebauter, vom Haupt- und Korbsteuerstand zuschaltbarer hydraulisch angetriebener Stromerzeuger mit 6,5 kVa Leistung.

Zusätzlich zur feuerwehrtechnischen Ausrüstung nach DIN »Hubrettungsfahrzeuge« verfügt das Fahrzeug über 3 Atemschutzgeräte Überdruck, 1 Hohlstrahlrohr zum Innenangriff, 1 Kettensäge, Lichtbrücke mit 2 × 1000 W-Halogenscheinwerfer, 2 Rucksäcke Absturzsicherung und 1 Rucksack »Bayerischer Flaschenzug«.

Zum Ausleuchten von Einsatzstellen sind insgesamt 7 Scheinwerfer montiert, zwei mit Bordspannung 24 V, 2 mit 1000 W/230 V und 3 nach unten gerichtete Halogenscheinwerfer mit 500 Watt/230 V. Für die Stromabgabe an weitere elektrisch betriebene Geräte sind 2 × 230 V- und 1 × 400 V-Anschlüsse im Korb vorhanden. So kann unter den Korb des TM auch ein »Powermoon«-Beleuchtungskörper montiert werden. Die Feuerwehr Gensingen besitzt drei von diesen sehr effizienten Beleuchtungsbällen (Kap. 9.6).

Der Korb besitzt 6 Ultraschall-Abstandswarnsensoren zum präzisen Heranfahren an ein Gebäude. Zur Reduktion der Wärmestrahlung ist unter dem Korb ein Sprühkopf mit 7 Sprühdüsen angebracht. Zum Ab- und Aufseilen von Personen oder der Schleifkorbtrage wird der »Bayerische Flaschenzug« mitgeführt.

5.8 Gerätewagen Höhenrettung der Berufsfeuerwehr Düsseldorf

Die Berufsfeuerwehr Düsseldorf hat zum schnellen Transport von Höhenrettern und der umfangreichen Spezialausrüstung einen eigenen Gerätewagen Höhenrettung (GW/HÖRG). Den Anforderung am besten gerecht wurde ein MB 815 mit serienmäßiger Doppelkabine und Allradantrieb. Das Fahrzeug wurde 2004 nach den Vorgaben der BF Düsseldorf gebaut und nimmt deren umfangreiche Spezialausrüstung auf. Somit kann der GW auch für überregionale Einsätze ohne Zeitverzug eingesetzt werden. Der GW ist auf der Feuerwache 3 im Düsseldorfer Stadtgebiet stationiert.

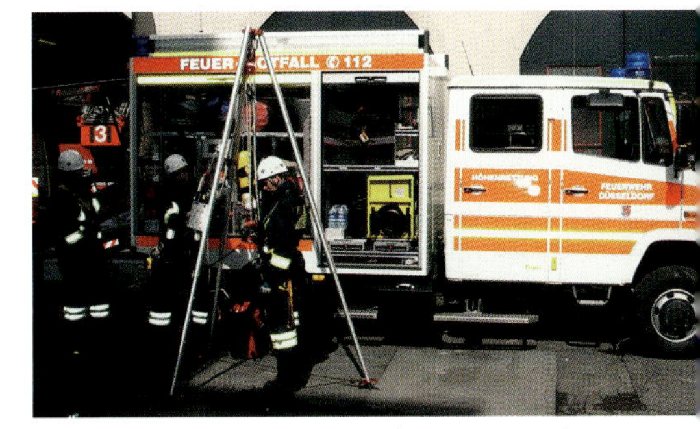

Abb. 15 ▶ Gerätewagen Höhenrettung der Berufsfeuerwehr Düsseldorf

Mit der Höhenrettung musste ein völlig neuer Gerätewagen-Typ entwickelt werden, um den besondern Bedürfnissen der Höhenrettung gerecht zu werden. Das

Fahrzeug ist so konzipiert, dass es auch die persönliche Schutzausrüstung der Höhenretter aufnehmen kann.

In der Fahrzeugkabine, im Bereich der hinteren Sitzbank, ist ein Regal eingebaut, in dem schon während der Anfahrt zum Einsatzort vorbereitende Materialien und Schutzausrüstung angelegt werden kann. Im Regal sind auch die Stirnlampen, 2-m-Handfunkgeräte und die Reserveakkus mit Ladestadion untergebracht. Eine Beleuchtungsleiste über den Rollladen der Gerätefächer sorgt für eine gute Sicht bei Nachteinsätzen.

Die Schutzausrüstung eines Höhenretters besteht aus folgenden Gegenständen:

- Arbeits- und Haltegurt mit Brustgurt und atmungsaktiver Polsterung – auch für längere Einsätze geeignet, Falldämpfer, mehrere Bandschlingen und HMS-Karabiner,
- Overall mit Goretexmembran mit Kapuze für den Einsatz bei jedem Wetter,
- Helm für die Höhenarbeit und Rettung,
- Bergschuhe,
- Kletterhandschuhe,
- weitere Ausrüstung,
- Materialsack,
- Dreibein,
- Notfallkoffer,
- Seile,
- Höhenrettungstrage,
- Schleifkorbtrage,
- KED-Rettungskorsett,
- Notfallrucksack,
- Stirnlampen,
- 1000 W Flutlichtscheinwerfer auf einem Stativ,
- Sprungpolster komplett,
- Stromerzeuger,
- Werkzeug,
- Rettungsdreieck mit Schulterträgern,
- Hebeschlingen für 3 t Last,
- Akku-Bohrmaschine,
- Akku-Bohrhammer zum Anbringen von Halteösen,
- Schleuder mit Verlängerungsstange, hiermit kann ein relatives dünnes Seil an einen höheren oder gegenüberliegenden Punkt schnell und unkompliziert geschleudert werden. An dem dünnen Seil wird dann das dickere Arbeitsseil verknotet und zum gewünschten Punkt gezogen,
- umfassende Ausrüstung zur Höhenrettung,
- Sackkarren zum Transport der Geräte,
- 2-m-Handfunkgeräte mit separatem Sprachteil für die Kommunikation unter den Höhenrettern.

www.duesseldorf.de/feuerwehr

5.9 Medizinische Versorgung in der Höhenrettung

D. Michaelis

Die grundlegende medizinische Versorgung wird sich in den häufigsten Fällen nach den üblichen Standards der Notfallmedizin richten. So wird etwa ein Herzinfarkt nicht anders behandelt, als wenn er zuhause stattfinden würde. Der Transport bzw. die Rettung vom Notfallort weicht jedoch in den meisten Fällen, in denen die Höhenrettung zum Einsatz kommt, stark vom üblichen Vorgehen ab. Hier sind deshalb in erster Linie Improvisation bzw. pragmatisches Handeln und nicht Festhalten an starren Algorithmen angezeigt, da mit einer Reihe von extrem widrigen Bedingungen gerechnet werden muss.

5.9.1 Begrenzte räumliche Möglichkeiten

Oftmals bietet der Notfallort äußerst widrige Bedingungen, um den Patienten in adäquater Weise zu versorgen. Stellt man sich z.B. die Enge in einer Windkraftanlage vor, wird deutlich, wie schwierig es ist,

- das gesamte notwendige medizinische Equipment zum Patienten zu bringen, und
- dieses Equipment innerhalb des stark begrenzten Raums sinnvoll zu postieren.

5.9.2 Feuchte, Nässe, Schmutz, schlechte Sichtverhältnisse

Bei Unfällen in Höhen und Tiefen können die Rettungsmaßnahmen zusätzlich durch Feuchtigkeit und Schmutz stark behindert werden. Sowohl die Behandlung der Opfer als auch die Arbeit der Retter sind hier durch verschiedene Faktoren oft stark eingeschränkt.

Bereits der Weg zum Patienten wird zu einer sportlichen Aufgabe. Da in Einzelfällen die Arbeitsplätze oft eng und unsauber sind, ist es gut vorstellbar, dass selbst die Anlage eines periphervenösen Zugangs, wie man sie unter den üblichen hygienischen Krankenhausbedingungen kennt, eher Wunschtraum als Realität ist. Dazu kommt, dass unter Extrembedingungen – wie beispielsweise Nässe – medizinische Geräte, wie EKG/Defibrillator oder Beatmungsgeräte mit Stromversorgung, so gut wie gar nicht zum Einsatz kommen können, wenn keine geeignete trockene Stelle zur Ablage vorhanden ist. Die meisten Geräte sind für diese Bedingungen herstellerseitig gar nicht oder nur stark eingeschränkt ausgelegt bzw. die Benutzung in feuchter Umgebung wird explizit in der Bedienungsanleitung untersagt.

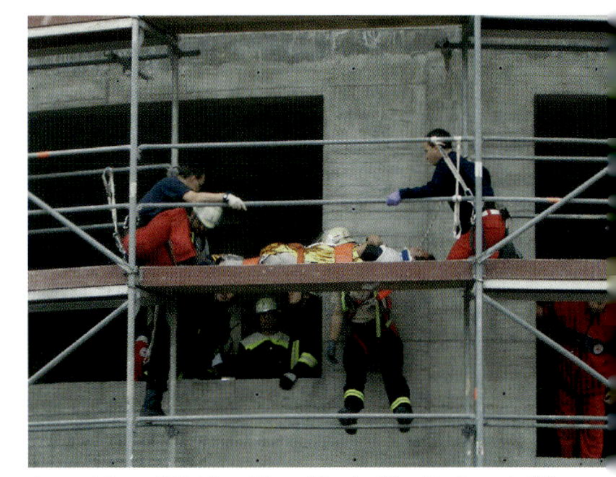

Abb. 16 ▶ Widrige Umstände für die Durchführung von rettungsmedizinischen Maßnahmen, beispielsweise auf einem Gerüst

Hiermit sind in solchen Situationen dem Rettungsdienst hinsichtlich der adäquaten Versorgung der Patienten teilweise die Hände gebunden.

Bei leicht verletzten, kreislaufstabilen Patienten sollte nach kurzer orientierender körperlicher Untersuchung ein zügiger Transport an Örtlichkeiten mit besseren Bedingungen eingeleitet werden.

Bei schwer verletzen oder bewusstlosen Patienten sollte, wenn die Umstände den Einsatz von EKG/Defibrillator und weiterer Überwachung nicht zulassen, nur das absolut notwendige medizinische Vorgehen eingeleitet und ein zügiger Abtransport in bessere Behandlungsbedingungen veranlasst werden. Es ist äußert schwierig, hier generelle Algorithmen anzugeben, da es sich dabei jedes Mal um eine individuelle situative Entscheidung handelt. Die Vergangenheit hat allerdings in einer Vielzahl von Fallberichten gezeigt, dass »Stay and Play« oft nicht die beste Methode ist.

5.9.3 Zeit

Wird zur Rettung eines Verunfallten technische Hilfe benötigt, muss darüber Klarheit bestehen, dass technische Rettung in der Regel Zeit erfordert. Je unzulänglicher der Notfallort, desto mehr Zeit braucht der Aufbau des notwendigen technischen Equipments. Die oberste Priorität der technischen Hilfe ist die sichere Durchführung der Rettung. Dieser Zeitfaktor muss vom Rettungsdienst einkalkuliert werden. Das wird besonders bei beatmeten Patienten klar. Hier ist es notwendig, dass frühzeitig an die Erneuerung der Sauerstoffvorräte und die Kapazität der Batterien/Akkus für das Monitoring gedacht wird.

Weiterhin sollte frühzeitig nach dem Eintreffen des Rettungsdienstes die Notwendigkeit des Einsatzes einer speziellen Rettungsgruppe (z.B. Höhenrettung) geprüft werden. Durch die Analyse von vielen Einsatzberichten, in denen technische Rettung benötigt wurde, konnte gezeigt werden, dass selbst die Rettung eines Patienten mittels Drehleiter durch die Feuerwehr leicht mit Anfahrt, Aufbau etc. 30 – 60 min dauern kann. Zeit, die man unter Umständen für den Patienten nicht hat. Auch beim Einsatz einer Höhenrettungsgruppe können bis zur Installation des zur Rettung notwendigen Equipments leicht 30 – 45 min vergehen, und das unter guten Bedingungen.

5.9.4 Transport des Patienten

Unter dem Transport des Patienten ist hier primär das Verbringen bis zum Transportmittel (RTW/RTH etc.) gemeint. Zusammen mit der technischen Rettung muss geprüft werden, welches Transport-/Rettungsmittel das für den Patienten am besten geeignete ist.

Hierbei spielt aber nicht nur der Zustand des Patienten eine Rolle, sondern auch die Frage, wie viel Überwachung und Betreuung für den Patienten überhaupt notwendig ist. Nicht selten muss man sich dabei vom Gedanken bzw. der Forderung der ununterbrochenen Betreuung und Überwachung des Patienten verabschieden. Um diese Aufgabe zu erfüllen, ist eine klare medizinische »Kosten/Nutzen«-Überlegung anzustreben.

Dies soll am Beispiel eines Patienten mit »Zustand nach Reanimation« im Rotorhaus eines Windkraftrades (enge, eingeschränkte Verhältnisse, extrem komplizierte Rettung des Verunfallten) klargemacht werden. Dies ist kein konstruierter Notfall, sondern kam in der Vergangenheit in einigen Fällen vor.

Der nach der Reanimation im besten Fall stabile Patient ist in aller Regel intubiert und beatmet. Würde man nun die Forderung aufstellen, den Patienten durchgehend am Monitoring zu belassen und zu beatmen, würde diese Bergung für die technische Rettung zu einem fast unmöglichen Problem, da eine sehr komplexe Seilführung und Sicherung durchzuführen wäre. Weiterhin bietet nicht jedes Equipment die Möglichkeit, in solchen Situationen sicher am Patient verzurrt werden zu können.

Die wesentliche Frage ist aber, welche Behandlung/Therapie der Notarzt in diesem Fall durchführen kann, wenn er zusammen mit dem Patient abgeseilt wird. Dieses wird sich auf wenige Dinge beschränken, die aber in aller Regel (z.B. Blutdruckmessung nach Riva-Rocci, kurz: RR-Messung) auch zeitlich aufschiebbar sind.

Die Beatmung wird extrem schwierig sein, da der Begleiter in der Regel damit beschäftigt ist, sicherzustellen, dass der Patient nirgendwo hängen bleibt und weiteren Schaden nimmt. Im Fall eines auftretenden Herz-Kreislauf-Stillstands ist eine Reanimation in dieser Situation unmöglich. Auch eine Defibrillation fällt wegen maximaler Eigengefährdung der Begleiter aus. Man hat also in dieser Phase der Rettung kaum eine Interventionsmöglichkeit. Der Patient kann erst weiterbehandelt werden, wenn er an einen geeigneten Platz verbracht wurde.

Somit muss sehr genau überlegt werden, wie diese Phase der Rettung einfach durchgeführt und wenig komplex gestaltet werden kann, damit sie so kurz wie möglich dauert. Daher kann es sehr von Vorteil sein, den Patienten bis unmittelbar vor der Rettung maximal zu oxygenieren und zum eigentlichen Transport von der Beatmung zu diskonnektieren. Erfahrungen und Übungen in diesen Situationen haben gezeigt, dass ein Abseilen des Patienten im Bereich von 30 – 45 Sek. problemlos durchgeführt werden kann. Dies ist ein Zeitrahmen, der die Vorgehensweise der Rettung durchaus rechtfertigt. Allerdings muss gewährleistet sein, dass der Patient, am Boden angekommen, auch adäquat weiterversorgt wird. Somit muss auch die Logistik des vorhandenen Equipments sorgfältig geplant werden.

6 Grubenrettung, Höhlenrettung, Schachtrettung und Kanalrettung

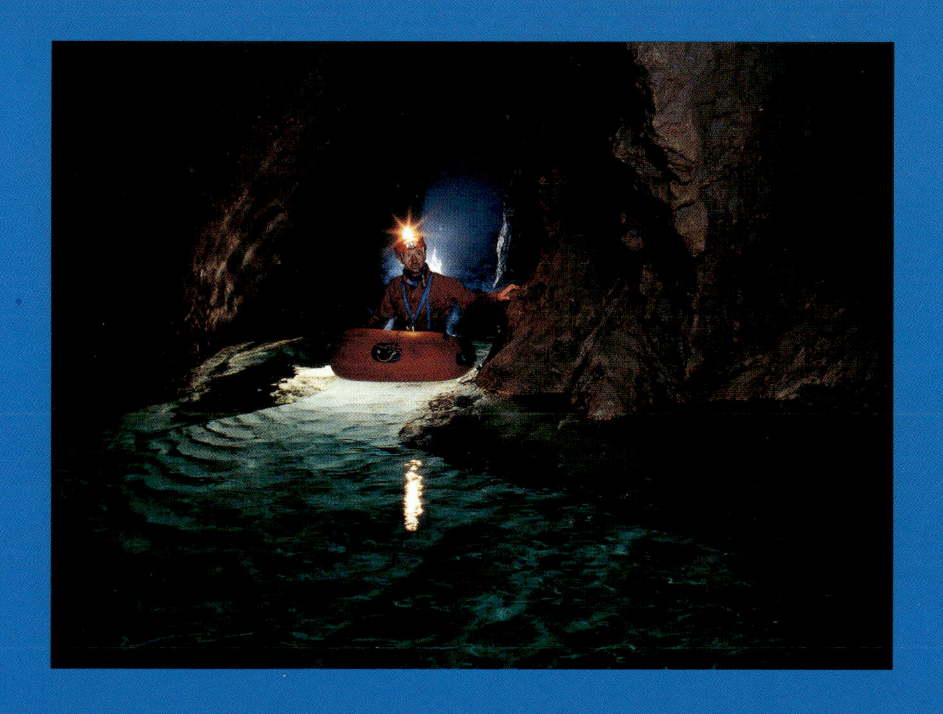

6.1 Grubenrettung

H. SCHOLL

6.1.1 Historischer Überblick

In den zurückliegenden Jahrzehnten des letzten Jahrhunderts war der Steinkohlebergbau einer der großen Wirtschaftszweige in der Bundesrepublik Deutschland. Leider blieb dieser Bereich nicht von schweren Unglücken verschont. Bereits 1799 beschäftigte sich Alexander von Humboldt mit der Ausstattung von Grubenwehren. Knapp 100 Jahre später, im Jahr 1897, ging der erste Trupp einer Grubenwehr unter Atemschutz in ein Bergwerk in Herne (NRW). Die neue Technik war so gefragt, dass zum ersten Mal deutsche Angehörige der Grubenwehr bei einem schweren Bergbauunglück in Frankreich eingesetzt wurden.

In der Bundesrepublik Deutschland ereignete sich eines der schwersten Grubenunglücke am 24.10.1963 im niedersächsischen Lengede (Peinerland). Nachdem man bereits die Suche nach Überlebenden abgebrochen hatte, wurden erneute Bohrungen durchgeführt, die nach 14 Tagen, am 7.11.1963, unter dramatischen Bedingungen mit hohem technischen Aufwand zur Rettung von 11 Bergleuten führten.

Dieses Unglück, bei dem 29 Tote zu beklagen waren, ging als »das Wunder von Lengede« in die Geschichte ein und wurde im Jahr 2001 in einem zweiteiligen Spielfilm nachgestellt. Sowohl Dokumentationen als auch der äußerst authentische Film, machen den hohen technischen Aufwand auf dem Stand der 1960er Jahre deutlich. Auch nahezu 25 Jahre später zeigten die Erfahrungen aus dem Bergwerksunglück von Borken in Nordhessen, als mehrere Kumpel am 1.6.1988 eingeschlossen und wenige Tage später gerettet wurden, dass ein sehr großer Aufwand an Technik und eine sehr qualifizierte Ausbildung erforderlich sind, um eine effiziente Grubenrettung zu betreiben. Auch Grubenbrände wie 2003 in Bottrop, wo die Brandbekämpfung und die Sicherungsarbeiten unter Tage erst nach knapp drei Monaten abgeschlossen werden konnten, machen die Dimension und die Qualität der Einsätze der Grubenwehr deutlich. Zwar wird die Technik stetig optimiert, dennoch ist auch heute der Aufwand in der Bergwerks- und Grubenrettung sehr hoch, langwierig und bleibt eine Aufgabe für Spezialisten.

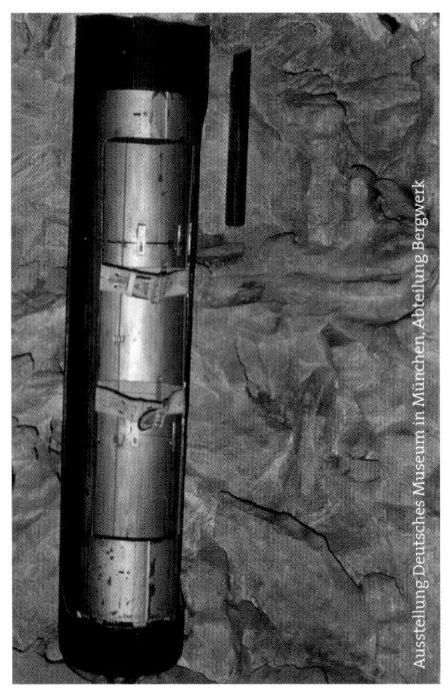

ABB. 1 ▶ Mit der »Dahlbusch-Rettungsbombe« (Orig.) wurden 1963 Bergleute in Lengede gerettet

Im Deutschen Ausschuss für das Grubenrettungswesen erfolgt die Koordination und Förderung des Grubenrettungswesens. Derzeit gibt es in der Bundesrepublik Deutschland noch etwa 2000 Grubenwehrmänner, die sich auf über 40 Grubenwehren verteilen. Darüber hinaus bestehen rund 50 Gasschutzwehren für den Einsatz über Tage mit entsprechend ausgebildeten Kräften, die ausschließlich aus Atemschutzgeräteträgern bestehen und die örtlichen Feuerwehren bei der Brandbekämpfung an Kohleaufbereitungsanlagen und Kokereien ortskundig beraten und unterstützen.

Die Mitarbeit in der Grubenwehr ist bis in die Gegenwart eine reine Männerdomäne geblieben, da Frauen im Untertage-Bergbau überhaupt nicht eingesetzt werden und somit auch kein Einsatz in der Grubenwehr erfolgen kann.

Eine Unterstützung der Grubenwehren durch reguläre Einsatzkräfte des Rettungsdienstes, des Brand- und Katastrophenschutzes (Feuerwehr, THW, Sanitätsorganisationen), der Polizei und der Bundespolizei sowie der Bundeswehr (Dringende Nothilfe, Katastrophenhilfe) ist bei größeren Unglücken im Bereich von Bergwerken, die eine besondere Großschadenslage bzw. Katastrophe darstellen, unbedingt notwendig und in den Einsatzplänen vorgesehen.

6.1.2 Gefahren in Bergwerken

Die deutschen Bergwerke gelten aufgrund ihrer hohen Sicherungsmaßnahmen als die weltweit sichersten, dennoch ereignen sich immer noch Unglücksfälle mit z.T. katastrophalen Folgen, diese können u.a. entstehen durch:

- Schlagwetterexplosionen: Explosionen durch Grubengas – brennbares Methan ist hochgefährlich und kann zu schweren Explosionen führen, man differenziert in eine untere (5%) und obere (15%) Explosionsgrenze,
- Kohlenstaubexplosionen,
- Gasaustritt,
- Grubenbrände – Vorsicht: »Flash Over« – d.h. explosionsartige Entflammung von Brandgasen bei plötzlicher Sauerstoffzufuhr und entsprechender chemische Zusammensetzung – ist auch unter Tage möglich,
- Gesteinsfall,
- Kohlenfall,
- Gebirgsschlag,
- Streckeneinbrüche,
- Wassereinbrüche,
- Abstürze von Körben.

Darüber hinaus können sich auch individualmedizinische Notfälle in Bergwerken ereignen, die den Einsatz von als Ersthelfer ausgebildeten Bergleuten zur Rettung und zum Transport des Patienten erforderlich machen, hier sind beispielsweise zu nennen:

- Polytraumata,
- Schädel-Hirn-Trauma (SHT),
- medizinische Notfallsituationen (z.B. Myokardinfarkt, Apoplex).

6.1.3 Präventive Maßnahmen

Um Explosionen und Brände in Gruben zu vermeiden, wurden in den zurückliegenden Jahrzehnten zahlreiche technische Maßnahmen zur Prävention entwickelt und installiert, dies sind:

- Sprinkleranlagen und Wasserbruchsperren, die die Ausbreitung von Bränden nach Explosionen vermeiden sollen,
- Sensoren, die den Gasgehalt ständig messen,
- elektrische Anlagen, die explosionsgeschützt sind und sich bei Grenzwerten abschalten,
- kohlenstaubbinde Mittel,
- Torkretieren (Ausspritzen von Strecken mit Baustoffen),
- Inertisierung (Zugabe von Gasen, wie z.B. Stickstoff, zur Vermeidung von Explosionen).

6.1.4 Rechtslage für das Grubenrettungswesen

Als Rechtsgrundlage für das Grubenrettungswesen dient auf Bundesebene das Bundesbergbaugesetz (BBergG) in der Fassung vom 13.8.1980, in dem unter anderem die betriebliche Grubenrettung unter § 187c geregelt ist. Auf Landesebene wird das BBergG durch die entsprechenden Landesvorschriften ergänzt, z.B. die Allgemeine Bergverordnung (ABV) für das Land Hessen. Im § 153 »Grubenwehr« der Hessischen ABV heißt es: »Jede selbständige Betriebsanlage mit Untertagebetrieb muss eine Grubenrettungsstelle mit den für das Rettungswerk erforderlichen Geräten einschließlich der notwendigen Lager-, Wartungs- und Übungsmöglichkeiten (Übungsraum) unterhalten. Für solche Anlagen müssen im Gebrauch von Atemschutzgeräten, insbesondere Sauerstoffschutzgeräten (Arbeitsgeräten) und von Wiederbelebungsgeräten ausgebildete Personen in ausreichender Zahl einsatzbereit zur Verfügung stehen.« Weiter heißt es im § 158 der Hessischen ABV: »Der Unternehmer oder sein Beauftragter hat bei jedem Ernstfalleinsatz der Grubenwehr die Bergbehörde und die Hauptstelle für das Grubenrettungswesen unverzüglich zu benachrichtigen. Er hat zur Sicherung der eingesetzten Wehrmitglieder dafür zu sorgen, dass unverzüglich Ersatzmannschaften und Ersatzgeräte in ausreichender Zahl bereitstehen.«

6.1.5 Zentrales Grubenrettungswesen

Das Zentrale Grubenrettungswesen (ZGRW) der Bergbau-Berufsgenossenschaft (BBG) hat seinen Hauptsitz in Clausthal-Zellerfeld, Niedersachsen, wo auch eine Hauptstelle für das Grubenrettungswesen (HGRW) beheimatet ist. Darüber hinaus verfügt die BBG noch über weitere zwei HGRW, genauso wie die Deutsche Steinkohle AG (DSK). Derzeit gibt es in der Bundesrepublik Deutschland fünf HGRW, die flächendeckend die Grubenrettung bzw. Grubenwehr gewährleisten und sich im Bedarfsfall auch gegenseitig Unterstützung leisten. Jede Grubenwehr ist einer HGW angeschlossen, die unter anderem auch den Alarmdienst über die Leitstelle und die Koordination sicherstellt.

Hauptstellen für das Grubenrettungswesen

- Bayern – Hohenpeißenberg (Bergbau-Berufsgenossenschaft)
- Niedersachsen – Clausthal Zellerfeld (Bergbau-Berufsgenossenschaft)
- Nordhein-Westfalen – Herne (Deutsche Steinkohle AG)
- Saarland – Ensdorf (Deutsche Steinkohle AG)
- Sachsen – Leipzig (Bergbau-Berufsgenossenschaft).

Aufgaben der Hauptstellen

- Alarmierung
- Ausbildung
- Auswahl des Personals
- Beratung
- Bevorratung spezieller Ausstattung und Geräte
- Brandschutz
- Einsatzplanung
- Einsatzkoordination
- Einsatzunterstützung
- Entwicklung und Optimierung der Ausrüstung
- Fachaufsicht
- Fortbildung
- Gesundheitstests
- Informationsaustausch
- Inübunghaltung
- Leitstellenbetrieb
- Training der Grubenwehrmänner (z.B. Übungsstrecke)
- Untersuchung bei Zwischenfällen in der Grubenwehr
- vorbeugender Brandschutz
- Weiterbildung.

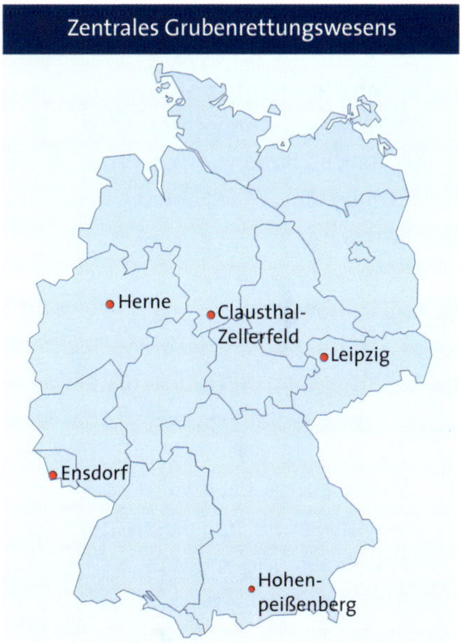

Zentrales Grubenrettungswesens

Abb. 2 ▶ Stützpunkte des Zentralen Grubenrettungswesens

Grubenrettungsstellen

Zum sofortigen Einsatz bei Unglücksfällen in Bergwerken stehen Einrichtungen der Grubenwehr in Form von so genannten Grubenrettungsstellen, mit dem personellen und materiellen Potenzial zum Ersteinsatz, zur Verfügung.

6.1.6 Einsatzmittel, Ausrüstung und Personal

Wie in allen anderen Bereichen des Rettungsdienstes und Katastrophenschutzes sind auch für die Grubenrettung und die Grubenwehr spezielle, für ihr Einsatzgebiet entwickelte Einsatzmittel und Ausrüstungsgegenstände sowie besonders geschultes und trainiertes Personal vorzuhalten.

▶ Einsatzmittel

Die an der Grubenrettung beteiligten Grubenwehren und sonstige Einsatzdienste verfügen über spezielle Fahrzeuge, wie:

- Einsatzfahrzeuge der Grubenwehr (z.T. Mischung aus MTW und GW),
- Einsatzfahrzeuge auf Minitraktorbasis,
- Fahrzeuge zur Stickstoffinertisierung,
- Gerätewagen Grube (GW/Grube) von Feuerwehr (z.B. Pforzheim) und Technischem Hilfswerk.

Darüber hinaus verfügen einige Grubenwehren über Einsatzanhänger, in denen das technische Equipment mitgeführt wird.

Zusätzlich können von den Feuerwehren und dem THW (SEG-Technik) sowie von Spezialbetrieben folgende Fahrzeuge innerhalb weniger Minuten alarmiert und auf den Weg gebracht werden:

- Kranwagen (KW),
- Gerätewagen,
- Gerätekraftwagen (GKW)/Technischer Zug (TZ),
- Rüstwagen (RW)/Rüstzug (RZ),
- Fahrzeuge mit speziellen Bohrwerkzeugen von Spezialfirmen.

▶ Ausrüstung

Neben der persönlichen Ausrüstung verfügt die Grubenwehr über eine Vielzahl von Spezialgeräten zum Eigenschutz, zur Rettung und zur Brandbekämpfung, die in den Geräte- bzw. Einsatzfahrzeugen untergebracht sind. Darüber hinaus werden spezielle Geräte zur Brandbekämpfung bei den Hauptstellen für das Grubenrettungswesen (HGRW) vorgehalten.

▶ Persönliche Schutzausstattung

Zu der sonst üblichen Ausstattung von Bergleuten kommen noch folgende spezielle Ausrüstungsgegenstände für Grubenwehrmänner hinzu:

- Grubenhelm (orangefarben mit weißem Ring) mit Lampe,
- Koppel mit Akku für die Lampe,
- Schutzbekleidung bzw. Einsatzanzug (Farbe: Orange),
- Flammenschutzanzüge mit einer Hitzbeständigkeit von bis zu 1000 °C, die auch einem »Flash Over« standhalten,
- Handschuhe,
- Stiefel,
- Selbstretter.

▶ Einsatzausrüstung

- Lampen
- Kreislaufgeräte, z.B. PSS BG 4 (Grubenwehr)
- Pressluftatmer (Gasschutzwehren)

- Gasmessgeräte, wie z.B. Methanmessgeräte, dabei müssen die Grubenwehrmänner per Tastendruck bestätigen, dass sie den Wert abgelesen haben, da dieses Gas besonders explosionsgefährlich ist
- Wärmebildkamera mit einer Reichweite bis zu 20 m zur Suche nach vermissten Bergleuten bei schlechter Sicht und zum Ermitteln verdeckter Grubenbrände
- Telefone mit Masken und Kabel
- Schleifkorbtragen zur Menschenrettung
- Sanitätsmaterial
- Löschgeräte.

Achtung: Ausnahmslos müssen alle Ausrüstungsgegenstände und Geräte für den Einsatz unter Tage explosionsgeschützt sein!

▶ Spezialmaterial

Das zur Errichtung eines so genannten Rettungswerks notwendige Spezialmaterial muss gegebenenfalls bundesweit organisiert und zusammengezogen werden, da es aufgrund seiner Kostenintensität unter Umständen landesweit sogar nur ein- oder zweimal vorhanden ist. Im Bedarfsfall ist eine Eskortierung durch die Polizei und die Sperrung von Autobahnabschnitten notwendig, um das Material so schnell wie möglich zur Einsatzstelle zu bringen.

Als Spezialmaterial sind unter anderem folgende Gerätschaften zu nennen:

- Bohrfahrzeuge,
- Hochleistungsbohrer,
- Versorgungsbomben,
- Rettungsbomben,
- mobile Druckkammern.

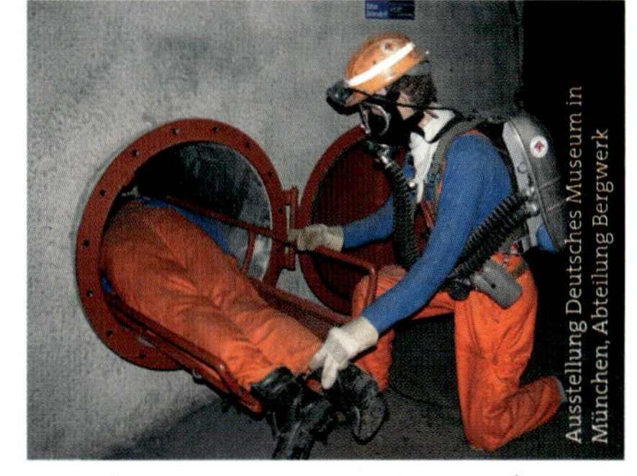

Abb. 3 ▶ Enger Raum in Bergwerken erfordert Schulung, viel Einsatzerfahrung und spezielle Geräte

Nähere Informationen zu Umfang und Beschaffung der Spezialressourcen sind dem Abschnitt »Rettungswerke« (s.u.) zu entnehmen.

▶ Löschressourcen bei Grubenbränden

- Wasser (Löschen nur mit Sprühstrahl unter Tage, Vollstrahl könnte Explosion hervorrufen)
- Schaummittel
- Trockenlöschmittel
- Torkretieren (Ausspritzen von Strecken mit Baustoffen).

▶ Personal

Die Grubenwehren werden in der Regel von einem Oberführer (Ingenieur, vgl. Zugführer/Einsatzleiter) geführt, dem mehrere Trupps (bis zu zehn), jeweils bestehend aus einem Truppführer (Techniker, vgl. Trupp- bzw. Gruppenführer) und vier Grubenwehrmännern unterstehen, üblicherweise aus handwerklichen Berufen stammend (Stärke: 0/1/4 = 5). Es handelt sich dabei ausschließlich um erfahrene Bergleute, die neben- und ehrenamtlich in der Grubenwehr engagiert sind. Neben umfangreicher Erfahrung im Bergbau müssen die Angehörigen der Grubenwehr uneingeschränkt tauglich und stressstabil sein, da unter Tage extreme klimatische Bedingungen herrschen, unter anderem Temperaturen bis zu 44 °C und 80% Luftfeuchtigkeit (vgl. kreislaufbelastendes, tropisches Klima).

Die hohen Anforderungen an die Angehörigen der Grubenwehr basieren auf der großen physischen und psychischen Arbeitsbelastung. Dies erfordert ein hohes Ausbildungsniveau, ständiges Training sowie körperliche Fitness und kontinuierliche Gesundheitschecks. Neben einer auf die speziellen Anforderungen der Grubenwehr und Grubenrettung ausgerichteten Ausbildung verfügen alle Grubenwehrmänner über eine Ausbildung zum »Nothelfer«, um noch vor Ort Erste Hilfe leisten zu können. Darüber hinaus besteht auch die Möglichkeit, speziell als Grubenwehrmänner ausgebildete Ärzte in den Bergwerken einzusetzen, um bereits vor Ort präklinische Maßnahmen durchführen zu können. Um schnellstmöglich zu den Patienten gelangen zu können, erhalten insbesondere die eingesetzten Ärzte eine Ausbildung in der Höhenrettung, da in den engen Strecken oftmals ein direkter Zugang nur über Seilsicherung und Abseilen bzw. Aufsteigen möglich ist.

Für die Aus-, Fort- und Weiterbildung des Personals in der Grubenwehr verfügen einige Hauptstellen für das Grubenrettungswesen über Simulationsanlagen (vgl. Atemschutz-Trainingsstrecken der Feuerwehr), mit denen realitätsnahe Einsatzszenarien trainiert werden können. So können Übungen in dunkeln Räumen durchgeführt werden, die die Grubenwehrmänner unter extremen psychischen Druck setzen. Die Trainingsstrecken können bis auf 30 °C (ganzjährige, jahreszeitenunabhängige Durchschnittstemperatur unter Tage) aufgeheizt werden, was für die übenden Kräfte mit ihrer kompletten Ausrüstung eine außerordentliche hohe Belastung darstellt und nicht länger als eine Stunde dauern darf, da dann die Leistungsgrenzen erreicht sind.

6.1.7 Einsatztaktik

▶ Einsatzablauf

Unglücke oder Brände werden von den Bergleuten an die Hauptstelle für das Grubenrettungswesen gemeldet. Von hier aus erfolgt über die Leitstelle (vgl. Feuerwehrleitstelle) die Alarmierung der Grubenwehr mittels Mobilfunktelefon (vgl. Prinzip der FF), das sich gegenüber den früher eingesetzten Funkalarmmeldeempfängern (FME) als effizienter erwiesen hat.

In spätestens 30 min müssen die ersten Trupps der Grubenwehr an der Grubenrettungsstelle (vgl. Unterkunft, Gerätehaus) ihres Bergwerks einsatzbereit sein, wohin sich die Wehrmänner nach der Alarmierung unverzüglich begeben und das Umkleiden sowie die Aufnahme von für die Einsatzdurchführung notwendigen zusätzlichen Geräten erfolgt. Daran schließt sich die Fahrt mit den Einsatzfahrzeugen (vgl. MTW, GW, GKW etc.) an – eventuell unter Inanspruchnahme von Sonder- und Wegerechten – zum Einsatzort bzw. zu dem Schacht, über den der Einstieg vorgenommen werden soll.

Während der Fahrt kann die Kommunikation über das Mobilfunktelefon erfolgen. Einige Grubenwehren verfügen in ihren modernen Einsatzfahrzeugen auch über BOS-Funkgeräte und einen entsprechenden BOS-Rufnamen zur Kommunikation mit der örtlichen Leitstelle der Feuerwehr, was auch eine engere Kooperation, insbesondere zwischen der Grubenwehr und der örtlichen Feuerwehr, aber auch mit den anderen im Katastrophenschutz tätigen Organisationen, optimiert. Diese im Rettungsdienst sowie Brand- und Katastrophenschutz übliche Kommunikation funktioniert jedoch nur über Tage. Unter Tage müssen andere fernmeldetechnische Einsatzmittel eingesetzt werden, wie das explosionsgeschützte Grubentelefon (vgl. Feldtelefon) mit Kabel, da der Funk unter der Erdoberfläche nur über sehr kurze Strecken funktioniert und deshalb nutzlos ist.

Die Einfahrt kann nur über frische Wetter (frische Luft) erfolgen. An dieser Stelle ist anzumerken, dass Bergwerke so strukturiert sind, dass schlechte Wetter (verbrauchte Luft) über einen Schacht abgesaugt und über einen weiteren Schacht wiederum frische Wetter zugeführt wird, die neben der Sauerstoffzufuhr auch der Kühlung dient.

Parallel zum beginnenden Einsatz der Grubenwehr erfolgt die Bildung der Einsatzleitung durch die Leitung des Bergwerks über Tage in deren Verwaltungsgebäude. In sicherer Entfernung zum Unglücksort wird unter Tage – in einer Strecke – die Bereitschaftsstelle vom Einsatzleiter eingerichtet. Von dort aus ist die Kommunikation sowohl zwischen der Einsatzleitung über Tage und dem Einsatzleiter unter Tage als auch zwischen dem Einsatzleiter und dem Trupp bzw. der Trupps vor Ort mittels Telefonkabel und -masken möglich. Die Verbindung zwischen dem Einsatztrupp und dem Einsatzleiter an der Bereitschaftsstelle erfolgt über Telefonmasken – jeweils der erste und letzte Grubenwehrmann eines Einsatztrupps verfügt über eine solche Maske. Nur so kann die Sicherheit und die lückenlose Kommunikation zwischen allen Beteiligten gewährleistet werden, da der Funk unter Tage nutzlos ist (s.o.).

Vor dem Einsatzantritt muss die Einsatzleistung der Kreislaufgeräte errechnet werden. Dabei sind Luftfeuchtigkeit und Temperatur zu berücksichtigen – die maximale Einsatzleistung liegt bei zwei Stunden. Der Flaschendruck und die Restzeit werden auf einem Display angezeigt, wie dies auch bei sonstigen Atemgeräten der Fall ist. Das Besondere an den Kreislaufgeräten der Grubenwehr ist, dass verbrauchte Luft im Gerät gereinigt und durch eine Patrone gekühlt wird.

Bei Einsätzen der Grubenwehr müssen mindestens zwei Trupps an der Einsatzstelle sein. Während ein Trupp zur Einsatzstelle vordringt, steht der zweite Trupp zur Sicherung der eingesetzten Wehrmänner an der Bereitschaftsstelle in sicherer Entfernung bereit. Durch dieses einsatztaktische Vorgehen ist sichergestellt, dass immer ein Trupp zur Rettung der eingesetzten Kräfte bereit steht.

Darüber hinaus rücken weitere Trupps zur Unterstützung und/oder zum Ersatz der eingesetzten Kräfte nach. Wie in allen anderen Bereichen der Gefahrenabwehr auch gilt für die Grubenwehr der Grundsatz »Menschenrettung geht vor Brandbekämpfung«. Bei Menschenrettung ist immer die parallele Alarmierung des regulären Rettungsdienstes zur weiteren Versorgung und zum Transport in ein Krankenhaus notwendig. Auch der Eigenschutz der Kräfte ist besonders zu beachten, so dürfen nur dann Löscharbeiten durchgeführt werden, wenn keine Explosionsgefahr besteht.

▶ Individualmedizinische Notfalleinsätze

Im Fall von individualmedizinischen Notfällen trifft der Rettungsdienst die Patienten im günstigsten Fall bereits über Tage in der Verbandsstube des Bergwerks an, wo sie von einem Heilgehilfen (vgl. Sanitäter) versorgt und betreut werden. Nicht selten kommt es aber auch in Bergwerken zu schweren internistischen Notfällen, wie beispielsweise Myokardinfarkten etc., und Arbeitsunfällen mit schweren Verletzungen. Gerade dann lässt es der Zustand der Patienten nicht zu, diese ohne vorherige Diagnostik und Therapie ans Tageslicht zu bringen. Dann ist der Einsatz von Notarzt und Rettungsdienst unter Tage erforderlich, bei dem einige Besonderheiten zu beachten sind, wie:

- Anweisungen des Grubenpersonals befolgen,
- Anziehen von Schutzkleidung – Umkleiden in der Kaue,
- enge Kooperation bei Versorgung und Transport,
- Defibrillation erst nach Gasmessung durch Spezialisten.

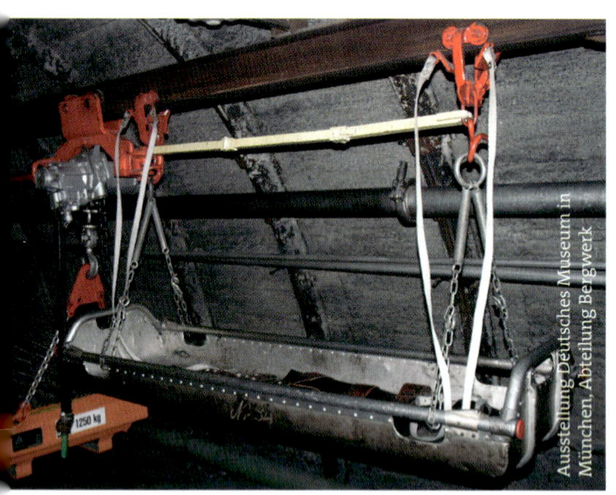

Abb. 4 ▶ Auch Materialbahnenschienen können mit der Schleifkorbtrage Patienten transportieren

Eine Unterstützung des regulären Rettungsdienstes unter Tage erfolgt in der Regel durch insbesondere als Ersthelfer geschulte Bergleute. Ein Einsatz der Grubenwehr kommt aufgrund der langen Vorlaufzeit von maximal 30 min in diesem Rahmen eher nicht in Betracht. Sollten weitere Kräfte zur schnellen Rettung erforderlich sein, ist die örtliche Feuerwehr nachzufordern, wie dies bei allen anderen Einsätzen außerhalb von Gruben in den AAO unter dem Einsatzstichwort »Technische Hilfeleistung« vorgesehen ist. Bei zeitkritischen Not- und Unglücksfällen sollte der Einsatz der Grubenwehr nur dann erfolgen, wenn diese sich direkt am Bergwerk befindet oder keine Alternative zur Verfügung steht, d.h. in besonderen Einsatzlagen, die eine ortskundige Rettung bzw. Bergung erfordern.

▶ Rettungswerke

Die Vorbereitung und Durchführung von Rettungseinsätzen in Bergwerken ist im BBergG in der Fassung vom 13. 8. 1980 geregelt. Das Verzeichnis der Rettungswerke bei Grubenunglücken steht auf folgenden Internetseiten als pdf-Datei zum Download zur Verfügung:

www.atemschutzzentrum.net/ und http://reg.tu-clausthal.de/bbg/RETTICH.HTM

In diesem Verzeichnis sind Adressen und Ansprechpartner sowie Telefon- und Faxnummern von Hilfsorganisationen und Spezialfirmen enthalten, mit denen eine schnelle Einsatzorganisation bei Unglücken in Bergwerken möglich ist.

Darüber hinaus muss entsprechend den gesetzlichen Vorgaben einmal im Jahr eine große Alarmübung durch die HGRW unter Beteiligung der Einsatzleitung des Bergwerks und aller Kräfte der Grubenwehr durchgeführt werden, um die internen Ablaufverfahren, aber auch die Einsatzfähigkeit zu überprüfen und die Inübunghaltung zu gewährleisten. Ergänzend kann durch Beteiligung externer Kräfte von Feuerwehr, THW und Katastrophenschutz sowie Vollzugs- und Bundespolizei auch die Kommunikation und Kooperationen mit regionalen Einsatzeinheiten und überregionalen Spezialkräften überprüft und geübt werden, was sich bei den komplexen Einsatzplänen für Bergwerksunglücke als besonders notwendig erwiesen hat.

www.deutsche-grubenrettung.de
www.deutsche-steinkohle.de
www.draeger.com/ST/internet/AT/de/Branchen/Berbau/AnBergbau/RettungUntergage/ru_rettung-untertagebau.jsp
www.rag.de

6.1.8 Fallbeispiel: Grubenrettung

O. Meyer

An einem Frühlingstag erfolgte spät nachmittags die Alarmierung eines NEF und eines RTW zu einer gestürzten Person zum Schacht Halle im Saalkreis.

Erst beim Eintreffen am Einsatzort bemerkten die Einsatzkräfte, dass die ortsansässige Freiwillige Feuerwehr ebenfalls mitalarmiert worden war. Es stellte sich heraus, dass es sich nicht um eine gestürzte, sondern eine abgestürzte Person handelte. Die Grubenwehr der Kaligrube war zu diesem Zeitpunkt noch nicht eingetroffen. Nähere Informationen gab es zu diesem Zeitpunkt nicht. Die Einsatzkräfte wurden gebeten, oben an der Schachtöffnung zu warten, ein Bergmann sei auf dem Weg nach oben und würde nähere Informationen geben.

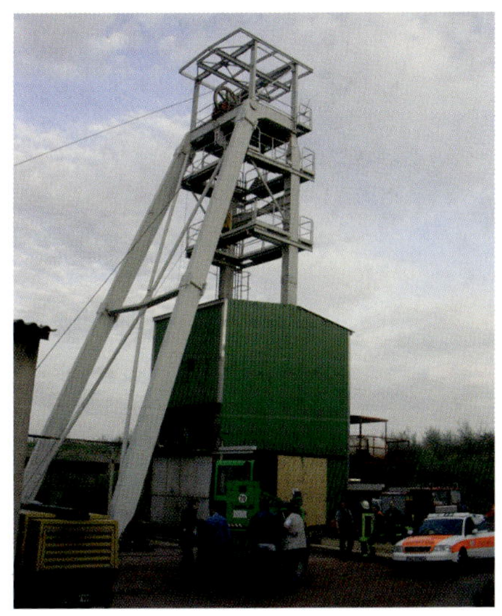

Abb. 5 ▶ Einsatzort Kaligrube: Die Grube mit einem Teil der eingesetzten Rettungsmittel

Kurze Zeit später kam das so genannte Rettungsfass (Abb. 6) an die Oberfläche und ein sichtbar unter großer Anspannung stehender Bergmann berichtete, dass in 640 m Tiefe ein Kumpel von einer Arbeitsplattform in den Schacht gestürzt sei. Der Kumpel hinge tiefer unten an einem Stahlträger und er wüsste nicht, ob dieser noch lebe.

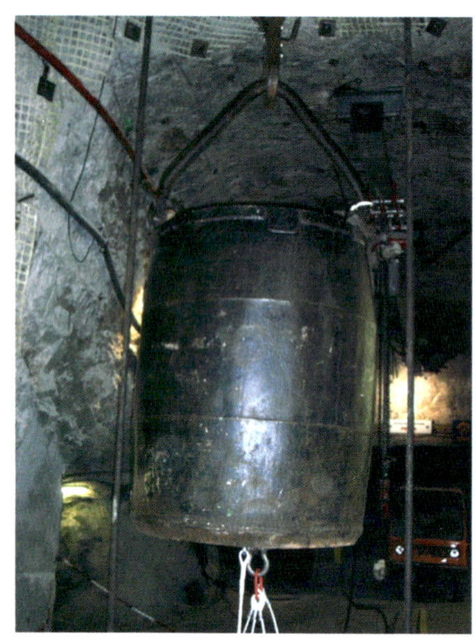

Abb. 6 ▶ Das Rettungsfass

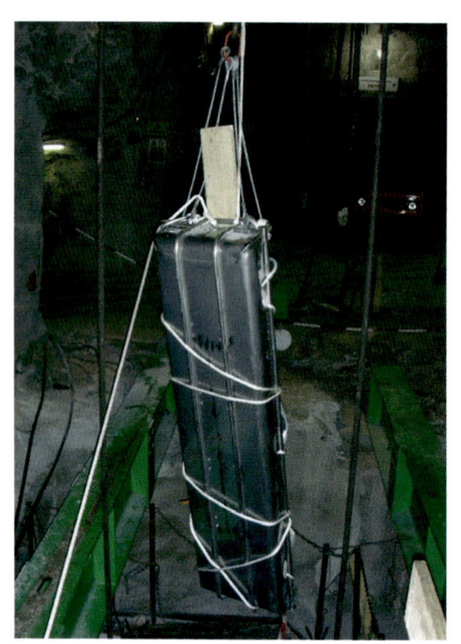

Abb. 7 ▶ Sicherung des geborgenen Leichnams. Deutlich zu sehen ist die Redundanz bei der Sicherung mit zwei unabhängigen Seilen

Da die Grubenrettung noch nicht eingetroffen war und das Rettungsfass nur drei Personen (plus einiges Material) fasste, entschlossen sich die verantwortlichen Einsatzkräfte in Hinblick auf die verrinnende Zeit, mit drei Personen einzufahren: dem ortskundigen und erfahrenen Bergmann, dem Wehrführer der FF und dem Notarzt (auch als Rettungsassistent ausgebildet). Alle Einsatzkräfte sicherten sich mit Gurtzeug. Neben zusätzlichen Rettungsleinen wurden die Notfall-Koffer, das Monitoring, eine Sauerstoff-/Beatmungseinheit, ein Stiffneck-Satz sowie extra Volumenersatz (HyperHaes, HAES 10%, Ringer-Lösung) mitgenommen. Auf weiteres Material zur Immobilisation wurde verzichtet, da vor Ort eine Schleifkorbtrage vorhanden sein sollte.

Nach mehrminütiger Fahrt im Rettungsfass in die Tiefe kamen die Einsatzkräfte auf der Arbeitsplattform in 640 m Tiefe an, von der der Patient abgestürzt war. Im Dunkel der Tiefe war im Schein der Lampe nichts zu sehen, so dass das Rettungsfass weiter abgelassen wurde. Erst einige Zeit später kam der Stahlträger mit dem darauf liegenden Körper in Sicht. Dieser befand sich auf etwa 690 m Tiefe, so dass nicht mit einem Überleben des Patienten gerechnet werden konnte. Die Verletzungen waren tödlich. Der Stahlträger befand sich ungefähr 50 – 100 m über der Schachtsohle.

Auch wenn reine Bergungsmaßnahmen nicht Aufgabe des Rettungsdienstes sind, entschlossen sich der Wehrführer und der Notarzt dazu, den Körper mit an die Oberfläche zu nehmen, um den Bergmännern weitere Belastungen zu ersparen.

Nach Einschätzung möglicher Risiken und den zur Verfügung stehenden Rettungsmitteln wurde der Notarzt vom Feuerwehrmann gesichert (Gurtzeug, Leinen), verließ das Rettungsfass und hakte den Toten mit einer weiteren Rettungsleine an dessen Rollgliss ein. So wurde er frei unter dem Rettungsfass hängend bis auf die Arbeitsplattform gebracht, wo er gefahrlos in die Schleifkorbtrage umgelagert werden konnte und dann an die Oberfläche verbracht wurde.

An der Oberfläche wurde der Leichnam von der Polizei beschlagnahmt. Die Kollegen vom Rettungsdienst betreuten bis zum Eintreffen des Kriseninterventionsteams in einem Nebenraum die Bergleute, die ebenfalls wieder ausgefahren waren.

Einige Tage später erfolgte die Obduktion in der Gerichtsmedizin unter der Fragestellung eines Eigen- oder Fremdverschuldens. Anhand der Spuren am Körper und der Fotos vom Einsatzort (!) konnte ein Fremdverschulden mit an Sicherheit grenzender Wahrscheinlichkeit ausgeschlossen werden. Somit handelte es sich um einen tragischen Arbeitsunfall mit Todesfolge.

6.2 Höhlenrettung

H. Scholl

Die Höhlenrettung hat eine sehr junge Geschichte, ist sie doch erst in den 1980er Jahren entstanden – im Rahmen von Einzelinitiativen aufgrund eines Mangels an speziellen Ressourcen. Heute ist die Höhlenrettung bundesweit organisiert und ein z.T. eigenständiger Zweig des deutschen Rettungssystems. Neben den etablierten Hilfsorganisationen, wie beispielsweise dem Malteser Hilfsdienst e.V. (MHD) und den Feuerwehren, bestehen ei-

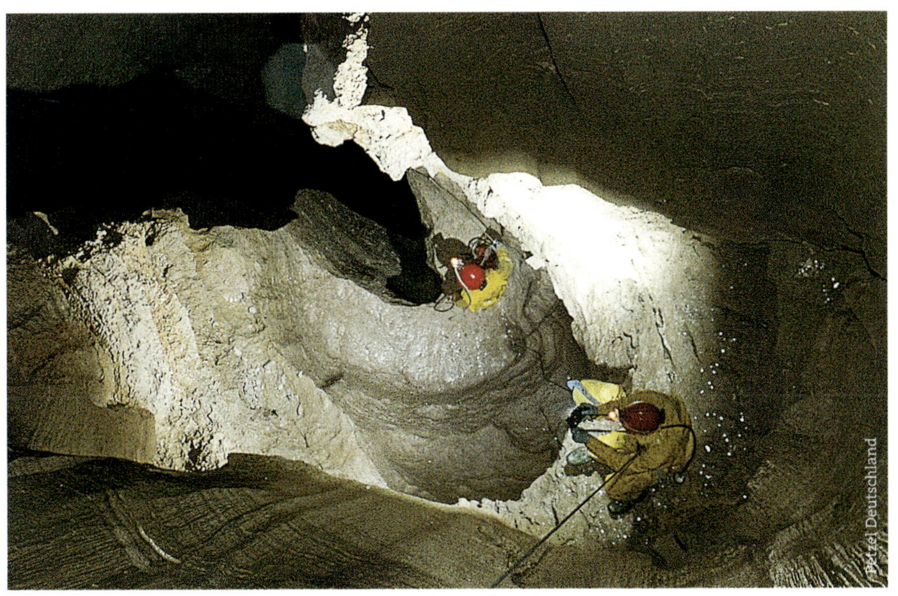

Abb.8 ▶ Schwierige Bedingungen unter der Erde erfordern zur Rettung von Verunglückten spezielle Ausbildung und Ausrüstung

genständige Einheiten zur Höhlenrettung, z.B. die Höhlenrettung Baden-Württemberg e.V. Im Höhlenrettungsverbund Deutschland (HRVD) werden die Interessen der einzelnen Einheiten auf Bundesebene gebündelt und vertreten. Aufgrund seiner technischen Ausstattung ist auch das THW für die Höhlenrettung geeignet. Wie bei den Einsatzverfahren im Bereich der Grubenrettung ist die Höhlenrettung von einer engen Kooperation mit den technischen Einsatzkräften über Tage (Feuerwehr, THW) sowie Rettungsdienst und Sanitätsorganisationen geprägt. Ferner muss bei der Höhlenrettung der Aspekt beachtet werden, dass Bereiche des Einsatzortes mit Wasser gefüllt sind und ein Überwinden nur mit speziell ausgebildeten Tauchern möglich ist. Vor diesem Hintergrund muss das Personal anteilig auch in der Wasserrettung ausgebildet sein und die Ausstattung das notwendige Material enthalten, um den komplexen Bereich der Höhlenrettung abzudecken.

Neben der Beherrschung der gängigen Sicherungs- und Rettungstechniken ist es für die Mitglieder der Höhlenrettung notwendig, auch lange Strecken mit Seilen sichern zu können, um gerettete Personen mit Tragen (z.B. mit der Schleifkorbtrage) aus verwinkelten Höhlenbereichen zu transportieren. Des Weiteren müssen die Mitglieder auch in der Notfallmedizin ausgebildet sein und über die entsprechende Ausstattung verfügen, um Personen in Höhlen angemessen versorgen zu können.

Das komplexe Aufgabenspektrum der Höhlenrettung umfasst:

- Suche nach vermissten Höhlengängern,
- Rettung von Verletzten,
- medizinische Versorgung,
- Bergung von Toten,
- Naturschutz,
- Prävention durch Aufklärung und Warnhinweise,
- Höhlentauchen,
- Krisenintervention.

6.2.1 Einsatzmittel, Ausrüstung und Personal

Wie in allen anderen Bereichen des Rettungsdienstes und Katastrophenschutzes sind für die Höhlenrettung spezielle, für dieses Einsatzgebiet entwickelte Einsatzmittel und Ausrüstungsgegenstände sowie besonders geschultes und trainiertes Personal vorzuhalten.

▶ Einsatzmittel

Einsatzmittel in der Höhlenrettung sind, wie in der Bergrettung, meist Kleintransporter und geländegängige Fahrzeuge als Geräte- und MTW (z.B. GW/Höhlenrettung).

▶ Ausrüstung

Die mehrere 100 kg schwere Ausrüstung der Höhlenrettung unterscheidet sich im Bereich der Bergetechnik nur wenig von der der Grubenwehr, jedoch ist sie auf die spezifischen Anforderungen der Höhlenrettung ausgelegt.

Ein wesentlicher Teil der Ausrüstung dient z.B. dem Zweck, den Wärmeerhalt der erkrankten oder verletzten Person in den Höhlen zu sichern, da die Temperatur meist nicht über 10 °C steigt und es zudem sehr feucht ist. Dies hat zur Folge, dass sich schnell eine Hypothermie einstellen kann, die es zu vermeiden gilt. Die Ausrüstung der Höhlenrettung besteht aus dem Folgenden:

Persönliche Schutzausrüstung:

- Helm mit Lampe
- Overall
- Schutzhandschuhe
- Bergstiefel.

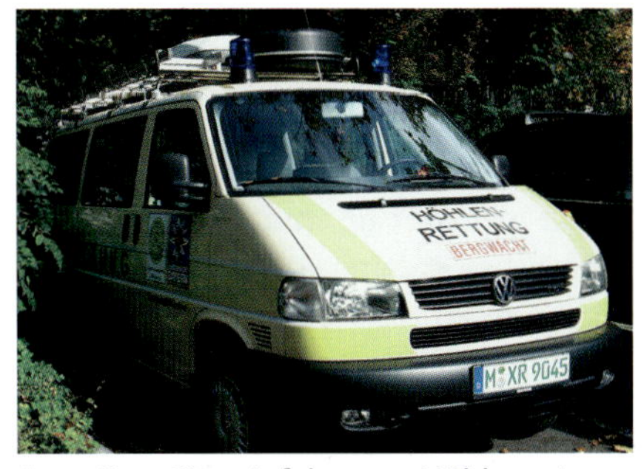

Abb. 9 ▶ Einsatzfahrzeug Höhlenrettung der Bayerischen Bergwacht

Einsatzausrüstung:

- Sicherungsmaterial (Seile, Karabiner etc.)
- Gurte
- Flaschenzug
- Rettungsnetz
- Krankentrage
- Schleifkorbtrage
- Atemlufterwärmungsgerät (»Little Dragon«)
- Telefon und Kabel (vgl. Feldtelefon), da wie in der Grubenrettung der Funk nur über sehr kurze Strecken funktioniert und daher nutzlos ist
- medizinisch-technische Ausstattung, die auf die besonderen klimatischen Bedingungen in Höhlen mit hoher Luftfeuchtigkeit ausgelegt ist
- Verpflegung, Getränke und Wärmepackungen, das so genannte Autarkiepaket (Überlebensausstattung für 24 Stunden)
- Feldkocher mit Zünder
- Höhlentauchausstattungen.

▶ Personal

Die bei den Hilfsorganisationen und Höhlenrettungsvereinen eingesetzten Helferinnen und Helfer engagieren sich ehrenamtlich. Die besonderen Gegebenheiten in den verwinkelten Höhlen mit vielen Labyrinthen erfordern explizierte Kenntnisse über Besonderheiten im Höhlenwesen und regional spezifische Gegebenheiten.

Vor diesem Hintergrund müssen Höhlenrettung und Höhlenforschung ebenso eine funktionelle Einheit bilden wie technische Rettung und medizinische Versorgung. Dazu sind Aufzeichnungen und Kartenmaterial ebenso notwendig wie eine umfassende praktische Erfahrung im Bereich des Höhlenwesens und der Bergrettung. Zu den Anforderungen und der komplexen Ausbildung in der Höhlenrettung nennt Maier folgende Maßnahmen:

»Grundvoraussetzung für eine Mitarbeit ist ein Erste-Hilfe-Grundlehrgang und die Fähigkeit, sich sicher in Höhlen zu bewegen. Zusätzlich werden Kurse wie Trauma und Unterkühlung, Organisation und Logistik, Technische Rettung und Flaschenzugsysteme, Telekommunikation, Tragenhandhabung und Gesteinsbearbeitung angeboten. Die Höhlentaucher der Gruppe üben dazu in speziellen Treffen den Material- und Verletztentransport unter Wasser. Überprüft wird der Kenntnisstand der Mitglieder bei den zwei bis drei jährlichen Einsatzübungen. Diese finden jeweils in einer Schachthöhle, einer wasserführenden Höhle und z.T. in alten Bergwerken statt.«

Die Alarmierung erfolgt in der Regel mit den üblichen FME oder nach dem »Schneeballprinzip« (Telefonkette). Entsprechend der Alarmpläne werden Einsatz- oder Alarmleiter informiert, die die weitere Alarmierung veranlassen und sich unverzüglich mit einem Vorkommando zur Lageerkundung an die Einsatzstelle begeben. Damit ist sichergestellt, dass beim Eintreffen von Kräften und technischer Ausstattung essenzielle, für die Einsatzplanung notwendige Informationen vorliegen. In der Regel beträgt die Ausrückzeit nicht mehr als 30 min.

Unter den speziell in der Höhlenrettung ausgebildeten Einsatzkräften befinden sich Experten und Spezialisten, wie Rettungsassistenten, Notärzte, Taucher, Techniker und Logistiker. Zur Einsatzunterstützung kann auf die Feuerwehren, das Technische Hilfswerk und die Sanitätsorganisationen zurückgegriffen werden. Damit ist sichergestellt, dass innerhalb kürzester Zeit das entsprechende technische und personelle Potenzial zur Verfügung steht. Da die Einsatzstellen nicht immer auf dem Landweg mit Fahrzeugen zu erreichen sind, ist auch eine enge Kooperation mit der Bergwacht und der Luftrettung notwendig, da oftmals längere Aufstiege oder ein Hubschraubertransport unumgänglich sind.

6.2.2 Einsatztaktik

Für die Alarmierung und den Einsatz der Höhlenrettung gibt es einen bundeseinheitlichen Alarmplan, nach dem die der Einsatzstelle am nächsten gelegenen Kräfte alarmiert werden.

Spezialisten für die Höhlenrettung sind in folgenden Bundesländern stationiert und können über die entsprechenden RLSt gemäß Alarmplan alarmiert werden:

▶ Baden-Württemberg:	- Esslingen	0 71 53 / 19 222
	- Göppingen	0 71 61 / 19 222
▶ Bayern:	- Bamberg	09 51 / 19 222
	- München	0 89 23 / 53 80 00
▶ Nordrhein-Westfalen:	- Hagen	0 22 31 / 37 40
	- Hemer	0 23 72 / 5 50 70
	- Iserlohn	0 23 71 / 80 66
▶ Niedersachsen:	- Goslar	0 53 21 / 19 222
	- Osterode	0 55 22 / 112
▶ Sachsen:	- Pirna	0 35 01 / 4 91 80.

Darüber hinaus können Spezialisten der Höhlenrettung Baden-Württemberg e.V. über die Rettungsleitstelle Esslingen, Tel. 0 71 53 / 19 222, kontaktiert werden, die über weitere Informationen zu regionalen Einheiten verfügen und/oder gegebenenfalls selbst zur Einsatzstelle ausrücken.

Wichtig ist bei der Anforderung das Einsatzstichwort »Höhlenrettung« und die Angabe detaillierter Informationen zur Einsatzstelle, und dem Einsatzanlass sowie zur Anzahl der vermissten bzw. verletzten Personen und deren Verletzungsmuster. Damit ist eventuell ein länderübergreifender Einsatz, eine frühzeitige Einsatzplanung und Einsatzvorbereitung zu realisieren, die einen zeitoptimierten Gesamteinsatzablauf ermöglicht.

www.bergwacht-bayern.de/bamberg/wir_ueber_uns/hrn/index.htm
www.hrvd.de
www.hoehlenrettung.de
www.hoehlenrettung-bw.de
www.hoehlenrettung-sachsen.de.vu
www.einsatzverpflegung.de.

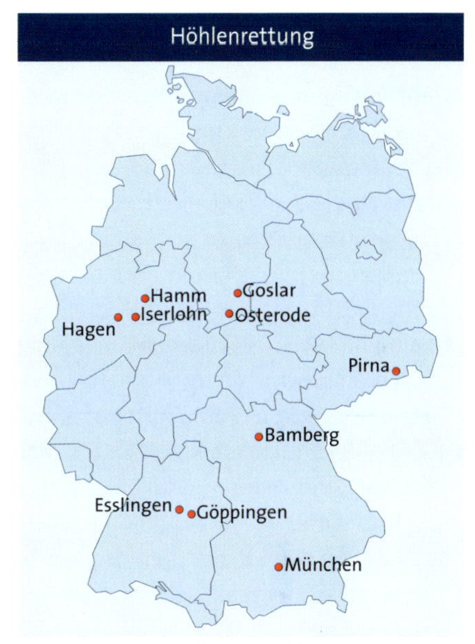

Abb. 10 ▶ Standorte Höhlenrettung

6.3 Schachtrettung

O. Meyer

Bei der Rettung aus der Tiefe, z.B. aus einem Schacht oder einer Grube, steht neben der medizinischen Versorgung auch die technische Rettung im Vordergrund. In vielfacher Hinsicht sind diverse Aspekte aus der Höhenrettung zu beachten. Daher wird an dieser Stelle explizit auf das Kapitel 5 (Höhenrettung) verwiesen, besonders in Bezug auf die Ausrüstung.

Grundsätzlich erfordert eine Versorgung und Rettung in diesem Bereich die besondere Beachtung des Eigen- und Fremdschutzes aufgrund verschiedenster Gefahren. Meist wird die vorhandene räumliche Enge als besondere Erschwernis bei der Rettung der unter Umständen vital gefährdeten Patienten empfunden. Da Einsätze in diesem Bereich nicht auf der Tagesordnung stehen, stellen sie gerade im normalen Rettungsdienst-Alltag eine besondere Herausforderung dar. Grundsätzlich sollte zu diesen Einsätzen entsprechend qualifiziertes Fachpersonal hinzugezogen werden.

Bei den Patienten kann unterschieden werden zwischen Unfällen bzw. Erkrankungen, die sich zufällig in diesem Bereich ereignet haben, und Unfällen, die durch ein Ereignis in diesem Umfeld bedingt sind (z.B. Verschüttung, Einsturz).

6.3.1 Gefahren am Einsatzort

Initial steht die Sicherheit aller Einsatzkräfte und des Betroffenen im Vordergrund. Diese variiert je nach Einsatz deutlich in Abhängigkeit vom Umfeld. Die Indikation zur Nachforderung weiterer Kräfte der technischen Rettung bzw. (spezialisierter) Einsatzkräfte (z.B. Höhenretter) sollte großzügig gestellt werden, gerade in Hinblick auf die meist fehlende Erfahrung des normalen Rettungsdienstes in diesem Bereich (s.o.).

Der Grundsatz »Wenig – einfach – alles – sicher« hat sich bewährt und sollte immer oberste Maxime allen Handelns sein. Dies bedeutet, dass die simpelste und am wenigsten aufwendige Methode gewählt werden sollte, solange sie sicher ist und alle Anforderungen zur Lösung des Problems beinhaltet.

Generell ergibt sich eine Gefährdung aufgrund der Gegebenheiten des Einsatzortes (Gefahr des Absturzes). Dies gilt immer, auch wenn sich eine Erkrankung bzw. ein Unfall nur zufällig in der besonderen Umgebung ereignet hat. Sollte der Unfall jedoch in unmittelbarem Zusammenhang mit dem Einsatzort stehen (z.B. eingestürztes Gebäude), so ist neben den üblichen Gefährdungen besonders eine darüber hinausgehende Gefahr für den Patienten und auch den Retter zu beachten. Je nach der Situation am Einsatzort sind verschiedene Gefährdungen denkbar, z.B. nachrutschende Erde bei Verschüttungen, einsturzgefährdete Grubenwände bzw. Gebäudeteile oder instabile Schachtränder. Auch können durch ungesicherte Ränder Rettungspersonal in die Grube oder den Schacht stürzen bzw. Hilfsmittel bei einem unsicheren Stand ebenfalls abrutschen, schlimmstenfalls sogar Einsatzfahrzeuge.

▶ Eigene Sicherheit

Beim geringsten Zweifel an der Sicherheit des Einsatzortes sollte darauf verzichtet werden, sich zum Patienten zu begeben und stattdessen auf die Feuerwehr gewartet werden. Zur Eigensicherung sollte immer das Tragen des auf jedem Rettungswagen vorgeschriebenen Helms gehören – und auch der Rest der persönlichen Schutzausrüstung muss getragen werden. Immer wieder ist auf Einsatzfotos Rettungsdienstpersonal mit Helmen, jedoch ohne Jacke nur im T-Shirt bzw. mit »Latschen« statt mit Sicherheitsschuhen zu sehen. Selbst bei einem »normalen« Verkehrsunfall ist das Gefährdungspotenzial für den Helfer beachtlich, potenziert sich jedoch noch bei den hier beschriebenen Einsatzlagen.

Die einfachste Eigensicherung kann durch einen Brustgurt, z.B. mit einer Fangleine, erfolgen. Dabei muss jedoch beachtet werden, dass dieses Verfahren nur zur Absicherung des Helfers bei der Rettung in der Ebene gedacht ist. Bei vertikaler Rettung bzw. auf einem schrägen Untergrund kann z.B. ein Feuerwehrsicherheitsgurt samt Zubehör genutzt werden (zur Selbstrettung gedacht), jedoch wird geeignetes Gurtzeug empfohlen (Kap. 5; vgl. Publikationen der Feuerwehren).

Gerade in einem absturzgefährdeten Bereich mit entsprechender Höhe sollte möglichst ein Falldämpfer zusätzlich zum Gurtzeug getragen werden, um einen Fangstoß bei einem Absturz zu minimieren.

Es darf nicht vergessen werden, wie wichtig die Seile sind. Hierbei sind die Merkmale Alter, Tragkraft und Zustand zu berücksichtigen. Viele Fangleinen sind überlagert und in einem nicht vertrauenwürdigen Zustand. Es gilt der Grundsatz zweier unabhängiger Seilsysteme mit zwei getrennten Festpunkten und lückenloser Redundanz. Das Reiben oder Scheuern der Seile an scharfen Kanten und Ecken muss vermieden werden, wenn möglich durch einen Leinenschutz. Ferner sollte das genutzte Material für diese Anforderungen geeignet sein – vor »Billiglösungen« aus dem Baumarkt muss ausdrücklich gewarnt werden! Außerdem sollte der Leinenführer über eine entsprechende Ausbildung und Erfahrung verfügen.

Grundsätzlich gilt es, die entsprechenden Vorschriften und Regeln der Berufsgenossenschaften zu diesem Thema zu beachten. Bei professionellen Arbeitern in diesem Bereich wird von der Berufsgenossenschaft sogar die G41-Untersuchung »Arbeiten mit Absturzgefahr« verlangt. Die Feuerwehren bieten spezielle Lehrgänge zur Absturzsicherung an, wobei es dazu in der FwDV 1/2 weitere Informationen gibt.

▶ Gefährdung für den Patienten

Allgemein gilt an den Einsatzorten die Notwendigkeit einer besonders erhöhten Aufmerksamkeit, da sowohl Patient als auch Retter im weiteren Verlauf noch geschädigt werden können. Primär muss dementsprechend ein sicherer Zugang zum Patienten geschaffen werden, ohne Gefahr für Patienten und Retter. Generell besteht für den Patienten durch Ereignisse wie nachrutschende Erde oder instabile Schachtränder (s.o.) sowie für alle anderen Beteiligten die Gefahr weiterer Verletzungen.

Für genauere Ausführungen sei hier auf die einschlägige Feuerwehrliteratur verwiesen, unter anderem auch, da das Fachpersonal für entsprechende Sicherungsmaßnahmen speziell ausgebildet ist.

Außerdem muss der Zustand des Patienten aus medizinischer Sicht beachtet werden. Die äußeren Umstände bedingen meist verlängerte Rettungszeiten mit einer entsprechenden Gefahr der Unterkühlung für den Patienten.

Während bei Erkrankungen, die zufällig in diesem ungünstigen Bereich eintreten, primär die räumliche Enge im Vordergrund steht, können bei einem Trauma auch Folgen durch den speziellen Unfallmechanismus auftreten. So muss bei Stürzen in die Tiefe neben dem Aufpralltrauma auch immer an penetrierende Verletzungen gedacht werden, auch wenn diese nicht immer sofort zu erkennen sind. Selbst wenn der Patient gesichert war und durch ein Seil der Sturz in die Tiefe verhindert wurde, kann der Patient vital gefährdet sein (s.u.).

6.3.2 Spezielle Krankheitsbilder

▶ Fangstoß

Stürzt eine Person ungebremst in ein Seil (besonders bei einem statischen Seil ohne Dehnung), so wirken große negative (Brems-)Kräfte – der Fangstoß – auf die Person ein, d.h. die Fallenergie wird auf den Körper übertragen. Dadurch kann es durch das initial als Sicherung gedachte Seil zu massiven, teilweise sogar tödlichen inneren Verletzungen kommen. Solche Verletzungen können durch so genannte Falldämpfer zwischen Gurtzeug und Seil reduziert werden.

▶ Hängetrauma

Hängt eine bewusstlose Person am bzw. im Seil, ist sie auch ohne abruptes Abbremsen vital gefährdet. Während der Bewusstlosigkeit sackt das Blut in die unteren Extremitäten, so dass ein relativer Volumenmangelschock entstehen kann. Laut Literatur wäre ein solcher Patient möglicherweise nach der Rettung durch eine stabile Seitenlage gefährdet, da das versackte Blut dann schlagartig wieder in den Kreislauf kommt. In derartigen Fällen wird eine so genannte Kauerstellung empfohlen.

▶ Verschüttung

Eine Verschüttung kann verschiedene Gründe haben, z.B. Versinken in Sand oder unter Schüttgut. In diesem Bereich ist die Letalität besonders hoch: 50% der Patienten sterben in den ersten 15 Minuten, weitere 25% in den folgenden 30 Minuten.

Verschiedene Ursachen führen zu dieser hohen Sterblichkeit: Neben dem normalen, meist stumpfen Trauma mechanischer Ursache (innere Verletzungen) kommt es durch die von außen auf den Thorax einwirkenden Kräfte zu einer Kompression, so dass Atemexkursionen kaum bzw. nicht mehr möglich sind und der Patient trotz freier Atemwege ersticken kann. Deshalb ist in diesem Fall, soweit möglich, eine schnelle Befreiung vordringlich. Durch Quetschungen, unter anderem der Extremitäten, kommt es zum Absterben der Muskulatur und damit zur Freisetzung von Eiweißstoffen, Stoffwechselprodukten und Kalium (Crush-Syndrom), die zu Nierenversagen führen können.

Nach der Rettung kann es im Rahmen der Reperfusion nicht nur zu einer Intensivierung von Blutungen kommen, sondern auch giftige Stoffwechselprodukte werden in den Körper eingeschwemmt, so dass eine Verstärkung der Schocksymptomatik möglich ist.

Auch die adrenerge Stressreaktion kann nach der Befreiung versagen, d.h. dass die weitere Freisetzung von körpereigenen Hormonen unterbleibt und der Kreislauf zusammenbricht. Diese Reaktionen werden als Bergetod bezeichnet, den es durch adäquate Vorbereitung und Therapie zu vermeiden gilt.

▶ Einklemmung

Bei eingestürzten Gebäuden kann es durch Trümmerteile zur Einklemmung des Patienten kommen. Neben dem initialen Ereignis besteht meist auch weiterhin ein hohes Gefährdungspotenzial für Patienten wie Retter.

Im Gegensatz zum Verschütteten sind neben stumpfen Traumata auch offene oder sogar perforierende Traumata anzutreffen, die gegebenenfalls eine Rettung zusätzlich erschweren.

Fremdkörper verbleiben wie bekannt in der Wunde, was jedoch bei entsprechender Größe eine große Herausforderung bei der Rettung darstellen kann. Eine adäquate Analgesie und Schocktherapie stehen hier im Vordergrund. Es gelten insgesamt die gleichen Grundsätze wie beim Verschütteten, da auch durch eine Einklemmung die gleichen pathophysiologischen Abläufe in Gang gesetzt werden können.

▶ Hypothermie

Gerade bei eingeklemmten Personen, aber auch aufgrund verlängerter Versorgungs- und Rettungszeiten, muss bei den betroffenen Patienten immer an den Wärmeverlust gedacht werden. Ein Unterlegen von Decken zum Wärmeerhalt ist nicht immer möglich, so dass alternativ an die Strahlungswärme von Scheinwerfern gedacht werden kann. Angewärmte

Infusionslösungen sollten Standard sein. Insgesamt werden bezüglich der Körpertemperatur in Hinblick auf das Outcome noch unterschiedliche Strategien diskutiert.

6.3.3 Versorgung

Allen anderen Dingen ist die Frage nach einer weiteren, akuten Gefährdung des Patienten übergeordnet. So kann es eventuell erforderlich sein, den Patienten sofort in einen sicheren Bereich zu verbringen, soweit er überhaupt bewegt werden kann.

Dies kann z.B. dann notwendig werden, wenn die örtlichen Gegebenheiten so ungünstig sind, dass nicht einmal grundlegende Maßnahmen durchgeführt werden können. Die äußeren Umstände, besonders die räumliche Enge, erschweren die normalen Tätigkeiten enorm. Der Zugang zum Patienten kann zum Teil derart eingeschränkt sein, dass selbst eine Erstversorgung kaum bzw. nicht möglich ist. Nicht selten ist sogar der Platz für die übliche Notfallausrüstung beschränkt, nachdem sich oftmals schon der Transport des Notfallkoffers oder der anderen Standard-Ausrüstungsteile zum Patienten als Herausforderung gestaltet hat. Gerade in einer etwas größeren Tiefe müssen zusätzlich auch Faktoren wie Frischluft, Licht, Kälte und Kommunikationsmöglichkeiten beachtet werden.

Ist eine Erstversorgung möglich, erfolgt lediglich eine Stabilisierung und Immobilisierung des Patienten. In dieser Frühphase ist es das Ziel, den Patienten für die Befreiungsphase vorzubereiten. Eine vollständige notfallmedizinische Versorgung ist zu diesem Zeitpunkt meist nicht durchführbar. In Abwägung der äußeren Umstände und des Zustands des Patienten, erfolgt seine endgültige Versorgung möglichst im Anschluss an die Befreiung. In Ausnahmefällen ist es jedoch notwendig, bis zum Abschluss der Rettung zu warten.

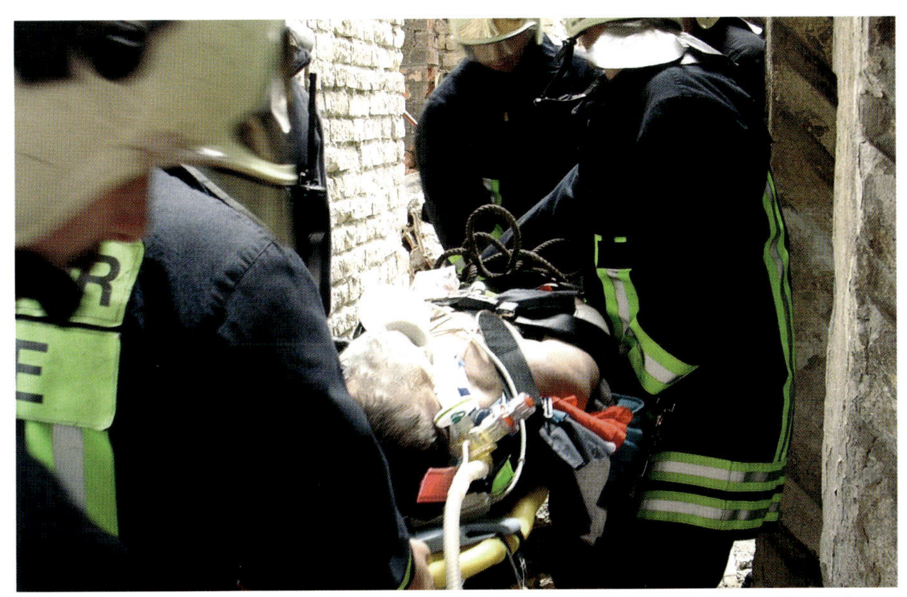

Abb. 11 ▶ Nutzung eines Spineboards zur Immobilisation und Rettung aus der Tiefe

6.3.4 Rettung

Das Vorgehen bei der Rettung ist von mehreren Faktoren abhängig: Dem Zustand des Patienten (wie dringend benötigt er weitergehende medizinische Versorgung?), dem Gefahrenpotenzial des Einsatzortes, dem zur Verfügung stehenden Material sowie letztlich auch der Ausbildung bzw. Qualifikation der Einsatzkräfte.

Die einfachste und schnellste Variante, den Patienten aus einer geringen Tiefe zu retten, ist der Rautek-Rettungsgriff. Um ihn anzuwenden, ist ein zweiter Helfer erforderlich, der die Beine des Patienten hält. In sehr aussichtslosen Situationen wäre auch ein Schultertragegriff vorstellbar, was jedoch die absolute Ausnahme darstellen dürfte, da dies eine für den Retter sehr anstrengende, und für den Patienten sehr belastende Rettungsvariante darstellt. Beide Verfahren sind bei einer Gefährdung eines frei zugänglichen Patienten in einer Grube mit geringer Tiefe denkbar, wenn akute Zeitnot besteht und der Patient sofort gerettet werden muss.

Eine weitere Möglichkeit zur Rettung einer akut gefährdeten Person bei extremem Platzmangel ist die Rettungsschlaufe, eine etwa 55 cm lange Schlaufe, die um Hände oder Füße des Patienten gelegt wird, und mit der ein Patient, z.B. unter Zuhilfenahme eines Seils, gezogen werden kann.

Zum Transport ohne erhöhtem Zeitdruck können die üblichen Transportmittel eines Rettungswagens in Abhängigkeit vom Zustand des Patienten genutzt werden: Trage (ohne Untergestell), Rettungstuch, Spineboard bzw. Schaufeltrage oder auch die Vakuummatratze. Hierbei können die Immobilisationsmöglichkeiten genutzt werden, die gleichzeitig auch eine sichere Fixierung des Patienten bieten, damit dieser nicht durch einen Sturz während der Rettungsmaßnahmen zusätzlich geschädigt wird.

Das Gewicht der einzelnen Rettungsmaterialien spielt eine nicht zu unterschätzende Rolle. Deshalb soll hier besonders auf die Schaufeltrage eingegangen werden, die nicht nur leichter, sondern auch platzsparender und deutlich handlicher ist als eine normale Trage. Zwar ist sie relativ unbequem für den Patienten, er kann jedoch sicher transportiert werden, wobei bei einer adäquaten Fixierung mit Gurten sogar eine senkrechte Rettung möglich ist.

Generell sollten im Rahmen des Transports nicht nur zwei oder drei Helfer den Patienten tragen. Bei schrägem Gelände (z.B. Abhang) wird dringend zu einer weiteren Sicherung geraten, etwa durch ein Seil oder eine Fangleine. In diesen Fällen bietet sich ohnehin ein Rettungsmittel wie eine Schleifkorbtrage an, das einen gewissen Schutz für den Patienten bietet.

Zusammengefasst sind Trage, Schaufeltrage und Schleifkorbtrage geeignet für die waagerechte Rettung des Patienten. Abgesehen von einer sorgfältigen Sicherung des Patienten, muss beim Einsatz von Seilen besonders viel Wert auf das korrekte Anschlagen der Seile an der Trage und am Karabiner bzw. Haken gelegt werden, damit die Trage nicht beim Hochziehen verrutscht und dann senkrecht hängt. Um dies zu vermeiden, gibt es z.B. ein 4-Punkt-Geschirr.

Eine senkrechte Rettung des Patienten ist auch mit den oben genannten Rettungsgeräten möglich, wobei einerseits der Zustand des Patienten eine solche Lage erlauben muss (relativiert sich bei akuter Gefahr) – die hämodynamischen Folgen einer Umverteilung des Blutes beim Übergang von der Waagerechten in die Senkrechte dürfen keinesfalls unterschätzt werden. Andererseits muss der Patient auch sicher fixiert werden können, um Sekundärschäden, z.B. durch einen Absturz, zu verhindern und auch die Retter nicht zu gefährden. Zusätzlich besteht die Möglichkeit, den Patienten auch mithilfe des KED-Systems zu retten. Alternative Rettungsmittel wie Brust- bzw. Rettungsgurt sind eher der Rettung aus akuter Gefahr bzw. bei Patienten ohne vitale Gefährdung vorbehalten.

Ein weiterer entscheidender Aspekt ist die Betreuung während der Rettung. Soweit möglich, sollte der Patient auch während der Rettungsphase physisch und psychisch von einem Retter lückenlos überwacht bzw. versorgt werden. Dies mag nicht immer durchführbar sein, sollte jedoch grundsätzlich angestrebt werden. Eine Einschränkung des gewohnten Monitorings lässt sich während der Rettung selbst leider nur selten vermeiden.

Zeitdruck, fehlendes Material bzw. schlechte Ausbildung führen allzu häufig zu wagemutigen Improvisationen, vor denen ausdrücklich gewarnt werden muss.

Für eine erfolgreiche Rettung ist das wiederholte Üben mit den verschiedenen Ausrüstungsgegenständen notwendig, wie auch die Zusammenarbeit mit anderen Fachdiensten, die gegebenenfalls über eine spezielle Ausrüstung und mehr Erfahrung verfügen. Nicht nur bei Einsätzen, sondern besonders auch bei Übungen muss auf die Einhaltung der einschlägigen Unfallverhütungsvorschriften und auch weiterer Regeln der Berufsgenossenschaften geachtet werden.

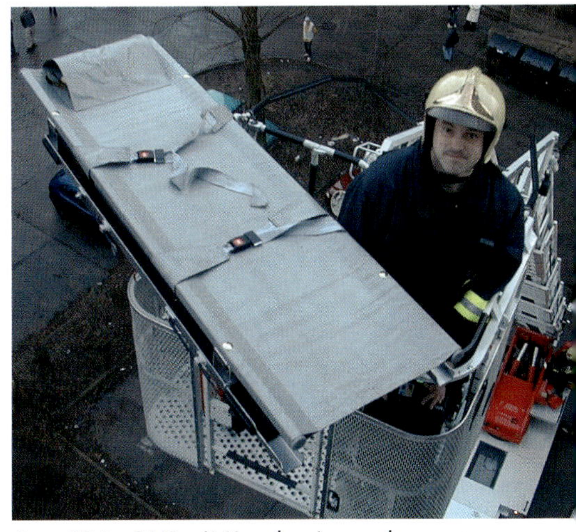

Abb. 12 ▶ DLK mit Krankentragenlagerung

6.3.5 Ausrüstung

Neben der bereits oben beschrieben Ausrüstung zum Transport des Patienten, wobei Schleifkorbtrage, Schaufeltrage und KED-System den Schwerpunkt bilden, sind noch weitere Ausrüstungsgegenstände für die Rettung relevant. Der größte Teil der Ausrüstungsgegenstände wurde bereits im Kapitel 5 behandelt.

Besonders hervorzuheben ist das Rollgliss, das nach dem Flaschenzugprinzip funktioniert und die Arbeit deutlich erleichtert.

Als Rettungsverfahren kommen bei der Rettung aus der Tiefe passive Verfahren zum Tragen. Gerade bei kleinen Einstiegsöffnungen ist es vorteilhaft, wenn sich der Anschlagpunkt für das Seil bzw. die Umlenkrolle deutlich oberhalb davon befindet. Dazu stehen beispielsweise der Dreibaum oder die Bockleiter zur Verfügung. Deren Benutzung setzt jedoch einen sicheren Untergrund voraus. Eine gute Alternative stellt die Drehleiter dar, da sie ebenfalls als Fixpunkt geeignet ist. Dies gilt auch für den Einsatz eines Kranwagens.

Außerdem sind verschiedenste Rettungstechniken mithilfe von Leitern möglich. Beispielsweise können zwei nebeneinander stehende Leitern eine schiefe Ebene bilden, an der eine Trage leichter heraufgezogen werden kann. Auch bei einer Rettung über einen Abhang kann der Einsatz von Leitern im Gras für die Einsatzkräfte ein erhebliches Maß an Sicherheit bringen.

Wenn es die äußeren Umstände zulassen, sollte auch an einen RTH-Einsatz gedacht werden. Ein Winch-Einsatz kann unter freiem Himmel eine sinnvolle Alternative zu den anderen Verfahren sein.

Grundsätzlich müssen gerade diese Verfahren, die nur selten in der Praxis zur Anwendung kommen, regelmäßig von allen beteiligten Fachdiensten zusammen geübt werden, damit sie im Einsatz möglichst reibungslos funktionieren.

www.umwelt-online.de

6.4 Kanalrettung

P. Bargon, B. Hiller

Die Rettung aus Abwasserkanälen und Kanalschächten (Zugänge zum Kanalsystem) ist aufgrund der beengten Platzverhältnisse sowie der besonderen hygienischen Bedingungen schwierig. Sie ist in ihrer Komplexität meist speziell ausgerüsteten Einsatzeinheiten, beispielsweise denen der Feuerwehren, vorbehalten.

Unter den Städten und Gemeinden befindet sich ein ausgedehntes Abwasser- und Entsorgungsnetz. Diese Leitungen und Röhren leiten die Abwässer der Industrie, der Privathaushalte sowie das Oberflächenwasser (z.B. Niederschläge) zu den Klärwerken. Das Abwassernetz muss regelmäßig überprüft und gewartet werden. Die großen Hauptröhren sind begehbar und und damit auch inspizierbar. Die kleinen unzugänglichen Abwasserleitungen und Röhren können meist unter Einsatz eines ferngesteuerten Roboters, der mithilfe von Videotechnik die Aufnahmen in Echtzeit in ein Einsatzfahrzeug überträgt, beurteilt werden. Die Roboter werden für die Schadenserkennung, die Vermessung, die Reinigung und – je nach Konstruktion – auch für die Reparaturen des Kanalsystems eingesetzt.

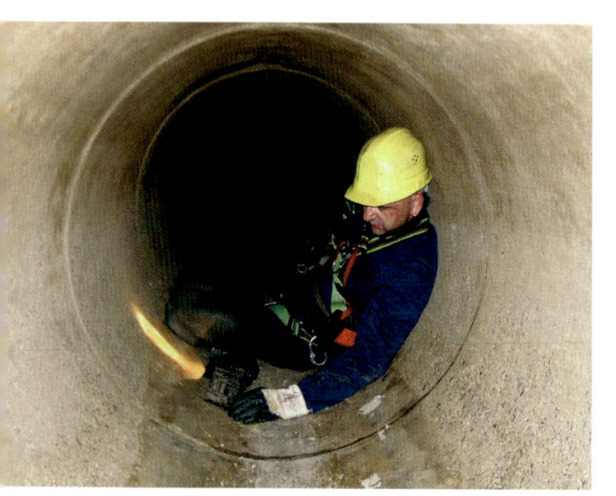

Abb. 13 ▶ Schwierige Rettung im Abwasserkanal, wie hier bei einer Übung in Mainz

Trotz moderner Technik ist es dennoch oft erforderlich, dass die Inspizierung und Instandsetzung des Kanal-Abwasser-Systems von Reparaturteams durchgeführt werden müssen. Ein verletzter oder erkrankter Arbeiter (etwa Myokardinfarkt, Apoplex, Hypoglykämie) ist nicht oder nur schwer ohne technische Unterstützung aus dem Kanalsystem, also an die Oberfläche, zu verbringen.

6.4.1 Gefahren

Da auch Fäkalien im Abwasser enthalten sind, können sich in Abhängigkeit von der Jahreszeit (Temperatur) und den Niederschlägen gefährliche Krankheitserreger wie Typhus, Cholera, Hepatitis usw. bilden. Darüber hinaus ist es besonders in trockenen, warmen Sommern möglich, dass sauerstoffverdrängende Gase (zum Beispiel Methangas) entstehen. Neben diesen Gefahren sind Kanalarbeiter, und damit auch die Rettungskräfte, zusätzlich durch die im Kanalsystem lebenden Tiere gefährdet. Hier sind vor allem Ratten zu nennen. Schätzungen gehen von mehreren Hundertmillionen Tieren aus, die im deutschen Kanalsystem leben. Sie finden dort ideale Lebensbedingungen vor. Sie ernähren sich von Abfällen und finden im weit verzweigten Abwassernetz gute Versteckmöglichkeiten. Die bis zu 26 cm großen Tiere sind, wenn sie in die Enge getrieben werden, extrem aggressiv. Darüber hinaus sind Ratten Überträger zahlreicher Krankheiten, z.B. Borreliose (akute fiebrige Infektionskrankheit), Trichinen (Wurmbefall im Darm), Leptospirose (durch Parasiten hervorgerufene Erkrankung) und Salmonellen (durch Bakterien ausgelöste Infektionskrankheit). Theoretisch können Ratten bis zu 120 Krankheiten übertragen. Über Kot und Urin scheiden die Ratten die gefährlichen Krankheitserreger aus, die dann über kleine Wunden und die Schleimhäute den Menschen infizieren können. Neben Ratten begegnen den Reparatur- und Inspektionsteams auch exotische Tiere wie Kaimane, Krokodile, Schlangen etc. Die Tiere gelangen meist illegal über das Entsorgungsnetz der Haushalte ins Kanalsystem.

Gerade die vielfältigen Gefahren, die bei der Rettung von Wartungs- und Inspektionsteams aus dem Kanal- und Abwassersystem auftreten können, machen den Einsatz der Spezialeinheiten nötig. Meist werden erfahrene Feuerwehrleute mit Zusatzausbildungen in Spezialbereichen wie Tauchen und Höhenrettung (Kap. 5.1) eingesetzt.

6.4.2 Kommunikation

Eine Kommunikation zwischen den Rettungskräften im Kanal- und Abwassersystem und den Einsatzkräften an der Oberfläche ist per Funk nur in unmittelbarer Nähe des Einstiegs möglich. Eine Übertragung der Funkwellen in das zum Teil tief in der Erde installierte Kanal- und Abwassersystem ist nur unzureichend möglich. Im Kanal selbst können sich zwei Rettungseinheiten auf kurzen Distanzen mittels 2-m-Handfunkgeräten verständigen. Eine Verständigung auf größeren Distanzen, wie es an der Oberfläche möglich wäre, ist aufgrund eines fehlenden Funkrelais sowie der sich an Kanalwänden ablenkenden Funkwellen ebenfalls nur eingeschränkt möglich. Eine Verbindung über Mobilfunktelefon kommt wegen der fehlenden Umsetzertechnik im Untergrund nicht infrage. Eine sichere Kommunikation zwischen den Einsatzeinheiten im Kanal und den Einsatzkräften an der Oberfläche kann nur über Leinenzugsignale und in der Nähe des Einstieges durch lautes Zurufen erfolgen. Die Verbindung mit der Signalleine halten meist der Einsatzleiter oder der Sicherungsmann der Feuerwehr. Der Sicherungsmann ist speziell ausgerüstet (s.u.) und steht bereit, um bei einem unvorhergesehenen Zwischenfall bei der Rettung des Patienten aus dem Kanal- und Abwassersystem die Einsatzeinheiten im Kanal zu unterstützen.

6.4.3 Technik

▶ Tunneltauchgerät der Berufsfeuerwehr Mainz

Die BF Mainz setzt ein Tunneltauchgerät zur Rettung von erkrankten und verunfallten Personen in Kanalschächten und Kanalröhren ein. Auf dem GW/W sind zwei solcher Tunneltauchgeräte verlastet. So können die Einsatzkräfte von zwei Seiten sicher in den Kanal zum Ereignisort vordringen. Die Tunneltauchgeräte bestehen aus einem fahrbaren Gestell, auf dem eine große Trommel mit 40 m Atemschlauch zum Abrollen und zwei Pressluftflaschen zur Luftversorgung der Rettungskräfte montiert ist (Abb. 14). Da ein Atemschutzgerät, das auf dem Rücken getragen wird, in den zum Teil sehr engen Einstiegsschächten und Kanalröhren nicht praktikabel wäre, verwendet die Berufsfeuerwehr Mainz ein Tunneltauchgerät

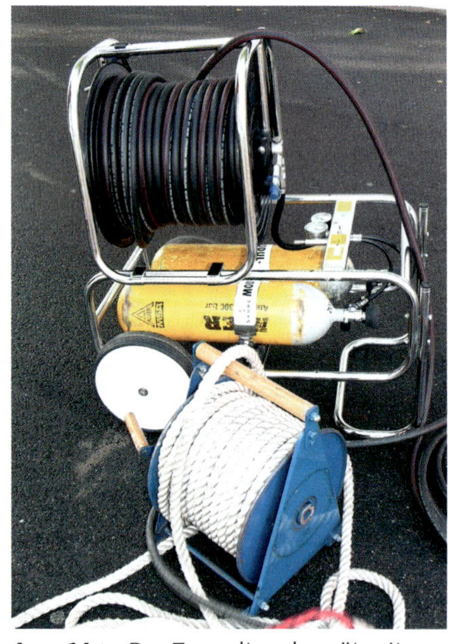

Abb. 14 ▶ Das Tunneltauchgerät mit Signalleine der Berufsfeuerwehr Mainz

Vor dem Betreten eines Kanal- und Abwassersystems wird im Bereich des Einstiegsschachts von der Feuerwehr mit einem speziellen Gasmessgerät geprüft, ob sich eine gefährliche Gaskonzentration (z.B. Methangas) nachweisen lässt. Auch wenn eine Messung im Normbereich ist, heißt das nicht, dass keine für den Menschen gefährliche Gaskonzentration vorhanden sein kann, denn im weiteren Verlauf des verzweigten Abwassernetzes können gefährliche Gas-Luftgemische entstanden sein, die in der Nähe des Einstiegs nicht gemessen werden konnten. Daher dringen die Rettungskräfte aus Sicherheitsgründen immer mit von der Umluft unabhängigen Atemschutzgeräten in das Kanal- und Abwassersystem ein. Zum Schutz vor Nässe und Kälte sowie Krankheiten tragen sie einen speziellen Überlebensanzug, wie er auch z.B. bei der Rettung auf See eingesetzt wird. Zur weiteren Sicherheitsausrüstung zählen Atemschutz-Vollmaske mit Anschluss für den Versorgungsschlauch des Tunneltauchgerätes, Haltegurt mit Auffangösen zur Befestigung für die Sicherheitsleine, Feuerwehrschutzhandschuhe, Schutzhelm, Arbeits-Knieschoner und ein »ex-geschützter« Handscheinwerfer (= »explosionsgeschützt«, d.h. der Scheinwerfer kann im explosionsgefährdeten Bereich verwendet werden).

Die Rettungskräfte der Feuerwehr dringen, mit einer Sicherungsleine gesichert, in den Kanal ein. Ist die in Not geratene Person im Kanal erreicht, muss sie in Richtung Einstiegsschacht verbracht werden. Die verunglückte Person wird mithilfe eines über dem Kanaleinstiegsschacht in Stellung gebrachtes Rettungsdreibeins herausgezogen (Kap. 1.5.2).

Hierzu wird ein Seil am Arbeitsgurt, den jeder Kanalarbeiter bei Kanalarbeiten tragen muss, befestigt.

▶ Batteriebetriebene hydraulische Rettungsgeräte

In den letzten Jahren haben, bedingt durch die Entwicklung von immer leistungsstärkeren Akkumulatoren, die batteriebetriebenen, hydraulischen Rettungsgeräte für Einsätze in besonderen Lagen ihren festen Platz bei den Feuerwehren. Diese Geräte haben einen entscheidenden Vorteil gegenüber einem üblichen kompressorbetriebenen, hydraulischen Rettungsgerät. Da der Kompressor im Gerät integriert ist und durch einen Elektromotor angetrieben wird, entfallen die Hydraulik-Versorgungsschläuche sowie der externe Kompressor. Die Geräte sind dadurch relativ kompakt und können mobil betrieben werden. Ein Transport ist wegen des geringen Gewichts (ca. 15 kg) problemlos auch im unwegsamen Gelände oder mit einem Hubschrauber möglich. Diese kompakten hydraulischen Rettungsgeräte haben sich in besonders engen, unzugänglichen Einsatzlagen wie Kanal- und Abwasserröhren/-schächten, in zerstörten Eisenbahnwaggons oder Flugzeugwracks, eingestürzten Häusern, Lkw-Führerhäusern sowie an extrem abgelegenen Einsatzstellen, etwa im Gebirge, als Vorteil erwiesen.

Die Stromversorgung erfolgt über einen Hochleistungsakku mit 24 V bei 3,0 Ah. Erfordert die Einsatzlage eine längere Betriebszeit, kann das Rettungsgerät über einen externen Akku betrieben werden, der als Rucksack getragen werden kann. Nicht nur der externe Akku kann in einem Rucksack verstaut werden, sondern es ist möglich, das hydraulische Rettungsgerät selbst auf einem Rucksackgestell zur Einsatzstelle zu verbringen. Mithilfe eines Schnell-Ladegeräts lassen sich die Akkus in kurzer Zeit aufladen (ungefähr 1 Stunde). Ein Aufladen der Akkus über die Bordversorgung der Einsatzfahrzeuge ist bei längeren Einsätzen möglich. Ersatzakkus können problemlos mitgeführt werden, da sie ein geringes Gewicht (400 g) und eine geringe Größe haben.

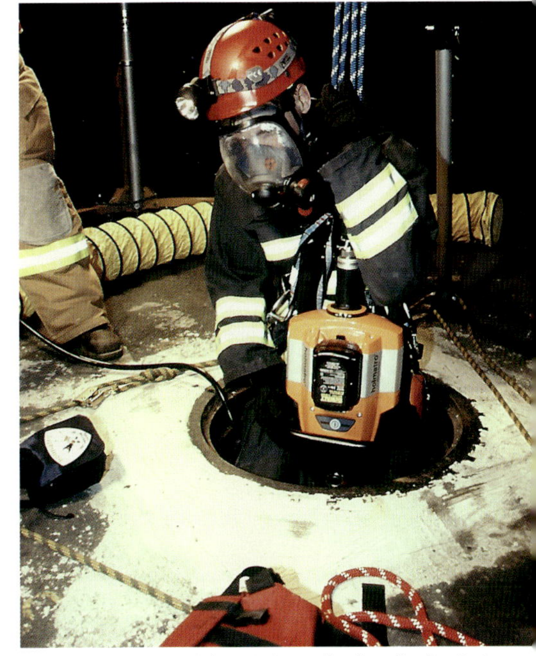

Abb. 15 ▶ Batteriebetriebene hydraulische Rettungsgeräte erleichtern die Rettung in der Enge von Abwasserschächten

Eine weitere Innovation ist die Kombination einer Rettungsschere mit einem Rettungsspreizer in einem Gerät. Der Werkzeugarm ist so konstruiert, dass er beide Geräte (Rettungsschere und -spreizer) in einem vereint. Ein zeitaufwendiger Wechsel zwischen den beiden einzelnen Geräten ist nicht mehr nötig. Wie bei den herkömmlichen Rettungsgeräten auch, können verschiedene Zusatzgeräte zum Einsatz gebracht werden, wie Zugketten und Zugadapter. Mithilfe einer Zugkette kann z. B. eine Lenksäule zur Befreiung einer eingeklemmten Person aus einem Fahrzeug nach vorn gezogen werden.

7 Bahn- und Tunnelrettung

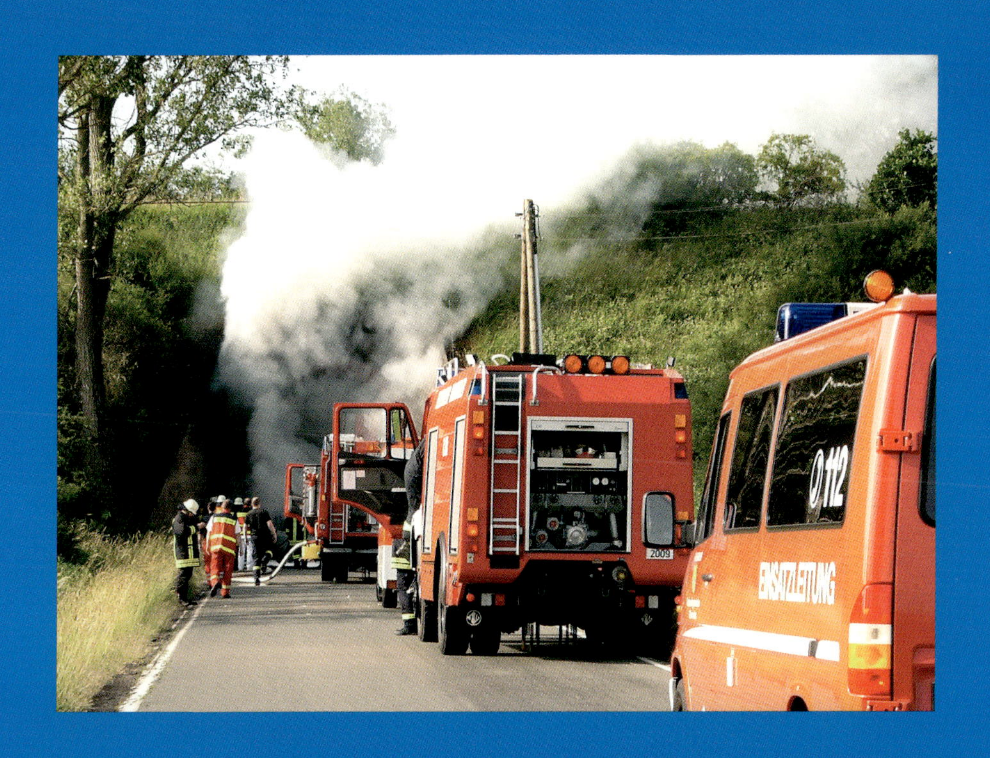

7.1 Rettung auf Strecken und in Tunneln der Deutschen Bahn AG

J. FRIES

Bis zum Inkrafttreten der Bahnreform im Januar 1994 waren die beiden vormals staatlichen Eisenbahnunternehmen »Deutsche Bundesbahn« (DB) und »Deutsche Reichsbahn« (DR) für den Bereich »nichtpolizeiliche Gefahrenabwehr« selbst zuständig, der alle Maßnahmen des abwehrenden Brandschutzes und der technischen Hilfeleistung umfasst. Durch die Umwandlung zur privatrechtlich geführten »Deutschen Bahn AG« (DB AG) ist die nichtpolizeiliche Gefahrenabwehr nun kraft Gesetz auf die Bundesländer und die kommunalen Brandschutzdienststellen übergegangen. Da das Eisenbahn-Neuordnungsgesetz keine speziellen Aussagen zur Gefahrenabwehr macht, gelten seither die jeweiligen Landesbrandschutz- bzw. Rettungsdienstgesetze. Unabhängig davon verpflichtet jedoch das Allgemeine Eisenbahngesetz (AEG) alle Eisenbahnen in Deutschland – neben der Deutschen Bahn AG sind dies weitere Eisenbahn-Infrastruktur- (EIU) und Eisenbahn-Verkehrs-Unternehmen (EVU) – zur Mitwirkung an Maßnahmen des Brandschutzes und der technischen Hilfeleistung. In der Folge wurden in den einzelnen Bundesländern so genannte Rahmenalarm- und Einsatzpläne Eisenbahn (RAEP Eisenbahn) erlassen. Als polizeilich zuständige Behörde ist die Bundespolizei verantwortlich für die Abwehr von Gefahren, die durch den Betrieb der Eisenbahn oder auf deren Betrieb einwirken. Hierbei handelt es sich vor allem um die Abwehr von Straftaten.

Zur Verbesserung des Brand- und Katastrophenschutzes in den bis Juli 1997 fertig gestellten »Altnetz-Tunneln« wurden als erste Maßnahme und Teil des so genannten Fremdrettungskonzeptes vierzehn schienenfahrbare Feuerwehrfahrzeuge vom Typ HLF 24/14-S (»S« für Schiene) beschafft und bei Feuerwehren stationiert, in deren Nähe sich Tunnel des Altnetzes mit mehr als 1200 m Länge befinden.

Trotz des hohen Sicherheitsniveaus der Bahn als nachweislich eines der europaweit sichersten Verkehrsmittel, entstehen aus dem Eisenbahnbetrieb allgemein Gefahren. Unregelmäßigkeiten und Unfälle können nicht mit 100%iger Sicherheit ausgeschlossen werden, wie das ICE-Unglück vom Juni 1998 bei Eschede auf dramatische Weise gezeigt hat. Diese Erkenntnis ist zwar nicht neu, doch gilt es, in diesem sensiblen Bereich Informationsdefizite abzubauen und die Zusammenarbeit aller Beteiligten zu verbessern.

7.1.1 Der Rettungszug der Deutschen Bahn AG

Bereits im Jahr 1988 stellte die damalige Deutsche Bundesbahn für die an der Neubaustrecke (NBS) von Hannover nach Würzburg gelegenen Standorte Fulda und Würzburg zwei Prototypen in den Dienst, die ihrer anfänglichen Bestimmung entsprechend »Tunnelhilfszüge« (TuHi), später dann Rettungszüge (Rtz) genannt wurden. Ihnen folgten bis Mitte 1991 vier weitere Rettungszüge, die in Hildesheim und Kassel (beide an der NBS Hannover – Würzburg gelegen) sowie in Mannheim und Kornwestheim (NBS Mannheim – Stuttgart) stationiert wurden. Das Drägerwerk Lübeck erarbeitete das TuHi-Konzept im Auftrag der Bundesbahn.

Bei dem in Fulda stationierten Rtz handelt es sich um einen so genannten Zweirichtungszug. Die anderen fünf Rtz sind nur in eine Richtung einsetzbar und müssen im Einsatzfall gegebenenfalls gewendet werden. Dies kommt aber in aller Regel nicht vor, da die Rtz an strategisch wichtigen Einsatzstellen an den Enden der Tunnelabschnitte stationiert sind.

Die etwa 150 m langen, 380 t schweren und rund 9,7 Mio. Euro teuren Einrichtungszüge bestehen aus den Modulen Diesellok 1, Transportwagen 1, Gerätewagen, Löschmittelwagen, Sanitätswagen, Transportwagen 2 und Diesellok 2.

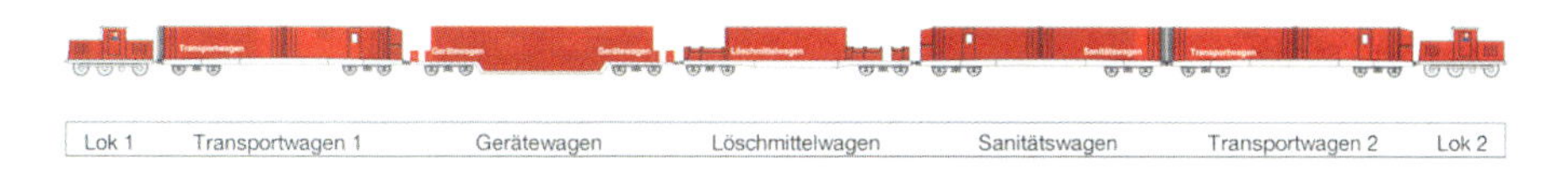

Abb. 1 ▶ Schematische Darstellung des Rettungszugs (Quelle: © DB AG)

Die Wagen des Rettungszugs sind auf ehemaligen Reisezug-Fahrwerken aufgebaut. Der Sanitätswagen und der folgende Transportwagen 2 sind mit einer automatischen Kupplung (AK) verbunden, um das Pendeln der Diesellok 2 mit dem Transportwagen 2 von und zum Unglücksort und das Andocken an den übrigen Zug zu vereinfachen. Alle Wagen sind mit durchgehenden Leuchtstofflampen sowie Blinklichtern ausgerüstet. Besitzer der Züge und Lokomotiven ist die DB Netz AG. Zentral- und (buchmäßige) Heimatstelle ist die Notfalltechnik Fulda. Alle Lokomotiven und alle Rettungszüge sind seit 1998 verkehrsrot lackiert.

Die speziellen Rettungszüge werden von der Deutschen Bahn AG in ständiger 10-Minuten-Bereitschaft vorgehalten. Sobald die ersten 8 – 10 Feuerwehrleute den Rettungszug besetzt haben, rückt dieser aus. Zu den primären Aufgaben des Rettungszugs gehören das Retten und Bergen (feuerwehrtechnische Komponente) sowie das Versorgen und Transportieren von in Tunneln bzw. auf Brücken Verunglückten (rettungsdienstliche Komponente). Die Rettungskräfte müssen an einem schlecht zugänglichen und unübersichtlichen Ort unter hohem Zeitdruck und großen Gefahren für ihre eigene Sicherheit arbeiten. Aus diesem Grund finden regelmäßig Übungen mit allen Beteiligten statt.

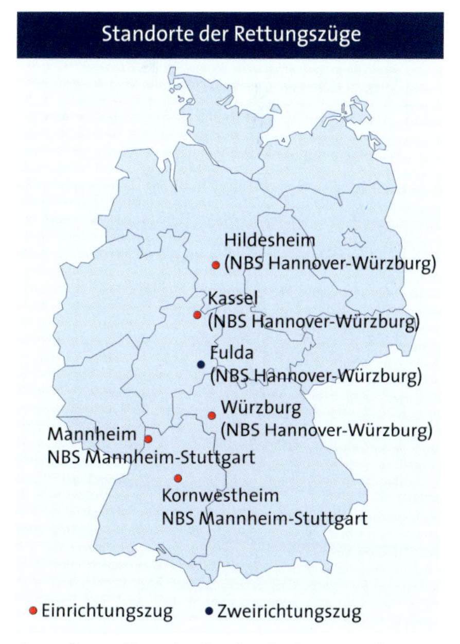

Abb. 2 ▶ Standorte der Rettungszüge

Im Fall eines Tunnelbrandes sind nicht die offenen Flammen, sondern der Rauch das größte Problem. Denn Ruß und Verbrennungsgase enthalten nicht nur giftige Stoffe und nehmen die Sicht, sondern fungieren auch als Temperaturspeicher.

Für die Ende der 1990er Jahre und später gebauten Neubaustrecken konnte auf die Stationierung von weiteren Rtz verzichtet werden. Die technischen Ausrüstungsgegenstände des Rtz wurden in den nach der neuen EBA-Richtlinie (geregelt werden darin beispielsweise die Abstände der Notausstiege) gebauten Tunnelanlagen installiert. Für die Neubaustrecke Köln – Frankfurt/Main, die zahlreiche Steigungsabschnitte aufweist, ließ die DB AG einige Diesellokomotiven der Baureihen 216 und 218 umbauen. Diese verfügen über besondere Zug- und Stoßvorrichtungen und sind in der Lage, auf freier Strecke liegen gebliebene ICE-Züge in den nächsten Bahnhof zu überführen.

7.1.2 Das Notfallmanagement der DB AG

Das Streckennetz der DB Netz AG ist in 172 Notfallbezirke unterteilt. Die Grenzen jedes Notfallbezirks sind so gewählt, dass der Notfallmanager – in Abhängigkeit von den jeweiligen Straßen- und Witterungsverhältnissen – innerhalb von maximal 30 min nach Alarmierung den Ereignisort erreichen kann.

Um im Ereignisfall eine schnelle Alarmierung der Rettungskräfte und die Durchführung der erforderlichen Schutzmaßnahmen zu gewährleisten, hat die DB Netz AG bundesweit sieben Notfallleitstellen eingerichtet. Deren Aufgabe besteht darin, Meldungen über gefährliche Ereignisse entgegenzunehmen und sie an die zuständigen Stellen weiterzuleiten. Der zuständigen Feuerwehr- bzw. Integrierten Leitstelle werden z.B. die ersten durchgeführten Schutzmaßnahmen, wie das Sperren von Gleisen, fernschriftlich (per Fax) bestätigt. Die Notfallleitstellen sind rund um die Uhr besetzt und verfügen über modernste Leitstellentechnik.

Im Rahmen ihres Notfallmanagements hat die Deutsche Bahn AG verschiedene Einsatz- und Ausbildungshilfen erstellt. Hierzu gehören unter anderem die Einsatzmerkblätter für Schienenfahrzeuge sowie die Ausbildungsunterlage »Hilfeleistungseinsätze im Gleisbereich der DB AG«. Diese Unterlagen werden in regelmäßigen Abständen aktualisiert und stehen neben allgemeinen Informationen rund um das Thema »Notfallmanagement« der Deutschen Bahn AG auf der Internet-Seite der DB AG www.bahn.de unter »Notfallmanagement der Deutschen Bahn AG« als Download zur Verfügung.

Deutsche Bahn AG
T.TUN: Notfallmanagement, Brandschutz
Postfach 11 04 17
60039 Frankfurt a.M.
Tel.: 0 69 / 2 65 - 2 77 41
Fax: 0 69 / 2 65 - 2 77 06
E-Mail: notfallmanagement@bahn.de

Einsatzmerkblatt für Eisenbahnfahrzeuge	**Die Bahn DB**

Dieses Merkblatt ist für Hilfskräfte bestimmt, und dient im Notfall zur Rettung von Personen.

Elektrischer Triebzug **Baureihe 423**

1. Fahrzeugaufbau

- **Fahrzeugansicht: BR 423 (S-Bahn-Triebzug)**

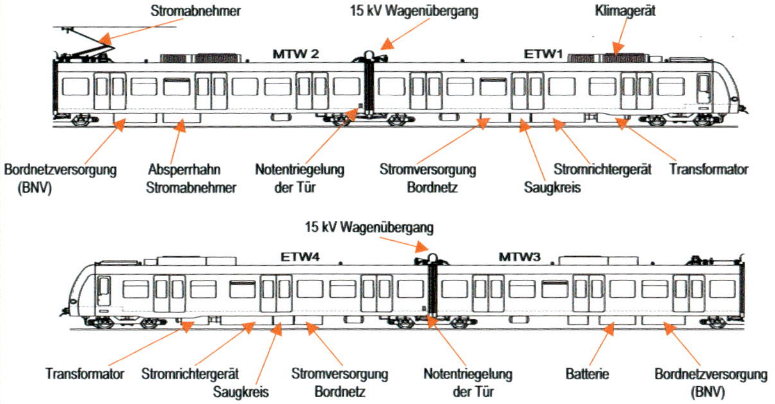

- **Material der Wagenwände und des Daches:**

Wände und Dach: Aluminium-Strangpressprofil
Bugmaske: GFK

- **Besonderheiten:**

1 Triebzug besteht aus 4 fest miteinander montierten Wagen. An den Enden befindet sich je ein Führerraum. Die Anordnung der Komponenten ist spiegelgleich an den Zugenden im Unterflur- und Fachbereich angebracht. Die Wagen sind durchgängig passierbar.

Zug ist durch selbsttätige Haltebremse gegen Wegrollen gesichert.

2. Rettungs- und Versorgungsöffnungen (nach Priorität)

- **Türen:**

Notentriegelung von außen:
Rote Klappe ziehen. Tür von Hand aufschieben. Je Triebzugseite 2 Notentriegelungen diagonal versetzt. Einstiegshilfen von außen befinden sich nur an den Türen mit Notentriegelung

Notentriegelung von innen:
Zur Notentriegelung rote Klappe an linker Türsäule ziehen, Tür von Hand aufschieben.

Die Tür der Führerraumrückwand ist aus Doppel-Sicherheits-Verbundglas 2 x 2,5 mm (mit Fahrzeug Sicherheitsschlüssel / ggf. Feuerwehraxt zu öffnen).

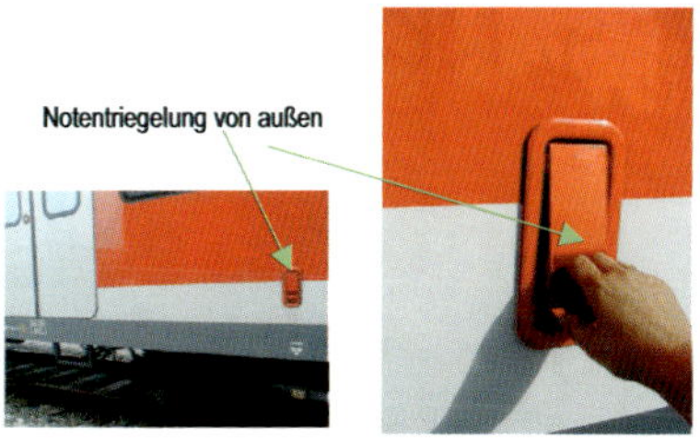

Ersteller: DB Regio AG; P.RBF 1 Si
Herausgeber: Deutsche Bahn AG; Notfallmanagement@bahn.de

Stand: 11/2004
Seite 1
DB 423

Abb. 3 ▶ Einsatzmerkblatt für Eisenbahnfahrzeuge; hier: Elektrischer S-Bahn-Triebzug der Baureihe 423 (© DB AG)

7.1.3 Der Notfallmanager der DB Netz AG – Funktion und Aufgaben

In seiner Funktion als Leiter eines Notfallbezirks ist der Notfallmanager direkter Ansprechpartner in allen Fragen des Notfallmanagements, der Alarm- und Einsatzplanung sowie der örtlichen Besonderheiten. Bereits im Vorfeld von möglichen Ereignissen steht er in Kontakt mit den Feuerwehren, dem THW, den Rettungsdienst- und Hilfsorganisationen sowie der Bundespolizei und den örtlichen Polizeidienststellen. In enger Abstimmung mit den BOS organisiert der Notfallmanager Übungen und wirkt bei der Erstellung von Alarm- und Ausrückeordnungen oder ähnlichen Unterlagen mit.

Im Ereignisfall ist der Notfallmanager gegenüber allen Mitarbeitern der DB AG, aber auch gegenüber Angehörigen anderer am Ereignis beteiligten Eisenbahnunternehmen, weisungsbefugt. Bei einem Schadenereignis steht der Notfallmanager dem jeweiligen Einsatzleiter als Fachberater für den Bereich des Eisenbahnverkehrs zur Seite. Einzelheiten regeln die jeweiligen Landesgesetze bzw. die RAEP Eisenbahn. Bei der Bildung einer Einsatzleitung (EL) bzw. einer Technischen Einsatzleitung (TEL) ist der Notfallmanager als Fachberater Mitglied dieser Einsatzleitung und vertritt dort auch die Interessen der DB AG.

Auch wenn bei besonderen Ereignissen weitere Mitarbeiter der DB AG, die Aufgaben im Bereich Notfallmanagement wahrnehmen, anwesend sein können, so ist grundsätzlich am Ereignisort nur ein Mitarbeiter der DB AG als Notfallmanager mit entsprechender Kennzeichnung und Befugnis tätig. Der Einsatzleiter sollte sich in allen eisenbahnspezifischen Angelegenheiten daher zunächst an den Notfallmanager wenden.

Der Notfallmanager hat im Ereignisfall im Wesentlichen folgende Aufgaben zu erfüllen:

- Sicherstellung des Schutzes der am Ereignisort tätigen Einsatzkräfte gegen Gefahren aus dem Eisenbahnbetrieb,
- soweit erforderlich Sicherstellung bzw. Durchführung der Erdung der Oberleitung,
- fachliche Beratung des Einsatzleiters in Fragen des Eisenbahnbetriebs,
- Abstimmung der Aktivitäten zwischen den beteiligten Organisationen und einzelnen Stellen der DB AG,
- Erreichen der schnellstmöglichen Wiederaufnahme des Eisenbahnbetriebs.

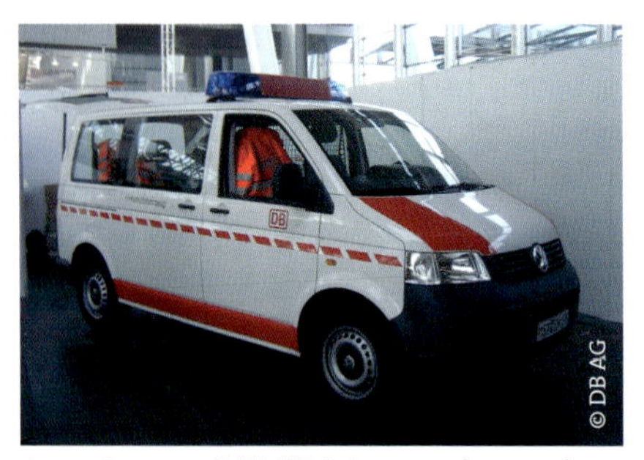

Abb. 4 ▶ Unfallhilfsfahrzeug (VW T5) des Notfallmanagers

Um diese Aufgaben erfüllen zu können, verfügt der Notfallmanager über ein als »Unfallhilfsfahrzeug« der DB AG kenntlich gemachtes Fahrzeug.

Der Wagen ist mit einem blauen Blinklicht sowie einem Einsatzhorn (Sondersignalanlage) ausgestattet, um im Einsatzfall Wegerechte gemäß § 38 StVO in Anspruch nehmen zu können. Die gemäß den Vorgaben der DB AG vorgeschriebene Ausrüstung des Fahrzeugs umfasst u.a.

Vorrichtungen zur Erdung der Oberleitung, Kartenmaterial, diverse Werkzeuge, eine Digitalkamera sowie eine Handlampe.

Zu erkennen ist der Notfallmanager an einer orangefarbenen Wetterschutzjacke oder Warnweste mit Rückenschild »Notfallmanager«. Auf Verlangen kann er sich mit einem Lichtbildausweis der DB AG mit Funktionsaufdruck »Notfallmanager« legitimieren.

Die Schulung von Mitarbeitern der DB AG zu Notfallmanagern erfolgt zentral im DB AG-Ausbildungszentrum in Kassel (zuvor Bad Gandersheim). Darüber hinaus finden regelmäßig dezentrale Informationsveranstaltungen für unternehmenseigene Mitarbeiter, aber auch für Beamte der BPOL und für Mitglieder von Feuerwehren statt.

7.1.4 Verhalten und Maßnahmen auf Bahnstrecken

▶ Allgemeines

Die Bahn gehört zwar zu den sichersten Verkehrsmitteln, dennoch kommen auch im Bereich der Bahn Unfälle vor, oftmals verursacht durch Dritte. Dazu gehören Unfälle an Bahnübergängen aufgrund von Missachtung der Straßenverkehrsordnung oder Unfälle, die aus dem unbefugten Betreten des Gleisbereichs resultieren. Werden Rettungsdienste und Feuerwehren mit einem Bahnunfall konfrontiert, sollten sich die Einsatzkräfte der Gefahren, die sich aus dem Gefahrenbereich »Bahn« heraus ergeben, bewusst sein.

Gefahren aus dem Eisenbahnbetrieb

Gefahren aus dem Eisenbahnbetrieb entstehen z. B. durch:

- die Spurgebundenheit der Schienenfahrzeuge, die ein Ausweichen vor einem Hindernis unmöglich macht,
- lange Bremswege, die bis zu 3 km betragen können,
- hohe Geschwindigkeiten, die bis zu 300 km/h erreichen können und die eine extrem starke Sogwirkung erzeugen,
- niedrige Geräuschpegel von fahrenden Zügen, die ein frühzeitiges akustisches Wahrnehmen erschweren,
- den Betrieb des für die elektrische Zugförderung notwendigen Oberleitungsnetzes.

Ein Betreten des Gleisbereichs ist daher nur mit äußerster Vorsicht vorzunehmen. Dies gilt im gleichen Maße für Einsatzorte wie Bahnübergänge, Bahnhöfe sowie auf freier Strecke. Die Devise muss lauten: Eigenschutz geht hier vor Fremdrettung.

Als besonderes Gefahrenpotenzial ist die Oberleitung anzusehen, die unter einer ständigen Spannung von 15.000 V steht. Der in den einschlägigen DIN-Normen vorgeschriebene Sicherheitsabstand ist zwingend einzuhalten. Ist es im Einsatzfall erforderlich, den Sicherheitsabstand zu unterschreiten oder besteht die Gefahr, ihn zu unterschreiten, ist dringend darauf zu achten, dass die Oberleitung ausgeschaltet und bahngeerdet ist. Ein alleiniges Ausschalten der Oberleitung ohne Bahnerdung ist nicht ausreichend, da benachbarte Spannung führende Anlagen die ausgeschaltete Oberleitung erneut unter Spannung setzen können. Die so erzeugten Spannungen können immer noch Werte bis zu 8000 V erreichen.

▶ Bei Notfällen

Sollte der Notfallmanager noch nicht vor Ort sein, können im Notfall auch Einsatzkräfte der Feuerwehren die erforderliche Bahnerdung durchführen. Diese Kräfte sind von den jeweiligen Feuerwehren gemäß einer Vereinbarung zwischen DB AG und den einzelnen Ländern gesondert auszubilden. Die Kosten der Aus- und Fortbildung werden von der DB AG getragen. Auch wird den Feuerwehren, die bereit sind, die Bahnerdung im Einzelfall zu übernehmen, von der DB AG entsprechendes Erdungsgerät zur Verfügung gestellt. Wartung und Reparatur der Geräte werden durch die DB AG organisiert und durchgeführt. Ansprechpartner für Ausrüstung und Ausbildung der Einsatzkräfte ist der Notfallmanager.

7.1.5 Das Hilfeleistungssystem der S-Bahn Stuttgart

Die S-Bahn Stuttgart ist als 100%ige Tochter der DB Regio AG zuständig für den S-Bahn-Verkehr in der Region Stuttgart. Sie befährt sechs Linien, deren Endpunkte die Bahnhöfe Plochingen (S 1), Filderstadt (S 3), Herrenberg (S 1), Weil der Stadt (S 6), Bietigheim-Bissingen (S 5), Marbach am Neckar (S 4), Backnang (S 3) und Schorndorf (S 2) sind. Die modernen Triebwagen der Baureihe 423/433 stellen – zusammen mit ihren Vorgängern der Baureihe 420/421 – das Rückgrat des am 1.10.1978 aufgenommenen S-Bahn-Verkehrs im Großraum Stuttgart dar. Am östlichen Endpunkt des S-Bahn-Netzes richtete die damalige Deutsche Bundesbahn eine Werkstatt für ihre S-Bahn-Züge ein, das heutige Werk Plochingen.

Das EVU S-Bahn Stuttgart hat ein einzigartiges Hilfeleistungssystem etabliert, das es in ähnlicher Form nur im Großraum München gibt. Analog zum Notfallmanager des EIU DB Netz AG hält es einen eigenen Notdienst vor, der rund um die Uhr einsatzbereit ist. Neun besonders geschulte Mitarbeiter teilen sich den Bereitschaftsdienst, der jeweils eine Woche lang – von Montag 7 Uhr bis Montag 7 Uhr – dauert. Im Einsatzfall ist der Mitarbeiter an einer orangefarbenen Warnweste mit Rückenschild »S-Bahn-Notdienst« zu erkennen.

Der S-Bahn-Notdienst verfügt über ein eigenes Unfallhilfsfahrzeug vom Typ VW T4 Synchro (Baujahr 2003), das Kartenmaterial, diverse Unterlagen zur Verkehrslenkung und einen aus vier Einzelteilen bestehenden Evakuierungssteg vorhält, der für die Evakuierung von Fahrzeug zu Fahrzeug oder, umfunktioniert zur Treppe, vom Fahrzeug zum Boden verwendet wird.

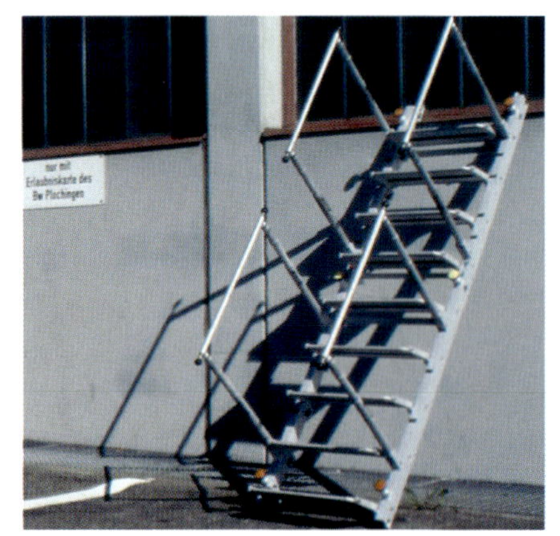

Abb. 5 ▶ Evakuierungssteg im Einsatzzustand

Daneben können Lokleitung und S-Bahn-Notdienst auf eine ebenfalls stets einsatzbereit vorgehaltene Diesellokomotive der Baureihe 218 zurückgreifen. Sie ist im S-Bahn-Werk Plochingen stationiert und verfügt neben den normalen Zug- und Stoßvorrichtungen über eine spezielle Kupplung, mit der sie z.B. liegengebliebene S-Bahn-Züge aus dem Gefahrenbereich ziehen bzw. schieben kann.

7.2 Rettung aus einem Autotunnel

P. BARGON

Tunnelbrände sind gemessen an der Zahl der Kraftfahrzeuge, die jährlich durch die Tunnelröhren Europas fahren, zwar gering, aber bei einem Brand ist es sehr wahrscheinlich, dass es Opfer geben wird. Dieser Umstand macht ein gutes Übungskonzept unerlässlich, um vernetztes Retten zu gewährleisten.

Tunnelbrände unterscheiden sich u.a. physikalisch von anderen Bränden. Aufgrund von Brandgasen ist in einem brennenden Tunnel ohne Atemschutz nur ein kurzes Überleben möglich. Bei einem langen Tunnel reicht bereits das von der Feuerwehr üblicherweise eingesetzte Atemschutzgerät nicht mehr aus. Hier müssen Kreislaufgeräte oder Alternativen eingesetzt werden. Die Rauchentwicklung stellt damit im Fall eines Brandes ein großes Gefahrenpotenzial dar. Der Rauch kann bei einem Tunnelbrand ab Temperaturen von 500 – 600 °C eine Geschwindigkeit von bis zu 20 km/h entwickeln, ab 500 °C ist der Rauch entzündlich. Das Feuer selbst entwickelt Temperaturen von 1000 – 1300 °C und hat damit eine enorme Zerstörungskraft, wie sich 1999 beim Brand im Mont-Blanc-Tunnel gezeigt hat. Auf diese Weise kann der Rauch ein Folgefeuer entfachen, weit entfernt vom eigentlichen Brandherd, mit unvorhersehbaren Folgen für die Personen und Einsatzkräfte, die sich im Tunnel befinden. Diese Erkenntnisse wurden durch Brandtests in stillgelegten norwegischen Tunneln bestätigt.

Eine schnelle Flucht aus einem brennenden Tunnel ist unter o.g. Umständen generell kaum möglich, eine Flucht zu Fuß und ohne Atemschutz sogar unmöglich. Beim Brand im Mont-Blanc-Tunnel zum Beispiel breitete sich der Rauch mit einer Geschwindigkeit von bis 50 km aus – schneller als ein gut trainierter Läufer laufen kann! Sind Fluchtstollen oder Schutzräume vorhanden, können sie eine schnelle Flucht ermöglichen.

Ebenfalls unmöglich ist die Flucht aus einem brennenden Tunnel mit einem großen Lkw, da er in einer Tunnelröhre nicht gewendet werden kann. Pkw könnten zwar gewendet werden, jedoch besteht in unmittelbarer Nähe des Brandherdes aufgrund des hohen Sauerstoffverbrauchs des Feuers die Gefahr, dass die Motoren ausgehen. Somit ist die Flucht mit dem Pkw ebenfalls nicht realistisch.

Die Videoüberwachung im Rahmen der Tunnelsicherheit wird von den Verantwortlichen häufig überschätzt. Wenn überhaupt, eignen sich Videokameras zur genauen Lagebeurteilung im Fall eines Brandes nur in den ersten Minuten. Im schwarzen Rauch – und damit bei Dunkelheit – ist das normale bildgebende Verfahren nutzlos. Wichtige Daten wie die Feuerintensität, der genaue Ort und Umfang des Brandherdes und die Anzahl der Personen, die sich im Tunnel aufhalten, können auf diesem Weg nicht eruiert werden. Auch in der Brandkatastrophe im Mont-Blanc-Tunnel mit über 40 Toten konnte die Videoüberwachung dies nicht leisten.

7.2.1 Fallbeispiel: Mont-Blanc-Tunnel

Am Beispiel der Mont-Blanc-Katastrophe sollen taktische Fehler aufgezeigt und die besondere Einsatzlage bei einem Tunnelbrand verdeutlicht werden.

Der Mont-Blanc-Tunnel hat eine Länge von 11,6 km und verbindet Chamonix in Frankreich mit Courmayeur in Italien, er besitzt lediglich eine Durchfahrtsröhre für beide Richtungsfahrbahnen. Jährlich durchfahren etwa 2 Mio. Fahrzeuge den Tunnel, davon durchschnittlich 40% Lkw. Der Mont-Blanc-Tunnel war zum Zeitpunkt der Katastrophe 34 Jahre alt. Am 24.3.1999 geriet im Tunnel ein Lkw mit Kühlanhänger, beladen mit 12 t Mehl und 8 t Margarine, in Brand. Als der Fahrer des Lkw den hinter der Fahrzeugkabine aufsteigenden Rauch bemerkte, hielt er im Tunnel an, um nachzusehen. Nach kurzer Zeit geriet das Fahrzeug in Vollbrand und wenig später folgten mehrere Explosionen, so die Aussage einiger Augenzeugen im späteren Untersuchungsbericht. Wahrscheinlich entzündete sich der Dieselkraftstoff, von dem sich zum Zeitpunkt des Unglücks mehrere hundert Liter im Tank befanden. In der Folge des so angefachten Brandes wurden die Reifen des Lkw zerstört. Den überlebenden Fahrern, die mit ihren Fahrzeugen in Richtung Frankreich unterwegs waren, gelang die Flucht in Richtung des Tunnelausgangs auf italienischer Seite.

Nach der Katastrophe beschäftigten sich mehrere Untersuchungsausschüsse der betroffenen Länder – Italien und Frankreich –, aber auch verschiedener Anrainerstaaten wie die Schweiz sowie das Europaparlament, mit deren Folgen.

▶ Ergebnisse

Von der Tunnelbetriebszentrale (TBZ) in Italien aus konnten die Mitarbeiter, die sich anbahnende Katastrophe per Video verfolgen. Um den Menschen, die sich im Tunnel befanden, zur Flucht zu verhelfen, schalteten sie zusätzliche Ventilatoren ein, deren Strömungsfluss nach Frankreich gerichtet war. Die Tunnelbetriebszentrale in Frankreich konnte bereits kurz nach Ausbruch des Brandes keine Beobachtungen mehr machen, um genaue Rückschlüsse auf das Notfallgeschehen zu ziehen, da durch den dichten schwarzen Rauch die Videoüberwachung unbrauchbar wurde. Das durch die Ventilatoren zusätzlich angefachte Feuer entzündete die Isolierung des Kühlmoduls des verunfallten Sattelaufliegers und dessen Ladung. Ein Absaugen der giftigen, heißen Rauchgase gelang nicht, was zum Teil auf die veraltete Technik zurückzuführen ist, aber auch auf die widersprüchliche und unkoordinierte Steuerung des Lüftungssystems der beiden Tunnelbetriebszentralen.

In der Folge wurden umfangreiche brandtechnische Untersuchungen durchgeführt, unter anderem auch eine Brandsimulation mit auf Paletten verladener Margarine. Bei der Simulation stellte sich heraus, dass Margarine nicht nur schnell in Brand gerät, sondern dass Margarine einen Brennwert vergleichbar mit Heizöl aufweist (Margarine wird nicht als Gefahrgut klassifiziert). Die dadurch erklärbare enorme Hitzeentwicklung mit einer Temperatur von bis zu 1300 °C entzündet alles in ihrer Nähe Befindliche. In Rahmen weiterer Tests mit einem Lkw gleicher Baureihe konnte die Brandursache nicht restlos geklärt werden.

Schon Jahre vor der Katastrophe gab es spektakuläre Tests in einem stillgelegten norwegischen Eisenbahntunnel. Die Tests fanden im Rahmen des europäischen Forschungsprojekts »Firetun« statt. So wurden neben Pkw auch Busse und Eisenbahnwaggons entzündet, um zu untersuchen, wie sich der Rauch und das Feuer in einer Tunnelröhre verhalten. Bei einem der zahlreichen Tests wurde ein mit Möbeln beladener Lkw entzündet. Bei dem Brand bildeten sich bis zu 200 m^3 Rauch pro Sekunde, der sich ohne eingeschaltete Tunnellüftung mit einer Geschwindigkeit von 10 – 20 km/h durch die Röhre ausbreitete. Im Zentrum des Brandes wurden bis zu 1000 °C gemessen.

Im Mont-Blanc-Tunnel beschleunigte sich der Rauch – mit Strömungsrichtung Frankreich – durch die Ventilatoren auf etwa 50 km/h (s.o.) und breitete sich in der schmalen Tunnelröhre schnell aus. Zusätzlich negativ wirkte sich eine selten auftretende Wetterlage aus. Am Tage des Unglücks trieben starke Winde von Italien nach Frankreich – nicht wie üblich von Frankreich nach Italien. Der zum Teil 500 °C heiße Rauch dehnte sich daher schnell Richtung Frankreich aus und entzündet auf seinem Weg durch die Röhre weitere Fahrzeuge. Das Feuer wütete 56 Stunden lang. Eine Annäherung an den Brandherd durch die Feuerwehr wurde unmöglich und scheiterte vor allem an dem dichten, heißen Rauch. Die Einsatzkräfte beider Länder kamen nicht näher als einen Kilometer an das Feuer heran und mussten schließlich aufgeben. Das Feuer zerstörte 24 Lkw, 9 Pkw und ein Motorrad, die sich hinter dem verunglückten Lkw befanden. 41 Menschen wurden bei der Brandkatastrophe getötet.

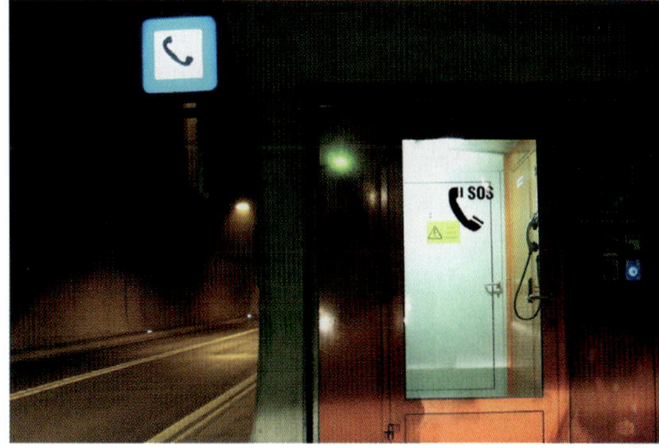

Abb. 6 ▶ Vorbildlicher Schutzraum mit Feuerlösch- und Kommunikationseinrichtung im Schmittentunnel Zell am See

Fazit

In der Folge mussten umfangreiche Sanierungsarbeiten am Tunnel durchgeführt werden. Technische Neuerungen und Erkenntnisse aus zahlreichen Brandversuchen und Computersimulationen wurden bei der Instandsetzung der Tunnelröhre umgesetzt. Eine der wohl entscheidenden Neuerungen im Konzept der Betreiber ist eine gemeinsame Tunnelbetriebszentrale beider Länder, Italien und Frankreich. Nur so kann eine schnelle und koordinierte Brandbekämpfung durchgeführt werden. Auf die Erneuerung und Verbesserung der Rauchabzuganlage wurde besonderes Augenmerk gerichtet. Um die Eingriffszeit der Feuerwehr zu verringern, wurde eine Tunnelfeuerwehr gebildet.

Heute messen Wärmesensoren schon vor der Einfahrt jedes in den Tunnel einfahrende Fahrzeug. Werden Anomalien des zulässigen Wärmewertes festgestellt, darf das Fahrzeug nicht einfahren. Nicht zuletzt aufgrund der Ergebnisse der Untersuchungskommissionen und der Forschungsergebnisse aus den Testbränden in den norwegischen Tunneln wurden im Tunnel des Mont-Blanc umfangreiche neue Sicherheitsmaßnahmen umgesetzt. So wurden Wärmesensoren, Rauch- und Brandmelder in die Tunnelröhre eingebaut und die Möglichkeiten zur Selbsthilfe verbessert.

Es wurde auch ein optimiertes Leitsystem installiert, denn die Untersuchungskommissionen hatten in ihrem Bericht festgestellt, dass die meisten Menschen in ihren Fahrzeugen erstickten, in denen sie sich offenbar sicher fühlten. Trotz der sich zeigenden Gefahr – schwarzer Rauch, Hitze und Feuer – zeigten sie keine Fluchtreaktion. Nur wenige Personen flüchteten oder begaben sich in einen Schutzraum.

Wer bei einem Tunnelbrand nicht schnell, koordiniert und zielorientiert handelt, ist in großer Gefahr. Von einem Laien ist dieses überlegte Verhalten offenbar kaum zu erwarten. Hier scheint vermehrter Handlungsbedarf bei den Betreiber zu bestehen, denn schon bei Untersuchungen vorangegangener Brandkatastrophen zeigten die Betroffenen dieses Verhalten mit vergleichbaren, schwerwiegenden Folgen.

Es ist dringend angezeigt, verbesserte Leit- und Führungskonzepte in Tunneln zu installieren. So kann eine Durchsagemöglichkeit der Tunnelbetriebszentrale zu den sich im Tunnel befindlichen Personen ein Weg zur direkten Kontaktaufnahme sein. Auch Anzeigetafeln können Information zum richtigen Verhalten an die Fahrzeuginsassen in einer Gefahrensituation weiterleiten. In Tunnelneubauten und in manchen älteren Tunneln, z.B. im Schmittentunnel bei Zell am See, gibt es solche Konzepte bereits. Auch können moderne Notbeleuchtungen Orientierung geben, selbst noch bei einer Verrauchung. All diese Maßnahmen werden das Risiko lediglich verringern, aber nicht vollkommen vermeiden.

7.2.2 Vorbeugender Brandschutz

Beim vorbeugenden Brandschutz ist die zentrale Frage: Wie sieht der ideale Tunnel aus oder wann sind Rettungschancen am größten? Grundsätzlich ist ein Katastrophenmanagement nötig – gegebenenfalls auch länderübergreifend. Die Selbstrettung in speziell eingerichtete Schutzräume und parallele Rettungstunnel wäre ideal, ist aber erst bei modernen Tunneln realisiert worden. Darüber hinaus sind auch ein dichtes Notrufsystem und ein dichtes Netz von Sicherheitseinrichtungen wie Feuerlöscher, Telefone, Videoanlagen und Schutzräume mit Videokontakt zur Tunnelbetriebszentrale notwendig. Dem Ableiten von Brandgasen kommt eine entscheidende Rolle zu. Der Einsatz von Technik ist sinnvoll, z.B. in Form eines Rauchabzugs, aber nicht immer umzusetzen, da dies durch die Höhe des Berges und die gesamt Länge des Tunnels begrenzt wird. Ist die Installation möglich, scheint ein »intelligenter« Rauchabzug unter der Decke des Tunnels zweckmäßig zu sein. Er leitet die gefährlichen Rauchgase nach außen ab und ist auch geeignet für Tunnel und Röhren unter Wasser. Im Hamburger Elbtunnel wurde solch ein Rauchabzug in der neuen 4. Röhre verwirklicht. Die Alarmauslösung erfolgt bereits bei Abnahme eines Feuerlöschers, gleiches gilt für das Abheben des Notruftelefons. Auch hier gibt es vor dem Tunnel Wärmesensoren (Detektoren) mit automatischem Alarm, um versteckte Schwelbrände vor der Einfahrt eines Fahrzeugs in den Tunnel zu entdecken. Im Alarmfall werden die Tunnelzufahrten beider Richtungen automatisch gesperrt, um so wenig Personen und Fahrzeuge wie möglich in die Tunnel hinein zu lassen.

Schon vor einem Tunnelbau sollten alle Beteiligten, wie Feuerwehr, Polizei und Rettungsdienst in die Planungen eingebunden werden. Rettungskräfte sollten eine eigene Zufahrt zum Tunnel haben, da sich bei einem Unfall oder einem Fahrzeugbrand zwangsläufig ein Stau bildet. Dies ist ein nicht zu unterschätzender Faktor hinsichtlich der Behinderung von Rettungskräften.

Die Videoüberwachung aller Tunnelabschnitte ist notwenig, um etwa den Brand eines Lkw-Anhängers noch vor dem Fahrer und möglichst frühzeitig zu bemerken. Darüber hinaus können eigene Tunnel-Radiosender im Notfall die Verkehrsteilnehmer warnen. Nicht alle dieser Sicherheitsaspekte werden – obwohl wünschenwert – in Europa umgesetzt, selbst in einigen Neubauten nicht.

Ein weiteres Problem besteht darin, dass Nothaltebuchen, Pannenbuchten und Tunnel oft sehr eng sind. Die Rettung und Fahrzeugbergung ist daher sehr schwierig. Der Einsatz von Wärmebildkameras zur genauen Lokalisierung des Brandherdes ist oftmals die einzige Möglichkeit, um gezielt zum Brandherd vorzudringen, da wegen starker Rauchentwicklung keine Sicht besteht.

Aus diesen Gründen ist das organisierte und koordinierte Vorgehen der Einsatzkräfte notwendig. Sind zwei Länder an einem Tunnel beteiligt, muss eine gemeinsame Tunnelleitstelle betrieben werden, und nicht wie im Fall des Mont-Blanc-Tunnelbrandes zwei verschiedene Leitstellen in Frankreich und Italien. Auch muss ein eigenes Funknetz installiert sein, um im Tunnel mit allen Einsatzkräften Funkkontakt halten zu können. Die Stromversorgung sollte redundant und unabhängig sein. Außerdem bietet eine gesonderte Rettungsröhre mehre Vorteile, da die Selbstrettung aus dem Tunnel wesentlich erleichtert wird.

7.2.3 Vorgehen und Besonderheiten

▶ Einsatztaktik am Beispiel der Feuerwehr Zell am See, Österreich – Technik des Schmittentunnels

Der Schmittentunnel ist mit 5111 m Länge in die mittlere Längenkategorie der europäischen Tunnel einzuordnen. Der Tunnel zählt zu den modernsten in Europa und ist eine wichtige Ortsumgehung für den Urlaubsort Zell am See. Umfassende passive Sicherheitstechnik macht die Durchfahrt angenehm und sicher. Der Tunnel hat einen seitlichen, im rechten Winkel ablaufenden Fluchtstollen von 375 m Länge und verfügt über eine Tunnelröhre für beide Fahrtrichtungen. Insgesamt weist er über 78 Strahlventilatoren auf, zahlreiche Rauch- und Brandmelder, einen 690 m langen Lüftungsstollen und einen 485 m großen Zu- und Abluftschacht.

Passive Sicherheitstechnik

Nur ein umfangreiches Sicherheitskonzept sorgt für optimale Sicherheit. Beim Bau des Schmittentunnels in Österreich wurden viele modern-passive Sicherheitstechniken installiert. Schon in den Planungsphasen saßen alle Verantwortlichen der Gefahrenabwehr an einem Tisch. Das Hauptaugenmerk richtete sich bei den technischen Einrichtungen darauf, dass es im Fall eines Unfalls oder eines Brandes erst gar nicht zu einer bedrohlichen Situation kommt. Eines der Konzepte ist das frühe Erkennen einer Gefahrensituation durch die Tunnelbetriebszentrale. Darüber hinaus müssen umfangreiche Möglichkeiten zur schnellen Selbstrettung und Selbsthilfe bis zum Eintreffen der Einsatzkräfte bestehen. Die Reaktionszeit der Einsatzkräfte darf nur gering, d.h. der Anfahrtsweg muss kurz sein. Auch ein gemeinsamer Alarmplan für Feuerwehr, Gendarmerie und Rettung muss für den Notfall existieren.

Durch regelmäßig stattfindende Übungen kann die optimale Abstimmung aller Beteiligten – Feuerwehr, Rettung, Polizei, Betreiber – ermöglicht werden. Auf diese Weise ist

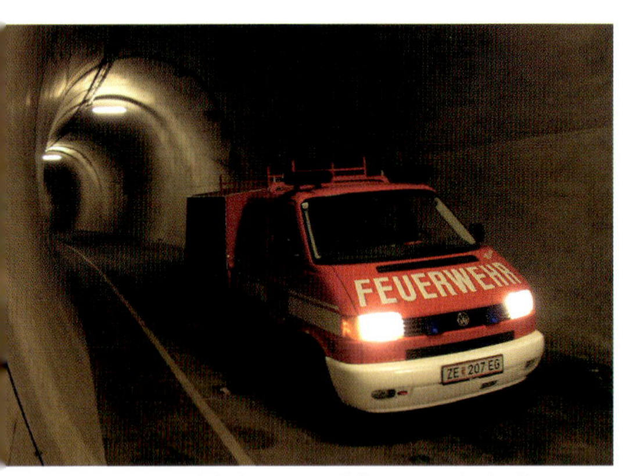

Abb. 7 ▶ Befahrbarer Zufahrts- und Fluchtstollen des Schmittentunnels

auch die Beherrschung der Technik gewährleistet. Um Umfälle zu vermeiden, wurden Sensoren am Eingang des Schmittentunnels installiert. Diese steuern in Abhängigkeit der gerade herrschenden Lichtverhältnisse die Lichtintensität im Tunnel. So herrschen in der Tunnelröhre immer optimale Sichtverhältnisse.

Weitere Sensoren messen die Staubdichte im Tunnel selbst, um bestmögliche Sichtverhältnisse auch bei starkem Verkehr sicherzustellen. Gegebenenfalls werden die Lüfter beschleunigt. Die redundante Stromversorgung aller wichtigen Systeme wie Notbeleuchtung, Ampeln, Verkehrszeichen, Mess- und Steuerungsanlagen, Tunnelfunkanlage ermöglichen höchste Sicherheit. Darüber hinaus überwachen Sensoren im Tunnel die Temperatur und im Fall einer Überschreitung wird automatisch Feueralarm ausgelöst.

Ingesamt sind 25 Notabstellnischen mit Notrufkabinen eingerichtet, die auch vor Rauch Schutz bieten. Die Notrufkabinen sind in einem Abstand von 250 m und zusätzlich in jedem Abstellbereich aufgebaut. Jede Notrufnische ist mit einem Notfalltelefon, einem Aktivierungsbrandmelder und zwei Feuerlöschern ausgestattet. Beim Abheben des Hörers wird automatisch eine Sprechverbindung mit der Tunnelbetriebszentrale ausgelöst. Ein Brandalarm wird ausgelöst, sobald ein Feuerlöscher aus der Halterung entnommen wird (s.o.). Wenn nur eine der Notrufeinrichtungen ausgelöst wird, wird die Beleuchtung in dem betroffenen Bereich heller geschaltet. Zusätzliche Kameras werden aktiviert. Die beiden nächsten Ampeln von der Notrufstelle aus gesehen zeigen in dieser Situation ein gelbes Warnlicht. Das vorgeschriebene Tempo im Tunnel wird per Anzeige von 80 km/h auf 50 km/h reduziert. Bereits bei Brandalarm wird der Tunnel automatisch gesperrt und der Alarm wird zur Feuerwehr weitergeleitet. Der genaue Alarmort wird in der Bezirksnachrichtenzentrale auf einer beleuchteten Anzeigetafel angezeigt und ein automatisches Lüftungsprogramm gestartet. An den Tunneleingängen sind zusätzlich schwenkbare Kameras montiert, die den ein- und ausfahrenden Verkehr beobachten.

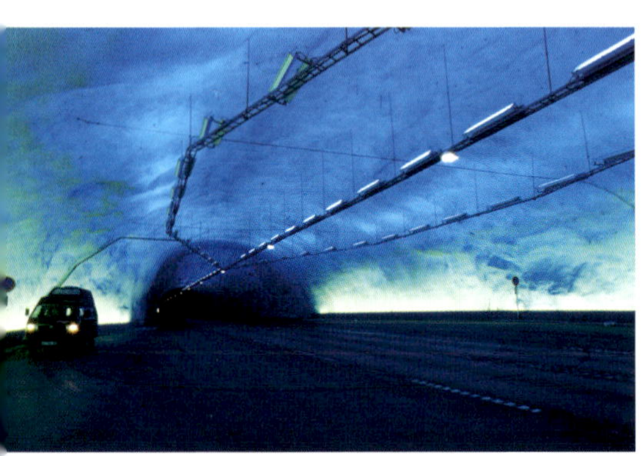

Abb. 8 ▶ Spezielle Beleuchtungstechnik, um Ermüdungserscheinungen entgegenzuwirken, im Laerdalstunnelen in Norwegen, einem der modernsten Tunnel Europas

Ergänzend zum Tunnelfunksystem wurde ein Betriebstelefon installiert, um die Kommunikationsmöglicht vom Tunnel aus zur Betriebszentrale sicherzustellen. Der Schmittentunnel ist mit dem heutigen Stand der Verkehrstechnik ausgestattet.

Taktik

Im Fall des Schmittentunnels gibt es für jede Notfallsituation spezielle Einsatzpläne für die Rettungskräfte. In jedem Abschnitt des Tunnels gibt es Tunnelanfahrts- und Bereitstellungspläne.

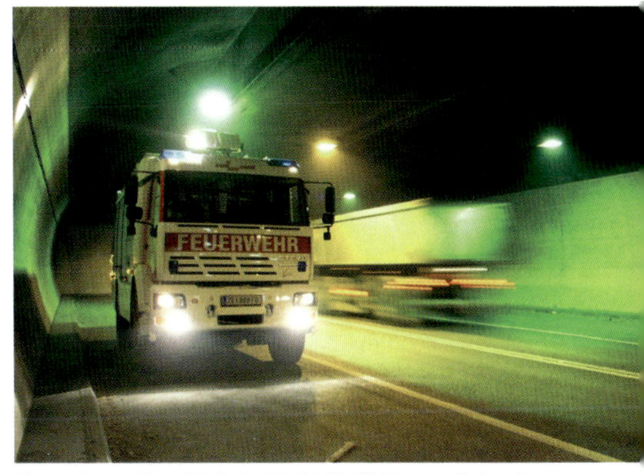

Abb. 9 ▶ Das TLF-A 4000/200 Tunnel der Feuerwehr Zell am See; der Dachmonitor ist schon während der Anfahrt von der Fahrerkabine aus steuerbar

Jedes Notfallgeschehen im Tunnel wird grundsätzlich von zwei Seiten angefahren, um allen Situationen am Notfallort, z.B. Rauchentwicklung, Hindernissen – verkeilte Unfallfahrzeuge oder taktische Veränderungen, die sich erst auf der Anfahrt der Einsatzfahrzeuge ergeben – adäquat begegnen zu können. So fahren auf dem jeweils schnellsten Anfahrtsweg (abhängig von Einsatzort im Tunnel) das Tanklöschfahrzeug (TLFA) Allrad 4000 und das VORAUS (vergleichbar mit dem in Deutschland gängigen Vorausrüstwagen – kurz VRW) zusammen in den Tunnel ein. Auf dem zweiten Anfahrtsweg fahren das TLFA 5000 und das Schwererüstfahrzeug Allrad mit Kran (SRF-AK) zur Einsatzstelle. Hintergrund dieser Taktik ist auch, dass auf jeder Seite der Einsatzstelle ein Fahrzeug zur umfangreichen Brandbekämpfung und eine Einheit mit hydraulischen Rettungsgeräten zur Verfügung steht.

Es begeben sich zunächst nur wenige Einsatzkräfte (16 Feuerwehrleute) mit vier Fahrzeugen (TLFA 4000, VORRAUS, TLFA 5000, SRF-AK) in den Tunnel. Die restlichen Einsatzkräfte der Feuerwehr und des Rettungsdienstes gehen im Bereich der Tunnelportale in Bereitschaft. Die medizinischen Rettungskräfte fahren erst nach Freigabe des Einsatzleiters in den Tunnel ein. Die Rettung im Brandfall erfolgt ausschließlich durch die Einsatzkräfte der Feuerwehr.

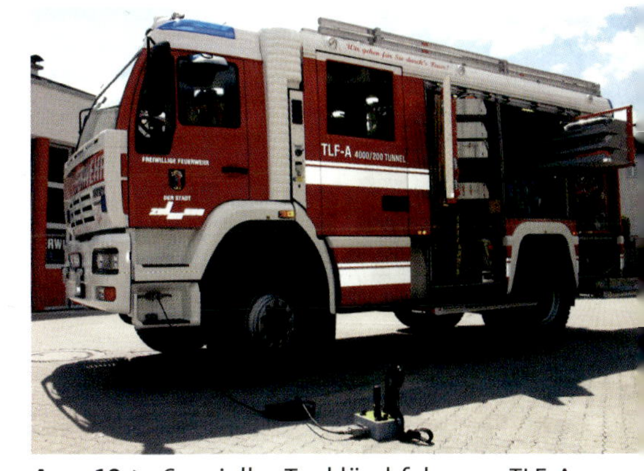

Abb. 10 ▶ Spezielles Tanklöschfahrzeug TLF-A 4000/200 Tunnel der Feuerwehr Zell am See mit einem fernsteuerbaren Monitor

Das Tanklöschfahrzeug 5000 ist unter anderem mit einem von der Kabine aus zu steuernden Dachmonitor bestückt, um den Löschangriff schon auf der Anfahrt zu ermöglichen. Der Dachmonitor kann mit einer Fernbedienung und damit auch von außen gesteuert werden. Die Ausfahrhöhe des Monitors ist an die Tunnelhöhe angepasst.

Mit 4700 l Wasser und 300 l AFFF-Löschschaum (Kap. 8.5) verfügt das TLF 5000 über einen beträchtlichen Löschmittelvorrat. Dem TLFA 4000 stehen 4000 l Wasser und 200 l AFFF-Löschschaum zur Verfügung. In jeden Sitz der beiden TLF ist ein Pressluftatmer integriert – auch für den Maschinisten (Fahrer). Wenn sich der Feuerwehrmann über einen vorgegeben Zeitraum nicht bewegt, wird über Alarmgeber, die am Pressluftatmer montiert sind, ein Signal abgegeben.

Durch den gesamten Schmittentunnel läuft eine Druckwasserleitung mit Entnahmestellen im Abstand von 250 m. Die Entnahmestellen sind mit einem Hydranten mit B- und C-Abgängen, Beleuchtung und einer Stromentnahmequelle ausgestattet. Die Versorgung der Leitungen erfolgt von einem drucklosen Behälter oberhalb des Tunnels aus, der ein Fassungsvermögen von 280 m^3 hat. Hier wurde das natürliche Gefälle ausgenutzt, der Druck auf den Leitungen beträgt selbst ohne Pumpe bis zu 8,4 bar. Jede Einsatzkraft, die im Tunnel arbeitet, ist mit einem Fluchtretter ausgestattet, die denjenigen Fluchtrettern ensprechen, die im Bergbau und bei Kanalarbeiten zum Einsatz kommen. Die Fluchtretter erzeugen 30 min lang auf chemischen Weg Sauerstoff.

Der VORAUS ist mit einem hydraulischen Rettungssatz (Spreizer und Schere) ausgestattet. Ergänzt wird er durch eine 200-l-Poly-Löschanlage, d.h. durch Löschsysteme, in denen Wasser und Schaummittelgemisch schon vorgemischt in einem Behälter vorgehalten werden. Vor dem Einsatz muss Pressluft in den Löschbehälter eingelassen werden. Diese Anlagen brauchen keine Pumpe und eignen sich hervorragend für den Erstangriff bei kleineren Entstehungsbränden.

Im Tunnel steht für jede Rettungsorganisation (Feuerwehr, Gendarmerie, Rettung, Straßenmeisterei) ein eigener Funkkanal der Tunnelfunkanlage zur Verfügung. Verkehrsfunkdurchsagen des Senders Ö3 sind direkt von der Tunnelwarte aus möglich.

Eine Rettung ist im Brandfall je nach Lage über einen 375 m langen Fluchttunnel möglich. Dieser verfügt über eine eigene Lüftungsanlage, so dass im Brandfall ein Verrauchen des Fluchtstollens verhindert werden kann.

Übungen

Mit allen Beteiligten werden regelmäßig Übungen durchgeführt, die ohne Verkehrsstörung im 375 m langen Fluchttunnel durchgeführt werden können. Die Feuerwehrleute sind medizinisch geschult. Ebenso finden für den Stab in regelmäßigen Abständen planungstaktische Übungen statt. Darüber hinaus ist mindestens einmal im Jahr nach dem Abschluss der jährlichen Tunnelrevision, d.h. Sperrung des Tunnels für Wartungs- und Reinigungsarbeiten für eine Woche, eine Großübung mit allen bei einem Einsatz beteiligten Einsatzkräften in der Hauptröhre angesetzt.

Taktisches Konzept »Trolleys«

Trolleys sind kleine, mit Rädern ausgestattete, selbstständige Löscheinheiten, die wegen ihrer geringen Größe auch durch enge Stellen geschoben werden können. Ist den Spezialfahrzeugen wegen zu hoher Rauchentwicklung die Einfahrt in den Tunnel nicht mehr möglich, kommen die Trolleys zum Einsatz. Sie sind an beiden Tunnelportalen (Ein- und Ausfahrt) stationiert und können an ein Einsatzfahrzeug angehängt oder von Hand gezogen werden. Ausgerüstet sind die Trolleys mit einem Mittelschaumrohr, Schaummittelkanister und einem 220 m langen C-Schlauch. Die Einsatzkräfte der Feuerwehr können mit den im Tunnel liegenden Wasserleitungen einen Löschangriff durchführen. Ergänzt wird die Ausrüstung durch große Atemluftflaschen mit insgesamt 20.000 l Inhalt, die auf den Trolleys verlastet sind. Mit den Atemluftvorräten können bei schwerer körperlicher Arbeit (Verbrauch 50 l/min) zwei Feuerwehrleute rund drei Stunden arbeiten. Damit besteht eine sehr große Rückzugsicherheit, was dem Eigenschutz der eingesetzten Kräfte zugute kommt. Jeweils ein Trupp mit einer Stärke 1/2 geht in den Tunnel. Auf der flachen Ladefläche des Trolleys kann im Notfall auch ein Verletzter in Sicherheit gebracht werden Dieses Konzept kommt bisher nur bei der Feuerwehr Zell am See zum Einsatz.

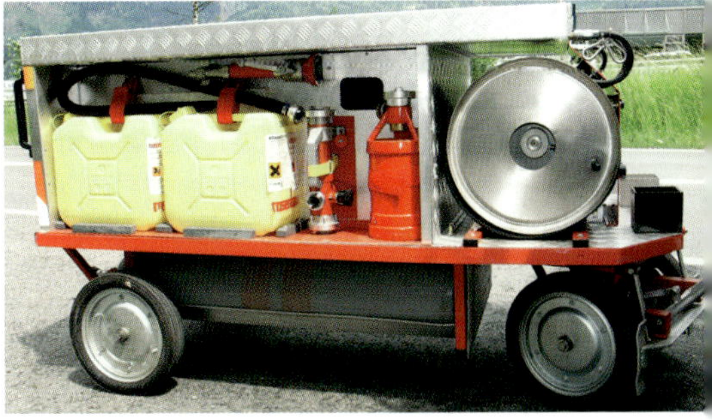

Abb. 11 ▶ Spezieller Löschanhänger der Feuerwehr Zell am See mit großen Mengen Atemluft, Löschmittel und Geräten

7.2.4 Tunnelbetriebszentrale Hamburg Elbtunnel

Der Hamburger Elbtunnel weist ein hohes Verkehrsaufkommen mit bis zu 110.000 Fahrzeugen täglich auf. Er besteht aus vier Röhren, die bis zu 3100 m lang sind. In der Tunnelbetriebszentrale des Elbtunnels findet zum einen die Annahme und Bearbeitung von Notrufen aus dem Tunnel und die Alarmierung der Feuerwehr statt, zum anderen ist sie gleichzeitig die Leitzentrale für den Tunnel und Sitz der Einsatzleitung im Brandfall und bei größeren Verkehrsunfällen. Die Überwachung des Kraftfahrzeugverkehrs erfolgt über 72 Farbmonitore. Drei Arbeitsplätze für Polizei, Feuerwehr und Tunnelbetrieb mit zusammen 14 Bildschirmen bilden das Kernstück der Tunnelbetriebszentrale.

Durch die Beteiligung von Feuerwehr, Polizei und Tunnelbetrieb ist eine optimale Abstimmung im Notfallmanagement gewährleistet. Die TBZ selbst verfügt über die für die Erfüllung ihrer Aufgaben nötigen Räumlichkeiten, z.B. über einen durch eine Glasscheibe abgetrennten Raum, in dem die Presse informiert werden kann. Ihr Standort befindet sich in einem Nebengebäude der Tunnelfeuerwache Nord.

Mithilfe von 3600 Leuchtdioden ist es möglich, alle Sicherheitseinrichtungen im Tunnel zu überwachen. Von hier aus können vom Brandmelder über Beleuchtungsanlagen, Bandnotbeleuchtung, Fluchttüren, 24-Stunden-Videoüberwachung, Lautsprechern, Ventilatoren bis hin zu signalgebender Verkehrstechnik alle Einrichtungen eingesehen werden.

Bei der Rauchabzugsanlage an der vierten Tunnelröhre handelt es sich um ein innovatives, richtungsweisendes Rauchabzugsystem. In den Firstbereich des Tunnels wurde eine Brandschutzdecke eingebaut. Durch Rauchabzugsklappen, die in Vierergruppen in regelmäßigen Abständen von 60 m in die Deckenkonstruktion eingelassen wurden, können die Rauchgase abziehen. Im Brandfall werden die zwei nächstgelegenen Klappenreihen geöffnet, und die Rauchgase können mithilfe von leistungsstarken Ventilatoren an den nächstgelegenen Tunnelportalen in den Rauchabzugskanal abgeleitet werden.

Im Bedarfsfall erfolgt eine Durchsage an die Verkehrsteilnehmer über Lautsprecher. Mitteilungen über den Verkehrsfunk von der Tunnelbetriebszentrale aus können ebenso erfolgen, wie die Verkehrssperrung und das Umleiten in andere, nicht betroffene Röhren. Es besteht somit ein hohes Maß an passiver Sicherheit innerhalb eines modernen Verkehrsleitsystems.

7.3 Tunnelfeuerwehrfahrzeuge

Im Bereich der Fahrzeugtechnik zur Bekämpfung von Tunnelbränden gibt es zahlreiche Versionen. So wurden für manche Feuerwehren aufgrund der baulichen Besonderheiten des entsprechenden Tunnels Spezialfahrzeuge entwickelt. Dies war etwa für den Eurotunnel der Fall, der Frankreich mit England verbindet. Der Rettungs-Zugang zu den beiden Hauptröhren erfolgt hier über eine schmale dritte Rettungsröhre, und benötigt eine komplett eigene Fahrzeugtechnik. An den meisten Standorten konnte jedoch der vorhandene Fahrzeugpark durch ergänzende Ausrüstung auf die besondern Anforderungen der Tunnelrettung angepasst werden. Ebenso ist es möglich, Geräte einzusetzen, die je nach örtlicher Gegebenheit ohnehin für die Bekämpfung von starkem Rauch und Feuer vorgehaltenen werden müssen und deren Bedienung Teil der Einsatzroutine sind, wie z.B. der Abrollbehälter Lüfter. Die folgenden Fahrzeugbeschreibungen stehen beispielhaft für eine Vielzahl unterschiedlicher Einsatzmittel.

7.3.1 Abrollbehälter Lüfter der Feuerwehr Düsseldorf

Die Entrauchung im Fall eines Tunnelbrandes ist neben der Brandbekämpfung eine entscheidende Maßnahme und unter anderem ein entscheidendes Kritterium für die Rettung von Menschenleben.

Durch den Einsatz von Lüftern wird die oben beschriebene Explosionsgefahr herabgesetzt. Die Sicht wird verbessert und im Idealfall wird atembare Luft geschaffen.

Be- und Entlüftungsgeräte werden je nach Bauart elektrisch, mit einem Verbrennungsmotor oder mit einer Wasserturbine angetrieben. Bei einem Antrieb mittels Wasserturbine kann der dabei enstehende Wassernebel dem Luftstrom zugegeben werden. Heute werden vermehrt so genannte Drucklüfter eingesetzt. Mit diesen Geräten kann das Innere eines Gebäudes auf geringen Überdruck gebracht werden. Das bewirkt, dass die giftigen Brandgase in Richtung einer vorhandenen oder geschaffenen Öffnung ausströmen (Drucklüfter mit Wasserturbine können auch zur Niederschlagung von Giften oder Gasen eingesetzt werden). Somit können die Drucklüfter taktisch auch bei Tunnelbränden zum Einsatz kommen. Für die Entrauchung von Tunneln können

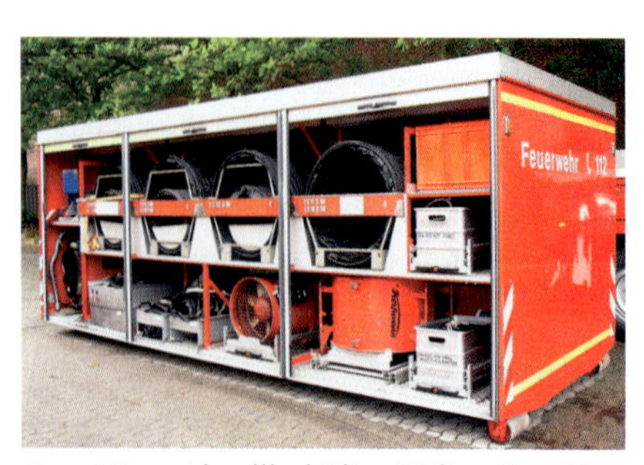

Abb. 12 ▶ Abrollbehälter Lüfter der BF Düsseldorf für eine schnelle Belüftung, u.a. von Tunnelröhren

tragbare Lüfter oder festinstallierte Entlüftungssysteme eingesetzt werden. In längeren Tunneln ist der Einsatz von tragbaren Lüftern nur eingeschränkt möglich, hier ist ein im Tunnel eingebautes Entlüftungssystem am effizientesten. Dabei erfolgt die Entrauchung in Richtung Ausgang oder gezielt durch Lüftungstraversen. Der Einsatz von tragbaren Lüftern ist bei kurzer städtischer Untertunnelung und in den zahllosen Verbindungstunneln der Städte gut geeignet, zumal sich eine aufwendige Belüftungsanlage hier oft nicht realisieren lässt. Ein weiterer Vorteil der tragbaren Lüfter ist, dass sie Leichtschaum erzeugen können.

Die Feuerwehr Düsseldorf verfügt über einen mit Ventilatoren beladenen Abrollcontainer (AB Lüfter), der außer bei der Entrauchung und Belüftung von Gebäuden auch bei Tunnelbränden zum Einsatz kommt. Er stellt ein sehr flexibles Einsatzkonzept dar.

Zunehmend werden auch mobile Tunnellüfter auf Anhänger und Fahrzeuge montiert. Diese großen Geräte haben einen Volumenstrom von bis zu 1.000.000 m^3 pro Stunde.

▶ Feuerwehr Zell am See

Tanklöschfahrzeuge

Die Feuerwehr Zell am See verfügt über eine Reihe von Sonderfahrzeugen. Die Tanklöschfahrzeuge 4000 und 5000 der Wehr sind an die besondere Situation eines Tunnelbrandes angepasst worden (s.o., Abschnitt »Taktik«). So wurden die Atemschutzgeräte in die Sitze der Fahrer- und Mannschaftskabine integriert. Auch beim Maschinisten, der zugleich Fahrer des Fahrzeugs ist, befindet sich ein Atemschutzgerät. Nur so ist ein optimaler Schutz gewährleistet.

Der Monitor auf dem Dach des Tanklöschfahrzeugs hat eine Wurfweite von bis zu 70 m und ist von der Fahrzeugkabine aus steuerbar, sowohl vom Beifahrersitz als auch vom Fahrerplatz aus – die Bedienungseinheit ist schwenkbar und durch eine Fernbedienungseinheit aus sicherem Abstand zu dirigieren.

Die Fahrzeuge sind von der Firma Rosenbauer konstruiert worden und haben einen Allradantrieb. Der Monitor auf dem Dach ist mit einem Scheinwerfer ausgestattet. Darüber hinaus sorgen Flutlicht-Teleskopmasten mit 4 × 1000 W für sehr gute Lichtverhältnisse. Die Lichtmasten werden nur im besonderen Einsatzfall im Tunnel ausgefahren. Die Einsatzfahrzeuge, die für den Erstangriff vorgesehen sind, verfügen über eine so genannte Umfeldbeleuchtung (im Aufbau der Fahrzeuge integrierte, umlaufende Beleuchtung), die den Einsatz der Lichtmasten in der Regel nicht erfordert. Die besondere Beleuchtungstechnik der Gerätekästen richtet sich nach den Lichtverhältnissen im Tunnel aus. Die Ausfahrhöhe der Masten ist an die zur Verfügung stehende Höhe angepasst.

Eine moderne, weitgehende automatische Feuerwehrkreiselpumpe ist über einen »Touchscreen«-Monitor steuerbar, d.h. die Pumpe kann über einen Bildschirm bedient werden. In der Fahrerkabine befindet sich ein zweiter Pumpenbedienungsmonitor, der von dort aus gelenkt werden kann. Auch ist eine ausgefallene Beleuchtung der Gerätekästen an die Lichtverhältnisse im Tunnel angepasst.

Das Rosenbauer LCS (Logic Control System) erleichtert nicht nur die Pumpenbedienung, sondern auch die Handhabung der Verkehrsleiteinrichtungen, Stromerzeuger und Lichtmasten, die sich über einen übersichtlichen LCD-Flachbildschirm steuern lassen. So kann etwa auf der Anfahrt die Kreiselpumpe eingeschaltet und mit dem Löschangriff frühzeitig begonnen werden. Eine Übersicht über Tankinhalte für Wasser und Schaummittel wird auf einem Display angezeigt, dies bringt dem Nutzer eine wesentliche Entlastung.

Die Einsatzkräfte der Feuerwehr können auf dem Weg zum Einsatzort im Tunnel einen der zahlreichen Hydrantenanschlüsse nutzen. So können aus einem auf dem Dach befindlichen Staukasten 220 m C-Schläuche schnell und ohne Zeitverzug entnommen werden, da sie aneinandergekuppelt übereinander gelegt sind und auf der Anfahrt zur eigentlichen Einsatzstelle ausgewickelt werden können. Damit kann es auch bei großem Wasserbedarf nicht zu Engpässen kommen.

Vorausrüstfahrzeug Allrad

Die Vorausrüstfahrzeuge Allrad (VRF-A) sind speziell auf die taktischen Besonderheiten beim Einsatz im Tunnel ausgerichtet. Sie sind mit einem Hydraulikrettungssatz, Spreizer, Schere und 200-l-Poly-Löschanlage mit 50-m-Schnellangriffschlauch sowie einem tragbaren Scheinwerfer ausgestattet. Die Pressluftatmer (PA) sind gut erreichbar zwischen den vorderen Sitzen montiert. Die Vorausrüstfahrzeuge Allrad des Typs Mercedes Sprinter mit kurzem Radstand sind klein und wendig. Taktisch ergänzen die Vorausrüstfahrzeuge Allrad die Tanklöschfahrzeuge.

Schweres Rüstfahrzeug – Allrad mit Kran

Das SRF-AK, schweres Rüstfahrzeug – Allrad mit Kran, wurde von Rosenbauer über Jahre zusammen mit der Feuerwehr Zell am See entwickelt und erprobt. Dieses Sondereinsatzfahrzeug wird zur technischen Hilfeleistung aller Art eingesetzt und kommt auch bei Unfällen im Tunnel zum Einsatz. Es ist mit einem Kran, der am Heck des Fahrzeugs montiert ist, ausgestattet. Bei Tunneleinsätzen wird das schwere Rüstfahrzeug – Allrad mit Kran von der Einsatzleitung nachgefordert. Bis dahin übernimmt das VORAUS die technische Rettung. Das schwere Rüstfahrzeug – Allrad mit Kran ist eine Entwicklung, die nicht nur zum

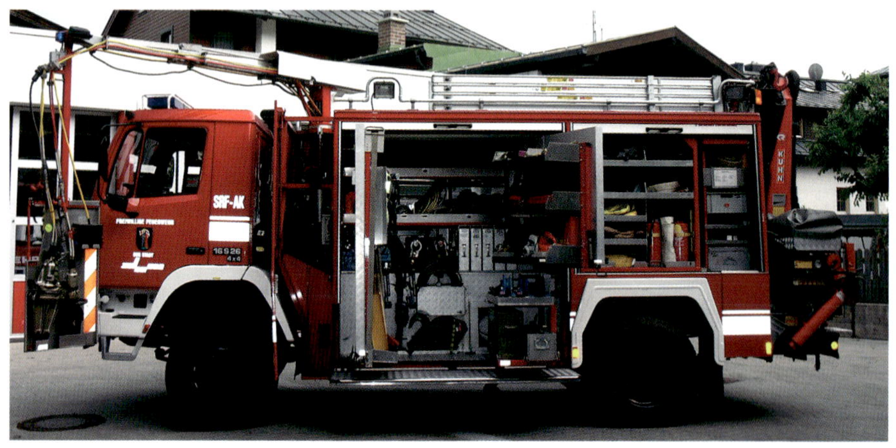

Abb. 13 ▶ Das schwere Rüstfahrzeug – Allrad mit Kran der Feuerwehr Zell am See mit umfangreicher bergungstechnischer Ausrüstung

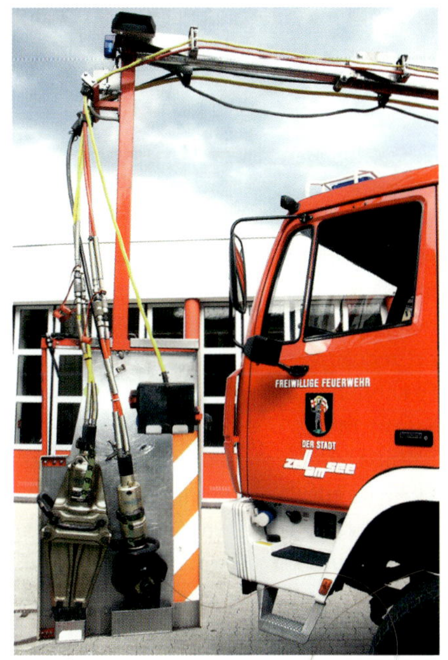

Abb. 14 ▶ Ausgefahrene BERGOMATIK des schweren Rüstfahrzeugs – Allrad mit Kran

routinemäßigen Einsatz bestens geeignet ist, sondern auch und gerade bei Tunneleinsätzen ideal und äußerst flexibel eingesetzt werden kann. Die Pressluftatmer für die Besatzung sind in der Fahrerkabine hinter bzw. zwischen den Sitzen montiert. Eine weitere Besonderheit ist der auf einem Teleskoparm montierte hydraulische Rettungssatz, bestehend aus Schere und Spreizer. Der Schwenkarm ist um das schwere Rüstfahrzeug – Allrad mit Kran herum drehbar und kann an jedem beliebigen Punkt innerhalb eines Kreises um das Fahrzeug herum eingesetzt werden.

Somit ist der Rettungssatz deutlich schneller einsatzbereit als beim herkömmlichen Vorgehen, beim dem erst der Kompressor herausgenommen wird, Leitungen verlegt und Spreizer oder Schere angekuppelt werden müssen. Das Fahrzeug ist außerdem mit der so genannten BERGOMATIC-Technik ausgestattet, d.h. mit einem ausfahrbaren Mast, von dem aus ein Teleskoparm ausgeschwenkt wird. Dieser Arm kann um das Einsatzfahrzeug gedreht und somit direkt in Richtung der Unfallstelle in Stellung gebracht werden, womit eine zeit- und personalintensive Vorbereitung entfällt. So ist der auf einer Platte montierte Rettungsgerätesatz schnell und flexibel einzusetzen. Eine Plattform am unteren Ende des Schwenkarms dient als Geräteträger, der beleuchtet werden kann. Auf der Platte sind Spreizer, Schere, Druckluft- und Stromanschluss abnehmbar verladen. Die hydraulischen Geräte sind schon einzeln an den Druckschlauch angeschlossen und sofort nach Entnahme einsatzbereit.

Leitungen müssen nicht verlegt werden, das BERGOMATIC-System ist mit einer 45 m langen Druckleitung ausgestattet. Die Leitung wird per Knopfdruck eingezogen. Der Vorteil hierbei liegt in der Verfügbarkeit beider Rettungsgeräte, dem hydraulischen Spreizer und der Rettungsschere. Sie können gleichzeitig an zwei unterschiedlichen Rettungsschwerpunkten zum Einsatz kommen.

Die schweren Geräte wie Generator, Kompressor und die Schlauchhaspel für die BERGOMATIC sind über der Hinterachse eingebaut. Dadurch kann der Geräteraum optimal genutzt werden.

Weiterhin ist das schwere Rüstfahrzeug – Allrad mit Kran mit Drehfächern ausgestattet, die einzeln und über mehr als 90° herausgeschwenkt werden können. Die Ausrüstung ist damit übersichtlich und griffbereit zu entnehmen. Die Drehfächer sind frei zugänglich, es gibt keine Behinderung bei der Entnahme von Geräten, wie etwa bei übereinanderliegender Anordnung. Bei geöffneten Drehfächern ist auch der Geräteraum in der Mitte des Fahrzeugs zugänglich. Hier sind weitere sperrige und selten zum Einsatz kommende Geräte verladen. Dieses Konzept ermöglicht es 20% zusätzliche Ausrüstung mitzuführen.

7.3.2 Berliner Feuerwehr

▶ Tanklöschfahrzeug 24 / 50

Das Tanklöschfahrzeug 24/50 besteht aus einem Rosenbauer Aufbau und Daimler Allrad. Mit diesem Fahrzeug ist ein Löschangriff von innen möglich, ohne dass ein Feuerwehrmann aussteigen muss. Auf der linken und rechten Seite des Fahrzeugs sind elektrisch betriebene Ventilatoren in den Geräteaufbau integriert, die ausgefahren werden können. So können 10.500 m^3/h Wasser nach vorn geblasen werden, die Wirkungsweise erfolgt in Fahrtrichtung. Die Ventilatoren dienen der Verbesserung der Sicht- und Belüftungsverhältnisse vor dem Brandherd, womit der Arbeitsbereich am Fahrzeug rauchfrei gehalten werden kann. Die Drucklüfter können von der Fahrzeugkabine aus gesteuert werden.

Eine Wärmebildkamera kann an der vorderen Stoßstange befestigt und zur Personensuche sowie zur besseren Lokalisierung von Brandstellen eingesetzt werden. Ein LCD-Bildschirm ist für die Wärmebildkamera oberhalb der Windschutzscheibe montiert. Das Rückwärtsfahren im Tunnel wird durch eine Rückfahrtkamera erleichtert. Darüber hinaus verfügt das Fahrzeug über einen Dachmonitor, der auch während der Fahrt eingesetzt werden kann. Des Weiteren sind Bodensprühdüsen als Selbstschutz unter der Stoßstange montiert. Das Tanklöschfahrzeug 24/50 der Berliner Feuerwehr hat eine Besatzung 1/5. Das Fahrzeug hält über 4000 l Wasser und 400 l Schaummittel.

7.3.3 Berufsfeuerwehr Frankfurt am Main

Die Berufsfeuerwehr Frankfurt a.M. hat eine lange Erfahrung mit der Bergung und mit Unfällen von Schienenfahrzeugen. In Frankfurt a.M. gehören Straßenbahnen seit 1872 zum Alltag. Seit dem Jahr 1945 wurden fast ausschließlich zweiachsige Schienenfahrzeuge benutzt. Diese konnte man im Fall von Entgleisungen durch einfaches Nachvornziehen wieder in die Spur bringen, »wieder Eingleisen«. Wenn ein Nachvornziehen aus Platzgründen nicht möglich war, konnten Kranfahrzeuge die entgleisten Züge wieder in ihre Spur setzen. Zur Personenrettung wurden die Straßenbahnwagen mithilfe von Zahnstangenwinden angehoben. Bis 1968 wurde der Bergungsbereich von den Stadtwerken mit eigenen schienengebundenen Fahrzeugen abgedeckt. Im Jahr 1968 übernahm die Berufsfeuerwehr von den Stadtwerken die gesamte technische Rettung und den Bergungsdienst im U-Bahn- und Straßenbahnbereich. Bei Unfällen und Personenrettungen wurde jedesmal die Feuerwehr hinzugezogen.

Die voranschreitende technische Entwicklung und die stetig steigenden Fahrgastzahlen machte die Entwicklung eines Spezialfahrzeugs nötig. Seit 1970 gibt es in Frankfurt am Main mit dem Rüstwagen Schiene (RW-Schiene) ein solches Fahrzeug, das sowohl auf Schienen als auch auf der Straße fahren kann. Es handelt sich um ein speziell für den Straßenbahnbetrieb entwickeltes Fahrzeug, das für Unfälle und Hilfeleistungen aller Art eingesetzt werden kann.

Inzwischen verfügt die Berufsfeuerwehr Frankfurt über zwei dieser Rüstwagen Schiene, abgestimmt auf unterschiedliche Triebkopfhersteller. Es existieren etwa 20 km Tunnelstrecke, etwa 250 Mio. Fahrgäste nutzen jedes Jahr die Straßen- und S-Bahn.

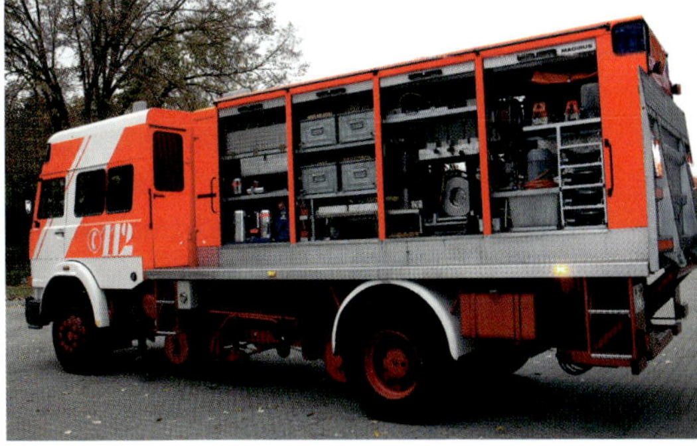

Abb. 15 ▶ Rüstwagen Schiene mit hydraulischem Aufgleissystem der BF Frankfurt a.M.

Der Rüstwagen Schiene kann mithilfe eines hydraulischen Aufgleissystems auf die Gleise des Schienennetzes aufgesetzt werden. Dabei ist die Vorderachse des Fahrzeugs hochgehoben, während es über die Hinterachse am Boden angetrieben wird.

Der Geräteaufbau ist zugunsten eines beidseitigen Laufsteges verkleinert, um im Tunnel die notwendigen Geräte entnehmen zu können. Durch eine Hubladebühne können alle Geräte auf Gleisniveau abgesenkt werden. Auf den Laufstegen finden auch mehrere Krankentragen Platz, auf denen bis zu vier Verletzte transportiert werden können. Von der Mannschaftskabine aus hat man einen direkten Zugang auf den Laufsteg. In einem engen Tunnel ist dies aufgrund des Platzmangels ein großer Vorteil.

Etwa 70 Einsätze pro Jahr werden im schienengebundenen Bereich durchgeführt. Neben dem üblichen BOS-Funksystem verfügt der Rüstwagen Schiene auch über eine Einrichtung zur Funkverbindung mit den Frankfurter Stadtwerken, um notwendige Maßnahmen im Schienenverkehr mit deren Leitstelle abstimmen zu können.

Die Beladung – Auszüge – besteht aus: Verzeichnis aller Notausstiege der VGF (Verkehrsgesellschaft Frankfurt a.M.), Hydraulikaggregat, Kettensäge, Rüstholz, Trenn- und Winkelschleifer, unzähligen Werkzeugen, Bohrmaschine, Hebekissen von 120 – 396 kN, Plasmaschneidegerät und Hydraulikheber. Die Hydraulikheber werden außen am Straßenbahntriebkopf angesetzt, um das Schienenfahrzeug anzuheben. Zusätzlich können von innen spezielle Heber durch im Boden eingelassene Öffnungen den Wagen im mittleren Bereich anheben. Ein Rollwagen, der auf die Schienen gesetzt werden kann, erleichtert den Gerätetransport (Abb. 15).

Um den Einsatz elektrisch betriebener Geräte im Tunnel zu gewährleisten, sind in allen Schienentunneln der Stadt Frankfurt in regelmäßigen Abständen unter den Bahnsteigen Stromentnahmestellen angebracht.

7.3.4 Berufsfeuerwehr Hamburg

Die Feuerwehr Hamburg verfügt für den Elbtunnel über zwei Wachen (Nord und Süd) als zuständige Tunnelfeuerwehr. Der Elbtunnel ist für die Feuerwehr mit mehreren Zufahrten zur Tunnelröhre versehen, somit ist eine schnelle Reaktionszeit möglich. Grundsätzlich gilt das Zwei-Feuerwachen-Prinzip, d.h. die Anfahrt ist von zwei Seiten aus möglich, um Versperrungen der Einsatzstelle durch unfallbeteiligte Fahrzeuge (zum Beispiel große Lkw) zu umgehen. Mehrere baugleiche Sonderfahrzeuge sind sich an beiden Wachen positioniert. Die Einsatzbereitschaft erfolgt im 24-Stunden-Alarmdienst.

▶ Sonderausstattung Kreislauf-Atemschutzgerät BG 4

Bei der Berufsfeuerwehr Hamburg kommen die neuen Kreislaufgeräte von Dräger BG 4 zum Einsatz. Bei den Kreislaufgeräten wird, im Gegensatz zu den Pressluftgeräten, aus der verbrauchten Atemluft das CO_2 herausgefiltert und anschließend mit O_2 angereichert. Diese neuen Geräte zeichnen sich durch eine längere Betriebsdauer aus. Das beim Vorgängermodell bei längeren Betriebszeiten aufgetretene Problem der Erwärmung der aufbereiteten Atemluft wird vermindert. Die warme Ausatemluft des Trägers wird durch Trockeneis im Atemluftkühler gekühlt und erst dann wieder zurück zum Anwender geführt. Das Trockeneis muss in einem Kühlschrank auf Temperatur gehalten werden. Deshalb werden die Geräte nur bei einem Brandeinsatz im Tunnel mit Eispatronen bestückt und dann auf die Einsatzfahrzeuge verladen oder mit Reserve-Einheiten zur Einsatzstelle nachgeführt.

▶ Löschfahrzeug 16 / 25

Neben den löschtechnischen Einrichtungen befindet sich noch eine umfangreiche Sonderausstattung auf dem LF 16/25: Unter anderem ist eine Rettungsplattform auf dem Dach verladen (Kap. 9.8.), die für die Rettung einer in einen Lkw eingeklemmten Person einge-

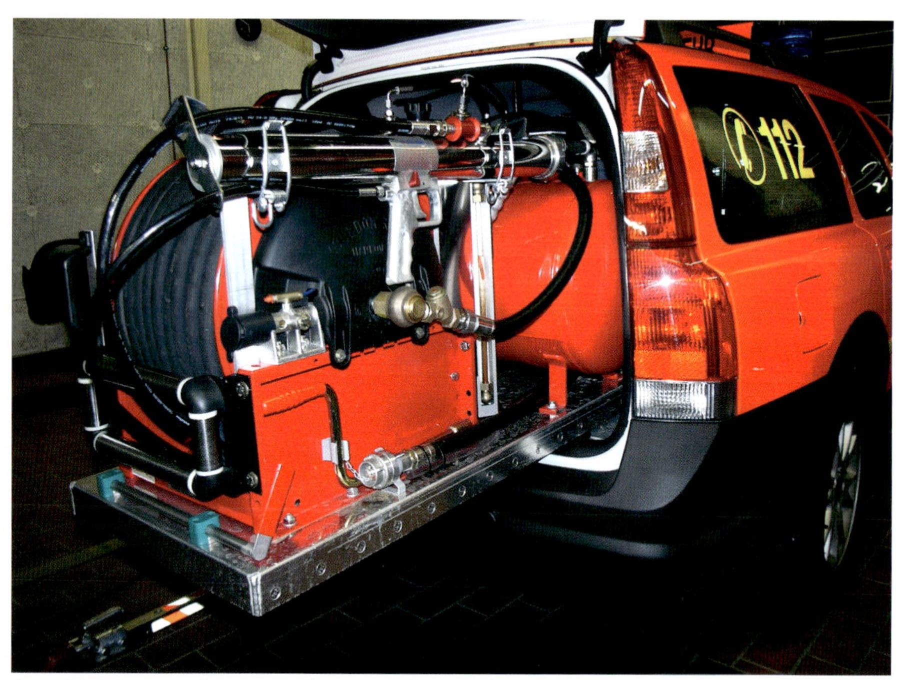

Abb. 16 ▶ Vorausrüstwagen der Berufsfeuerwehr Hamburg mit Impulslöschanlage

setzt wird. Flexibel einsetzbar ist ein tragbarer Kompressor für die hydraulischen Geräte. Das Löschfahrzeug 16/25 verfügt außerdem über einen Dachmonitor, einen Scheinwerfer mit 2000 W und spezielles Rüstzeug zum Bergen von Lkw aus der Tunnelröhre.

▶ Vorausrüstwagen Volvo

Der allradangetriebene Vorausrüstwagen von Volvo verfügt über eine Besatzung 1/1 und bildet eine selbstständige, taktische Einheit als Schnellrettungsfahrzeug. Die Aufgaben des Spezialfahrzeugs sind Brandbekämpfung, technische Hilfeleistungen und Erstversorgung von Verletzen. Der Vorausrüstwagen Volvo ist eine Neuentwicklung der Berufsfeuerwehr Hamburg. Er ist mit einer Impulslöschanlage mit 50-m-Schlauch und 70-l-Wassertank ausgestattet.

Die Löschanlage spritzt mit hohem Druck eine geringe Menge Wasser aus einem Rohr – Impulslöschanlagen löschen zwar mit wenig Wasser Brände, jedoch kühlt wenig Wasser den Brandherd nicht ausreichend, es muss deshalb in jeden Fall nach Erreichen der Tanklöschfahrzeuge am Einsatzort nachgelöscht werden.

Der Vorausrüstwagen fährt immer mit dem Löschgruppenfahrzeug zum Einsatz. Die Pressluftatmer sind in den Fahrer- und Beifahrersitz integriert. Zur Ausrüstung gehört zum Abschleppen aus dem Gefahrenbereich des Tunnels ein Abschleppsatz. Außerdem befinden sich im VRW Notfallkoffer und -brett (Kap. 9.7). Das Spezialfahrzeug ist schmal, schnell und wendig. Je eine Einheit der Tunnelwache Süd und Nord verfügt über ein Vorausrüstwagen Volvo.

▶ Kranwagen 60

Wegen der geringen Tunnelhöhe kann der Kranwagen der Feuerwehr nicht wie üblich mit Hebearm eingesetzt werden. Der Kranwagen 60 der Berufsfeuerwehr Hamburg verfügt über eine Winde, mit der man umgestürzte Lkw oder Container aus dem Tunnel ziehen kann. Der Feuerwehrkran dient zum Bewegen schwerer Lasten bei der Menschenrettung und der Durchführung technischer Hilfeleistung. Die maximale Hebelast beträgt 38.500 kg. Der Kranwagen besitzt zusätzlich eine Seilwinde mit einer Zugkraft von 80 kN und einer Seillänge von 55 m. Heckseitig ist eine Lkw-Bergeeinrichtung montiert, so dass der Kran im Tunnel zur Bergung von schweren Lasten eingesetzt werden kann. Bei dem Spezialfahrzeug handelt es sich um einen Liebherr 4-Achsen-Frontlenker mit einer Achslast von 12.000 kg. In Hamburg gibt es viele Brücken mit einer geringen Traglast, die eine Gewichtsreduktion des Kranwagens 60 erfordern. Durch die Entnahme eines Kontergewichts wird die Achslast auf 10.000 kg reduziert, ohne die Einsatzbereitschaft zu gefährden.

www.rosenbauer.com
www.popjeen-reiser.lu/hohlstrahlrohre.htm
www.ffzellansee.at
www.stadt-frankfurt.de
www.feuerwehr-hamburg.org

8 Rettung aus Luftfahrzeugen

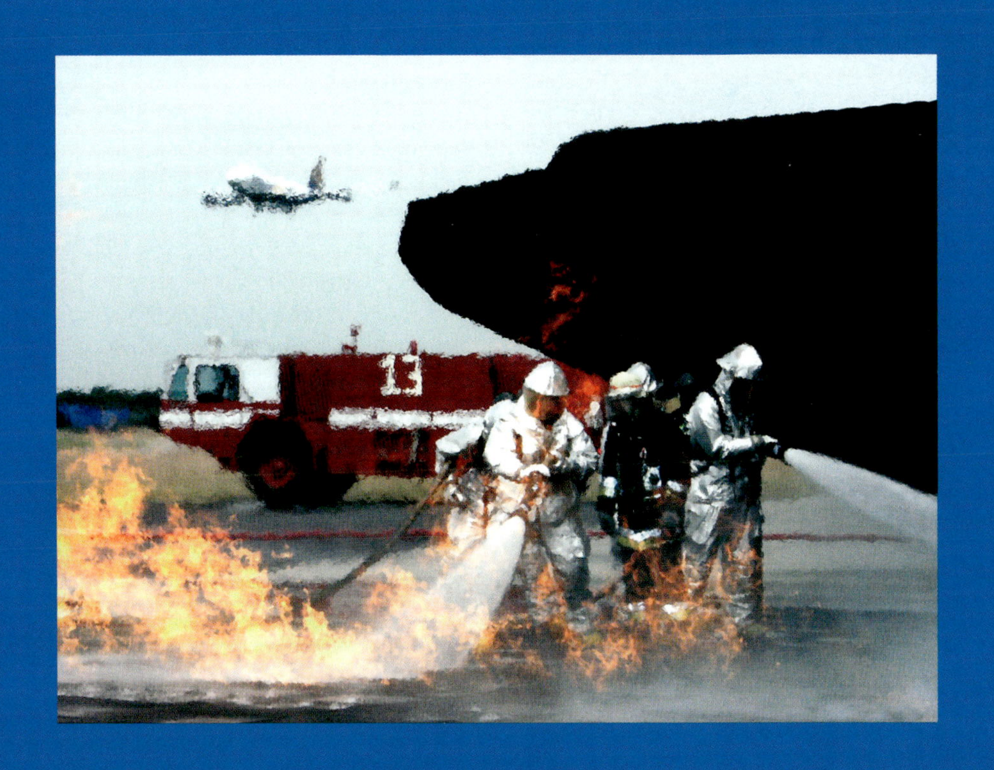

H. Scholl

Die Luftfahrt ist im Vergleich zum Straßenverkehr weitaus sicherer, allerdings sind die Folgen von Flugunfällen zumeist größer als bei einzelnen Unfällen im Straßenverkehr und werden deshalb in den Medien spektakulär dargestellt. In den zurückliegenden Jahrzehnten wurde die Sicherheit in der Luftfahrt durch ständig modifizierte internationale Vorschriften und Kontrollgruppen immer wieder optimiert. Dennoch lassen sich Unfälle in der Luftfahrt nicht auf Null reduzieren. Neben technischen Ursachen ist der so genannte »Human Error«, also das menschliche Versagen, ursächlich für Zwischen- und Unfälle. Auch bei der bestmöglichen Durchführung von Einsätzen außerhalb der Routine in Großschadenslagen ist der Faktor Mensch nicht zu unterschätzen, denn neben Stressstabilität und Kenntnis des Einsatzgebietes müssen die Kräfte über das notwendige Fachwissen verfügen. Deshalb müssen ebenso wie Piloten und Flugbegleiter auch die Einsatzkräfte auf Notlandungen und Abstürze mit Bränden vorbereitet sein. Während die Angehörigen der Flughafenfeuerwehr als Spezialisten für solche Einsätze trainiert sind, stellen diese Ereignisse für Kräfte außerhalb von Flughäfen eine besondere Einsatzlage dar, auf die sie größtenteils weder theoretisch noch technisch vorbereitet sind.

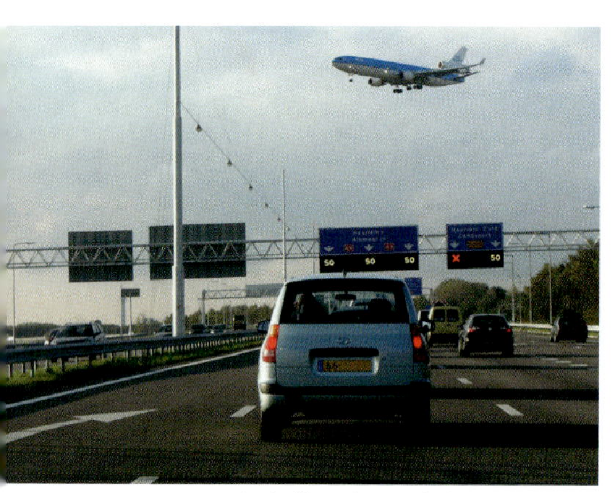

Abb. 1 ▶ Ein Fünftel aller Flugunfälle ereignet sich während der Start- und Landephase an Flughäfen

In diesem Zusammenhang soll nicht unerwähnt bleiben, dass sich etwa 20% aller schweren Flugunfälle nicht auf Flughäfen ereignen, sondern im Umland auf Autobahnen und in Waldgebieten – in den gefährlichsten Flugphasen für alle Luftfahrzeuge: bei Start und Landung. Gerade bei Abstürzen in schwer zugänglichen Waldgebieten mit problematischen Anfahrtswegen sind oftmals Einsatzkräfte aus der nahen Umgebung die ersteintreffenden Helfer und werden vor schwere Aufgaben gestellt. Daneben ergeben sich bei Abstürzen von Militärmaschinen in der Nähe von Übungsgebieten oftmals erhebliche Probleme allein beim Erreichen der Einsatzstellen, da diese Zonen in wenig besiedelten Gebieten ohne Infrastruktur, aber mit dichten Bewaldungen liegen. Dabei gilt es nicht nur das Zeitfenster zwischen Alarmierung und Eintreffen der Flughafenfeuerwehr zu überbrücken, sondern effiziente Maßnahmen zur Rettung und Brandbekämpfung einzuleiten. Vor diesem Hintergrund sind zur adäquaten Einsatzdurchführung vielfältige und sich je nach Luftfahrzeugtyp unterscheidende Aspekte zu beachten, die neben der schnellen und sicheren Rettung von Besatzung und Passagieren auch dem Eigenschutz dienen.

Die ICAO schreibt für Verkehrsflughäfen alle zwei Jahre eine Katastrophenübung mit der Simulation eines Flugzeugabsturzes und -brandes mit einem Massenanfall von Verletzten vor. Im Rahmen dieser groß angelegten Übung kommen neben der Flughafenfeuerwehr und dem medizinischen Dienst auch der reguläre Rettungsdienst, die Luftrettung, die Feuerwehr, das Technische Hilfswerk und die Sanitätsorganisationen sowie Polizei und gegebenenfalls Bundespolizei, entsprechend den Alarmplänen, aus dem Umland zum Einsatz. Diese Übungen dienen einerseits der Überprüfung der Einsatzfähigkeit aller an solchen Großeinsätzen beteiligten Kräfte und der Inübunghaltung, andererseits aber auch der Optimierung von Einsatzablaufverfahren und der praktischen Anpassung von Alarmplänen, beispielsweise bei Veränderungen auf dem Flughafengelände.

Wie effektiv ein funktionierendes Notfallmanagement in der Luftfahrt sein kann, hat am 2.8.2005 der Unfall bei der Bruchlandung eines Airbus A340 der Air France in Toronto (Kanada) gezeigt. Bei starkem Gewitter mit Sturmböen schoss die mit 309 Personen besetzte Passagiermaschine unmittelbar nach der Landung 200 m über die Landebahn hinaus und geriet wenig später in Vollbrand. Über die Medien verbreiteten sich bereits Vermutungen über ein Flugzeugunglück katastrophalen Ausmaßes. Noch in der Akutphase stellte sich glücklicherweise heraus, dass die 297 Passagiere und 12 Besatzungsmitglieder die Maschine innerhalb von 90 Sek. – noch vor dem Vollbrand – verlassen konnten und somit das Unglück größtenteils körperlich unverletzt überlebt haben, lediglich 43 Insassen wurden leicht verletzt. Der glimpfliche Ausgang des Fluges »AF 358« ist maßgeblich auf die schnelle Reaktion der trainierten Crew, auf das disziplinierte Verhalten der in die Notverfahren eingewiesenen Passagiere sowie auf international standardisierte Ablaufverfahren bei Luftnotfällen und den unverzüglichen Einsatz der Rettungskräfte zurückzuführen. Bereits wenige Stunden nach dem Flugunfall ging dieser als »Wunder von Toronto« in die Luftfahrtgeschichte ein.

8.1 Flugungunfälle und Gefahren

8.1.1 Absturz- und Flugunfallarten

Luftnotfälle bzw. Flugzeugabstürze sind in zwei nach der Art des Absturzes klassifizierte Bereiche einzuordnen, die maßgeblich für den Einsatzablauf sind:

- plötzlicher Absturz bzw. Bruchlandung (Kollision mit Hindernissen oder Bombenexplosion etc.): Ohne vorherige Anzeichen auf einen technischen Defekt stürzt das Flugzeug ab bzw. es kommt zur Bruchlandung, ohne dass vorherige Maßnahmen getroffen werden können, wie beispielsweise in Toronto,
- planbarer Absturz: Hinweise der Crew auf einen Zwischenfall in der Luft (z.B. Ausfall/Brand von Triebwerken oder Probleme mit der Hydraulik) werden der Deutschen Flugsicherung GmbH (DFS) gemeldet, die die Informationen an den Flughafen weiterleitet, auf dem eine Notlandung erfolgen soll. Dort können – soweit zeitlich noch möglich – alle Vorbereitungen getroffen werden, z.B. Aufstellung der Kräfte an der Landebahn gemäß des Alarmplans oder Legen eines Schaumteppichs.

Darüber hinaus wird in der internationalen Luftfahrt zwischen den Flugunfallarten Low-Impact-Crash (Cockpit und Kabine bleiben unbeschädigt) und High-Impact-Crash (teilweise oder komplette Zerstörung von Cockpit und Kabine) unterschieden.

8.1.2 Gefahren durch verschiedene Typen von Luftfahrzeugen

Mittlere Flugzeuge, die nicht über Notrutschen verfügen, bieten die Möglichkeit zur Rettung über die Ein- und Ausstiege sowie die Fenster. Auch in kleinen und mittleren Flugzeugen müssen die Passagiere vor Flugantritt in die Notverfahren eingewiesen sein. Dafür ist der Luftfahrzeugführer verantwortlich.

Mit Ausnahme von reinen Segelflugzeugen stellen alle anderen Luftfahrzeuge eine besondere Gefahrenquelle durch die Betankung mit leicht entzündlichem und hochexplosivem Flugbenzin (Kerosin) sowie, je nach Typ bzw. Größe des Flugzeugs, durch die Treibstoffmenge dar. Hierbei stellen nicht nur mittelgroße und große Luftfahrzeuge eine besondere Gefahr für die eingesetzten Kräfte dar, sondern auch kleinere Maschinen sind dabei nicht zu unterschätzen. Während die Flughafenfeuerwehren über Fahrzeuge mit Monitoren verfügen, stehen diese Techniken den kleineren Feuerwehren nur sehr begrenzt oder gar nicht zur Verfügung, so dass beim Erstangriff der Eigenschutz unbedingt zu beachten ist.

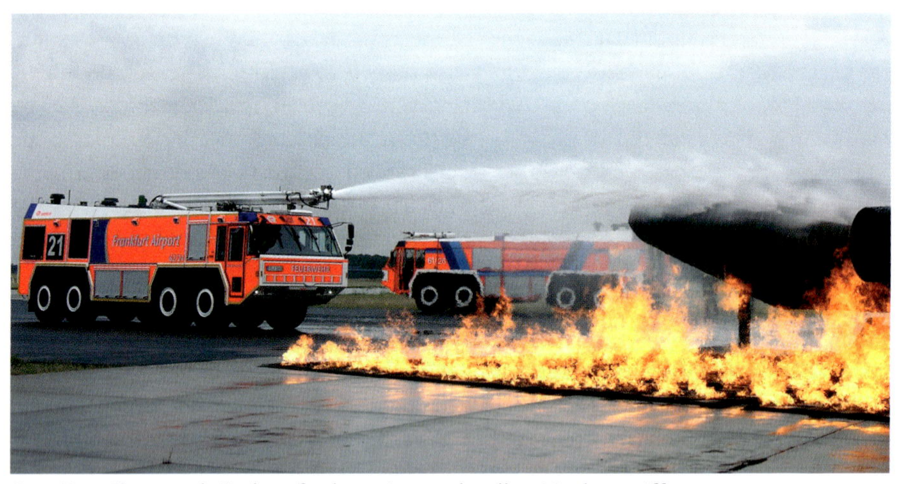

Abb. 2 ▶ Flugzeugbrände erfordern einen schnellen Löschangriff

Neben dem Hitzeschutz und der Rückzugsmöglichkeit sind auch die Windrichtung und die Windgeschwindigkeit zu beachten. Außerdem muss die Wasserversorgung sichergestellt werden, wobei oftmals weite Strecken zu überbrücken sind.

Bei der Rettung bzw. Bergung von Flugzeuginsassen ist zu bedenken, dass Gurte, die sich nicht öffnen lassen, mit einem Messer gekappt werden müssen. Dies ist bereits bei der Anfahrt zu berücksichtigen und die Angriffs- bzw. Rettungstrupps sind daher mit geeignetem Material bzw. mit in den Einsatzfahrzeugen vorhandenem Material behelfsmäßig auszustatten. Dieser Aspekt gewinnt noch an Bedeutung, da von einer extrem hohen Explosions- und Brandgefahr sowie einem entstehenden oder bereits eingetretenen Vollbrand des Luftfahrzeugs ausgegangen werden muss.

▶ Hubschrauber

Bei abgestürzten Drehflüglern ist unbedingt zu beachten, dass eine erhebliche Eigengefährdung der Einsatzkräfte bei der Annäherung besteht, wenn die Rotoren sich noch drehen. Die Gefahrenbereiche bei verunglückten Hubschraubern jeder Größe sind wie im regulären Flugbetrieb zu berücksichtigen, d.h. es muss besonders auf den sich drehenden Hauptrotor und den Heckrotor geachtet werden. Gerade bei Notlandungen und Abstürzen von Drehflüglern mit noch intakten Rotoren muss davon ausgegangen werden, dass bei der harten Landung das Landegestell (Kufen oder Räder) beschädigt oder zerstört wurde und sich damit der Abstand zwischen Boden und drehendem Rotor reduziert hat. Außerdem besteht die Gefahr, dass die Rotoren noch länger als fünf Minuten weiter laufen können und der Hubschrauber bei der Verringerung der Drehzahl bzw. beim Auslaufen der Rotoren das Gleichgewicht verliert und zu einer Seite kippt. Diese Aspekte stellen für Einsatzkräfte Lebensgefahr dar.

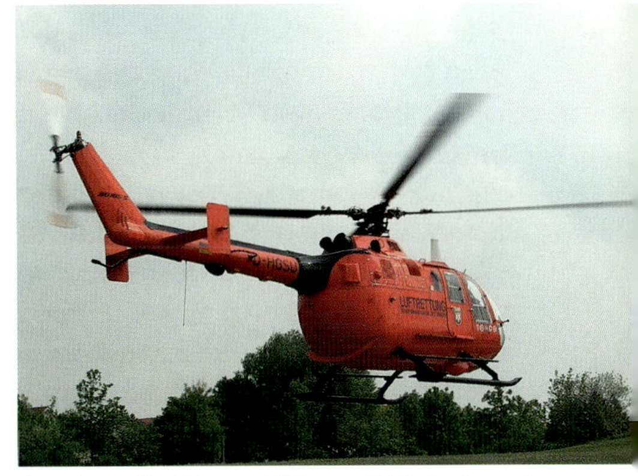

Abb. 3 ▶ Bei Flugunfällen mit Hubschraubern stellen neben dem Treibstoff auch die Rotoren eine besondere Gefahr für Insassen und Retter dar

Des Weiteren kann es beim Umkippen des Hubschraubers zur Explosion und/oder zu Bränden kommen. Als Beispiel sei hier die Notlandung des Rettungs- bzw. Zivilschutzhubschraubers »Christoph 1« (BO 105) am 31.12.1982 in der Nähe von München genannt, wo die Maschine beim Auslaufen der Rotoren zur Seite kippte und innerhalb weniger Minuten ausbrannte. Die Crew konnte sich und den an Bord befindlichen Patienten unmittelbar nach der Notlandung in Sicherheit bringen. Sollte eine Annäherung an einen abgestürzten Drehflügler unvermeidlich sein, beispielsweise zur Crash-Rettung der Crew, dann sollte nur von vorn an die Maschine herangetreten und auf den Abstand zwischen Boden und Rotor geachtet werden – auch bei ansteigendem Gelände. Nie von hinten an den Hubschrauber herantreten, im Heckrotorbereich besteht Lebensgefahr! Notausstiege bei Drehflüglern bestehen in der Regel nur über die Türen und Fenster (»Emergency Exit«).

▶ Klein- und Propellerflugzeuge

Segelflugzeuge, Motorsegler und kleine Maschinen können üblicherweise nur über den Ein- und Ausstiegsbereich oder das Cockpit bestiegen oder verlassen werden. Notausstiege sind vorschriftsmäßig in allen Luftfahrzeugen mit »Emergency Exit« gekennzeichnet. Eine Annäherung an laufende Propellerflugzeuge sollte nur von hinten erfolgen, da der Propeller eine besondere Gefahrenquelle darstellt, weil Personen hineingeraten können oder die Maschine noch bewegt werden könnte. Auch wenn der Propeller beim Eintreffen der Einsatzkräfte stillsteht, darf keinerlei Bewegung am Propeller erfolgen, da dies den Propeller aktivieren könnte und dadurch Lebensgefahr besteht.

▶ Passagier- und Düsenflugzeuge

Die Rettung bei Passagiermaschinen erfolgt aus dem Innern des Flugzeugs, sofern die Flugbegleiter noch in der Lage sind, Maßnahmen einzuleiten. Dabei erfolgt die Evakuierung über die Notausgänge und den aktivierten Notrutschen oder nach Eintreffen der Flughafenfeuerwehr mit dem Rettungstreppenfahrzeug (RTF).

Am Boden können dann die Passagiere von Flugbegleitern oder den zuerst eingetroffenen Rettungskräften in Empfang genommen und schnellstmöglich aus dem Gefahrenbereich gebracht werden, wo sich dann ihre Registrierung und medizinische Versorgung anschließen. Tote Personen verbleiben im Gefahrenbereich und werden erst nach Freigabe durch die Flugunfalluntersuchungskommission zu einem Leichensammelplatz gebracht, da auch die Lage der Opfer wichtige Informationen über den Unfall geben kann.

Bei großen Passagiermaschinen, die sehr hoch fliegen, ist neben den großen Treibstoffmengen auch der Vorrat an hochexplosivem Sauerstoff/Liquid Oxygen (LOX) zu berücksichtigten, der für alle Beteiligten eine sehr große Gefahr darstellt.

Bei größeren Passagierflugzeugen handelt es sich um Düsenflugzeuge, deren Turbinen einen erheblichen Sog verursachen und auch im Leerlauf noch eine starke Anziehungskraft haben. Die Annäherung an die Turbinen sollte grundsätzlich vermieden werden, ein Sicherheitsabstand von etwa 15 m ist dringend zu empfehlen. Ist eine Annährung aus Rettungsgründen unerlässlich, dann nie von hinten und nur von der Seite an die Turbinen herantreten.

▶ Transportmaschinen

Bei Transport- bzw. Frachtmaschinen, z.B. Postflugzeugen, befindet sich die drei- bis fünfköpfige Besatzung im Cockpit und kann über den Ein-/Ausstieg oder über die Cockpitfenster gerettet werden. Insbesondere bei Transportflugzeugen ist die Beladung zu beachten, denn es können leicht brennbare und/oder explosive Stoffe an Bord sein. Vor diesem Hintergrund sind bereits auf der Anfahrt und nach dem Eintreffen mithilfe der zuständigen Leitstelle, ähnlich wie beispielsweise bei Verkehrsunfällen mit Lkw, detaillierte Informationen über die Ladung und den Gefährdungsgrad zu ermitteln.

▶ Sonstige zivile Luftfahrzeuge

Bei Heißluftballonen ist zu berücksichtigen, dass diese mit Propangas geheizt bzw. betrieben werden. Das Gas kann einerseits die Hülle sehr schnell in Brand setzen und ist andererseits bei Hitze explosiv.

Weitaus seltener als Heißluftballons sind Luftschiffe. Diese waren in der ersten Hälfte des 20. Jahrhunderts mit leicht entflammbarem Wasserstoff gefüllt. Dieses Gas stellt eine besondere Gefahrenquelle dar, wie der Absturz und der anschließende Vollbrand des damals größten Zeppelins LZ 129 »Hindenburg« im Mai 1937 in New York (USA) zeigte. Innerhalb von Sekunden stand der Zeppelin in Flammen, nach kurzer Zeit war er durch den leicht brennbaren Wasserstoff bis auf die Stahlkonstruktion niedergebrannt. Dennoch überlebten 62 von 92 Passagieren das Inferno, zumeist durch Sprünge von Bord des Zeppelins. Heute sind die Luftschiffe weitaus sicherer mit nicht entflammbarem Helium gefüllt. Allerdings ist der an Bord befindliche Treibstoff für die Motoren noch zu berücksichtigen.

8.1.3 Spezielle Gefahren

P. Bargon

Eine Vielzahl von Gefahrstoffen kann in einem Luftfahrzeug im Fall eines Unfalls austreten und sich im ungünstigen Fall entzünden oder explodieren. Dies führt zu erschwerten Rettungsbedingungen sowie zu einem erhöhten Gefahrenpotenzial für die Insassen und die Rettungsmannschaften.

▶ Kerosin und Benzin

Große Flugzeugtypen wie die Boing 447 oder der Airbus A380 können je nach Flugstrecke bis zu 100 t Kerosin mitführen. Die Unterbringung des Treibstoffs erfolgt je nach Luftfahrzeug in den Tragflächen sowie im Rumpf und dem Höhenleitwerk. Benzin wird nur noch bei kleineren Mustern oder bei Oldtimern wie JU 52 oder DC 3 verwendet.

▶ Sauerstoff

Die Menge des mitgeführten Sauerstoffs ist abhängig vom Luftfahrzeugtyp sowie der geplanten Flugstrecke und der Flughöhe. Der Sauerstoff wird zumeist gasförmig im Luftfahrzeug mitgeführt, komprimiert in fest eingebauten Druckbehältern. Die Sauerstoffanlagen befinden sich je nach Flugzeugmuster an unterschiedlichen Positionen im Luftfahrzeug. Der Sauerstoff dient in erster Linie der Versorgung der Passagiere und der Besatzung mit Atemluft in großer Höhe. Für den medizinischen Lufttransport in einem Linienflugzeug, mittels einer Patienten-Transport-Einheit (PTE), befindet sich ein zusätzlich eingebauter Raum an Bord. Für einen Patienten-Intensivtransport werden Sauerstoffdruckbehälter in größerer Stückzahl zusätzlich mitgeführt, um den jeweiligen Erfordernissen gerecht werden zu können. Sie sind häufig unter der Patientenauflage verstaut. Die Sauerstoffbehälter sind im Gegensatz zu der in Deutschland üblichen blau-weißen Markierung in der Luftfahrt mit grüner Farbe gekennzeichnet. Der mitgeführte medizinische Sauerstoff stellt ein zusätzliches Gefahrenpotenzial dar.

▶ Hydrauliköl

In einen Luftfahrzeug befinden sich je nach Flugzeugtyp unterschiedliche Mengen an Hydrauliköl in verschiedenen Druckbehältern. Hydrauliköl hat eine rote Farbe, ist ätzend, brennbar und gewässergefährdend. Auch unter Druck stehende Leitungen können eine zusätzliche Gefahr darstellen. Sie können bei einem Unfall durch die hohe kinetische Energie bersten und die Rettungsarbeiten zusätzlich erschweren. Bei allen modernen Großraumflugzeugen werden die Ruder, das Fahrwerk und andere Komponenten ausschließlich hydraulisch betätigt. Ebenso wird bei größeren Drehflüglern (Hub-, Flug- und Tragschrauber) die Steuerung über hydraulische Steueranlagen betrieben.

▶ Frachtgut

Als Luftfracht kommen nahezu alle Gefahrenstoffe infrage, von radioaktiven Materialien, Chemikalien, lebenden Tieren, technischen Geräten bis hin zu humanen Organen und Blut. Die Mengen der Güter sind in internationalen Vereinbarungen festgelegt und abhängig vom Flugzeugtyp. Das mitgeführte Frachtgut ist im Fall eines Brandes eine zusätzliche Gefahrenquelle. Neben speziellen Frachtflugzeugen können auch Passagierflugzeuge im Laderaum Gefahrstoffe als Fracht mitführen.

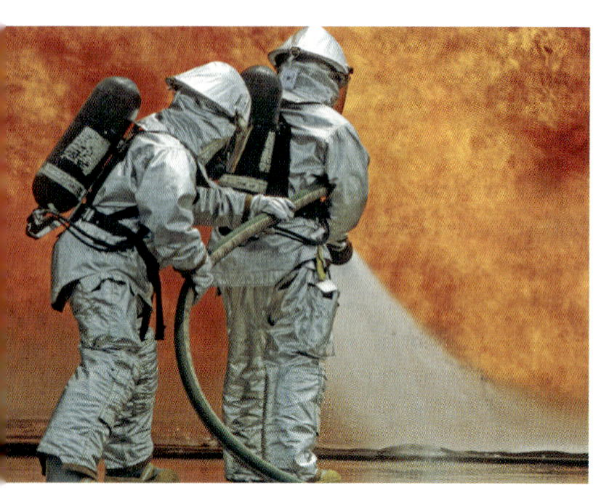

Abb. 4 ▶ Die Bekämpfung eines Triebwerkbrandes erfordert eine umfangreiche Schulung der eingesetzten Kräfte

▶ Triebwerke

Von laufenden Triebwerken geht eine Gefahr im Bereich der Lufteinlässe und im Abgasbereich aus. Hier können sich, in Abhängigkeit davon, ob sich das Luftfahrzeug in der Startleistung oder im Leerlauf befindet, Temperaturen von etwa 400 °C und eine Luftbeschleunigung von bis zu 300 m/s entwickeln. Bei Triebwerkbränden kann es zu einer großen Stichflamme an den Luft- oder Triebwerksauslässen kommen. Auch die sich unter Druck befindenden Treibstoffleitungen können auseinanderbrechen und zu einer Brandausbreitung beitragen.

▶ Brände der Flugzeuginneneinrichtung

In Abhängigkeit von der Brandtemperatur kann sich nahezu alles an und in einem Luftfahrzeug entzünden und schmelzen. Viele Baukomponenten der Inneneinrichtung bestehen aus Kunststoffen und Verbundwerkstoffen, die bei der Verbrennung hochtoxische Gase freisetzen. Ebenso können im Brandfall durch Ablösen und Verdampfen des Schutzanstrichs, der an der Innenseite des Flugzeugrumpfes aufgetragen ist, giftige Gase entstehen und freigesetzt werden. Die Außenhaut und Teile der Grundkonstruktion des Luftfahrzeugs bestehen überwiegend aus Aluminium, das einen Schmelzpunkt von etwa 660 °C hat und im Zusammenhang mit einem Flüssigkeitsbrand (Kerosin hat eine Verbrennungstemperatur von etwa 1300 °C) eine weitere Gefahr in dann geschmolzenem Zustand darstellt. Bei Bränden im Inneren des Luftfahrzeugs können durch die Rauchentwicklung die Sichtverhältnisse stark eingeschränkt sein. Dadurch besteht die Gefahr, dass nicht alle Passagiere in der Lage sind, im Rahmen der Selbstrettung das Luftfahrzeug eigenständig zu verlassen.

Zum Auffinden zurückgebliebener Passagiere setzt die Feuerwehr Wärmebildkameras ein (Kap. 9.4). Beim Öffnen der Notausstiege oder der Türen, sowohl von innen durch die Besatzung, wie auch von außen durch Rettungskräfte, kann es bei starker Rauchentwicklung zu einem Flash-Over (explosionsartiges Durchzünden aller brennbaren Stoffe in einem Raum) kommen. Die Überlebenszeit der Insassen beträgt ohne Schutzausrüstung dann nur noch Sekunden und eine schnelle Reaktion der Rettungskräfte ist unbedingt notwendig. Diese gehen unter besonderer Vorsicht mit umluftunabhängigen Atemschutzgeräten, geeigneter hitzebeständiger Feuerschutzkleidung und mit einem Hohlstrahlrohr in das Innere des Luftfahrzeugs zur Rettung und zum Löschangriff vor.

▶ Fahrwerkbereich

Bei Bränden der Fahrwerkräder ist unbedingt darauf zu achten, dass sich keine Personen in der Verlängerung der Achsen aufhalten, da sich durch Hitze oder durch Beschädigungen der Sicherungsringe der Reifen, Reifen- oder Felgenteile explosionsartig zur Seite lösen können. Die Annäherung zum Löschangriff muss daher immer von vorn bzw. von hinten an das in Brand geratene Achsenpaar erfolgen. Reifenbrände können verzögert bis zu einer Stunde nach einer Landung auftreten. Auch können unter Druck stehende Hydraulikleitungen durch einen Brand beschädigt und die Intensität eines Fahrwerkbrandes noch verstärkt werden.

www.fraport.de

8.1.4 Besonderheiten militärischer Luftfahrzeuge

H. Scholl

Streitkräfte verfügen aufgrund ihres Auftrags – Kampfauftrag mit daraus resultierender Notwendigkeit zur schnellen Verlegung möglichst vieler Soldaten und großer Mengen an Material auf dem Luftweg, auch als »luftbewegliche Kräfte« bezeichnet – über eine große Anzahl von kleinen, mittelgroßen und z.T. sehr großen Luftfahrzeugen. Diese beinhalten neben den bereits genannten Gefahrenquellen in der Zivilluftfahrt ein weiteres, höchst lebensgefährliches Ausstattungsmerkmal sowohl für die Insassen als auch für die Einsatzkräfte.

▶ Schleudersitz

Grundsätzlich sind Kampflugzeuge am schnellsten über die Kabine zugänglich, wobei dies ein strukturiertes Vorgehen erfordert, denn Kampfflugzeuge stellen mit ihren Schleudersitzen eine besondere Gefahr für Opfer und Helfer da, wenn der Sitz nicht aktiviert wurde und die Insassen nach dem Unfall in diesem festgeschnallt sind. Jeweils rechts und links vom Rumpf des Luftfahrzeugs befindet sich ein nach unten zeigendes rotes Dreieck (auf dem Kopf stehend) mit der Aufschrift »DANGER« = »GEFAHR«. Niemals die gelb-schwarz markierten Griffe zum Auslösen des Schleudersitzes betätigen, sonst besteht Lebensgefahr für Insassen und Retter, da der Sitz herausgeschossen bzw. geschleudert wird! Vor diesem Hintergrund führt Biege (1994b) folgerichtig aus: »Daher gilt:

1. Nicht in das Cockpit hinein lehnen!
2. Nicht an Schleudersitzen manipulieren!
3. Nie versuchen, den Schleudersitz im Alleingang zu sichern!
4. Niemals den Piloten zu retten oder bergen versuchen!
5. Immer den militärischen Rettungsdienst für solche Arbeiten heranziehen!«

Nur der Vollständigkeit halber soll darauf hingewiesen werden, dass sich zur Rettung der Insassen an den Jets beidseits gelbe Pfeile mit der Aufschrift »RESCUE« – »NOTFALL« befinden, die auf Hebel zum Öffnen der Kabine, d.h. zum Absprengen des Kabinendachs, zeigen. Ist der Zugang zum Piloten frei, erfolgt das Lösen der Atemmaske vom Fliegerhelm,

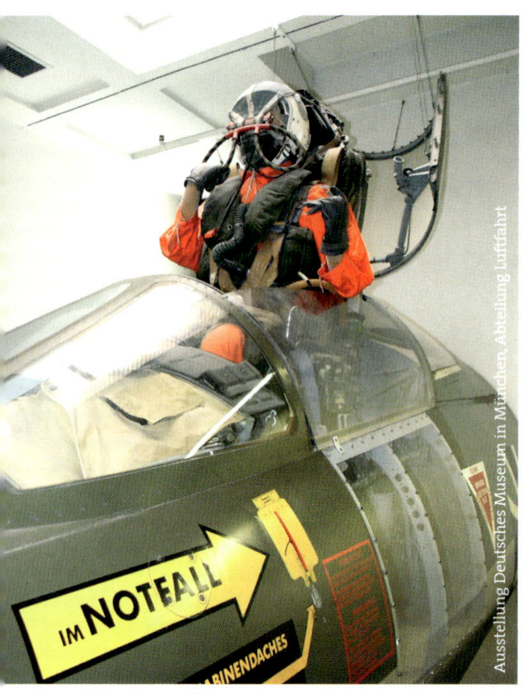

Abb. 5 ▶ Kampfflugzeuge mit Schleudersitzen sind eine große Gefahr für Insassen und Einsatzkräfte – die Befreiung des Piloten sollte nur durch Spezialkräfte erfolgen

wobei dieser erst nach der Rettung unter rettungsmedizinischen Bedingungen entfernt werden darf. Der Gurt kann durch Kappen oder Entfernen der Sicherung sowie durch Drehen und Drücken des Knopfes entfernt werden. Die Rettung des Jetpiloten erfolgt durch mehrere Personen unter Berücksichtigung etwaiger Verletzungen der Wirbelsäule.

Internationale Erfahrungen aus Jetabstürzen haben deutlich gezeigt, dass die Piloten ohne Aktivierung von Schleudersitzen in angemessenen Höhen nahezu keine Überlebenschancen haben!

▶ Bewaffnung und Munition

Unbedingt müssen Bewaffnung, etwa Raketen, und Munition sowie sonstige hochexplosive Ladungen, die unter den Bereich Logistik fallen und zur Versorgung der Truppe bei internationalen Einsatzkontingenten und Manövern bestimmt sind, beachtet werden. Diese Erfahrung hatten Einsatzkräfte unter anderem beim Absturz eines britischen Kampfflugzeugs vom Muster »Fairchild A – 10 Thunderbolt« am 8.12.1988 in der Remscheider Innenstadt (NRW) machen müssen, wo Munition unkontrolliert umher schoss und die Menschenrettung infolge der unübersichtlichen Lage teilweise unter Deckung erfolgen musste. Das war allerdings weitaus harmloser als das, was auf die Einsatzkräfte zukommen kann, wenn sich Raketen oder sonstige hochexplosive Stoffe aus Kampf- oder Transportflugzeugen aktivieren bzw. verselbstständigen und dann neben einer bereits bestehenden Gefahrenlage – z.B. wie in Remscheid bei dem Vollbrand eines Straßenzugs – noch erhebliche Multiplikatoren in der Schadensausbreitung und der Eigengefährdung hinzukommen. Auch hier ist schnellstmöglich die Art der Bewaffnung (Übungs- oder scharfe Munition bzw. Raketen) und/oder die Ladung des Transportflugzeugs über die zuständige SAR-Leitstelle zu ermitteln. Vor diesem Hintergrund ist auf die folgende Farbkennzeichnung zu achten:

- Blau: Übungsmunition
- Gelb-schwarz-rot: scharfe Munition.

Zu beachten ist auch, dass Flugunfallbereiche mit militärischen Luftfahrzeugen durch Kräfte der Bundeswehr abgesperrt und zum militärischen Sicherheitsbereich erklärt werden, was für die nachrückende Rettungskräfte problematisch sein kann. Grundsätzlich gilt auch hier die Regelung: Rettung geht vor Untersuchung.

8.2 SAR-Dienst der Bundeswehr

Im Rahmen der ICAO (Artikel 25, Anhang 12), der »Konvention von Chicago«, vereinbarten bereits 1944 mehrere Länder Maßnahmen zu ergreifen und Einrichtungen zu schaffen, um bei Luftnotfällen über Land und See ohne Rücksicht auf die Nationalität der Betroffenen die notwendige Hilfe zu leisten. Am 7.4.1956 trat die Bundesrepublik Deutschland der ICAO bei und verpflichtete sich damit zum Aufbau eines SAR-Dienstes.

8.2.1 Regelungen des SAR-Dienstes in Deutschland

Zur Regelung des SAR-Dienstes in Deutschland existiert seit dem 26.6.2001 die »Verwaltungsvereinbarung zwischen dem Bundesministerium der Verteidigung und dem Bundesministerium für Verkehr, Bau- und Wohnungsbauwesen über die Zusammenarbeit auf dem Gebiet des Such- und Rettungsdienstes für Luftfahrzeuge und des maritimen Such- und Rettungsdienstes«, die eine Verwaltungsvereinbarung über den SAR-Dienst in der Luftfahrt vom 15.10.1969 und für den maritimen SAR-Dienst vom 19.4.1979 abgelöst hat. Darüber hinaus bestehen die »Grundsatzanweisung für den militärischen SAR-Dienst« aus dem Jahr 1966, die ständig aktualisiert wird, und die »Gemeinsamen Richtlinien des Bundes und der Länder zur Durchführung des Luftrettungsdienstes für Luftfahrzeuge« vom 6.3.1969. Demnach befinden sich der Bundesminister für Verkehr, Bau- und Wohnungsbauwesen für den Alarmdienst durch die Flugsicherungsstellen und der Bundesminister für Verteidigung für den Einsatzdienst mit Leitstellen und Hubschraubern von Luftwaffe (über Land) und Marine (über See und an den Küstenregionen) in ständiger 24-Stunden-Bereitschaft.

8.2.2 Aufgaben

Für den Such- und Rettungsdienst der Bundeswehr in der Luftfahrt sind folgende Kernaufgaben definiert:

- Suche (»Search«) nach überfälligen, vermissten oder abgestützten Flugzeugen,
- Rettung (»Rescue«) der Crew und Insassen/Passagiere,
- Hilfeleistung und Transport der Opfer von Luftnotfällen bzw. Flugzeugabstürzen.

Sowohl die Nationalität der Luftfahrzeuge als auch deren Besatzungen und Insassen sind für den SAR-Einsatz unerheblich, da es ausschließlich um schnelle Hilfe in der Luftfahrt geht. Die gleichen Vorgaben gelten auch für Luftnotfälle im militärischen Bereich, im Rahmen des so genannten militärischen SAR-Dienstes.

8.2.3 Alarmdienst

Der Alarmdienst in der Luftfahrt erfolgt im Auftrag des Bundesministers für Verkehr, Bau- und Wohnungsbauwesen über:

- Deutsche Flugsicherung GmbH,
- Küstenfunkstelle (KüFuSt),
- Satelliten.

8.2.4 Einsatzdienst

Der Einsatzdienst in der Luftfahrt erfolgt im Auftrag des Bundesministers der Verteidigung im SAR-Dienst der Bundeswehr über:

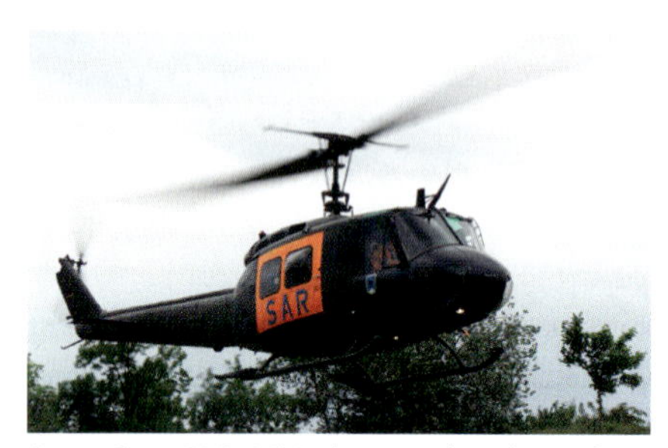

Abb. 6 ▶ SAR-Mittel 1. Grades der Luftwaffe vom Muster Bell UH-1D, u.a. für die schnelle Hilfe bei Luftnotfällen

- 2 Leitstellen/Rescue Coordination Center,
- 7 SAR-Kommandos der Luftwaffe mit Hubschraubern (Bell UH-1D) und spezieller Ausstattung als SAR-Mittel 1. Grades in Landsberg und Ingolstadt (Bayern), Malsheim (Baden-Württemberg), Erfurt (Thüringen), Holzdorf (Brandenburg), Diepholz (Niedersachsen) und Laage (Mecklenburg-Vorpommern),
- 2 SAR-Kommandos der Marine mit seeflugfähigen Hubschraubern (Sea King MK 41) und spezieller Ausstattung als SAR-Mittel 1. Grades in Helgoland (Niedersachsen) und Warnemünde (Mecklenburg-Vorpommern),
- 1 SAR-Kommando der Marine mit einem Suchflugzeug Breguet Atlantic BR 1150 als SAR-Mittel 1. Grades beim MFG 3 in Nordholz (Niedersachsen).

8.2.5 Ressourcen

Im Gesamtsystem des SAR-Dienstes können im Rahmen von Kooperationen u.a. folgende Ressourcen genutzt werden:

- Leitstelle/Maritime Rescue Coordination Centre, DGzRS,
- regionale Rettungsleitstellen,
- Lagezentren von Bundespolizei und Länderpolizeien (LP),
- Hubschrauber (HS) als SAR-Mittel 2. Grades und reguläre Luftrettungsmittel (Rettungshubschrauber),
- Schiffe (Seenotkreuzer und Rettungsboote),
- Bodenkräfte innerhalb der Gefahrenabwehr (Feuerwehr, Rettungsdienst etc.).

8.2.6 SAR-Einsatz

In der Praxis sieht der Ablauf eines Such- und Rettungsdienst-Einsatzes so aus, dass vermisste Luftfahrzeuge und Luftnotfälle bzw. Flugunfälle der zuständigen SAR-Leitstelle gemeldet werden, die unverzüglich den Such- bzw. Rettungseinsatz aus der Luft mit SAR-

Mitteln 1. Grades (SAR-Hubschrauber) und 2. Grades (weitere Flugzeuge/Bodenkräfte) im Rahmen ihres Auftrags koordiniert und mit den zivilen, regionalen Behörden und Dienststellen zusammenarbeitet. Zum Auffinden von vermissten Luftfahrzeugen besteht seit 1982 eine Kooperation mit dem weltweiten SAR-Satellitenprogramm COSPAS/SARSAT. Ist das verunglückte Luftfahrzeug bzw. die Einsatzstelle gefunden, unterstützt das Personal des SAR-Dienstes, insbesondere die Mannschaften der Hubschrauber, die Einsatzkräfte bei der Rettung, Bergung und Dokumentation.

8.2.7 Alarmierung bei Luftnotfällen

Im Alarmfall bzw. bei einem Luftnotfall ist eine der beiden RCC zu informieren:

- **Nord- und Ostsee, Schleswig-Holstein, Hamburg: SAR-Leitstelle (RCC) beim Flottenkommando der Bundesmarine in Glücksburg, Tel.: 0 46 31 / 60 13**
- **restl. Gebiet der Bundesrepublik Deutschland: RCC beim Lufttransportkommando d. Bundesluftwaffe in Münster, Tel.: 02 51 / 13 57 57 od. 02 51 / 13 57 58, Fax: 02 51 / 13 57 59.**

8.3 Einsatzorganisation auf Flugplätzen und Flughäfen

Die Einsatzorganisation im Bereich von Flugbetriebsflächen hängt im Wesentlichen von der Größe und damit von den verkehrenden Luftfahrzeugen sowie von den dort unmittelbar zur Verfügung stehenden personellen und materiellen Ressourcen ab. Vor diesem Hintergrund sind Kleinflugplätze von Regional- und Verkehrsflughäfen sowie Militärflugplätzen zu unterscheiden.

8.3.1 Kleinflugplätze

Unter dem Begriff »Kleinflugplätze« sind Sport- und kleine Flugplätze zu verstehen, die, abgesehen von zwei- bis viersitzigen Kleinflugzeugen kein Verkehrspassagieraufkommen haben. Diese Flughäfen verfügen generell zwar vorschriftsmäßig über ein mehr oder weniger modernes Löschfahrzeug, allerdings muss dieses auch erst von ausgebildeten Mitarbeitern oder Fliegern nach dem Prinzip der Freiwilligen Feuerwehr besetzt werden. Dass dieses bescheidene Potenzial zur adäquaten Gefahrenabwehr allein nicht ausreicht, ist offenkundig. Deshalb müssen sowohl die örtlichen als auch die in der näheren Umgebung stationierten Einsatzkräfte von Feuerwehr und THW sowie des Rettungs- und Sanitätsdienstes, also des regulären Katastrophenschutzes, in die Einsatzbewältigung einbezogen werden – denn auf den kleinen Flugplätzen kommen diese Einsatzkräfte bereits in der ersten Welle zum Einsatz. Hier haben sich standardisierte Ablaufverfahren, wie sie z.B. an den Verkehrsflughäfen vorschriftsmäßig für externe Einsatzkräfte bereitliegen, und Übungen als besonders effizient erwiesen. Zusätzliche Absprachen mit dem Personal der Flughäfen bzw. der Fliegervereine sowie Alarmpläne optimieren die Gefahrenabwehr.

8.3.2 Verkehrsflughäfen

Neben den großen Verkehrsflughäfen als internationale Drehkreuze gehören zu dieser Gruppe auch die mittleren Regionalflughäfen, die Bindeglieder zwischen einzelnen Regionen und den großen internationalen Flughäfen darstellen.

Bei Katastrophenfällen auf Verkehrsflughäfen gelten grundsätzlich die gleichen taktischen Vorgehensweisen wie bei sonstigen Großeinsätzen. Üblicherweise wird bei der Alarmierung der externen Einsatzkräfte von der Leitstelle der Anfahrtsweg gemäß des Alarmplans mitgeteilt. Es ist unbedingt zu beachten, dass bei Einsätzen in großen Betrieben, wie den Verkehrsflughäfen, unmittelbar nach dem Eintreffen am Einfahrtsbereich Kontakt mit dem Pförtner, einem Lotsen/Einweiser oder einem Einsatzleiter (i.d.R. Abschnittsleiter) aufgenommen wird, der die Einsatzkräfte in die Einsatz- bzw. Bereitstellungsräume einweist.

Für Einsätze im Bereich des Frankfurter Flughafens (Fraport AG) existiert eine Betriebsanweisung für Notfälle, in der alle Notfallarten und Notfallverfahren festgehalten sind, was ein alarmplanmäßiges Abarbeiten des Einsatzes ermöglicht. Darin sind auch Verhaltensregeln für externe Brand- und Katastrophenschutz- sowie Rettungsdienst-Kräfte enthalten. Für diese Einsatzkräfte stehen in Frankfurt a.M. zwei Bereitstellungsräume zur Verfügung, in denen so genannte Kommunikationscontainer mit den entsprechenden Verhaltensregeln bereitstehen. Die Einsatzkräfte können dann nach Bedarf an die Einsatzstelle gelotst werden. Da die Flughafenfeuerwehr und die medizinischen Dienste der Fraport AG bereits vor Ort sind, wenn die externen Kräfte eintreffen, gilt die gleiche Regel wie für andere Einsätze auch: Integration in den laufenden Einsatz auf Anweisung der Technischen Einsatzleitung (TEL).

8.3.3 Militärflughäfen

Gleiches gilt auch für Einsätze auf Militärflughäfen und -plätzen im Rahmen der Zivil-militärischen Zusammenarbeit (ZMZ): Die zivilen Kräfte ordnen sich nach Eintreffen an der Wache des Militärstützpunktes in die durch Einsatzbefehle geschaffene Einsatzstruktur ein, d.h. die angerückten zivilen Kräfte begeben sich in Bereitstellungsräume außerhalb oder innerhalb des Militärbereichs oder direkt an die Einsatzstelle. Zu beachten ist, dass es sich um militärische Sicherheitsbereiche handelt, in denen militärische Befehlshaber das absolute Weisungsrecht (= Befehlsgewalt) innehaben. Eine integrierte Einsatzleitung zwischen den örtlichen militärischen Führungskräften und zivilen Einsatzleitern im Rahmen einer technischen Einsatzleitung sollte obligatorisch sein und ist im Allgemeinen in den Einsatzverfahren bzw. Alarmplänen bereits dezidiert festgelegt. Da dieses standardisierte Vorgehen am 28.8.1988 bei dem tragischen Flugunfall auf der US-Airbase Ramstein (nahe Kaiserslautern) nicht vorhanden war, endeten die damalige Gefahrenabwehr- und Rettungsmaßnahmen anlässlich des Zusammenstoßes zweier Kunstflugzeuge im Chaos. Auch in einem durch das Land Rheinland-Pfalz eingerichteten Untersuchungsausschuss wurde deutlich, dass die US Army auf ihre territorialen Rechte und damit auf ihr alleiniges Weisungsrecht bzw. ihre Befehlsgewalt bestand, ohne zivile Kräfte zu berücksichtigen.

8.4 Verhalten an Absturzstellen – Checkliste

Aus den vorgenannten Ausführungen lassen sich sowohl für Abstürze mit zivilen als auch militärischen Luftfahrzeugen folgende Verhaltensregeln ableiten:

- Ersthelfer: Notruf an die örtliche Rettungsleitstelle mit den fünf-W-Angaben, Rückrufnummer und zusätzlich Angaben über das Flugzeug (Ballon, Segel-, Klein-, Passagier-, Transport- oder Kampfflugzeug, Hubschrauber bzw. Größe des Luftfahrzeugs etc.)
- Örtliche Rettungsleitstelle: sofortige Information der zuständigen RCC und Alarmierung der örtlichen Einsatzkräfte
- Trotz Eile: Nie ohne vollständige Einsatzbekleidung und zusätzliche Schutzausrüstung in den Einsatz gehen (Gefahr durch Feuer, Splitter, flüssige Stoffe etc.)
- Ersteintreffendes Rettungsdienst-Fahrzeug: Lageerkundung, 1. und 2. Rückmeldung, Einsatzleitung bis zum Eintreffen vom Leitenden Notarzt (LNA) und Organisatorischen Leiter Rettungsdienst (OrgL-RD) sowie Einweisung anrückender Kräfte und gegebenenfalls Rettung von Insassen
- Sind bereits Einsatzkräfte vor Ort oder ist der Einsatz auf Flughäfen: Eingliederung in das Einsatzgeschehen entsprechend der Befehle der Einsatzleitung
- Sich nur dann in der Nähe des Flugzeugs bzw. Wracks aufhalten, wenn dies unbedingt notwendig ist
- Sich nur von der Seite an das Wrack annähern bzw. bei Hubschraubern von vorn
- Bei Militärflugzeugen: Vorsicht, Bewaffnung und Munition – keine Teile der Bewaffnung oder Munition anfassen, da Explosionsgefahr besteht! Informationen über Bewaffnung und Munition sind durch die zuständige Leitstelle bei der SAR-Leitstelle zu ermitteln
- Bei Kampfflugzeugen auf Schleudersitz achten (»Danger« = Gefahr). Niemals am Flugzeug hantieren!
- Bei Feuer und Rauch sofortige Brandbekämpfung und Rettung einleiten
- Offenes Feuer und Rauchen im Bereich der Absturzstelle sofort einstellen bzw. vermeiden
- Bei Crash-Rettung Eigenschutz beachten, ggf. Gurte mit dem Messer kappen
- Soweit personell möglich: Absicherung der Absturz- und Einsatzstelle bis zum Eintreffen der Polizei und/oder der Feldjäger (Deutsche Militärpolizei), ggf. Military Police des NATO-Mitgliedstaates, dessen Luftfahrzeug betroffen ist
- Bei Abstürzen von Militärflugzeugen in Gewässer außer den Luftfahrzeug-Insassen nichts bergen; Berührung des Schiffes/Bootes mit auf dem Wasser treibenden Gegenständen vermeiden – Explosionsgefahr durch Bewaffnung und/oder Munition
- Die Absturzstelle soweit wie möglich unverändert lassen, d.h. herumliegende Wrackteile und das Wrack selbst möglichst nicht berühren; eventuell beim Eintreffen Fotos aus verschiedenen Perspektiven anfertigen; Schaulustige und so genannte Souvenirjäger unbedingt fernhalten – diese Maßnahmen sind sowohl

zum Schutz aller Anwesenden als auch für die nachfolgende Dokumentation und Flugunfalluntersuchung von grundlegender Bedeutung
- Wie bei allen Rettungseinsätzen auch gilt jedoch der Grundsatz: Rettung und Gefahrenabwehr geht vor Dokumentation und Beweissicherung!
- Bergung der Toten erst nach Freigabe durch Flugunfalluntersuchungskommission, d.h. keine Bergungsmaßnahmen in der Akutphase!

www.dfs.de
www.luftwaffe.de
www.dgzrs.de

8.5 Technik und Taktik der Flughafenfeuerwehr bei Flugzeugunfällen

P. Bargon

8.5.1 Flugzeugbrandbekämpfung

▶ International Civil Aviation Organization

Der Flugverkehr in der Bundesrepublik Deutschland wird durch nationale Richtlinien sowie die Richtlinien der ICAO geregelt. Deutschland ist Mitglied der ICAO, die unter der Schirmherrschaft der UNO steht. Zu den Aufgaben der ICAO gehören unter anderem:
- ein sicheres, geordnetes Wachsen der internationalen Zivilluftfahrt weltweit zu gewährleisten,
- den Bau und Betrieb von zivilen Luftfahrzeugen zu regeln,
- die Entwicklung von Luftstraßen, Flughäfen und Luftfahrteinrichtungen für die internationale Zivilluftfahrt zu fördern,
- die Flugsicherheit in der zivilen Luftfahrt zu gewährleisten.

In der ICAO-Richtlinie 14, Unterpunkt 9, werden die Hauptaufgaben der Rettungs- und Feuerlöschdienste der Flughäfen geregelt. Diese sind:
- Rettung von Menschen und Sachwerten
- Durchführung wirksamer Rettungs- und Brandbekämpfungsmaßnahmen bei Luftfahrzeugunfällen
- Bereitstellung ausreichender Mengen an Lösch- und Rettungsmitteln bei einem Luftfahrzeugunfall bzw. Luftnotfall
- Verpflichtung des Flughafenbetreibers, auf den neuesten Stand der Brandschutztechnik und der Ausbildung zu sein
- Bereithalten eines Flugplatznotfallplans, der Maßnahmen und Koordination bei einer Notfalllage auf einem Flugplatz bzw. Flughafen oder in seiner Nähe regelt, inklusive des Gebäudebrandschutzes

- umfassende Notfallübung in Abständen von nicht mehr als zwei Jahren und Teilübungen in den dazwischen liegenden Jahren durchzuführen
- Vorhaltung eines für den Flugplatz angemessenen und ausreichenden Fernmeldesystems.

Aus den Richtlinien leiten sich unter anderem für Verkehrsflughäfen folgende verbindliche Vorgaben ab:

- Jeder Punkt des Start- und Landebahnsystems muss von der Flughafenfeuerwehr (FHF) idealerweise in zwei, aber nicht mehr als in drei Minuten erreicht werden können. Dieses Zeitfenster wird als »Eingreifzeit« bezeichnet.
- Flughäfen werden in Flugplatzkategorien in Abhängigkeit von der Gesamtlänge und der Rumpfbreite des größten Luftfahrzeugs eingeteilt, das dort landen und starten kann. Die vorgeschriebene nutzbare Mindestmenge und Ausstoßrate der Löschmittel ist abhängig von der Flugplatzkategorie. Die gesamte Wassermenge, die auf einen ICAO-Löschzug mitgeführt werden muss, ergibt sich aus der Wasser-Schaum-Kombination. Es können filmbildender Schaum, so genannter AFFF-Schaum (Schaummittel mit hoher Kühlwirkung) oder so genannte Trockenlöschmittel, wie Fluorprotein- oder Proteinschaum, in den Löschfahrzeugen mitgeführt werden. Die Menge der Trockenlöschmittel ist wiederum abhängig von der mitgeführten Wasser- und Schaummenge. Der Flughafen Frankfurt beispielsweise ist in die Flugplatzkategorie 9 (Gesamtlänge des Luftfahrzeugs 61 – 76 m, Rumpfbreite von bis zu 7 m) eingestuft. Demnach muss auf einem ICAO-Löschzug eine nutzbare Mindestmenge an Löschmittel, verteilt auf drei Löschfahrzeuge, von mindestens 24.300 l Löschwasser und 9000 l AFFF-Schaumlösung mitgeführt werden. Die Löschmittel müssen mit 450 kg Trockenlöschmittel ergänzt werden. Mit der Einführung des neuen Luftfahrtzeugmusters Airbus A380 ist eine Einstufung des Flughafens in Kategorie 10 (Gesamtlänge des Luftfahrzeugs 76 m – 90 m, Rumpfbreite von bis zu 8 m) und die damit verbundenen Erhöhung der Löschmittelbevorratung nötig.

▶ Flugzeugevakuierung und -brandbekämpfung

Grundsätzlich gilt, dass die ersten Minuten bei der Flugzeugbrandbekämpfung von ausschlaggebender Bedeutung für die Rettung von Menschenleben sind. Oberstes Ziel muss daher sein, die schnelle Evakuierung der Passagiere und der Besatzungsmitglieder sowie eine schnellstmögliche Brandbekämpfung einzuleiten. Dies ist unabhängig davon, ob sich der Unfall auf einem Flughafengelände ereignet hat, sich also innerhalb des Zuständigkeitsbereichs der Flughafenfeuerwehr befindet, oder außerhalb und damit in kommunaler Verantwortung liegt. Flugunfalluntersuchungen zeigen, dass sich 20% der schweren Unfälle in unmittelbarer Nähe des Flughafens ereignen. In jedem Fall müssen alle eingesetzten Einsatzkräfte im Team zusammenarbeiten. Die Teamarbeit sichert nicht nur das Überleben der Einsatzkräfte, sondern auch das der Flugzeuginsassen. Gerade bei Flugunfällen außerhalb eines Flughafens ist eine funktionierende Kommunikation zwischen

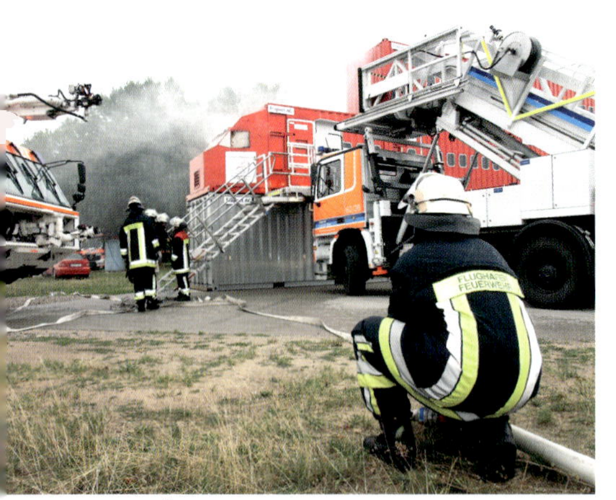

Abb. 7 ▶ Übung an der Brandschutzsimulationsanlage der Fraport AG

den einzelnen und zum Teil sehr unterschiedlichen Einsatzeinheiten (Flughafenfeuerwehr, Berufs- und Freiwillige Feuerwehren, Rettungsdienste, Technisches Hilfswerk usw.) unerlässlich.

Initial geht eine Evakuierung der Passagiere von den Besatzungsmitgliedern des Luftfahrzeugs aus. Nicht immer wird die Besatzung selbstständig in der Lage sein – bedingt durch das Unfallgeschehen selbst oder durch Feuer und Rauchentwicklung – die Flugzeugtüren von innen zu öffnen und das Luftfahrzeug über die Notrutschen und Notausgänge zu verlassen. Durch die mitunter enormen Kräfte, die bei einem Aufprall auf das Luftfahrzeug wirken, können Flugzeugsitze und Kabinenteile aus der Verankerung gerissen werden und verrutschte Gepäckstücke die Fluchtwege versperren. Dabei können Passagiere und Besatzungsmitglieder eingeklemmt werden oder durch schwere Verletzungen bewusstlos oder bewegungsunfähig sein. Hinzu kommt der Umstand, dass in Not geratene Luftfahrzeuge durch Rutschen, Kippen oder Drehen nicht immer in Normallage zum Stehen kommen.

Mögliche Brände oder Explosionen ereignen sich häufig erst mit Verzögerung nach erfolgter Notlandung, deshalb ist ein in Not geratenes Luftfahrzeug einsatztaktisch wie ein brennendes Luftfahrzeug zu behandeln.

Die Außenbrandbekämpfung erfolgt schon auf der Anfahrt mit Großflughafen-Löschfahrzeugen (GFLF) oder einem Tanklöschfahrzeug immer unter Einsatz von Wasser- und Schaumlöschmittel, während die Besatzung der Rettungskomponente, zum Beispiel Hilfeleistungstanklöschfahrzeug (HTFL) oder Hilfeleistungslöschfahrzeug, sich der über die Notrutschen evakuierten Personen annimmt und an den Rettungsdienst weiterleitet sowie gegebenenfalls einen zweiten Rettungs- und Zugangsweg sichert. Hier kann ein Rettungstreppenfahrzeug eine gute taktische Ergänzung sein.

Den Innenangriff führt die Besatzung der Rettungskomponente durch. Über ein RTF oder tragbare Leitern können verletze, bewusstlose oder eingeklemmte Passagiere bzw. Besatzungsmitglieder aus dem Luftfahrzeug evakuiert werden. Eine Durchsuchung des Lfz ist in jedem Fall notwendig, denn die Erfahrungen mit Flugunfällen haben gezeigt, dass es in solch außergewöhnlichen Stresssituationen zu paradoxen Reaktionen bei den Passagieren kommen kann. So suchten Passagiere Schutz unter den Sitzen oder weigerten sich, das Luftfahrzeug über die Notrutschen zu verlassen. Bei einer verrauchten Kabine ist das Ziel, schnell alle Türen zu öffnen, um einen Rauchabzug zu schaffen. Diese Maßnahme kann durch den Einsatz von Be- und Entlüftungsgeräten unterstützt werden. Die gesamten Innenrettungsmaßnahmen der Rettungskomponente sichert ein GFLF von außen ab.

▶ Rettungs- und Angriffswege

Grundsätzlich lässt sich sagen, dass alle Rettungswege, auf denen die Passagiere und Besatzungsmitglieder das Luftfahrzeug verlassen können, auch als sichere Angriffs- und Zugangswege für die Rettungskräfte genutzt werden können. Folgende Möglichkeiten sind für die Feuerwehr als Angriffs- und Zugangsweg nutzbar:

- Ein- und Ausstiegstüren des Luftfahrzeugs,
- Notrutschen,
- Cockpitfenster,
- Noteinstiege,
- Notausstiegsfenster (Noteinbruchstellen sind gekennzeichnet mit »CUT HERE IN EMERGENY«/»Einschlagen im Notfall«).

Je nach Größe des Flugzeugs stehen folgende technische Ressourcen der Flughafenfeuerwehr zu Verfügung:

- tragbare Leitern,
- Rettungstreppenfahrzeuge,
- fahrbare Treppen der Flughafengesellschaft.

Die Zugänge für Rettungskräfte sind nicht einheitlich, deshalb haben bei den Flughafenfeuerwehren Schulungsmaßnahmen Vorrang, die Kenntnisse vermitteln, wie bei Notlagen eine schnelle Rettung von Passagieren aus dem Luftfahrzeug zu erfolgen hat. Die Türen und zum Teil auch die Notausgänge der Luftfahrzeuge sind mit aufblasbaren Notrutschen versehen. Grundsätzlich gilt die Forderung, dass im Notfall alle Passagiere und Besatzungsmitglieder das Luftfahrzeug binnen 90 Sek. über 50% der Notausgänge verlassen haben müssen (Vorgabe der ICAO). Darüber hinaus halten große Flughafenfeuerwehren die bereits genannten Rettungstreppenfahrzeuge als alternative Rettungs- und Zugangswege bereit.

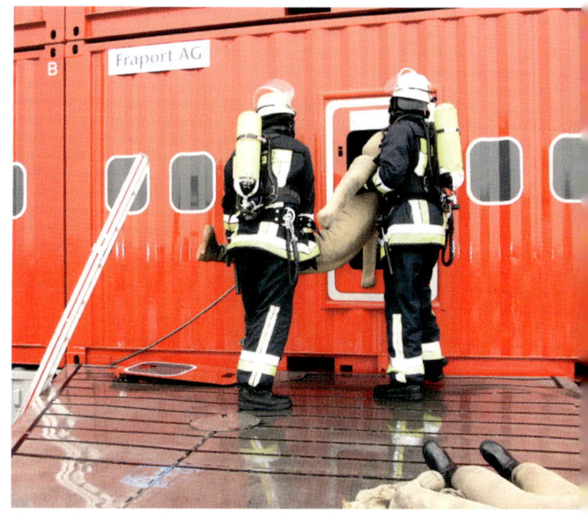

Abb. 8 ▶ Evakuierung über die Notausstiege im Bereich der Tragflächen – bei Übungen vermitteln mit Sand gefüllte Dummies Realitätsnähe

8.5.2 Flughafenfeuerwehr der Fraport Frankfurt am Main

Mit jährlich etwa 480.000 Starts und Landungen sowie einem Passagieraufkommen von mehr als 52 Mio. Menschen im Jahr ist der Flughafen Frankfurt der größte zivile Flughafen Deutschlands und der zweitgrößte Europas.

Zu den Aufgaben der Flughafenfeuerwehr zählt der vorbeugende und abwehrende Brandschutz auf und an den Flugbetriebsflächen – damit erfüllt sie die Bestimmungen der International Civil Aviation Organization. Sie ist für alle Einrichtungen auf dem Flughafengelände zuständig. Beispielsweise gehören dazu eine High-Tech-Gepäckbeförderungsanlage, mehrere Hotels und Parkhäuser, eine 1,6 km lange Hochbahnverbindung zwischen den beiden Terminals, ein Fern- und Regionalbahnhof sowie S- und U-Bahnstrecken, außerdem Computeranlagen zur Navigation des Flugverkehrs. Hinzu kommen noch ein Tanklager mit einem Fassungsvermögen von 186.000 Mio. Liter Kerosin, zwei Terminals mit insgesamt 100 Fluggastbrücken, zwei Frachtzentren mit einem Warenumschlag von jährlich etwa 1.750.000 t, sechs Flugzeughallen zuzüglich der A380-Werfthalle (Fertigstellung des ersten Bauabschnitts Ende 2007), 63 Flugzeugparkpositionen an den beiden Terminals sowie zahlreiche Außenparkpositionen für Luftfahrzeuge. Diese Dimensionen stellt die Flughafenfeuerwehr vor besondere Herausforderungen.

Am Flughafen Frankfurt a.M. gibt es drei ständig besetzte Feuerwachen mit insgesamt etwa 200 Mitarbeitern. Um ein hohes Leistungspotenzial der Flughafenfeuerwehr gewährleisten zu können, wurde ein eigenes Feuerwehr Trainings Center (FTC) eingerichtet. Der Flughafenfeuerwehr stehen insgesamt 56 Einsatz- und sieben Schulungsfahrzeuge sowie für verschiedene Einsatzbereiche insgesamt sieben Wechselladerfahrzeuge (WLF) zur Verfügung. Die Abrollbehälter sind bedarfsgerecht auf die drei Feuerwachen verteilt.

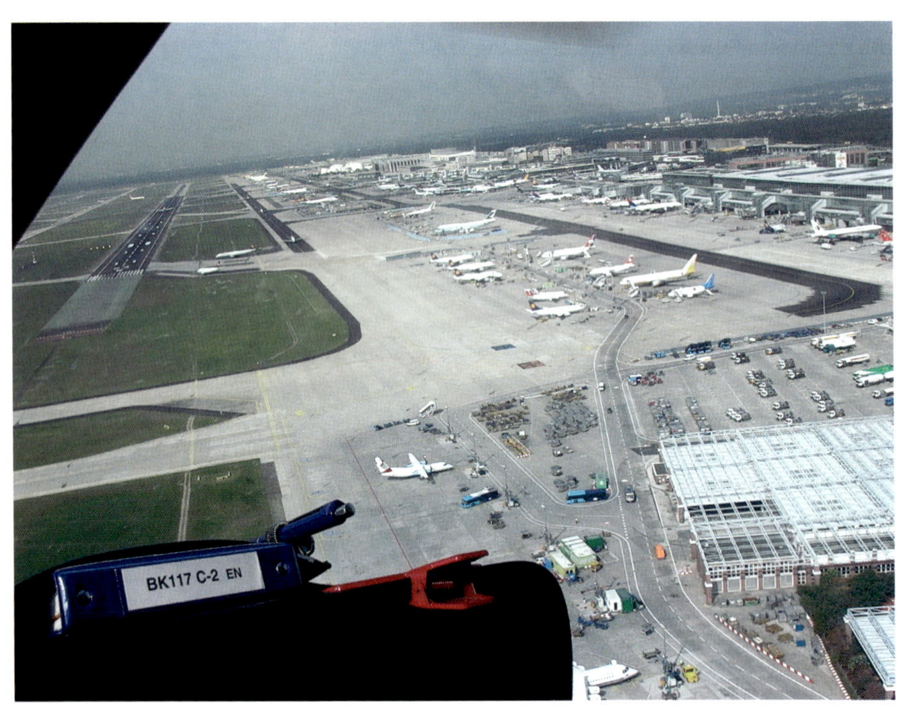

Abb. 9 ▶ Luftaufnahme des Flughafens Frankfurt aus dem Cockpit des RTH/ITH »Christoph 77«

▶ Feuerwache 1

Die Feuerwache 1 liegt zwischen Terminal 1 und 2, in deren unmittelbarer Nähe. Sie ist überwiegend für die Gefahrenabwehr im Bereich der Terminals und der angrenzenden Verwaltungsgebäude zuständig. Die Einsatzplanung, verschiedene technische Abteilungen und der »Vorbeugende Brandschutz« sind hier untergebracht.

Mit dem Abzug der US-Air Force vom Flughafen Frankfurt zum Jahresende 2005 übernahm die Flughafenfeuerwehr des Flughafen Frankfurt a.M. diesen Bereich und besetzt mit Teilen der FW 1 vorübergehend die ehemalige US-Feuerwache bis der geplante Neubau fertig gestellt ist.

▶ Feuerwache 2

Die Feuerwache 2 steht direkt am Vorfeld der »Startbahn Nord« und ist von hier aus in erster Linie für die beiden parallel verlaufenden Start- und Landebahnen zuständig. Der an dieser Stelle stationierte ICAO-Löschzug kann die geforderte Eingreifzeit einhalten – das erste Fahrzeug des Zugs muss in maximal zwei Minuten (neu eingestuft durch die ICAO, übergangsweise noch drei Minuten) mit einem Löschangriff begonnen haben. Zwei weitere Großflughafen-Löschfahrzeuge stehen für Brandwachen beim Betanken und für den Brandschutz auf Außenpositionen bereit.

▶ Feuerwache 3

Die Feuerwache 3 ist hauptsächlich für die »Startbahn West«, die angrenzenden Gebäude des Cargo-City Süd und die am GAT (General Aviation Terminal) angesiedelten Flugzeugwerften zuständig. Auf der FW 3 sind neben einem ICAO-Löschzug (identisch mit dem der FW 2) auch das gesamte Spezialgerät zur Flugzeugbergung, zwei Wassertankanhänger sowie die meisten Abrollbehälter untergebracht.

▶ ICAO-Löschzug

Der ICAO-Löschzug des Flughafens Frankfurt besteht aus:

- 2 Großflughafen-Löschfahrzeugen 60/125/15-5; kurz: SIMBA 8 × 8 HRET,
- 1 Großflughafen-Löschfahrzeug 60/85/10; kurz: SIMBA 6 × 6,
- 1 Hilfeleistungstanklöschfahrzeug 32/30/3,

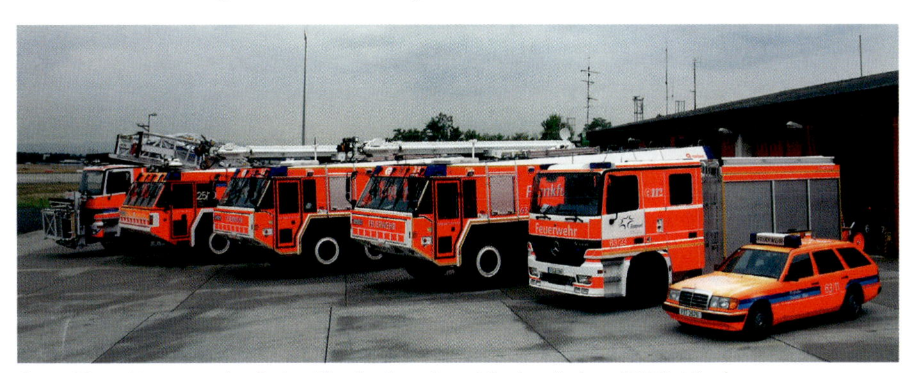

Abb. 10 ▶ Feuerwache 3 des Flughafens Frankfurt mit dem ICAO-Löschzug

- 1 Rettungstreppenfahrzeug,
- 1 Einsatzleitwagen I.

Ein ICAO-Löschzug kann insgesamt 36.500 l Löschwasser, 4300 l AFFF-Schaummittel sowie 1000 kg BC-Löschpulver einsetzen (Brandklasse B – »Brände von flüssigen Stoffen«, Brandklasse C – »Brände mit Gasen«).

Hilfeleistungs-Tanklöschfahrzeug

Das Hilfeleistungs-Tanklöschfahrzeug 32/30-3 ist das vielseitigste Einsatzfahrzeug der Flughafenfeuerwehr Frankfurt a.M. Von diesem Fahrzeugtyp stehen der Wehr fünf baugleiche Fahrzeuge zur Verfügung. Eine größere Pumpenleistung mit 3200 l/min bei 10 bar, ein größerer Vorrat an Löschmittel, 3000 l Löschwasser sowie 350 l Schaummittel unterscheiden das Hilfeleistungs-Tanklöschfahrzeug von der Ausführung bei kommunalen Berufs- und Freiwilligen Feuerwehren.

Das HTLF kann ein breites Einsatzspektrum wahrnehmen und wird zum baulichen Brandschutz, jeglicher Form der technischen Hilfeleistung sowie bei Gasalarm bis hin zu Gefahrguteinsätzen verwendet. Orientiert an den Erfordernissen des Flughafens, ist das Hilfeleistungs-Tanklöschfahrzeug für jeden erdenklichen Zwischen- und Luftnotfall mit einem Luftfahrzeug ausgerüstet. Ein Lichtmast, der bis zu 8 m pneumatisch ausfahrbar ist und ein Stromerzeuger mit 20 kVA Leistung ergänzen die Ausrüstung. Zur notfallmedizinischen Hilfeleistung, d.h. für First-Responder-Einsätze, stehen eine Notfalltasche, ein Defibrillator und eine Schaufeltrage zur Verfügung.

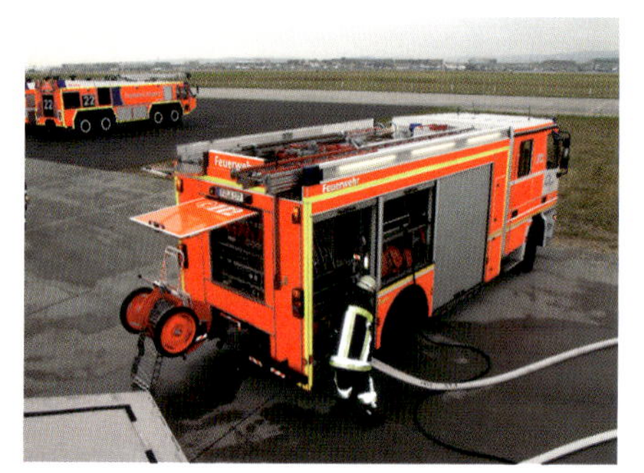

Abb. 11 ▶ Hilfeleistungs-Tanklöschfahrzeug für multifunktionelle Aufgaben

Großflughafen-Löschfahrzeug

Insgesamt zehn Großflughafen-Löschfahrzeuge stehen der Flughafenfeuerwehr zur Verfügung. Sie sind auf allradgetriebenen, besonders geländegängigen Sonderfahrgestellen aufgebaut und führen sehr große Mengen Löschmittel mit sich (Tab. 2).

Eingesetzt werden die Großflughafen-Löschfahrzeuge im ICAO-Löschzug und im Vorfeldbrandschutz. Die neue Generation GFLF ist mit einem hydraulischen Löscharm HRET (High Reach Extendable Turret – sinngemäß übersetzt: »hohe Reichweite, flexible ausziehbare Löscheinrichtung«) ausgestattet. Der hydraulisch ausziehbare Löscharm kann bis zu einer Arbeitshöhe von 15 m und einer Reichweite von 10 m ausgefahren werden.

Mit dem HYDRO-CHEM-NOZZLE (ein kombinierter Werfer für Wasser/Schaum und/oder 5 kg/s Pulverlöschmittel) besteht die Möglichkeit, Löschmittel mit bis 3500 l/min auf den Brandherd auszubringen. Ein Xenon-Zielscheinwerfer und eine Wärmebildkamera zur verbesserten Lokalisierung des Brandherdes sind am vorderen Ende des Löscharmes montiert. Die Wärmebildkamera kann auch zur Suche von überlebenden Insassen eines in Not geratenen Luftfahrzeugs, z.B. bei Rauch oder Nebel, eingesetzt werden. Auf eine hydraulisch angetriebene Bohrdüse, die sich durch die Außenhaut des Luftfahrzeugs bohren kann, wurde verzichtet. Diese Technik wird als transportables Gerät (Fire-Drill) auf dem RTF mitgeführt.

Im Rahmen der Amtshilfe stellte der neue SIMBA 8 × 8 HRET seine Leistungsfähigkeit unter Beweis, als in unmittelbarer Nähe des Flughafens ein mit Treibstoffen beladener Tanklastzug auf der Autobahn verunglückte und in Brand geriet. Der Einsatz des Löscharmes zeigte dabei seine großen taktischen Vorteile, da die Löschmittel (Wasser/Schaum) von oben auf den Brand ausgebracht werden konnten.

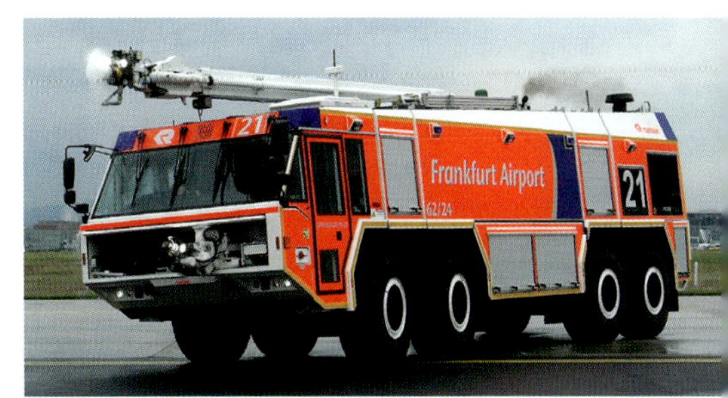

Abb. 12 ▶ Großflughafen-Löschfahrzeug SIMBA 8 × 8 HRET zum schnellen Löschangriff

Rettungstreppenfahrzeug

Das Rettungstreppenfahrzeug ist Bestandteil jedes ICAO-Löschzugs (FW 2 und FW 3) und wird als Alternative (zweiter Rettungsweg) zur Notrutsche des Luftfahrzeugs bei einer Evakuierung von Personen aus Luftfahrzeugen eingesetzt. Mit dem Rettungstreppenfahrzeug können speziell alte, behinderte oder verletzte Personen schneller und unkomplizierter aus einem Luftfahrzeug evakuiert werden als über Notrutschen.

Aus rettungs- (Personenrettung) und feuerwehrtechnischer Sicht (z.B. Löschangriff), dient das Rettungstreppenfahrzeug ebenfalls als Arbeitsplattform für das jeweilige Personal. Falls erforderlich, ist ein rasches Zuführen von Spezialgeräten, wie Ausrüstung für die sachgerechte Lagerung von schwer verletzten Personen, und feuerwehrtechnischem Equipment, z.B. hydraulischen Rettungsgeräten, über die Arbeitsplattform möglich.

Daneben sind von der Arbeitsplattform des RTF aus gezielte Innenlöschangriffe durchführbar. Hierfür ist eine Hochdruck-Löscheinrichtung mit 40 m Druckschlauch installiert. Die Löschwasserversorgung erfolgt über fest montierte Steigleitungen durch ein HTLF oder ein Großflughafen-Löschfahrzeug. Um die Flugzeugkabine schnell entrauchen zu können, ist auf der Arbeitsplattform ein Hochleistungslüfter fest montiert.

Zur Beladung des Rettungstreppenfahrzeugs gehören außerdem ein Rettungsspreizer und ein mobiler Löschbohrer (Fire-Drill) zum Öffnen der Luftfahrzeugtüren. Mit dem Fire-Drill kann im Bedarfsfall ein Druckausgleich hergestellt und ein Innenlöschangriff durchgeführt werden.

Das RTF besteht aus zwei Treppenkomponenten. Die Haupttreppe mit integrierter Arbeitsplattform lässt sich schnell und ohne aufwendige Vorbereitung an einem Luftfahrzeug in Stellung bringen.

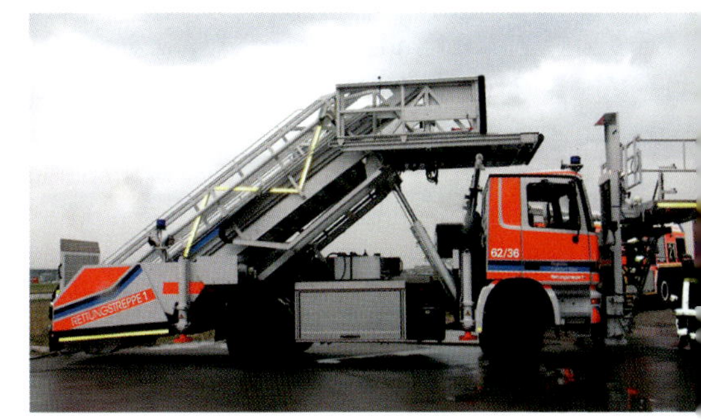

Abb. 13 ▶ Rettungstreppenfahrzeug beim Übungseinsatz an der Brandsimulationsanlage

So können Luftfahrzeuge mit einer Türkante, die sich in Höhen von 2,40 m – 7,90 m befindet, angefahren werden. Diese flexible Höhenanpassung wird durch einen hydraulisch anpassbaren Treppenaufgang erreicht. Damit kann auch der neueste und größte Luftfahrzeug-Typ, der Airbus A380, erreicht werden. Um auch bei kleineren Flugzeugtypen die Einsatzmöglichkeit des RTF sicherzustellen, ist in seinem Frontbereich eine Anbaubühne angebracht (zweite Treppenkomponente), die von Hand in Position gebracht werden muss.

▶ Wechselladerfahrzeuge und Abrollbehälter

Für verschiedene Einsatzbereiche, wie Dekontamination, Wasserförderung, Strahlenschutz etc. sowie die Bevorratung von Sonderlöschmittel, verfügt die Flughafenfeuerwehr Frankfurt a.M. über sieben Wechselladerfahrzeuge. Verschiedene Abrollbehälter sind bedarfsgerecht auf die drei Feuerwachen verteilt. Derzeit stehen der Flughafenfeuerwehr folgende Abrollbehälter zur Verfügung:

- AB-CO_2 (Kohlendioxid-Löscher),
- AB-DEKON-P (Dekontamination, P – Personen Dekontamination),
- 2 × AB-GAS (Gefahrgut, Atem- und Strahlenschutz),
- AB-Mulde (z.B. für Brandschutt),
- AB-Pulver (Glutbrandlöschpulver),
- 2 × AB-Rüst (technische Geräte für die technische Hilfeleistung),
- 2 × AB-Schaum (AFFF Schaummittel),
- AB-Lösch (Löschmittel),
- 2 × AB-WaFö (Wasserförderung)
- 4 × AB-Pritsche für diverse Transporte,
- AB-TieR (Tier-Rettung).

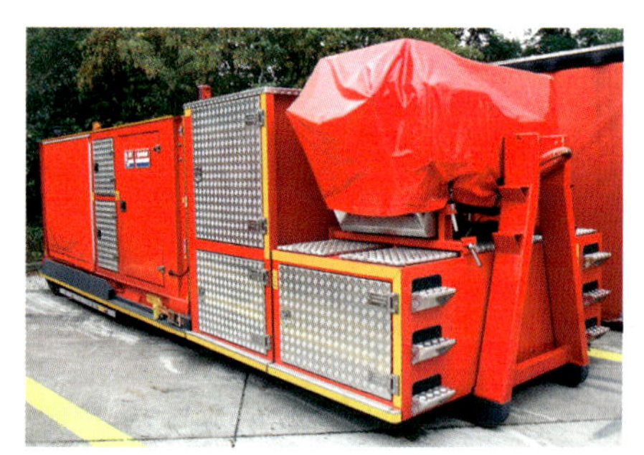

Abb. 14 ▶ Zwei Abrollbehälter Wasserförderung der Flughafenfeuerwehr des Flughafens Frankfurt a.M.

▶ Sonderfahrzeuge

Für Aufgaben des Gebäudebrandschutzes stehen der Flughafenfeuerwehr zwei Drehleitern zur Verfügung. Eine Drehleiter kann mit einer Länge von 37 m alle vorhandenen Dachflächen der Gebäude sowie der großen Flugzeughallen erreichen. Eine zweite Drehleiter 23/12 ergänzt die Drehleiter 37. Um eine umfassende Kommunikation im Großschadensfall sicherzustellen, stehen der Einsatzleitung zwei große Einsatzleitwagen (ELW 2) zur Verfügung. Das Besondere an den beiden Einsatzleitwagen 2 ist, dass sie sowohl einzeln benutzt als auch zu einer Einheit zusammengekoppelt werden können. Alle Arbeitsplätze sind nach der Verbindung der beiden Fahrzeuge miteinander vernetzt. Eine Nivellierungseinrichtung ermöglicht eine ebene Arbeitsfläche.

▶ Feuerwehr Training Center

Um ein hohes Niveau der Mitarbeiter der Flughafenfeuerwehr sicherzustellen, wurde das Feuerwehr Training Center (FTC) geschaffen. Hier können Aus-, Fort- und Weiterbildungsveranstaltungen im theoretischen Wissen in modernen Schulungsräumen erfolgen. Die theoretischen Inhalte werden durch eine sehr praxisbezogene Ausbildung ergänzt. Hierfür stehen dem FTC eine Brand- (BSA) und eine Flächenbrandsimulationsanlage sowie eine Flugzeugbergungs- und Evakuierungs-Attrappe zur Verfügung (Kap. 9.1).

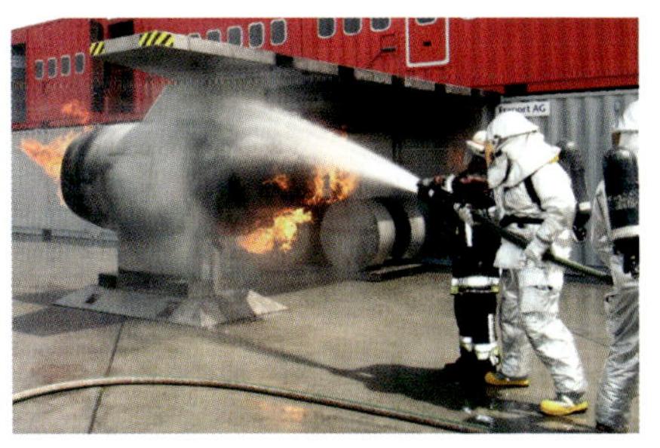

Abb. 15 ▶ Löschübung eines Triebwerkbrandes an der Brandsimulationsanlage

Beide Brandsimulationsanlagen werden umweltfreundlich mit Propangas betrieben. Außerdem stehen dem Feuerwehr Training Center für die praktische Ausbildung mehrere Feuerwehrfahrzeuge zur Verfügung. Am FTC können Angehörige externer Werks- und Flughafenfeuerwehren aus dem In- und Ausland ausgebildet werden.

8.5.3 Werkfeuerwehr Flughafen Leipzig / Halle

M. Struck

Im April 1927 wurde nördlich von Schkeuditz der gemeinsame Flughafen der Städte Leipzig und Halle eröffnet. Zu dieser Zeit bestand das Personal aus insgesamt 16 Arbeitskräften. Bereits in den ersten Jahren des Bestehens des Flughafens erlangte er nationale und internationale Bedeutung, was sich in der positiven Entwicklung der Passagierzahlen widerspiegelte. Besonders zu den Messezeiten wurde die Beförderung per Flugzeug intensiv genutzt. Der Messeflugverkehr bewirkte nach dem Zweiten Weltkrieg auch die Wiederaufnahme der zivilen Luftfahrt in Mitteldeutschland.

In der Deutschen Demokratischen Republik (1949 – 1990) war das Flughafensystem zentral auf Berlin/Schönefeld ausgerichtet. Infolge der Abschottungspolitik gegenüber westlichen Staaten sowie der Beschränkung der Reiseziele für die DDR-Bevölkerung verlor der Flughafen jedoch wieder an gesamtdeutscher und internationaler Bedeutung. Die Passagierzahlen stiegen trotzdem bis zum Jahr 1988 auf ungefähr 500.000 an (Messe). Zugleich waren am Flughafen 120 Mitarbeiter fest angestellt. Diese Zahl erhöhte sich zu Messezeiten um weitere 60 – 70 Personen. Ab August 1989 wurden von renommierten Fluggesellschaften wieder Flüge nach Frankfurt a.M. und Düsseldorf angeboten.

Durch die politischen Veränderungen in der DDR in den Jahren 1989 und 1990 wurde die Gründung einer nach marktwirtschaftlichen Kriterien engagierten Flughafengesellschaft möglich. In dieser Zeit verlor der Messeflugverkehr wieder an Bedeutung, jedoch stieg die Nachfrage nach Urlaubsflügen aufgrund der nun unbeschränkten Reisemöglichkeiten sehr schnell an. Um den Auftrieb der Passagierzahlen bewältigen zu können, entstanden in Zusammenarbeit mit dem Flughafen München Pläne zur Modernisierung des Flughafens. So wurde 1996 das Terminal B als wichtigstes Gebäude eingeweiht. Weitere Modernisierungsmaßnahmen, z.B. der weitere Ausbau des Flughafens und die Anbindung des Flughafens an das Bahnnetz der Deutschen Bahn AG, wurden in den letzten Jahren realisiert.

Der Flughafen Leipzig/Halle ist seit März 2006 zu einer wichtigen Ausgangsbasis für Großraumtransporte der NATO und der Europäischen Union geworden. Mit der Indienststellung von SALIS (»Strategic Airlift Interim Solution«) wurden zwei der weltgrößten Transportflugzeuge auf dem Flughafen stationiert. Die beiden Antonow AN-124-100 können sowohl zum Transport von großem militärischen Gerät und schnellen Eingreiftruppen als auch von humanitären Gütern nach Erdbeben oder Flutkatastrophen eingesetzt werden. Der Flughafen Leipzig/Halle ist damit der erste Standort außerhalb Russlands, auf dem Frachtmaschinen dieses Typs permanent stationiert sind.

▶ Einzugsbereich des Flughafens Leipzig / Halle

Die attraktive geografische Lage des Flughafens Leipzig/Halle in der Mitte Europas zwischen den beiden Großstädten Leipzig in Sachsen und Halle in Sachsen-Anhalt war Basis bei der Schaffung einer leistungsstarken Verkehrsdrehscheibe. Der größte und modernste Flughafen im Osten Deutschlands ist heute ein wichtiger Knotenpunkt sowohl für den Passagierverkehr als auch für Luftfrachttransporte. Mit dem direkten Anschluss an das ICE-Netz der Deutschen Bahn und an das Autobahnkreuz Schkeuditz bestehen optimale infrastrukturelle Bedingungen sowohl regional als auch überregional.

▶ Personalqualifikation der Flughafenfeuerwehr

Seit dem 9.10.1997 ist die Flughafenfeuerwehr des Flughafens Leipzig/Halle anerkannte Werkfeuerwehr mit 69 hauptamtlich und 35 nebenamtlich tätigen Feuerwehrangehörigen. Bis Januar 2007 wurden weitere 24 Planstellen eingerichtet und besetzt. Grund hierfür ist der Ausbau des Flughafens, der Neubau der Piste Süd und die Ansiedlung von DHL und Zulieferfirmen rund um den Flughafen.

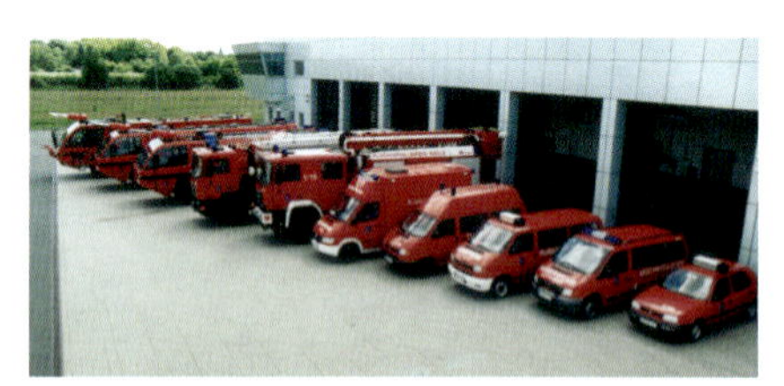

Abb. 16 ▶ Südwache der Werkfeuerwehr Flughafen Leipzig-Halle

Mit der Anerkennung als Werkfeuerwehr wird von den hauptamtlichen Mitarbeitern als Qualifikation die Ausbildung im mittleren feuerwehrtechnischen Dienst gefordert. Führungskräfte ab dem Leitungsdienst müssen die Anforderungen im gehobenen feuerwehrtechnischen Dienst erfüllen. Darüber hinaus haben etwa 40% der Angehörigen die Ausbildung zum Rettungssanitäter/Rettungsassistenten. Die Ausbildung der nebenberuflichen Mitarbeiter richtet sich nach den Grundsätzen der Freiwilligen Feuerwehr.

Ausbildung

Einstellungsvoraussetzung für den Dienst in der Flughafenfeuerwehr ist eine abgeschlossene Berufsausbildung und der mittlere feuerwehrtechnische Dienst. Die Ausbildung erfolgt auf Grundlage der Verordnungen des Sächsischen Staatsministeriums des Innern über die Ausbildung und Prüfung für den mittleren/gehobenen feuerwehrtechnischen Dienst. Derzeit werden die Anwärter des mittleren feuerwehrtechnischen Dienstes bei der Berufsfeuerwehr Gera ausgebildet.

Nach der Einstellung der Anwärter folgt die Einweisung in alle Bereiche des Flughafens, die Belehrung und die Einweisung in die Fahrzeuge. Abwechselnd mit der praktischen Ausbildung auf dem Flughafen werden die theoretischen Grundlagen an anerkannten Einrichtungen in Sachsen-Anhalt und Thüringen vermittelt. Nach erfolgreichem Abschluss des Vorbereitungsdienstes und der Laufbahnprüfung, werden die Anwärter einem bestimmten Aufgabengebiet (z.B. als Maschinist) zugeordnet. Im Januar 2006 schlossen drei Anwärter des gehobenen Dienstes ihren Brandoberinspektorlehrgang an der Landesfeuerwehrschule in Nardt bei Hoyerswerda erfolgreich ab und komplettieren damit die Führungsstruktur.

Trainingsprogramme und Übungen – Feuerwehrübungsplatz

Die ICAO empfiehlt, dass Flughafenfeuerwehren von Verkehrsflughäfen jährlich mit dem gesamten Bestand mindestens zwei Übungen unter realen Bedingungen durchführen sollen. Seit August 2000 verfügt der Flughafen Leipzig/Halle über einen Übungsplatz für praxisnahe Schulung, der den Feuerwehrangehörigen der Werkfeuerwehr eine Ausbildung auf bekanntem Territorium ermöglicht.

Eine möglichst realistische Ausbildung kann durch die Konfrontation mit den verschiedenen Einsatzsituationen erreicht werden. Dafür stehen verschiedene Stationen zur Verfügung, die unterschiedliche Übungsszenarien für praxisnahe Manöver bieten. So kann unter anderem die technische Hilfeleistung trainiert werden. Dabei kommen hydraulische Rettungsgeräte, wie Kraft- und Hebekissen, zum Einsatz. An einer mobilen Gefahrgutanlage können verschiedene Gefahrensituationen, z.B. das unkontrollierte Austreten von gefährlichen Stoffen, simuliert werden. Die Gefahrgutanlage und der Abschnitt der technischen Hilfeleistung werden nach Absprache mit der Wehrleitung der Flughafenfeuerwehr auch von Freiwilligen Feuerwehren zur Übung genutzt.

Fire Trainer A 3000

In regelmäßigen Abständen wird die mobile Brandübungsanlage Fire Trainer A 3000 der Frankfurter Flughafenfeuerwehr am Flughafen Leipzig/Halle stationiert. Diese Anlage ist gasbetrieben und stellt mittels übereinander gestellter Seecontainer einen Flugzeugrumpf, Triebwerk, Fahrwerk und Cockpit dar. Neben dem Flugzeugbrand kann das Modell auch für andere Szenarien wie Flächenbrandbekämpfung genutzt werden. Mit dieser Anlage ist es aus dem laufenden Dienstbetrieb heraus möglich, verschiedene Einsatzlagen realitätsnah mit der eigenen Technik zu üben. Auch die Flughafenfeuerwehren Dresden und Erfurt sowie umliegende Freiwillige Feuerwehren können die Anlage nutzen.

▶ Aufgabengebiet und Leistungen der Flughafenfeuerwehr

Rettungsdienst und Katastrophenschutz

Die Bedeutung der Flughafenfeuerwehr ist für den regionalen und überregionalen Rettungsdienst und Katastrophenschutz herausragend. Der Flughafen hat mit allen umliegenden Anrainergemeinden sowie der Stadt Leipzig und Halle Partnerschaftsvereinbarungen für die gegenseitige Hilfe und Unterstützung auf dem Gebiet der Ausbildung und Einsatzabarbeitung abgeschlossen. Für die FF Schkeuditz mit ihren Ortsfeuerwehren werden Dienstleistungen wie die Wartung der Atemschutztechnik, Schlauchpflege, Benutzung der Atemschutzübungsanlage etc. auf Wunsch durchgeführt. Auch für andere Anliegerfeuerwehren wird dieser Service angeboten. Der Zuständigkeitsbereich der Werkfeuerwehr (WF) bezieht sich gleichzeitig auch auf die anerkannten Aufgaben des Rettungsdienstes. Das in unmittelbarer Nähe liegende Krankenhaus Schkeuditz wird primär als Zielklinik im Rettungsdienst angefahren. Auf Anforderung umliegender Leitstellen rückt die Werkfeuerwehr auch zum Einsatz auf Autobahnen oder Bundesstraßen aus.

Aufgabengebiet

Die Aufgaben der Flughafenfeuerwehr umfassen in erster Linie den abwehrenden, vorbeugenden und baulichen Brandschutz. Das heißt, dass die Feuerwehr bei einer Brandmeldung (auf dem gesamten Flughafengelände) sofort einsatzbereit, schnellstmöglich am Einsatzort sein muss und den Brand effektiv bekämpfen soll. Nach der Industriebaurichtlinie werden für den Gebäudebrandschutz 5 min Eingreifzeit festgelegt. Die Leitung der Feuerwehr erstellt Einsatzpläne und Einsatzdokumente, um einen reibungslosen Ablauf zu sichern und Einsätze oben genannter Art vorzubereiten. Dem vorbeugenden Brandschutz kommt in dieser Hinsicht auch eine große Bedeutung zu. Darunter fällt unter anderem die Prüfung und Wartung der Handfeuerlöscher und Hydranten, die Erstellung von Rettungswegplänen und die Erteilung von Schweißerlaubnissen und Brandposten auf dem Flughafengelände. Zu den Aufgaben der Werkfeuerwehr gehören außerdem die Ausbildung der Angehörigen der betrieblichen Freiwilligen Feuerwehr nach Feuerwehrdienstvorschrift 2/2 (Feuerwehr Grundlehrgang), der Rettungsdienst, der Transport von behinderten Menschen und in den Wintermonaten zum Teil auch Winterdienst. Mit der Anerkennung als Werkfeuerwehr wurde man in Aufbau und Ausbildung einer Berufsfeuerwehr gleichgestellt. Das Personal und die Fahrzeuge der Flughafenfeuerwehr entsprechen somit den Empfehlungen der ICAO.

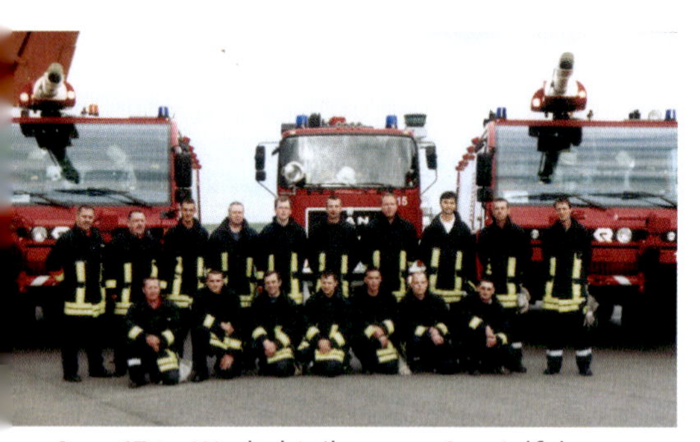

Abb. 17 ▶ Wachabteilung vor Spezialfahrzeugen

Tagesablauf

Für die Angehörigen der Flughafenfeuerwehr Leipzig/Halle hat der Arbeitstag 24 Stunden. Er beginnt um 7.50 Uhr morgens mit der Wachablösung. Neben theoretischer und praktischer Ausbildung der Feuerwehrangehörigen beinhaltet der Tagesablauf auch Verwaltungstätigkeiten, Öffentlichkeitsarbeit (zum Beispiel Besucherdienst) und Dienstsport. Des Weiteren stehen die Fahrzeugpflege, wirtschaftliches Arbeiten und Werkstattdienst auf dem Programm. Im Jahr 2000 wurden dafür in der neuen Feuerwache Nord einzelne Wartungs- und Pflegebereiche zur Prüfung der Handfeuerlöscher und Wartung der Hydranten und eine Atemschutzwerkstatt zur Sicherung der Einsatzbereitschaft eingerichtet. In den Abend- und Nachtstunden folgt die Bereitschafts- und Ruhezeit.

Alarm- und Ausrückeordnung

Im März 2000 wurde die Start- und Landebahn Nord in Betrieb genommen, mit der auch die Einweihung der Feuerwache Nord einherging. Dadurch wurden die Erarbeitung eines Einsatzdokumentes Nord und die Überarbeitung der Alarm- und Ausrückeordnung notwendig.

Nach internationalen Richtlinien muss jeder Punkt am Flughafen in zwei, maximal drei Minuten erreicht werden, und je nach der Flugplatzkategorie muss die vorzuhaltene Menge und Art des Löschmittels festgelegt werden.

Der Flughafen Leipzig/Halle ist nach ICAO-Richtlinien in die Kategorie 9 eingestuft. Das bedeutet, dass auf jeder Feuerwache ein ICAO-Löschzug mit mindestens 24.300 l Wasser, AFF-Schaum mit einer Ausstoßrate von 9000 l/min sowie 450 kg Pulver bereit stehen muss. Um diesen Bestimmungen gerecht zu werden, sind auf jeder Feuerwache drei Flugfeldlöschfahrzeuge und ein Einsatzleitfahrzeug stationiert und besetzt.

Den drei Feuerwachen (Süd, Nord sowie die Interimslösung der Feuerwache Mitte) des Flughafens wurden eigenständige Ausrückebereiche zugeordnet und in 4 Abmärsche eingeteilt: Der erste Abmarsch mit Universallöschfahrzeug, Rettungswagen und Einsatzleitwagen ist als Komponente Gebäudebrand für das gesamte, 1400 ha große Flughafengelände zuständig. Das gleichzeitig als Einsatzleitfahrzeug genutzte Multifunktionslöschfahrzeug ist unter anderem mit einer Hochdrucklöschanlage sowie einem Fahrzeug-Hebe- und Umsetzsystem ausgerüstet und kommt im Bereich Nord mit dem ersten Abmarsch vor allem im sechsstöckigen Parkhaus zum Einsatz. Der zweite Abmarsch sichert das 800 ha große Südareal ab. Der dritte Abmarsch als Komponente Nord steht für den 600 ha großen und für den Flugzeugbrandschutz spezialisierten Nordbereich bereit. Die nebenberufliche Werkfeuerwehr bildet den vierten Abmarsch. Dieser hat unmittelbar neben dem Terminal B einen Mannschaftstransportwagen stationiert. Das Zusammenwirken bei Großschadenslagen wurde in der Alarm- und Ausrückeordnung klar definiert.

Übernahme der dritten Feuerwache

Bedingt durch die Baumaßnahmen der neuen Südpiste konnten die von der ICAO geforderten Eingreifzeiten nicht mehr gewährleistet werden. So wurde neben der 1996 übergebenen Feuerwache Süd und der 1999 mit der Nordpiste entstandenen Feuerwache Nord nun übergangsweise die Feuerwache Mitte in Betrieb genommen. Dieser Standort im Zentralbereich unter dem alten Tower wurde bereits bis 1996 als Feuerwache betrieben.

Dort sind zwei Flugfeldlöschfahrzeuge, ein Rettungswagen sowie ein Behindertentransportwagen stationiert. Darüber hinaus ist die Wache auch Standort für den Mannschaftstransportwagen und der persönlichen Schutzkleidung der nebenberuflichen Werkfeuerwehr. Voraussichtlich mit der Freigabe der neuen Südpiste wird in Kürze der 2-Feuerwachenbetrieb wieder aufgenommen.

Einsätze

Die Einsatzzahlen der Werkfeuerwehr haben sich gegenüber 3726 Gesamteinsätzen im Jahr 2000 auf 4069 Einsätze im Jahr 2005 erhöht. Rettungsdienstliche Einsätze machten 61% des Aufkommens aus. Das Alarmspektrum im Jahr 2005 weist 502 technische Hilfeleistungen, davon 65 Personenbefreiungen aus Aufzügen, 15 Brände und 2156 Behindertentransporte auf.

Bezüglich der Arbeit mit bzw. an Luftfahrzeugen gab es 763 Einsätze im Bereich der technischen Hilfeleistung und Tankbereitschaft, 13 Landesicherungen und 56 Einsätze im Flugdienst. Landesicherungen sind durchzuführen, wenn Probleme bei Luftfahrzeugen angekündigt werden und Hilfe bei der Landung erforderlich ist. Der Flugdienst beinhaltet die Präsenz auf der Start- und Landebahn, zum Beispiel bei Nebel oder Schnee.

Bisher blieb der Flughafen von größeren Unglücken verschont. Kleinere Zwischenfälle, wie Triebwerksbrände, auslaufender Kraftstoff oder die Ansammlung von Öl auf Gewässern sind typische Einsätze der Flughafenfeuerwehr.

Fuhrpark und Technik

Der Flughafen Leipzig/Halle hat insgesamt 16 Feuerwehrfahrzeuge und weiteres technisches Gerät, um den Brandschutz zu gewährleisten:

- 1 Flugfeldlöschfahrzeug (FLF) »Pegasus« auf MAN 8 × 8,
- 5 Flugfeldlöschfahrzeuge »Panther« auf MAN 8 × 8 ,
- 1 Pulverlöschfahrzeug (PLF) 3000 »Panther« auf MAN 6 × 6,
- 1 Universallöschfahrzeug (ULF) 4500/500 Kran auf MAN 4 × 4,
- 1 Wechselladerfahrzeug auf MAN,
- 1 Abrollcontainer Schlauch 3000, Aufbau,
- 1 Abrollcontainer Massenanfall von Verletzten »MANV«,
- 1 Rettungswagen auf VW T4,
- 1 Einsatzleitwagen auf VW T4 und einen ELW – VW Golf,
- 1 Einsatzleitwagen 1,5 auf MB, Aufbau Gimaex/Schmitz,
- 1 Behindertentransportwagen (BTW) auf VW T4,
- 1 Kleinlöschfahrzeug (KLF) auf MB Vito 114 mit Hochdrucklöschanlage.

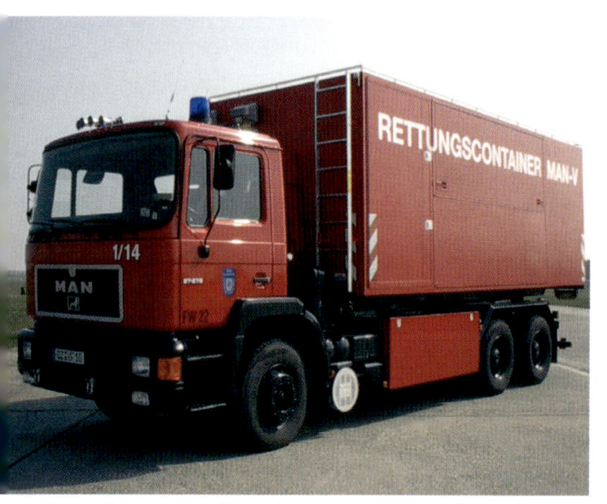

Abb. 18 ▶ Abrollcontainer MANV auf Wechselladerfahrzeug

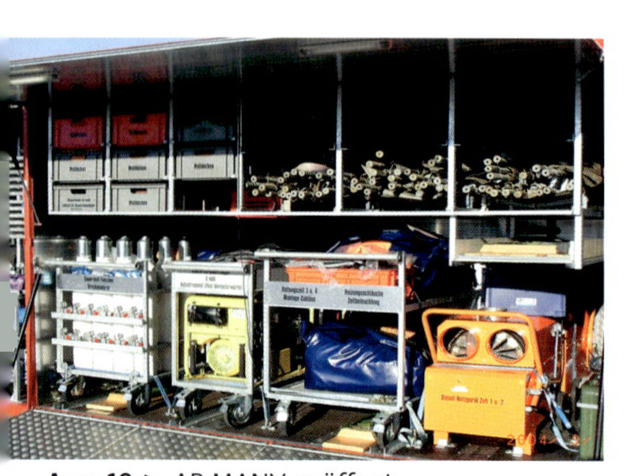

Abb. 19 ▶ AB MANV, geöffnet

Das Einsatzgebiet für den Abrollcontainer »MANV« ist neben dem Flughafen Leipzig/Halle auch der gesamte umliegende Landkreis Delitzsch.

Ausbau der Werkfeuerwehr
Mit dem Bau der neuen Piste Süd, der Ansiedlung von DHL und Lufthansa Cargo sowie weiteren Neuansiedlungen wird an einem Aufbaukonzept zur technischen und materiellen Aufstockung der Wehr gearbeitet. Die Indienststellung eines weiteren Flugfeldlöschfahrzeugs »Pegasus« und die Einstellung zusätzlicher Mitarbeiter unterstreicht die Bedeutung des gesamten Standortes. Das Flugfeldlöschfahrzeug wurde nach dem Arbeitstitel Pegasus für die DHL-Ansiedlung benannt. Damit ist die Flughafenfeuerwehr schon für das 2008 geplante Drehkreuz von DHL am Standort Leipzig gerüstet.

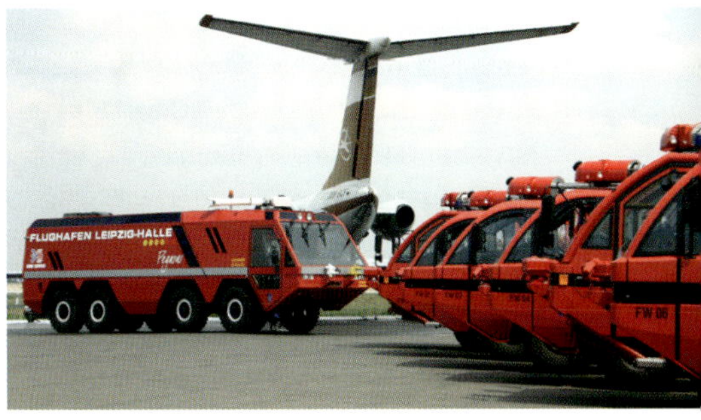

Abb. 20 ▶ FLF »Pegasus« mit 6 FLF »Panther«

Auf dem MAN 8 × 8 sind 12.500 l Wasser und zwei 750 l fassende Schaumbildnertanks für AFFF und das in das Fahrzeug eingebaute One Seven®-System von Gimaex/Schmitz vorhanden. Der Dachmonitor bringt 6000 l/min bei bis zu 80 m Wurfweite. An der Front sind Frontwerfer und ein One Seven®-Monitor angebracht. Zwei starke Flugzeugscheinwerfer über der Frontscheibe sorgen für optimale Sicht. Ein Schnellangriff kann über ein Handrohr vorgenommen werden.

8.5.4 Flugzeugbergung der Fraport AG

H. Scholl

Nach Flugunfällen erfolgt die Bergung des Flugzeugwracks und der toten Insassen erst nach Abschluss und Freigabe der Absturzstelle durch die Ermittlungsbehörden (Staatsanwaltschaft, zivile und/oder militärische Flugunfalluntersuchung). Weniger dramatische Unfälle wie Blockierungen einer Start- und Landebahn können zeitnah behoben werden.

▶ Einsatzoptionen

Grundsätzlich bestehen zur Bergung von havarierten Luftfahrzeugen folgende Möglichkeiten:

- Ziehen mittels Feuerwehr-Kran und Spezialfahrzeugen,
- Heben mit Hebekissen unterschiedlicher Ausführungen,
- Entfernen einzelner Wrackteile.

▶ Flugzeug-Bergesystem und Training

Die vorgenannten Einsatz- bzw. Bergungsoptionen erfordern entsprechendes Equipment und speziell geschultes Personal. Über dieses verfügen alle deutschen Großflughäfen in verschiedenen Konfigurationen und unterschiedlicher Stärke, da die Blockierung einer Start- oder Landeplan erhebliche Kosten verursachen kann – gerade wenn Verkehrs- und Transport- aber auch Militärflugzeuge im Minutentakt starten und landen – und schnell behoben werden muss. In diesen Situationen sind kurze Reaktionszeiten ebenso wichtig wie spezielle Ressourcen und professionelles Handeln, um eine adäquate, zeitnahe und sichere Flugzeugbergung durchführen zu können. Vor diesem Hintergrund hat die Flughafenfeuerwehr der Fraport AG am Flughafen Frankfurt a.M. mit der Arbeitsgemeinschaft Deutscher Verkehrsflughäfen (ADV) ein spezielles Bergungsverfahren mit dem entsprechenden Material entwickelt, das gegenüber den herkömmlichen Bergungsressourcen deutlich erweiterte Einsatzoptionen bietet. Es ist damit nicht nur bundesweit, sondern auch weltweit einzigartig.

In das Disabled Aircraft Recovery Action Center (DARAC) und in die umfangreichen Schulungsprogramme des Fire Traning Center sind Erfahrungen aus über 50 Jahren Flugzeugbergung eingeflossen. Das Know-how kommt nicht nur der Arbeit und dem Training der Frankfurter Flughafenfeuerwehr zugute, sondern wird allen Interessierten zugänglich gemacht. So verfügt das Feuerwehr Training Center der Fraport AG mit dem Modell eines Airbus A321 über einen weltweit einzigartigen Simulator (Kap. 9.1), an dem Flugzeugbergungen unterschiedlicher Art im Rahmen des so genannten Hands-on-Training ebenso realitätsnah geübt werden können wie die Bekämpfung von Flugzeugbränden an der Brandsimulationsanlage.

Darüber hinaus stehen die Bergungsspezialisten auch für die Beratung zur Beschaffung von Ausrüstung sowie zur Entwicklung und Bearbeitung von Gefahrenmanagement- und individuellen Bergungskonzepten, die auf den jeweiligen Flughafen angepasst sind, zur Verfügung. Auch die Notfallplanung und die Entwicklung von Einsatzplänen werden von den Experten der Frankfurter Flughafenfeuerwehr übernommen. Das Angebot steht weltweit allen Interessenten offen, größtenteils besteht auch die Möglichkeit, Ausbildung, Schulung und Refresherkurse vor Ort beim Auftraggeber durchzuführen. Vor diesem Hintergrund ist es verständlich, dass die Fraport AG Service-Verträge mit einer Vielzahl ausländischer und militärischer Flughäfen abgeschlossen hat.

Zur Bergung von Luftfahrzeugen aller Art und Größen verfügt die Fraport AG über das spezielle, dreiteilige Flugzeug-Bergesystem »ARTS« (Aircraft Recovery and Transport System), das auf AB verladen ist und somit schnell verlastet werden kann. Mit dem ARTS können Luftfahrzeuge mit einem Gewicht bis zu 300 t abtransportiert werden. Für kleinere Flugzeuge bis zu einem Gewicht von 90 t können so genannte Bergedollys Typ 4/45 und 4/10 eingesetzt werden, die ebenfalls auf Abrollbehältern verladen sind. Zur umfangreichen Ausstattung gehören neben den Bergedollys und dem Drehschemel in Abrollbehältern verlastete Hebekissen, Matten und Holz unterschiedlicher Größen sowie diverses Spezialequipment. Der Transport von Abrollbehältern auf der Straße erfolgt durch mit Sonderrechtanlagen ausgestatteten Wechselladerfahrzeuge der Flughafenfeuerwehr, womit ein schnelles Verlegen der AB auf dem Gelände der Fraport AG, z.B. an Transportflugzeuge, oder aber bei schlechtem Wetter an die Havariestelle eines anderen Flughafens möglich ist.

Die Spezialisten und Materialien können innerhalb kürzester Zeit weltweit eingesetzt werden. Zu diesem Zweck stehen die Bergungsspezialisten der Frankfurter Flughafenfeuerwehr an 365 Tagen im Jahr rund um die Uhr über ihre Leitstelle in ständiger Bereitschaft und können über die Alarmnummern jederzeit zur Hilfeleistung angefordert werden.

▶ Hilfeleistung

Bei der Flugzeug-Bergung unterscheidet die Fraport AG drei Service-Leistungen, die entsprechend des Aufwands in Rechnung gestellt werden:

1. Beratung am Telefon
2. Beratung am Crash-Ort
3. Bergung des Luftfahrzeugs.

Die Emergency-Line (Alarmnummer) ist erreichbar unter:

+49 (0) 69 / 690 / 6 65 59

+49 (0) 69 / 690 / 2 22 22

9 Spezielle Einsatzverfahren

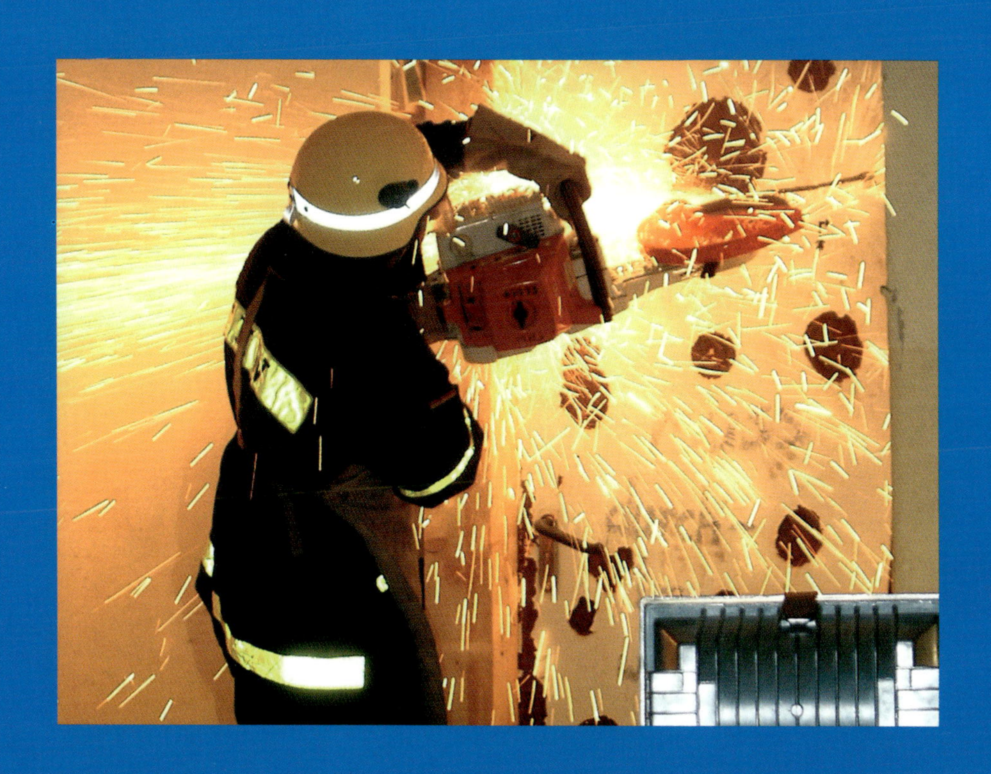

9.1 Ausbildung und Training

P. Bargon

Der Ausbildung kommt in der speziellen Rettung eine noch größere Bedeutung zu als in den Routinebereichen. Für den Bereich Höhenrettung und den Einsatz von Tauchern gibt es seit Langem schon spezielle Ausbildungs- und Trainingprogramme, u.a. wurden für das praktische Training eigene Anlagen und Übungseinrichtungen gebaut, z.B.:

- Tauchtürme, zur Gewöhnung an die spezielle Ausrüstung und Ausbildung,
- Tauchbecken, um größere Übungen durchführen zu können, etwa das Abdichten von Leitungen und Tauchereinsätze mit dem Rettungshubschrauber,
- Höhenrettungsausbildungszentren zum Erlernen der Technik und Höhengewöhnung, da in Hallen die Übungsmöglichkeit wetterunabhängig ist,
- mobile und stationäre Brandsimulationsanlagen in Gebäudeform oder in einem Container sowie Flächenbrandsimulationsanlagen und Brandsimulation für Kesselwagenbrände,
- Tunnelbrandsimulationsanlagen,
- Industriebrandsimulationsanlagen für Schiffe, Industrieanlagen und Ölplattformen,
- Bundeswehrübungsanlagen zum Training des Ausstiegs aus einem Luftfahrzeug oder aus einem U-Boot sowie eine Schiffsbrandbekämpfungs-Übungsanlage in Neustadt/Holstein,
- Planübungen an Modellen.

In den letzten Jahren wurden verstärkt Brandsimulationsanlagen neben der üblichen Ausbildung zum Training eingesetzt. Sie sind zum Teil den Landesfeuerwehrschulen angegliedert, werden aber auch von großen Feuerwehren als Ergänzung zur Ausbildung ihrer Einsatzkräfte genutzt. Darüber hinaus unterstützen brandschutztechnische Firmen die Feuerwehren mit zum Teil mobilen Containern, die die spezielle Taktik und Technik beim Löschen eines Brandes wie unter realen Bedingungen wiedergeben sollen.

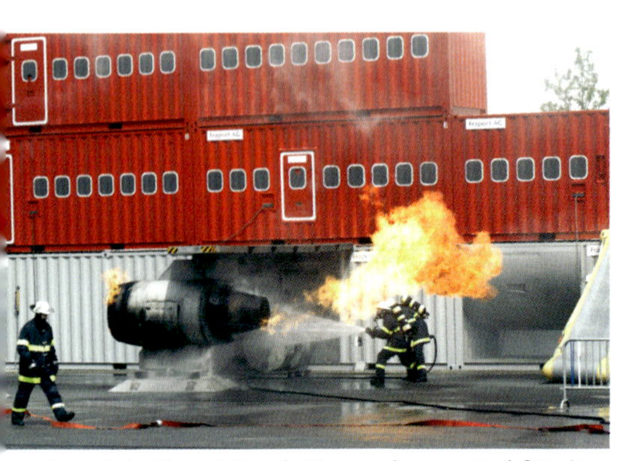

Abb. 1 ▶ Brandsimulationsanlagen sind für die Ausbildung ein unverzichtbarer Bestandteil; hier die modular aufgebaute Anlage der Flughafenfeuerwehr Frankfurt a.M.

Es gibt schon seit langer Zeit auf großen Feuerwachen Atemschutzübungsstrecken, so genannte Gitterstrecken (gefertigt aus Gitterdrahtmatten), um möglichst realistisch das Vorgehen unter Atemschutz (AT) zu trainieren und ungeübte Atemschutzträger an die sowohl physisch als auch psychisch belastende Arbeitssituation zu gewöhnen. Diese Anlagen können verdunkelt und verraucht werden. Einige von ihnen sind technisch so ausgelegt, dass die Luft erhitzt werden kann, um ein realitätsnahes Übungsszenario darzustellen.

In diesen Übungsstrecken kann jedoch in der Regel kein reales Feuer simuliert werden. Dies ist ein Nachteil der AT-Übungsstrecke und einer der Vorteile der BSA.

Übungsanlagen dienen nicht nur dem praktischen Training, sondern auch der Psyche, denn nur wer seine Grenzen kennt, kann sich sicher bewegen. Die Landesfeuerwehrschulen setzen schon lange und erfolgreich bei der praktischen Ausbildung auf Simulationsanlagen aller Art.

9.1.1 Landesfeuerwehrschule der autonomen Region Südtirol

Die Landesfeuerwehrschule (LFS) Südtirol in Vilpian, Provinz Bozen/Italien, ist auf dem Gelände eines alten Brauereigeländes untergebracht. Hier erfolgt die Ausbildung für 305 Freiwillige Feuerwehren, drei Betriebsfeuerwehren und eine Berufsfeuerwehr. Zu diesem Zweck stehen zahlreiche Schulungsräume, eine Mensa und Übernachtungsmöglichkeiten zur Verfügung. Auch die Bergrettung Südtirol ist hier stationiert. Außerdem befinden sich an der Landesfeuerwehrschule das Hauptlager und die Reserve-Ausrüstung der Bergrettung Südtirol. Die Schulungsräume und die Einrichtungen können gemeinsam von der Feuerwehr und der Bergrettung genutzt werden. Die Verwaltungen von Feuerwehr und Bergrettung befinden sich ebenfalls auf dem LFS-Gelände. Auch ist hier das Landeskatastrophenschutzlager untergebracht.

Durch die Mehrfachnutzung der Einrichtungen entstehen erhebliche Synergieeffekte. Die Landesfeuerwehrschule bietet mit ihren Lehreinrichtungen und Übungsmöglichkeiten hervorragende Bedingungen für die Aus- und Weiterbildung der Feuerwehren und der Bergrettung, weil alle erdenklichen Notfallgeschehen nachgestellt und trainiert werden können. Im Fall eines katastrophenbedingten Stromausfalls kann die gesamte Anlage der LFS über mehrere Tage autark mithilfe eines Notstromgenerators betrieben werden.

▶ Übungseinrichtungen der Feuerwehr

Die Landesfeuerwehrschule Südtirol verfügt über die folgenden Trainingsmöglichkeiten:

- eine Atemschutz-Übungsstrecke dient den Feuerwehren zur Aus-, Fort- und Weiterbildung,
- der Dachboden des Brauereigebäudes kann komplett verraucht werden,
- die Räume darunter sind mit Krankenbetten und der üblichen Einrichtung einem Krankenhaus oder Altenwohnheim nachempfunden und können ebenfalls verraucht werden,
- ein Brandhaus, das eine Drei-Zimmer-Wohnung mit Bad und Küche wiedergibt – auch hier können alle Räume in Brand gesetzt und verraucht werden,
- der Tauchturm dient zur Ausbildung und zum Üben von Taucheinsätzen,
- in einer Fluss-Übungsanlage, die einem kurzen Flusslauf nachempfunden ist, können aus einem Auto im Maßstab 1:1 Personen aus Fahrzeugen gerettet werden. Mit der Anlage kann auch eine reale Strömung simuliert werden, sie ist witterungsunabhängig und überdacht,

- für Hoch- und Tiefbauunfälle wurde ein Hügel installiert, in dem Röhren mit unterschiedlichen Durchmessern verlegt sind,
- ein 200 m langer Übungstunnel mit möglichst realitätsnahen Nachbauten (z.B. Tunnelportal) und mit einer Schienenverlegung wurde in den angrenzenden Berg gebohrt. Hier können Tunnelbrände aller Art nachgestellt werden. Die Feuerwehren des gesamten Alpenraums nutzen diese Anlage für ihre Übungen,
- eine Kesselwagenbrandsimulationsanlage, an der Brände mit Schienenfahrzeugen nachgestellt werden können,
- eine Hochspannungsanlage (Oberleitung) für Schienenfahrzeuge,
- ein Übungsbereich mit Ölabscheider für das Retten und Bergen von Personen aus Pkw und Lkw,
- ein Teich, in dem das sachgerechte Bergen von versunkenen Pkw und die schnelle Rettung von Personen trainiert werden,
- Rettung von Personen aus einem Brunnenschacht,
- ein sechs Stockwerke umfassendes Treppenhaus mit außen liegenden, großen Balkonen, das von Höhenrettungseinheiten genutzt werden kann,
- ein etwa 3 m tiefer, 5 m breiter und 8 m langer Schacht für das Üben der Rettung aus Schächten, wobei der Schacht zusätzlich mit Wasser gefüllt werden kann.

▶ Übungseinrichtungen der Bergrettung

Der Bergrettung des Alpenvereins Südtirol stehen die folgenden Übungsmöglichkeiten bzw. Einrichtungen zur Verfügung:

- eine Gondelbahn mit Masten sowie eine Gondel mit Aus- und Einstiegen – ein so genanntes Gondelhaus – für Evakuierungsübungen,
- ein Klettersteig mit Vorsprüngen, wobei von letzteren besondere Rettungsmaßnahmen geübt werden können. Über Lastwinden an der Decke kann das Abseilen aus einem Hubschrauber trainert werden. Abgeseilt wird aus einem Modell, das in seiner Größe der Kabine eines Hubschraubers ähnelt,
- ein Zwinger für Lawinen- und Rettungshunde in Bereitschaft,
- ein Hubschrauberlandeplatz mit Anflughilfe bei schlechtem Wetter. Dieser kann für die Luftverlastung,

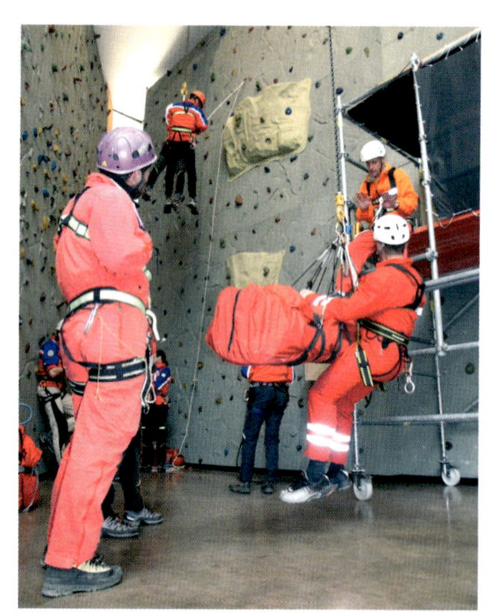

Abb. 2 ▶ Der Bergrettung des AVS stehen umfangreiche Übungseinrichtungen zur Verfügung, so auch ein Kran und ein Hubschraubermodell im Maßstab 1:1 (Gestell rechts)

für den Transport des Personals der Bergrettung, aber auch für die Aufnahme von zusätzlich benötigter Ausrüstung (spezielle Lawinenausrüstung, Bohrgerät, Gebirgstragen, Seilen oder sonstiges Material) genutzt werden.

▶ Außengelände der Landesfeuerwehrschule

Im Außengelände können an einem steilen Hang verschiedene Szenarien geübt werden:

- Unfall eines Pkw, der eine Böschung hinunter gestürzt ist,
- Bergung eines Verletzten auf einem Höhen- oder Wanderweg,
- Brandschutz- und Evakuierungsübungen an einem alten Haus,
- verschiedene Rettungsszenarien in einer kleinen Schlucht mit einem Bachlauf,
- Eisklettern an einem Wasserfall im Winter bei ausreichender Vereisung.

▶ Trainings- und Übungsanlage der Firma Petzl

Im Gebäude einer alten Brauerei ist auch das Übungs- und Trainingszentrum der Firma Petzl Deutschland untergebracht. Hier werden Lehrgänge für »Sicheres Arbeiten in absturzgefährdeten Bereichen« durchgeführt. Besonders ist dabei hervorzuheben, dass die Teilnehmer ihre eigenen Ausrüstung verwenden können. Dabei können sie sich mit ihrer persönlichen Schutzausrüstung vertraut machen, was einen Vorteil im späteren Einsatzgeschehen darstellt.

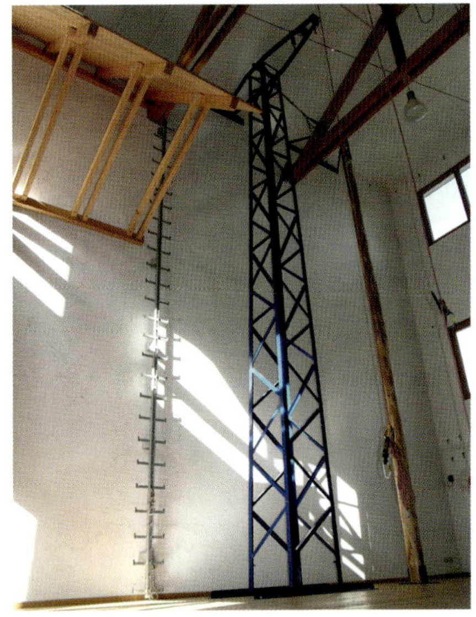

Abb. 3 ▶ Teil der Trainings- und Übungshalle der Firma Petzl

Die Kursdauer beträgt drei Tage und die maximale Teilnehmerzahl ist auf Kleingruppen von sechs Personen begrenzt, damit die folgenden Lehrinhalte optimal vermittelt werden können:

- Rechtsgrundlagen, z.B. FW-Dienstvorschriften, Unfallverhütungsvorschriften,
- Material und Gerätekunde,
- Sicherungs- und Anschlagspunkte,
- Sicherungstechniken,
- Knoten- und Seilkunde,
- Materialkontrolle,
- Einsatztechniken,
- Möglichkeiten und Einsatzvarianten,
- Selbstrettung,
- Sicherheitsaspekte im Einsatz und bei Übungen.

In der Halle sind neben einem Klettersteig mit unterschiedlichen Schwierigkeitsgraden weitere Objekte für realitätsnahe Übungen aufgebaut. Hierzu gehören ein Gitter- und ein Holz-Strommast und ein Dachvorsprung mit einer Neigung von 45°. Außerdem steht ein Steigschutzsystem, wie es u.a. in Windkraftanlagen eingebaut ist, zur Verfügung. Hier können Notlagen und spezielle Notverfahren sowie besondere Lagen im Innern der Windanlagen simuliert und die Rettung von Personen geübt werden. Eine Plattform, von der aus das sichere Abseilen geschult werden kann, wurde am ehemaligen Standort der Malzsilos der Brauerei mithilfe der Kesselhaltungen und mehrerer Doppel-T-Träger installiert. Ein Schacht mit einem 90°-Winkel ergänzt die Anlage. Der Einstieg in den Schacht hat die Größe eines Kanaleinstiegs, so können auch hier die besonderen Vorgehensweisen der Schachtrettung geübt werden.

9.1.2 Ausbildungsturm der Höhenrettung Düsseldorf

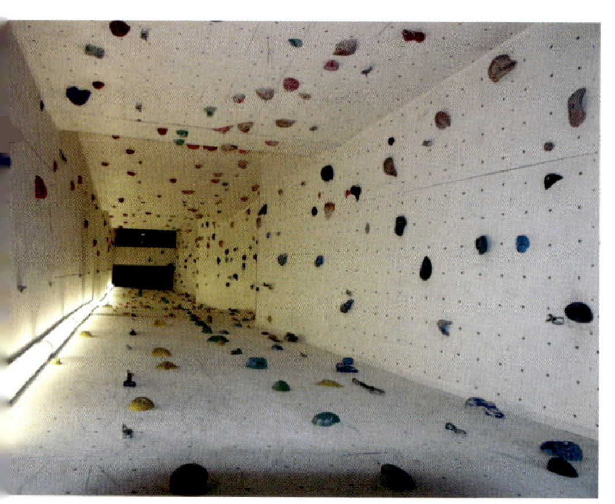

Abb. 4 ▶ In einem ehemaligen Schlauchturm richtete sich die Höhenrettung der Berufsfeuerwehr Düsseldorf eine Übungsanlage ein

Viele Feuerwehren haben in den letzen Jahren Höhenrettungseinheiten gebildet. Die Höhenrettung der Berufsfeuerwehr Düsseldorf ist in der Feuer- und Rettungswache (FRW) 3 untergebracht. Der nicht mehr genutzte Schlauchturm der FRW wurde zu einer Übungsanlage, d.h. zu einem professionellen Klettersteig, ausgebaut. Er beherbergt jetzt die höchste Indoor-Kletteranlage Deutschlands. Mit bis zu 20 m Kletterhöhe in verschiedenen Schwierigkeitsgraden stehen den Höhenrettern sehr gute Trainings- und Ausbildungsmöglichkeit zur Verfügung.

Der Ausbau der Anlage erfolgte in Eigenleistung durch die Wachabteilungen der FRW 3. Die Befestigungshaken der Klettergriffe und -tritte wurden so angebracht, dass sie flexibel auf neue Trainingssituationen und Anforderungen angepasst werden können. Die Fortbildungsrichtlinien in der Höhenrettung setzen qualitativ hohe Maßstäbe. Jeder Höhenretter muss mindestens 72 Stunden Ausbildung im Jahr absolvieren. In jeder Wachabteilung der FRW 3 versehen mindestens fünf Höhenretter ihren Dienst. Hier ist auch der Gerätewagen Höhenrettung (GW/Höhenrett) stationiert (Kap. 5.8).

9.1.3 Rotterdam International Safety Center

Das Rotterdam International Safety Center (RISC), Trainings- und Übungszentrum für Feuerwehren, wurde 1986 gegründet und verfügt über ein etwa 46.000 m² großes Gelände. Das Unternehmen ist einer der größten privaten Brandsicherheits-Anbieter in Europa. Es befindet sich in der Nähe des Rotterdamer Seehafens. Neben Hausbränden und Bränden mit Schienenfahrzeugen liegt der Schwerpunkt auf Großbränden in Industrieanlagen, wie Raffinerien und Bohrinseln. Die Anlage verfügt über eine Hubschrauberlandeplattform und ein Modell eines Drehflüglers. Alle Modelle, Maßstab 1:1, können mit Waschbenzin – gereinigtes Benzin, das hier aus Umweltgründen verwendet wird – entzündet werden. Diese Simulationsmöglichkeit eines realen Notfalls nutzen insbesondere Angehörige von Werk- und Flughafenfeuerwehren sowie Besatzungen von Bohrinseln. Es können folgende komplexe Brandsimulationen der Schiffs- sowie der industriellen Brandbekämpfung nachgestellt und trainiert werden:

- Haus- und Wohnungsbrände,
- Tiefgaragenbrände,
- Industrieprozessanlagenbrände,
- Gas- und Flüssigkeitsbrände,
- Flash-Over, hierfür ist eine spezielle Simulationsanlage vorhanden,
- Fugzeugbrandbekämpfung,
- Offshorebrände auf Öl- oder Gasplattformen,
- Hubschrauberbrandbekämpfung auf einer Hubschrauberlandeplattform, wie sie auf Bohrinseln installiert sind.

Das Rotterdam International Safety Center bildet im Jahr etwa 24.000 Feuerwehrleute aus. Auf die gesamte Anlage verteilt kann an 480 Stellen ein Feuer ausbrechen. Besonders interessant sind diese Übungsanlagen für die Petrochemie, da eine 1:1-Modellanlage einer Raffinerie, inklusive Tanklager, genutzt werden kann. Auf Anfrage kann das RISC ein Notfallteam, das »Emergency Response Team«, zur Verfügung stellen. Es kommt insbesondere bei Schiffs- und Raffineriebränden zum Einsatz.

Im Rotterdam International Safety Center kann der professionelle Umgang mit der persönlichen Schutzausrüstung, der Einsatz von Löschmitteln und die richtige Einsatztaktik in der Brandbekämpfung und der Personenrettung vermittelt werden. Das Training gefährlicher Einsatzszenarien läuft kontrolliert ab, im Notfall sind die Flugfeldlöschfahrzeug sofort abschaltbar.

9.1.4 Brandsimulationsanlage der Flughafenfeuerwehr Frankfurt am Main

Flugunfälle und Brände an Flughäfen stellen an das Feuerwehrpersonal und die Ausrüstung höchste Anforderungen (Kap. 8.5.1). Bei diesen speziellen Einsatzlagen können nur schnelle und umsichtige Reaktionen Menschenleben retten, was eine komplexe Ausbildung und ständige Übung notwendig macht.

Die Brandsimulationsanlage des Flughafens Frankfurt a.M. ist nach den Vorgaben der Flughafenfeuerwehr entstanden. Die gesamte Anlage ist mobil, d.h. sie kann über die Schiene oder über die Straße zu einem anderen Übungsort transportiert werden. Damit ist ein Vororttraining unter Berücksichtigung der lokalen Gegebenheiten möglich.

Ein speziell geschulter Feuerwehrmann bedient die Anlage über einen Steuerungscontainer. Die Anlage ist modular aufgebaut und besteht aus mehreren Containern, die drei Stockwerke hoch übereinander gestapelt sind. So entsteht ein verkleinerter Nachbau eines mittelgroßen Passagierflugzeugs, wie die Boing 747 oder der Airbus A380. Im unteren Stockwerk befinden sich nachgestellte Frachträume. Im zweiten Stockwerk sind das Cockpit, eine Bordküche und -toilette sowie das Innere eines Passagierflugzeugs aufgebaut. Das obere Stockwerk beherbergt weitere Sitzreihen. Diese sind in einem 45°-Winkel schräg eingebaut. Dies simuliert genau die Situation, die nach einem eingeknickten Tragflächenfahrwerk entsteht. Ergänzt wird die Anlage durch eine Tragfläche mit einem nachgebauten Triebwerk und einem ebenfalls nachgebauten Fahrwerk (aus Edelstahl), an denen jeweils Brände simuliert werden können. An einem Heckleitwerk und einem Hecktriebwerk bestehen weitere Simulations- und Übungsmöglichkeiten.

In der Anlage können fast alle Brandsituationen der Inneneinrichtung, wie Cockpit-, Küchen-, Kabinenbrände, sowie Flugzeugbrände, z.B. Triebwerks- und Fahrwerksbrände, nachgestellt werden. Wie bei einem echten Brand lassen sich alle Räume verrauchen, so dass die Sicht auf Null reduziert ist. An mit Sand gefüllten Puppen, die ungefähr das Gewicht von Passagieren haben, wird die Evakuierung eines Flugzeugs geübt. Die Zugänge an der Brandsimulationsanlage sind Luftfahrzeugtüren nachempfunden.

In zahlreichen Übungsszenarien kann das Rettungstreppenfahrzeug (Kap. 8.5.2) des Frankfurter Flughafens in das Übungsgeschehen eingebunden werden.

▶ Flächenbrandsimulationsanlage

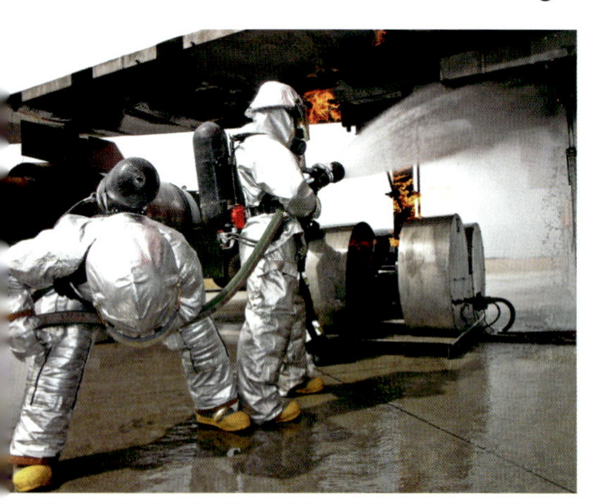

Abb. 5 ▶ An der Brandsimulationsanlage der Frankfurter Flughafenfeuerwehr lassen sich Flugzeugbrände aller Art simulieren; hier ein Fahrwerksbrand

Die mobile Brand-Flächenbrandsimulations-Anlage (FBSA) der Flughafen Feuerwehr Frankfurt a.M. ist ein computergesteuertes, modulares und propangasbetriebenes Brandsimulationssystem, mit dem ein reales, einsatztaktisches Vorgehen eines Flächenbrandes (in Brand geratener Flugzeugtreibstoff, in der Regel Kerosin) geübt werden kann.

Nachstellbar sind an der FBSA Brände bis zu einer Größe von 600 m^2. Die Anlage ist sowohl für einen Löschangriff mit GFLF als auch mit einem Löschtrupp geeignet. Sie ist verlastbar und kann somit als mobile Ausbildungsstätte genutzt werden. Die Flächenbrandsimulationsanlage ist Teil der Brandsimulationsanlage.

▶ Lehrinhalte praktischer Teil – Brände in der Brandsimulationsanlage

- Rettung aus Flugzeugen
- Kabinenbrand
- Gepäckfachbrand
- Cockpitbrand

- Frachtraumbrand
- Fahrwerksbrand
- Triebwerksbrand
- Brand der Kabinenbelüftung
- Bordküchenbrand
- Flash-Over in der Kabine
- Belüftung der Kabine
- Toiletten und Waschräume.

- **Lehrinhalte theoretischer Teil – Training von Verhalten in Gefahrensituationen am und im Luftfahrzeug**
  - Richtlinien national und international
  - Luftfahrzeugtechnik
  - Gefahrenpunkte am Luftfahrzeug
  - Rettungs- und Angriffswege
  - Einsatztaktik
  - Löschmittel
  - Flugzeugunfalluntersuchung
  - Flugzeugbergung
  - Gefährliche Güter am Luftfahrzeug.

9.2 Feuerwehr- und Katastrophenschutzschule Rheinland-Pfalz

B. Hiller

Seit dem Jahr 1999 besteht in Koblenz auf dem Asterstein die Feuerwehr- und Katastrophenschutzschule Rheinland-Pfalz (LFKS). Sie bietet mit ihrer modernen Ausstattung ein weites Spektrum an Ausbildungsmöglichkeiten und Dienstleistungen an:

- Lehrsäle, Planübungsräume,
- Trainingspark (2,5 ha) mit zweigleisiger Bahnanlage (200 m Schienenstrang) und Bahnübergang, Übungsflächen, Übungsteich,
- Übungshalle mit viergeschossiger Trainingsfassade, Aufzügen, Kanalisationssystem für Schachtrettung,
- Brandhaus: zweigeschossig, computergesteuerter Brandsimulator, 6 Brandstellen, Temperaturentwicklung bis 600 °C, Rauchgeneratoren,
- Tauchturm,
- Mehrpersonen-Druckkammeranlage,
- Hindernisstrecke, Trainingseinheit für den Umgang mit Chemikalienschutzanzügen, Gefahrstoffübungscontainer,
- Erkundungs-, Führungs- und Spezial-Fahrzeuge,
- Boote, Abrollbehälter mit Booten,
- Wasserplattform,

- Fachberater,
- Beratungs- und Koordinierungsstellen,
- technische Prüf- und Entwicklungsstellen,
- Lagezentrum zur Ausbildung von Führungskräften (Technische Einsatzleitung bei Großschadenslagen),
- Computersimulator für verschiedene Schadenslagen (virtuelle Planübungen),
- »Blended Learning«,
- Werkstätten.

Jährlich werden hier von 75 Beschäftigten, darunter 25 Lehrkräfte, etwa 4500 Lehrgangsteilnehmer der Feuerwehren, der Polizei und der Hilfsorganisationen betreut und ausgebildet. Für die Unterbringung stehen 108 komfortable Unterkunftsräume zur Verfügung. Der Ausbildungsbetrieb ist in vier Referate unterteilt: Grundsatzreferat, Referat Technik, Referat Gefahrstoffe und Referat Führungsausbildung.

Neben der Ausbildung nimmt die Feuerwehr- und Katastrophenschutzschule Rheinland-Pfalz noch zahlreiche weitere Aufgaben wahr. So bietet sie eine Beratungs- und Koordinierungsstelle für psychische Einsatzbelastungen und Einsatznachbereitung an, die eigene Forschungsprojekte auf den Weg gebracht hat. Im Bereich der Feuerwehrtechnik erstellt sie Richtlinien und führt Begutachtungsaufträge aus, und in der Katastrophenvorsorge bzw. im Katastrophenschutz nimmt sie eine zentrale Stellung ein.

9.2.1 Virtuelle Planübungswelt und Blended Learning

Traditionsgemäß erfolgt die praktische Ausbildung von Führungskräften der Feuerwehren und der Hilfsorganisationen an Modellen, so genannten Planübungsplatten. Dies sind nachgeformte Landschaften und Städte, in denen Notfallsituationen oder Katastrophen nachgestellt werden, um das taktische Herangehen an solche Situationen zu erlernen bzw. zu üben.

Hierbei ist immer zu beachten, dass Modellaufbauten die Realität nur sehr eingeschränkt darstellen können. Übungsszenarien, die den Betrachter möglichst realitätsnah in die Situation hineinversetzen, sind nur mittels modernster Computertechnik und virtual reality zu generieren.

Die Ausbildung unter Verwendung solch einer computergestützten, virtuellen Planübungswelt bietet die LFKS seit dem Jahr 2004 an. Nach dem theoretischen Unterricht werden die Auszubildenden am Rechner in eine fotorealistische, detailreiche und dreidimensionale Schadenslage eingeführt, in der sie sich frei bewegen und Gebäude betreten können und sowohl mit virtuellen Personen wie auch Hilfskräften interagieren müssen. Dabei erlaubt der Rechner ebenso eine dynamische Entwicklung der Schadenslage und der Einsatzsituation wie das Einspielen von Wettereinflüssen.

Die Rechner können miteinander vernetzt werden (lokal oder via Internet), so dass alle Teilnehmer – die nicht unbedingt in der LFKS präsent sein müssen – Schadenslagen unterschiedlichster Komplexität jeweils von ihrem virtuellen Standort aus mit dem kompletten virtuellen Team zusammen üben und erleben können.

Die Bedingungen der modernen Arbeitswelt erschweren die Freistellung für die Führungskräfteausbildung (Zeitmangel, Personalmangel). Um dennoch möglichst vielen Anwärtern eine adäquate Ausbildungssituation auf hohem Niveau anbieten zu können, hat die Feuerwehr- und Katastrophenschutzschule Rheinland-Pfalz ein neues Lehrkonzept, das „Blended Learning" eingeführt. Hierunter ist ein auf dem Internet basierendes Lehr- und Schulungssystem (E-Learning) zu verstehen, das dem Auszubildenden durch die Flexibilisierung von Lernort und Lernzeit ermöglicht, einen großen Anteil des Lernstoffs von seinem Arbeitsplatz aus oder von daheim und zu beliebigen Zeiten zu absolvieren. Hierdurch steht er seinem Arbeitgeber (und seiner Familie) vermehrt zur Verfügung, so dass er seiner Fort- und Weiterbildung konfliktfrei nachkommen kann. Das System trägt den unterschiedlichen Eingangsqualifikationen und Vorkenntnissen der Teilnehmer Rechnung, indem es ihnen erlaubt, ihr Lerntempo individuell anzupassen; somit homogenisiert es den Ausbildungsstand in der Gruppe. Die Präsenzphasen der Ausbildung können folglich auf die praktischen Übungen beschränkt und so um die Hälfte der Zeit reduziert werden.

Dieses Ausbildungskonzept senkt die Kosten für die Ausbildung (ehrenamtlicher) Führungskräfte bei Land, Kommunen und Arbeitgebern und nimmt den organisatorischen Druck von allen Beteiligten.

Die LFKS kooperiert bei Gestaltung und Durchführung des Blended Learning-Angebots eng mit dem Institut für Wissensmedien der Universität Koblenz.

9.2.2 Tauchturm der LFKS

In der Übungshalle der Schule steht ein hochmoderner Tauchturm. Er dient der witterungsunabhängigen Ausbildung von Tauchern der Feuerwehr, Polizei, Bundeswehr und der Hilfsorganisationen. Unter optimalen und kontrollierten Bedingungen bietet er eine Vielzahl von Übungsszenarien und Simulationsmöglichkeiten, die in Freigewässern kaum zu arrangieren sind, schon gar nicht unter den erforderlichen Sicherheitsaspekten.

Ausstattungsmerkmale und technische Daten des Tauchturms der LFKS in Koblenz:

- Maximaltiefe: 12 m
- Durchmesser: 3,60 m
- Fassungsvermögen: 140 m^3
- moderne Schwimmbadtechnik
- Beobachtungsfenster und Videoüberwachung
- höhenverstellbare Arbeitsplattform
- Seilwinde
- Simulationseinrichtungen für Unterwasserarbeiten und Unterwasser-Notfallsituationen
- versenkbare Werkbank
- Helm- und SCUBA-Tauchgeräte
- Notfalleinrichtungen.

Da Fahrten zu externen Gewässern nicht mehr notwendig sind und der Tauchturm im gleichen Gebäudekomplex errichtet wurde, in dem die für die Taucherausbildung benötigten Werkstätten und Lehrsäle untergebracht sind, lässt sich die praktische Taucherausbildung mit optimaler Effizienz in den laufenden Lehrbetrieb der LFKS einbinden, was erhebliche Kosten- und Zeiteinsparungen mit sich bringt.

Im Jahr 2000 erarbeitete die LFKS in Kooperation mit den rheinland-pfälzischen Lehrtauchern ein speziell auf die zentralen Ausbildungseinrichtungen der LFKS zugeschnittenes, modulares Ausbildungskonzept für Taucher:

- Grundausbildungsmodul: Dauer insgesamt 2 Wochen, 35 Stunden Theorie, 15 Stunden Praxis, 15 Tauchstunden,
- Praxismodul: standortbezogene Ausbildung mit der Taucherschutzkleidung und Tauchausrüstung der jeweiligen Tauchergruppe,
- Einsatzübungsmodul: standortbezogenes Absolvieren von 30 Tauchstunden unter Einsatzbedingungen, Einführung in die Logistik und Einsatztaktik der jeweiligen Tauchergruppe,
- Prüfungslehrgangsmodul: dreitägige Prüfungsveranstaltung an der LFKS (5 Tauchstunden, theoretische und praktische Prüfungen).

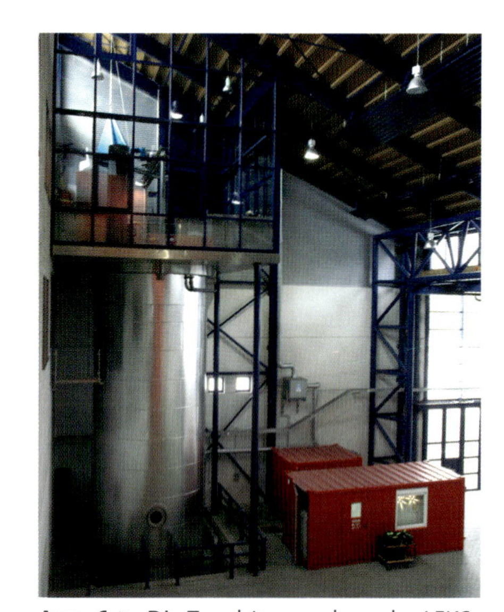

Abb. 6 ▶ Die Tauchturmanlage der LFKS; rechts neben dem Turm stehen die Container mit der Druckkammer

Über dieses Konzept hinaus werden weitergehende Fort- und Weiterbildungskurse für Taucher und Lehrtaucher angeboten.

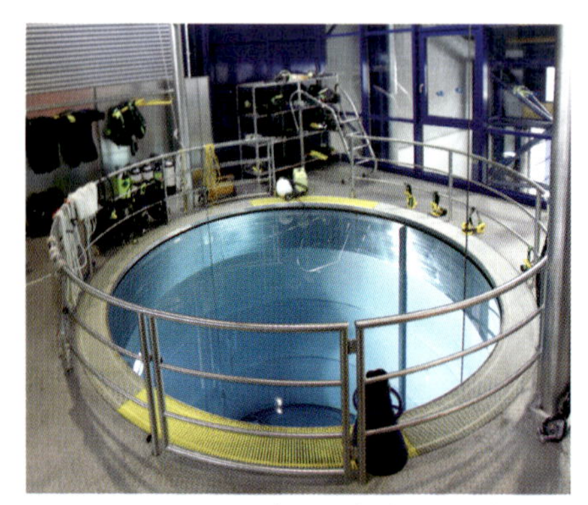

Abb. 7 ▶ Einstiegsbereich des Tauchturms. Über Stahlseile kann eine Arbeitsplattform auf jede beliebige Tiefe gebracht werden

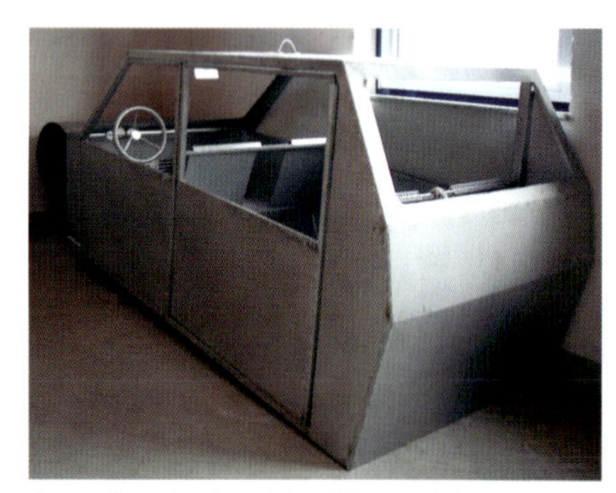

Abb. 8 ▶ In dem Tauchturm können verschiedene Unterwasser-Schadenslagen bzw. Notsituationen simuliert werden; hier das 1:1-Modell zur Rettung von Insassen versunkener Fahrzeuge

9.2.3 Druckkammeranlage der LFKS

In der FwDV 8 »Tauchen« wird vor Beginn der praktischen Tauchausbildung von Feuerwehrtauchern eine Probeschleusung in einer Druckkammeranlage empfohlen; für Taucher, die sich für Taucheinsatztiefen von mehr als 20 m fortbilden lassen wollen, ist eine solche Kammerfahrt vorgeschrieben. Mit dieser Regelung entsteht für viele Tauchergruppen das Problem, ein Druckkammerzentrum ausfindig zu machen, das bereit ist, Probeschleusungen durchzuführen. Da die meisten Druckkammerzentren kommerziell betrieben werden und nur sehr wenige Feuerwehren eigene Druckkammern besitzen, resultieren hieraus meist hohe Ausbildungskosten und organisatorische Probleme.

Die LFKS besitzt eine eigene Mehrpersonen-Druckkammeranlage. Sie ist in einen Container eingebaut und somit transportabel. Ein Bajonettflansch erlaubt den Anschluss einer Standard-Transportkammer. Neben einem eigenen Gasvorrat verfügt sie über einen separaten Gasversorgungscontainer, der mit einem Kompressor und zusätzlichen Druckbehältern ausgestattet ist.

Ausstattung und Daten der LFKS-Druckkammeranlage:

- eingebaut in einen 20´ Container
- Hauptkammer für 6 Personen, Vorkammer für 2 Personen
- Behandlungsüberdruck mit Luft: 5 bar ATÜ
- Behandlungsüberdruck mit Sauerstoff: 2 bar ATÜ
- manuelle Steuerung und Computersteuerung
- Sauerstoff-Atemanlage (BIBS-System) mit Overboard Dumping-System für die Ausatemluft
- eigene Druckluftversorgung im Kammercontainer: 12 Druckbehälter (50 l, 200 bar)
- eigene Sauerstoffversorgung im Kammercontainer: 4 Druckbehälter (50 l, 200 bar)
- Video-Überwachungssystem
- Sprechanlage
- Materialschleuse
- Bajonett-Flansch für der Anschluss einer Transportkammer
- Überwachung der Kammeratmosphäre, Frischluftspülung, Kammerheizung
- Sprühnebel-Feuerlöschanlage
- separater 10´ Kompressor-Container mit Kompressoranlage und Druckluftreservoir: 10 Druckbehälter (50 l, 200 bar).

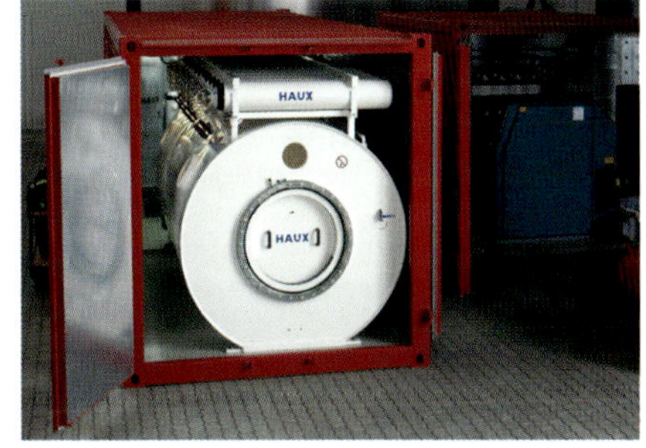

Abb. 9 ▶ Die Druckkammer ist in einem 20'-Standard-Container untergebracht. Daneben steht der ebenfalls transportable Gasversorgungscontainer mit Kompressor und Druckbehältern

Die Druckkammer wird vorwiegend zu Ausbildungs- und Trainingsaufgaben wie auch für technische Prüfungen eingesetzt.

Die Feuerwehr- und Katastrophenschutzschule Rheinland-Pfalz in Koblenz ist in ihrer Bandbreite der Möglichkeiten und Ausstattung für die Ausbildung von Einsatzkräften wie auch in dem von ihr angebotenen individuellen Komfort einzigartig in Deutschland und besetzt europaweit eine Spitzenposition. Sie besetzt eine Schlüsselstellung im Bereich der Katastrophenvorsorge und des Katastrophenschutzes.

www.LFKS-rlp.de

9.3 Ortung

P. Bargon

Für die Ortung von verschütteten Personen gibt es eine Vielzahl von Ortungstechniken und Geräten, die einander ergänzen. Sie werden in der Regel von den Feuerwehren und dem Technischen Hilfswerk vorgehalten und auch von den Rettungsdiensten der Hilfsorganisationen Arbeiter-Samariter-Bund (ASB), Johanniter Unfall-Hilfe (JUH), Deutsches Rotes Kreuz (DRK), Malteser Hilfsdienst e.V. (MHD), der Bergrettung usw. eingesetzt. Das THW unterhält zudem eigens technische Züge und die Fachgruppe »Ortung«. Die Anwendung der Geräte ist von ihrer Verfügbarkeit und von den taktischen Erfordernissen vor Ort abhängig und darf nur durch speziell geschultes Personal erfolgen.

Für alle Ortungsmittel, seien es biologische (Hunde) oder technische (Geräte), gilt, dass ihre Anwendung Vor- und Nachteile aufweist. Nur wenn sie sinnvoll aufeinander abgestimmt eingesetzt werden, können sie helfen, Menschenleben zu retten: Beispielsweise können Rettungshunde in Trümmern nur den Witterungsaustritt anzeigen. Der genaue Lageort des Verschütteten wird durch eine anschließende Überprüfung mit optischen Geräten ausgemacht. So greifen die verschieden Methoden ineinander. Die Ortung im alpinen Bereich wird gesondert in den Kapiteln 1.3 und 1.4 beschrieben.

9.3.1 Optische Geräte

▶ Starre Endoskope

Das starre Endoskop zählt zu den bildgebenden Ortungsverfahren. Es ist aus vielen parallel angeordneten Glasfasern aufgebaut, die als Lichtquelle fungieren. Die Glasfasern sind fest miteinander verbunden. Durch ihren geringen Durchmesser sind sie besonders geeignet, um in Hohlräume zu schauen. Das Endoskop kann in Zwischenräume, z.B. Gesteinsplatten, eingeschoben werden, um dort einen Verschütteten zu orten. Im Idealfall ist es sogar möglich, sich einen Überblick über den medizinischen Status des Verschütteten zu verschaffen. Die Darstellung des Bildes erfolgt über einen externen Monitor. Um die starren Endoskopstäbe vielseitig einsetzen zu können, gibt es sie in unterschiedlichen Größen und Längen. Im Gegensatz zu den in der Medizin eingesetzten Geräten sind die Belastungen, die auf die Geräte einwirken, um ein Vielfaches höher. Daher ist die Ausführung der Geräte deutlich robuster. Das Funktionsprinzip ist jedoch gleich. Ziel ist es, den Verschütteten genau zu lokalisieren und je nach Lage seine Rettung mit technischen Mitteln einzuleiten.

▶ Endoskopkamera

Im Gegensatz zum starren Endoskop besteht die Endoskopkamera aus einem flexiblen 20 m langen Draht. Die Glasfasern sind hier nicht miteinander verbunden, sondern liegen lose nebeneinander und erhalten so ihre große Beweglichkeit. Dieser »Kameradraht« kann in Bohrlöcher oder sehr kleine Trümmerspalten eingeführt werden. Auf diese Weise können große Distanzen im Trümmerfeld überwunden und abgesucht werden. Wie beim starren Endoskop erfolgt die Beurteilung der Bilder über einen externen Monitor.

▶ Search Cam

Die Search Cam ist eine robuste, handliche und mobile Kamera mit einem Mikrofon, die speziell für die Suche in Trümmern entwickelt wurde. Sie zählt, wie die starren Endoskope und die Endoskopkamera, zu den bildgebenden Verfahren, die über die Glasfasertechnik ein Bild darstellen. Die Spezialkamera ist akkubetrieben und hat eine maximale Einsatzdauer von bis zu drei Stunden. Darüber hinaus ist die gesamte Technik wasserdicht verbaut. Mithilfe der Search Cam sollen Verschüttete lokalisiert und gegebenenfalls über das Mikrofon kontaktiert werden.

An einem Ende des Lichtleiterstabes befindet sich ein kleiner Bildschirm. Über ein Kabel ist eine Fernübertragung des Bildes möglich. Im vorderen Ende der Search Cam ist eine hochauflösende Kamera eingebaut. Der Kamerakopf ist um 180° drehbar und hat eine Lichtquelle. So entsteht ein sehr weiter Betrachtungswinkel von 260° (das menschliche Sichtfeld beträgt etwa 180°). Über Kopfhörer kann man den Hohlraum auf Geräusche hin abhören und über ein Mikrofon Kontakt zu dem Verschütteten aufnehmen. Durch speziell verstärkte, integrierte Audiotechnik können selbst Atemgeräusche eines Verschütteten noch wahrgenommen werden. Die Prüfspitze mit der Kamera ist teleskopartig aufgebaut und hat einen Durchmesser von 4,4 cm. So entsteht ein Aktionsradius zwischen 104 – 233 cm.

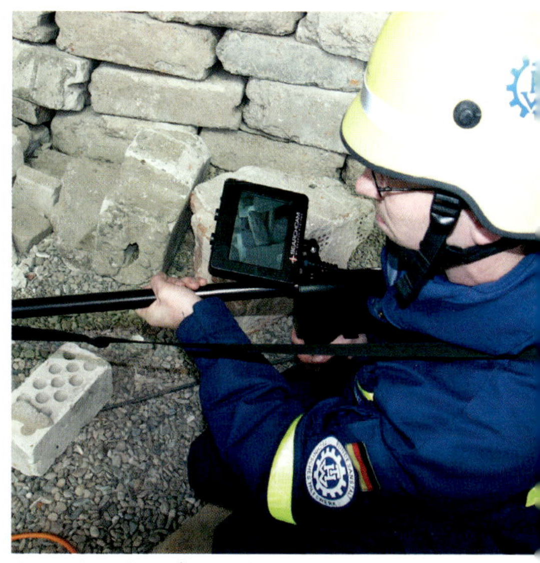

Abb. 10 ▶ Search Cam im Einsatz in einem Trümmerfeld

▶ Ortung mit Wärmebildkameras

Basierend auf der Thermografie, dem Verfahren zur fotografischen Aufnahme von Objekten mittels ihrer unterschiedlichen Wärmestrahlung, zählt die Wärmebildkamera (WBK) ebenfalls zu den bildgebenden Verfahren. Alle Gegenstände, Pflanzen, Tiere und Menschen strahlen für das menschliche Auge unsichtbar Wärme ab, die mit der WBK sichtbar gemacht werden kann (Kap. 9.4).

9.3.2 Akustische Ortung

Zur akustischen Ortung werden Bodenschallaufnehmer, so genannte Geophone, in die Trümmer, den Sand (z.B. abgerutschte Sanddüne) oder das Getreide (Getreidespeicher oder -silo) ausgelegt. Sie nehmen Klopf- und Scharrgeräusche, Bewegungen, Rufe oder Stöhnen von Verschütteten auf. Die Geräusche werden verstärkt und können über Kopfhörer von einem Spezialisten beurteilt werden. Zur genauen Lokalisierung können die Schallaufnehmer einzeln oder in Gruppen abgehört werden. Eine Zuordnung der Geräusche erfolgt über die einzelne Nummerierung der Geophone. Die Tonqualität und Übertragungsgeschwindigkeit ist abhängig von der Zusammensetzung des Trümmerfeldes, z.B. Lehmboden, Trümmergestein oder Beton. Über einen Regler können Störgeräusche so herausgefiltert werden, dass bestimmte Frequenzbereiche unterdrückt werden und ein klares Geräuschprofil entsteht. Mit einer Erweiterung, d.h. einem zusätzlichen Geräteaufsatz, können die Bodenschallaufnehmer auch als Luftschallaufnehmer fungieren. Die Luftschallaufnehmer können wie eine Sonde in eine Bohrung oder in senkrecht verlaufende Hohlräume herabgelassen werden. Der Aufnehmer wird dann als Wechselsprechsonde eingesetzt.

9.3.3 Biologische Ortung

Es gibt unzählige Rettungshundstaffeln in Deutschland und den angrenzenden Ländern. Sie sind bei den Hilfsorganisationen ASB, DRK, JUH, MHD ebenso im Einsatz wie bei den Feuerwehren (z.B. BF Wiesbaden), dem THW, den Länderpolizeien und der BPOL.

Ausgebildet werden Flächensuchhunde und/oder Trümmersuchhunde. Beide Ausbildungen erfolgen in getrennten Lehrgängen und werden in gesonderten Prüfungen durch eine unabhängige Prüfungskommission abgenommen. Bei der Ausbildung der Rettungshunde werden die natürlichen Verhaltenweisen des Hundes genutzt und gezielt gefördert. Die Tiere müssen ein umweltneutrales und ausgeglichenes Wesen besitzen.

Rettungshunde werden immer in einem Rettungshundeteam eingesetzt, das aus einem Rettungshundeführer und einem Rettungshund besteht. Um erfolgreich arbeiten zu können, müssen der Hundeführer und sein Hund eine Einheit bilden. Voraussetzung ist der Besuch eines speziellen Ausbildungslehrgangs, der in Deutschland weitgehend standardisiert ist (gemeinsame Prüfungs- und Prüferordnung für Rettungshundeteams gemäß DIN 13050 des ASB, THW, DRK, JUH).

Im Einsatzfall nimmt der Rettungshund die Witterung bzw. den Geruch des Verschütteten wahr und zeigt es durch anhaltendes Bellen an. Bei einem Einsatz sucht der Hund zwar weitgehend selbstständig, soll sich aber auch vom Hundführer leiten und lenken lassen. Nur der Hundeführer ist in der Lage, einen taktischen Zusammenhang, z.B. besondere Gefahren und Windverhältnisse an der Einsatzstelle, herzustellen. Zur genauen Lagebestimmung des Verschütteten kommen im Anschluss ergänzend – in Abhängigkeit von der taktischen Situation (z.B. Einsturzgefahr) – technische Ortungsgeräte zum Einsatz. Da der Rettungshund hauptsächlich mit seinem Geruchsinn arbeitet, ist der Einsatz nicht auf die Tagstunden beschränkt. Gerade bei schlechten Lichtverhältnissen wie Nebel, Dämmerung oder in der Dunkelheit ist der Hund gegenüber dem Menschen im Vorteil. Die Rettungshundeteams kommen nicht nur im Inland zum Einsatz, sie werden auch regelmäßig im Ausland, z.B. nach Erdbeben, eingesetzt.

9.4 Wärmebildkamera

Alle Gegenstände und Lebewesen geben Infrarotstrahlen an ihre Umwelt ab. Diese so genannte Wärmesignatur ist für das menschliche Auge unsichtbar. Eine Wärmebildkamera stellt die unterschiedlich abgestrahlte Wärme aller Objekte bildlich dar. Sie kann diese Wärmebilder sowohl bei völliger Dunkelheit als auch bei Tageslicht produzieren. Die mit einer WBK erzeugten Bilder sind monochrom (schwarzweiß), d.h. die Wärmesignatur wird in bis zu 256 Graustufen unterteilt und auf einem Monitor dargestellt. Manche Geräte erzeugen ein farbiges Bild, indem sie mithilfe einer speziellen Software die Grautöne in unterschiedliche Farbabstufungen umwandeln. So werden bei den meisten Geräten die wärmste Stelle weiß, die Zwischentemperaturen gelb und rot und die kältesten Bereiche in Blautönen dargestellt. Dieses Verfahren, das mittels Infrarotstrahlen Bilder erzeugt, wird Thermografie genannt, die Bilddarstellung erfolgt dabei berührungslos.

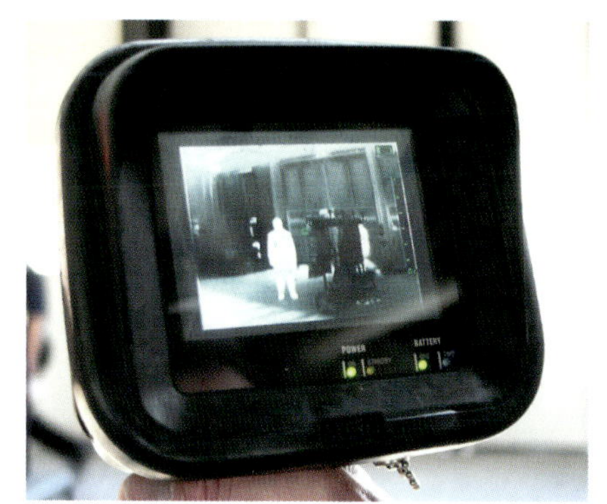

Abb. 11 ▶ Die Wärmebildkamera ist für das Aufspüren von Wärmequellen geeignet

Der Einsatz einer Wärmebildkamera ist lebensrettend und wegweisend für die Einsatzkräfte der Feuerwehr, die z.B. durch dichten Rauch zu einem Brandherd vordringen müssen. Zudem lässt sich so die erhöhte Hitzestrahlung des Feuers, die im dichten Rauch verborgen bleiben kann, schnell lokalisieren und bekämpfen. Ferner werden Fenster und Türen in verqualmten Räumen schnell aufgespürt, damit durch Öffnen für eine Belüftung gesorgt werden kann. Mithilfe einer WBK können außerdem vermisste Personen schneller aufgespürt werden, ohne dass ein Raum im dichten Rauch durch den Angriffs- bzw. Rettungstrupp der Feuerwehr zeitintensiv abgetastet werden muss. Auch zur Orientierung bei Tunnelbränden (Kap. 7.2) ist der Einsatz einer Wärmebildkamera von großem Vorteil.

Darüber hinaus ist es mit einer Wärmebildkamera möglich, schon von außen eine genaue Lagebeurteilung des brennenden Objektes vorzunehmen. So kann der Löschtrupp vom Einsatzleiter gezielt zum Brandherd geleitet werden. Bei Waldbränden können aus der Luft binnen kürzester Zeit große, weiträumige Flächen nach Glutnestern abgesucht und die am Boden eingesetzten Einsatzkräfte zu diesen hingeführt werden. Auch bei der Wasserrettung. ist der Einsatz einer Wärmebildkamera denkbar, da diese besonders im Dunkeln oftmals die einzige Möglichkeit zum Auffinden von Personen darstellt.

Die akkubetriebenen WBK, die bei der Feuerwehr verwendet werden, sind in einem stabilen und – je nach Ausführung – auch hitzebeständigen, wasserdichten und bruchsicheren Gehäuse verbaut. Einige WBK-Modelle können die Wärmebilder per Funk übertragen, z.B. in einen ELW der Feuerwehr zur Lagebeurteilung durch den Einsatzleiter, und die Aufnahmen digital speichern. Eine Zoomfunktion ermöglicht es, entfernte Objekte vergrößert abzubilden. Die Bilder können später, im Rahmen einer Dokumentation und/oder einer Ausbildungsanalyse, an einem PC ausgewertet werden. Die Wärmebildkamera haben einen 2,5 – 5 Zoll LCD-Bildschirm (6,35 – 12,7 cm, ein Zoll entspricht 2,54 cm). Das dargestellte Blickfeld beträgt zwischen 45° – 60°.

Fast alle Geräte sind leicht und handlich. Sie können eingesetzt werden, ohne dass es zu einsatztaktischen Einschränkungen kommt. Mit ihnen kann man sich auch kriechend durch ein brennendes Gebäude bewegen und währenddessen die WBK, ohne auf die schützenden Feuerwehrhandschuhe verzichten zu müssen, bedienen. Der Monitor ist so angeordnet, dass das Beurteilen des Bildes von der Seite durch mehrere Feuerwehrleute möglich ist. In Erprobung befinden sich in einen Feuerwehrhelm integrierte WBK.

Weitere Einsatzbereiche der Wärmebildkamera:

- Die Polizei setzt die Wärmebildkamera bei der Suche nach flüchtigen Straftätern und abgängigen (vermissten) Personen sowie zur Grenzüberwachung ein. Neben den Spezialfahrzeugen verfügen die meisten Hubschrauber der Länderpolizeien und der Bundespolizei über Wärmebildkameras.
- Eine militärische Nutzung der WBK erfolgt zum Beobachten und Aufklären bei Dunkelheit sowie schlechter Sicht und an Zielgeräten, z.B. an Präzisionswaffen.
- In der industriellen Nutzung wird die Wärmebildkamera in der Bauthermografie zum Abtasten eines Gebäudes auf überhöhte Wärmeabgabe an die Umgebung ebenso verwendet wie in der Wissenschaft zur Messung der Oberflächentemperatur von Ozeanen und Landmassen.

9.5 Rettung und Bergung von Verschütteten

H. Scholl

Eine Vielzahl von Unglücksfällen, wie Gasexplosionen, Bombenanschläge, terroristische Anschläge mit kriegerischen Dimensionen, Schlamm- und Lawinenabgänge sowie Unfälle in Getreidesilos und Baugruben, können zu Verschüttungen von Personen führen, die einer schnellen und fachgerechten Rettung bedürfen.

Zur Rettung und Bergung von Verschütteten werden die Lösch- und Rüstzüge ergänzt durch Spezialfahrzeuge der Feuerwehr und die Bergungsgruppen des THW und deren Schnell-Einsatz-Gruppe für Bergungseinsätze im Ausland (SEEBA) eingesetzt. Für die »technische Hilfeleistung« verfügen die Feuerwehren neben den Lösch- und Hilfeleistungslöschfahrzeugen über spezielle Rüstwagen und Gerätewagen unterschiedlicher Größen sowie Kranwagen. Entsprechend seines Auftrags verfügt das THW über so genanntes schweres Bergungs- und Räumgerät, das von Gerätewagen über Radlader bis bin zu schweren Lkw und weiteren Spezialfahrzeugen reicht. Die speziellen Bergungsgruppen (B1, B2) werden von den einzelnen Fachgruppen, wie Ortung, Räumen, Sprengen, Instandsetzung und Logistik bedarfsweise unterstützt. Durch das bundesweite Netzwerk kann die THW-interne Ergänzung innerhalb kürzester Zeit unter zentraler Führung erfolgen.

Spezialmaterial des THW

Beim THW stehen zur Rettung und Bergung verschütteter Personen folgende Ressourcen zur Verfügung:

- Betonkettensäge,
- Kernbohrer,
- Endoskope,
- Stützen, Stützsystem Holz, Unterbauten,
- Hebekissen,
- Hydropresse,
- Betonzange,
- hydraulische Geräte.

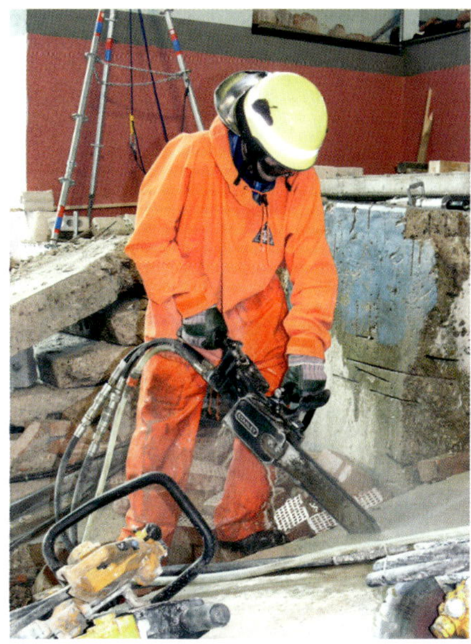

Abb. 12 ▶ Hydraulische Betonsäge des Technischen Hilfswerks im Einsatz

Schweres Gerät wie Kran, Hebewerkzeuge, hydraulische Rettungsgeräte, Schneidwerkzeuge, Spreizer, Kolbenspreizgeräte und Schweißgeräte von der Feuerwehr und dem THW muss zeitnah zur Verfügung stehen. Spezielle Geräte wie Plasmaschneider, pneumatische Hebegeräte, Hebekissen sind meist beim Technischen Hilfswerk und nur bei einigen Feuerwehren vorhanden. In den Trümmerfeldern können die akkubetriebenen hydraulischen Geräte eine große Hilfe sein und insbesondere an engen Einsatzstellen (z.B. bei der Kanalrettung) genutzt werden.

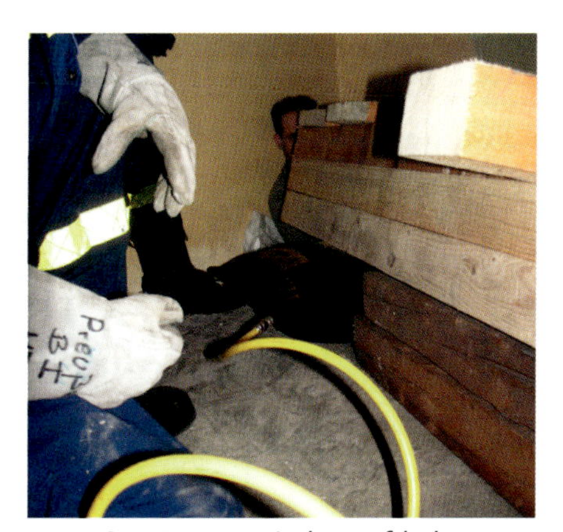

Abb. 13 ▶ Pneumatischer Luftheber zur Rettung von Verschütteten

▶ Rettungstechnisches Vorgehen

Die Maßnahmen bzw. das einsatztaktische Vorgehen bei Verschüttungen ist sehr personalintensiv. Darüber hinaus stellt die Rettung und Bergung von Verschütteten nicht nur eine besondere Einsatzlage, sondern auch eine erhebliche Gefahr für die eingesetzten Helfer dar. Häufig sind vor Beginn der Rettungsmaßnahmen erst statische Beurteilungen und Sicherungsmaßnahmen durchzuführen, wie das Abstützen mit Holz, um eine Einsturzgefahr ausschließen zu können. Verzögerungen der Rettung dürfen nicht in blindem Aktionismus gipfeln, vielmehr ist der Eigenschutz der Kräfte eine der grundlegenden Erstmaßnahmen der Einsatzleitung bzw. der Führungskräfte vor Ort. Nach der Absicherung und der Freigabe der Einsatzstelle kann die biologische und technische Ortung erfolgen. Neben den Hunden und Geräten ist die Wahrnehmung des Menschen mit seinen Sinnen ebenso von Bedeutung wie Hinweise über die letzten Aufenthaltsorte verschütteter Personen. Die Überlebenszeit der Verschütteten ist witterungs- und ortsabhängig. Da eine Vielzahl von Spezialkräften zum Einsatz kommt bzw. in Bereitschaft gehalten werden muss, ist ein koordinierter Einsatz von besonderer Bedeutung.

www.thw.de

9.6 Ausleuchten von Einsatzstellen mit Leuchtballons

P. Bargon

Das Ausleuchten von Einsatzstellen geschieht in der Regel mithilfe von Flutlichtstrahlern, die auf einem Stativ oder einem Lichtmast des Einsatzfahrzeugs montiert sind. Die Flutlichtstrahler werden mit einem Kabel von einem tragbaren oder einem fest eingebautem Generator im Feuerwehrfahrzeug mit Strom versorgt und erzeugen einen breitwinkligen Lichtstrahl. Eine weitere Möglichkeit zum Ausleuchten ist die Verwendung eines Arbeitsscheinwerfers, der einen spitzwinkligen Lichtstrahl erzeugt und somit nur für ein punktuelles Ausleuchten geeignet ist. Bei beiden Lichtquellen können Schatten entstehen. Um ein schattenfreies Licht zu erzeugen, sind mehrere Schweinwerfer nötig.

Hier ergänzen die neu entwickelten Leuchtballons die bereits beschriebene Technik. Der Powermoon®-Leuchtballon ist ein transportabler Ballon und erzeugt ein blendfreies Licht. Das Besondere am Leuchtballon ist die lichtdurchlässige Ballonhülle. Erst diese Technik ermöglicht eine große Lichtleistung ohne ausgeprägte, störende Schatten. Damit ist eine nahezu schattenfreie, nicht blendende Ausleuchtung von Einsatzstellen aller Art möglich. Aufgrund seiner Vorteile wird der Ballon bei Einsatzeinheiten des THW, der Polizei, des Katastrophenschutzes und insbesondere bei den Feuerwehren eingesetzt. Bei der SEEBA des THW stehen zehn mobile Leuchtkörper zur Verfügung.

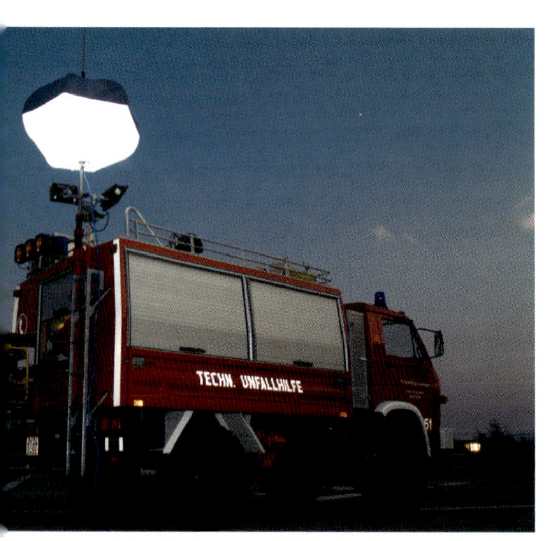

Abb. 14 ▶ Rüstwagen RW 1 der Feuerwehr Gensingen mit umgebautem Stativhalter

Die Powermoon®-Beleuchtungskörper gibt es für verschiedene Anwendungsbereiche in unterschiedlichen Leuchtstärken, die von der tragbaren Einmann-Beleuchtung bis hin zu großen, gasgefüllten 4000 W starken Beleuchtungskörpern angeboten werden, wobei letztere einen sehr weiten Beleuchtungswinkel erreichen (s.u.). Der Leuchtkörper lässt sich mit einfachen Umbauten auf vorhandene Stativhalter oder Lichtmasten der Einsatzfahrzeuge montieren. Eine Befestigung am Korb einer Drehleiter, an einem Telemast oder einer Raumdecke eines Gebäudes ist ebenfalls möglich. Eine Aufstellung auf einem Mehrzweckboot der Feuerwehr, der Wasserrettung bzw. -wacht, der Polizei oder dem Technischen Hilfswerk ist ebenso machbar und effizient. Diese einsatztaktische Ergänzung kann z.B. zur Vermisstensuche in Gewässern oder im Bereich der Uferböschung bei Dunkelheit genutzt werden. Mehrere Beleuchtungskörper können eine weit auseinandergezogene Einsatzstelle, wie z.B. einen Verkehrsunfall auf einer Autobahn oder eine Explosion eines Wohnhauses, hervorragend ausleuchten. Selbst eine Einsatzstelle, die mehrere hundert Meter lang ist, lässt sich mit wenigen Ballons, z.B. mit 1000 W Leuchtstärke, schnell und effektiv ausleuchten. Dieses Vorgehen ist besonders bei Einsatzstellen im urbanen Gelände geeignet.

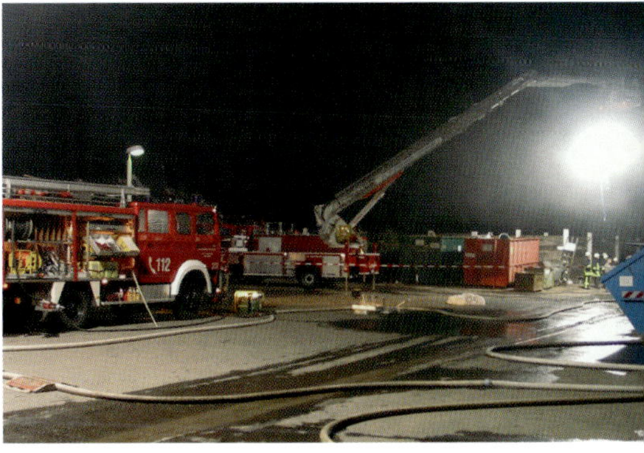

Abb. 15 ▶ Leuchtballon am Telemast TM 23-12 der Feuerwehr Gensingen im Einsatz

▶ Technischer Aufbau der Leuchtballons

Der Powermoon®-Leuchtballon ist aus zwei unterschiedlichen Materialien aufgebaut. Die obere Hälfte besteht aus einer feuerfesten Reflektorhülle und ist innen mit einem reflektierenden Material beschichtet. Die untere Hälfte besteht aus lichtdurchlässigem Nylonstoff und sorgt damit unabhängig von der Aufbauhöhe des Ballons für eine optimale, blendfreie Lichtverteilung. Der Leuchtkörper der Lichtballons ist für den Transport platzsparend mit dem Stativ verstaut. Mithilfe von sechs Federstählen wird der Ballonmechanismus aufgespannt und bleibt somit ohne einen Lüfter oder eine Gasfüllung (nur als Sonderausführung mit Helium Gasfüllung) formstabil. Die Stromkabel des Leuchtballons sind schnitt- und säurefest. Die Bauweise ermöglicht eine Lagerung und einen Transport auf engstem Raum. Der Beleuchtungskörper ist bisher mit drei unterschiedlichen Leuchtmitteln verfügbar. So stehen für verschiedene Anwendungen Halogen, Tageslichtlampen mit 5700 °K und Metalldampflampen zur Verfügung. Für den Betrieb der Metalldampflampen wird ein Vorschaltgerät benötigt.

▶ Leuchtballon, gefüllt mit Helium

Eine Sonderform der Leuchtkörper ist der mit Helium gefüllte Ballon. Das Gas ist nicht brennbar, leichter als Luft und lässt den Ballon aufsteigen. Die Heliumflasche muss extra mitgeführt werden, da sie nicht zur Standardausrüstung, z.B. der Feuerwehr oder des Technischen Hilfswerks, gehört.

Der Ballon kann an dem Versorgungskabel eine Höhe von bis zu 50 m erreichen. Bei den großen Modellen sichert zusätzlich ein Stahlseil den Leuchtkörper ab, in Verbindung mit einer elektrischen Seilwinde. Die größten Ballons werden mit bis zu 95 m³ Helium gefüllt, haben einen Durchmesser von 5,5 m und können einen Radius von 800 m problemlos ausleuchten. In 1,5 – 2 km Entfernung um den Aufstellort herum lassen sich noch dämmerungsähnliche Lichtverhältnisse erreichen. Diese großen Bälle sind bis zu einer Windstärke von 5 – 6 Beaufort (Windmesseinheit, 5 Bft = 29,6 – 40,7 km/h, 6 Bft = 40,7 – 51,9 km/h) einsetzbar. Zusätzlich kann der Helium-Leuchtkörper gegen starken Wind mit einem Netz gesichert werden. Damit eignen sich die Heliumballons besonders für die Ausleuchtung von Großschadensereignissen, die sich über ein sehr großes Schadensgebiet erstrecken, wie das schwere Zugunglück von Eschede.

www.powermoon.de
www.thw.de
www.thw-powermoon.de

9.7 Sonderfall: Umgestürzter Pkw

Ein in Folge eines Verkehrsunfalls umgestürzter, auf dem Fahrzeugdach liegengebliebener Pkw erfordert von allen Einsatzkräften ein Höchstmaß an schnellem und professionellem Handeln. Es besteht die Möglichkeit, dass Arme und Beine der Insassen z.B. durch Fahrzeugteile sowie durch die Pedale eingeklemmt sind und so die Rettung zusätzlich erschwert wird. Eine exakte Beurteilung des Verletzungsmusters der Patienten und eine notfallmedizinische Versorgung der Insassen sind im Fahrzeug nur eingeschränkt möglich.

Die elementare Voraussetzung für adäquates Handeln ist, dass keine unmittelbare Gefahr für die Einsatzkräfte oder den Patienten besteht, d.h. keine Gefahr durch Feuer und/ oder Abrutschen des Fahrzeugs. Gegebenenfalls müssen entsprechende Maßnahmen durch die Feuerwehr (Löschen des Feuers, Sichern des Fahrzeugs) eingeleitet werden, bevor eine medizinische Versorgung oder eine Befreiung der Personen im verunfallten Fahrzeug beginnen kann.

Besteht Lebensgefahr für die sich im Fahrzeug befindenden Personen, darf es keine Verzögerungen in Bezug auf die medizinische Versorgung sowie die Befreiung aus dem Fahrzeug geben. In diesem Fall ist eine sofortige »Crash-Rettung« einzuleiten. Unter »Crash-Rettung« ist in diesem Zusammenhang zu verstehen, dass ein geeignetes technisches Verfahren durch die Einsatzkräfte der Feuerwehr gewählt werden sollte, um die Personen schnell aus einem Unfallfahrzeug zu befreien. Dies sollte in Kooperation mit den medizinischen Rettungskräften, z.B. Notarzt, Rettungsassistenten, erfolgen, um eine medizinisch sachgerechte Rettung durchführen zu können.

Alle Maßnahmen sollten dem Grundsatz folgen, dass nur so viel technische/medizinische Maßnahmen im und am Unfallfahrzeug bzw. an den Insassen durchgeführt werden, wie unbedingt notwendig. Diese verantwortungsvolle Aufgabe aller beteiligten Rettungskräfte (Feuerwehr, Rettungsdienst, Technisches Hilfswerk, Polizei) kann in professioneller Effizienz nur durch gemeinsame Einsatzstrategien und Übungen erreicht werden. Besteht keine unmittelbare Gefahr, ist es trotzdem angezeigt, eine schnelle und schonende Befreiung anzustreben.

Bei allen Maßnahmen muss immer eine Einsatzkraft bei dem Patienten bleiben, besonders dann, wenn die Person bei Bewusstsein ist. Es ist davon auszugehen, dass ein bei Bewusstsein befindlicher, eingeklemmter Patient ein ausgeprägtes psychisches Trauma entwickeln kann. Dies wird verstärkt durch das laute Umfeld der Einsatzstelle, z.B. durch Fahrzeugmotoren der Einsatzfahrzeuge sowie metallische Geräusche, die durch den Einsatz der hydraulischen Rettungsgeräte entstehen. Die Betreuung ist daher von großer Bedeutung, um einer dauerhaften psychischen Traumatisierung des Patienten entgegen zu wirken. Dem ansprechbaren Patienten sollten alle Maßnahmen (technische wie medizinische) vorher mitgeteilt und eventuell kurz erklärt werden. Hierzu ist ein enger Kontakt sowie eine enge Abstimmung zwischen den Einsatzkräften im Fahrzeug und den Kräften, die außerhalb tätig sind, notwendig.

Die Berufsfeuerwehr Hamburg hat ein schnelles und schonendes Rettungskonzept entwickelt: Ein aus Holz speziell zugeschnittenes Brett, mit dem die im Fahrzeugsitz angeschnallte Person aus dem Fahrzeug herausgehoben werden kann. Dies geschieht schnell und patienten-, d.h. achsengerecht (wirbelsäulenstabil). Das Holzbrett ist nur etwa 1,20 m lang, 20 – 25 mm stark und mit mehreren eingeschnittenen Griffen versehen. Es wurde bewusst so kurz gewählt, weil man festgestellt hat, dass eine Trage, Schaufeltrage oder sonstige Tragehilfen zu lang sind und sich ohne großen technischen Aufwand, z.B. Einsatz von hydraulischem Rettungsgerät, nur schwer oder unzureichend unter der eingeschlossenen Person platzieren lassen. Die Trage oder Schaufeltrage lässt sich über das Heck des Fahrzeugs nicht unter den Sitzen in Position bringen, die Rückbank des Fahrzeugs behindert ein Vorschieben bis ganz nach vorn unter den Patienten. Ein Zugang ist meist nur über die Seiten des Fahrzeugs möglich. Dieses Vorgehen erfordert einen erheblichen zeitlichen Mehraufwand. Hinzu kommt die Tatsache, dass sich das Dach und die Fahrzeug-

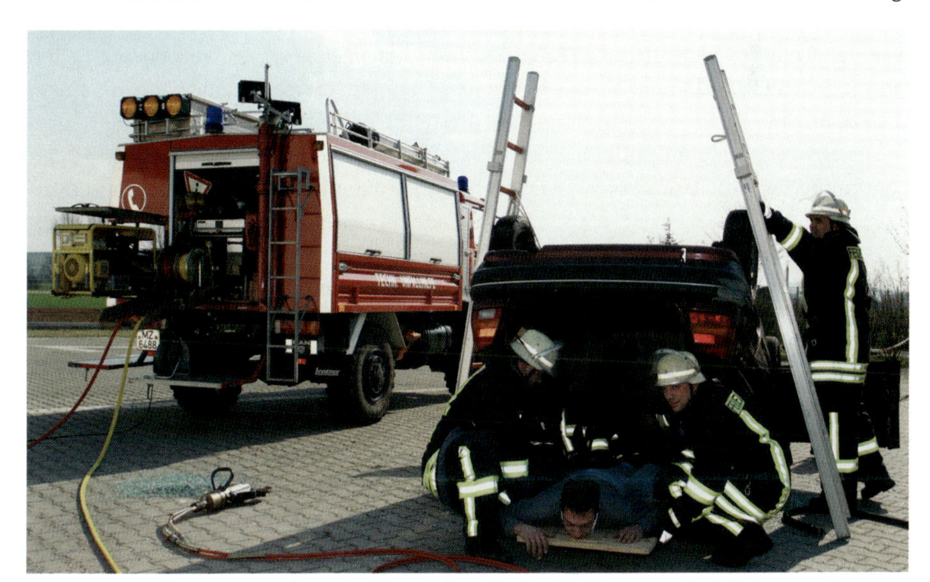

Abb. 16 ▶ Befreiung aus dem Heckbereich – die Steckleitern zur Stabilisierung des Fahrzeugs sind gut erkennbar; im Hintergrund der RW 1 der FW Gensingen

A-Säule (vorderer Fahrzeugholm) bei einem Aufprall wahrscheinlich verformen und damit der zur Verfügung stehende Innenraum noch zusätzlich verengt wird. Das wesentlich kürzere, angepasste Spezialbrett lässt sich im Gegensatz zu den Standardtragen bzw. -tragehilfen problemlos unter den Patienten in Stellung bringen, ohne ein zeitaufwendiges Öffnen der Fahrzeugseite.

Dabei ist für alle Einsatzkräfte zu berücksichtigen, dass Fahrzeuge, die auf dem Dach liegen, instabil sind und je nach Beschaffenheit des Untergrunds und des Schwerpunktes nach hinten kippen können. Die Fahrzeuglage kann mithilfe von speziellen hydraulischen oder mechanischen Hebewerkzeugen durch die Einsatzkräfte der Feuerwehr stabilisiert werden. Eine einfache und vor allem schnelle Methode ist die Verwendung von zwei Teilen einer Steckleiter, idealerweise eine Leichtmetallausführung. Der Vorteil besteht darin, dass eine Steckleiter auf nahezu jedem Feuerwehrfahrzeug vorhanden ist und die Standbeine mit rutschfestem Gummi versehen sind. Die beiden Leiterteile werden seitlich am Heckbereich des Fahrzeugs angestellt und mit je einer Arbeitsleine an der Radaufhängung oder Felge fixiert. Unebenheiten im Gelände lassen sich durch unterschiedliche Befestigungen mit der Arbeitsleine an den Sprossen der Steckleiter ausgleichen.

Das ideale Vordringen zu der im Fahrzeug eingeschlossenen Person ist der Weg über das Heck des Fahrzeugs. Ist die Heckklappe oder Heckscheibe nicht bereits durch das Unfallereignis zerstört und damit ein Zugang ins Fahrzeuginnere möglich, muss dieser Zugang geschaffen werden, beispielsweise mithilfe von hydraulischen Rettungsgeräten wie Spreizer und Schneidgerät. Dies ist je nach Zerstörungsgrad des Fahrzeugs in der Regel mit wenigen Arbeitsschritten durchzuführen. Sobald eine Zugangsmöglichkeit geschaffen worden ist, kann eine Einsatzkraft zum Patienten vordringen und diese medizinisch und gegebenenfalls psychisch betreuen. Daraufhin kommt das Spezialbrett zum Einsatz. Dabei ist es hilfreich, die Rückenlehne des Fahrzeugsitzes so weit wie möglich zurückzudrehen. Danach muss der Abstand zwischen der im Fahrzeugsitz hängenden, angeschnallten Person und dem Spezialbrett verringert werden. Dies geschieht am schnellsten mit einem pneumatischen Hebekissen, das unter dem Brett problemlos zu platzieren ist.

Das Druckkissen wird mithilfe einer Pressluftflasche (meist eine Atemluftflasche mit Druckminderer) mit Luft gefüllt und gleicht durch das Anheben des Spezialbretts den Raum zwischen dem Patienten und dem Brett aus. Steht kein Druckkissen zur Verfügung, kann der Raum auch durch das Unterlegen von Holzkeilen verringert werden. Nach der Durchtrennung des Anschnallgurtes liegt der Patient sicher auf dem Brett. Nach dem Ablassen des Hebekissens kann die Person meist problemlos nach hinten, durch den Heckbereich des Fahrzeugs, ins Freie verbracht werden. Wenn möglich, sollte dem Patienten dabei ein Stifneck (Halskrause zur Stabilisierung der Halswirbelsäule) angelegt werden.

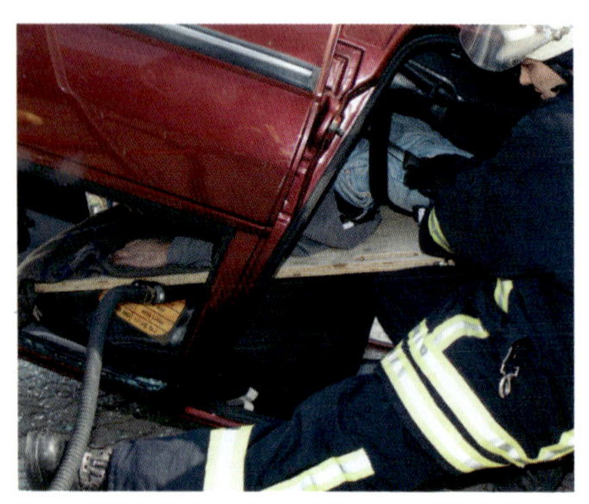

Abb. 17 ▶ Patientenrettung mittels Spezialbrett, darunter das Hebekissen

Ist die Person noch eingeklemmt, so muss sie vor dem Herausheben befreit werden. Dies geschieht in der Regel ebenfalls mit wenigen Arbeitsschritten unter Zuhilfenahme der hydraulischen Rettungsgeräte. Falls die Beine zwischen den Fahrzeugpedalen eingeklemmt sind, können sie in den meisten Fällen mit einem Seilschlauchhalter (kurzes Seil mit Griffen) zur Seite gezogen werden. Es ist auch möglich einen hydraulischen Pedalschneider zum Einsatz zu bringen.

Der Patient befindet sich nun in Bauchlage auf dem Spezialbrett außerhalb des Unfallfahrzeugs. Ein Umlagern auf den Rücken kann im Bedarfsfall mittels Sandwichverfahren geschehen. Hierzu legt man eine Vakuummatratze auf den Rücken des Patienten und fixiert diese. Anschließend wird die Luft herausgesaugt und der Patient kann achsengerecht auf den Rücken gelagert werden.

Die Zeit spielt eine wesentliche Rolle für die Überlebenschancen des im Unfallfahrzeug gefangenen Patienten. Viele Arbeitsschritte der technischen sowie medizinischen Maßnahmen können und sollen daher möglichst parallel durchgeführt werden. Im Idealfall ist bei einer reibungsloser Zusammenarbeit aller Beteiligten eine Befreiung nach dem Eintreffen der Feuerwehr in weniger als 10 – 15 min möglich. Gemeinsame Übungen der Rettungskräfte tragen dabei sicher zu einer schnellen, patientenorientierten Befreiung bei.

9.8 Rettung aus einem Lkw mit der Rettungsbühne

Bei der stetigen Zunahme des Lkw-Verkehrs in der Bundesrepublik Deutschland steigt auch die Zahl der schweren Verkehrsunfälle, in die Lastkraftwagen verwickelt sind. Die hohe Zahl der schweren Unfälle mit Lkw-Beteilung alarmiert nicht nur die Behörden, sondern auch Feuerwehr und Rettungsdienst, die sich auf neue Anforderungen in der technischen Rettung einstellen müssen. Eine Befreiung von eingeklemmten Personen aus Lkw stellt für die Kräfte der Feuerwehr eine besondere Herausforderung dar, sie ist technisch oftmals schwierig. Koordiniertes, professionelles sowie schnelles Handeln aller Einsatzkräfte ist unabdingbar.

Eine der Ursachen, dass die Fahrer in ihren Fahrerkabinen bei einem Verkehrsunfall häufig eingeklemmt werden, ist die hohe kinetische Energie des Lkw, bedingt durch sein Eigengewicht und seine Ladung. Eine zusätzliche Erschwernis bei der technischen Rettung aus dem Fahrzeug stellt die nicht vorschriftsmäßig gesicherte Ladung dar, die oftmals bei dem Unfallgeschehen verrutscht ist.

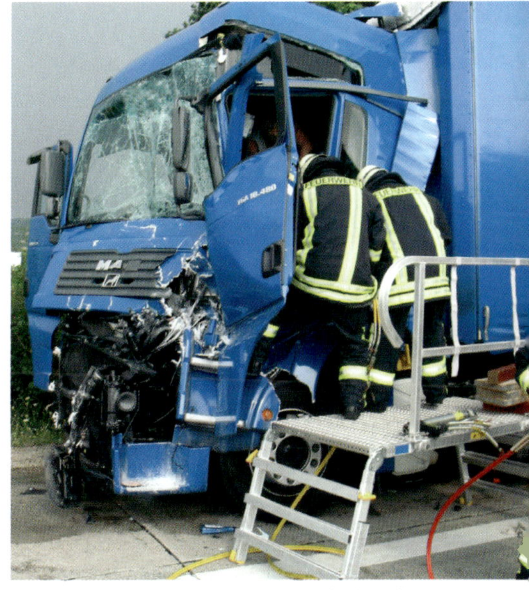

Abb. 18 ▶ Einsatz der Rettungsbühne bei einem Verkehrsunfall mit einem Lkw

Die Erfahrungen der zurückliegenden Jahrzehnte haben deutlich gezeigt, dass sich die technische Rettung und die medizinische Versorgung wegen der Größe der Fahrzeuge ohne eine geeignete Arbeitsbühne für die Einsatzkräfte oftmals als sehr schwierig oder als nahezu unmöglich erweist. Hier bieten sich zwei recht praktikable Lösungsansätze an. Zum einen kann eine Drehleiter oder ein Telemast als Arbeitsbühne eingesetzt werden. Die zweite Möglichkeit besteht in der Verwendung einer mobilen Rettungsbühne als Arbeitsplattform (s.u.).

9.8.1 Drehleiter oder Telemast als Arbeitsbühne

Indem die Rettungskräfte eine Drehleiter mit Korb (DLK) oder einen Telemast (TM) an dem verunglückten Lkw in Stellung bringen, kann der Rettungskorb als Arbeits-Plattform für die Rettung benutzt werden. Ein Vorteil ist, dass der Rettungskorb mit seinen Geländern weitgehend verhindert, dass Hebewerkzeug herausfällt und das flexible Heranfahren an das Lkw-Führerhaus möglich macht. Damit entfällt ein mitunter zeitaufwendiges Anpassen einer Arbeitsbühne an die vorhandene Geländestruktur. Ein Nachteil beim Einsatz der Hubrettungsfahrzeuge besteht darin, dass es nicht immer möglich ist, die großen Einsatzfahrzeuge in Stellung zu bringen, sei es staubedingt oder dadurch, dass die Unfallfahrzeuge abseits von der befestigten, befahrbaren Straße zum Liegen gekommen sind, wie in Gräben oder Gewässern. Aber auch größere Unfallereignisse, die sich über zwei Fahrspuren ausdehnen, können den Einsatz von DL und TM unmöglich machen.

9.8.2 Rettungsbühne

In solchen Fällen bietet die Rettungsbühne eine geeignete Alternative. Sie ist relativ leicht, flexibel einsetzbar und mit mehreren hundert Kilogramm belastbar. Je nach Ausführung kann das Geländer im Bedarfsfall abgenommen werden. Mit höhenverstellbaren Fußstützen erfolgt die Anpassung an das Gelände. Eine Rettungsbühne ist oft auf Rüstwagen oder Hilfeleistungslöschfahrzeugen der Feuerwehren verlastet. Als Material finden üblicherweise Stahl oder Aluminium Verwendung. Manche Hersteller setzen allerdings auf Leichtbauweise und fertigen ihre Rettungsbühnen aus modernen Materialien wie Fiberglas oder Kunststoffen an. Einige Modelle lassen sich zusammengeklappt im Geräteraum des Feuerwehrfahrzeugs unterbringen und sind im Einsatzfall mittels eines Schnellverschlusses einfach aufzustellen.

9.9 Abrollbehälter Technische Unfall-Hilfe der Berufsfeuerwehr Wiesbaden

Der Abrollbehälter technische Unfall-Hilfe (TUH) ergänzt und erweitert mit seiner Beladung die technischen Geräte auf dem Hilfeleistungslöschfahrzeug und dem Rüstwagen der Berufsfeuerwehr Wiesbaden. Das Herausragende am Abrollbehälter technische Unfall-Hilfe ist die Unterbringung der Geräte. Ist der Abrollbehälter von seinem Trägerfahrzeug abgesetzt (Kap. 9.10), kann ein wesentlicher Teil der technischen Beladung mit zehn Kleincontainern (KC), die mit Rollen verschen sind, schnell zum Einsatz gebracht werden. Auf diese Weise steht an einer Einsatzstelle immer ein kompletter Gerätesatz im Container einsatzbereit zur Verfügung. Die Kleincontainer werden mithilfe einer ausklappbaren Laderampe ein- und ausgeladen. Ein zeitaufwendiges Entnehmen der einzelnen Gerätekomponenten aus ihren Halterungen im Fahrzeug entfällt. Alle benötigten Geräte und Ausrüstungsgegenstände für die technische Unfall-Hilfe – etwa die hydraulischen Geräte – sind auf zwei Kleincontainer zusammen verlastet. Gerade bei Einsätzen mit mehreren Schwerpunkten (z.B. zwei Unfallfahrzeuge mit eingeklemmten Personen), bei denen hydraulische Rettungsgeräte zum Einsatz kommen, stellt das KC-Konzept einen einsatztaktischen Vorteil dar.

Die Kleincontainer sind so im Abrollbehälter technische Unfall-Hilfe verladen, dass man sie sachgerecht und schnell zusammen verwenden kann, z.B. sind der Stromerzeuger (KC 1) und der Lüfter (KC 4) zum Entrauchen eines Gebäudes auf einer Seite des Abrollbehälters technische Unfall-Hilfe verlastet.

Einen Nachteil hat das Verladen der Kleincontainer, da zum Ausladen der Platzbedarf an den Seiten des Abrollbehälter etwas größer ist als bei einer herkömmlichen Beladung in den Gerätehalterungen von Einsatzfahrzeugen (Hilfeleistungslöschfahrzeug, Rüstwagen) oder in den Abrollbehälter. Beim Abstellen am Einsatzort muss der benötigte Raum des Abrollbehälters technische Unfall-Hilfe, d.h. die Länge des Containers und der Ausladerampe, berücksichtigt werden. Diesen Nachteil gleichen die flexible Anwendung der Kleincontainer und die zum Teil große Zeitersparnis, z.B. bei der technischen Unfallrettung, wieder aus.

▶ Die Ladung des Abrollbehälters technische Unfall-Hilfe

Die Ladung des Abrollbehälter technische Unfall-Hilfe besteht aus insgesamt zehn Containern:

Kleincontainer 1 Stromerzeuger / Licht

Der Container ist mit einem mobilen Stromerzeuger 13 kVA, zwei 1000 W-Scheinwerfern mit Stativ und Kabeltrommeln sowie mit Verteilern beladen.

Kleincontainer 2 Kabeltrommel

Hier sind drei Kabeltrommeln 230 V, eine Kabeltrommel 400 V sowie diverse Einspeisekabel, Kabelübergänge und Dreifachverteiler verlastet.

Kleincontainer 3 / Ölbindemittel

Dieser Container ist mit Ölbindemittel beladen. Ein Kunststoffsack ist in einer Halterung eingeklemmt, so kann das verbrauchte Ölbindemittel sofort sachgerecht entsorgt werden. Hier ist ein Rollcontainer sowohl beim Ausbringen als auch beim Entfernen des Ölbindemittels sehr nützlich. Der Kleincontainer wird einfach neben der ausgelaufen Flüssigkeit her gezogen – dies ist ein großer Vorteil bei einer langgezogenen Einsatzstelle, wie bei einer langen Ölspur auf der Fahrbahn.

Kleincontainer 4 / Lüfter
Der Container enthält einen Lüfter mit komplettem Zubehör.

Kleincontainer 5 / Absicherung
Hier befinden sich je sechs große Verkehrsleitkegel sowie blaue Solarblitze zur Absicherung von Einsatzstellen. Die Solarblitze werden in ihrer Ladestation gelagert und sind somit immer einsatzbereit. Fünf Verkehrsschilder und sechs Faltsignale ergänzen die Beladung.

Kleincontainer 6 / Hebekissen
In diesem Container sind Hochdruckkissen und die nötigen Steuerorgane, wie Druckluftflaschen, Druckminderer sowie verschiedene Hebekissen verladen. Die Füllschläuche sind auf einer 10-m-Schlauchhaspel aufgewickelt.

Kleincontainer 7 / Rüstholz
Hier sind diverse Holzkeile und Rüsthölzer sowie Unterbaustufen zur Unterkeilung oder Abstützung verladen.

Kleincontainer 8 / Hydrauliksatz
In diesem Container befindet sich ein kompletter hydraulischer Rüstsatz, bestehend aus Spreizer, Schere und Hydraulikaggregat. Die Druckschläuche sind auf vier 20-m-Haspeln untergebracht und die hydraulischen Geräte sind bereits einsatzbereit an das Hydraulikaggregat angeschlossen. Ein Teleskop-Rettungszylinder ergänzt die Ausrüstung im KC 8.

Kleincontainer 9 / Zubehör hydraulische Rettungsgeräte
Der Container beinhaltet einen Schwellenaufsetzer, ein Gerät, das das Zusammensinken des Fahrzeugs verhindern soll, wenn es durch das Auftrennen der tragenden Karosserieteile an Stabilität verliert. Darüber hinaus ist ein schwerer hydraulischer Spreizer für große, stabile und moderne Karosserieteile enthalten. Verschieden große Rettungszylinder ergänzen die hydraulische Ausrüstung. Des Weiteren sind diverse Airbag-Sicherungen, Zugketten und Schutz für scharfkantige, durchtrennte Fahrzeugholme verladen.

Kleincontainer 10 / Mehrzeckzug
Hier ist Rüstmaterial für Einsätze mit dem Feuerwehr-Kran (FW Kran) verladen.

▶ Sonstige Beladung des Abrollbehälters technische Unfall-Hilfe
Auf dem AB TUH ist eine Arbeitsplattform für Lkw-Unfälle verlastet, da von dieser die speziellen Rettungsarbeiten effizienter durchgeführt werden können. Die Plattform kann in drei Schritten erhöht werden und hat zum Eigenschutz der Kräfte ein Geländer. Eine Geländeanpassung kann mittels Fußverlängerung der Plattform durchgeführt werden. Darüber hinaus ist ein 15 kVA Stromerzeuger fest eingebaut, er wird über einen Schaltschrank bedient, wie auch ein hydraulisch ausfahrbarer Lichtmast zum Ausleuchten einer Einsatzstelle. Verladen sind u.a. auch Benzin- und Dieselkraftstoffe für die Stromerzeuger und

hydraulischen Rettungsgeräte. Daneben verfügt der AB TUH über eine vierteilige Steck- und eine Strickleiter, über Leichensäcke, Schaufeln, Spaten und Besen, Vorschlaghammer und Werkzeuge aller Art, verschiedene Feuerlöscher sowie Absperrmaterialien. Je zwei Klappkrankentragen und Schaufeltragen sowie eine Schleifkorbtrage mit Vakuummatratze und ein Spineboard-Rettungsbrett gehören ebenfalls zur umfangreichen medizinischen Ausrüstung. Für die Absturzsicherung der Einsatzkräfte sind zwei Rucksäcke »Gerätesatz Absturzsicherung«, ein 100 m langes Kernmantelseil, ein Flaschenzug, ein Schweißgerät, ein spezielles Plasmaschweißgerät sowie ein Satz Niederdruckhebekissen verlastet. Für verunfallte Fahrzeuge, die auf der Seite oder auf dem Dach liegen, werden zwei spezielle Abstützstangen mitgeführt. Auch Schnittschutzbekleidung und Waldarbeiter-Ausrüstung sowie Säbelsäge, Stichsäge, Trennschleifer, Bohrmaschine, Akkuschrauber und verschiedene Motorsägen für unterschiedliche Einsatzaufgaben haben ihren festen Platz im AB TUH. Im Heck des geräumigen Abrollbehälters ist eine ausziehbare Werkbank mit einem Schraubstock eingebaut.

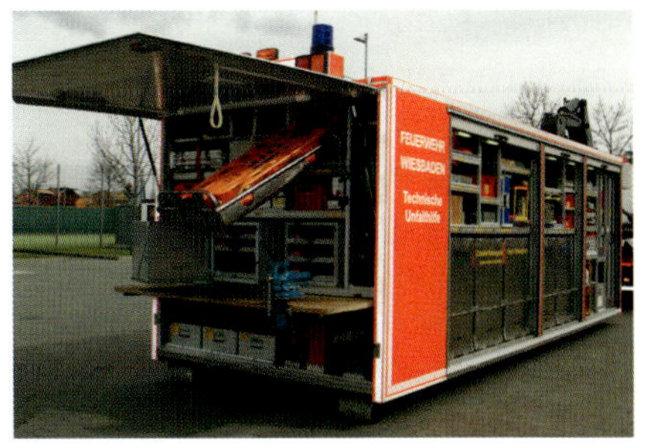

Abb. 19 ▶ Heck des Abrollbehälters-TUH mit ausgezogener Werkbank

www.feuerwehr-wiesbaden.de

9.10 Abrollbehälter Rettung und Medizintechnik der Berufsfeuerwehr Düsseldorf

Außergewöhnliche Ereignisse wie schwere Zugunglücke, Busunfälle, Klinik- und Altenwohnheimbrände oder Flugzeugabstürze stellen nicht nur an das rettungsdienstliche Personal, sondern auch an die medizinischen Verbrauchsmaterialen besondere Anforderungen. Eine sehr effiziente Möglichkeit, das zusätzlich benötigte medizinische Material und Equipment wie Zelte, Krankentragen, Beleuchtung, spezielle Lagerungsmöglichkeiten an der Einsatzstelle vorhalten zu können, ist das Verladen auf einen AB. Diese Option setzt allerdings voraus, dass ein Wechselladerfahrzeug als Trägerfahrzeug zur Verfügung steht. Ein solches Fahrzeug kommt häufig bei den Feuerwehren zum Einsatz. Das System besteht aus einem Trägerfahrzeug zur Aufnahme und zum Transport von z.B. feuerwehrspezifisch ausgerüsteten AB. So halten die Feuerwehren oft eine Vielzahl von AB bereit und können damit schnell und flexibel auf besondere Einsatzlagen reagieren. Es bietet sich an, für eine besondere Aufgabe wie zum Beispiel der Versorgung von Verletzten bei MANV auf das Fahrzeugkonzept WLF und AB zurückzugreifen. Die AB-Rettung (AB Rett) und AB-Medizintechnik (AB Med) der Berufsfeuerwehr Düsseldorf sind für einen MANV konzipiert worden und sind als Unterstützungseinheit der regulären Rettungskräfte bei einem Großschadensfall sowie für die Bereitstellung für Großveranstaltungen vorgesehen.

Der AB-Rettung führt medizinisches Material für 40 – 50 Patienten mit. Zusätzlich hält er Material zum Aufbau eines Behandlungsplatzes (BHP) mit Zelten vor. Die Zelte sind beheizbar und können für die vorübergehende Unterbringung von evakuierten Personen ebenso genutzt werden wie für die Versorgung von Verletzten. Die Alarm- und Ausrückeordnung der Berufsfeuerwehr Düsseldorf sieht den Einsatz des AB-Rettung bei einer Verletztenanzahl ab zehn Personen vor.

Der AB Med ist als Ergänzung für den AB Rett vorgesehen und dient überwiegend zur Ergänzung von Verbrauchsmaterialien bei Verletztenzahlen von > 50. Der AB Med kann aber auch zur Materialergänzung und Wiederherstellung der Einsatzbereitschaft der Rettungsfahrzeuge genutzt werden. So sind neben großen Mengen von Verbrauchsmaterialien auch komplette Notfallkoffer für Erwachsene und Kinder vorrätig. Ergänzt werden die Notfallkoffer durch Absaugeinheiten und chirurgisches Besteck. Die Rettungsfahrzeuge können somit schnell und ohne Verzögerung verbrauchtes Material ergänzen und sind wieder einsatzbereit. Ein Vorteil ist, dass alle Notfalleinheiten (RTW und NEF) im Bereich der Feuerwehr Düsseldorf in gleicher Weise ausgerüstet sind, so dass ein Austauschen von medizinischem Material unproblematisch ist. Beide AB sind auf der Feuerwache 6 der Berufsfeuerwehr Düsseldorf im Stadtteil Garath stationiert.

9.10.1 Abrollbehälter Rettung

Zur Beladung des AB-Rettung gehören vier Tragluftzelte (einschließlich der Beleuchtung) mit einer Grundfläche von jeweils 44 m^2. Jedes Zelt kann je nach Untergrund mit einer Bodenmatte ausgelegt und beheizt werden. Der Aufbau eines Zeltes kann durch zwei Einsatzkräfte der Feuerwehr in etwa 8 min erfolgen. Jeweils drei Notfallkoffer »Kreislauf«, »Atmung« und »Kinder« gehören zur Ausstattung. Zur Lagerung von verletzten Personen sind 6 Vakuummatratzen, 6 Schaufeltragen und 10 Tragetücher verfügbar. 4 Notfallbeatmungsgeräte mit Zubehör sowie acht 10-l-Sauerstoffflaschen (10-l-Volumen, pro Flasche stehen 2000 l unkomprimierter Sauerstoff bereit) sind auf dem AB-Rettung verlastet.

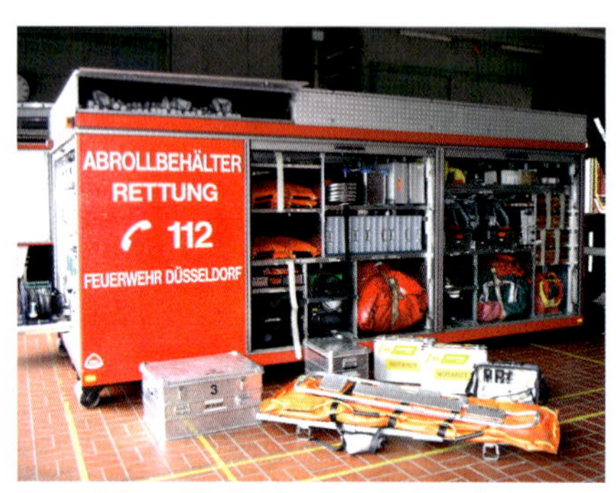

Abb. 20 ▶ AB-Rettung mit Ausrüstung

In seinem Heck sind jeweils vier gleich ausgestattete Alukisten mit umfangreichem Material und der jeweiligen Kennzeichnung des Anwendungsgebietes – »Chirurgisch« (Verbandsmaterial, chirurgisches Besteck, Replantatbeutel etc.), »Kreislauf/Atmung« (Beatmungsbeutel, Intubations- und Infusionszubehör, Medikamente etc.), »Sauerstoffverteilung« (Zubehör zur Sauerstoffverteilung sowie Druckminderer) – für die einzelnen Zelteinheiten sowie je eine Kiste mit Stifnek®-Halskrausen, Vakuumschienen und mit Material zur Verbrennungsversorgung untergebracht. Darüber hinaus wird alles zur Dokumentation und Kennzeichnung eines Verletztenhalteplatzes, z.B. Zelt- und Triageschilder, und 4 Klapptische, 8 Bänke sowie 4

Handscheinwerfer mitgeführt. Die Beladung des AB-Rettung wird durch 38 Krankentragen und 8 Lagerungsböcke für Krankentragen vervollständigt.

9.10.2 Abrollbehälter Medizintechnik

Der AB-Medizintechnik ergänzt in seiner Ausrüstung den AB-Rettung. Jeweils 4 EKG-Geräte, elektrische Absaugeinheiten, Notfallkoffer »Atmung« und »Kreislauf« sowie 4 weitere Notfallbeatmungsgeräte gehören zu seiner Beladung. Im Hinblick auf einen Großschadensfall verfügt er darüber hinaus über große Mengen medizinischer Verbrauchsgüter und Geräte sowie rettungsdienstliche Materialien. Infusionen und Decken in großer Anzahl ergänzen den AB-Medizintechnik. Die medizinischen Verbrauchsmaterialen sind in stabilen Kunststoffkisten verstaut.

www.duesseldorf.de/feuerwehr

9.11 Abrollbehälter Rettung der Feuerwehr- und Katastrophenschutzschule Rheinland-Pfalz

Die LFKS verfügt über einen Abrollbehälter Rettung. Der Container konnte rechzeitig zur Fußball-Weltmeisterschaft 2006 in Dienst gestellt werden und stand während der Spiele am Austragungsort Kaiserslautern zur Verfügung. Er ist in der Farbe RAL 1016 – schwefelgelb – lackiert, die inzwischen in der EU für den Rettungsdienst gilt.

Der Abrollbehälter Rettung ist für einen Massenanfall von Verletzten ausgelegt. Ein Teil der Ausrüstung ist in Rollwagen verlastet, deren Vorteil in ihrer hohen Flexibilität liegt. Spezielles Material ist auf ingesamt 8 Rollcontainern verladen (Kap. 9.9). In den Rollcontainern sind die Zelte eines Behandlungsplatzes 50 verlastet. Es können je nach taktischer Lage auch einzelne Zelteinheiten aufgebaut werden.

Ferner sind in den Rollwagen die Stromversorgung des BHP 50, die Lagerungsböcke für die Krankentragen und vier Container »Behandlung« verstaut, die alle Materialien für die akute Versorgung zusammenfassen. Der Rollcontainer »Stromversorgung« enthält alle Stromverteiler, Verlängerungskabel und Anschlüsse für die Zelte des BHP 50. Weiterhin sind 31 klappbare Krankentragen sowie je 3 Schleifkorbtragen, Vakuummatratzen und Schaufeltragen im AB-Rettung enthalten.

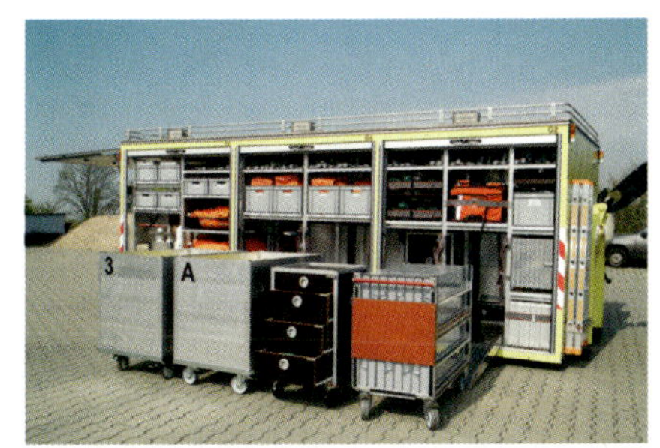

Abb. 21 ▶ AB-Rettung der LFKS in Koblenz mit geöffneten Gerätekästen

Ergänzt werden die Tragen durch zwei Rettungsbretter »Spineboard«. Des Weiteren sind die Beleuchtung für die einzelnen Zeltbehandlungsplätze und sechs 10-l-Flaschen mit medizinischem Sauerstoff im AB-Rettung verladen. Die großen Sauerstoffflaschen können mithilfe eines Flaschenwagens, der eine Kapazität für zwei der 10-l-O_2-Flaschen hat, schnell zum Behandlungsplatz 50 verbracht werden.

Im Heck des Containers sind ein Kühlschrank, ein Wärmeschrank und ein Betäubungsmitteltresor für die Medikamente eingebaut. Ebenfalls im Heck ist ein tragbarer, schallgedämmter Generator zur Stromerzeugung verlastet. Ferner sind alle nötigen medizinischen Materialien in Kunststofftransportkisten verstaut. Weiterhin gibt es OP-Leuchten zur besseren Ausleuchtung der einzelnen Behandlungsplätze. Auch Materialien zur Kenzeichnung der einzelnen Triageplätze sind untergebracht. Zur Beatmung stehen vier Notfallbeatmungsgeräte Dräger Oxylog 1000 und Medumat Easy zur Verfügung. Zehn Notfallrucksäcke ergänzen die medizinische Ausrüstung. Der AB-Rettung der LFKS steht in erster Linie für die Ausbildung der Schule zu Verfügung. Er kann aber auch über die Leitstelle der BF Koblenz bei regionalen oder überregionalen Großveranstaltungen, Großschadenslagen und Katastrophen eingesetzt werden. Das Bundesland Rheinland-Pfalz plant mittelfristig eine flächendeckende Stationierung an ausgewählten Standorten mit weiteren AB-Rettung, wie dies auch für die Großraumrettungswagen (Kap. 9.12) vorgesehen ist.

www.LFKS-rlp.de

9.12 Großraumrettungswagen

Die Idee zum Bau eines Großraumrettungswagen ist nicht neu, schon in den 20er und 30er Jahren des letzten Jahrhunderts wurden Fahrzeuge in Dienst gestellt, mit denen mehr als vier Verletzte transportiert werden konnten. Nicht nur militärische Überlegungen führten zum Konzept des Großraumrettungswagen, sondern auch der ständig zunehmende Verkehr und die fortschreitende Motorisierung der Großstädte und die damit verbundene Zunahme an schweren Unfällen mit einer hohen Zahl an verletzten Personen. In den 60er und 70er Jahren des 20. Jahrhunderts wurde eine ganze Reihe von Großraumkrankenwagen (GKTW) bei verschieden Berufsfeuerwehren im Bundesgebiet in Dienst gestellt. Waren die GKTW früher in der Regel ein reines Massentransportmittel, so entsprechen die heutigen GRTW mit ihrer Ausstattung modernen Gesichtspunkten zur notfallmedizinischen Versorgung. Sie können mehrere Notfallpatienten gleichzeitig unter Aufrechterhaltung einer invasiven Notfallbehandlung, z.B. Beatmung, transportieren. Auch sitzende Personen können betreut werden, was den GRTW zum flexiblen Einsatzmittel im Katastropheneinsatz werden lässt. So können nicht nur leicht verletzte Patienten versorgt und transportiert werden, sondern auch unverletzte Angehörige, was aus psychosozialer Sicht, je nach Schadensumfang und -lage, sinnvoll sein kann. Die regulären Einsatzkräfte können damit erheblich entlastet werden. Diese Flexibilität macht den GRTW auch zum idealen Einsatzmittel bei Evakuierungen. Er ermöglicht für mehrere Personen psychologische und gleichzeitig medizinische Versorgung (z.B. bei Bewohnern von Altenwohnheimen). Gegenüber einem Zelt ist ein GRTW mit einer fest installierten medizinischen, technischen Ausstattung sowie mit einer Beleuchtung und Heizung ausgestattet, manche Fahrzeuge verfügen sogar über eine Klimaanlage. Sie sind damit sofort einsetzbar, der Aufbau eines Zeltes und Aufrüsten mit z.B. Medizin-, Beleuchtungs- und Heiztechnik entfällt.

Aufgaben der Großraumrettungswagen:

- Transport von verletzten Personen bei einem Großschadensereignis
- mobile Verletzten-Versorgungsstelle bei Großveranstaltungen
- Aufnahme von evakuierten Personen
- Einsatz bei Evakuierungen von Krankenhäusern und Altenwohnheimen
- je nach Ausstattung auch Transport von schwergewichtigen Patienten
- Betreuung von unverletzten Beteiligten
- Betreuung von Angehörigen im Großschadensfall
- Betreuung bei Geiselnahmen.

Vorteile der Großraumrettungswagen:

- Herauslösen von Verletzten aus dem Unfallgeschehen ist möglich
- mobil und flexibel einsetzbar
- gleichzeitiger Transport von mehreren Verletzen unterschiedlichen Schweregrades
- Entlastung der lokalen Rettungskräfte und Krankenhäuser
- überregionaler Einsatz möglich.

9.12.1 Großraumrettungswagen Rheinland-Pfalz

Der Großraumrettungswagen hat eine Transportkapazität von 13 verletzen Personen, davon können drei schwer Verletzte und durch Umbauten zwei weitere verletzte Personen liegend transportiert werden. Acht Sitzplätze stehen für leicht Verletze zur Verfügung. Das Bundesland Rheinland-Pfalz hat eigens für die Fußball-Weltmeisterschaft 2006 zwei dieser Großraumrettungswagen angeschafft. Nach der Weltmeisterschaft verbessern und optimieren sie an ihren Standorten den Katastrophenschutz. Geplant ist mittelfristig, an allen fünf Standorten in Rheinland-Pfalz mit einer BF solche Fahrzeuge zu stationieren.

Bei den Großraumrettungswagen handelt sich um umgerüstete ehemalige Lienenbusse. Da diese Spezialfahrzeuge ausschließlich den Feuerwehren zugeordnet sind bzw. werden, sind sie in der RAL-Farbe der Feuerwehr lackiert. Stationiert sind die beiden bisher beschafften Sonderfahrzeuge bei den Berufsfeuerwehren in Ludwigshafen (GRTW RPL 1) und Koblenz (GRTW RLP 2). Die drei Versorgungsplätze für schwer Verletzte sind ausgestattet wie in einem RTW, d.h. sie verfügen über EKG, Defibrillator, S_pO_2, Absaugung, Intubationsbesteck, Notfallbeatmungseinheit, Perfusor, Sauerstoff, Müllabwurf und Spritzenabwurf. Ergänzt wird die Ausstattung durch Lagerungsmaterialien wie Vakuummatratzen und mobiles notfallmedizinisches Material und komplett ausgestattete Notfallrucksäcke.

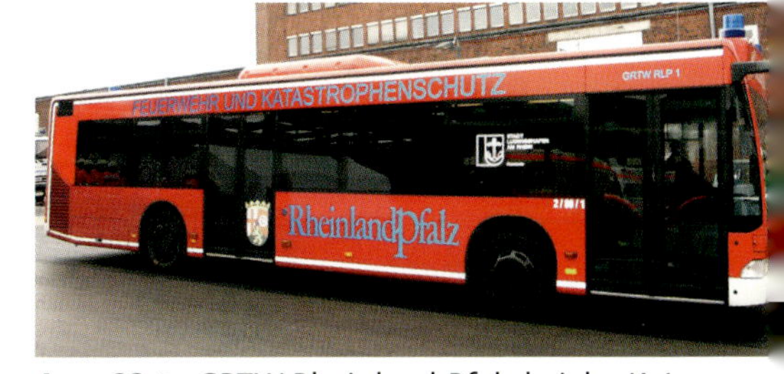

Abb. 22 ▶ GRTW Rheinland-Pfalz bei der Katastrophenvollübung zur Fußball-WM 2006 in Kaiserslautern

Darüber hinaus sind die GRTW mit handelsüblichen RTW-Tragen an den Schwer-

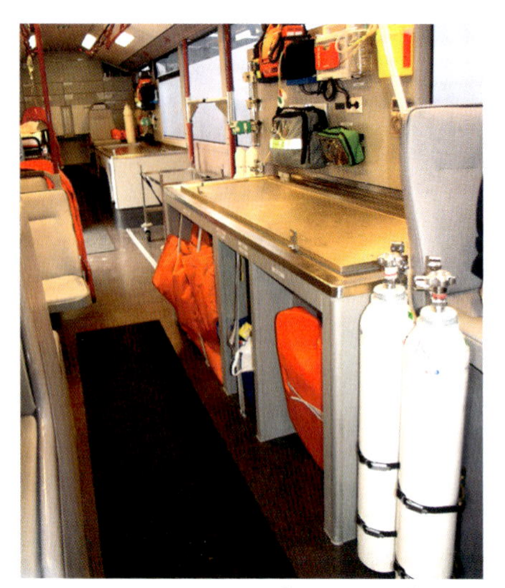

Abb. 23 ▶ Innenraum des GRTW Rheinland-Pfalz

verletzten-Behandlungsplätzen ausgerüstet, dadurch ist ein schneller Austausch mit den Tragen der Rettungskräfte vor Ort möglich. Außerdem kann in der Tragenarretierung an den Schwerverletzten-Behandlungsplätzen jede DIN-Trage befestigt und somit in besondern Fällen sogar auf ein Umlagern des Patienten verzichtet werden. Die Tragen, mit denen die Großraumrettungswagen ausgestattet sind, passen auf die meisten handelsüblichen Fahruntergestelle der Rettungswagen. Für die GRTW steht eine Besatzung 1/3 der zuständigen Berufsfeuerwehren (Ludwigshafen, Koblenz) bereit, die im Einsatzfall durch rettungsdienstliches Personal der Hilfsorganisationen ergänzt wird.

9.12.2 Großraumrettungswagen Berufsfeuerwehr Hamburg

Mit den Großraumrettungswagen der BF Hamburg können bis zu 22 Personen betreut werden. Je nach Einsatzlage kann das Fahrzeug zeitsparend vor Ort umgerüstet werden. In der ersten Ausbaualternative können 18 Personen sitzen, weiterhin stehen zwei Befestigungen für die Aufnahme einer Rollstuhlhalterung sowie vier Tragenhalterungen zur Verfügung, davon zwei für schwer verletzte Personen. Durch das Umklappen der Rückenlehne der Doppelsitze und Aufrüsten mit Schienen zur Aufnahme von Krankentragen in der zweiten Ausbauvariante, lässt sich der GRTW für die Aufnahme von 8 Krankentragen aufrüsten. Die Anzahl der Personen, die sitzend transportiert werden können, reduziert sich in der zweiten Ausbaualternative auf sieben Sitze. In dieser Variante können ebenfalls zwei Rollstühle in der Bodenaufnahme des Großraumrettungswagen befestigt werden.

Der Umbau erfolgt je nach taktischer Lage an der Einsatzstelle vor Ort innerhalb weniger Minuten. Vier der Tragen sind handelsübliche, im Rettungsdienst häufig verwendete Tragen, die auf die meisten Unterfahrgestelle der Rettungswagen passen. In beiden Ausbauvarianten wird ein schmales Krankenhausbett mitgeführt. So können bei Krankenhaus-Evakuierungen auch Intensivpatienten problemlos transportiert werden. Das Krankenbett kann mittels einer ausziehbaren Rampe an der hinteren Fahrzeugtür ein- und ausgeladen werden. Sowohl das Krankenbett als auch die Rollstühle werden mit speziellen Halterungen an den im Fahrzeugboden eingelassenen Airlineschienen (spezielle Befestigungsschienen aus der Luftfahrtechnik) sicher befestigt. Die Besatzung hat eine Stärke von 1/1 und wird im Einsatzfall durch Mitarbeiter des Rettungsdienstes verstärkt.

Bei dem Spezialfahrzeug handelt es sich um einen Niederflurbus, der zusätzlich mit einem Außenlautsprecher versehen ist und in der Farbe »Schwefelgelb« lackiert ist. Eine

Rückfahrtkamera sorgt für ein sicheres Zurücksetzen. Auf dem Dach des Fahrzeugs angebrachte Arbeitsscheinwerfer beleuchten den seitlichen Außenarbeitsbereich des GRTW. Im hinteren Innenbereich des Großraumrettungswagens befinden sich Schränke mit notfallmedizinischem Material, das durch mehrere Notfallkoffer ergänzt wird.

www.feuerwehr-hamburg.de

9.13 Rettung und Transport stark übergewichtiger Patienten

H. Scholl

In den letzten Jahren stellen stark adipöse Patienten den Rettungsdienst, aber auch die nachgeforderte Feuerwehr, zunehmend vor besondere Aufgaben, da die regulär zur Verfügung stehenden Rettungsmittel für dieses Patientenklientel bei Weitem nicht ausreichen. Reguläre Krankentragen sind beispielsweise nur für Patienten mit einem Maximalgewicht zwischen 150 – 220 kg zugelassen. Aber auch mit erweiterten Einsatzmitteln muss nicht selten improvisiert werden, um lebensbedrohlich erkrankte oder verletzte Patienten zeitnah, schonend und sicher in die Klinik zu verbringen. Diesbezüglich wurden in den vergangenen Jahren unterschiedliche Konzepte entwickelt bzw. aus der Not heraus mit den zur Verfügung stehenden Ressourcen gearbeitet. Darüber hinaus sind oftmals Patienten zu schwer, um von einer Besatzung eines Löschgruppenfahrzeugs (LF) sicher getragen zu werden. Zum Teil sind dann als zusätzliche Erschwernis die Treppenhäuser zu eng, Fahrstühle nicht benutzbar oder der Zustand des Patienten lässt einen aufwendigen »Abstieg« ins Freie nicht zu.

Bereits 2002 stellte die Arbeitsgruppe Technik der Deutschen Gesellschaft für Anästhesiologie und Intensivmedizin (DGAI) in einem Fachbeitrag von Altemeyer et al. deutlich heraus: »Für die zunehmende Gruppe der extrem übergewichtigen Patienten müssen technische Lösungen gefunden werden. Ggf. können Spezialfahrzeuge mit entsprechend verstärkten Trageeinrichtungen sinnvoll sein.« Vor diesem Hintergrund ist es als zielführend anzusehen, die Spezialressourcen für extrem übergewichtige Patienten überregional den Rettungsleitstellen verfügbar zu machen. Dies kann über internetbasierte Datenbanken erfolgen, beispielsweise dem ZLB – Zentraler Landesweiter Behandlungskapazitätennachweis der Länder Rheinland-Pfalz und Saarland. Dadurch wird nicht nur eine qualitative Verbesserung des Transportmanagements erreicht, sondern auch ein wesentlicher Beitrag zur Ökonomie geleistet, da die teueren Spezialfahrzeuge damit auch eine wesentlich höhere Auslastung erfahren. Somit wäre es ähnlich wie beim Intensivtransport möglich, die entsprechende Ressource »Einsatzmittel extrem übergewichtige Patienten« kostengünstig und eventuell sogar flächendeckend vorzuhalten. Der kontinuierlich steigende Bedarf spricht in diesem Bereich eine deutliche Sprache, wobei auch eine Anbindung dieser Fahrzeuge an überregionale Leitstellen des Intensivtransports als sinnvoll zu bewerten ist.

9.13.1 Einsatzmittel und Ausstattung

Beim Transport stark adipöser Patienten ist neben der »Man-Power« auch das Transportmittel und die Ausrüstung der Fahrzeuge von entscheidender Bedeutung für die notfallmedizinische Versorgungsqualität und den schonenden Transport. Folgende Ressourcen stehen zur Rettung und Bergung sowie zum Transport stark übergewichtiger Patienten zur Verfügung (Stand 2006):

Spezielle Ressourcen zur Rettung:

- Lösch- bzw. Rüstzug
- Hilfeleistungslöschfahrzeug bzw. Löschhilfeleistungsfahrzeug
- Drehleiter – der Korb der DL 23/12 K ist ausgelegt für ein Gewicht bis zu 180 kg
- Kranwagen
- Einsatz der Höhenrettung
- SEG Technik des THW.

Spezielle Fahrzeuge zum Transport:

- Übergewichtigen-Krankentransportwagen (Ü-KTW)
- spezieller Rettungswagen für übergewichtige Patienten
- Intensivtransportwagen (ITW) mit der Möglichkeit zur Aufnahme eines Klinikbettes
- Intensivmobile (ITM) mit der Möglichkeit zur Aufnahme eines Klinikbettes
- Gerätekoffer Rettung (GK Rett) – Rettungszelle der Feuerwehr Bremen für Patienten mit einem Gewicht von bis zu 400 kg
- Großraumrettungswagen (Kap. 9.12)
- Bettentransportwagen (BTW)
- Behindertentransportwagen
- Feuerwehr-Transportwagen (Lkw)
- Großraumrettungshubschrauber (GRH) CH 53 G der Heeresflieger in Laupheim und Rheine-Bentlage; Möglichkeit der Aufnahme eines Kranken- bzw. Intensivbettes; Anforderung über die SAR-Leitstelle der Luftwaffe in Münster.

Ausstattung zu Lagerung und Transport:

- Klinikbett
- Krankentrage
- Bergetuch
- Vakuummatratze (improvisiert)
- Sprungtuch (improvisiert)
- Plastikwanne

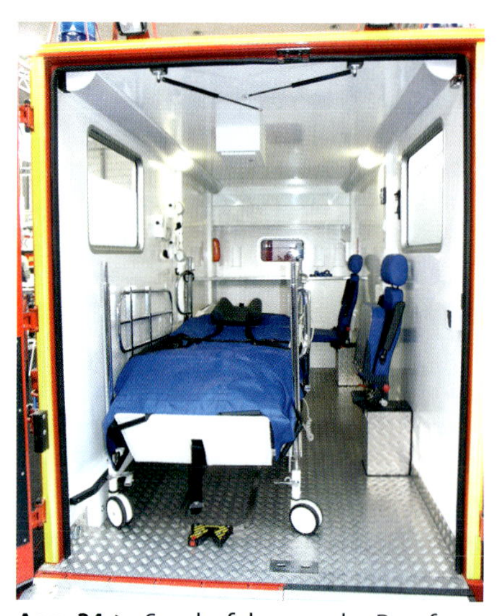

Abb. 24 ▶ Sonderfahrzeug der Berufsfeuerwehr Bremen für den Transport stark übergewichtiger Patienten

- Schleifkorb
- Korbtrage Ferno-Modell 2070-32, Belastbarkeit bis zu 1100 kg
- Spezialklinikbett für übergewichtige Patienten.

9.13.2 Einsatztaktik

Bei Rettung und Transport von stark übergewichtigen Patienten sind folgende Kriterien möglichst frühzeitig in die Einsatzplanung einzubeziehen:

- Zustand des Patienten: Wie belastbar ist er? Wie schonend muss er transportiert werden?
- Lassen das Gewicht und die räumlichen Verhältnisse einen konventionellen Transport zu (Begleitperson und medizinisch-technische Geräte müssen eingerechnet werden!)? Sich daraus ergebende Fragestellungen:
- Ist der Flur bzw. das Treppenhaus breit genug?
- Gibt es in Hochhäusern Fahrstühle mit entsprechender Größe und Tragfähigkeit?
- Wie lange dauert der Anfahrtsweg der Feuerwehr mit dem notwendigen Equipment?
- Wo steht in ländlichen Regionen die Mangelressource Drehleiter und wie lange dauert die Anfahrt?
- Reicht die Feuerwehr aus oder müssen Kräfte wie das THW alarmiert werden?
- Welches Rettungsmittel ist für den Transport vorgesehen – wie lange dauert die Anfahrt des Fahrzeugs?
- Gegebenfalls Anforderung eines Spezialfahrzeugs aus der weiteren Umgebung, wenn die Zeit dies zulässt und ein sehr schonender Transport notwendig ist.
- Falls improvisiert werden muss, kontrollieren, ob die Sicherheit während der Fahrt für den Patienten und das Einsatzpersonal gegeben ist bzw. was noch getan werden muss (medizinisch-technische Geräte sichern).
- Insbesondere bei Improvisation wichtig: Muss ein Transport mit Sonderrechten erfolgen? (Absprachen mit dem Fahrer).
- Vorabinformation des aufnehmenden Krankenhauses über die bevorstehende Aufnahme des Patienten (damit dort Vorbereitungen getroffen werden).
- Bei verstorbenen Patienten muss auch an den Abtransport gedacht werden – um Nachalarmierungen zu vermeiden, sollte eine unmittelbare Absprache zwischen dem Einsatzleiter der Feuerwehr und dem Bestatter erfolgen.

Es wird sehr deutlich, dass das Transportmanagement eine zentrale Bedeutung im Gesamtablauf einnimmt und von grundsätzlicher Bedeutung für die gesamte notfallmedizinische Ergebnisqualität ist.

www.feuerwehr-bremen.de
www.ferno.de
www.asb-helfen.de/rettungsdienst/Intensiv/itw.htm

9.14 Waldbrandbekämpfung

Die Bekämpfung von großflächigen Waldbränden ist insbesondere in warmen Regionen der Welt immer eine Aufgabe, die mit hohem technischen, materiellen und personellen Ressourcen sowie komplexem Management bzw. komplexer Führung verbunden ist. Neben dem körperlichen Einsatz und der Technik am Boden hat auch die zunehmende Ausweitung von Ressourcen im Bereich der Fliegerei zu einer verstärken und effektiven Unterstützung der Bodenkräfte geführt. Dieses einsatztaktische Vorgehen ist aber nicht nur in wärmern Regionen, sondern auch in der Bundesrepublik Deutschland notwendig. Gerade durch den schnellen und koordinierten Waldbrandeinsatz aller Kräfte und Ressourcen konnten spektakuläre Waldbrandkatastrophen, wie beispielsweise im August 1975 in der Lüneburger Heide (Niedersachsen), vermieden werden. Allerdings hat sich gerade bei der vorgenannten Waldbrandkatastrophe mit fünf toten Feuerwehrleuten sowie Verlust von Material und Löschfahrzeugen deutlich gezeigt, dass nur ein klares Führungskonzept mit Fachberatern sowie der Einsatz modernster und umfangreicher technischer Einsatzmittel zum Erfolg führen kann. Dabei reichen die Mittel des regulären Katastrophenschutzes oftmals nicht mehr aus und es muss auf Ressourcen der Bereitschaftspolizeien, des damaligen Bundesgrenzschutzes und der Bundeswehr zurückgegriffen werden. So auch bei der erwähnten Waldbrandkatastrophe, als erst nach acht Tagen der Großbrand nahezu gelöscht werden konnte. Es verbrannten über 8000 ha Wald, dabei entstand ein Schaden von umgerechnet ungefähr 40 Mio. Euro.

Heute arbeiten Feuerwehr, THW, Bereitschaftspolizeien der Länder (BPdL) und Bundespolizei sowie im Bedarfsfall auch die Bundeswehr bei der Waldbrandbekämpfung zusammen. Dabei werden sie unterstützt von den Sanitätsorganisationen, die die medizinische Absicherung und Versorgung der Einsatzkräfte sicherstellen. An dieser Stelle wird offensichtlich, dass die Waldbrandbekämpfung ebenso wie der Einsatz bei Hochwasserkatastrophen eine enge und strukturierte Kooperation erfordert, die bestenfalls im Vorfeld geübt wurde und/oder mit in diesem Bereich einsatzerfahrenen Kräften durchgeführt wird.

9.14.1 Bodengebundener Einsatz

Der bodengebundene Einsatz in der Waldbrandbekämpfung erfolgt durch Kräfte und Fahrzeuge der Feuerwehr, gegebenenfalls ergänzt durch Kräfte des Technischen Hilfswerks und der Bundeswehr. Dabei haben sich neben den Einsatzkräften mit Feuerpatschen und sonstigen Werkzeugen insbesondere Tanklöschfahrzeuge, z.T. mit Monitoren, als besonders effektiv erwiesen, da sie zumindest zum Schnellangriff bzw. im Pendelverkehr die nötigen Wasservorräte an die Einsatzstelle bringen können, denn im Normalfall sind keine Hydranten oder Löschwasserteiche in unmittelbarer Nähe vorhanden. Bei großen Waldbränden müssen ohnehin lange Löschwasserstrecken mit Schlauchwagen (SW) und dazwischen geschalteten Tank- und/oder Löschfahrzeugen aufgebaut werden – letztere, um den Wasserdruck zu halten.

Neben dem Einsatz der klassischen Mittel wie Wasser und Feuerpatschen müssen eventuell auch Schneisen in den Wald geschlagen werden, um das Feuer zu stoppen. Für diesen

Zweck können die Materialien der Rüstwagen und Waldbrandbekämpfungsanhänger der Feuerwehr sowie Gerätekraftwagen des THW genutzt werden.

Bereits 1922 wurde in Deutschland in der Bekämpfung von Waldbränden wiederum Feuer eingesetzt. Bei diesem Verfahren wird gezielt am Wind orientiert ein Gegenfeuer gelegt, das dem eigentlichen Feuer die »Nahrung«, d.h. Sauerstoff und Brandmaterial, nehmen soll. Es wird in sehr schwierigen Situationen weltweit angewendet, wobei dies nur sehr erfahrene Einsatzkräfte durchführen dürfen.

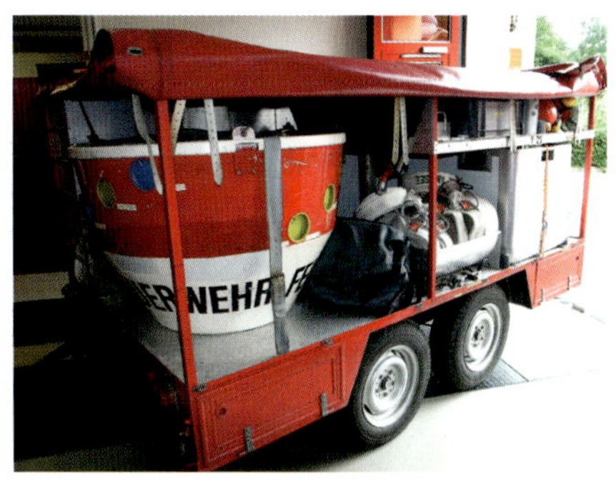

Abb. 25 ▶ Waldbrandbekämpfungsanhänger des Lfvb Salzburg mit einem Wasserbehälter für den Einsatz von Hubschraubern

Zur Sicherheit bzw. zum Eigenschutz der Kräfte ist eine enge und ständige Kommunikation zwischen Abschnittsleitern vor Ort und den Einsatzleitern notwendig, um über Gefahren, wie sich ändernde Windrichtungen oder kurzfristiger Ausfall von Löschwasserstrecken, zu informieren und die Einsatzkräfte schnellstmöglich zurückziehen zu können. Damit soll eine Tragödie vermieden werden, wie sie sich bei der Waldbrandkatastrophe in Niedersachsen 1975 ereignet hat, als eine Löschstaffel, bestehend aus fünf Feuerwehrleuten mit einem TLF, vom Feuer überrollt wurde – die Besatzungsmitglieder starben in den Flammen, das TLF wurde zerstört.

9.14.2 Luftgebundener Einsatz

Zur Waldbrandbekämpfung fand in der Bundesrepublik Deutschland der erste luftgebundene Einsatz mit Hubschraubern und Flugzeugen im August 1975 anlässlich der schweren Waldbrandkatastrophe in Niedersachsen statt. Bereits im Jahr 1962 wurde der Feuerwehrflugdienst Niedersachsen mit kleinen Sportflugzeugen zur Früherkennung von Waldbränden aus der Luft gegründet, dem weitere Flugdienste in anderen Bundesländern im Rahmen einer Kooperation zwischen privaten Sportfliegern und der Feuerwehr folgten. Ein besonderes Modell stellt dabei auch die enge Zusammenarbeit zwischen privaten Fliegern bzw. der Polizeihubschrauberstaffel Rheinland-Pfalz und der Berufsfeuerwehr Kaiserslautern dar, wo Konzepte zum Feuerwehreinsatz aus der Luft entwickelt wurden und ständig optimiert werden. U.a. befindet sich an der Hauptfeuerwache ein inzwischen zum Nachteinsatz geeigneter, befeuerter Landeplatz.

▶ Luftaufklärung und Früherkennung

Zur Luftaufklärung und Früherkennung können folgende Einsatzmittel genutzt werden:

- Luftbeobachtung (Hubschrauber, Flugzeuge),
- Wärmebildkamera,
- Drohne,
- Beobachtungstürme.

Einsatzmittel zur Waldbrandbekämpfung

- Verbindungs- und Beobachtungshubschrauber (BK 117, EC 135, MD 900)
- leichte Transporthubschrauber (Bell UH-1D, Bell 212, Bell 412, EC 155 B)
- mittlere Transporthubschrauber (SA 330 »Puma«, AS 332 L1 »Super Puma«, CH 53 G)
- spezielle Löschhubschrauber wie die Sikorsky S-64 »Skycrane« mit einem 7500-l-Wassertank oder die »Firehawk«, eine zivile Version des weltweit bekannten US-Army-Helicopters »Black Hawk«
- Militärflugzeuge Transall C-160 mit speziellem Einbau und einer Kapazität von 12.000 l Wasser
- spezielle Löschflugzeuge Canadaier CI 215 mit einer Kapazität von 6000 l Wasser
- Löschwasserbehälter, z.B. Chadwick (Metall), Smokey, SEMAT oder Bambi Bucket (Leergewicht 35 kg, zusammengeklappt; elektrischer Betrieb, Lasthaken) in verschiedenen Größen mit Fassungsvermögen von 500 l, 800 l (EC 135 und BK 117), 2000 l und 2500 l (SA 330 J »Puma«) und 5000 l Wasser (Sikorsky CH 53 G).

Einsatzmittel, wie spezielle Luftfahrzeuge zur Waldbrandbekämpfung, können im Bedarfsfall auch aus dem Ausland angefordert werden, wenn diese Mangelressourcen dort zur Verfügung stehen und noch nicht anderweitig eingesetzt sind.

Einsatzverfahren

- Zu Beginn des Einsatzes ist die Betankung der Hubschrauber mit Flugbenzin sicherzustellen – ein Auftanken kann am Standort der Einsatzmaschinen erfolgen, wenn dieser in der Nähe zum Schadensgebiet liegt oder auf einem benachbarten Flugplatz oder aber einem eigens für die Einsatzdurchführung angelegten Befehlsfliegerhorst in sicherer Entfernung zum Einsatzgebiet mit mobilen Tankfahrzeugen über die Polizei, Bundespolizei und Bundeswehr.
- Das Füllen der Löschwasserbehälter kann direkt mit Wasser aus Flüssen und Seen erfolgen. Darüber hinaus stehen aber auch technische Ressourcen zur Verfügung, die es ermöglichen, die Löschwasserbehälter vor Ort durch Tanklöschfahrzeuge zu füllen und Schnellmontagebehälter mit Kapazitäten von 25.000 l Wasser einzusetzen, die durch die Feuerwehr mittels Wasserketten/Pipelines oder Pendelverkehr von Tanklöschfahrzeugen gefüllt werden müssen.
- Lastenbeobachter an der Luke (im Boden) der »Puma« – dieser lässt auf Anweisung des Bordtechnikers das Wasser ab.
- Abwurf kann auf verschiedenen Wegen angewiesen werden:
  - auf Befehl des Bordtechnikers
  - auf Befehl des Einsatzleiters am Boden.
- Empfehlung: Die Erfahrungen aus zurückliegenden Einsätzen und Katastrophenübungen haben gezeigt, dass es sinnvoll und auch notwendig ist, einen Angehörigen (Pilot) der zuständigen Polizeihubschrauberstaffel und/oder der jeweiligen Bundespolizei-Fliegerstaffel als Verbindungsoffizier und Fachberater in die Technische Einsatzleitung zu entsenden.

9.15 Hochwasserbekämpfung

Die Flut- bzw. Hochwasserkatastrophen der jüngeren Vergangenheit an der Oder 1997 sowie an der Elbe 2002 und 2006 haben deutlich gezeigt, dass sich auch in unseren Breitengraden Naturkatastrophen mit erheblichen Ausmaßen und einer weiträumigen Zerstörung von Infrastrukturen ereignen können, die der klassischen Definition der Katastrophe entsprechen. Dabei scheint die so genannte »5b-Wetterlage« mit starken Niederschlägen – ein Tiefdruckgebiet, das sich über dem Mittelmeer mit erheblichen Wassermassen auflädt und mit Starkregen vorüber zieht – ein besonderes Wetterphänomen darzustellen, das in früheren Zeiten kaum bekannt war. Zwar weisen Forscher einen direkten Zusammenhang mit einem Klimawechsel zurück, dennoch stellt das gehäufte Aufkommen und sich potenzierende Ausmaß solcher Wetterlagen ein Gefahrenpotenzial dar, das nicht zu unterschätzen ist.

Darüber hinaus hat auch die Flutkatastrophe von 1962 in Hamburg und das schon nahezu gesetzmäßig eintretende Hochwasser an Rhein und Donau gezeigt, dass Hochwasserschutz im Rahmen der Prävention (z.B. Deiche, Retentionsräume, Wasserrückhaltebecken, Pumpstationen, bauliche Strukturen insbesondere an Gebäuden) und die organisierte Hochwasserbekämpfung (Risiko-, Informations-, Ressourcen- und Katastrophenmanagement) eine funktionelle Einheit bilden müssen, um Gefahren durch extreme Hochwasserlagen für Mensch, Tier sowie Material und Infrastruktur gering zu halten und damit zur größtmöglichen Sicherheit gelangen zu können. Zum aktiven Schutz vor Flutkatastrophen gehört neben einem Hochwasserschutzgesetz (vorbeugender Hochwasserschutz) auch ein auf die spezifischen Bedürfnisse der Schadenslage ausgerichtetes Katastrophenschutzgesetz (vgl. Bericht der »Unabhängigen Kommission der Sächsischen Landesregierung«).

Neben dem Einsatz von Einheiten und Einrichtungen des Katastrophenschutzes ist die Warnung und Informationen der Bevölkerung ein wesentlicher Aspekt im Rahmen der Gefahrenabwehr. Vor diesem Hintergrund ist auf das deutsche Notfall-Informationssystem (deNIS) und auf das internetbasierte Informationssystem der Stadt Köln zu verweisen, wo auch überörtliche bzw. allgemeine Informationen zum Hochwasserschutz einzusehen sind.

Außerdem ist eine grenzüberschreitende Zusammenarbeit sowohl beim vorbeugenden Hochwasserschutz als auch bei der Gefahrenabwehr von grundlegender Bedeutung. Denn zum einen macht Hochwasser nicht vor Grenzen halt und zum anderen sind oft bei größflächigen Schadenslagen die vorhandenen Regel- und Mangelressourcen eines Landes allein nicht ausreichend, um eine adäquate Gefahrenabwehr zu leisten. Hier sind abgestimmte Einsatzpläne und Kooperationen notwendig.

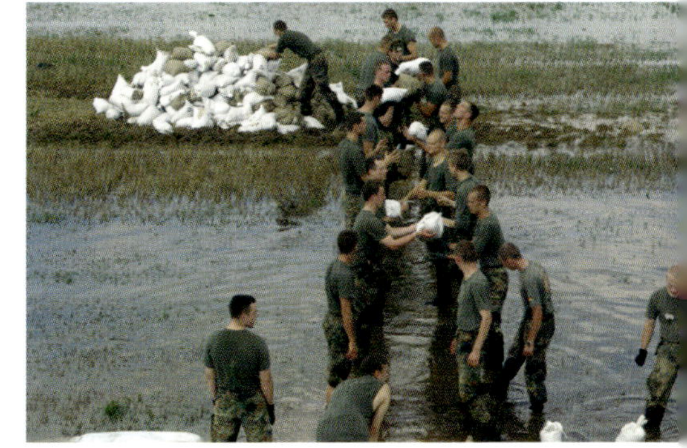

Abb. 26 ▶ Einsatzmaßnahmen bei Flutkatastrophen erfordern auch heute noch erheblichen körperlichen Einsatz

Die Ausstattung von Städten, Feuerwehren, KatS, THW und privaten Hilfsorganisationen im Rahmen des vorbeugenden und aktiven Hochwasserschutzes ist breitgefächert und reicht von klassischen über innovative bis hin zu sehr exotischen Maßnahmen und Instrumenten, von denen nachfolgend einige exemplarisch genannt werden:

- Sandsäcke (klassisch und bewährt) und entsprechende Füllmaschinen,
- Hochwasserwände – in Einzelteilen zum Zusammenbauen,
- Spundwände,
- aufblasbarer Hochwasserdamm (künstlicher Damm),
- Errichten von Mauern,
- Aquabarrieren ersetzen in Köln beispielsweise 16.000 Sandsäcke,
- behelfsmäßiger Hochwasserdamm: Aufstellen von Holzpaletten mit einer Neigung von etwa 50°, darüber wasserdichte Folie bzw. Abdeckplane. Sandsäcke in mehreren Reihen davor stapeln; zur Unterfütterung der Konstruktion hinter den Holzpaletten wieder Sandsäcke stapeln, mit Holzbalken gut abstützen. Beachten: Wegen des hohen Wasserdrucks muss die Konstruktion sehr stabil sein,
- festinstallierte Pumpen.

Bei der Bekämpfung von Hochwasserlagen und Flutkatastrophen ist zwischen vorhandenen Ressourcen (Regelressourcen), über die fast jeder Bürger bzw. jede Feuerwehr- und THW-Einheit verfügt, und so genannten Mangel- bzw. Spezialressourcen zu unterscheiden, die nur in wenigen Exemplaren in einer Region zur Verfügung stehen und daher erst zeitraubend, z.T. aus dem gesamten Bundesgebiet, zusammengezogen werden müssen.

Als Regelressourcen sind zu nennen:

- Sandsäcke,
- Hochleistungspumpen,
- Notstromaggregate zum autarken Betrieb der Pumpen,
- kleine Boote,
- Lastkraftwagen,
- Technisches (Räum-)Gerät,
- behelfsmäßige Stege.

Als Mangel- bzw. Spezialressourcen werden aufgrund ihrer geringen Zahl bezeichnet:

- Amphibienfahrzeuge,
- Motorboote,
- Transport- und Windenhubschrauber,
- speziell ausgebildete Taucher mit Ausrüstung.

9.15.1 Bodengebundener Einsatz

Der Einsatz bodengebundener Kräfte erfolgt üblicherweise zur Rettung und Evakuierung, zum Bau von Barrieren mit den bereits genannten Ressourcen und zur Deichsicherung, zum Transport und zur Versorgung sowie Betreuung und Einsatzleitung. Dabei kommen Fahrzeuge unterschiedlicher Fachdienste und Konfigurationen zum Einsatz.

9.15.2 Wassergebundener Einsatz

Der wassergebundene Einsatz erfolgt hauptsächlich mit Booten durch Angehörige von Feuerwehr, THW, DLRG, DRK-Wasserwacht, Bereitschafts- und Wasserschutzpolizeien der Länder und Bundespolizei. Darüber hinaus werden zur Deichüberwachung und -sicherung Taucher der vorgenannten Organisationen und Behörden eingesetzt. Mit Booten können auch Rettungen und Evakuierungen sowie Transporte und Überwachungen durchgeführt werden. Zu beachten ist dabei, dass nur Kräfte eingesetzt werden, die durch das Tragen von Schwimmwesten ihre Eigensicherung gewährleisten. Bei starken Strömungen ist die zusätzliche Sicherung von Booten und/oder Kräften durch Seile notwendig. Entsprechende Schulungen werden u.a. bei den KatS-Organisationen und Behörden sowie an der Akademie für Krisenmanagement, Notfallplanung und Zivilschutz (AKNZ) durchgeführt.

9.15.3 Luftgebundener Einsatz

Sowohl die Flutkatastrophe von Hamburg als auch die Hochwasserkatastrophe an Oder und Elbe haben den einsatztaktischen Nutzen luftbeweglicher Einsatzkräfte herausgestellt, der für einen effizienten Einsatz unabdingbar ist. So können mit Hubschraubern unterschiedlicher Größen folgende Einsatzverfahren durchgeführt werden:

- Lageerkundung aus der Luft und Dokumentation mittels Videokamera,
- Windenoperationen zur Menschenrettung,
- Fixtauoperationen zur Menschenrettung,
- Transport von Personen,
- Transport von Material,
- Transport von Außenlasten am Lasthaken,
- Abwurf von Sandsäcken, wenn eine andere Form der Deichsicherung oder Instandsetzung nicht mehr möglich ist,
- Patiententransport bei Evakuierung.

9.15.4 Hochwasser-Stabsübung »Florian 2004«

Das Land Rheinland-Pfalz und die Bundeswehr, vertreten durch das Wehrbereichskommando II in Mainz, führten in der Zeit zwischen dem 8. – 12.11.2004 eine gemeinsame Hochwasser-Stabsübung unter dem Titel »Florian 2004« durch. Im Fokus stand neben der adäquaten Bewältigung einer Großschadenslage durch extremes Hochwasser auch die Vertiefung und Optimierung der Zivil-militärischen Zusammenarbeit, die von der Bundeswehr umstrukturiert und erstmalig im Rahmen der Großübung umgesetzt wurde.

▶ Konzept und Planung

Seit 1994 hat das Land Rheinland-Pfalz mit seinem umfassenden Konzept neue Wege zur Verbesserung des Hochwasserschutzes eingeschlagen, das national und international als modellhaft angesehen wird. Dabei liegt der Schwerpunkt auf der Vernetzung der vielfältigen Maßnahmen und Komponenten, was eine reibungslose Kooperation und lückenlose

Kommunikation vieler, z.T. sehr unterschiedlicher Behörden und Institutionen erforderlich macht. So müssen die Komponenten des vorbeugenden Hochwasserschutzes, sowohl in baulicher als auch in erweiterter Funktion, ebenso einbezogen werden, wie private Maßnahmen und die organisierte Gefahrenabwehr durch den Katastrophenschutz. Die Erfahrungen aus den Flutkatastrophen der letzten Jahre, an der Oder im Sommer 1997 sowie an Donau und Elbe im August 2002, haben deutlich gezeigt, dass die Bewältigung solcher Großschadensereignisse hohe Anforderungen stellt und eine intensive ZMZ erfordert. In diesem Rahmen müssen nicht selten schnelle und weitreichende Entscheidungen getroffen sowie der Einsatz unterschiedlicher und personell großer Fachdienste und Einheiten koordiniert werden.

▶ Fiktives Szenario

Das Ziel der Hochwasser-Stabsübung war es, eine reibungslose und effiziente Kooperation zwischen den einzelnen, vielfältigen zivilen Dienststellen und der Bundeswehr bei der Bewältigung einer solchen Katastrophe sicherzustellen. Erste Konzeptionen zur Übung wurden bereits im Frühjahr 2002, also vor der Flutkatastrophe an der Elbe, gemeinsam von dem Land und der Bundeswehr entwickelt. Im Vorfeld waren rund 150 Experten der beteiligten Behörden und Organisationen über anderthalb Jahre mit der Ausarbeitung der Übung beschäftigt. Hierzu orientierten sich die Experten von der Wasserwirtschaft in Rheinland-Pfalz bei ihrer Planung an dem Elbehochwasser 2002 und entwarfen ein extremes Großschadensszenario, das den Einsatz der Bundeswehr und anderer Kräfte auch von außerhalb des Landes im Rahmen der überörtlichen Hilfe erforderte. Dabei wurde für den Oberrhein ein etwa 200-jähriges und für die Mosel ein 300-jähriges Hochwasser zugrunde gelegt. Nach Aussagen der Initiatoren entspricht ein solches Hochwasser in seinen Ausmaßen in etwa dem des Elbehochwassers 2002, wobei ein solches Großschadensereignis für Rheinland-Pfalz als unwahrscheinlich eingestuft wird, ganz auszuschließen ist es jedoch nicht. Neben schweren Überflutungen entlang der Mosel und des Mittelrheins mit Schwerpunkten in Trier und Koblenz, wurde die fiktive Hochwasserkatastrophe dadurch verschärft, dass im Landkreis Germersheim südlich von Maximiliansau der Rheinhauptdeich auf einer Länge von 50 m brach. Dies machte eine Evakuierung von insgesamt 100.000 Menschen erforderlich. Außerdem sah das Szenario erhebliche Störungen in der Infrastruktur vor, die weitere 100.000 Menschen betrafen, so z.B. hinsichtlich der Stromversorgung, im Straßenverkehr und bezüglich der Telekommunikation.

9.15.5 Zentrale Koordination

Bei einer solchen Flutkatastrophe ist es notwendig, dass eine zentrale Koordination der Gefahrenabwehrmaßnahmen erfolgt, die in Rheinland-Pfalz bei der Koordinierungsstelle-Katastrophenschutz der Aufsichts- und Dienstleistungsdirektion (ADD) in Trier liegt. Dort laufen im Einsatzfall alle Fäden zusammen. Dabei überträgt der Innenminister des Landes Rheinland-Pfalz der ADD die landesweite Koordinierung, die ihren eigens dafür aufgebauten Stab einsetzt und im 24-Stunden-Schichtbetrieb tätig ist. Vor diesem Hintergrund stand die ADD auch im Fokus der reinen Stabsübung, die die Tätigkeit aller Mitwirkenden koordinierte. An der Stabsübung waren die folgenden Behörden, Dienststellen und Institutionen beteiligt:

- Ministerium des Innern und für Sport Rheinland-Pfalz,
- Ministerium für Umwelt und Forsten Rheinland-Pfalz,
- Ministerium für Arbeit, Soziales, Familie und Gesundheit Rheinland-Pfalz,
- Struktur- und Genehmigungsdirektionen (SGDen) Nord und Süd,
- Landesamt für Umwelt, Wasserwirtschaft und Gewerbeaufsicht (LUWG),
- Landesamt für Soziales, Jugend und Versorgung (LSJV),
- Feuerwehr- und Katastrophenschutzschule Rheinland-Pfalz,
- zuständige Polizeipräsidien,
- kommunale Aufgabenträger im Katastrophenschutz an Rhein und Mosel, insbesondere die Stadtverwaltungen Trier und Koblenz sowie die Kreisverwaltung Germersheim mit ihren Feuerwehren,
- Landesverbände der Hilfsorganisationen: ASB, DLRG, DRK, JUH und MHD,
- Bundesanstalt Technisches Hilfswerk,
- Bundespolizei,
- Wehrbereichskommando II und die zuständigen Verteidigungsbezirkskommandos,
- gemeinsame Lage- und Meldezentrum des Bundes und der Länder (GLMZ).

Die im einzelnen aufgeführten Mitwirkenden machen den immensen Koordinations- und Kooperationsbedarf deutlich, den die Bewältigung von Großschadenslagen und Katastrophen erfordern.

9.15.6 Bewertung der Übung

Nach Abschluss der Übung zogen alle Beteiligten ein sehr positives Fazit. Ein wesentliches Ziel aus der Sicht des Innenministeriums war es, im Rahmen der Zivil-militärischen Zusammenarbeit das Führungssystem auf der oberen Führungsebene zu erproben, also die Kooperation und Kommunikation hinsichtlich der Aufbau- und Ablauforganisation zwischen der Koordinierungsstelle-KatS bei der ADD, der SGD, dem Hochwassermeldezentrum, dem Landesamt für Soziales, Jungend und Versorgung sowie der Bundeswehr mit den jeweiligen Verbindungskommandos in den Stäben. Auch die Planung und Erprobung der länderübergreifenden Katastrophenhilfe und die Optimierung der vorhandenen Alarm- und Einsatzpläne für Hochwasserlagen wurde in das Zentrum der Übung gelegt. »Dieses Zusammenwirken ist im Ernstfall von entscheidender Bedeutung für den bestmöglichen Schutz der Bevölkerung durch die Einsatzkräfte vor Ort«, führte der damalige Innenstaatssekretär aus. Besonders wurden die persönlichen Netzwerke zwischen den zivilen und militärischen Fach- und Führungskräften betont, die durch die Übung entstanden seien und die die taktisch-operative Arbeit noch schneller und effektiver gestalten würden. Auch die umfangreichen Maßnahmen für den Hochwasserschutz durch Verbesserung des natürlichen Wasserrückhalts, den Bau von Rückhalteräumen und die Verstärkung von Deichen wurden herausgestellt. Der Präsident der ADD und Leiter der Katastrophenschutzleitung

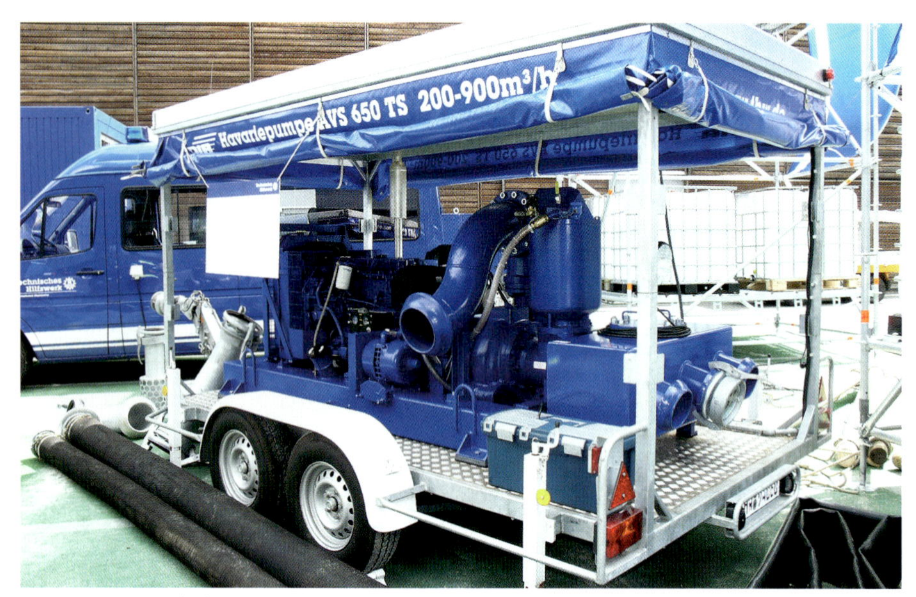

Abb. 27 ▶ Bei Flutkatastrophen sind die Hochleistungspumpen des THW ein wichtiges Einsatzmittel; die Havariepumpe wurde nach dem Hurrikan »Katrina« 2005 auch in New Orleans eingesetzt

in einer solchen Großschadenslage lobte den Modellcharakter der landesweiten zentralen Koordinierungsstelle bei der ADD. Auch sei es bundesweit einmalig, dass bei der Aufsichts- und Dienstleistungsdirektion die Information für Medien und Bürger zentralisiert ist.

▶ Leistungsschau

Am 13.11.2004 wurde die Hochwasserübung »Florian 2004« mit einer Informationsveranstaltung in Wörth am Rhein sowie einer Pressekonferenz mit anschließender Leistungsschau »Hochwassereinsatz« in Maximiliansau (Wörth a. Rh.) erfolgreich abgeschlossen.

Im Gegensatz zu der reinen Stabsübung, bei der lediglich die Führungsstäbe die Koordination und Kooperation im Einsatzfall probten und weder Einsatzkräfte noch Fahrzeuge oder Geräte eingesetzt wurden, bot die umfassende Leistungsschau alles zu Wasser, zu Lande und in der Luft auf, was zur Gefahrenabwehr bei einer extremen Hochwasserlage zum Einsatz kommen kann. Dabei wurden Einsatzmittel und Kräfte der verschiedenen zivilen und militärischen Organisationen und Dienststellen des Landes und des Bundes vorgestellt. Insgesamt 220 Einsatzkräfte, darunter 70 Soldaten, brachten fünf Hubschrauber für die Luftrettung und den Transport von Sandsäcken, zwei Amphibienfahrzeuge, eine Faltstraße, Rettungsboote sowie Material zur Deichsicherung zum Einsatz. Darüber hinaus wurden Taucher von Bundeswehr, BPOL, DRK und DLRG eingesetzt.

Neben der Notwendigkeit zur engen Kommunikation und Kooperation wurde der immense Bedarf an Mangelressourcen verdeutlicht und auf deren Einsatzmöglichkeiten hingewiesen.

▶ Fazit

Die Stabsübung »Florian 2004« und die damit verbundene Leistungsschau haben gezeigt, dass der Hochwasserschutz ebenso wichtig ist wie ein effizient organisierter Katastrophenschutz. Die Erfahrungen aus den zurückliegenden Flutkatastrophen, insbesondere aber auch die Erkenntnisse aus der Analyse der unabhängigen Kommission der Sächsischen Staatsregierung zur Flutkatastrophe 2002 unter General a.D. von Kirchbach wurden dabei konsequent umgesetzt. Darüber hinaus wurde deutlich, dass der Transformationsprozess in der Bundeswehr nicht zwangsläufig negativ sein muss. So werden die Kommunikationswege zwischen zivilen und militärischen Dienststellen durch die Landeskommandos (LKdo) in den Landeshauptstädten verkürzt, da diese sich in unmittelbarer Nachbarschaft zu den oberen Katastrophenschutzbehörden (KatSB) befinden und ortskundige Reservisten in die Verbindungskommandos entsendet werden, die die Infrastruktur bestens kennen. Nicht zuletzt wird dadurch auch der persönliche Kontakt vertieft, der gerade in Krisensituationen von besonderer Bedeutung ist. Die Stabsübung »Florian 2004« war in dreifacher Hinsicht ein voller Erfolg, da die zivilen Aufgabenträger ihre Einsatzbereiche ebenso erproben und optimieren konnten wie die militärischen Dienststellen und beide Seiten dabei die Möglichkeit zum Training der Zivil-militärischen Zusammenarbeit hatten. Somit ist eine effiziente Sicherheitspartnerschaft entstanden, die als modellhaft bezeichnet werden kann.

Aktuelle Informationen zum Hochwasserschutz sind unter den folgenden Internetseiten abrufbar:

www.denis.bund.de
www.hochwasser.de
www.hochwasserinfo-koeln.de
www.unwetterzentrale.de
www.vkf.ch

9.16 Suchflug mit Hubschraubern

P. Bargon

Zur Unterstützung bei der Suche von vermissten Personen ist der Hubschrauber als ergänzendes Einsatzmittel zu den am Boden und im Wasser eingesetzten Kräften sehr sinnvoll. So können über Land sowie über Gewässern große Gebiete in sehr kurzer Zeit abgesucht werden. Unter einem Suchflug im rettungsdienstlichen Sinn sind alle nicht polizeilichen Suchflüge, also Flüge, die zum Auffinden von vermissten, hilflosen, erkrankten sowie verletzten Personen dienen oder zum Auffinden von verunglückten, havarierten oder vermissten Luft- Schienen- Straßen- und Wasserfahrzeugen führen, zu verstehen. Dies gilt gleichermaßen für die Suche über Land sowie über Wasser.

Zur Suche von vermissten Personen (Suchflug) können die SAR-Hubschrauber der Bundeswehr, die Polizeistaffeln der Länder, die Bundespolizei sowie die Rettungs- und Dual-Use-Hubschrauber (RTH/ITH) aus dem öffentlich-rechtlichen Luftrettungsdienst herangezogen werden. Eine genaue Absprache mit den einzelnen Hubschrauberstandorten über die Verfügbarkeit und die technische- und personelle Ausstattung ist notwendig. Viele Standorte werden nur tagsüber betrieben (von 7 Uhr morgens bis Sonnenuntergang), nur wenige Einsatzmaschinen können auch Nachteinsätze durchführen. Die Ausstattung mit einer Wärmebildkamera zum Beispiel ist im Allgemeinen nur den Einsatzhubschraubern der Polizeistaffeln der Länder sowie den Hubschraubern der Bundespolizei vorbehalten. Außerdem gibt es nur wenige Maschinen, die mit einer Rettungswinde, einem Bergetau oder mit großen Suchscheinwerfern ausgestattet sind. Medizinisches Personal (Arzt, Rettungsassistent) sowie eine notfallmedizinische Ausstattung werden im Normalfall nur auf Rettungshubschrauber/Intensivtransporthubschrauber vorgehalten.

Im unübersichtlichen Gelände, d.h. im Bergland, in Waldgebieten usw., können Hubschrauber die am Boden suchenden Einheiten erheblich entlasten. Bei unklaren Einsatzlagen kann aus der Luft die Einsatzstelle schnell auf ihre genaue Position hin überprüft werden, z.B. auf der Autobahn, einer Landstraße oder bei Unfallereignissen auf offener Strecke (Zugunglück). Ist sie erkannt, können die bodengebundenen Einsatzkräfte von der Luft aus auf dem schnellsten Weg exakt zum Einsatz herangeführt werden. Bei Einsatzlagen im unübersichtlichen Gelände kann beispielsweise ein Rettungshubschrauber nach Absetzen der medizinischen Crew wieder aufsteigen und die bodengebundenen Einsatzkräfte des Rettungsdienstes, der Feuerwehr, der Polizei usw. zum Einsatzort heranführen.

Bei der Suche im Bereich von Gewässern können der Uferbereich von Seen, Flüssen oder ein Strandbereich von oben gut eingesehen werden. Unter günstigen Sichtbedingungen (bei günstigen Wasserverhältnissen) sind Personen, die sich unter Wasser befinden, aus der Luft gut erkennbar, und Einsatzkräfte am Boden oder Einsatzboote auf dem Wasser können problemlos an die Einsatzstelle gelenkt werden.

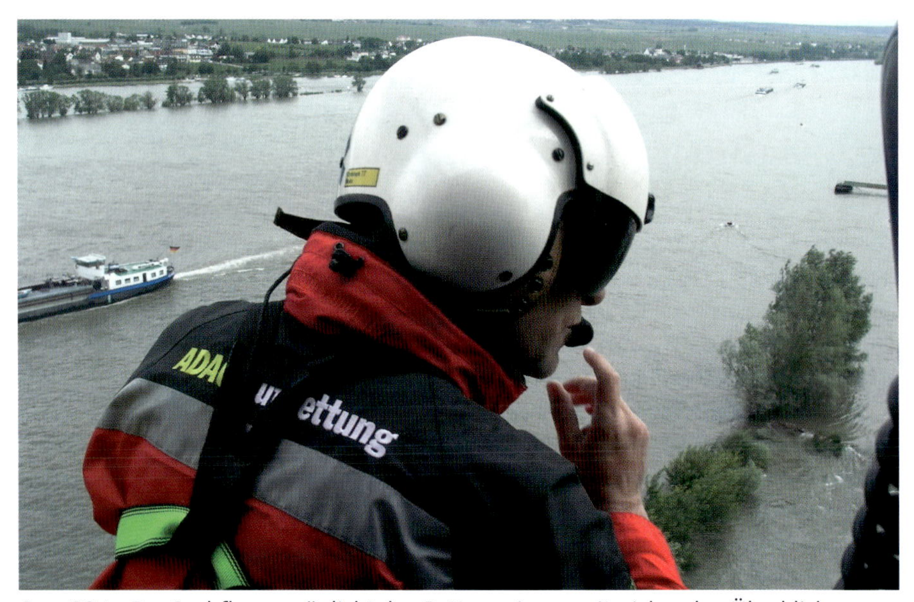

Abb. 28 ▶ Der Suchflug ermöglicht den Rettern einen weitreichenden Überblick

An den RTH-Standorten im Gebirge werden in den Wintermonaten verschiedene Lawinensuchgeräte vorgehalten. Die Geräte können vom Hubschrauber aus für die Verschüttetensuche eingesetzt werden. Schlägt das Lawinen-Verschütteten-Suchgerät an, wird von der Besatzung ein Markierungssignal abgeworfen. So kann die Suche beschleunigt oder zumindest das Suchgebiet eingeschränkt werden (Kap. 1.4).

9.16.1 Suche mit SAR-Hubschraubern

Die Suche nach abgestürzten oder vermissten Luftfahrzeugen ist eine Aufgabe, die im Wesentlichen von den SAR-Rettungsmitteln der Bundeswehr wahrgenommen wird. Die SAR-Mittel 1. Grades (eigens zur Erfüllung des SAR-Auftrags rund um die Uhr vorgehalten) der Bundeswehr sind über die Bundesrepublik Deutschland auf so genannte SAR-Kommandos in Diepholz, Erfurt, Helgoland, Holzdorf, Ingolstadt, Laage, Landsberg, Malsheim, Nörvenich und Warnemünde verteilt (Kap. 8.2). Der SAR-Auftrag wird durch Abkommen im Rahmen der ICAO und durch internationale Abkommen für Unfälle auf See geregelt (Kap. 8.2). Geführt werden die SAR-Hubschrauber der Bundesluftwaffe von ihrer Leitstelle beim Lufttransportkommando in Münster und die der Bundesmarine von ihrer Leitstelle beim Flottenkommando in Glücksburg. Die Leitstelle greift im Bedarfsfall auch auf zivile RTH/ITH oder polizeiliche Einheiten zurück.

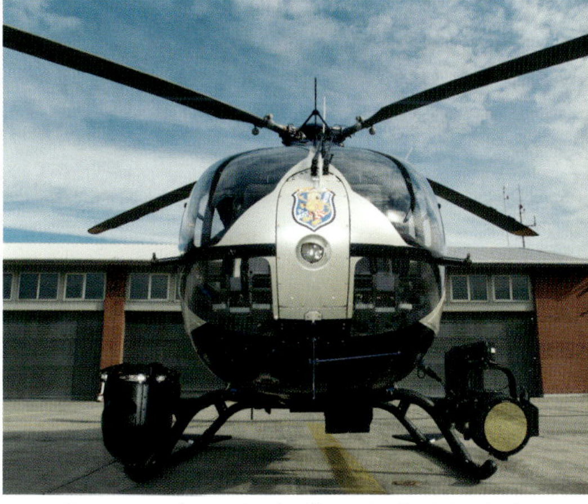

Abb. 29 ▶ Moderne Technik optimiert Sucheinsätze; hier Wärmebildkamera und Scheinwerfer SX 16 am hess. PHS »Ibis 1« vom Typ EC 145

9.16.2 Suche mit Wärmebildkamera und Suchscheinwerfer

Die Wärmebildkamera liefert ein erschütterungsfreies Bild. Selbst in einem fliegenden Hubschrauber ist es mit dieser Technik möglich, nicht verwackelte Bilder zu erhalten. Über einen Monitor am Steuerungsplatz kann ein Techniker das Bild im Hubschrauber empfangen und auswerten. Die Kamera ist außerhalb des Hubschraubers montiert, z.B. am Kufenlandegestell. So kann bei Dunkelheit ein großes Suchgebiet im unüberschaubaren Gelände schnell und effizient abgesucht werden.

Bei der Bergrettung in Südtirol wird der Einsatz einer mobilen Wärmebildkamera vom Rettungshubschrauber aus bei der Suche von vermissten Bergsteigern im Bereich von Gletschern erprobt. Erste Ergebnisse waren positiv. So konnten bei Versuchen selbst in den Gletscherspalten noch Personen geortet werden.

Neben der Wärmebildkamera stehen den meisten Polizeihubschraubern auch leistungsstarke Suchscheinwerfer zur Verfügung. Diese werden wie die Kameras außen an das Kufenlandegestell montiert. Die Steuerung erfolgt entweder durch den Piloten oder vom Arbeitsplatz des Technikers aus.

Ist keine Wärmebildkamera vorhanden, besteht die Möglichkeit einen Suchflug bei Nacht mit einem Nachtsichtgerät durchzuführen. Die so genannte BIV-Brille ist ein passives Nachtsichtgerät und kann am Helm des Piloten befestigt werden. Durch dieses Gerät erhält der Pilot ein mittels Restlichtverstärker grünlich eingefärbtes, zweidimensionales Bild der Umgebung. Der Einsatz einer BIV-Brille ist in Deutschland nur Kräften der Bundeswehr oder der Polizei vorbehalten (momentane gesetzliche Regelung).

9.17 Sicherheitstechnische Anforderungen an moderne Kliniklandeplätze

P. Bargon, H. Scholl

Auf internationaler Ebene hat die International Civil Aviation Organization verbindliche Richtlinien und Empfehlungen gemäß ICAO Annex 14, Volume II, July 1995, für die Genehmigung von Flugbetriebsflächen, im internationalen Sprachgebrauch auch »Heliports« genannt, herausgegeben. Auf dieser Grundlage hat die in den Niederlanden ansässige Joint Aviation Authorities (JAA) – eine Arbeitsgemeinschaft von 36 europäischen Luftfahrtbehörden – Ende der 1990er Jahre neu definierte Luftfahrtvorschriften JAR-OPS 3 (Joint Aviation Requirement-Operations 3) zur gewerbsmäßigen Beförderung von Personen und Sachen in Hubschraubern beschlossen, die auf den nationalen Ebenen in innerstaatliches Recht umgesetzt werden sollten. Für die Bundesrepublik Deutschland sind die Grundlagen bis ins Detail in der »Allgemeinen Verwaltungsvorschrift zur Genehmigung der Anlage und des Betriebes von Hubschrauberflugplätzen« des BMVBS vom 19.12.2005 niedergelegt. Demnach sind u.a. auch alle neuen Heliports an und auf Kliniken durch ein Sachverständigengutachten zu beurteilen, in dem eine flugbetriebliche Prüfung nach JAR-OPS 3 enthalten sein muss.

▶ Modellhafter Dachlandeplatz des Westpfalz-Klinikums Kaiserslautern

Grundsätzlich stellt sich bei der Einrichtung eines Dachlandesplatzes die Frage: »Aus welchem Grund wird der Landeplatz benötigt?« Im Fall des neu eingerichteten Dachlandeplatzes des Westpfalz-Klinikums Kaiserslautern (WKK) lautet die Antwort, dass er dazu beiträgt, die Versorgung von schwer Verletzten und Erkrankten erheblich zu verbessern, da keine bodenseitige Alternative am Westpfalz-Klinikum Kaiserslautern zur Verfügung stand. Daher mussten die Rettungs- und Intensivtransporthubschrauber, zusammenfassend als »Luftrettungsmittel« bezeichnet, bisher bei der Hauptfeuerwache der Berufsfeuerwehr der Stadt Kaiserslautern landen. Im Anschluss daran wurde bei jedem Einsatz ein Zwischentransport mit einem Rettungswagen unter Inanspruchnahme von Sonder- und Wegerechten notwendig. Trotzdem musste immer eine Zeitverzögerung von etwa 20 min in Kauf genommen werden: 10 min für das zweimalige Ein- und Ausladen in den Rettungswagen plus etwa 10 min reine Fahrzeit. Hier muss deutlich herausgestellt werden, dass das Westpfalz-Klinikum Kaiserslautern die einzige Schwerpunktklinik bzw.

das einzige medizinische Zentrum in der gesamten Region Westpfalz und damit ein unverzichtbarer Bestandteil der Notfallversorgung ist. Vor diesem Hintergrund wurde das Westpfalz-Klinikum Kaiserslautern am 9.11.2006 zu einem von insgesamt fünf Notfallmedizinischen Zentren in Rheinland-Pfalz ernannt.

Bei Notfall- und zeitkritischen Intensivverlegungs-Patienten ist vorwiegend der Zeitfaktor entscheidend für die Entwicklung des Zustands des Patienten, so dass eine 20-minütige Zeitersparnis eine erhebliche Optimierung der rettungs- und intensivmedizinischen Versorgungsqualität darstellt.

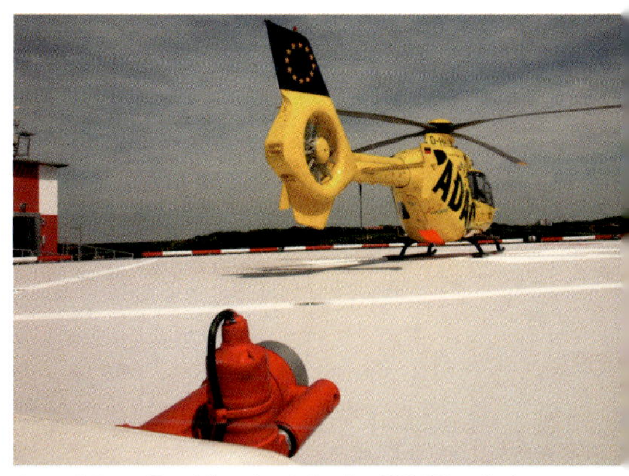

Abb. 30 ▶ Dachlandeplatz des WWK mit dem temporären RTH »Christoph Kaiser« der ADAC-Luftrettung GmbH vom Typ EC 135 und einem der Feuerlöschmonitore

Durch die Fußball-Weltmeisterschaft 2006, deren kleinster Austragungsort Kaiserslautern war, konnten durch Bereitstellung von z.T. erheblichen finanziellen Mitteln, u.a. in den Bereichen Rettungsdienst und Katastrophenschutz, wesentliche Optimierungen durchgeführt werden.

Planung

Die Planungen für den Dachlandeplatz begannen im September 2003. Im Mai 2006 erfolgte die Fertigstellung des Landeplatzes, der pünktlich zur Fußball-Weltmeisterschaft am 9.6.2006 mit dem Anflug des ersten Rettungshubschraubers in Dienst gestellt wurde. Die Finanzierung des unter Berücksichtigung höchster Sicherheitsaspekte gestalteten Dachlandeplatzes übernahm das Land Rheinland-Pfalz.

Technische Daten

Der Dachlandeplatz liegt in einer Höhe von 32,50 m und bietet bei schönem Wetter ein Panoramablick über die Stadt Kaiserslautern, was für die Piloten der an- und abfliegenden Rettungshubschrauber von großem Vorteil ist, da sie bereits am Start vollkommene Hindernisfreiheit und eine Rundumsicht haben. Der Durchmesser der Plattform beträgt 28 m, so dass genügend Arbeitsraum beim Be- und Entladen gegeben ist. Der Landeplatz ist für Hubschrauber bis zu 10 t zugelassenen.

Die Bauweise der Landefläche besteht aus 32 cm starkem Stahlbeton, mit eingelassenem Heizkabel zur Enteisung, moderner Landebefeuerung, weithin sichtbarem rundum Drehfeuer, Hindernisbeleuchtung des Aufzugsportals und des Steuerraums sowie streulichtsichere Landeflächenbeleuchtung. Die Tragkonstruktion besteht aus einer teilvormontierten Stahlfachwerkkonstruktion, die am Boden vormontiert und anschließend mit einem Kran in Position gebracht und befestigt wurde. Das Gesamtgewicht der Konstruktion beträgt 180 t. Der Dachlandeplatz ist aus der Luft sehr gut zu erkennen, nicht zuletzt durch seine sehr auffällige Kennzeichnung.

Feuerlöscheinrichtungen
Die Feuerlöscheinrichtung des Dachlandeplatzes des Westpfalz-Klinikums Kaiserslautern besteht aus:

- Feuerlöschkreiselpumpe (Elektropumpenaggregat) mit einer Förderrate von 1400 l/min und einer maximalen Förderhöhe von 139,3 m (ca. 14 bar). Der Leistungsbedarf des Elektromotors beträgt 75 kW. Um im Brandfall sofort die benötigte Löschwassermenge zur Verfügung zu haben, ist ein Zwischenbehälter zur Bevorratung von 13.500 l Wasser installiert worden. Wird Löschwasser abgegeben, füllt sich der Behälter über eine Wassernachspeisung automatisch nach, gesteuert mit zwei Schwimmerventilen. Damit ist sichergestellt, dass immer die vollständig benötigte Löschwassermenge zur Verfügung steht,
- 1 Pumpenauffüllbehälter mit einem Fassungsvermögen von 500 l zum Ausgleich von kleinen Wassermengen mit Schwimmerventil,
- 1 Schaummittelbehälter doppelwandig, Nutzinhalt 3000 l, gefüllt mit einem Schaummittel-Konzentrat 1400 l, AFFF-Schaum (Kap. 8.5),
- Schaummittelzumischer mit einer maximalen Zumischrate von 2500 l/min,
- Zumischung Schaummittel-Wassergemisch 3%,
- 2 impulsgesteuerte Sprühflutventile der Firma Minimax (Steuerung durch das Bedienteil des Hubschrauberlandeplatz-Sicherheitspersonals),
- 2 Feuerlöschmonitore, Leistungsdaten an der Monitordüse 500 l/min und 6 bar Vordruck an der Düse. Die Steuerung erfolgt über ein mobiles Bedienpult, das ebenfalls die Sprühflutventile in der Unterkonstruktion der Hubschrauberlandeplattform steuert. Falls Betriebsstoffe des Hubschraubers wie Kerosin oder Hydraulikflüssigkeit in Brand geraten sind und unter die Konstruktion laufen, besteht somit eine wirksame Brandbekämpfung,
- Die Feuerlöschanlage ist komplett an die Brandmeldezentrale (BMZ) des Westpfalz-Klinikums angebunden,
- Tankgröße für aufzufangendes Löschwasser: 20.000 l (Umweltschutz).

Personal des Landeplatzes
Das hier beispielhaft genannte Westpfalz-Klinikum Kaiserslautern setzt für seinen Dachlandeplatz hauseigenes Personal aus der Technik-Abteilung zur Absicherung ein. Diese Personen sind in Grundlagen der Brandbekämpfung durch die BF Kaiserslautern ausgebildet und in die Technik der Löschanlage eingewiesen. Die Steuerung der Löschanlage geschieht über ein handliches Bedienpult, das vor dem Körper getragen wird. Durch die Aktivierung der Feuerlöschanlage vom Bedienpult aus, geht automatisch ein Feueralarm bei der nahegelegenen BF Kaiserslautern ein. So muss kein gesonderter Alarm erfolgen und die volle Konzentration kann auf die Brandbekämpfung gerichtet werden. Damit ist vom Beginn des 1. Angriffs an ein optimaler Wirkungsgrad in der Brandbekämpfung gegeben.

www.westpfalz-klinikum.de
www.ism.rlp.de
www.jaa.nl

9.18 Kooperation zwischen Rettungsdienst und Polizei

O. MEYER

Im Alltag verlaufen die meisten Einsätze komplikationslos. Dennoch ist bei jedem Einsatz ein gesundes Maß an Vorsicht geboten, da jedes Mal ein Gefährdungspotenzial durch den Patienten oder Dritte vorhanden sein kann. Nicht nur, wenn die Polizei bereits auf der Anfahrt mitalarmiert wurde, sondern auch bei allen Einsätzen mit Verletzungen sollte an diese Möglichkeit gedacht werden, selbst bei einer anders lautenden Einsatzmeldung. Wurde die Polizei mitalarmiert, so sollte sich der Rettungsdienst nur zusammen mit dieser bzw. noch besser nach Absprache mit dieser zur Einsatzstelle begeben. Auch die Anwesenheit der Polizei bedeutet allerdings noch nicht, dass die Einsatzstelle sicher ist. Deshalb sollte eine Annäherung an die Einsatzstelle und an den Patienten immer nur im Team erfolgen, die Umgebung bewusst wahrgenommen und eine Fixierung bezüglich medizinischer Probleme auf den Patienten vermieden werden.

Gerade bei Einsätzen, bei denen eine Körperverletzung im Vordergrund steht, kann sich ein möglicher Täter immer noch in der Nähe aufhalten und wieder an die Einsatzstelle zurückkehren, was eine erneute Gewalteskalation bedeuten könnte. Aber auch vom Patienten selbst kann eine Gefahr ausgehen (z.B. bei alkoholisierten Personen). Ein Blick sollte deshalb immer auch auf die Hände des Patienten gerichtet werden, da von diesen bei einer Aggression die höchste Gefährdung ausgeht.

9.18.1 Straßenverkehr

Bei Verkehrsunfällen ist die wichtigste Aufgabe die Versorgung von Verletzten. Dadurch erwartet der Rettungsdienst zeitweilig von der Polizei eine Art »Handlanger-Funktion«,

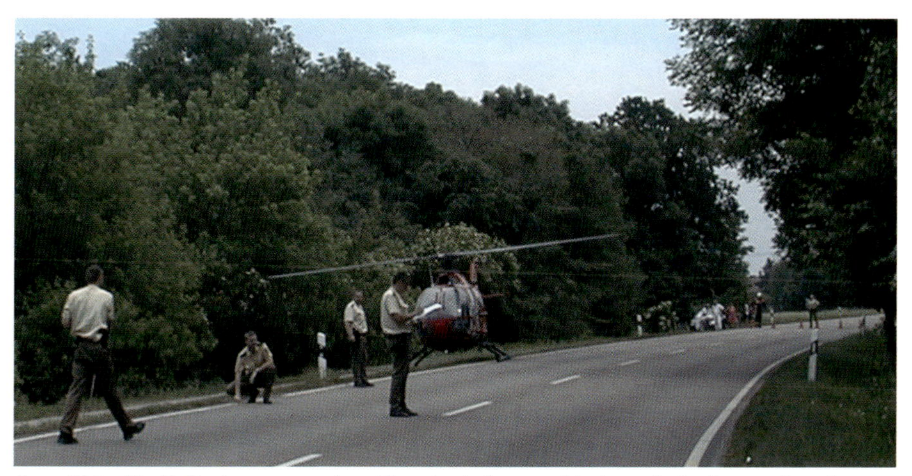

ABB. 31 ▶ Die Polizei muss an einer Einsatzstelle verschiedene Aufgaben wahrnehmen: Spurensicherung, Sicherung des Rettungshubschrauber, Dokumentation und Verkehrsregelung (von links nach rechts)

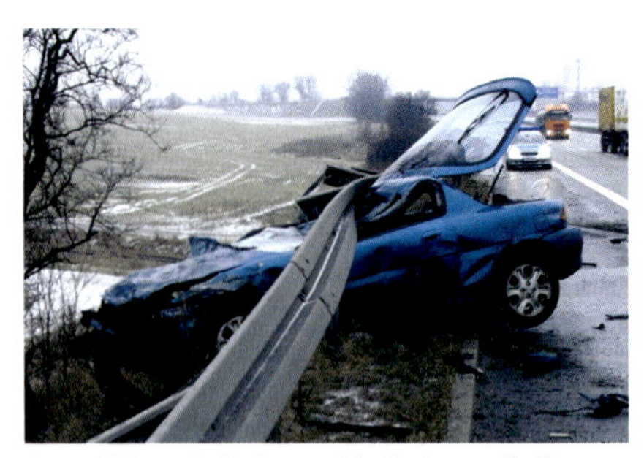

Abb. 32 ▶ Bei einem Verkehrsunfall muss sorgfältig abgewogen werden, ob eine Sperrung notwendig ist; hier sichert der Polizeiwagen die Unfallstelle ab, da die Patienten versorgt sind

was teilweise zu Konflikten führen kann, da die Polizei an einer Unfallstelle verschiedene Aufgaben gleichzeitig zu bewältigen hat. Aus diesem Grund sollen hier die verschiedenen Aufgaben dargestellt werden, um durch ein gegenseitiges Verständnis die Zusammenarbeit zu optimieren.

Nach einer Lageeinschätzung und Rückmeldung muss sowohl Erste Hilfe geleistet wie auch die Absicherung der Unfallstelle sichergestellt werden. Neben der Gefahrenabwehr und Sicherung der Unfallstelle muss auch, soweit möglich, der Verkehrsfluss gewährleistet werden. Dabei wird oft vergessen, dass die Beamten der Polizei ebenfalls für die Spurensicherung und Zeugenfeststellung (mit räumlicher Trennung) verantwortlich sind, auch wenn natürlich die Rettung von Menschenleben Vorrang hat.

Nicht selten konkurrieren diese Aufgaben miteinander, so dass es für einen Außenstehenden unverständlich erscheint, warum der Polizeibeamte sich gerade um etwas anderes kümmert, als um die scheinbar wichtigen, eigenen Belange. Bei einer differenzierten Überlegung wird jedoch schnell verständlich, wie wichtig jeder einzelne Punkt sein kann.

▶ Kommunikation zwischen Rettungsdienst und Polizei

Während seitens der Polizei selten Klagen über Probleme bei der Zusammenarbeit mit dem Rettungsdienst zu hören sind, sieht es umgekehrt anders aus. Oft ärgern sich Rettungsdienstmitarbeiter beispielsweise über den scheinbar zu früh freigegebenen Verkehr o.Ä. Wenn dies jedoch kritisch betrachtet wird, wird sich in den meisten Fällen herausstellen, dass die Ursache ein Kommunikationsproblem zwischen den Rettungsdienstmitarbeitern und der Polizei ist. Häufig werden gewisse Dinge als selbstverständlich angenommen und deshalb wird nicht miteinander geredet. Die Erfahrung zeigt, dass es kaum Probleme gibt, wenn regelmäßig klare Absprachen am Einsatzort erfolgen.

Die Suche nach einem Ansprechpartner bei der Polizei sollte standardmäßig erfolgen, um den Einsatzablauf abzustimmen (notwendige Sperrungen, Schutz vor behindernden Schaulustigen, Presse etc.).

▶ Konfliktpotenzial

Ein Konfliktpunkt kann die Schweigepflicht sein. Es gibt Kollegen, die sehr gereizt reagieren, wenn Fragen zu ihren Patienten gestellt werden. Zweifelsohne hat die Polizei das Recht u.a. auf eine Identitätsfeststellung und Befragung aller Beteiligten sowie weitere Informationen. Die Erfahrung lehrt, dass die Polizisten meist Verständnis für einen Aufschub ihrer Befragungen auf einem späteren Zeitpunkt haben, wenn es gerade nicht passt. Sinnvoll ist es, auf die Polizeibeamten zuzugehen, und ihnen vor dem Abtransport des Patienten wesentliche Dinge mitzuteilen.

Wichtig ist für die Polizei der Verbleib des Patienten (in welches Krankenhaus wird er gebracht) und ob dieser leicht oder schwer verletzt ist bzw. in Lebensgefahr schwebt und ob es Anhaltspunkte für eine Fremdeinwirkung gibt. Dabei spielt es primär keine Rolle, welche Verdachtsdiagnosen der Rettungsdienst erhoben hat. Informationen können sogar im Sinne des Patienten sein: Ist bei Unfällen die Einleitung eines Ermittlungsverfahrens durch die Staatsanwaltschaft oder nur ein Bußgeld notwendig bzw. ist eine sofortige Täterfahndung erforderlich? Aber auch für versicherungsrechtliche Fragen können die Beweise der Polizei eine große Rolle spielen.

▶ Spurensicherung

Wichtig ist, dass sich die Rettungsdienstmitarbeiter am Unfallort bewusst vorsichtig verhalten, damit keine Spuren vernichtet werden. Z.T. kleinste Lacksplitter können relevante Informationen zum Unfallhergang geben.

▶ Gefahrenpunkte und Sicherheit

Bei einem Unfall im Stadtverkehr ergibt sich eine Gefährdung am ehesten durch unübersichtliche Stellen und eine hohe Verkehrsdichte. Drängler können faszinierend kreativ beim Ignorieren von Absperrungen sein und gefährden damit nicht nur sich selbst, sondern auch die Rettungskräfte. Hier gilt es, immer auf alles gefasst zu sein.

Im Gegensatz zum Stadtverkehr ist auf Landstraßen die Geschwindigkeit der wesentliche Gefahrenschwerpunkt. Die Gefahr ist für die Rettungskräfte nicht zu unterschätzen, z.B. bei uneinsichtigen Streckenabschnitten wie Kurven oder bei Dunkelheit. Deshalb sollte viel Wert auf die Absicherung der Unfallstelle aus beiden Richtungen gelegt werden. Die Fahrzeuge sollten so geparkt werden, gegebenenfalls auch schräg, dass sie zur Not als Rammschutz fungieren können. Dies gilt besonders dann, wenn die Rettungskräfte noch vor der Polizei am Einsatzort eintreffen.

Immer noch verfügen viel zu wenige Rettungsfahrzeuge über zusätzliche Warnleuchten und Blitzer. Wenigstens Blaulicht und Warnblinker sollten bei laufendem Motor angeschaltet sein. Regelmäßig wird auch fehlende oder unzureichende Warnkleidung bei den Rettern beobachtet. Hier ist das Verantwortungsbewusstsein der einzelnen Mitarbeiter gefragt wie auch das der Vorgesetzten, deren Aufgabe es ist, Kleidung mit entsprechender Zulassung zur Verfügung zu stellen.

Auf Autobahnen wird die Bedeutung der Geschwindigkeit im Vergleich zu der Situation auf Landstraßen noch größer. Aber auch die Verkehrsdichte darf nicht unterschätzt werden. Fahren auf der sechsspurigen A 9 südlich von Berlin durchschnittlich 40.000 – 60.000 Fahrzeuge am Tag, so bedeutet dies, dass durchschnittlich alle 1,5 – 2 Sek. ein Auto eine beliebige Stelle passiert. In Spitzenzeiten ist die Frequenz noch höher, einhergehend mit ei-

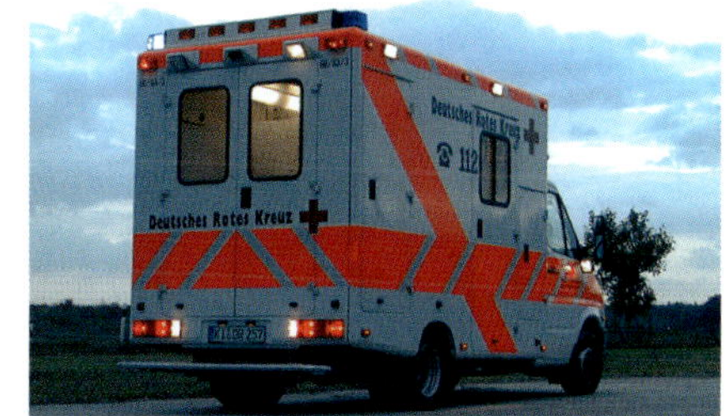

Abb. 33 ▶ Die Fahrzeugwarneinrichtungen sind im Einsatz zur Eigensicherung immer eingeschaltet zu lassen – eine gute Ergänzung sind Reflexstreifen

ner entsprechend hohen Geschwindigkeit und einem entsprechend höheren Unfallrisiko. Sollte der Rettungsdienst vor der Polizei am Einsatzort eintreffen, so kann das vorher Geschriebene nur unterstrichen werden: Erst nach der Absicherung der Unfallstelle sollte die Annäherung an den bzw. die Patienten erfolgen.

Der Rettungsdienst sollte grundsätzlich auf dem Standstreifen anhalten und das eigene Fahrzeug unter Nutzung aller technischen Warnhilfsmittel als Sicherung nutzen. In Ausnahmefällen kann auch das Abstellen z.B. auf dem linken Fahrstreifen in unmittelbarer Nähe zu verletzten oder eingeklemmten Personen zweckmäßig sein. Dies sollte jedoch nur in Abstimmung mit der Polizei und erst nach entsprechenden Verkehrssicherungsmaßnahmen erfolgen. Der Standstreifen kann dann eventuell für Umleitungsmaßnahmen genutzt werden. Grundsätzlich gilt jedoch, dass das Gefährdungspotenzial auf der Autobahn regelmäßig unterschätzt wird. Auch wenn ein Aufrechterhalten zumindest eines geringen Verkehrsflusses von der Polizei angestrebt wird, geht der Eigenschutz der Einsatzkräfte vor, so dass bei Bedarf eine Sperrung durch die Polizei erfolgen wird.

Bei einem Unfall müssen nicht nur ein zunehmender Stau mit der daraus resultierenden Verkehrsbehinderung berücksichtigt werden, sondern auch mögliche Folgeunfälle (beispielsweise im Stau oder auf der Gegenfahrbahn) bzw. weitere Gefährdungen an der Unfallstelle selbst (z.B. durch Gefahrstoffe als Ladung auf einem beteiligten Lkw). Wird eine Umleitung notwendig, so müssen beispielsweise nicht nur die Radiosender informiert, sondern durch weitere Polizeikräfte auch neuralgische Punkte besetzt werden.

▶ Weitere Aufgaben

Erst wenn die Rettungsfahrzeuge den Einsatzort wieder verlassen haben, beginnt ein wesentlicher Teil der Polizeiarbeit. Bei den Unfallermittlungen erfolgen eine genaue Dokumentation und Beweisaufnahme der gesicherten Spuren, weitere Zeugenvernehmungen und die Rekonstruktion des vermutlichen Unfallhergangs. Auch die weitere Räumung des Unfallorts wird durch die Polizei initiiert. Dazu bedarf es weiterer Absprachen z.B. mit den Abschleppunternehmen, dem Havariekommissar, der Straßenmeisterei und der Feuerwehr. In Abstimmung mit der Polizei kommt bei Bedarf auch die Staatsanwaltschaft zum Unfallort. Ferner können Sachverständige, z.B. der DEKRA, hinzugezogen werden.

Insgesamt ist gerade in kritischen Bereichen, z.B. der Autobahn, die Leitstelle der Polizei in den Einsatzablauf deutlich stärker involviert als es der Rettungsdienst gewohnt ist. Dadurch ist es für die Polizei selbstverständlich, kontinuierlich Informationen auszutauschen und adäquat zu kommunizieren. Dies sollte bei gemeinsamen Einsätzen auch durch den Rettungsdienst praktiziert werden, da sich durch regelmäßige Kommunikation und klare Absprachen Missverständnisse und Probleme vermeiden lassen. Hierzu sollte ein ständiger Informationsaustausch zwischen der Leitstelle der Polizei und der Leitstelle des Rettungsdienstes angestrebt werden.

9.18.2 Großveranstaltungen

Bei Großveranstaltungen ist das Gefährdungspotenzial aller Beteiligten insgesamt erhöht, aber abhängig vom Anlass sehr unterschiedlich. So ist eine Amoktat bei einer größeren

Eröffnungsfeier eher die Ausnahme. Dagegen sind bei Fußballspielen Auseinandersetzungen mit Hooligans häufig absehbar. Auch bei Demonstrationen bzw. Gegendemonstrationen können je nach Anlass Ausschreitungen erwartet werden. Gibt es Hinweise auf ein erhöhtes Aggressionspotenzial, wird die Polizei entsprechende Vorbereitungen treffen. Dies sollte spätestens dann auch der Rettungsdienst tun. Hierzu ist ein gegenseitiger Informationsaustausch im Rahmen der Einsatzvorbereitung erforderlich.

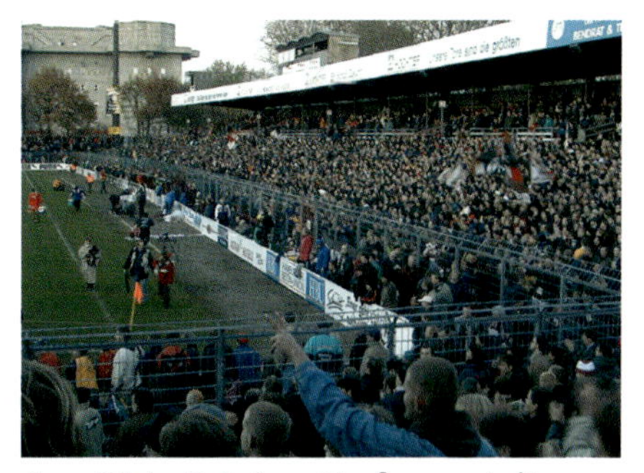

Abb. 34 ▶ Bei einer Großveranstaltung wie einem Fußballspiel kann die Gewaltbereitschaft schnell eskalieren

Es wird angestrebt, dass je Hundertschaft 1 – 2 Polizisten als Rettungssanitäter ausgebildet sind. Damit wird eine qualifizierte Erstversorgung sichergestellt. In den verschiedenen Bundesländern verfügen viele Bereitschaftspolizei-Einheiten über eigene Krankenkraftwagen, die z.T. wie RTW ausgestattet sind. Bei Bedarf werden diese zusätzlich mit einem Polizeiarzt besetzt. Auch wenn dieser originär für die Versorgung von verletzten Polizisten zuständig ist, so werden bei Bedarf auch andere Patienten versorgt. Nach der Erstversorgung des Patienten erfolgt die Übergabe an den öffentlichen Rettungsdienst.

Kommt es bei Demonstrationen oder Großveranstaltungen mit einer erhöhten Aggressivität zu einem Rettungsdiensteinsatz, dürfen die Rettungskräfte den Eigenschutz keinesfalls vernachlässigen. Dies kann bedeuten, sich ggf. nicht ohne Polizei in eine aufgebrachte, möglicherweise aggressive Menge zu begeben. In diesen Fällen wird die Polizei die Rettungskräfte schützen und den nötigen Handlungsraum schaffen. Dabei sollte die Polizei zwar in der direkten Nähe sein, jedoch nicht als Begleiter der Rettungskräfte auftreten. Der Eindruck, dass der Rettungsdienst mit der Polizei eng kooperiert, muss bewusst vermieden werden. Stattdessen ist es wichtig Neutralität und Unabhängigkeit zu demonstrieren.

Normalerweise hat der Ansprechpartner der Polizei eine gute Vorstellung von der Gefährdung der Polizeikräfte und des Rettungsdienstes und wird die Beteiligten nur in die Menge lassen, wenn dies annähernd sicher ist. Dennoch kann es keine absolute Sicherheit geben, so dass immer ein Restrisiko bleibt.

Die beste Eigensicherung ist in solchen Einsätzen das eigene, konfliktvermeidende, umsichtige Verhalten, die Begleitung durch die Polizei sowie eine adäquate Einsatzkleidung, eventuell sogar das Tragen eines Helms. Mitgeführte Ausrüstungsgegenstände wie überlange Taschenlampen können dagegen provozierend wirken, die Eigensicherung gefährden und Aggressionen hervorrufen.

9.18.3 Polizeiliche Sonderlagen

Bei Einsätzen mit einem erhöhten Gefährdungspotenzial werden die Spezialeinsatzkommandos der Polizeien der Länder bzw. die Spezialeinheit der Bundespolizei (PBOLGSG 9) zum Einsatz gebracht. Aufgrund des erhöhten Gefährdungspotenzials, muss gerade in solchen Fällen eine medizinische Versorgung sichergestellt werden. Ein Teil der SEK-Beamten verfügt dementsprechend über eine Ausbildung als Rettungssanitäter.

Bei planbaren Einsätzen (zum Beispiel bei Festnahmen im Bereich der organisierten Kriminalität) wird das Sondereinsatzkommando üblicherweise durch Polizeiärzte unterstützt, die dann die Aufgaben eines Notarztes übernehmen. Der öffentliche Rettungsdienst wird bei diesen Einsätzen nur sekundär nach einem Vorfall zur weiteren Versorgung einbezogen. Jedoch kann der öffentliche Rettungsdienst bei nicht planbaren Einsätzen (z.B. Amoklagen oder Geiselnahmen) zum Einsatz kommen. Ist eine zeitnahe Verfügbarkeit nicht gewährleistet, wird er gegebenenfalls auch schon vorab zur Bereitstellung angefordert. Da derartige Einsätze insgesamt selten sind, verfügen die meisten Retter in diesem Bereich über keine Erfahrung.

Bei derartigen Einsatzlagen ist eine sichere Deckung für den Rettungsdienst die oberste Prämisse. Um den Einsatzablauf nicht zu gefährden, muss in der direkten Anfahrt auf Sonderrechte, besonders auf akustische Signale, verzichtet und die von der Polizei angewiesenen Wege zum Aufstellungsraum strikt befolgt werden. Dort sollte die Kontaktaufnahme zum Einsatzleiter der Polizei erfolgen.

Grundsätzlich sind vonseiten des Rettungsdienstes alle selbst initiierten und nicht abgestimmten Aktionen zu unterlassen. Der Einsatz erfolgt ausschließlich erst nach einer Aufforderung durch den Einsatzleiter der Polizei bzw. einen Polizeibeamten in dessen Auftrag. Außerdem darf die Annäherung an den Einsatzraum nur in Begleitung erfolgen. Damit kann davon ausgegangen werden, dass die Annäherung sicher ist, wobei es, wie bereits erwähnt, keine absolute Sicherheit gibt.

Heldentaten der Rettungsdienstmitarbeiter sind unerwünscht. Heroische Aktionen wie bei der Amoklage im Erfurter Gutenberg Gymnasium (2002) sind nicht nur eine Ausnahme, sondern müssen unter allen Umständen vermieden werden. Dort wurden Rettungsdienstmitarbeiter in nur teilgesicherten Bereichen unter einer nicht unerheblichen Eigengefährdung tätig. Derartige Aktionen laufen den Aktivitäten der Polizei zuwider. Darüber hinaus können unbedachte Aktivitäten z.B. eine Geiselnahme provozieren, gerade in für den Täter scheinbar aussichtslosen Situationen.

Grundsätzlich stellen weder Rettungs-, noch Polizeifahrzeuge einen adäquaten Schutz vor Beschuss bzw. Querschlägern dar. Am ehesten geeignet ist dabei der Bereich hinter dem Motorblock des Fahrzeugs, auf der dem Täter abgewandten Seite. Sollte geschossen werden, so ist die Trefferwahrscheinlichkeit am geringsten, wenn man sich flach auf den Boden legt bzw. eine nahe bauliche oder natürliche Deckung nutzt. Dies klingt wie eine Binsenweisheit, ist aber umso wichtiger, wenn man bedenkt, wie sehr man sich bei dem Versuch, sich in Deckung zu begeben, exponiert.

Werden die Rettungsdienstmitarbeiter von der Polizei zur Versorgung in den Einsatzraum gebracht, so ist das Sondereinsatzkommando meist schon auf dem Rückzug und hat den Bereich an andere Polizeikräfte übergeben. Im Einsatzraum muss dennoch immer an ein erhöhtes Gefährdungspotenzial, beispielsweise durch Hunde, Sprengstoff oder Gifte, gedacht werden. Selbst harmlose Gegenstände können als Waffe genutzt werden. Auch deshalb wird normalerweise zumindest ein Polizeibeamter den Rettungsdienst begleiten und anwesend sein.

Sollte es sich beim Verletzten um den/einen Täter handeln, so verhält sich dieser erfahrungsgemäß in dieser Situation meist friedlich. Zu diesem Zeitpunkt ist er jedoch erst grob durchsucht worden, so dass immer noch unerkannte Waffen auftauchen können. Generell gilt, dass auch bei einem verletzten Täter mit äußerster Vorsicht gehandelt werden muss. So kann beispielsweise eine noch gezogene Waffe auf Seiten der Polizei ein Indiz für eine erhöhte Gefährdung sein.

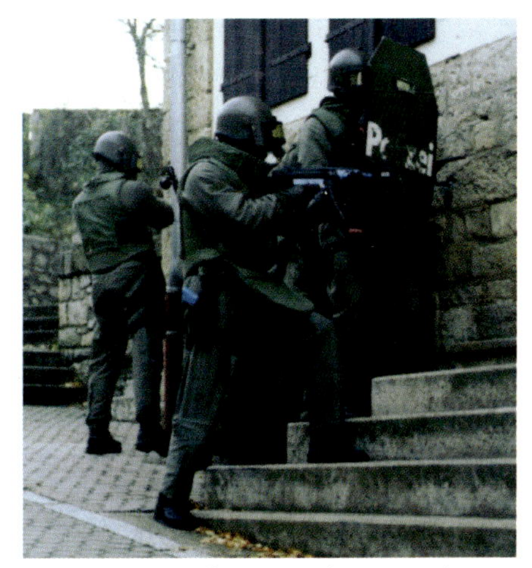

Abb. 35 ▶ Sondereinsatzkommandos können bei besonderen Gefahrenlagen von den örtlichen Polizeidirektionen angefordert werden

Somit erfolgt auch die direkte Annäherung mit Untersuchung und folgender Versorgung erst auf (nochmalige) Aufforderung durch die Polizei. Es empfiehlt sich, unter diesen Umständen unabhängig vom vorher Geschehenen professionell und neutral aufzutreten. Wenn Angehörige des Täters betroffen sind, so sollte immer mit einer möglichen, oft überraschenden Solidarisierung mit diesem gerechnet werden. Dies ist besonders wichtig, da auch hier noch unerkannte bzw. scheinbar harmlose Gegenstände als Waffen eine Bedrohung darstellen können.

9.18.4 Bedrohung der Helfer

▶ Verhalten in Gefahrensituation

Bei jeglicher Aggressivität oder Gewaltandrohung empfiehlt es sich, den Rückzug anzutreten – gegebenenfalls auch ohne das Material und ohne den Patienten – und spätestens jetzt die Polizei nachzufordern. Ist dies nicht möglich, empfiehlt sich der Rückzug in einen sicheren Bereich (anderer Raum, Flur o.Ä.). Es ist besonders wichtig, keinesfalls zwischen Konfliktparteien zu geraten und auch, keine Partei für eine der Seiten zu ergreifen: Eigenschutz geht vor!

Man sollte nicht vergessen, dass in den allermeisten Fällen der Rettungsdienst bzw. der Notarzt weder Ursache noch Ziel des ursprünglichen Konfliktes sind, so dass der Täter keine primäre Intention hat, die Mitarbeiter zu schädigen. Dennoch können diese sekundär als Bedrohung wahrgenommen und so zum Ziel von Aggressionen werden. Dieses gilt es durch das eigene Verhalten, vorausschauendes Denken und Ruhe zu vermeiden.

Oftmals können durch angemessenes Verhalten (Toleranz, Ruhe, Nachgiebigkeit) Aggressionen verhindert bzw. besänftigt werden, auch ohne dass man gegenüber dem Patienten an Autorität verliert. Eine stark ausgeprägte Selbstsicherheit bzw. Dominanz des Rettungsdienstmitarbeiters kann Aggressionen hervorrufen. Wichtig ist, dass der Mitarbeiter nicht als Bedrohung wahrgenommen wird. Eine Vermeidung solcher Situationen ist auch hier der beste Eigenschutz.

Grundsätzlich müssen spezielle Vorkommnisse rund um den Einsatz, auch wenn sie nicht den Patienten direkt betreffen, im Einsatzprotokoll dokumentiert werden. Auch ein nachfolgender Leser muss klar erkennen können, was das Problem war, welche Maßnahmen der Rettungsdienstmitarbeiter aus welchem Grund ergriffen hat. Böse Überraschungen (wie z.B. falsche Anschuldigungen) hat wahrscheinlich schon jeder im Nachhinein einmal erlebt – glücklicherweise sind dies aber (noch) Seltenheiten.

▶ Ausnahmesituationen

Selbst mit einem ausgeprägten Bewusstsein für Gefahr und gelebtem Eigenschutz kann es immer zu Ausnahmesituationen kommen. Der beste Schutz vor Gefahr ist, diese zu vermeiden. Sollte der Retter trotzdem selbst direkt bedroht sein, gibt es kein Patentrezept, wie man sich verhalten sollte – soweit es in der eigenen Belastungssituation überhaupt möglich ist, klar zu denken. Daher kann nur provokativ postuliert werden:

»Sei eine gute Geisel!«

Grundsätzlich steht der Täter unter maximalem Stress. Deshalb ist entscheidend, viel Ruhe auszustrahlen. Dadurch wird es für alle Beteiligten möglich, klarer zu denken und im weiteren Verlauf vernunftbasierte Entscheidungen zu treffen.

Ruhe ausstrahlen!

Der Stress des Täters bedeutet oftmals, dass sein Denken irrational und nicht kalkulierbar ist. Deshalb hat der Täter prinzipiell zunächst immer Recht und man sollte seinen Anweisungen Folge leisten und nicht widersprechen.

Der Täter hat Recht!

Gut gemeinte Ratschläge und Aufforderungen, aufzuhören o.Ä., bedeuten noch mehr Stress und können das Gegenteil des gewünschten Effekts bewirken. Auch der Versuch, den Täter mit logischen Argumenten, so richtig diese auch sein mögen, von etwas zu überzeugen, induziert Stress und sollte deshalb vermieden werden.

Ratschläge strahlen eine Form von Dominanz aus, die von einem Täter durchaus auch als bedrohlich empfunden werden und damit möglicherweise eine ungewollte Eskalation provozieren können.

Sollte ein Täter etwas Unmögliches verlangen, so ist man meist in einer besonderen Zwickmühle. Inwieweit sich Lösungen wie im Beispiel des Verhaltens eines Copiloten bei einer Flugzeugentführung wiederholen lässt, ist fraglich: Der Pilot nahm die befohlene Kursänderung vor und der Copilot zeigte dem Entführer im Anschluss auf der Karte, an welcher Stelle das Flugzeug wegen Treibstoffmangels in das Meer stürzen würde, so dass dieser von seinem vorher unerschütterlichen Plan Abstand nahm.

Der Täter ist meist ohne konkrete Absicht in die Situation gekommen (Geiselnahme, Amoklauf etc.). Dies bedeutet, dass er sich vorher kaum mit dem Ablauf, mit möglichen Alternativen, mit den Konsequenzen usw. auseinander gesetzt hat. Durch die fehlende Antizipation wird er oft unberechenbar und ist häufig der Überzeugung, er hätte nichts zu verlieren und wird in diesem Bewusstsein handeln. Außerdem induziert der Stress eine maximale Aktivierung des gesamten Körpers und auch der Wahrnehmung des Täters, so dass er in diesem Punkt einen klaren Vorteil besitzt, andererseits jedoch auch in seinem Denken durch den Stress eingeengt ist. Gerade in diesen Situationen muss vor Heldentaten oder Überwältigungsversuchen dringend gewarnt werden:

Keine Heldentaten!

Die Vermeidung solcher Situationen hat Priorität. Ruhe ist die erste Pflicht und es sollte alles unterlassen werden, was den Täter reizt bzw. seinen Stress erhöht.

»Sei eine gute Geisel!«
Ruhe ausstrahlen!
Der Täter hat Recht!
Keine Heldentaten!

9.18.5 Kriminaltechnik

In den seltensten Fällen ist Rettungsdienstmitarbeitern bewusst, welche Folgen ein unbedachtes Vorgehen am Einsatzort auch für andere haben kann. Gerade bei Gewaltverbrechen ist immer eine Spurensicherung notwendig. Dies geschieht eventuell erst, nachdem der Rettungsdienst den Einsatzort längst wieder verlassen hat.

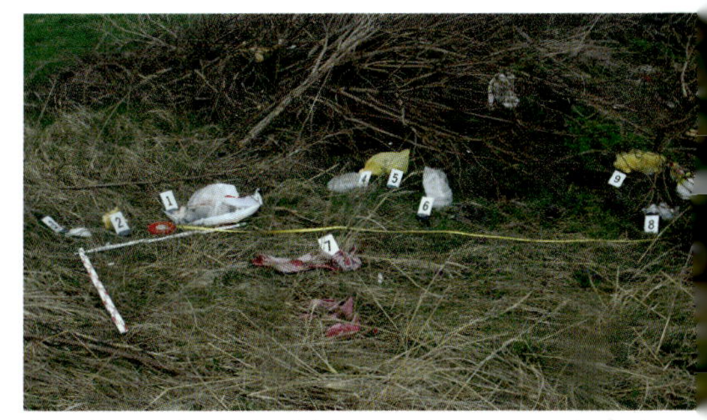

Abb. 36 ▶ Am Tatort ist nur schwer zu entscheiden, welche Spuren in einem Zusammenhang mit der Tat stehen. Die Tüte mit der Leiche eines Neugeborenen (1) ist z.B. unscheinbar

Zweifelsohne geht die Versorgung von Patienten vor, aber zerstörte Spuren können nachhaltige Folgen für den Patienten, das Opfer bzw. andere Beteiligte in juristischer wie auch versicherungsrechtlicher Hinsicht haben. Wie das Fallbeispiel zeigt, kann ein bedachtes Vorgehen des Rettungsdienstes die Chance erhöhen, ein Gewaltverbrechen aufzuklären. Die Auffindesituation und unumgängliche Veränderungen am Einsatzort sollten dokumentiert und der Polizei mitgeteilt werden.

▶ Leichen

Bei eindeutigen Todeszeichen und bei Hinweisen bzw. bei einem Verdacht auf einen unnatürlichen Tod, sollte nicht nur die Polizei sofort alarmiert, sondern auch die Position des Leichnams nicht verändert werden. Es sollte unbedingt von weiteren, unnötigen Untersuchungen abgesehen werden. Dazu gehört z.B. auch die Suche nach Ausweispapieren zur Identitätsfeststellung. Dies kann problemlos auch nach der Spurensicherung geschehen.

Eine Leichenschau sollte dann in Abstimmung mit der Polizei erfolgen, da sie Teil der Spurensicherung ist. Sie kann in vielen Bundesländern vom Notarzt nach der Todesfeststellung an einen anderen Arzt delegiert werden, so dass der Notarzt wieder einsatzbereit ist. Alternativ kann er zu einem späteren Zeitpunkt wieder zum Einsatzort zur Leichenschau zurückkehren.

Außerdem muss die Polizei unbedingt darüber informiert werden, welche Veränderungen durch den Rettungsdienst an der Leiche und im Umfeld vorgenommen wurden. Zu den Aufgaben der Polizei gehört die Spurensuche, Spurenmarkierung, Spurendokumentation, Spurensicherung und operative Spurenauswertung. Dies erfolgt in erster Linie durch eine gedankliche Rekonstruktion des möglichen Tathergangs aus Sicht des Täters. Dabei kann das Wissen um Veränderungen, die durch den Rettungsdienst vorgenommen werden mussten, eine entscheidende Rolle spielen.

9.18.6 Bedeutung von Spuren

Nicht unbedeutend ist der Eindruck, den der Rettungsdienst vom Einsatzort hat, gerade wenn sich dieser später als Tatort herausstellt. Auch kaum wahrnehmbare Kleinigkeiten können eine große Relevanz besitzen. Neben Blutspritzern und Haaren sind besonders bei Sexualstraftaten Sekrete und Zellstoffreste von Bedeutung. Auch Schuheindruck- und Reifenspuren können Hinweise auf den Täter geben. Sorgfalt ist auch beim Umgang mit DNA-Spuren gefragt, da sie durch einen falschen Umgang schnell zerstört werden können.

Deshalb ist es auch für den Rettungsdienst wichtig, sich bewusst dem Einsatzort zu nähern und über die rein medizinische Versorgung von Patienten hinaus zu denken. Veränderungen an einem Tatort sollten auf das Minimum beschränkt werden. Auf die Notwendigkeit alle Veränderungen zu dokumentieren, wurde bereits hingewiesen.

9.18.7 Fallbeispiel: Mord an einem Neugeborenen

Ein aufmerksamer Spaziergänger fand am Rande eines Feldwegs die in einer Plastiktüte verpackte Leiche eines Neugeborenen (Abb. 36). Der alarmierte Rettungsdienst hielt sich aufgrund sicherer Todeszeichen zurück und die Notärztin sah von ausführlichen Untersuchungen ab.

Die Sicherung und vor allem die Auswertung der Spuren nahmen zwei Wochen in Anspruch. Die Obduktion ergab, dass es sich nicht um eine Totgeburt handelte. Erst durch die DNA-Analyse eines einzelnen Haares, das im Labor in der Tüte gefunden wurde, in der sich die Leiche des Neugeborenen befunden hatte, konnte der Bezug zur Täterin hergestellt werden. Ein unbedachtes Vorgehen des Rettungsdienstes am Einsatzort, z.B. das Entfernen der Leiche aus der Plastiktüte, hätte möglicherweise den Verlust des einzigen relevanten Beweises bedeutet, da das Haar zweifelsohne auf der Wiese nie gefunden worden wäre.

10 Spezielle Einsatztaktik

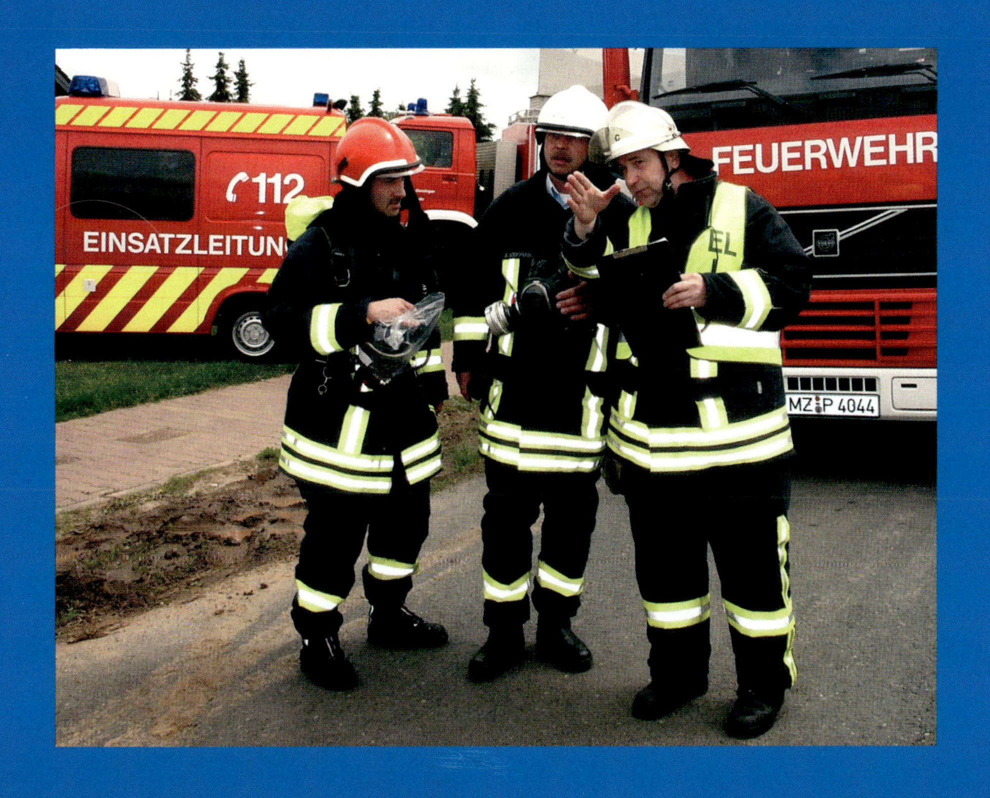

10.1 Inland

H. Scholl

Seit zwei Jahrzehnten sind die Sicherheitsdienste einem ständigen Wandel unterzogen. Auf der politischen Ebene hat sich nach dem Fall des »Eisernen Vorhangs« und der damit einhergehenden Veränderung der verteidigungspolitischen Lage in Zentraleuropa neben den militärischen Belangen auch der Zivilschutz verändert. Gingen die Verantwortlichen Anfang der 1990er Jahre noch davon aus, dass eine Gefährung weder durch Agressoren von außen noch durch Katastrophen im Inland gegeben sei, zeigten die Hochwasserkatastrophen an der Oder 1997 und der Elbe 2002, insbesondere aber die Terroranschläge vom 11. September 2001 in den USA, dass ein effektives Hilfeleistungssystem erforderlich ist. Nach etlichen Kürzungen und sogar der Auflösung des damaligen Bundesamtes für Zivilschutz (BZS) kam es bereits wenige Tage nach »9/11« auch in der Bundesrepublik Deutschland zur einer Neubewertung des Bevölkerungsschutzes, insbesondere in den Bereichen ABC-Schutz und Sanitätsdienst, wofür erhebliche Finanzmittel kurzfristig bereitgestellt wurden.

Künftig ist im Bereich der nichtpolizeilichen Gefahrenabwehr mit massiven Kürzungen von Bundesmitteln zu rechnen, wodurch die Länder sowie die Kommunen noch stärker bei der Anschaffung von Ausrüstung und Gerät sowie Aus- und Weiterbildung belastet werden. Zwar wurden Service- und Kompetenzzentren durch den Bund aufgebaut, doch sind lange noch nicht alle Maßnahmen in den Ländern finanziert und realisiert. Dennoch besteht ein komplexes System, das sich aus vielen Einzelkomponenten zusammensetzt, regional zum Teil sehr unterschiedlich ist und letztlich von der Finanzierung durch die für den Katastrophenschutz zuständigen Länder abhängig ist. Beispielhaft soll an dieser Stelle das Engagement des Landes Rheinland-Pfalz genannt werden, das die Notwendigkeiten geradezu visionär erkannte und äußerst frühzeitig mit der Bildung von Netzwerken auf den Wandel reagierte, wie z.B. mit Einrichtung von Notfallmedizinischen Zentren (NZ) und der Implementierung des Sonderalarms »Rettungsdienst« bei Großschadenslagen, dem Aufbau eines flächendeckenden Arzneimitteldepots und der bedarfsweisen Nutzung von Schulen zur Einrichtung von größeren Behandlungsplätzen sowie der Aufstellung einer SEG ABC-Schutz und Task Force-Einheiten SAN/Betreuung, um nur sechs der zahlreichen und innovativen Aktivitäten zu nennen. Vor diesem Hintergrund ist es von elementarer Bedeutung, die taktischen Möglichkeiten zu kennen, ein angemessenes Ressourcenmanagement bei Großeinsätzen und Katastrophen zu betreiben, ohne das eine effiziente Gefahrenabwehr nicht plan- und durchführbar ist. Neben der Ausbildung und den zur Verfügung stehenden Ressourcen und Kräften ist die taktische Einsatzführung der vierte Grundbaustein im komplexen System der adäquaten Abwehr von Gefahren.

10.1.1 Notfall-, Katastrophen-, Krisenmanagement, Zivilschutz

Die Gefahrenabwehr bzw. das Krisenmanagement ist organisatorisch in zwei Bereiche zu unterteilen, nämlich in Einsätze im Inland und in Einsätze im Ausland. Die Rahmenbedingungen bei Inlandseinsätzen sind vollkommen anders gestaltet als im Ausland. Einsätze im Inland, also innerhalb der Staatsgrenzen der Bundesrepublik Deutschland, sind vornehmlich durch die föderalistische Aufgabenverteilung des Staates geprägt. Hier findet sich eine Vielzahl von Aufgabenträgern und Kompetenzbereichen, die sowohl in der alltäglichen Gefahrenabwehr als auch in dem komplexen System des Krisenmanagements in ein Gesamtsystem integriert und miteinander koordiniert werden müssen.

▶ Krisenmanagement

Unter dem seit einigen Jahren neu geprägten Begriff »Krisenmanagement« sind alle Bereiche der polizeilichen und nichtpolizeilichen Gefahrenabwehr, eingebunden in ein dichtes Netzwerk, zu verstehen. Darunter fallen im Rahmen der nichtpolizeilichen Gefahrenabwehr neben Einsätzen im Alltag ebenso der Bevölkerungs-, Zivil- und Katastrophenschutz als Einsatzinstrument im Verteidigungs- und Katastrophenfall.

Teile des Krisenmanagements von Bund und Ländern sind das Risiko-, Ressourcen- und Informationsmanagement sowie damit verbunden der Warndienst, das deutsche Notfallvorsorge-Informationssystem und das Gemeinsame Melde- und Lagezentrum (GMLZ) von Bund und Ländern im Bundesamt für Bevölkerungsschutz und Katastrophenhilfe (BBK). Im Rahmen des Risikomanagements werden Risiken abgeschätzt und davon ausgehend Abwehr- und Vorsorgemaßnahmen entwickelt. Beim Ressourcenmanagement handelt sich um die taktische Vorhaltung von Regel- als auch Mangelressourcen und im Bedarfsfall um deren wirkungsvollen Einsatz. Mit dem Krisenmanagement trägt der Bund der Forderung nach einer verstärkten Kooperation zwischen Bund und Ländern im Rahmen der »Neuen Strategie zum Schutz der Bevölkerung in Deutschland«, insbesondere nach der veränderten Bedrohungs- und Gefahrenlage im Zuge der Terroranschläge vom 11. September 2001 in New York und Washington (USA), angemessen Rechnung. Wie notwendig eine verstärkte Zusammenarbeit zwischen Bund und Ländern ist, machten auch die Terroranschläge vom 11.3.2004 in Madrid/Spanien und vom 7.7.2005 in London/Großbritannien sowie die vereitelten Terroranschläge auf den englischen und den transatlantischen Luftverkehr, ausgehend vom Londener Verkehrsflughafen Heathrow/Großbritannien am 10.8.2006, deutlich. Aber auch die zurückliegenden Hochwasserkatastrophen an der Oder und an der Elbe haben gezeigt, dass eine enge Kooperation zwischen Bund und Ländern, aber auch innerhalb der Länder, dringend geboten ist. Im Rahmen der im Grundgesetz für die Bundesrepublik Deutschland festgelegten föderativen Strukturen tritt der Bund als Serviceleister für die Länder auf, die vom Bund zur Verfügung gestellte Leistungen im Katastrophenschutz und in der Gefahrenabwehr nutzen können. Damit ist eine länderübergreifende und bundesweite Kooperation möglich, ohne die eine Gefahrenabwehr, insbesondere bei großflächigen Bedrohungs- und Gefahrenlagen, undenkbar ist.

Neben der Gefahr von Terroranschlägen hat auch der Klimawechsel deutlich gemacht, dass erhebliche Gefahren durch sich verstärkende Naturkatastrophen bestehen. Und nicht zuletzt ist auch der zunehmenden Spezialisierung in der Industrie angemessen Rechnung zu tragen, da bei aller Sicherheitstechnik Störfälle nicht auszuschließen sind. Neben Tschernobyl 1987 haben auch Unfälle in der chemischen Industrie sowohl in der Schweiz als auch in Deutschland deutlich gemacht, dass ein Gefahrenpotenzial besteht.

▶ Schnell-Einsatz-Gruppen

Zur Versorgung einer größeren Anzahl von Betroffenen und Verletzten unterhalb der Katastrophenschwelle wurde Anfang und Mitte der 1980er Jahre die Einrichtung von mobilen Einheiten zur Verstärkung des regulären Rettungsdienstes betrieben. Entsprechend ihrem Aufgabenschwerpunkt wurden diese Einheiten als Schnell-Einsatz-Gruppen oder Sonder-Einsatz-Gruppen (SEG) bezeichnet, wobei sich der erste Begriff durchgesetzt hat und inzwischen zur Fachterminologie im Krisenmanagement gehört. Aus der Literatur geht hervor, dass die erste SEG bereits 1979 in Dortmund aufgestellt und kontinuierlich optimiert wurde. In den Großstädten und Landkreisen gibt es für eine Vielzahl unterschiedlicher Aufgaben verschiedene SEG'en, wie beispielsweise:

- Betreuung/Betreuungsdienst,
- Höhenrettung,
- Rettung/Rettungsdienst,
- Sanität/Sanitätsdienst,
- Technik,
- Versorgung,
- Wasserrettung.

Die SEG'en sind mit Spezialisten und ihrem Aufgabengebiet entsprechend mit Gerätschaften und Material ausgestattet, das in den jeweiligen Fachgebieten ein bereites Einsatzspektrum abdeckt. Organisiert sind die SEG'en nach dem Prinzip der Freiwilligen Feuerwehr, d.h. das Personal wird über die nächste Leitstelle durch Funkalarmmeldeempfänger alarmiert und rückt i.d.R. in die Unterkunft ein. Dort sind diese Einheiten innerhalb kürzester Zeit einsatzklar und können entweder modular oder im gesamten Zug ausrücken. Demzufolge sind die Freiwilligen Feuerwehren eigentlich die ältesten SEG'en. Es besteht auch die Möglichkeit, dass einige Helfer der SEG mit dem Privatfahrzeug direkt zur Einsatzstelle kommen, wenn sie dadurch schneller vor Ort sind, als mit den Einsatzfahrzeugen von der Unterkunft aus. Jedoch sollte dieses Vorgehen, das ohnehin nur nach vorheriger Festlegung durch die Einsatzleitung erfolgt, eine absolute Ausnahme bleiben, da das Sammeln von Helfern direkt an der Einsatzstelle zu organisatorischen Problemen führen kann.

▶ Task-Force-Einheiten

Neue Herausforderungen in der Gefahrenabwehr und Veränderungen in der Struktur des Zivilschutzes erfordern neue Konzepte zur Bewältigung von Großschadenslagen. Die geplanten Umstrukturierungen vom so genannten »Gießkannenprinzip« zu wenigen, hochspezialisierten Einheiten und damit verbundenen Reduzierungsmaßnahmen des Bundes im Zivilschutz nehmen die für den Katastrophenschutz zuständigen Länder immer mehr in die Pflicht. Parallel zu den Kürzungen des Bundes besteht jedoch eine latente Bedrohungs- und Gefahrenlage, wie z.B. die Bombenfunde, u.a. in Koblenz im Sommer 2006, deutlich gezeigt haben. Vor diesem Hintergrund können die neuen Herausforderungen nur im Zusammenschluss bewältigt werden. Das Land Rheinland-Pfalz sieht die adäquate Umsetzung der neuen Strukturen und Konzepte nur in einem Verbundsystem von Bund, Land, Kommunen und Hilfsorganisationen. Entsprechend dem Landes Brand- und Katastrophenschutz-Gesetz (LBKG) ergab sich für das Land Rheinland-Pfalz die Notwendigkeit, überregional aufgestellte, zentrale Einheiten und Ausrüstung für den Katastrophenfall vorzuhalten, woraus ein autark arbeitendes, landesweites Hilfeleistungssystem entstanden ist. Zwar sehen auch andere Bundesländer die Einrichtung solcher Einheiten vor, doch gehörte Rheinland-Pfalz im Jahr 2006 zu den ersten, die diese Konzepte umgesetzt haben. Rechtliche Grundlage für die Aufstellung der zentralen Einheiten (Task Force) ist der § 6 Nr. 6 LBKG Rheinland-Pfalz, in dem es heißt: »Das Land hat [...] für den Katastrophenschutz zusätzliche Ausrüstung stützpunktartig bereitzuhalten, soweit dies über die Aufgaben der Landkreise und kreisfreien Städte hinausgeht«. Der Rahmen-, Alarm- und Einsatz-Plan (RAEP) »Gesundheit« des Landes Rheinland-Pfalz ergänzt das LBKG. Ein weiterer Mosaikstein in der Gefahrenabwehr des Landes Rheinland-Pfalz ist der »Sonderalarm Rettungsdienst«, der wiederum den RAEP »Gesundheit« bei außergewöhnlich großen Schadenslagen ergänzt. Außerdem beruht der Sonderalarm Rettungsdienst auf dem gleichen Einsatzkonzept wie der Regelrettungsdienst, in das auch die zentralen KatS-Einheiten des Landes eingebunden sind.

Ziele der zentralen Einheiten in Rheinland-Pfalz sind,

- den Anforderungen des Landes Rheinland-Pfalz an überregional operierende KatS-Einheiten adäquat Rechnung zutragen,
- im Großschadensfall bestehende, örtliche Einheiten (SEG'en) in der sogenannten zweiten Welle, wenn die regionalen Kapazitäten nicht ausreichen bzw. ausgeschöpft sind, zu ergänzen und zu erweitern,
- den Auftrag selbstständig zu erfüllen, d.h. »taktische Einheit« im Katastrophenschutz.

Zentrale Einheiten des Landes Rheinland-Pfalz sind:

- Trier-Irsch (MHD)
- Höhr-Grenzhausen (JUH-Landesverband)
- Mainz (DRK-Leitungsgruppe)
- Südpfalz (ASB)
- Sprendlingen (DRK-Landesverband, Hilfszugabteilung III), in Planung.

Darüber hinaus plant der Bund im Rahmen seines Zuständigkeitsbereichs für den Zivilschutz die Aufstellung von bundesweit 53 medizinischen Task Forces, wovon beispielsweise 3 in Rheinland-Pfalz stationiert werden sollen und zwar in den Regionen:

- Nord (Großraum entlang der ICE-Strecke),
- Mitte (Großraum um den Flughafen Hahn),
- Süd (Großraum Pfalz).

▶ Katastrophen- und Zivilschutz

Der Katastrophen- sowie der Brandschutz und der Rettungsdienst sind im Rahmen der föderativen Aufgabenverteilung der Bundesrepublik Deutschland hoheitliche Aufgaben der Bundesländer, während der Schutz der Zivilbevölkerung im Verteidigungsfall dem Bund mit dem Zivilschutz untersteht. Während die Länder jeweils eigene Gesetze (Katastrophenschutz-, Brandschutz- und Rettungsdienstgesetze) zur Regelung der Aufgaben und Kompetenzen auf ihrem Staatsgebiet erlassen, regelt das Zivilschutzgesetz (ZSG) den Schutz der Zivilbevölkerung im Spannungs- und Verteidigungsfall auf Bundesebene. Das Gleiche gilt für den Bereich der Polizei, die mit Ausnahme bundespolizeilicher Aufgaben auch Ländersache ist, d.h. neben den 16 Polizeigesetzen der Länder kommt noch das Bundespolizeigesetz (BPOLG) auf Bundesebene hinzu. Zusätzlich zu den von den Ländern, Landkreisen, Kommunen und Hilfsorganisationen vorgehaltenen Potenzialen können die Länder auf Einheiten und Einrichtungen des Bundes zurückgreifen, die dieser im Rahmen des Zivilschutzes (erweiterter Katastrophenschutz) den Ländern zur Verfügung gestellt hat.

Im Katastrophenschutz und der Gefahrenabwehr mitwirkende Organisationen sind:

- Arbeiter-Samariter-Bund
- Deutsches Rotes Kreuz
- Deutsche Lebens-Rettungs-Gesellschaft
- Feuerwehren (Freiwillige, Berufs-, Flughafen- und Werkfeuerwehren)
- Johanniter-Unfall-Hilfe
- Malteser Hilfsdienst
- Technisches Hilfswerk.

Darüber hinaus ergänzen Regie-Einheiten die Hilfsorganisationen. Es handelt sich dabei um Einheiten der Katastrophenschutzbehörde, die Aufgaben erfüllen, die von den Hilfsorganisationen nicht wahrgenommen werden.

Fachdienste im Katastrophenschutz sind:

- ABC-Dienst
- Bergungsdienst
- Betreuungsdienst
- Brandschutzdienst
- Fernmeldedienst
- Instandsetzungsdienst
- Sanitätsdienst
- Versorgungsdienst
- Veterinärdienst.

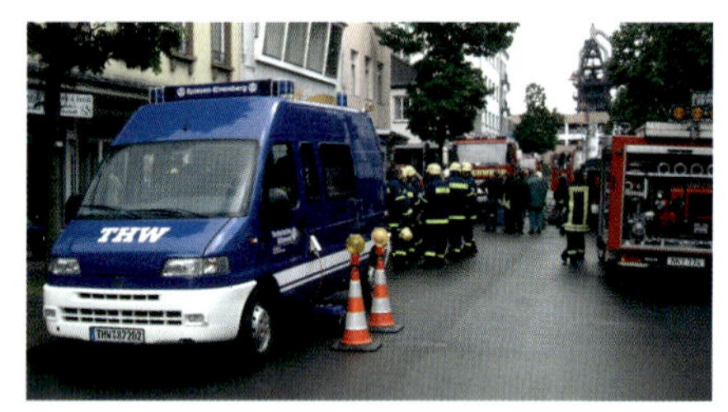

Abb. 1 ▶ Einsatz von Einheiten des Katastrophenschutzes, hier von THW und Feuerwehr

Die Einheiten und Einrichtungen des Katastrophenschutzes sind so strukturiert, dass sie auch in Teilen in kürzester Zeit für die alltägliche Gefahrenabwehr eingesetzt werden können. Nach dem Ende des »Kalten Krieges« zu Beginn der 1990er Jahre wurden flexible Einsatzeinheiten innerhalb der Züge geschaffen, die im Notfallmanagement und zur Gefahrenabwehr schnell und wirkungsvoll zum Einsatz kommen. Umfang und Gliederung der Züge und Einsatzeinheiten sind für alle Katastrophenschutz-Organisationen im Stärke- und Ausstattungs-Nachweis (STAN) verbindlich festgelegt.

▶ Zivilschutz im Katastrophenschutz

Die Einbeziehung des Katastrophenschutzes (friedensmäßige Gefahrenabwehr) in den Zivilschutz (Bevölkerungsschutz im Verteidigungsfall) ist im § 11 des ZSG geregelt. Danach nehmen Einheiten und Einrichtungen des Katastrophenschutzes Aufgaben zum Schutz der Bevölkerung vor besonderen Gefahren und Schäden im Verteidigungsfall wahr. Dazu werden sie durch den Bund ergänzend ausgestattet und ausgebildet. Die Hilfsorganisationen und Feuerwehren werden von der Bundesanstalt Technisches Hilfswerk bei der Wahrnehmung der Aufgaben unterstützt.

▶ Task Force / Spezialeinheit

Im Zuge der Terroranschläge vom 11. September 2001 und der damit schlagartig veränderten Bedrohungs- und Gefahrenlage wurde der Einsatz einer Task Force zur Gefahrenabwehr verstärkt diskutiert. Derzeit gestaltet sich der Einsatz von Spezialkräften so, dass im Bedarfsfall speziell ausgebildete Einsatzkräfte in Regeleinheiten des Katastrophenschutzes bereitstehen, die dann in Schadensgebiete entsendet werden, wie beispielsweise die analytische Task Force (ATF) der Berufsfeuerwehr Hamburg mit einem Fernerkundungssystem in einem ABC-Erkundungskraftwagen (ABC-ErkKw) des Bundes. Eine Spezialeinheit für den Zivil- und Katastrophenschutz, vergleichbar der BPOLGSG 9 (polizeiliche Gefahrenabwehr), gibt es allerdings nicht.

www.zivilschutz-online.de

10.1.2 Bundesanstalt Technisches Hilfswerk

Das THW ist seit Anfang der 1950er Jahre die Hilfsorganisation des Bundes für den Zivil- und erweiterten Katastrophenschutz sowie für die internationale Katastrophenhilfe und für humanitäre Auslandseinsätze. Mit dem Technischen Hilfswerk verfügt die Bundesrepublik Deutschland im Geschäftsbereich des Bundesministeriums des Innern über eine eigene, multifunktionelle Hilfsorganisation auf dem technischen Sektor. Das THW ist neben der Leitung in Bonn-Bad Godesberg in 8 Landesverbände, 668 Ortsverbände, 66 Geschäftsstellen, 1 Logistikzentrum sowie in 2 Schulungszentren in Neuhausen a.d.F. (Baden-Württemberg) und Hoya (Niedersachsen) gegliedert. Im Technischen Hilfswerk sind rund 80.000 Helferinnen und Helfer engagiert, wobei die Frauenquote bei 7% liegt. Das Technische Hilfswerk besteht zu über 99% aus ehrenamtlichen Kräften. Lediglich einige Leitungs-, Verwaltungs- und Bürokräfte sind neben- bzw. hauptamtlich für das THW tätig. Diese haben aber lediglich einen Anteil von knapp 1% des Personalstandes.

Die Finanzierung des Technischen Hilfswerks erfolgt über das BMI, das die Fahrzeuge und Ausrüstung beschafft sowie u.a. die Ausbildung des Personals und die Unterkünfte bezahlt. Im THW-Helferrechtsgesetz (THW-HelferrechtsG) sind die Rechte und Pflichten, darunter Freistellung für Einsätze, der Helferinnen und Helfer der Bundesanstalt THW geregelt. Seit Gründung des THW steht dieses auch den Ländern für die Gefahrenabwehr bzw. Katastrophenbekämpfung zur Verfügung. Wie aus zahlreichen Presseerklärungen des Bundesinnenministeriums hervorgeht, wurden bereits seit 1998 die Haushaltsmittel für das THW um 40% erhöht, was für die Notwendigkeit einer optimal ausgestatteten und ausgebildeten Hilfsorganisation im technischen Bereich spricht. Jährlich werden durch das Technische Hilfswerk bundesweit mehr als 16.000 Einsätze absolviert.

▶ Technischer Zug und Fachgruppen

Beim THW ist die Basiskomponente der technische Zug, bestehend aus dem Zugtrupp (ZTr) mit einem Mannschaftstransportwagen (MTW), in dem sich eine umfangreiche Ausstattung befindet, und der gleichzeitig auch als Zugtruppkraftwagen (ZTrKw) (vgl. ELW I) und der 1. und 2. Bergungsgruppe (B 1/B 2) dient. Diese verfügen jeweils über einen Gerätekraftwagen (GKW I/GKW II) sowie einen Anhänger. Die Landkreise haben die technischen Züge des THW auch in die Gefahrenabwehr unterhalb der Katastrophenschwelle im Rahmen einer SEG Technik eingebunden. Jeder Ortsverband hat einen technischen Zug, dem mindestens eine Fachgruppe angegliedert ist. Es gibt folgende angegliederte Fachgruppen:

- Beleuchtung,
- Brückenbau,
- Elektroversorgung,
- Infrastruktur,
- Ölschaden,
- biologische Ortung,
- technische Ortung,
- Räumen,
- Wasserschaden,
- Trinkwasserversorgung.

Diese Fachgruppen verfügen über umfangreiche Spezialausstattungen und entsprechende Fahrzeuge, die die regionalen Erfordernisse berücksichtigen. Darüber hinaus verfügt das Technische Hilfswerk über selbstständige Fachgruppen, die nicht dem technischen Zug angegliedert sind:

- Führung und Kommunikation,
- Logistik.

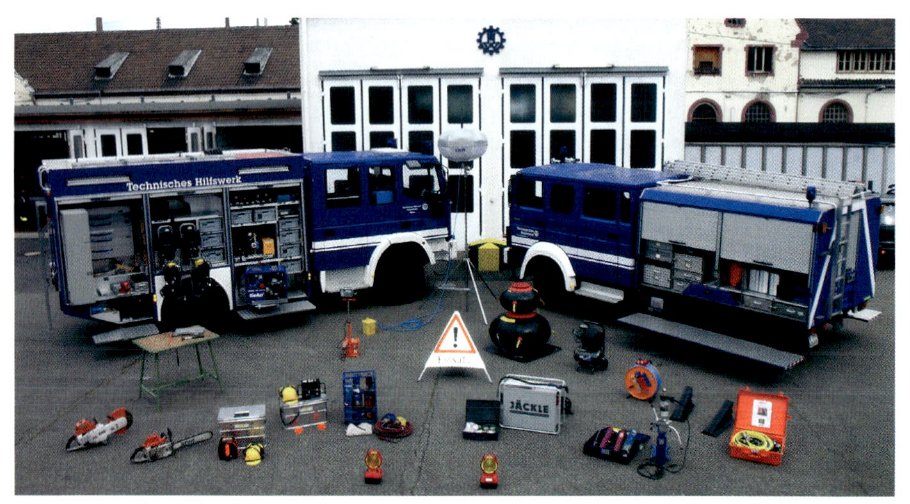

Abb. 2 ▶ Technischer Zug als Basiskomponente beim THW; hier der GKW I + II, dazu gehört außerdem ein MTW als Zugtruppfahrzeug; THW Ortsgruppe Mainz

▶ Einsatzpotenzial

Bundesweit verfügt das Technische Hilfswerk derzeit über 3155 Einsatzeinheiten, die sich aus 727 Zugtrupps, 1433 Bergungsgruppen und 995 Fachgruppen zusammensetzen. Zur Erfüllung der vielfältigen Einsatzaufträge verfügt das THW über umfangreiche Ressourcen im technischen Bereich, unter anderem stehen über 5500 Fahrzeuge und rund 2900 Anhänger verschiedener Typen zur Verfügung. Wie dem Jahresbericht 2004 des Technischen Hilfswerks zu entnehmen ist, weist der Bestand neben den 948 Mannschaftstransportwagen (MTW), 879 Gerätekraftwagen (GKW I und II), 63 Mehrzweckkraftwagen (MzKW) noch 2821 Lastkraftwagen, 2330 Anhänger, 480 Notstromaggregate auf Anhängern, 401 Personenkraftwagen, 204 Fahrzeuge der FG Führung und Kommunikation (Führungskraftwagen FüKW, Führungskommandowagen FükomKW, Fernmeldekraftwagen FmKW), 129 Radlader, 57 Großpumpen auf Anhängern sowie 153 sonstige Fahrzeuge auf, zu denen Mannschaftslastwagen (MLW I, II und III), Geländekraftwagen (GlKW), Amphibienfahrzeuge und Kräder (geländegängige Motorräder) gehören. Die Fahrzeuge werden durch Anhänger mit Notstromaggregaten, Feldkochherden und Booten etc. ergänzt.

Mit der Ausnahme von Hubschraubern und großen Booten verfügt das Technische Hilfswerk neben Bundeswehr, Bundespolizei und Bereitschaftspolizeien der Länder über eine ganze Palette von Mangelressourcen, die inbesondere bei Katastrophen und Einsätzen außerhalb der alltäglichen Routine wertvolle und geradezu unverzichtbare Dienste leisten. Vor diesem Hintergrund ist es im letzten Jahrzehnt zu einer engeren Verzahnung zwischen Technischem Hilfswerk und Feuerwehr gekommen, um die Einsatzressourcen optimal nutzen zu können. Damit ist auch die Einbindung des THW in die Gefahrenabwehr im Rahmen der SEG Technik verbunden. Darüber hinaus besteht seit 2005 eine Allianz zwischen dem Technischen Hilfswerk und der Johanniter-Unfall-Hilfe e.V., womit eine weitere Optimierung der Kooperation in der fachdienstübergreifenden Katastrophenbewältigung erreicht wurde.

www.thw.de

10.1.3 Feuerwehr

Im Jahr 1851 wurde in Berlin die erste Berufsfeuerwehr Deutschlands gegründet und hat sich mit 3900 Beamten bei der Berufsfeuerwehr sowie 2400 Angehörigen in der Freiwilligen Feuerwehr und der Jugendwehr zur größten Feuerwehr in der Bundesrepublik entwickelt. Nach der Berliner Feuerwehr gründeten sich in den Folgejahren sowohl in städtischen als auch in ländlichen Regionen zunehmend Freiwillige Feuerwehren.

Aus der Feuerwehr, die ursprünglich gegründet wurde, um Brände zu bekämpfen, ist längst ein hochspezialisierter und multifunktioneller Fachdienst geworden, der im Katastrophenschutz unter die Bezeichnung »Brandschutz« fällt. Sie hat sowohl im alltäglichen Einsatzgeschehen als auch bei Katastrophen vielfältige Aufgaben. Neben der Brandbekämpfung, die heute im Mittel nur noch 20% des Einsatzaufkommens ausmachen, umfasst das moderne Einsatzspektrum der Feuerwehren die technische Hilfeleistung, Einsätze im Umweltschutz und Gefahrengut, ABC-Schutz und Wasserrettung/Taucherstaffel,

Höhenrettung und Tierrettung sowie Rettungsdienst und Krankentransport. Entsprechend ihrer Struktur sind die Feuerwehren wie folgt untergliedert:

- Freiwillige Feuerwehren,
- Berufsfeuerwehren,
- Werkfeuerwehren,
- Betriebsfeuerwehren,
- Flughafenfeuerwehren.

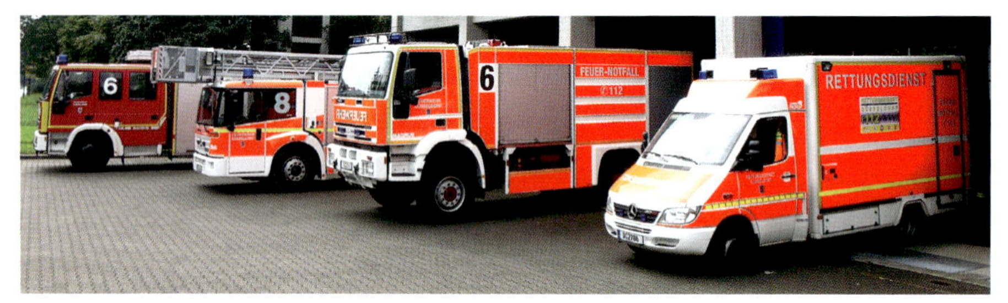

Abb. 3 ▶ Löschzug der BF Düsseldorf als Basiskomponente für die Brandbekämpfung

Mit über 1,3 Mio. Angehörigen ist die Feuerwehr die größte Organisation in der Gefahrenabwehr bzw. im Katastrophenschutz in der Bundesrepublik. Pro Jahr werden durchschnittlich 3,5 Mio. Einsätze von den Feuerwehren bewältigt. Die Feuerwehren werden über den Deutschen Feuerwehr-Verband (DFV) als Dachorganisation gebündelt und in der Öffentlichkeit vertreten. Darüber hinaus gibt es Landesfeuerwehrverbände und Fördervereine sowie regionale und überregionale Arbeitsgemeinschaften innerhalb der Feuerwehren. Die Arbeitsgemeinschaft der Leiter der Berufsfeuerwehren der Bundesrepublik Deutschland (AGBF) beschäftigt sich mit Grundsatzfragen, Ausbildung, Technik sowie vorbeugendem Brand- und Gefahrenschutz.

▶ Lösch- und Rüstzug

Bei den Feuerwehren bilden der Lösch- und Rüstzug die Basiskomponenten. Der Löschzug besteht bei den rund 100 deutschen Berufsfeuerwehren aus dem Tanklöschfahrzeug in unterschiedlichen Ausführungen, dem Löschgruppenfahrzeug in unterschiedlichen Ausführungen und der Drehleiter, zumeist als DL 23-12 K. Das Löschgruppenfahrzeug wird bei einigen Feuerwehren durch ein Hilfeleistungslöschfahrzeug (HLF) bzw. Löschhilfeleistungsfahrzeug (LHF) in unterschiedlichen Ausführungen ersetzt. Je nach Berufsfeuerwehr werden Lösch- bzw. Rüstzug durch einen ELW I und/oder durch einen Rettungswagen zum Eigenschutz (nicht im regulären Rettungsdienst eingesetzt) ergänzt. Weitere Spezialfahrzeuge, wie z.B. Großtank- und Turbolöschfahrzeuge sowie Trockentanklöschfahrzeuge (TroTLF) und Trockenlöschfahrzeuge (TroLF), ergänzen die Ausstattung im Brandschutz der größeren Feuerwehren.

Der Rüstzug besteht aus einem Vorausrüstfahrzeug und einem Rüstwagen in unterschiedlichen Ausführungen. Ergänzt wird der Rüstzug zum Beispiel durch ein Hilfsleistungslöschfahrzeug bzw. Löschhilfeleistungsfahrzeug, ebenfalls in unterschiedlichen

Ausführungen und durch einen Kranwagen sowie eine Drehleiter, die sowohl zur Ausleuchtung als auch zur Sicherung eingesetzt werden kann.

Zur Aufrechterhaltung der Einsatzfähigkeit stehen bei den Feuerwehren auch Gerätewagen und Instandsetzungswagen zur Verfügung.

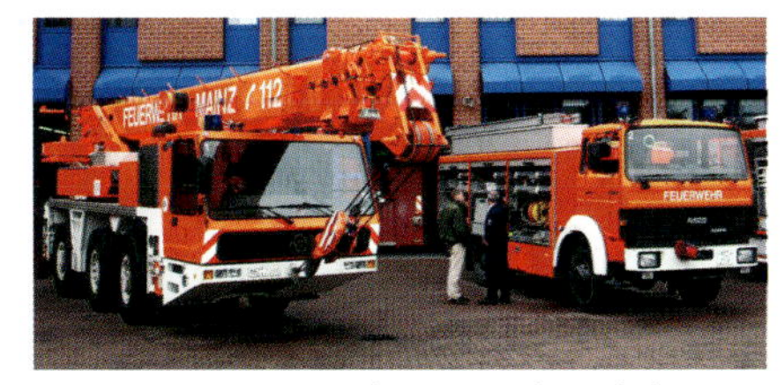

Abb. 4 ▶ Feuerwehr-Kran als Teil des Rüstzugs der BF Kaiserslautern

Die kleineren Freiwilligen Feuerwehren bilden mit den ihnen zur Verfügung stehen Fahrzeugen den Lösch- bzw. Rüstzug. In der Regel werden kleine Feuerwehren von Stützpunktfeuerwehren unterstützt.

▶ Spezialfahrzeuge

Eine spezielle Komponente stellt der Gefahrstoffzug (GSZ) dar, der für außergewöhnliche Unfälle, vornehmlich mit Chemikalien, sowohl aus Lösch- und Rüstfahrzeugen besteht. Hinzu kommen noch Spezialfahrzeuge wie z.B. der Gerätewagen Atemschutz (GW-A) und der Gerätewagen Strahlenschutz (GW-S).

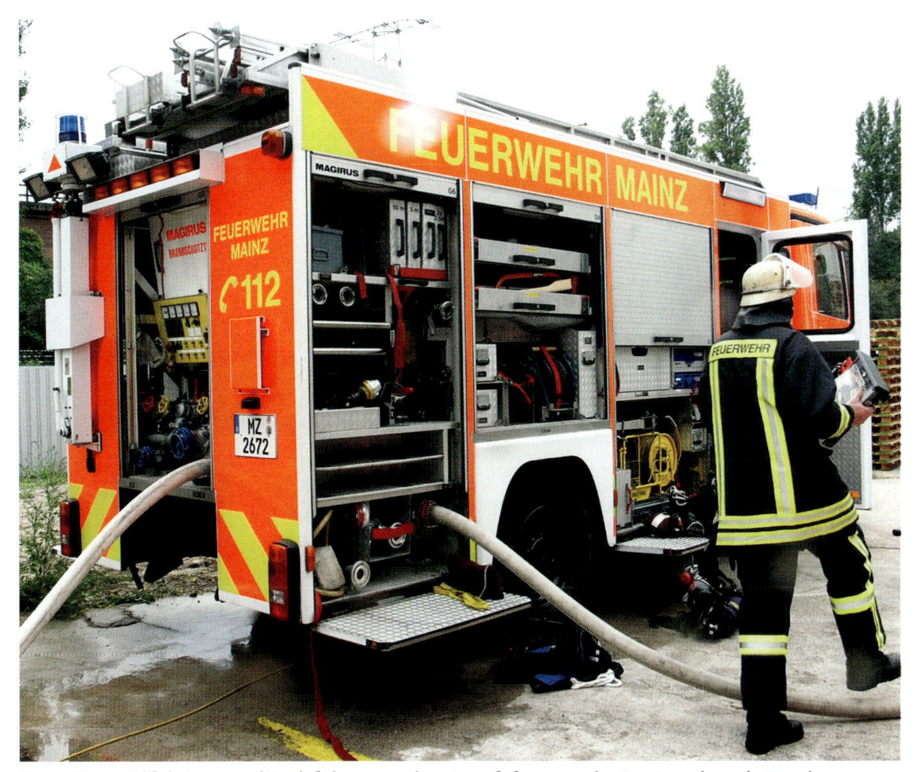

Abb. 5 ▶ Hilfeleistungslöschfahrzeug der Berufsfeuerwehr Mainz, das als Dual-Use-Fahrzeug sowohl für die Brandbekämpfung als auch für die technische Rettung/Hilfeleistung konzipiert ist

Darüber hinaus verfügen die Werkfeuerwehren größerer Betriebe über Spezial- und Universallöschfahrzeuge, die auf deren Aufgabenschwerpunkt ausgerichtet sind, wie beispielsweise zur Bekämpfung von Störfällen in Chemiefabriken.

Gleiches gilt für die Flughafenfeuerwehren der Großflughäfen, die über große Flugfeldlöschfahrzeuge und Großtanklöschfahrzeuge verfügen. Diese sind wie die Fahrzeuge der Werkfeuerwehren in der Anschaffung noch wesentlich teuerer als die herkömmlichen Lösch- und Rüstfahrzeuge.

Viele Feuerwehren halten Abrollbehälter mit speziellem Equipment vor, die je nach Bedarf von einem Lkw, einem Wechselladerfahrzeug aufgenommen werden können. Mit der Anschaffung der Aufbauten mit dem entsprechenden Equipment entfällt die teuere Beschaffung mehrerer Spezialfahrzeuge. Allerdings trifft dies nicht auf Lösch- und Rüstwagen zu, sondern beschränkt sich auf die spezielle Ausstattung, die nicht im alltäglichen Einsatzgeschehen benötigt wird. Beispielhaft seien hier der ELW III, die SEG Rettungsdienst und Technik sowie der Umweltschutz und die Höhenrettung genannt.

Im Rahmen des erweiterten Katastrophenschutzes (Zivilschutz) stehen im Fachdienst »Brandschutz« vom Bund beschaffte Löschgruppenfahrzeuge Typ LF 16-TS und Schlauchwagen 2000 (SW 2000) bei den Feuerwehren zur Verfügung, die im alltäglichen Einsatzgeschehen die Ausstattung der Kommunen, Landkreise und Bundesländer ergänzen. Darüber hinaus sind gerade die Feuerwehren im ABC-Schutz engagiert und verfügen daher über vom Bund beschaffte ABC-Erkundungskraftwagen (ABC-ErkKW) und ABC-Züge mit Führungskraftwagen (FüKW) und Dekontaminationsmehrzweckfahrzeugen (DMF).

▶ Einsatzdisposition

Der Einsatz der Fahrzeuge erfolgt einsatzabhängig und ist durch Alarm- und Ausrückeordnungen geregelt. Je nach Einsatzstichwort schlägt der Einsatzleitrechner die entsprechenden Fahrzeuge vor. Bei kleineren FF werden die entsprechenden Ortswehren und bei Bedarf Fahrzeuge der Stützpunktfeuerwehr vorgeschlagen und eingesetzt. Kleinere Ortswehren können, sofern sie sich in der Nähe größerer Städte befinden, auch von benachbarten Berufsfeuerwehren regelmäßig durch die AAO unterstützt werden.

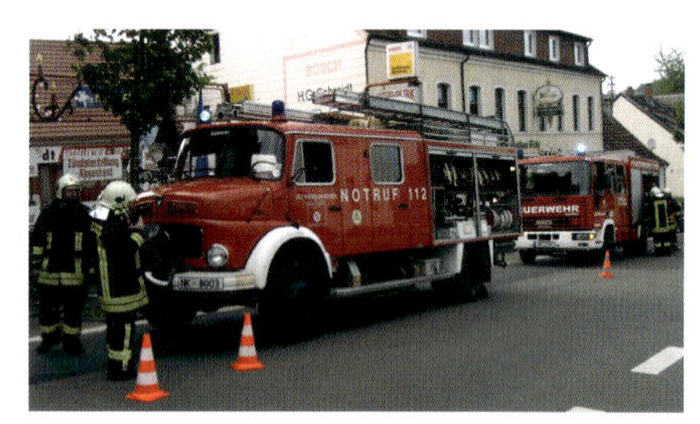

Abb. 6 ▶ Vom Bund im Rahmen des erweiterten Katastrophenschutzes (Zivilschutz) beschafftes Löschgruppenfahrzeug LF 16-TS

Grundsätzlich gilt selbstverständlich: Zur Bekämpfung größerer Brände, Schadenslagen und Katastrophenfälle arbeiten alle Feuerwehren zusammen, d.h. dass das Potenzial der Werk- und Flughafenfeuerwehren auch zur Gefahrenabwehr außerhalb von Betrieben und Flughäfen eingesetzt werden kann. Umgekehrt gilt, dass die Freiwilligen und/oder Berufsfeuerwehren die Werk- und Flughafenfeuerwehren unterstützen.

www.dfv.de

10.1.4 Hilfsorganisationen

Die Hilfsorganisationen verfügen über eine Vielzahl von teilweise unterschiedlichen Fahrzeugen, die hauptsächlich im Sanitäts- und Betreuungsdienst eingesetzt werden. Neben von Bund und Land beschafften Fahrzeugen finden sich eine ganze Reihe von in Eigenleistung umgebauten ehemaligen Rettungsdienst-, Feuerwehr- und Polizeifahrzeugen in den Hilfsorganisationen. So sind neben Krankenkraft- und Betreuungswagen auch Führungsfahrzeuge und Technikfahrzeuge den Flotten zugehörig, die sowohl im alltäglichen Einsatzgeschehen als auch für Katastrophenfälle bereitstehen. Allerdings muss hier sehr deutlich angemerkt werden, dass die Fahrzeuge und das Material z.T. extrem veraltet sind, da der Bund in den 1990er Jahren die Finanzierung stetig zurückgefahren hat, die von den Ländern, Landkreisen und vor allem durch die Hilfsorganisationen nicht komplett aufgefangen werden kann.

Neben dem Katastrophenschutz stehen die Hilfsorganisationen im Rahmen von SEG'en und Einsatzeinheiten im Bereich des Rettungs-, Sanitäts- und Betreuungsdienstes, innerhalb kürzester Zeit zur Verfügung. Technische Vorhaltungen sind in den Hilfsorganisationen zum Aufbau eigener Strukturen und zum Unterhalt der eigenen Fachdienste vorgesehen, wie beispielsweise Gerätekraft-, Instandsetzungs- und Fernmeldewagen sowie Notstromaggregate. Insbesondere Gerätekraftwagen sind bei den Schnell-Einsatz-Gruppen und Einsatzeinheiten für die Einsatzdurchführung unerlässlich. Entgegen der standardisierten Fahrzeuge von Feuerwehr und Technischem Hilfswerk existieren bei den SEG'en Technik der Sanitätsorganisationen Modelle, die in Eigenleistung entsprechend den individuellen Anforderungen umgebaut und ausgestattet wurden.

Eine Besonderheit ist der standardisierte DRK-Hilfszug, der eine längere Vorlaufzeit als die Schnell-Einsatz-Gruppen und Einsatzeinheiten hat und deshalb erst in der zweiten oder dritten Welle bei Großschadenslagen oder Katastrophenfällen, wie z.B. bei der Flutkatastrophe 2002, eingesetzt wird.

10.1.5 DRK-Hilfszug

Das DRK verfügt mit einer Zentralabteilung und acht dezentralisierten Abteilungen, die den DRK-Hilfszug bilden, über ein überregionales Einsatzinstrument für Großveranstaltungen und Katastrophenfälle im In- und Ausland, mit dem insgesamt 10.000 Personen betreut werden können. Aufgrund der hohen Bevölkerungsdichte, befinden sich in Nordrhein-Westfalen zwei Hilfszugabteilungen (HZA) und die Hilfszug-Zentralabteilung. In den neuen Bundesländern gibt es keine HZA, da sich auch die Landesverbände finanziell an den Standorten beteiligen müssen, was einigen Verbänden nicht möglich ist.

Mit Ausnahme der HZ-Zentralabteilung, die direkt dem DRK-Präsidium in Berlin untersteht, sind die HZA den jeweiligen DRK-Landesverbänden unterstellt. Neben der Hilfszugzentralabteilung in Meckenheim-Merl bei Bonn sind die HZA in folgenden DRK-Landesverbänden stationiert:

- Baden-Württemberg: HZA II Kirchheim/Teck (bei Stuttgart)
- Rheinland-Pfalz: HZA III Sprendlingen (bei Mainz)

▶ Westfalen-Lippe:	HZA IV	Nottuln (Kreis Coesfeld)
▶ Hessen:	HZA V	Fritzlar (Nordhessen)
▶ Nordrhein:	HZA VI	Güddrath (bei Düsseldorf)
▶ Schleswig-Holstein:	HZA VII	Raisdorf (bei Kiel)
▶ Niedersachsen:	HZA VIII	Hannover-Misburg
▶ Hamburg:	HZA IX	Hansestadt Hamburg

Nachdem der DRK-Landesverband Sachsen seine Abteilung zurückgegeben hat und diese nicht wieder eingerichtet wurde, existieren nur noch acht HZA. Das BRK hatte seine Landesreserve (vgl. HZA) in Baar-Ebenhausen nahe Ingolstadt Anfang September 2001 aufgelöst, da eine zentrale Vorhaltung für den Freistaat Bayern vor dem 11. September 2001 als nicht mehr notwendig bewertet wurde. Die technischen Hilfsmittel für den Katastrophenfall, Lkw, Großküchen, Sanitätscontainer, Notstromaggregate, diverse Ausstattungsgegenstände, Hilfslazarette und Fernmeldestellen wurden in die Einheiten und Einrichtungen der BRK-Kreisverbände eingegliedert. Der DRK-Hilfszug stellt vornehmlich eine Einsatzreserve im Zivil- und Katastrophenschutz der Bundesrepublik Deutschland dar. Das umfangreiche Einsatzspektrum umfasst:

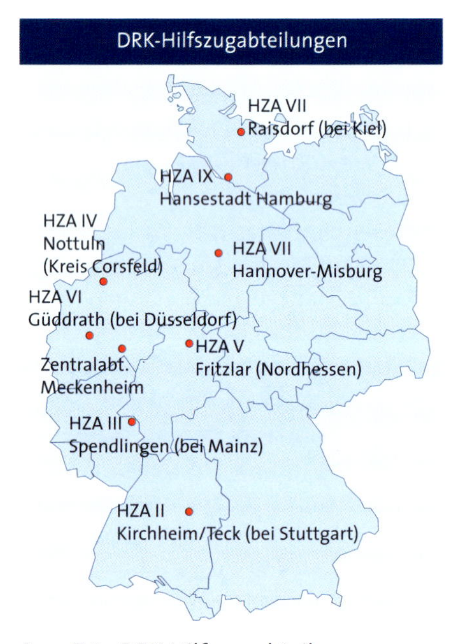

Abb. 7 ▶ DRK-Hilfszugabteilungen

- regionale Großschadenslagen
- komplexe Katastrophenfälle, wie z.B. die Flutkatastrophe 2002 an der Elbe
- Großveranstaltungen der DRK-Verbände, wie beispielsweise der Landeshelfertag
- humanitäre Katastrophenhilfe im Rahmen von Auslandseinsätzen, wie sie Ende 2004/Anfang 2005 durch das verheerende Seebeben mit anschließendem Tsunami in Südostasien erforderlich war.

Dementsprechend ist auch das Aufgabengebiet der HZA auf die Katastrophenhilfe ausgerichtet, deren Schwerpunkt im Betreuungsdienst mit einer Kapazität für etwa 1000 Personen liegt. Die Vorlaufzeit für einen Volleinsatz der HZA beträgt innerhalb der Landesgrenzen ungefähr 12 Stunden. Bundesweit bzw. im benachbarten europäischen Ausland beträgt die Vorlaufzeit je nach Entfernung bis zu 24 Stunden. Einzelne Komponenten der HZA-Ausstattung (z.B. Trinkwasseraufbereitung, TWA) können sehr viel schneller aktiviert werden und stehen, je nach Entfernung, innerhalb weniger Stunden zur Verfügung.

Entsprechend dem STAN (STärke- und Ausstattungs-Nachweis) besteht eine HZA aus jeweils 100 Helferinnen und Helfern, die aus den Verbänden des DRK kommen. Das Personal der HZA ist grundsätzlich für Einsätze im Inlandsbereich vorgesehen. Zusätzlich kann es auf Anforderung im benachbarten europäischen Ausland eingesetzt werden, wozu auch die gesamte Hilfszugabteilung zur Verfügung steht, während für die weltweite humanitäre Katastrophenhilfe spezielle Helfer für Auslandskontingente und Teilkomponenten der HZA, wie beispielsweise die TWA, zum Einsatz kommen.

Innerhalb des DRK-Hilfszugs erfolgt eine Wälzung des Materials, d.h. dass beispielsweise eine TWA nicht mehr in eine Hilfszugabteilung zurückkommt, sondern im Einsatzland verbleibt, wie dies etwa nach der Flutkatastrophe 2005 in Sri Lanka der Fall war. Ähnliches kann mit dem gesamten Material nach Bedarf geschehen, um die humanitäre Katastrophen- und Aufbauhilfe in Krisengebieten auch nach der Akutphase langfristig zu sichern, eine der Hauptaufgaben des Deutschen Roten Kreuzes. Das Generalsekretariat des DRK in Berlin beschafft dann z.B. eine neue TWA für die betreffende Hilfszugabteilung.

Bei Beschaffung und Lagerung von Material in der Bundesrepublik Deutschland ist auch zu beachten, dass diese den hohen deutschen und europäischen Sicherheitsvorschriften entsprechen müssen und mit hohen Kosten verbunden sind. Da diese Anforderungen im außereuropäischen Ausland nicht bestehen, wobei die Sicherheit der eingesetzten Helfer auch bei weniger hohen Vorgaben gewährleistet sein muss, werden Gerätschaften und Fahrzeuge vom DRK beschafft und entweder direkt im Einsatzland eingesetzt oder außerhalb von Europa gelagert, womit z.T. erhebliche Kosten gespart werden können.

Jede HZA verfügt über Fahrzeuge und Anhänger, die von Transport- bis hin zu Spezialfahrzeugen reichen. Diese Fahrzeugflotte wird durch eigene Fahrzeuge der DRK-Landesverbände und der mitwirkenden Kreis- und Ortsvereine ergänzt. Bei einem Volleinsatz reichen die eigenen Transportfahrzeuge nicht immer aus, so dass auch Lkw von ortsansässigen Speditionen gemietet werden, um die ca. 100 t Material transportieren zu können. Mit Ausnahme des KTW verfügen die Fahrzeuge nicht über Sonderrechtanlagen, da der Schwerpunkt einerseits im Betreuungsdienst und andererseits auf der langfristigen Katastrophenhilfe liegt. Sollten Materialien dringend für regionale Großeinsätze benötigt werden, können diese von Fahrzeugen der DRK-Verbände abgeholt und bei Bedarf mit Sonderrechten transportiert werden.

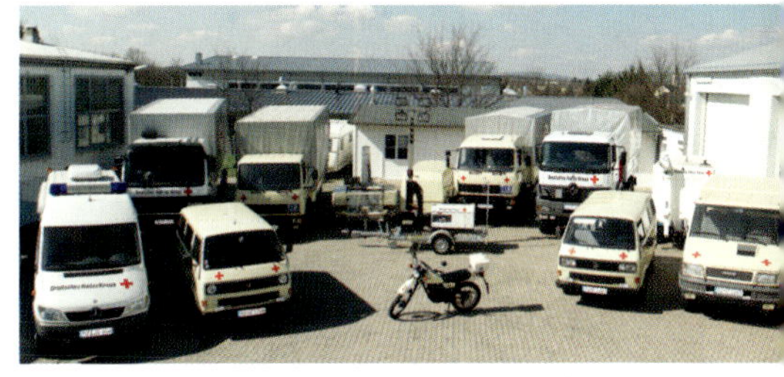

Abb. 8 ▶ Die Fahrzeuge der DRK-Hilfszugabteilung III Rheinland-Pfalz auf dem Gelände der Unterkunft in Sprendlingen

Wenn auch der Schwerpunkt der Hilfszugabteilungen im Betreuungsdienst liegt, so verfügen sie doch über Möglichkeiten zur basismedizinischen Versorgung. So besteht die Möglichkeit, sowohl die eigenen Helfer als auch Erkrankte oder Verletzte aus dem Bereich der maximal 1000 zu betreuenden Personen zu behandeln oder erst zu versorgen und in ein medizinisches Zentrum (Krankenhaus oder Sanitätszentrum) zu transportieren. Zu diesem Zweck stehen zwei Krankenpflegeeinheiten mit dem Standard einer normalen Pflegestation und einer Kapazität von jeweils 15 Betten zur Verfügung, einschließlich des notwendigen Pflegeequipments. Bedürfen Patienten einer intensiveren Therapie und Überwachung, kann ein Transport mit einem nach DIN ausgestatteten 2-Tragen-Krankentransportwagen (2-Tr-KTW) durchgeführt werden.

Als technische Komponenten innerhalb der Hilfszugabteilungen des DRK sind die Fernmeldezentrale (über die nicht jede HZA verfügt), der Fernsprechbauwagen (FmBW), der Instandsetzungscontainer, das Notstromaggregat auf Fahrgestell und die 3 Lastkraftwagen zu nennen, einer davon sogar mit hohem Radstand nach internationalen Vorschriften für den Einsatz in Wüstengebieten. Darüber hinaus stehen noch Strahler, Lampen und eine Trinkwasseraufbereitungsanlage zur Verfügung. Innerhalb der Hilfszugabteilungen gibt es u.a. für den technischen Bereich eine Technik- und eine Elektro-Gruppe sowie eine Mannschaft für den Instandsetzungscontainer.

www.drk.de/hilfszug

10.1.6 Öffentlich-rechtlicher Luftrettungsdienst

Der öffentlich-rechtliche Luftrettungsdienst existiert seit der vom ADAC im Jahr 1970 initiierten Luftrettung mit der Indienststellung eines zivilen und ständig mit einem Notarzt besetzten RTH. Heute besteht die Luftrettung aus der Primär- und der Sekundärluftrettung, ergänzt durch Kommandos des SAR-Dienstes der Bundeswehr sowie durch Hubschrauber der Länderpolizeien und der Bundespolizei, die im Rahmen der Amts- und Katastrophenhilfe eingesetzt werden können.

▶ Primärluftrettung

Die 54 Rettungshubschrauber von der ADAC-Luftrettung GmbH, dem Bundesministerium des Innern (Zivilschutz mit der Bundespolizei) und der Deutschen Rettungsflugwacht e.V. werden vornehmlich in der Primärluftrettung als »schnelle Notarztzubringer« bei Not- und Unglücksfällen sowie zu kurzen Notfallverlegungen eingesetzt. Darüber hinaus existiert bundesweit einmalig ein Notarzteinsatzhubschrauber (NEH) in Bad Doberan (Mecklenburg-Vorpommern), der als reiner Notarztzubringer eingesetzt wird, da es sich um eine sehr kleine Einsatzmaschine vom Typ Robinson R 44 handelt.

▶ Sekundärluftrettung

Für die Sekundärluftrettung werden die etwa 20 Intensivtransporthubschrauber eingesetzt, deren vornehmliche Aufgabe die gegebenenfalls über weite Strecken erfolgende Verlegung intensivpflichtiger Patienten ist, für die die intensivmedizinische Überwachung und Therapie während des gesamten Transportes gewährleistet wird. Waren vor 10 Jahren die Grenzen zwischen Primär- und Sekundärluftrettung noch sehr scharf, verlaufen diese heute zunehmend zu einem multifunktionellen Aufgaben- und Einsatzspektrum. So fliegen die ITH heute auch viele Primäreinsätze, während die RTH entsprechend der Empfehlung der Konsensgruppe Luftrettung im Ausschuss Rettungswesen nach der höheren Ausstattungsnorm für Intensivtransporthubschrauber ausgestattet sein sollen.

▶ Amtshilfe

Darüber hinaus verfügen einige wenige RTH und ITH über Rettungswinden, die vor dem Hintergrund der zunehmenden Reduzierung von SAR-Kommandos der Bundeswehr mit Windenhubschraubern immer wichtiger in der Einsatztaktik werden. Nicht selten stehen Windenhubschrauber in einer Entfernung von 200 km, da die meisten dieser Luftrettungs-

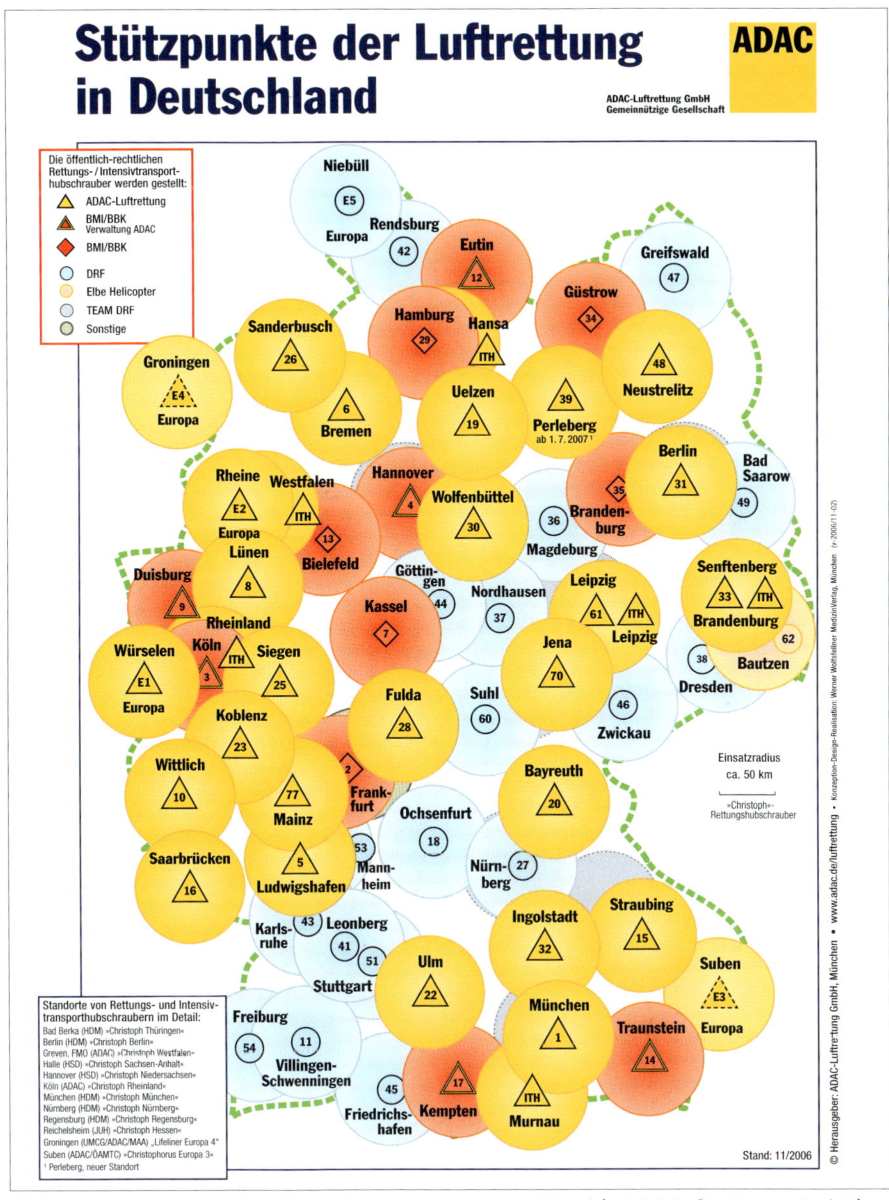

Abb. 9 ▶ Die Stützpunkte der Luftrettung in Deutschland (ADAC-Luftrettung GmbH)

mittel an der See und in den Gebirgsregionen stationiert sind. Eine weitere luftrettungsdienstliche Rettungstechnik stellt das Fixtau dar, das an nur drei Standorten in der Bundesrepublik Deutschland zum Einsatz kommt, während in Österreich und in der Schweiz eine weitaus größere Verbreitung festzustellen ist.

▶ Technik in der Luftrettung

Die einfachste und auch kostengünstigste Rettungstechnik in der Luftrettung ist generell durch den Einsatz des Stehhaltegurtes möglich, der generell für Winden- und Fixtaueinsätze benötigt wird. Allerdings ist der alleinige Einsatz des Stehhaltegurtes, mit dem der Bordtechniker oder der Luftrettungsassistent gesichert auf der Kufe des Hubschraubers steht, nicht unumstritten (siehe zu den genannten Techniken insbesondere Kap. 2).

www.adac.de/luftrettung
www.drf.de

10.1.7 Hubschraubereinsatz im Katastrophenfall

Das Rettungs- und Einsatzmittel Hubschrauber hat in den letzten Jahrzehnten zunehmend an Bedeutung gewonnen und ist heute fester Bestandteil in nahezu allen einsatztaktischen Planungen von Bundeswehr, Bundespolizei, Polizei und Rettungsdienst. Durch seine Schnelligkeit und Wendigkeit sowie durch seine hohe Flexibilität und schnelle Verfügbarkeit kann mit dem Drehflügler ein breites Einsatzspektrum innerhalb des Bevölkerungsschutzes abgedeckt werden.

▶ Führung und Lenkung

Der Hubschrauber eignet sich hervorragend als Führungsmittel für die Einsatzleitung. In der Regel kann eine begrenzte Einsatzstelle bzw. eine betroffene Region aus der Luft in kürzester Zeit erkundet werden, um zumindest einen Überblick des Schadensgebietes zu erhalten. Dadurch ist es möglich, Einsatzkräfte gezielt an bestimmte Punkte im Schadensgebiet zu führen. Gefahren können aus der Luft erkannt und an die Einsatzleitung bzw. die Kräfte am Boden weitergegeben werden. Durch den Einsatz von Außenlautsprechern ist neben der funktechnischen Kommunikation eine direkte Ansprache aller am Boden befindlichen Helfer und/oder Personen möglich. Der Einsatz von Videokameras bietet die Möglichkeit, Aufnahmen über das Ausmaß einer Katastrophe oder eines Terroranschlags direkt zur Einsatzleitung zu übertragen. Darüber hinaus können mit dem Hubschrauber in kürzester Zeit Führungskräfte von der Einsatzleitung ins Schadensgebiet bzw. zu verschiedenen Punkten im Schadensgebiet geflogen werden.

▶ Evakuierung und Rettung

Unter dem Begriff Evakuierung sind zwei Maßnahmen zu verstehen, die nicht zwangsläufig voneinander unabhängig sind, sondern oftmals ineinander übergehen. Bei einer Evakuierung kann es sich sowohl um die Rettung von Personen aus akuten Gefahrensituationen handeln als auch um den Transport von Patienten aus dem Schadensgebiet heraus. Die Grenzen können hierbei fließend sein. Aus einer akuten Gefahrensituation gerettete Personen können abhängig von ihrem Gesundheitszustand entweder in kürzester Zeit auf ein sicheres Areal gebracht werden, wie dies beispielsweise bei unversehrten Menschen in Hochwassergebieten der Fall sein kann, oder aufgrund ihres kritischen Gesundheitszustands zum nächsten Behandlungsplatz oder Krankenhaus geflogen werden.

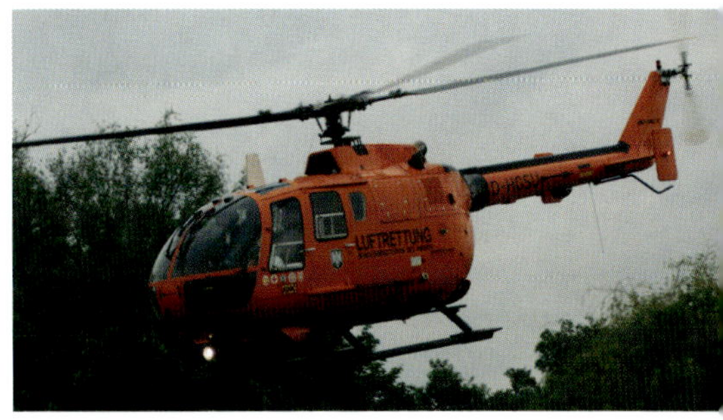

Abb. 10 ▶ ZSH des Bundes vom Muster BO 105 S-5 »EC Superfive«, der im Katastrophenfall als Einsatz-, Führungs-, Lenkungs- und Transportmittel eingesetzt werden kann; im Boden der Hubschrauberzelle befinden sich zwei Außenlautsprecher

Zum Patiententransport können neben den regulären Luftrettungsmitteln auch Maschinen von Bundeswehr, Bundespolizei und zum Teil der Polizeien der Länder eingesetzt werden. Speziell für den Massenanfall von Verletzten oder für Katastrophenfälle verfügen die Heeresflieger über rettungsmedizinisch ausgestattete mittlere Transporthubschrauber vom Muster CH 53 G, die als Großraumrettungshubschrauber (GRH) sechs beatmete und sechs weitere liegende Patienten transportieren können. Der Bundesgrenzschutz beschaffte seit Anfang 2002 insgesamt fünf Ambulanzeinheiten, die von der heutigen Bundespolizei in das Einsatzmuster EC 135 T2 in kürzester Zeit eingerüstet werden können. Weitere Hubschrauber von Bundespolizei und Bundeswehr können mit »einfachen« NATO-Krankentragen zum Patiententransport aufgerüstet werden. Darüber hinaus verfügen einige Hubschrauberstaffeln der Polizeien der Länder über Tragen und Notfallkoffer, um Verletzte transportieren zu können.

▶ Transport von Außenlasten

Mit zunehmender Perfektionierung der Hubschraubertechnik werden die künftig zur Verfügung stehenden Einsatzmuster nicht nur räumlich größer, sondern auch leistungsstärker, was zu einer erheblichen Erhöhung des maximal möglichen Abfluggewichtes führen kann. Damit ist es möglich, größere Außenlasten zu transportieren. Als solche werden hauptsächlich Löschwasserbehälter und Löschpumpen bei Waldbränden sowie Sandsäcke bei Flutkatastrophen transportiert.

▶ Strahlenmessung

Aufgrund eines Abkommens zwischen dem Bundesminister des Innern und dem Bundesamt für Strahlenschutz aus dem Jahr 1996, führt die Bundespolizei derzeit noch mit einer SA 318 C »Alouette II« routinemäßig Strahlenmessungen aus der Luft durch. Diese im täglichen Einsatzbetrieb erprobte und bewährte Messtechnik könnte bei atomaren Störfällen oder Anschlägen wertvolle Informationen über das Ausmaß und den Grad der Kontamination liefern.

▶ Zentrale Luftrettungsleitstelle

Zur Führung von Luftrettungsmitteln beim MANV und Katastrophenfällen ist die regional zuständige Rettungsleitstelle, auch mit der Unterstützung einer benachbarten Leitstelle, personell und materiell überfordert. Um dieses Manko zu beheben, sollte für die effiziente Führung von Luftrettungsmitteln eine zentrale Luftrettungsleitstelle in jedem Staat eingerichtet werden, die im optimalen Fall durch eine europaweite Leitstelle ergänzt werden würde. Bei der zentralen Luftrettungsleitstelle müsste es sich demzufolge um eine Oberleitstelle zur bundesweiten Führung aller im Einsatz befindlichen Luftrettungsmittel handeln, die gleichzeitig über einen bundesweiten Spezialbettennachweis verfügt und die gesamten Luftrettungseinsätze lenken und koordinieren würde, einschließlich der notwendigen Logistik.

Aufgrund der föderativen Aufgabenverteilung der Bundesrepublik Deutschland fällt die Einsatzleitung bei Katastrophen und rettungsdienstlichen Großeinsatzlagen in den Komeptenzbereich der Länder, von denen die meisten auf ihre hoheitlichen Rechte bestehen und eine Realisierung einer bundesweiten Luftrettungsleitstelle behindern. Lediglich die Länder Rheinland-Pfalz (mehrfache Initiativen), Sachsen und Mecklenburg-Vorpommern nehmen in dieser Frage eine Vorbildfunktion ein, indem sie die Einrichtung einer bundesweiten Leitstelle für Luftrettungsmittel befürworten. Als Alternative zu einer institutionalisierten Luftrettungsleitstelle ist die SAR-Leitstelle (RCC) beim Lufttransportkommando der Bundesluftwaffe in Münster zu nennen, die bereits seit 10 Jahren geeignete Maßnahmen zur zentralen Führung und Lenkung von Luftrettungsmitteln im Katastrophenfall anbietet. Auch der Ausschuss Rettungswesen (früher als Bund-Länder-Ausschuss bezeichnet) empfiehlt den Ländern im Bedarfsfall auf die Unterstützungsleistungen der SAR-Leitstelle Münster zurückzugreifen, die rund um die Uhr zu erreichen ist:

Telefonnummer der SAR-Leitstelle Münster
02 51 / 13 57 57

▶ HELI-ALERT

Nach den Flutkatastrophen 1997 an der Oder sowie 2002 an Elbe und Donau hat sich zunehmend die Forderung privater Betreiber (Firmen) von Hubschraubern nach einer Einbindung in den Katastrophenschutz artikuliert. Gebündelt werden diese Interessen durch den Deutschen Hubschrauber Verband e.V. (DHV) vertreten. Bereits 2003 wurde durch den DHV die Initiative HELI-ALERT, die für HELIcopter – Air Lift Emergency & Relief Transport (Hubschrauber – Luftrettung und Hilfstransport) steht, geboren. Gemeint sind damit die von Hütte 2005 beschriebenen »Neuen Wege zur Private-Public-Partnership (PPP) Helikopter in der Notstandsbekämpfung«. Darüber hinaus hat der DHV die Hilfeleistung im Bevölkerungs- und Katastrophenschutz in seine Satzung aufgenommen. Unter anderem wurde in dem vorgenannten Artikel bemängelt, dass anlässlich der Flutkatastrophe an der Elbe sechs Hubschrauber privater Betreiber nicht abgerufen wurden und das »trotz verfügbarer Millionensummen an Spenden« (Hütte). Hütte stellt in seinem Artikel fest, dass derzeit etwa 700 Hubschrauber in Deutschland registriert und davon 35 private Betreiber mit 271 Maschinen (knapp 40%) im DHV zusammengeschlossen seien. Darüber hinaus empfiehlt auch der »Bericht der Unabhängigen Kommission der Sächsischen Staatsregierung Flutkatastrophe 2002« unter Leitung von Herrn General a.D. von Kirchbach (heutiger Präsident der Johanniter-Unfallhilfe e.V.) die Einbindung von privaten Anbietern zur Katastrophenbekämpfung, da es sich bei Hubschraubern um eine Mangel- bzw. Spezialressource handelt. Damit könnten die speziell ausgestatteten Bundeswehr-, Polizei- und Rettungshubschrauber eventuell entlastet werden, dies ist aber einzelfallabhängig. Am 10.10.2005 meldete das Bundesamtes für Bevölkerungsschutz und Katastrophenhilfe (BBK), dass es zukünftig auch private Hubschrauber bei Großschadenslagen und Katastrophenfällen einsetzen kann. Bisher wurden nur Helikopter des Bundes für die Gefahrenabwehr im kleinsten Bundesland durch das Gemeinsame Lage- und Meldezentrum von Bund und Ländern im BBK als Einsatzmittel berücksichtigt. Dies wurde durch eine saarländische Rahmenvereinbarung mit dem Deutschen Hubschrauber Verband e.V. über einsatztaktische und organisatorische Maßnahmen für den Einsatz privater Betreiber mit Drehflüglern möglich. Das BBK arbeitet bereits seit Mitte 2003 mit dem DHV beim Einsatz von Hubschraubern für Auslandseinsätze und im Europäischen Gemeinschaftsverfahren zur Hilfeleistung bei Katastrophen zusammen.

10.1.8 Vollzugspolizei

Die Vollzugspolizei (Schutz-, Bereitschafts- und Wasserschutzpolizei) ist entsprechend den regionalen Einsatzanforderungen und den zur Verfügung stehenden Finanzmitteln organisiert und verfügt über ungefähr 230.000 Polizeivollzugsbeamte, das Personal der Bundespolizei nicht mitgerechnet. Ähnlich wie der Katastrophenschutz fällt auch die Polizei unter die hoheitliche Aufsicht der Bundesländer, die dazu jeweils eigene Polizeigesetze erlassen haben. Zur Unterstützung können die Länder Einheiten der Bundespolizei anfordern, um polizeiliche Großlagen und Naturkatastrophen zu bewältigen. Hinsichtlich der Ausstattung sind erhebliche quantitative und auch qualitative Unterschiede zu verzeichnen, da einerseits die Länder unterschiedlich groß sind und andererseits auch die Prioritätensetzung in den einzelnen Bundesländern voneinander abweichen. Nicht zuletzt ist auch die äußerst angespannte Haushaltslage ein Indikator für Reduktionen u.a. im Polizeiressort der Länder, die eine zunehmende Kooperation mit dem Bund erfordert.

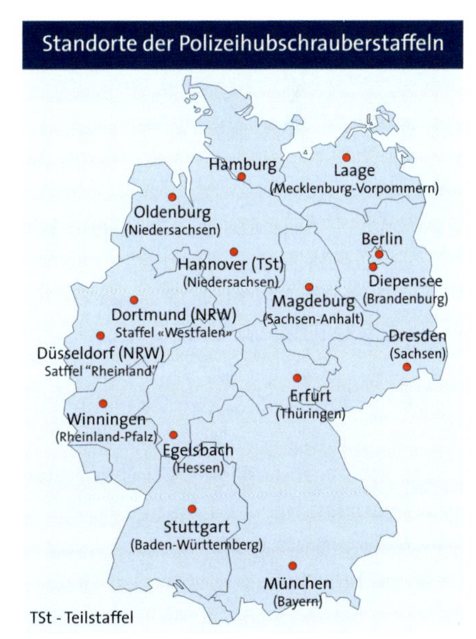

Abb. 11 ▶ Standorte der Polizeihubschrauberstaffeln der Länder

Im Bereich des Flugdienstes verfügen 13 von 16 Bundesländern über eine eigene Polizeihubschrauberstaffel. Nur Bremen, Saarland und Schleswig-Holstein haben keine eigenen Hubschrauberstaffeln, im Bedarfsfall werden in diesen Bundesländern Polizeihubschrauber aus den Nachbarbundesländern und/oder der Bundespolizei eingesetzt.

Durch die Neubeschaffung von fliegenden Einsatzmitteln nach der neuen europäischen Luftfahrvorschrift JAR-OPS 3 ist es zu einer deutlichen Reduktion von Hubschraubern in den Ländern gekommen. Die Länderpolizeien verfügen über Hubschrauber des Typs EC 135, MD 900/902 und derzeit noch über die BO 105 mit unterschiedlichen Spezialausstattungen. Lediglich die großen Staffeln in Baden-Württemberg und Nordrhein-Westfalen verfügen über größere Einsatzmaschinen des Typs EC 155 B, vornehmlich zum Transport von Sonder-Einsatz-Kommandos und sonstigen Einsatzkräften. Darüber hinaus eignen sich die Hubschrauber zur Waldbrandbekämpfung, zum Transport von Material (Lasthaken) und Spezialisten (mehrere Sitzplätze), zur Rettung aus Gewässern (Stehhaltegurt) und für Windenoperationen (Außenwinde), zur Ausleuchtung von Einsatzstellen (leistungsstarker Scheinwerfer), Suche nach abgängigen Personen (Wärmebildkamera), Dokumentation (Videokamera) und Warnung (Außenlautsprecher) sowie zur Lageerkundung (Beobachtung) und Führung von Einsatzkräften.

Im Bereich der Wasserschutzpolizei verfügen die Länder je nach Bedarf über unterschiedliche Boote, die im Bedarfsfall wie die Polizeihubschrauber zur Suche und Ersten Hilfe eingesetzt werden können.

Den Bereitschaftspolizeien der Länder gehören 16.300 Polizeivollzugsbeamte an. Diese innerhalb der Länderpolizeien organisatorisch selbstständigen Einheiten der Bereitschaftspolizei (BePo) werden vom Bund mit Führungs- und Einsatzmitteln ausgestattet, während die Länder das Personal stellen. Somit sind die Züge der Bereitschaftspolizeien der Länder einheitlich ausgestattet, organisiert und strukturiert. Hierzu bestehen Verwaltungsabkommen zwischen dem Bundesminister des Innern und den Ländern. Die Aufgaben der BPdL sind nach dem Verwaltungsabkommen, neben der Unterstützung anderer Länder bei der Bewältigung von polizeilichen Gefahrenlagen und der Unterstützung des polizeilichen Einzeldienstes, die Bewältigung von Gefahrenlagen aus besonderem Anlass, entsprechend dem Grundgesetz (GG) für die Bundesrepublik Deutschland:

- nach Art. 35 Abs. 3 GG bei Naturkatastrophen und besonders schweren Unglücksfällen,
- nach Art. 91 Abs. 2 GG bei drohenden Gefahren für den Bestand oder die freiheitlich-demokratische Grundordnung eines Bundeslandes nach Art. 91 Abs. 2 GG,
- nach Art. 115f GG im Verteidigungsfall.

Die BPdL verfügen in den Einsatzhunderterschaften über folgende Gliederung:

- Aufklärungs- und Fahndungs-Einheit (AFE)
- Beweissicherungs- und Festnahme-Einheit (BFE)
- technische Einsatz-Einheit (TEE).

Zur Kontrolle der Einsatzfähigkeit und zentralen Koordination bei internationalen Großlagen hat neben den Kommandeuren bzw. Präsidenten der Polizeien auf Landesebene der

»Inspekteur der Bereitschaftspolizeien der Länder« (IBPdL) seinen Dienstsitz beim BMI als dessen Beauftragter.

Im technischen Bereich entspricht die Ausstattung der Bereitschaftspolizeien der Länder den technischen Einsatzeinheiten der Bundespolizei, allerdings verfügt diese noch über Spezialressorcen in technischen Abteilungen, die in den Ländern entweder nur in geringer Zahl oder gar nicht vorhanden sind. Die Bereitschaftspolizeien der Länder verfügen über folgende Einsatz- und Führungsmittel, die z.T. vom Bund beschafft werden:

- Verbindungs- und Beobachtungs-Hubschrauber – nicht vom Bund beschafft,
- leichte Transport-Hubschrauber – nicht vom Bund beschafft,
- Führungskraftwagen,
- Lastkraftwagen, z.T. geländegängig,
- Tankwagen für den dislozierten Einsatz von Fahrzeugen und Hubschraubern,
- Taucherfahrzeuge (vgl. GW Wasserrettung),
- Technikfahrzeuge (vgl. RW 1/GKW 1),
- Fahrzeuge und Anhänger mit Lichtmasten zur Ausleuchtung,
- Fahrzeuge mit Wärmebild- und Videokameras zur Aufklärung,
- Mannschaftstransportwagen,
- Versorgungskraftwagen,
- gepanzerte Fahrzeuge,
- Wasserwerferfahrzeuge,
- Schlauchboote,
- Kontrollboote – nicht vom Bund beschafft.

Nach etlichen Polizeireformen hat sich in einigen Bundesländern das Prinzip der Multifunktionalität bzw., wie im Rettungsdienst auch, die »Nächste-Fahrzeug-Strategie« durchgesetzt. Dies bedeutet, dass neben Angehörigen der Vollzugspolizei auch Beamte der Kriminalpolizei zum »ersten Zugriff« bei Not- und Unglücksfällen, z.B. Landehilfe für den Rettungshubschrauber und Absicherung von Einsatzstellen, sowie bei Großschadensfällen eingesetzt werden. Das Gleiche trifft übrigens auch auf Beamte von Sonderdiensten zu, z.B. Hundeführer, die entweder der Landespolizeidirektion oder der Bereitschaftspolizeien zugeordnet sind.

www.polizei.de

10.1.9 Bundespolizei

Die Bundespolizei ist aus dem 1951 gegründeten Bundesgrenzschutz hervorgegangen, der neben der Sicherung der Grenzen zunehmend bundespolizeiliche Aufgaben wahrgenommen hat. Nach etlichen Strukturreformen trat mit Wirkung vom 1.7.2005 das »Gesetz zur Umbenennung des Bundesgrenzschutzes in Bundespolizei« in Kraft. Diese Namensänderung wurde durch die sich verstärkenden Polizeiaufgaben erforderlich. Nach der veränderten Bedrohungs- und Gefahrenlage im Zuge der Terroranschläge vom 11. September 2001 wurde der Personalbestand massiv aufgestockt, so dass heute rund 40.000 Personen bei der Bundespolizei beschäftigt sind. Davon sind über 30.000 voll ausgebildete Polizeivollzugsbeamte. Zur Erfüllung der Aufträge bestehen neben den 5 BPOL-Präsidien (BPOLP) Nord (Bad Bramstedt), Ost (Berlin), Mitte (Kassel), West (Bonn) und Süd (München) derzeit 82 regionale BPOL-Inspektionen (BPOLI) und 19 Flughafen-BPOLI, 18 BPOLI zur Kriminalitätsbekämpfung und 5 BPOLI für Schutzaufgaben sowie 3 BPOLI See und 1 BPOLI für Sonderaufgaben. Darüber hinaus gibt es 11 BPOL-Abteilungen als bereitschaftspolizeiliche Einheiten mit umfangreichem Equipment. Hinzu kommen noch das BPOL-Amt (BPOLAMT) in Koblenz und die BPOL-Schule Lübeck. Die BPOL verfügt neben der Bundeswehr, den Bereitschaftspolizeien der Länder und dem Technischen Hilfswerk über umfangreiche Ressourcen im technischen Bereich, insbesondere über Mangelressourcen, die im Katastrophenfall von essenzieller Bedeutung für die angemessene Gefahrenabwehr sind. Hier kommen neben dem BPOL-Flugdienst insbesondere die BPOL-Abteilungen zum Tragen.

Sowohl für die polizeiliche als auch für die nichtpolizeiliche Gefahrenabwehr kann die Bundespolizei in kürzester Zeit zahlreiches Personal mobilisieren. Zur Gefahrenabwehr bei Naturkatastrophen oder einem besonders schweren Unglücksfall in den Ländern kann die BPOL nach Artikel 35 Abs. 2 Satz 2 und Abs. 3 des GG eingesetzt werden. Näheres ist im Bundespolizeigesetz (BPOLG) und in der Bundespolizeikatastrophenhilfeverwaltungsverordnung (BPOLKatHiVwV) geregelt. Beispielsweise löste das damalige Grenzschutzpräsidium Ost (heute BPOLP Ost) für seinen Bereich Polizeialarm aus, um bei der Flutkatastrophe 2002 an der Elbe die Einheiten und Einrichtungen des Katastrophenschutzes schnellstmöglich und mit viel Gerät sowie vielen Einsatzkräften zu unterstützen.

Zur Gewährleistung der größtmöglichen Mobilität stehen der BPOL 6800 Fahrzeuge in 250 unterschiedlichen Typen, 78 Hubschrauber mit umfangreicher Zusatzausstattung und 20 große Kontrollboote zu Verfügung. Darüber hinaus werden die 16 Zivilschutzhubschrauber des Bundes (vier Maschinen als Einsatzreserve) an 12 Luftrettungsstützpunkten vom Personal der BPOL geflogen und gewartet, während die verwaltungsmäßige Betreuung der Luftrettungszentren beim Bundesamt für Bevölkerungsschutz und Katastrophenhilfe liegt, mit dem die BPOL eng kooperiert. Der BPOL-Flugdienst bildet zusammen mit der BPOLGSG 9 die Spezialeinheit zur bundespolizeilichen Gefahrenabwehr, die die Bundespolizei-Abteilungen und die BPdL bei polizeilichen Groß- bzw. Einsatzlagen und bei Katastrophenfällen unterstützen. Zur technischen Gefahrenabwehr im Krisenmanagement verfügt die Bundespolizei bundesweit über:

- 4 technische Einsatzdienste schwer (TED-s),
- 1 technischen Einsatzdienst mittel (TED-m),
- 6 technische Einsatzdienste leicht (TED-l).

An Einsatzmitteln stehen u.a. zur Verfügung:

- Hubschrauber,
- Lastkraftwagen,
- Tankfahrzeuge,
- Mannschaftstransportwagen,
- große Busse,
- Schiffe,

- Boote,
- Wärmebildtechnik,
- Videoaufzeichnung,
- Taucher,
- Techniker.

Im Bereich luftbeweglicher Kräfte verfügte der Flugdienst der Bundespolizei im Jahr 2006 noch über etwa 100 Hubschrauber, die Zivilschutzhubschrauber des Bundes mitgerechnet. Durch Ausmusterungen (Bell 212, SA 318 C »Alouette«, SA 330 J «Puma») und trotz Neubeschaffungen (AS 332 L1 »Super Puma«, EC 135 T2) wird sich die Zahl der BPOL-Hubschrauber auf 72 und die der Zivilschutzhubschrauber des Bundes auf 16 Einsatzmaschinen bis 2011 reduzieren. Im Einzelnen sieht die zukünftige Flottenplanung für den BPOL-Flugdienst wie folgt aus (Abb. 13):

- 7 Schulungshubschrauber (SHS) – das Einsatzmuster steht noch nicht fest,
- 25 Verbindungs- und Beobachtungshubschrauber EC 135 T2,
- 20 leichte Transporthubschrauber EC 155 B1,
- 20 mittlere Transporthubschrauber EC AS 332 L1 »Super Puma«,
- 16 Zivilschutzhubschrauber EC 135 T2i.

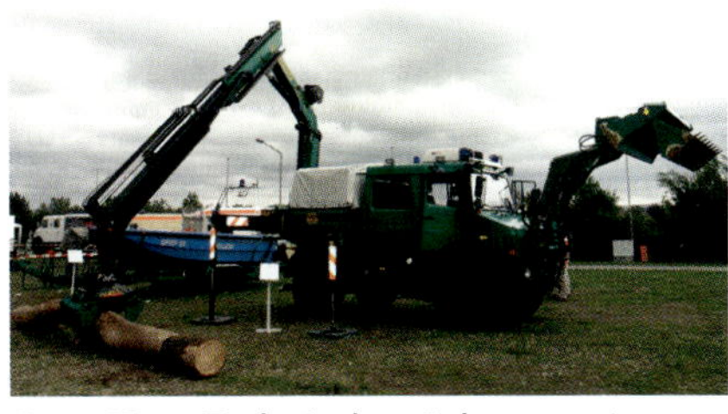

Abb. 12 ▶ Technisches Fahrzeug einer bundesweit einheitlichen Einsatzhundertschaft der Bundespolizei und der Bereitschaftspolizeien der Länder

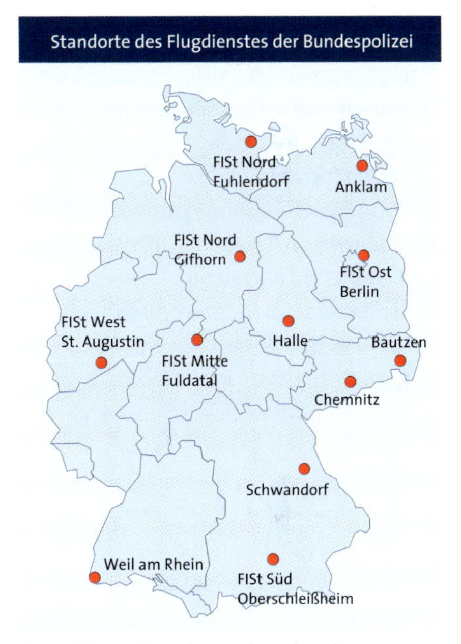

Abb. 13 ▶ Standorte des Flugdienstes der Bundespolizei

www.bundespolizei.de

10.1.10 Bundeswehr

Der Einsatz von Einheiten und Einrichtungen der Bundeswehr im Rahmen der dringenden Nothilfe ist gesetzlich im Artikel 35 des Grundgesetzes für die Bundesrepublik Deutschland in den Absätzen 2 (regionale Gefährdung) und 3 (überregionale Gefährdung) geregelt. Die Erfahrungen aus den zurückliegenden Katastrophen (z.B. Flutkatastrophen: Hamburg 1962, Oder 1997, Elbe 2002) haben gezeigt, dass die Gefahrenabwehr und Katastrophenbekämpfung nicht allein durch die Länder mit Unterstützung der Bundespolizei geleistet werden kann, da sowohl das personelle als auch das materielle Potenzial durch die Bundeswehr ergänzt werden muss. Dies geschieht im Rahmen des Subsidiaritätsprinzips, d.h. die Bundeswehr kommt nur auf Anforderung zum Einsatz und ist der jeweiligen Katastrophenschutzbehörde für die Dauer des Einsatzes unterstellt.

Aufgrund ihrer großen Personal- und Materialstärke verfügt die Bundeswehr neben der Ressource Einsatzkraft auch über umfangreiche Spezialressourcen, die schnell und flexibel einsetzbar sind. Von besonderer Bedeutung sind dabei u.a. Spezialressourcen wie:

- Transporthubschrauber CH 53 G,
- Sanitätshubschrauber NH 90,
- Transportflugzeuge Airbus A310 MRT, Transall C-160,
- Sanitätsflugzeuge Airbus A310 MedEvac, Transall C-160,
- Sanitätsfahrzeuge,
- Geländegänge und schwimmfähige Fahrzeuge,
- Bergepanzer,
- Lastkraftwagen,
- Schiffe,
- Boote,
- Pioniermaterial, wie z.B. Brücken,
- Busse mit Möglichkeit zur Umrüstung mit Krankentragen.

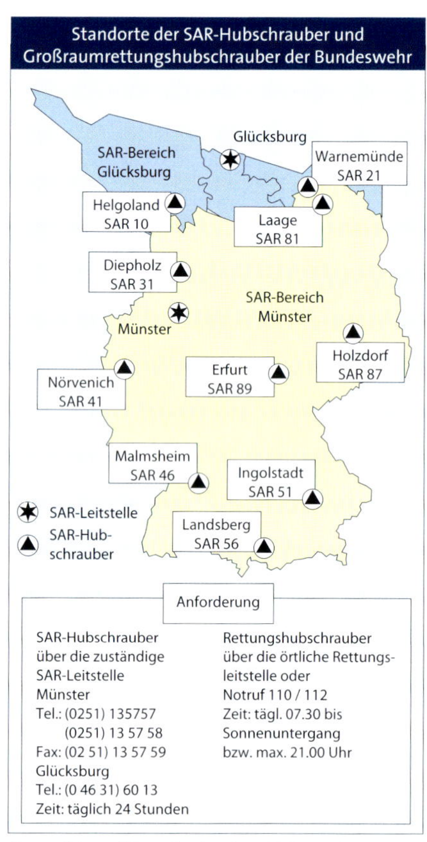

Abb. 14 ▶ Standorte der SAR-Hubschrauber

www.bundeswehr.de

10.1.11 Zivil-militärische Kooperation und Verbindungsorgane

Die Bundeswehr befindet sich seit Beginn des Jahres 2004 in einem Transformationsprozess, der jederzeit auf einschneidende aktuelle Ereignisse reagieren kann. Ziel dieses mindestens bis 2010 andauernden offenen Prozesses ist es, die Streitkräfte noch effizienter an der Einsatzorientierung auszurichten, was mit Umgliederungen und Umstrukturierungen verbunden ist. Neben der weltweiten Einsatzorientierung werden die nationalen territorialen Aufgaben ihre herausragende Bedeutung behalten, zu diesem Zweck wird die dafür notwendige Struktur weiterentwickelt. U.a. werden den vier Wehrbereichskommandos in Kiel (I), Mainz (II), Erfurt (III) und München (IV) entsprechend dem föderalen System der Bundesrepublik Deutschland nur noch 16 Verteidigungsbezirkskommandos zugeordnet und nicht mehr wie bisher 27. Darüber hinaus werden den Wehrbereichskommandos in jenen Bundesländern, in denen sie sich befinden, auch die Aufgaben eines Landeskommandos zugeordnet. In den restlichen 12 Bundesländern wird jeweils in den Landeshauptstädten ein Landeskommando aufgestellt, das für die Zivil-militärische Zusammenarbeit in den verschiedenen Ebenen zuständig ist. Des Weiteren werden alle aktiven Verbindungskommandos zu den Behörden aufgelöst. Zukünftig sollen diese Aufgaben durch ortskundige Reservisten wahrgenommen werden. Dazu läuft seit dem 1.10.2004 ein Modellversuch mit dem Land Rheinland-Pfalz und dem WBK II. Diese neue Struktur wurde erstmalig Ende November 2004 im Rahmen der Hochwasserschutzübung »Florian 2004« erprobt, bei der sich die ZMZ auf Bezirks- und Kreisebene durch den Einsatz ausschließlich ortskundiger Reservistinnen und Reservisten bewährt hat.

10.1.12 Grenzüberschreitende Kooperation mit Nachbarländern

Die grenzüberschreitende Kooperation kann – je nach beteiligtem Land – sowohl innerhalb der Europäischen Union (EU) als auch mit Ländern an den EU-Außengrenzen kompliziert sein. Daran ändert auch die Tatsache wenig, dass bi- oder multilaterale Abkommen über die gegenseitige Katastrophenhilfe bestehen. Dem betroffenen Land bleibt es aufgrund seiner Souveränität freigestellt, ob und in welchem Rahmen es die Hilfsangebote der Nachbarländer bei alltäglichen als auch bei großflächigen Notfall- und Katastropheneinsätzen annimmt. Beispielsweise besteht zwischen der Bundesrepublik Deutschland und der Republik Frankreich ein bilaterales Abkommen aus dem Jahr 1977 zur gegenseitigen Katastrophenhilfe, und es bestehen seit 2002 Absprachen zur medizinischen Hilfe bei Not- und Unglücksfällen des täglichen Lebens. Von diesen Angeboten wird nur äußerst selten Gebrauch gemacht. So haben die französischen Behörden erst einmal, nach dem Orkan »Lothar« Weihnachten 1999, auf der Grundlage des Abkommens deutsche Hilfe zur Instandsetzung angefordert. Im Rahmen der Hilfeleistung bei alltäglichen Notfällen und im Brandschutz gibt es trotz Absprachen keinerlei Anforderung, lediglich der Rettungsdienst darf hin und wieder zu deutschen Patienten ins nahe Grenzgebiet ausrücken, wenn die deutsche Rettungsleitstelle verständigt wird. Und auch dieses Vorgehen ist nicht immer unproblematisch. Anders sieht es hierbei an der Grenze zwischen Deutschland und den Niederlanden aus, wo klare Absprachen und Informationen zur gegenseitigen Unterstützung organisiert und strukturiert vorliegen. Wie effektiv diese Maßnahmen sind, hat die grenzüberschreitende Zusammenarbeit zwischen den Einsatzkräften aus den Niederladen und der Bundesrepublik im Mai 2002 bei der Explosion einer Feuerwerkfabrik im niederländischen Enschede gezeigt, wo in kürzester Zeit Kräfte aus beiden Ländern mit ihrem gesamten Potenzial eine Katastrophe kriegsähnlicher Dimension bewältigten. Aus den Erfahrungen mit dieser Katastrophe lassen sich folgende Vorgaben für die grenzüberschreitende Kooperation formulieren:

- gegenseitiger Informationsaustausch,
- gegenseitiger Personalaustausch,

- gemeinsame Absprachen und Einsatzpläne,
- gemeinsame Übungen,
- mehrsprachige Kommunikation, ggf. zwei- bzw. dreisprachige Faxformulare.

Im optimalen Fall sind die grenzüberschreitenden Einheiten und Einrichtungen in den Regionen auch persönlich miteinander verbunden. Eine Führungskraft brachte es einmal auf den Punkt: »Nur wer miteinander feiern kann, kann auch miteinander arbeiten!« Die Praxis hat diese These untermauert, nämlich dort, wo nicht nur abgestimmt und harmonisiert wird, sondern auch persönliche und soziale Kontakte geknüpft werden, findet eine schnelle und reibungslose grenzüberschreitende Kooperation statt. Nicht nur der Einsatz in Enschede hat dies bewiesen.

10.1.13 Informationsmanagement – deNIS

Großflächige Bedrohungs- und Gefahrenlagen mit kriegsähnlichen Dimensionen machten in den zurückliegenden Jahren auf drastische Weise deutlich, dass neben einem effizienten Krisen- und Ressourcenmanagement umfassende und schnell zugängliche Informationen zur Verfügung stehen müssen. Bereits vor den Terroranschlägen vom 11. September 2001 und der Flutkatastrophe an der Elbe 2002 wurde diese Notwendigkeit erkannt. Mit dem deutschen Notfallvorsorge-Informationssystem, das im Rahmen der »Neuen Strategie zum Schutz der Bevölkerung in Deutschland« installiert wurde, wird der Forderung nach einem optimierten Informationsmanagement im Zivil- und Katastrophenschutz sowie in der Gefahrenabwehr angemessen Rechnung getragen. Während die erste Ausbaustufe »deNIS I« den Bürgerinnen und Bürgern aktuelle Daten beispielsweise über Wetter und Hochwasserstandsmeldungen liefert, steht die zweite Ausbaustufe »deNIS II« nur einem eingeschränkten Nutzerkreis zur Verfügung. Heute stehen nahezu 3000 Links aus den Bereichen Zivil- und Katastrophenschutz, Bevölkerungs- und Gesundheitsschutz, Krisen- und Ressourcenmanagement sowie Prävention und Wetterdienst, insbesondere bei großflächigen Gefahrenlagen, zur Verfügung.

Im Rahmen des zentralen Datensatzes findet eine kontinuierliche Ergänzung der Internetseiten statt. Ein weiteres Plus des Internetauftritts von deNIS ist, dass er auch Ansprechpartner und Kontaktadressen sowie weitere Informationen und Merkblätter zum Download anbietet. Zum umfassenden Angebot gehören Hintergrundinformationen zum Bevölkerungs-, Katastrophen- und Zivilschutz, Informationen zu Vorsorgemaßnahmen, zum Verhalten bei Gefahren und zu möglichen Abwehrmaßnahmen, materiellen und personellen Hilfeleistungspotenzialen, überörtlichen Spezial- und Mangelressourcen sowie Erfahrungsberichte über Maßnahmen im Krisenmanagement. Damit wird einerseits dem stark ansteigenden Informationsbedarf der Bürger in Ausnahme- und Krisensituationen entsprochen, der immer auch mit einer Verunsicherung verbunden ist. Andererseits stehen den Entscheidungsträgern zentrale und auch detaillierte Informationen zur Verfügung, die die Stabsarbeit und die Einsatzdurchführung erheblich erleichtern. Auch der Eigenschutz der eingesetzten Kräfte wird dadurch in bestimmten Ausnahmesituationen wesentlich verbessert, da die notwendigen Informationen schnell und gebündelt zur Verfügung stehen, womit auch die Helferinnen und Helfer vor drohenden Gefahren gewarnt und geschützt werden können. Das Besondere an deNIS ist, dass eine Fülle von Daten und Informationen visualisiert dargestellt, übereinander gelegt und schnell aufgerufen werden kann, womit eine extakte, schnelle und aktualisierte Lagedarstellung möglich ist, die von einem breiten autorisierten Nutzerkreis (z.B. Katastrophenabwehrstäben) zeitgleich eingesehen werden kann. Somit können auch Fehler bei der Übermittlung von Daten ausgeschlossen und eine einheitliche Abstimmung von Maßnahmen aufgrund eines aktuellen Lagebildes erfolgen.

Darüber hinaus kann deNIS zu einer internationalen Datenbank beitragen, so dass die deutschen Informationen auch anderen Ländern zugute kommen und umgekehrt Daten befreundeter Staaten zur Gefahrenabwehr in der Bundesrepublik beitragen können.

www.denis.bund.de

10.1.14 Einsatzleitung, Führung, Fahrzeuge

Die Einsatzleitung bei Großschadenslagen und in Katastrophenfällen ist ein stufenweiser Prozess, der mit dem Eingang des Notrufs beginnt. Vonseiten der Leitstelle werden entsprechend der AAO bzw. durch den Einsatzleitrechner vorgeschlagene Fahrzeuge und Kräfte alarmiert. Die Besatzung des ersteintreffenden Fahrzeugs gibt nach einer kurzen Erkundung der Einsatzstelle und/oder Sichtung der Verletzen die erste Lagemeldung ab und übernimmt die Einsatzleitung bis zum Eintreffen entsprechender Führungskräfte. Nach der ersten Lagemeldung überprüft die Leitstelle die Entscheidung und alarmiert eventuell weitere Kräfte nach. Mit dem Eintreffen der ersten Führungskräfte oder des ersten Zugs wird dann durch den Einsatzleiter (bei der Feuerwehr in der Regel. der Zugführer bzw. beim Rettungdienst der Einsatzführer Rettungsdienst oder der Leitende Notarzt) gezielt nachgefordert. Zur Einsatzleitung vor Ort bzw. im Schadensgebiet stehen der Feuerwehr, den Hilfsorganisationen (ASB, DLRG, DRK, JUH, MHD) und dem THW folgende unterschiedliche, organisationsinterne Fahrzeuge und Führungsmittel zur Verfügung:

- Einsatzleitwagen (ELW, ELW I, ELW II),
- Kommandowagen (KdoW),
- vom Bund beschaffte Führungsfahrzeuge:
  - Führungsfahrzeug (FüF),
  - Führungskraftwagen-Technische Einsatzleitung (FüKw-TEL),
  - Führungskommandowagen (FükomKw),
  - Zugtruppkraftwagen (ZTrKw),
- Fernmeldefahrzeuge des erweiterten Katastrophen- bzw. Zivilschutzes:
  - Geräte- und Betriebskraftwagen (GBKw),
  - Fernsprechkraftwagen (FeKw) sowie
- Führungsmittel, die einsatzabhängig eingesetzt werden.

Bei Großschadenslagen und Katastrophen wird vor Ort die Technische Einsatzleitung aufgebaut, die den Einsatz im Schadensgebiet leitet und mit der Katastrophenschutzleitung

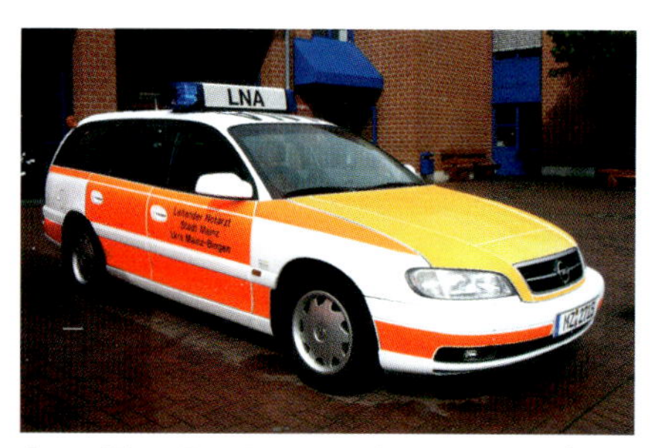

Abb. 15 ▶ Der ELW »Mainz 0-80-2« des Leitenden Notarztes der Stadt und des Landkreises Mainz-Bingen

der Katastrophenschutzbehörde beim Hauptverwaltungsbeamten in enger Verbindung steht. Alle Einsätze laufen über die mobile Einsatzleitung im Schadensgebiet, die mit der zuständigen Leitstelle bzw. dem Stab-HVB in engem fernmeldetechnischem Kontakt steht. Bei komplexer Zerstörung von Infrastrukturen kann es auch von Vorteil sein, dass Fernmeldeverbindungen über Draht (u.a. auch vom Festnetz unabhängige Feldtelefone) aufgebaut werden, wozu Fernmeldezüge (FmZ) des im KatS vorgehaltenen Fachdienstes »Fernmeldedienst« eingesetzt werden können. Beispielhaft werden nachfolgend die unterschiedlichen Einsatzleitfahrzeuge mit ihren Besonderheiten beschrieben.

▶ Fahrzeugvarianten

Einsatzleitwagen

Die Einsatzleitwagen (ELW) finden als Sonderfahrzeuge im gesamten BOS-Bereich Verwendung. Grundsätzlich dienen die ELW im Rahmen der Einsatzleitung zur Lageerkundung, Führung von Einheiten und Verbänden sowie zur technischen Einsatzleitung im Katastrophenfall. Im Bereich der Berufsfeuerwehr ist ein Einsatzleitwagen ein besonders ausgestatteter Pkw und meist Bestandteil eines Löschzugs. Mit ihm wird der Zugführer (vgl. Wachabteilungsführer – Helmkennzeichnung: ein roter Ring) als Einsatzleiter zum Einsatzort gebracht. Die allgemeinen Anforderungen an Einsatzleitwagen (Synonym: Einsatzleitfahrzeuge) regelt die DIN 14507-1.

Bei den Freiwilligen Feuerwehren dienen die ELW als Führungsfahrzeuge für die Wehrführer (Helmkennzeichnung: ein roter Ring) und Kreisbrandinspekteure (Helmkennzeichnung: zwei rote Ringe). Darüber hinaus haben die ELW der Feuerwehr meist umfangreiche Fachliteratur über Gefahrgüter und chemische Stoffgruppen vorliegen, als Buch oder in elektronischer Form auf einen PC, um im Gefahrguteinsatz schnell eine Klärung über den Gefahrstoff zu erhalten. Viele in jüngster Zeit angeschaffte Fahrzeuge haben als Informationsquelle das Internet, sei es über Funk oder über einen Anschluss in das öffentliche Telefonnetz, um Informationen abzurufen oder zu vervollständigen. Auch Einsatzleiter aus dem Rettungsdienst wie Leitende Notärzte (Helmkennzeichnung: zwei blaue Ringe) und Organisatorische Leiter (OrgL – Helmkennzeichnung: ein blauer Ring) benutzen diesen Fahrzeugtyp häufig. Der Fahrer des ELW ist auch Kommunikationsstelle zwischen Zugführer bzw. Einsatzleiter und Leitstelle, dieser wird auch als Führungsgehilfe bezeichnet.

Einsatzleitwagen des DRK-Landesverbands Rheinland-Pfalz

Katastrophen- und Großschadensfälle erfordern ebenso wie größere Veranstaltungen und organisationsinterne Einsätze eine adäquate Kommunikation und Koordination, die vor Ort über eine mobile Einsatzleitung und im Hintergrund über eine stationäre Führungsgruppe erfolgen muss. Hierfür wurde Mitte September 2005 beim DRK-Landesverband Rheinland-Pfalz in Mainz ein neuer, 110.000 Euro teurer ELW in Dienst gestellt. Der mit modernster Technik ausgestattete Einsatzleitwagen ermöglicht als mobile Leitstelle eine autarke Führung vor Ort und die Kommunikation mit der Landesbereitschaftsleitung beim DRK-Landesverband Rheinland-Pfalz bzw. der KatSL. Neben Telefon und Fax steht auch eine E-Mail-Verbindung zur Verfügung. Durch die permanente Internetversorgung ist sichergestellt, dass jederzeit aktuelle Daten abgefragt und Zusatzinformationen über E-Mail bei den entsprechenden Stellen eingeholt werden können. Die seit Mitte 2006 bereitstehenden internetbasierten Alarmseiten für den DRK-Landesverband Rheinland-Pfalz werden der Einsatzleitung zusätzlich aufbereitetes Datenmaterial liefern, das für die Führung vor Ort von grundlegender Bedeutung ist. Darüber hinaus bieten zwei Computer, die zu einem Netzwerk zusammengefügt sind, die Möglichkeit, dass innerhalb des Fahrzeugs vom Kommunikationsbereich zum Leitungsbereich und umgekehrt Daten gleichzeitig zur Verfügung gestellt werden können.

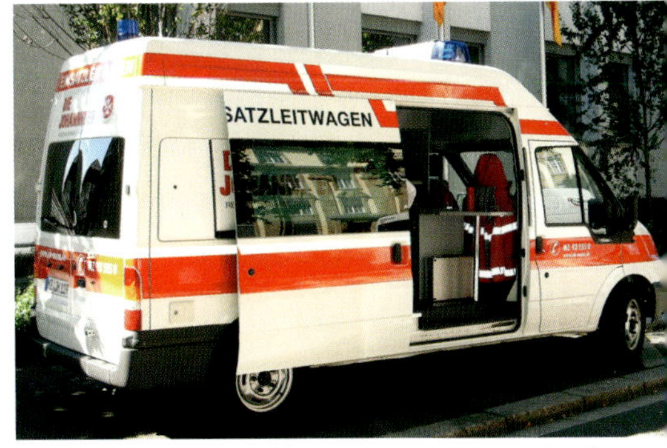

ABB. 16 ▶ ELW 1 »Akkon Mainz 9/11-1«: Ford Transit FT 330 des Regionalverbands Rheinhessen der JUH

Das Raumangebot im Fahrzeug kann durch das Drehen der Fahrer- und Beifahrersitze zur Vergrößerung des Besprechungsraums optimal genutzt werden. Für den unabhängigen Einsatz im Schadensgebiet gehört ein Stromaggregat zur Ausstattung, das auf einem Anhänger montiert ist, der auch über einen ausfahrbaren Lichtmast verfügt, um den Bereich der Einsatzleitung großräumig auszuleuchten. Die Austattung des Einsatzleitwagens gewährleistet einen mulifunktionellen Einsatz, womit erhebliche Synergieeffekte verbunden sind. So kann das Fahrzeug von der Führung der Leitungsgruppe des DRK-Landesverbands Rheinland-Pfalz ebenso eingesetzt werden wie von allen anderen DRK-Gemeinschaften für größere Einsätze. Der Bereich Kommunikation (Fahrer und Funker) wird von ehrenamtlichen Kräften der DRK-Hilfszugabteilung III in Sprendlingen bei Mainz gestellt, wo das Fahrzeug fest stationiert ist.

Einsatzleitwagen 1

Der ELW 1 kann auch Bestandteil des Löschzugs sein, hat aber vier Sitzplätze für Einsatzführungsdienste. Mit dem ELW 1 kommen auch übergeordnete Einsatzleiter wie beispielsweise der B- und A-Dienst (Helmkennzeichnung: zwei rote Ringe) bei Berufsfeuerwehren zur Einsatzstelle. Die DIN 14507-2 regelt die Anforderungen an diesen Fahrzeugtyp. Meist kommen Fahrzeuge in der Größenordnung eines Pkw oder Kleinbusses zum Einsatz.

Dual-Use-Fahrzeug als Einsatzleitwagen

Einige Notarzteinsatzfahrzeuge sind mit zusätzlichen Kommunikationseinrichtungen ausgerüstet. Sie verbinden zwei Funktionen in einem Sonderfahrzeug, nämlich ein Notarzteinsatzfahrzeug und ein Einsatzleitwagen. Die Idee folgt der Überlegung, dass auch bei Einsätzen mit bis zu etwa 10 Verletzen schon ein erheblicher Kommunikationsbedarf besteht. Die Fahrzeuge schließen damit eine Versorgungslücke, bis nachrückende und adäquat ausgerüstete Kräfte übernehmen. Darüber hinaus können die Dual-Use-Fahrzeuge (Doppelnutzen) alle Aufgaben, etwa die eines ELW 1 (Führung), übernehmen.

Der ASB Kreisverband Mainz-Bingen stellte im April 2005 ein neu konzipiertes und auf seine spezielle Anforderungen angepasstes und ausgestattetes Dual-Use-Fahrzeug in Dienst, das sowohl als NEF als auch als ELW 1 eingesetzt wird. Der ASB KV Mainz-Bingen hat gemeinsam mit der Firma Strobel auf Basis eines VW T5 mit kurzem Radstand den Innenraum des Fahrzeugs einsatztaktisch ausgestaltet: Er hat drehbare Frontsitze und neben der notfallmedizinischen Ausstattung für den Einsatz als Notarzteinsatzfahrzeug verfügt er auch über zwei vollwertige Computerarbeitsplätze (Fax, Scanner, Internet, Dispositions-Software zur Verarbeitung aller DatCom-Signale) mit den nötigen Kommunikationsmöglichkeiten (2 × 4-m- und 1 × 2-m-Festeinbau via Headset und zentrale Bedienhörer, Bündelfunk, 2 × Mobilfunktelefon sowie je ein 4-m- und 2-m-Handfunkgerät). Das System funktioniert bei Betrieb aller stromverbrauchenden Geräte für etwa vier Stunden im Standgas autark. Für die weitere externe Stromversorgung kann ein auf einem Anhänger verladenes Notstromaggregat mit Zubehör an die Einsatzstelle gebracht werden. Ferner kann das Zeitintervall von 4 Stunden autarkem Einsatz zur Absicherung der Einsatzstelle durch sparsame Leuchtdiodensysteme bei paralleler Abschaltung der Ladeeinheiten verlängert werden.

Einsatzleitwagen 2

In der DIN 14507-3 sind die Anforderungen an den ELW 2 dezidiert festgelegt. Eingesetzt werden häufig Kleinbusse. Die Flughafenfeuerwehr am Flughafen Frankfurt hat zwei ELW 2 auf Lkw-Basis. Diese können je nach taktischer Lage einzeln oder gemeinsam eingesetzt werden. Die beiden ELW lassen sich so miteinander verbinden, dass eine Fahrzeugeinheit entsteht. Die ELW 2 können einen eventuellen Ausfall der Leitstelle eingeschränkt auffangen. Sie sind für diese Zwecke u.a. häufig mit PC-Arbeitsplätzen und der nötigen Leitstellensoftware ausgerüstet. Für das Auslösen der Funkmeldeempfänger sind entsprechende Alarmgeber eingebaut. Die Vorteile des Fahrzeugtyps liegen in einem voneinander getrennten Funk- und Besprechungsraum.

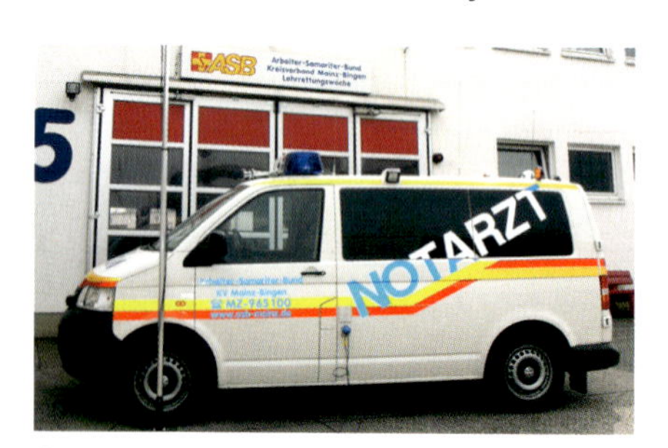

Abb. 17 ▶ »Mainz 7/82/1«: VW T5 des ASB-Kreisverbands Mainz-Bingen im Dual-Use-System

Einsatzleitwagen 2 als Abrollbehälter

Große Feuerwehren verfügen über Wechselladerfahrzeuge, mit denen die AB transportiert werden. Häufig ist der Abrollbehälter Einsatzleitung bei den Feuerwehren vertreten; er ist aufgebaut wie ein Einsatzleitwagen 2.

Kommandowagen
Die Kommandowagen nach DIN 14507-5 kommen meist bei Großschadenslagen zum Einsatz. In ihnen ist ein Lage- und Besprechungsraum sowie ein Funkraum eingerichtet. Von mehreren Arbeitsplätzen aus können einzelne Abschnitte eines Schadensgebietes ebenso koordiniert wie die Stabsarbeit im Fahrzeug durchgeführt werden.

Die Berufsfeuerwehr Hamburg besitzt zwei mobile Befehlsstellen, d.h. Kommandowagen, auf Basis eines Busfahrgestells. Das Innere des Fahrzeugs ist in einen Besprechungs- und einen Kommunikationsraum mit mehreren Funkarbeitsplätzen aufgeteilt. Die Arbeitsplätze sind so ausgestattet, dass sie zur Einsatzprotokollierung und Lagedarstellung geeignet sind. Die Behelfswagen verfügen über 5 × 4-m-Funkgeräte, 4 × 2-m-Funkgeräte, einen ausfahrbaren Antennenmast von 10 m Länge und ein GMS-Telefon. Um bei überregionalen Ereignissen am Informationsgeschehen teilnehmen zu können, ist die Befehlsstelle mit einer Satellitenfernsehanlage ausgestattet. Wenn alle Kommunikationsmittel versagen sollten, gibt es für diesen besonderen Fall ein Satellitentelefon.

Der Besprechungsraum hat 12 Sitzplätze und einen zusätzlichen Funkarbeitsplatz. Im Besprechungsraum ist ein moderner Videobeamer zur Großdarstellung der Lage auf einer Leinwand montiert. Die Datenbank der Befehlsstelle hat die am meisten gefährdeten Objekte (Schulen, Kindergärten, Krankenhäuser, Altenwohnheime) auf Abruf gespeichert. Es kann auch aktuelles Datenmaterial in das Netz eingespeist und auf die Leinwand projiziert werden. Die Software ist so gestaltetet, dass sie eine Evakuierung unterstützt. So kann im Fall eines Fliegerbombenfundes aus dem Zweiten Weltkrieg, je nach Größe des Sprengkörpers, ein Sicherheitskreis um die Fundstelle im elektronischen Stadtplan gelegt werden. Damit können die erforderlichen Evakuierungen schnell eingeleitet werden. Darüber hinaus verfügt die Befehlsstelle über eine eigene interne Stromversorgung, kann aber auch von außen Strom erhalten. Der Innenraum ist voll klimatisiert. Die einzelnen Bereiche, der Kommunikationsraum, der Führungsraum, der Unterstützungsbereich sowie die Technik im Laderaum des Busses lassen sich getrennt voneinander regeln. Ein externer Anschluss an Postleitungen des öffentlichen Netzes, sowohl in das analoge wie in das digitale Netz, ist problemlos möglich.

Führungskraftwagen-Technische Einsatzleitung
Der FüKW-TEL dient der Einsatzleitung des Katastrophenschutzes im Schadensgebiet als mobile Leitstelle – auch als mobile, fernmeldetechnische Betriebsstelle im KatS bezeichnet – zur Kommunikation mit den eingesetzten Einheiten und Einrichtungen sowie der Katastrophenschutz-Leitung beim Hauptverwaltungsbeamten. Das in den 1980er und 1990er Jahren in der Katastrophenschutz-Farbe Rein-Orange (RAL 2004) ausgelieferte Sonderfahrzeug, zumeist auf VW T3- und T4-Basis, ist heute auch in den Organisationsfarben anzutreffen und hat eine Besatzung von fünf Fernmeldekräften. Die Ausstattung des FüKW-TEL beinhaltet die für die mobile Einsatzleitung erforderliche funktechnische Ausstattung und das notwendige Dokumentationsmaterial. Der Innenraum des Fahrzeugs ist mit einem festinstallierten Funktisch und zwei Sitzplätzen ausgestattet. Ergänzt wird die feste Ausstattung durch mobiles fernmeldetechnisches Gerät, wie beispielsweise Handfunkgeräte für den Einsatz bzw. die Kommunikation außerhalb des Fahrzeugs. Darüber

hinaus wird die vom Bund beschaffte, teilweise betagte Grundausstattung des FüKW-TEL heute durch organisationseigene, dem zeitgemäßen Einsatz angepasste Fernmelde- und Führungsmittel ergänzt. Die fernmeldetechnische Ausrüstung wird durch eine am Heck ausfahrbare Antenne abgerundet, die das Fahrzeug leicht als einen Teil der Führung im Katastrophenschutz erkennbar macht. Der FüKW-TEL ist bei den Katastrophenschutzorganisationen bzw. -behörden stationiert, die auch das notwendige Personal stellen. In seinen räumlichen Ausmaßen entspricht der FüKW-TEL in etwa dem ELW 1.

10.2 Ausland

Im Vergleich zu Einsätzen bei Großschadenslagen und/oder Katastrophen im Inland gestalten sich internationale Hilfs- und Katastropheneinsätze völlig anders. So sind die Rahmenbedingungen hinsichtlich des Klimas, der politischen Struktur, der kulturellen Gepflogenheiten, der medizinischen Versorgung, Ernährung, Unterbringung, Administration etc. völlig andere als in der Bundesrepublik Deutschland und dem näheren europäischen Ausland. Zu beachten ist eine Vielzahl von Aspekten, ohne die eine adäquate humanitäre Hilfsaktion nicht denkbar ist. Die zur Verfügung stehenden Potenziale der Hilfsorganisationen müssen ebenso berücksichtigt werden wie die Möglichkeiten und Grenzen der Hilfe im Einsatzland. Grundsätzlich ist davon abzuraten, dass einzelne nicht in Organisationen eingebundene Helfer in das Einsatzland reisen, um zu helfen. Der unkoordinierte Einsatz hat wenig Sinn und trägt noch mehr zu einem ohnehin schon bestehenden Chaos bei. Vor diesem Hintergrund sollte die internationale Katastrophenhilfe den erfahrenen und strukturierten Organisationen überlassen werden, die auch für die Kompetenz und den Versicherungsschutz sowie für Logistik und Unterstützung im Einsatzland sorgen. Insbesondere im technischen Bereich sind größere Transportkapazitäten und umfangreiche Logistik erforderlich, die durch Einzelpersonen ohnehin nicht zu leisten sind. Deshalb ist von Einzelinitiativen abzuraten, sie schaden mehr als sie nützen.

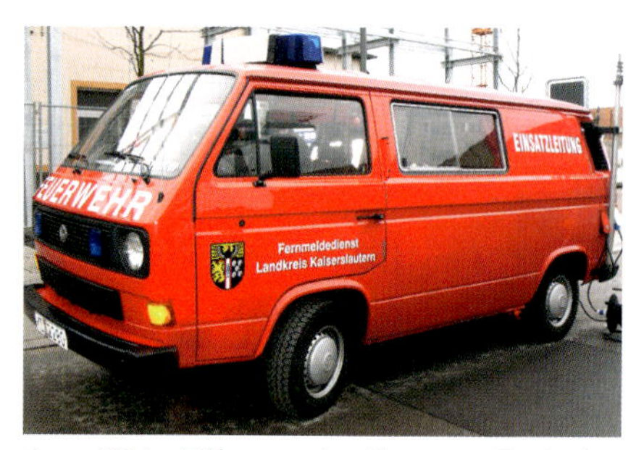

Abb. 18 ▶ Führungskraftwagen-Technische Einsatzleitung auf VW T4-Basis des Bundes

10.2.1 Schnell-Einsatz-Einheit für Bergungseinsätze im Ausland

Das THW hat neben den Aufgaben in der Gefahrenabwehr im Zivil- und Katastrophenschutz ein weiteres Tätigkeitsfeld: die internationale Katastrophenhilfe im Rahmen von humanitären Auslandseinsätzen. Es erhält seine Aufträge im Bereich der internationalen Katastrophenhilfe vom BMI. Zur Wahrnehmung der vielfältigen Aufgaben verfügt das THW über verschiedene Fachgruppen, die je nach Lage im Katastrophengebiet eingesetzt werden können. Eine Fachgruppe für die schnelle Katastrophenhilfe bei plötzlich auftretenden Naturkatastrophen, wie z.B. dem Seebeben in Südostasien, ist die 1985 aufgestellte Schnell-Einsatz-Einheit Bergung Ausland (SEEBA), die weltweit eingesetzt werden kann.

Aufgaben der SEEBA sind:

- Ortung
- Suche
- Rettung
- Bergung.

Für diese Einsatzaufgaben ist die Schnell-Einsatz-Einheit Bergung Ausland speziell ausgestattet und ihr Personal geschult. Neben der 26 t schweren technischen Ausrüstung, die in Leichtmetallkisten verpackt ist und damit schnell in Luftfahrzeuge verlastet werden kann, verfügt die SEEBA über Rettungshunde zur biologischen Ortung. Die Helferinnen und Helfer der SEEBA sind innerhalb von 6 Stunden am Flughafen abmarschbereit. In ihrer Struktur und Ausrüstung erfüllt die SEEBA die Qualitätsanforderungen der International Search and Rescue Advisory Group (INSARAG). Darüber hinaus leistet das Technische Hilfswerk auf vielfältige Weise humanitäre Hilfe, z.T. im Rahmen von Langzeitprojekten wie beispielsweise:

- Instandsetzung,
- Stromversorgung,
- Trinkwasseraufbereitung,
- Wiederaufbau.

Eine weitere Aufgabe des Technischen Hilfswerks in der internationalen Katastrophenhilfe ist die Beratung im Einsatzland, wodurch eine weitere fachliche und praktische Unterstützung der einheimischen Kräfte erfolgen kann. Darüber hinaus unterstützt das THW auch die United Nations Disaster Assessment and Coordination (UNDAC) bei der Einsatzplanung, beispielsweise in Indonesien.

www.thw.de

10.2.2 Internationale Katastrophenhilfe der Feuerwehr

Auch die deutschen Feuerwehren engagieren sich in der internationalen Katastrophenhilfe, die über den Deutschen Feuerwehrverband e.V. mit einem Brückenkopf bei der Berufsfeuerwehr Frankfurt a.M. koordiniert und gesteuert wird. Nach einer Prüfung von Einsatzoptionen und gegebenenfalls der Entsendung eines Vorauskommandos können die Feuerwehren wertvolle Hilfe in den Bereichen Krisenintervention, medizinische Versorgung und technische Unterstützung leisten. Auch können Führungskräfte als Fachberater in die Krisenstäbe der Bundesregierung entsandt werden, um Einsätze zu optimieren. Welche Schlagkraft in der humanitären Hilfe bei den Feuerwehren vorhanden ist, zeigt die Bilanz nach dem Tsunami in Südostasien. So haben sich zwischen dem 26.12.2004 und dem 7.1.2005 rund 2000 Feuerwehrleute für Einsätze in der Krisenregion gemeldet. Darüber hinaus existiert auch ein privat initiiertes Hilfswerk von Feuerwehrangehörigen, das in eigener Regie, ohne Anbindung an den Deutschen Feuerwehr Verband, in Krisenregionen tätig wird.

www.dfv.de

10.2.3 Internationale Katastrophenhilfe der Hilfsorganisationen

Die Sanitätsorganisationen im deutschen Katastrophenschutz ASB, DRK, JUH und MHD engagieren sich entsprechend ihren Satzungen und eigenen Vorgaben in der internationalen Katastrophenhilfe mit Soforthilfeeinsätzen und langfristigen Wiederaufbauprojekten. Vor diesem Hintergrund rufen diese gemeinnützig anerkannten Organisationen nach Katastrophen zu Spenden auf, ohne die diese Hilfsorganisationen nicht arbeiten könnten. Für Auslandseinsätze verfügen die vorgenannten Organisationen über Listen von Helferinnen und Helfern, die freiwillig für Auslandseinsätze zur Verfügung stehen. In diesem Zusammenhang sei beispielhaft das am 24.6.2005 gegründete Malteser International genannt werden, das ähnlich dem Internationalen Roten Kreuz (IRK) im Malteserorden ein Netzwerk für die weltweite humanitäre Hilfe bildet und internationale Einsätze durch eine engere Verzahnung der nationalen Malteserorganisationen optimiert.

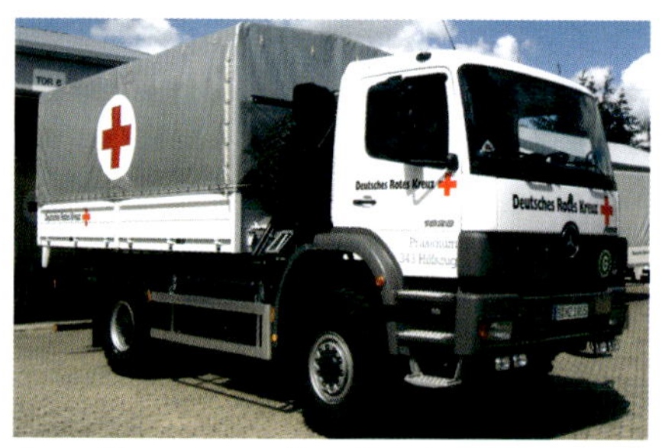

Abb. 19 ▶ Spezieller Lkw des DRK-Hilfszugs mit hohem Radstand für den Einsatz im unwegsamen Gelände

www.drk.de
www.malteser-international.org

10.2.4 Internationale Katastrophenhilfe privater Organisationen

Neben den etablierten Hilfsorganisationen im deutschen Zivil- und Katastrophenschutz stellen zahlreiche nationale und internationale private Organisationen ihr Personal und ihre Ressourcen für die akute Katastrophenhilfe sowie die humanitäre Wiederaufbau- und Entwicklungshilfe zur Verfügung. Als Beispiele seien hier die folgenden Organisationen zu nennen:

- Ärzte ohne Grenzen,
- Brot für die Welt,
- Luftfahrt ohne Grenzen.

www.aerzte-ohne-grenzen.de
www.luftfahrtohnegrenzen.de

10.2.5 Aus-, Fort- und Weiterbildung sowie Vorbereitung des Personals

Die internationale Katastrophenhilfe erfordert Spezialisten und Experten, die bereits vor Eintritt der Katastrophe bzw. des Hilfsbedarfs für derartige Einsätze registriert, ausgebildet und vorbereitet sind. So müssen Helferinnen und Helfer den hohen gesundheitlichen Anforderungen gewachsen sein, die hier gestellt werden. Denn neben mitunter extremen Langstreckenflügen, Zeitunterschieden und hohem Stress sind die klimatischen Veränderungen und die Bedingungen im Einsatzland nicht zu unterschätzen. Dies lässt sich anhand der Lage nach dem Tsunami in Südostasien sehr gut nachvollziehen: In Deutschland herrschten winterliche Temperaturen, in der Krisenregion dagegen erwartete die Helfer tropisches Klima mit hoher Luftfeuchtigkeit und Hitze.

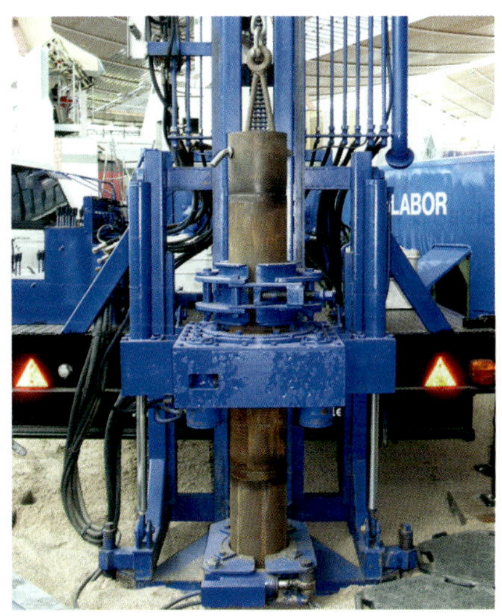

Abb. 20 ▶ Katastrophen im außereuropäischen Ausland erfordern oft den Einsatz technischer Mittel, z.B. einer Brunnenbohranlage

Bereits bei der Auswahl ist darauf zu achten, dass nur sehr erfahrene Helferinnen und Helfer eingesetzt werden, da der Faktor Stress noch schwerer wiegt, wenn keine oder nur geringe Einsatzerfahrung vorliegt. Er erhöht sich noch, wenn sich die Einsatzorte weit entfernt von der gewohnten Umgebung befinden. Darüber hinaus empfiehlt sich eine eingehende Schulung der Kräfte nicht nur in fachlicher, sondern auch in psychologischer Hinsicht. So haben sich Kasuistiken und Einsatzschilderungen in Wort und Bild von Einsatzkräften aus Krisengebieten als sehr vorteilhaft erwiesen. Neben der Gesundheit der Kräfte muss auf eine umfangreiche Aus-, Fort- und Weiterbildung wie auch auf regelmäßige Übungen geachtet werden. Diese Maßnahmen sind bei den meisten Organisationen festgeschrieben, ja sogar standardisiert. Die Inübunghaltung kann zumeist im regulären Übungsalltag und im üblichen Einsatzgeschehen erreicht werden. Zusätzliche, auf die spezifischen Besonderheiten auf internationale Einsätze ausgelegte Übungsszenarien können die Inübunghaltung dieser Fachkräfte ergänzen. Darüber hinaus ist eine Vorabinformation und Absprache mit den Arbeitgebern und der Familie dringend anzuraten.

10.2.6 Logistik und Transport

Die Erfahrung aus den zurückliegenden Einsätzen hat gezeigt, dass das gesamte Material luftverlastbar und modular einsetzbar sein muss. Vor diesem Hintergrund hat sich die Unterbringung des Equipments in Leichtmetallkisten, Containern und auf Paletten als sehr

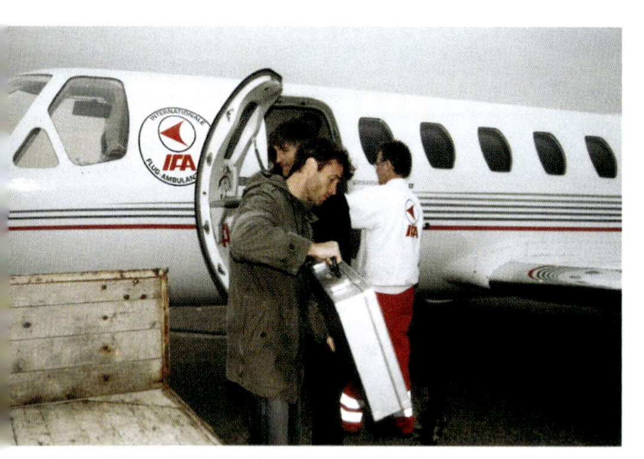

Abb. 21 ▶ IFA-Ambulanzjet im humanitären Einsatz in Krisengebieten

vorteilhaft erwiesen. Damit ist ein schneller Zwischentransport von der Unterkunft bzw. dem Depot zum Flughafen sowie die Beladung der Luftfahrzeuge möglich. Auch im Einsatzland können die Flugzeuge schnell entladen und das Material weitertransportiert werden. Zur Logistik gehört neben der Vorhaltung des Materials für den Soforteinsatz in Krisengebieten auch die Sicherstellung des Nachschubs. Hier haben sich wiederum standardisierte Einsatzabläufe und auch Satellitentelefone als besonders hilfreich erweisen.

10.2.7 Vorbereitung von Auslandseinsätzen

Zur Vorbereitung von Auslandseinsätzen ist eine umfassende Informationssammlung und Analyse der Lage im Einsatzland erforderlich, die je nach Größe und Ausdehnung der Katastrophe besonders schwierig und intensiv ist. Neben den Informationen aus den Medien und den gelegentlich spärlichen Daten vonseiten der jeweiligen Regierung, ist es notwendig, ein Vorauskommando, bestehend aus Führungskräften mit Spezialkenntnissen, kurzfristig zusammenzustellen und in das Einsatzland zur Lageerkundung zu entsenden. Entsprechend dem Lagebild und den von der Regierung des betroffenen Staates zugewiesenen Aufgaben muss die logistische Vorbereitung erfolgen – sie ist bei allen anstehenden Katastropheneinsätzen die elementare Voraussetzung für die Durchführung. Unter Logistik ist die gesamte Ausrüstung zur optimalen Einsatzdurchführung unter »feldmarschmäßigen Bedingungen« im Einsatzland, der Nachschub bzw. die Versorgung und die Transportkette, gegebenenfalls vom Hersteller bzw. Depot bis zum Eintreffen bei den Kräften im Katastrophengebiet, zu verstehen. Dabei sind u.a. Zollformalitäten ein nicht zu unterschätzender Faktor in der Einsatzplanung, denn oftmals gestalten sich diese als ebenso schwierig wie zeitraubend. Diese Bedingungen machen daher eine weitsichtige und komplexe Planung von Auslandseinsätzen notwendig, die auch erfordert, bestimmte Zusatzmaterialien bereits zu Beginn einzukalkulieren und mitzuführen, wie Ersatzteile, Medikamente und Reserven. Darüber hinaus ist unbedingt zu beachten, dass die Einsatzvorbereitung von den Kooperationsmöglichkeiten im Einsatzland abhängig ist, die natürlich im Rahmen der Lageerkundung durch das Vorkommando und durch staatliche Stellen vor Einsatzbeginn abzuklären und eventuell detailliert zu regeln sind.

Die Erfahrungen aus zurückliegenden Auslandseinsätzen haben gezeigt, dass eine Eigengefährdung der Helfer im Einsatzland nicht immer auszuschließen ist. Das Auswärtige Amt bietet Gefährdungsanalysen der einzelnen Länder an, die die Hilfsorganisationen, soweit sie nicht schon selbst über umfassende Informationen verfügen, auf Anfrage erhalten können. Deshalb gilt es im Fall einer nicht auszuschließenden Eigengefährdung, beispielsweise in einem von der Katastrophe betroffenen Bürgerkriegsgebiet, auch eine entsprechende Schutzausrüstung mitzuführen und den Rückzug aus gefährdeten Gebieten planmäßig zu regeln und organisatorisch vorzubereiten. Als persönliche Schutzausrüstung sind Helme und Splitterschutzwesten mitzuführen, nicht jedoch Waffen, da es sich um humanitäre Katastrophenhilfe handelt! Kontakte zu den Ansprechpartnern im Einsatzland, zur Deutschen Botschaft in dem betroffenem Land und zu befreundeten Hilfsorganisationen sollten direkt nach Anforderung der Katastrophenhilfe aktiviert werden. Auch dies erfordert umfassende Kooperation und Stabsarbeit bereits im Vorfeld, da die Kontakte nie abreißen dürfen.

10.2.8 Durchführung von Auslandseinsätzen

Der Katastropheneinsatz nach dem Seebeben mit anschließendem Tsunami in Südostasien hat deutlich gezeigt, dass gerade in der Akutphase, in der sich der Aufbau von Führungsstrukturen im Einsatzland entweder noch gar nicht oder am Anfang befindet, meist Chaos herrscht. In der Regel beginnen Auslandseinsätze aufgrund der großen Entfernungen am Flughafen im Einsatzland – die Ausnahme ist der Katastropheneinsatz im benachbarten Frankreich nach dem Sturm »Lothar« an Weihnachten 1999. Vor Beginn des eigentlichen Einsatzes muss unverzüglich nach dem Eintreffen im Einsatzland Kontakt zu Vertretern der Deutschen Botschaft und der Behörden geknüpft werden, da ein sinnvoller Einsatz nur dann möglich ist, wenn Einsatzgebiete zugeordnet werden. Auch die Absprache mit europäischen und US-amerikanischen Hilfsorganisationen muss vor Ort intensiviert werden, möglicherweise können Synergieeffekte genutzt werden. Gleiches gilt für die vielfältige Zusammenarbeit mit Organisationen der UN, wie mit dem UNHAS (United Nations Humanitarian Air Service), der UNHCR (United Nations High Commissioner for Refugees), dem UN-Flüchtlingshilfswerk und der UNICEF (United Nations Children's Fund) sowie dem UN-Kinderhilfswerk, die bei humanitären Katastrophen parallel zu den sonstigen Organisationen arbeiten und langfristige Projekte initiieren. Ferner müssen Transportkapazitäten und Unterkünfte für die Einsatzkräfte, Equipment und Logistik sowie einheimische Helfer und Lotsen gesucht werden. Nach dem Eintreffen im Schadensgebiet erfolgt der Führungs- und Einsatzaufbau zügig, parallel dazu können schon erste Akutmaßnahmen der technischen Rettung und Ortung erfolgen. Insbesondere in diesen Bereich ist der Zeitraum i.d.R. auf 72 Stunden nach dem Schadenseintritt begrenzt.

Für Instandsetzung und Wiederaufbaumaßnahmen müssen Materialien im Einsatzland beschafft und mit Unterstützung einheimischer Kräfte verarbeitet werden. Dabei muss auch die Logistik aus dem Heimatland sichergestellt werden, da viele Materialien (Treibstoff, Ersatzteile, Medikamente, Verpflegung, Hilfsgüter) im Einsatzland nicht ausreichend oder überhaupt nicht verfügbar sind. Dies bedeutet, dass die Kommunikation sowohl mit der diplomatischen Vertretung als auch mit dem Einsatzstab der jeweiligen Organisation zu Hause lückenlos funktionieren muss. Heute bieten Satellitentelefone und E-Mail die besten kommunikativen Möglichkeiten und müssen deshalb obligatorisch zur Einsatzausstattung gehören. Erfahrungen aus zurückliegenden Katastropheneinsätzen haben gezeigt, dass Brückenköpfe in Nachbarländern des Katastrophengebiets wertvolle Unterstützung bei der Schadensbewältigung leisten können.

Im Einsatzland ist sowohl die technische Ausstattung als auch das sonstige Material sicher unterzubringen, damit nicht durch Diebstahl oder Plünderungen das Einsatzkontingent gefährdet wird. Nicht zuletzt müssen die personellen und materiellen Ressourcen den spezifischen Bedingungen im Einsatzland angepasst werden. U.a. sind auch religiöse Vorgaben zu erfüllen, wie Alkoholverbot und Verschleierung bei Frauen in islamischen Ländern. Wie bei Einsätzen im Inland ist eine ausführliche Einsatzdokumentation erforderlich, um Nachweise über die geleistete Arbeit, aber auch über Informationen zur Einsatzoptimierung zu erhalten.

10.2.9 Nachbereitung von Auslandseinsätzen

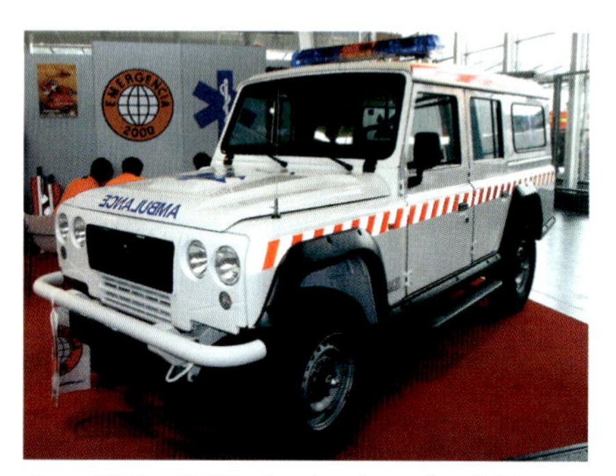

Abb. 22 ▶ Geländegängiges Sanitätsfahrzeug für den Einsatz in schwer zugänglichen Regionen

Bei der Nachbereitung von Einsätzen, unerheblich, ob sie im In- oder Ausland stattfinden, ist die folgende Faustregel zu beachten: Nach dem Einsatz ist immer auch vor dem Einsatz. Diese Feststellung ist die Grundvoraussetzung zur Vorbereitung und Optimierung zukünftiger Einsätze. Aus diesem Grund muss nach einer Dokumentation eines Einsatzes eine eingehende Evaluation der vorhandenen Daten erfolgen. Diese dient dazu, bestehende Alarmpläne, Ablaufverfahren und Bevorratungen zu überprüfen und, wenn nötig, zu korrigieren. Dies kann zu Änderungen bei der Alarmierung und dem Abmarsch, bei Verladung und Transport sowie bei der Durchführung und Kooperation mit anderen Organisationen führen.

10.2.10 Zivil-militärische Zusammenarbeit

Sollten sich in Einsatzlagen neben deutschen Hilfsorganisationen auch deutsche Kräfte der Bundeswehr befinden, kann unter bestimmten Voraussetzungen eine Unterstützung erfolgen. Die Hilfeleistung ist in Ausnahme- und in Einzelfällen möglich, wenn zum Beispiel schweres technisches Gerät und Kräfte in unwegsames Gelände oder über nicht durchgängiges Gebiet auf dem Luftweg transportiert werden müssen. Beispielsweise haben die Bundesluftwaffe und die Bundespolizei Einsätzkräfte des Technischen Hilfswerks mit ihren Hubschraubern bei der Hochwasserkatastrophe in Mosambik unterstützt, indem Techniker und Material transportiert wurden. Die ZMZ im internationalen Katastropheneinsatz wird aber die Ausnahme bleiben, da die staatlichen Einsatzkontingente mit ihren eigentlichen Aufgaben, insbesondere im Bereich luftbeweglicher Kräfte, voll ausgelastet sind. Allerdings organisieren die Hilfsorganisationen unter anderem auch das Be- und Endladen von Hubschraubern, was zu einer alltäglichen Zivil-militärischen Zusammenarbeit zwischen Bundeswehr und deutschen und ausländischen Hilfskräften führt.

10.2.11 Checkliste für internationale Einsätze

Neben den Hilfsorganisationen, die aus den Erfahrungen zurückliegender Hilfseinsätze eigene Checklisten erarbeitet haben, bietet das Handbuch des UNDAC entsprechende Checklisten für die internationale Katastrophenhilfe. Zum Schutz der Einsatzkräfte bei internationalen Katastropheneinsätzen müssen folgende Kriterien grundsätzlich eingehalten bzw. erfüllt werden:

- gesundheitliche Tauglichkeit,
- körperliche und psychische Belastbarkeit – die eigenen Grenzen kennen,
- Impfungen vor Einsatzantritt unter Beachtung der entsprechenden Vorlaufzeiten,
- Vereinbarung mit dem Arbeitgeber über Freistellung für den Einsatz,
- ein generell umfassender Ausbildungsstand, ausgerichtet auf die speziellen Anforderungen von Auslandseinsätzen und persönliche Einsatzerfahrung, sowohl national als auch international,
- angemessenes Verhältnis zwischen Helfern, die erstmalig in einem Einsatzkontingent sind und jenen mit mehrfacher internationaler Einsatzerfahrung (Verhältnis 1:9),

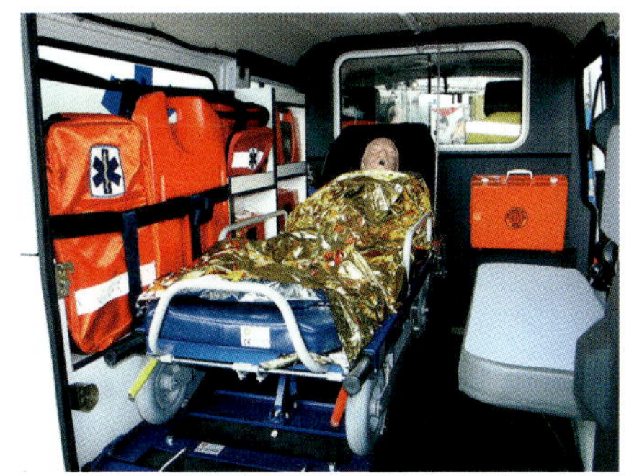

Abb. 23 ▶ Behandlungsraum eines geländegängigen Sanitätsfahrzeugs

- vorherige Abklärung des Engagements für humanitäre Einsätze mit der Familie,
- entsprechend der Lage im Einsatzland angepasste persönliche Ausrüstung, z.B. Schutzhelm, Kälteschutzkleidung, Schuss- und Splitterschutzwesten, ABC-Schutzausrüstung,
- Sicherstellung der medizinischen Versorgung und Rettung aus besonderen Lagen im Einsatzland,
- Sicherstellung der Fähigkeit zur Eigenversorgung (Trinkwasser, Verpflegung, Medizin) im Einsatzland,
- Sicherstellung der fortgesetzten Logistik zur weiteren Versorgung, u.a. auch durch ausreichend geländegängige Fahrzeuge,
- Kontaktaufnahme sowie Kommunikation und ggf. Kooperation, insbesondere mit Kräften anderer deutscher und europäischer sowie US-amerikanischer Organisationen,
- notwendige Kooperation mit den Funktionsträgern der verschiedenen internationalen Organisationen im Katastrophengebiet klären,
- insbesondere bei kriegerischen Auseinandersetzungen: »sichere« Unterbringung und gesicherte Tätigkeitsbereiche des Einsatzkontingentes einrichten sowie Sicherstellung eines ggf. notwendigen Rückzugs bzw. einer Evakuierung der Einsatzkräfte,

- Schutzmaßnahmen vor Ort abklären, ggf. organisieren,
- Kooperation mit Einheimischen als Lotsen, Helfer und Kenner kultureller und politischer Systeme und Vorgehensweisen.

10.3 Katastrophenmedizinische Aspekte

M. Struck

Für die medizinische Versorgung von Großschadensereignissen ist es wichtig, ob eine intakte, beschädigte oder zerstörte Infrastruktur (Definition der Katastrophe) vorliegt. Mit »Infrastruktur« sind dabei speziell die Verkehrswege, Kommunikationsnetzwerke und relevante medizinische Einrichtungen gemeint. Grundsätzlich können einige Faktoren die Hilfeleistung begrenzen, zum Beispiel die weiterhin bestehende Gefahr durch äußere Umstände wie Wetter, Temperatur, geologische Aktivität oder feindliche Exposition. Für die Ausrichtung der Einsatztaktik sollte schnell Klarheit darüber bestehen, ob es sich um ein zeitlich abgeschlossenes Ereignis handelt, dessen Folgen aufgearbeitet werden müssen, oder ob sich die Schadenslage weiterentwickelt (z.B. bei Großbränden oder Massenvergiftungen). Es sollte eine Abschätzung der Eigensicherung in der jeweiligen Situation erfolgen. Überschreitet die Anzahl von zu versorgenden Patienten die Kapazität des Regelrettungsdienstes, spricht man von einem Massenanfall. Der Begriff Massenanfall von Verletzten (MANV) wird in der Literatur weitgehend einheitlich verwendet, auch wenn es sich um Infektionserkrankte (MANI), Atomopfer (MANA) oder Chemieopfer (MANC) handelt. Ähnlich verhält es sich mit den Begriffen Sichtung, Triage oder Sorting.

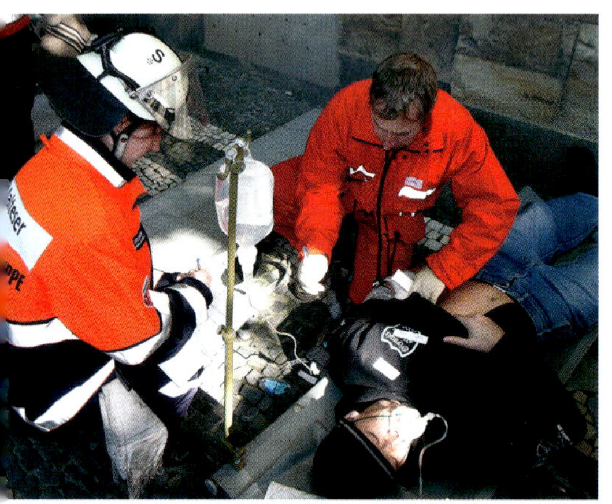

Abb. 24 ▶ Rettungs- bzw. katastrophenmedizinische Versorgung und Dokumentation sind die Basismaßnahmen beim MANV

10.3.1 Sichtung

Ärztliche Hilfe bei Katastrophen und bei Massenanfällen von Erkrankten und Verletzten unterscheidet sich in wesentlichen Punkten von der sonst praktizierten Individualmedizin. Aufgrund der Tatsache, dass einer großen Anzahl von Patienten eine geringe Anzahl von Behandelnden gegenübersteht, müssen Interessen einiger Menschen, bei denen ein Überleben unter diesen Umständen unwahrscheinlich ist, normalerweise aber bei massivem Einsatz möglich wäre, hinter dem Ziel zurücktreten, möglichst vielen Menschen eine Überlebenschance zu geben. Mittelfristiges Ziel einer Sichtung ist es, jeden Patienten so früh wie möglich der besten individuellen Behandlung zuzuführen. Auch Patienten mit scheinbar infauster Prognose haben ein Recht, im Rahmen der logistischen Möglichkeiten medizinisch betreut zu werden (Minimalversorgung). Eine ärztliche Sichtung der Patienten ohne primäre und sofortige Behandlung dient als Basis für die spätere Verteilung auf die knappen Ressourcen. Der Überblick über die Lage wird dabei höher bewertet als die Therapie einzelner Individuen. Unter ethischen Gesichtspunkten betrachtet, ist bei diesem Vorgehen ein erhebliches Konfliktpotenzial vorhanden. Bei einer Sichtung besteht bei einer Überbewertung vorhandener Symptome die Gefahr, Behandlungsmöglichkeiten für tatsächlich bedürftige Patienten zu blockieren. Erfahrungsgemäß bringt eine definitive operative Behandlung (z.B. Thorakotomie) am Unfallort im Massenanfall keinen Überlebensvorteil. Auch für erfahrene Ärzte ist es schwer, im Katastrophenfall zuverlässige Schnelldiagnosen mit hoher prognostischer Wertigkeit zu stellen.

Bei Bombenexplosionen gelten Patienten im Rahmen der Triage als nicht primär behandlungsbedürftig, wenn sie laufen können; sie gelten als tot, wenn bei einer traumatischen Extremitätenamputation keine erkennbare Körperbewegung vorhanden ist oder Patienten keinen tastbaren Puls, keine Atembewegungen und weite Pupillen aufweisen. Eine Wiederbelebung ist unter den Bedingungen des Versorgungsengpasses nicht indiziert.

Es existieren einige vereinfachte Ansatzpunkte, um unter Zeitdruck Notfallpatienten im Massenanfall einzuschätzen. Die Dringlichkeit für die Behandlung wird durch die so genannte Sichtungskategorie nach ICAO festgelegt. Diese Basisdiagnostik beinhaltet einen Orientierung gebenden Bodycheck mit einem Zeitaufwand von höchstens drei Minuten:

- Sichtungskategorie I (rot) kennzeichnet eine akute, vitale Bedrohung mit sofortiger Behandlungspriorität.
- Sichtungskategorie II (gelb), dringliche Behandlung, wird unterschieden in IIa mit operativer Versorgung und in IIb mit stationärer Behandlung.

Tab. 1 ▶ Sichtungskategorien

Kategorie I	*Akute, vitale Bedrohung* Respiratorische Insuffizienz, starke Blutungen, massiver Schockzustand, Polytrauma, Bewusstlosigkeit ohne Schutzreflexe, schweres Schädelhirntrauma	*Sofortbehandlung* Blutstillung, Lagerung, Volumenersatz, Analgesie, Sauerstoff, Intubation und Beatmung
Kategorie II	*Schwer verletzt / erkrankt* Stumpfes Bauchtrauma ohne Schock, stumpfes Thoraxtrauma ohne Ateminsuffizienz, Verletzung großer Gefäße nach Abbindung, leichtes Schädelhirntrauma, Beckenverletzungen, Verbrennungen > 10% der Körperoberfläche	*Dringende Behandlung* Lagerung, Analgesie, Infusion
Kategorie III	*Leicht verletzt/erkrankt* Prellungen, Schürfungen, Verbrennungen < 10% der Körperoberfläche, distale, geschlossene Frakturen, Luxationen	*Spätere (ambulante) Behandlung* Verband, Betreuung, Isolierung von Kategorie I + II
Kategorie IV	*Ohne Überlebenschance* Patienten mit sicher infauster Prognose?, falls Kapazität für Kategorie I + II unzureichend; z. B. Verbrennung > 70% der Körperoberfläche oder Verletzungen nicht mit dem Leben vereinbar	*Betreuende (abwartende) Behandlung* Infusion, Analgesie
Tote	*Tote* Zum Sichtungszeitpunkt biologische Tote unwahrscheinlich; Einschätzung von reversiblem klinischen Tod ist beim Massenanfall schwierig zu handhaben	*Registrierung*

- Sichtungskategorie III (grün) kennzeichnet eine minimale und ambulante Behandlung.
- Sichtungskategorie IV (blau) kennzeichnet eine betreuende, abwartende Behandlung.
- Neben diesen vier Kategorien existiert ferner die Kategorie V (schwarz) für die Registrierung bereits Verstorbener.

Die Sichtungskategorisierung ist ein dynamischer Prozess. Sie sollte mindestens zweimal durchgeführt werden, um einen groben Verlauf des Patientenzustands zu registrieren. Dabei kann sich der Zustand des Patienten sowohl verbessern als auch verschlechtern, so dass der Patient einer anderer Kategorie zugeordnet wird. Die Entscheidung zum Transport wird unter Berücksichtigung des klinischen Verlaufs individuell getroffen. Berechnungen zeigen, dass bis zu einem Drittel der bei einem Massenanfall kritisch Verletzten durch falsches Management versterben können. Auf der anderen Seite können von einer konsequenten und effektiven Sichtung umso mehr Patienten mit überlebbaren Verletzungen profitieren.

10.3.2 Präklinische Versorgung

In der Anfangsphase der Versorgung müssen medizinische Maßnahmen vom ersten Notarzt vor Ort an das Rettungsdienstpersonal delegiert werden. Vorversorgte Patienten werden dann an die später eintreffenden weiteren Notärzte übergeben. Der Notarzt übernimmt so lange die medizinische Verantwortung des Einsatzes, bis er einem leitendem Notarzt diese Führungsaufgabe übergeben kann. Aufgabe des LNA und des Organisatorischen Leiter Rettungsdienst ist es, Behandlungsplätze zu definieren, die Bewegungen der Rettungsmittel vor Ort zu steuern und Zielkrankenhäuser in Zusammenarbeit mit der Rettungsleitstelle auszuwählen. Wesentlich für den Überblick der Lage ist eine ordentliche Dokumentation der Patienten und der jeweils eingesetzten Rettungskräfte. Es sollte eine Liste mit den Identifizierungsnummern der Verletztenanhängekarten, den eingesetzten Rettungsmitteln und deren Ziel erstellt werden. Durch den Einsatz ehrenamtlicher Hel-

Tab. 2 ▶ 10 Gebote beim Massenanfall von Verletzten und Erkrankten
– keine Behandlung einzelner Patienten.
– 1. Rückmeldung an Leitstelle: Großunfall, LNA alarmieren
– Überblick: Patientenzahl, Schweregrad, technische Rettung
– 2. Rückmeldung: Zahl der Patienten/Schwerverletzten, benötigte Rettungsmittel, nötige technische Hilfe
– sichtbar die Leitung übernehmen
– unkontrollierten Abtransport verhindern
– Sichtung, Vitaltherapie einleiten
– an eintreffende Notärzte weitergeben
– Behandlungsplatz festlegen, evt. Transport anordnen und organisieren
– Übergabe an den Leitenden Notarzt

fer von SEG'en des Katastrophenschutzes, kann eine Unterstützung der professionellen Rettung erfolgen. Dies ist vor allem hinsichtlich des Aufbaus von Patientenbehandlungsplätzen relevant.

Die konkrete Therapie der Patienten beginnt nach der Rettung und Evakuierung aus der unmittelbaren Gefahrenzone. Im Wesentlichen konzentrieren sich die Maßnahmen auf die Sicherung der Vitalfunktionen, die Immobilisierung und die Schmerztherapie. Adäquate Lagerung, ausreichend viele großlumige Venenzugänge für die Volumensubstitution und gegebenenfalls die Einleitung einer Analgosedierung mit der Sicherung der Atemwege kennzeichnen die Phase bis zum Transport. Einen großen Stellenwert nimmt der Wärmeerhalt bei der Versorgung von Patienten im MANV ein. Eine Auskühlung der Patienten bei langem Aufenthalt im Freien kann die Prognose verschlechtern. Dies gilt insbesondere bei Brandverletzten nach übertriebener Kaltwasseranwendung. Durch das relativ breite Anwendungsspektrum hat sich in Katastrophenfällen der Einsatz von Ketamin als Analgetikum bewährt. Auch Traumapatienten mit instabilen Kreislaufverhältnissen können dabei unter Spontanatmung behandelt werden. Außerdem besteht die Möglichkeit einer relativ schnellen Resorption bei intramuskulärer Injektion, was bei Patienten mit schlechten peripheren Venenverhältnissen, z.B. bei Verbrennungsverletzungen, vorteilhaft sein kann. Die Verletzungsmuster bei Erdbeben und Verschüttung weisen einen hohen Prozentsatz an Frakturen der Extremitäten und ausgedehnten Weichteilverletzungen mit Kompartmententwicklung auf. Einklemmungstraumata sind oft mit einem erheblichen Zeitaufwand für die technische Rettung verbunden. Explosions- und andere Rasanzeinwirkungen führen häufig zu latenten inneren Verletzungen, die das Risiko eines zweizeitigen Schockgeschehens einschließen.

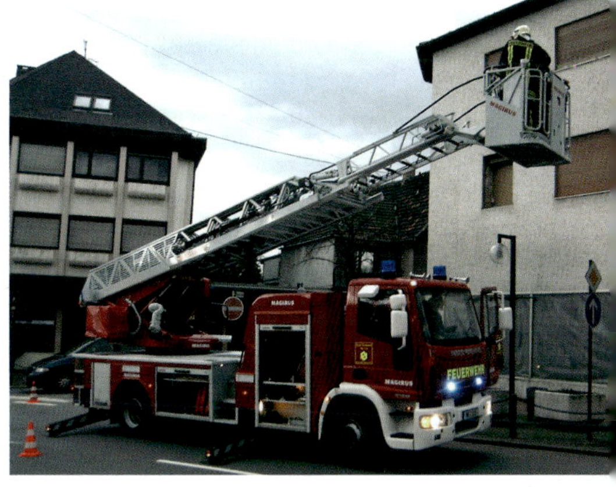

Abb. 25 ▶ Die DLK 23 – 12CS – L2 eignet sich sehr gut für die Evakuierung aus besonderen Einsatzlagen

Bei Naturkatastrophen, die große Teile der Bevölkerung betreffen, sollte die frühe Sicherung der Trinkwasserversorgung und die Bereitstellung von Decken und Zelten gewährleistet werden. In diesen Fällen sind nach Möglichkeit eine schnelle Identifizierung der Toten und deren Bestattung im Sinne der Seuchenprävention erforderlich.

10.3.3 Klinische Versorgung

Die Information an die Zielklinik, und damit verbunden deren Vorbereitungszeit, sollte so früh wie möglich erfolgen. Es existieren mittlerweile an den meisten großen Kliniken Katastrophenpläne zur Organisation von Massenanfällen. Diese Pläne greifen je nach Ausmaß des Ereignisses auf weitere Personalkapazitäten zurück. Eine Schlüsselstelle hat die Notaufnahme inne. Dort wird entschieden, welche Patienten auf die wiederum knappen

Ressourcen der OP-Saalbelegung oder der Intensivbetten verteilt werden. Einige Autoren favorisieren generell einen frühen Transport in ein Krankenhaus, um dessen definierte Räumlichkeiten und dessen Logistik zu nutzen, anstatt einen oft zeitintensiven Aufbau eines prähospitalen Behandlungsplatzes abzuwarten.

10.3.4 Interpersonelle Probleme

Die Kombination von großer Patientenzahl, unterschiedlichster Verletzungsschwere und komplexen äußeren Bedingungen stellt hohe Ansprüche an die Disziplin sowohl der professionellen Rettung als auch an die der oft sehr motivierten, aber medizinisch überforderten ehrenamtlichen Sanitätshelfer.

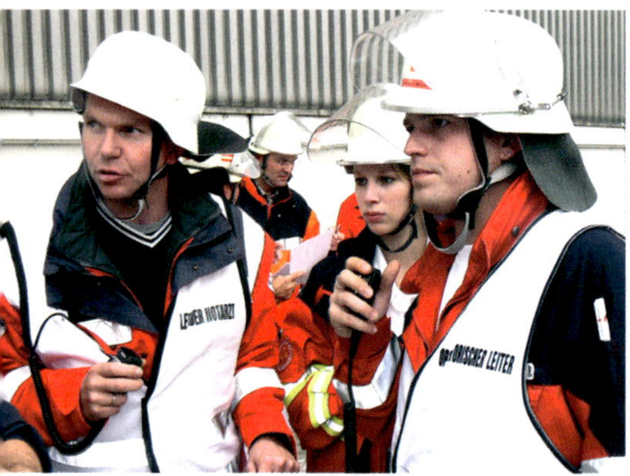

Abb. 26 ▶ Die gemeinsame medizinische Einsatzleitung erfordert große Kooperationsbereitschaft und Akzeptanz, um einen reibungslosen Führungsprozess zu gewährleisten

Wenn der ersteintreffende Notarzt das Ausmaß des Schadens zu spät erkennt, verlängert sich die Zeit der initialen Unterversorgung. Je früher und vollständiger eine Rückmeldung an die Rettungsleitstelle erfolgt, umso schneller kann weitere Hilfe eintreffen. Daher kann der Notarzt erst mit der Behandlung von Patienten beginnen, wenn er einen umfassenden Überblick über die Lage erhalten und weitergegeben hat. Es sollte eine klare Verteilung der Kompetenzen und der Führung erkennbar sein. Abstimmungsfehler und Kompetenzgerangel verzögern einen effektiven Versorgungsablauf. Die medizinische Einsatzleitung (Leitender Notarzt, Organisatorischer Leiter) und die Technische Einsatzleitung (Feuerwehr) sollten eine gemeinsame Strategie verfolgen. Zwar ist die Definition der Rettungsdiensteinsatzleitung durch die DIN 13050 benannt, jedoch bestehen durch die föderalistische Struktur der Bundesrepublik unterschiedliche Auslegungen der einzelnen Kompetenzbereiche in den Bundesländern. Zudem existieren unterschiedliche Auffassungen über die Abgrenzung der taktischen Aufgabenbereiche innerhalb der Einsatzleitung des Rettungsdienstes.

Nach Burghardt können folgende Konfliktpotenziale zwischen Leitendem Notarzt, Organisatorischem Leiter Rettungsdienst sowie der Gesamtorganisation unterschieden werden:

- Organisatorischer Leiter: Nimmt an Triage aktiv teil, akzeptiert LNA nicht, Kommunikation mit LNA ist mangelhaft, leitet Informationen der Rettungsleitstelle nicht weiter, stimmt sich nicht mit Rettungsleitstelle ab.
- Leitender Notarzt: Nimmt an der Individualversorgung teil, akzeptiert OrgL nicht, Kommunikation mit OrgL ist mangelhafte, verliert Überblick über eingesetzte Notärzte, stimmt sich nicht mit der technischen Einsatzleitung ab.

- Gesamtorganisation: Keine klare Kompetenzzuweisung, keine eindeutige Kennzeichnung der Kräfte, keine Dokumentationsgrundlagen, keine Patientenleitsysteme, keine Übung des Ernstfalles.

10.3.5 Schlussfolgerung

Der erfolgreiche Ablauf einer Rettungsaktion bei Großschadenslagen und Katastrophen hängt wesentlich von einer effektiven Koordination der verfügbaren Mittel ab. Dabei trägt jeder Beteiligte in seinem spezifischen Aufgabenbereich eine große Verantwortung. Da unter erheblichem Zeitdruck ein Ausgleich des Versorgungsnotstands erzielt werden muss, sind Planspiele und regelmäßige Beschäftigung mit dem Thema Massenanfall von Verletzten und Erkrankten hilfreich. Dadurch können systemische Schwachpunkte in der Bewältigung sichtbar gemacht werden. Flexibilität und Pragmatismus der Einsatzleitung sind erforderlich, um situationsgebunden bestehende Strukturen gezielt nutzen zu können.

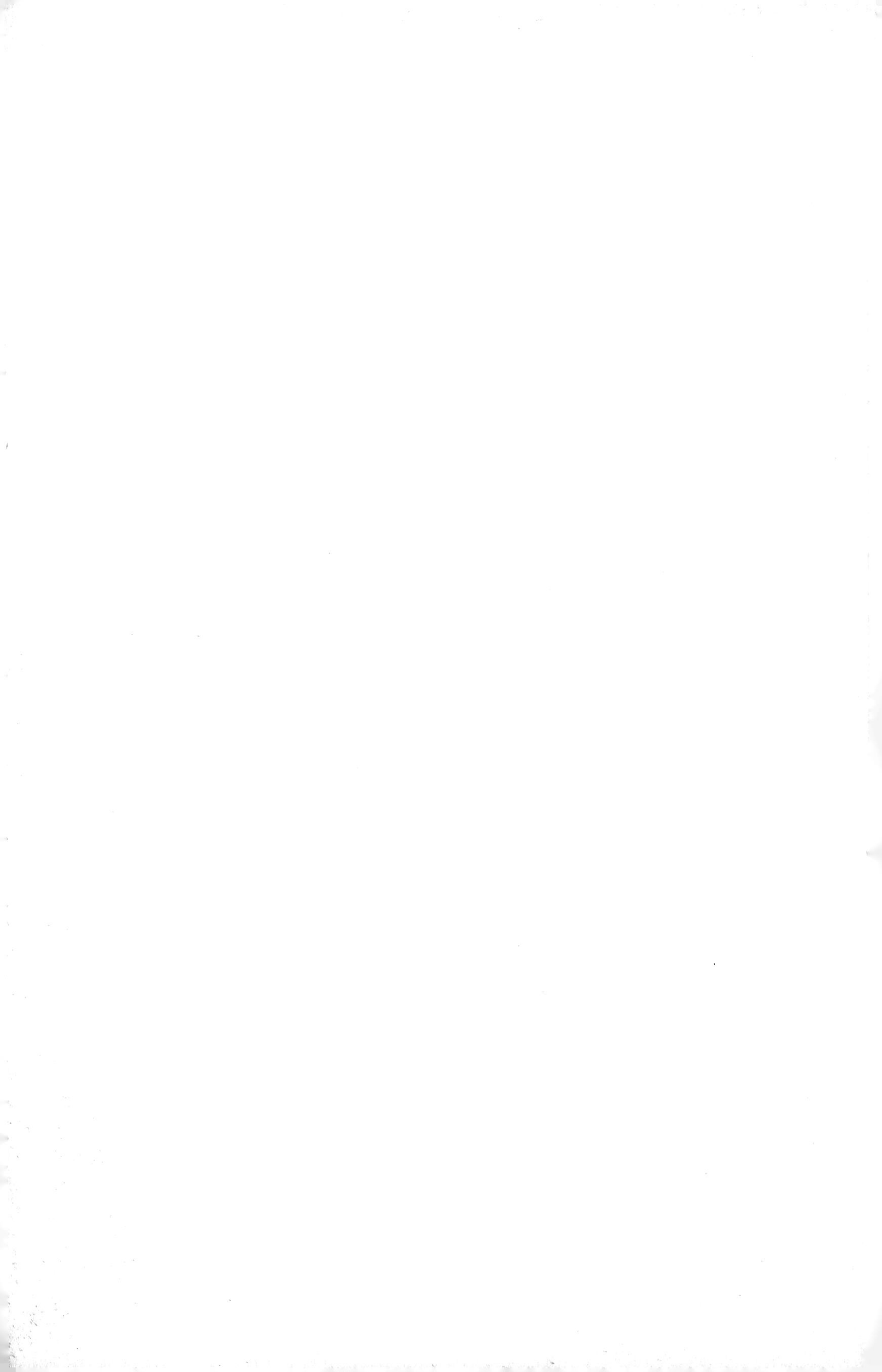

Anhang

Literatur

Für ergänzende Literaturangaben bitten wir um Kontaktaufnahme mit den einzelnen Autoren (Adressen siehe Seite 458 -459).

Kapitel 1 – Bergrettung

ARBEITSGRUPPE CANYONRETTUNG (Hrsg.) (2002) *Ausbildungshandbuch »Canyonrettung« der Bergwacht Bayern, Ausbildungsmanual »Canyoning« vom Internationalen Bergführerverband (IVBV)*

AUERBACH PS, DONNER HJ, WEISS EA (1999) *Field Guide to Wilderness Medicine*, 1. Aufl. Mosby, St. Louis, Missouri Kap. 3, S. 18-21

AVS (Hrsg.) (1998) *50 Jahre Bergrettungsdienst im Alpenverein Südtirol*

BAERTSCH P ET AL. (2001) *Portable Hyperbaric Chambers. Medical Commission of UIAA. Official Guidelines Vol 8.* Alpinmedizinischer Rundbrief 25:19-20

BERGHOLD F (2001) *Kongressbericht: 12. Internationales HYPOXIA-Symposium 10.-14. März in Jasper (Kanada).* Alpinmedizinischer Rundbrief 25:48-49

BERGHOLD F (2002) *Höhenmedizinische Notizen aus Barcelona.* Alpinmedizinischer Rundbrief 27:31

BERGHOLD F, SCHAFFERT W (2001) *Handbuch der Trekking- und Expeditionsmedizin. Richtlinien der Österreichischen Gesellschaft für Alpin- und Höhenmedizin und der Deutschen Gesellschaft für Berg und Expeditionsmedizin*, 5. Aufl. DAV Summit Club, München

BERGRETTUNGSDIENST IM AVS-LANDESVERBAND (Hrsg.) (2003) Bergrettungsdienst im Alpenverein Südtirol. Nützliche Infos für den Flugretter im Bergrettungsdienst, Version 1/03:51-52

BRUGGER H, DURRER B (2002) *Präklinische Behandlung von Lawinenopfern.* Alpinmedizinischer Rundbrief 26:12-14

BRUGGER H, DURRER B, ADLER-KASTNER L, FALK M, TSCHIRKY F (2001) *Field management of avalanche victims.* Resuscitation 51:7-15

BRUGGER H, SUMANN G, MEISTER R ET AL. (2003) *Hypoxia and hypercapnia during respiration into an artificial air pocket in snow: implications for avalanche survival.* Resuscitation 58:81-88

CHMELIZEK F. (1999) *Lawinenunfälle und Kälteschaden.* In: Hempelmann G, Adams HA, Sefrin P (Hrsg) Notfallmedizin AINS, Bd. 3. Thieme, Stuttgart, New York, S. 350-357

FISCHER R (2005) *Mit Wein und Viagra zu den Bergen der Welt?* Alpinmedizinischer Rundbrief 32:4-5

FLEISCHHACKEL S (2002) *Fokus Körpertemperatur: Die milde Hypothermie im Rettungsdienst.* Rettungsdienst 25:566-570

FREUDIG T, MARTIN A (1995) *Bergrettung Lehrbuch der Bergwacht.* Freudig, Pfronten

KÜPPER TH, SCHRAUT B, HEMMERLING A (2005) *Medikamente im Gebirge (5).* Alpinmedizinischer Rundbrief 32:7-9

MUNTER W (Hrsg.) (1997) *3x3 Lawinen: Entscheiden in kritischen Situationen.* Agentur Pohl & Schellhammer, Garmisch Partenkirchen

PAAL P, BEIKIRCHER W, BRUGGER H (2006) *Der Lawinennotfall. Eine aktuelle Übersicht.* Der Anaesthesist 55:314-324

PLONER F (2002) *Notfälle im alpinen Gelände: Versorgung des Polytraumas Teil 1.* Rettungsdienst 25:870-874

Ploner F (2002) *Notfälle im alpinen Gelände: Versorgung des Polytraumas Teil 2.* Rettungsdienst 25:970-973

Römer M, Sänger S (2003) *Unterkühlung.* Notfall &Rettungsmedizin 6:402-406

Kapitel 2 – Alpine Rettung mit Hubschraubern

ADAC (Hrsg.) (1998) *ADAC-Stationsatlas »Christoph – bitte kommen!«. Luftrettungsstationen in Deutschland.* Werner Wolfsfellner Medizin Verlag, München

Bertinetti W (2002) *Bergung aus der Luft.* Rotorblatt 4:14-16

Braida M (1996) *»Windeneinsatz Christoph 1«. Rettung aus schwierigem Gelände.* Rettungsdienst 19:900-901

Bundesministerium für Verkehr, Bau- und Wohnungsbauwesen (Hrsg.) (2001): *Zusammenarbeit beim Such- und Rettungsdienst für Luft- und Wasserfahrzeuge neu geregelt.* Pressemitteilung 156/01 vom 26.06.2001, Berlin

Eurocopter (Hrsg.) (2002) *Polizeihubschrauberstaffel Hessen stellt EC 145 in Dienst: Neuer Eurocopter-Hubschrauber für erweiterte Aufgaben.* Presseinformation vom 17. April 2002

Gockeler D (2000) *Zwischen Himmel und Erde: Teamarbeit am Haken.* Rettungsdienst 23:1114-1115

Jess KJ (1996) *Grenzschutz-Fliegerstaffel Süd. Standort Oberschleißheim.* Rotorblatt 4:28-29

Löffler B, Bickel R, Löffler S (1992) *Die Polizeihubschrauberstaffel Bayern unterstützt den Rettungsdienst.* Rettungsdienst 15:661-663

Luther F (2002) *Gemeinsame Seeflugausbildung auf Borkum.* Rotorblatt 2:20

Mayer F (2004) *Notlandung: Glück und Können. SAR- und Polizeihubschrauber im Einsatz.* Rotorblatt 1:39

Ministerium des Innern und für Sport (1993) *Richtlinien für den Einsatz von Hubschraubern des Landes Rheinland-Pfalz.* Stand: 1. September 1993

Poguntke P (1997) *Die Rettung kommt im Schwebeflug. Praxis des Bergetauverfahrens.* Rettungsdienst 20:865-867

Poguntke P (1999) *Das Rettungsteam am Haken – Windentraining für Luft- und Bergretter. Im Blickpunkt: Christoph 1.* Rettungsdienst 22:634-637

Proll U (Hrsg.) (2004) *ON TOP Supplement der Zeitschrift Behörden Spiegel anlässlich der Internationalen Luftfahrt-Ausstellung 1994 in Berlin. Grenzschutz-Fliegergruppe.* ProPress Verlagsgesellschaft mbH, Bonn

Scholl H (1999) *Polizeihubschrauber als sinnvolle Ergänzung des Rettungsdienstes. Potentiale der Polizei für Notfälle.* Rettungsdienst 22:202-206

Scholl H (2002) *Luftrettung.* Stumpf + Kossendey, Edewecht, Wien

Scholl H, Gross A (2003) *Spezielle Luftrettungseinsätze: Rettungstechniken mit dem Hubschrauber.* Rettungsdienst 26:750-754

Schweizerische Rettungsflugwacht (Hrsg.) (1992) *Eine Idee* ... Ein Bildband von der Rega und über die Rega. Herausgegeben aus Anlass des vierzigjährigen Bestehens der Rega. Eigenverlag der Schweizerischen Rettungsflugwacht (Rega), Zürich

Struck M (1998) *Nürnberg Rot-Weiss.* Rotorblatt 2:15

Ulfig M (2004) *Hubschrauber an den deutschen Küsten. Die Bundesgrenzschutz-Fliegerstaffel Nord.* Rotorblatt 4:40-41

Kapitel 3 – Wasser- und Eisrettung

ALMELING M, BÖHM F, WELSLAU W (1998) *Handbuch Tauch- und Hyperbarmedizin.* ecomed, Landsberg

ALMELING M, WELSLAU W (1998) *Grundlagen der hyperbaren Sauerstofftherapie*, 2. Aufl. Archimedes, Strande

ARGE WASSERRETTUNGSDIENST BERLIN (Hrsg.) (2002) *100 Jahre organisierte Wasserrettung in Berlin.* Kupfergraben-Verlagsgesellschaft, Berlin

ARING C (1999) *Beinahe-Ertrinken.* Notfall & Rettungsmedizin 2:164-166

BARTMANN H (2002) *Taucher-Handbuch*, Loseblatt-Ausgabe, 4. Aufl. Hüthig Jehle Rehm Verlag, Landsberg

BARTMANN H (2005) *Luftrettung am Wasser*, 1. Aufl. Hüthig Jehle Rehm Verlag, Landsberg

BARTMANN H, MUTH CM (2003) *Notfallmanager Tauchunfall*, 2. Aufl. ecomed, Landsberg

BENNET PB, ELLIOT DH (2003) *Physiology and Medicine of Diving*, 5. Aufl. Saunders, Edinburgh

BOVE AA, DAVIS JC (1997) *Diving medicine*, 3. Aufl. Saunders, Edinburgh

DRK-KREISVERBAND HANNOVER-LAND/SPRING E.V. (Hrsg.) (2005) *Broschüre »SEKU« der Wasserwacht DRK Kreisverband Hannover-Land/Springe*

EUROPEAN RESUSCITATION COUNCIL (Hrsg.) (2005) *European Resuscitation Council Guidelines for Resuscitation 2005; Section 7. Cardiac arrest in special circumstances; Drowning;* Resuscitation 2005. 67S1:141-144

EUROPEAN RESUSCITATION COUNCIL (Hrsg.) (2005) *European Resuscitation Council Guidelines for Resuscitation 2005; Section 7. Cardiac arrest in special circumstances; Hypothermia;* Resuscitation 2005. 67S1:144-146

FEUERWEHR-DIENSTVORSCHRIFT 8 (FwDV 8) »*Tauchen*«. Kohlhammer, Stuttgart

FREY G, LAMPL L, RADERMACHER P, BOCK KH (1998) *Hyperbare Oxygenation – Ein Betätigungsfeld für den Anästhesisten?* Der Anaesthesist 47:269-289

GORGASS B (1998) *Tauchunfall.* Notfall & Rettungsmedizin 1:177-180

GRIES A (2001) *Notfallmanagement bei Beinahe-Ertrinken und akzidentieller Hypothermie.* Der Anaesthesist 50:887-901

HAUX G (1997) *Wie aus der HB die HBO wurde.* Archimedes-Verlag, Strande

HOHLFELD JM, FABEL H (2000) *Aspiration und »Near drowning«.* Intensivmedizin 37:298-306

KINDWALL EP, WHELAN HT (1999) *Hyperbaric medicine practice*, 2. Aufl. Best Publishing Company, Flagstaff

KORTT U, SCHMID R, SCHRÖDER H (2003) *Hamilton »Handbuch für den Feuerwehrmann«*, 20. Aufl. Boorberg

LAAK U v., WELSLAU W, PRÖHL J (2004) *HBO-Therapie bei Tauchunfall und arterieller Gasembolie.* Trauma und Berufskrankheit 6:6-11

MUGGENTHALER KH, LACKNER CK, STROHMAYR J, BAUER A (1998) *Beinahe-Ertrinken – Pathophysiologie und Erstmaßnahmen am Notfallort.* Notfall & Rettungsmedizin 1:329-336

MUTH CM, SHANK ES, LARSEN B (2000) *Der schwere Tauchunfall.* Der Anaesthesist 49:302-316

NATZER RFD (2004) *Tauchunfallbehandlung.* Notfall & Rettungsmedizin 7:121-138

PLAFKI CH (2001) *Tauchen: Physiologie und Medizin – Grundlagen – Erkrankungen – Unfälle – Tauglichkeit*. Spitta, Balingen

SCHRÖDER S, LIER H, WIESE S (2004) *Der Tauchunfall – Notfallmedizinische Versorgung des schweren Tauchunfalls*. Der Anaesthesist 53:1093-1102

SCHULZE D, VILLMOW F (2006) *DLRG – Siegfried John Haus in Berlin – eine weltweite einmalige Tauchturmanlage (2006)*. Journal – Tätigkeitsbericht der DLRG Berlin, S. 14-15

Kapitel 4 – Küsten- und Seerettung

BMI INTERNETREDAKTION (Hrsg.) (2005) *Bundesgrenzschutz heißt von Juli 2005 an Bundespolizei*. BMI Pressemeldung vom 30. Juni 2005

DGZRS (Hrsg.) *Jahrbücher 1999, 2000, 2001, 2002, 2003, 2004, 2005, 2006*. Bremen

DGZRS (Hrsg.) (2000) *Das Buch der Vorleute*. Hausschild, Bremen

DGZRS (Hrsg.) (2005) *DGzRS 140 Jahre – 140 Gedanken*, DSV-Verlag, Hamburg

KLODT B (2003) *Das Havariekommando. Sonderstelle des Bundes und der Küstenländer*. Bevölkerungsschutz 2:12-14

KRÄHMÜLLER H (1997) *Als das Seepferdchen fliegen lernte*. Die Grenzschutz-Fliegerstaffel Nord. Rotorblatt 1:20-23

LORENZEN D (2003) *Überlegungen zu einer europäischen Küstenwache*. Bevölkerungsschutz 2:7-11

MAASSEN L (2000) *SAR-Leitstelle der Marine in Glücksburg*. SEG 7:110-113

MAIER T, HACKENBERG U, PELZ K (1999) *Schiffsbrand »MS Pallas«*. Brandschutz 2:125-136

NEUBER H (1988) *Mayday, Mayday. SAR-Hubschrauber im Rettungseinsatz auf See*. Bernhard & Graefe, Koblenz

RIEGER H, MEYER O (2003) *Rettungsdienst auf hoher See: Der SAR-Dienst der Deutschen Marine*. Rettungsdienst 26:175-178

SCHLIEBEN H (2003) *Tanker gegen Fähre. Havariekommando übt Ernstfall in der Ostsee*. Rotorblatt 2:11

SCHULTZE K, ZOELLNER E (2004) *Tank- und Schiffsbrandbekämpfung. Wilhelmshaven: Überörtliche Großübung am Tiefwasserhafen*. Brandschutz 1:8-12

STURZ P (1999) *MADYMADY in der Deutschen Bucht*. Rotorblatt 1:18-19

ULFIG M (2004) *Hubschrauber an den deutschen Küsten*. Die Bundesgrenzschutz-Fliegerstaffel Nord. Rotorblatt 4:40-41

TREU O (1998) *SOS … Ship on Fire!* Rotorblatt 4:29

VOIGT M (2004) *Luftrettung an der Küste zwischen Dollart und Elbe*. Rotorblatt 4:12-13

ZIESE G (1998) *Der Fall »Pallas«*. Rotorblatt 4:30-31

Kapitel 5 – Höhenrettung

BF MÜNCHEN (Hrsg.) (2002) *Praxisanleitung und Ausbilderhandbuch »Höhenrettung«* BF-München

IVECO MAGIRUS BRANDSCHUTZTECHNIK GMBH ULM (Hrsg.) (2005) *Prospekt ALP 325 / 375*

Kapitel 6 – Gruben-, Höhlen-, Schacht- und Kanalrettung

DÖBBEMANN W, MÜLLER H, STIEHL W (2001) *Retten und Selbstretten aus Höhen und Tiefen*, 5. Aufl. Kohlhammer-Verlag, Stuttgart, Berlin, Köln

DÖRMANN MR (1997) *Rettungsdienst im Bergbau: Gefahrenabwehr in einem besonderen Industriezweig. Teil 1: Die Rettungskette.* Rettungsdienst 24:28-31

DÖRMANN MR (1997) *Rettungsdienst im Bergbau: Gefahrenabwehr in einem besonderen Industriezweig. Teil 2: Die Grubenwehr.* Rettungsdienst 24:219-222

KIESER D (1990) *Unterirdische Verkehrsanlagen – Gefahren und Rettungsstrategien.* In: Engelhardt GH (Hrsg.) (1990) *Referateband 10. Bundeskongreß Rettungssanitäter/Notärzte Köln 1990 Rettungsdienst = Teamarbeit*, Stumpf + Kossendey, Edewecht, S. 159-169

LAMPERT K (1994) *Organisation des Ärztlichen Hilfswerks im Steinkohlenbergbau des Saarlandes.* In: *Referateband 14. Bundeskongreß Rettungsdienst Köln 1994.* Stumpf + Kossendey, Edewecht, S. 124-129

MAIER A (2003) *Höhlenrettung: Rettungsdienst am Limit.* Rettungsdienst 26:976-979

MCSWAIN NE, PATURAS JL, WERTZ E (Hrsg.) (1994) *Pre-Hospital Trauma Life Support*, 3. Aufl. Mosby-Year Book Inc., St. Louis

MEYER O, POHL C (2005) *Sicherheit am Einsatzort – für alle? Ein nachdenklicher Fallbericht.* Rettungsdienst 28:786-789

OBERKINKHAUS J (2005) *Technische Rettung des Traumapatienten: Höhen, Tiefen und Transportmanagement.* Rettungsdienst 10:1026-1028

POGUNTKE P (2004) *Länderübergreifendes Netzwerk als Voraussetzung: Tagelanger Einsatz im Inneren des Berges.* Rettungsdienst 27:802-804

SCHNEIDER G, GROTZ M (2004) *Schwierigkeiten beim Tiefbauunfall.* Rettungsdienst 27:278-281

SCHULZ M (1995) *Höhlenrettung in Baden-Württemberg.* Interview mit Einsatzleiter Wolfgang Morlock. SEG 2:188–190

www.umwelt-online.de – *Berufsgenossenschaftliche Regeln für Sicherheit und Gesundheit bei der Arbeit: BGR 117-1 (Arbeit in Behältern, Silos und engen Räumen); BGR 152 (Gebrauch von Anschlag-Faserseilen); BGR 199 (Benutzung von persönlichen Schutzausrüstungen zum Retten aus Höhen und Tiefen*), gesichtet am 15.1.2007

Kapitel 7 – Bahn- und Tunnelrettung

CRESPIN UB, PETER H (2002) *Handbuch für Organisatorische Leiter*, 2. Aufl. Stumpf + Kossendey, Edewecht

FRIES J (2004) *Der Rettungszug der Deutschen Bahn AG: Ein noch zeitgemäßes Konzept?* Rettungsdienst 27:1028-1032

HAUSMANN H (1998): *Maulwurf '98.* Rettungs-Magazin 6:40-43

MAURER K (2000) *Die Tunnelrichtlinie – ein gemeinsames Sicherheitskonzept von Bahn und Ländern.* Notfallvorsorge 3:19-23

REPUBLIK ÖSTERREICH (Hrsg.) (2002) *Projektierungsrichtlinien für bauliche Anlagen*, RVS 9.282 vom 4. Juli 2002

SCHMIDT S (2005) *Vorsicht, Zug!* Feuerwehr-Magazin 23 6:114-121

SEFRIN P, SCHUA R (1993) *Rettungszug der Deutschen Bundesbahn. Handbuch des Rettungswesens.* Ergänzung 2/1993:E 11.1, S. 1-7

Kapitel 8 – Rettung aus Luftfahrzeugen

BIEGE B (1994a) *Runter kommen sie immer... Teil 1 – Einführung und Generelles.* SEG 1:173-177

BIEGE B (1994b) *Top Guns und stählerne Adler. Teil 2 – Unfälle mit Militärflugzeugen.* SEG 1:219-223

BIEGE B (1994c) *Crash... und die Rettung danach. Teil 3 – Einsatztaktik.* SEG 1:268-271

BIEGE B (1995) *EPIC British Airways – Eine SEG der besonderen Art. Flugzeugunfälle Teil 5.* SEG 2:147-149

DÖRMANN MR (1998) *LNA-Fortbildung: »Flugunfälle«.* SEG 5:140-141

GENERAL FLUGSICHERHEIT IN DER BUNDESWEHR (Hrsg.) (1980) *Hilfe bei Flugunfällen,* Köln

GREINER M (1989) *Verhalten des Rettungsdienstpersonals bei Luftfahrtunfällen, Vortrag vom 5. Fachkongress des Arbeitskreises Medizinische Assistenzberufe des Bayerischen Roten Kreuzes von 8. bis 10. September 1989 in Garmisch-Partenkirchen.* Leben Retten 4:89

KUPRIN G (1993) *Die kombinierte Methode der Flugzeugbrandbekämpfung.* Brandschutz 1:57-59

LUDEWIG S (2006) *Flughafenfeuerwehr Leipzig-Halle,* unveröffentlicht

MAURER K (1998) *Flugunfall Köln/Bonn – Anregungen für die Übungsgestaltung.* SEG 5:265-273

MÜLLER R (1996) *Luftnot 96 Szenario: Flughafenunglück.* SEG 3:124-125

PETER H (1995) *Notlandung auf der Autobahn. Teil 4 – Flugzeugunfälle.* SEG 2:40-43

POGUNTKE P (2000) *Flughafen-Großübung in Stuttgart: Filder Airport 2000.* SEG 7:267-269

SCHMID S (2004) *Flugzeugbergung – ein Fall für Spezialisten.* Brandschutz 1:15-24

STÜHRENBERG, M (2002) *CRASH 2002 Berlin-Schönefeld: Übung für den Alptraum...* Rettungsdienst 25:706-707

WELLENHOFER T (1996) *Flugzeugabsturz bei Freilassing.* Technisches Hilfswerk 2:11-13

WUERMELING M (2002) *Flugzeugabsturz am Bodensee. Erfahrungsbericht des THW-Ortsbeauftragten für Überlingen.* Bevölkerungsschutz 3:29-31

Kapitel 9 – Spezielle Einsatzverfahren

ALTEMEYER KH ET AL. (2003) *Rettungsdienst in Deutschland. Bestandaufnahme und Perspektiven.* Notfall & Rettungsmedizin 3:89-101

BONNECK S (2004) *Vorbeugender Hochwasserschutz. Köln setzt Maßstäbe.* Notfallvorsorge 4:11-13

BRUCH KP (Hrsg.) (2006) *Rettungsdienst: Dachlandeplatz des Westpfalz-Klinikums Kaiserslautern wird in Dienst gestellt.* Pressemeldung vom 8. Juni 2006 des Ministerium des Innern und für Sport Rheinland-Pfalz

BUNDESMINISTERIUM FÜR VERKEHR, BAU UND STADTENTWICKLUNG (Hrsg.) (2005) *Allgemeine Verwaltungsvorschrift zur Genehmigung der Anlage und des Betriebes von Hubschrauberflugplätzen vom 19. Dezember 2005*

DIEPENHORST B (2004) *Grußwort Befehlshaber im Wehrbereich II, Generalmajor Bernd Diepenhorst,* zur Informationsveranstaltung am 13.11.2004, Mainz

ERBE RD (1998) *Einsatzstichwort: Überschwere Person. Alarm für das Sprungtuch.* Rettungsdienst 21:659-660

ERMELS T (2006) *Neue MzKW beim THW für alle Fälle: Von A wie Aufbrechhammer bis Z wie Zuggerät.* IM EINSATZ 13:198-201

Friedrich H (Hrsg.) (2006) *Eigensicherung im Rettungsdienst – Situationsgerechtes Verhalten in Konflikt- und Gefahrenlagen*, Stumpf + Kossendey, Edewecht

Helpenstein J (2003) *Rheinland-Pfalz: Tauchausbildungszentrum und Ausbildungskonzept*. Brandschutz 6:424-428

Hörner R (2004) *Im Blick: Der Übergewichtigentransportwagen (Ü-KTW) Leipzig*. Rettungsdienst 27:601

Knorr KH, Iden O (2005) *Feuerwehr Bremen: Rettungszelle für überschwere Patienten*. Rettungsdienst 28:794-797

Lippay C, Stratmann G (2005) *Übersicht der Einsatzfahrzeuge: Fahrzeuge des THW*. IM EINSATZ 12:100-103

Sächsische Staatsregierung (Hrsg.) (2002) *Bericht der Unabhängigen Kommission der Sächsischen Staatsregierung Flutkatastrophe 2002*, Dresden

Schöb T (1995) *Einsatz modernster Mittel zur Waldbrandbekämpfung*. Brandschutz 7:487-491

Scholl H (2003) *Hochwasserkatastrophe 2002 in Sachsen: Bericht der Unabhängigen »Kirchbach-Kommission«*. IM EINSATZ 10:8-11

THW (Hrsg.) (2005) *Technisches Hilfswerk – Jahresbericht 2004*, Bonn

Zuber W (Hrsg.) (2004) *Katastrophenschutz/Hochwasser/Zivil-militärische Zusammenarbeit: Land und Bundeswehr führen gemeinsame Hochwasser-Übung »Florian« durch*. Gemeinsame Pressemeldung vom Wehrbereichskommando II und Ministerium des Innern und für Sport Rheinland-Pfalz, Mainz, vom 29. Oktober 2004

Zuber W (Hrsg.) (2004) *Katastrophenschutz/Zivilmilitärische Zusammenarbeit: Hochwasser-Großübung »Florian« voller Erfolg – Leistungsschau zum Abschluss*. Gemeinsame Pressemeldung von Ministerium des Innern und für Sport Rheinland-Pfalz, Ministerium für Umweltschutz und Forsten, Wehrbereichskommando II, Mainz, vom 13. November 2004

Kapitel 10 – Einsatztaktik

Adams HA (2006) *Patientenversorgung im Katastrophenfall*. Unfallchirurg 109:583-586

Adams HA, Mahlke L, Lange C, Flemming A (2005) *Überörtliche Hilfe beim Massenanfall von Verletzten (Ü-MANV)*. Anästh. Intensivmed. 46:215-223

Adams HA, Mahlke L, Flemming A, Probst C, Tecklenburg A (2006) *Katastrophenmedizin: Konzentration aller Ressourcen*. Dtsch. Ärztebl. 103:C264-C266

Ahnefeld FW, Haug H, Israng HH (1974) *Ketamin – ein Anästhetikum für Katastrophen- und Notfallsituationen*. Wehrmed. Mschr. 18:108-117

Angerhöfer G (2005) *Warum exakte Prognosen machmal schwierig sind: DWD-Frühwarnsystem für den Katastrophenschutz*. Rettungsdienst 28:346–349

Ashkenazy I, Kessel B, Kashan T, Haspel J, Oren M, Olsha O, Alfici R (2006) *Precision of in-hospital triage in mass-casualty incidents after terror attacks*. Prehosp Disaster Med 21 (1):20-23

Beck A, Bayeff-Filoff M, Kanz KG, Sauerland S (2005) *Algorithmus für den Massenanfall von Verletzten an der Unfallstelle – Ein systematisches Review*. Notfall & Rettungsmed. 8:466-373

Becker J (1998) *Interessantes für SEG'en vom Bundeskongreß Rettungsdienst*. SEG 5:166-169

Becker U (2005) *I.S.A.R. unterstützte die internationalen Hilfsmaßnahmen nach der Flutwelle: Search and Rescue-Einsatz in Phuket*. Brandschutz 3:209-212

BENEDIX KP, DITTMER M, DÖRING U (2005) *Identifizierung der Opfer der Tsunami-Katastrophe.* Wehrmedizin und Wehrpharmazie 29 (4):24-27

BENEKER J, MARTENS D (2004) *Die präklinische Versorgung von Verbrennungspatienten.* Intensivmed. 41 (8):543-554

BENSON M, KOENIG KL, SCHULZ CH (1996) *Disaster triage: START, then SAVE – a new method of dynamic triage for victims of a catastrophic earthquake.* Prehosp Disaster Med 11:117-124

BRAUN K (2006) *ILA 2006 HeliCenter. ROTOR & RESCUE Konferenzen.* Rotorblatt 2:14-16

BRAUN M, THOMAS A (2006) *Explosionstrauma der Lunge nach Terroranschlag.* Wehrmed. Mschr. 50 (2):49-51

BUNDESMINISTER DES INNERN (Hrsg.) (2002) *Katastrophenmedizin. Leitfaden für die ärztliche Versorgung im Katastrophenfall,* 2. Aufl. Berlin

BURGKHARDT M, HACKSTEIN A (2006) *NA und RA beim MANV – Konflikte und Lösungen.* Präsentation Mitteldeutsche Notfalltage Suhl 2006

CARLOFF G (2003) *Das Potenzial der Zivilschutzhubschrauber. Schnelle Hilfe aus der Luft.* Bevölkerungsschutz 1:3-5

CERMAK C, HARTMANN H, SCHEELE S, GERMANN G, KÜNTSCHER MV (2004) *Flüssigkeitstherapie und hämodynamisches Monitoring im Verbrennungsschock.* Chirurg 75:599-604

CLEMENS-MITSCHKE A, MITSCHKE T (2004) *Das EU-Gemeinschaftsverfahren. Aufgaben des Gemeisamen Melde- und Lagezentrums von Bund und Ländern(GMLZ).* Bevölkerungsschutz 2:13-18

CORR B (2003) *CeBIT 2003 in Hannover. Deutsches Notfallvorsorge-System (deNIS) vorgestellt.* Bevölkerungsschutz 2:15-17

CRESPIN UB, PETER H (Hrsg.) (2002) *Handbuch für Organisatorische Leiter,* 2. Aufl. Stumpf + Kossendey, Edewecht

CRESPIN UB, NEFF G (Hrsg.) (2000) *Handbuch der Sichtung.* Stumpf + Kossendey, Edewecht

DAVIS DP, POSTE JC, HICKS T, POLK D, RYMER TE, JACOBI I (2005) *Hospital bed surge capacity in the event of mass-casualty incident.* Prehosp Disaster Med 20 (3):169-176

DE CABALLOS GUTIERREZ JP, TUREGANO FF, PEREZ DIAZ D ET AL. (2005) *Casualties treated at the closest hospital in Madrid, March* 11, *terrorist bombings.* Crit Care Med 33 (Suppl):107-112

DIRKS B (2006) *Management des Massenanfalls von Verletzten/Erkrankten durch den Leitenden Notarzt.* Notfall & Rettungsmed. 9:333-346

DOMBROWSKY WR (1998) *»Institutionen-Guide«: Die Katastrophenforschungsstelle der Universität Kiel.* SEG 5:175

DOMKE J (2004) *Kooperationsmodell in der Gefahrenabwehr. In Rheinland-Pfalz kooperieren Bund, Land und Kommunen.* Homeland Security 1:32-34

DOMRES B (2005) *Nach dem Seebeben: Was ist zu tun?* IM EINSATZ 12:3

DOMRES B (2005) *Persönliche Einsatzbereitschaft bei Katastrophen: Checkliste zur Vorbereitung.* IM EINSATZ 12:73-74

DOMRES B, KLÖSS T (1984) *Fixateur externe aus Holz als Beispiel angepasster Technik.* Langenbecks Arch. Chir. 364:331-334

DOMRES B, KOCH M, MANGER A, BECKER HD (2001) *Ethics and triage.* Prehosp Disaster Med 16 (1):53-58

DOMRES B, BROCKMANN S, MANGER A, WENKE R (2006) *Dekontamination und Behandlung Verletzter. Ergebnisse eines Forschungsauftrags des BMI.* Bevölkerungsschutz, Sonderausgabe 2006:45-47

ELLINGER K, QUINTEL M (1989) *Das Ramstein-Unglück.* Notarzt 5:68-70

ERMELS T (2006) *Neue MzKW beim THW für alle Fälle: Von A wie Aufbrechhammer bis Z wie Zuggerät.* IM EINSATZ 13:198-201

FRYKEBERG E (2002) *Medical management of disasters and mass casualties from terrorist bombings: how can we cope?* J Trauma 53:201-212

GARNER A, LEE A, HARRISON H, SCHULZ CH (2001) *Comparative analysis of multiple-casualty incident triage algorithms.* Ann Emerg Med 38:541-548

GEDDERT M, GEDDERT M (1994) *Mobile Sheltersysteme für humanitäre Hilfseinsätze* SEG 5:224–225

GREEN SM, CLEM KJ, ROTHROCK SG (1996) *Ketamine safety profile in the developing world: Survey of practitioners.* Acad Emerg Med 3 (6):598-604

GRETENKORT P, HARKE H, BLAZEJAK H, PACHE B, LELEDAKIS G (2002) *Interface between hospital and fire authorities – a concept for management of incidents in hospitals.* Prehosp Disaster Med 17:42-47

HOLDEN PJ (2005) *The London attacks – a chronicle: Improvising in an emergency.* N Engl J Med 353:541-543

HOSSFELD B, HELM M, LAMPL L (1999) *Die Notaufnahme im Massenanfall.* Notarzt 15 (5): 111-118

HÜLS, E (1999) *Die ICE-Katastrophe von Eschede am 3. Juni 1998: Erfahrungsbericht aus Sicht des Leitenden Notarztes.* Wehrmedizin und Wehrpharmazie: 8. Sonderheft zur Zivil-militärischen Zusammenarbeit im Gesundheitswesen, S. 28-30

HÜTTE M (2005) *HELI-ALERT – Neue Wege zur Private-Public-Partnership (PPP). Helikopter in der Notstandsbekämpfung.* Rotorblatt 2:36-38

JENDSCH W (1991) *Führungskraftwagen Technische Einsatzleitung (FüKw-TEL).* Bevölkerungsschutzmagazin 3:65

KANZ KG, HORNBURGER P, KAY MV, MUTSCHLER M, SCHÄUBLE W (2006) *mSTART-Algorithmus für Sichtung, Behandlung und Transport bei einem Massenanfall von Verletzten.* Notfall & Rettungsmed. 9:264-270

KANZ KG, HUBER-WAGNER SM, LEFERING R, KAY MV, QVICK ML, BIBERTHALER B, MUTSCHLER W (2006) *Abschätzung von Operationskapazitäten bei einem Massenanfall von Verletzten anhand des Zeitbedarfs für lebensrettende Notfalloperationen.* Unfallchirurg 109:278-284

KULLA M (2005) *ATLS – Was können wir für den Auslandseinsatz lernen?* Wehrmed. Mschr. 49:119-123

LAMPL L, HAUKE J, HOSSFELD B (2006) *Key questions in civilian and military trauma management.* Paper presentation 1st MILTRANET Congress – Koblenz 2006

LECHLEUTHNER A ET AL. (1990) *Die 4 Phasen eines Massenanfalles von Verletzten (MANV) – ein Konzept für Management, Fehleranalyse und Qualitätssicherung.* Notarzt 6 (6):160-165

LEIBA A ET AL. (2006) *Response of Thay hospitals to the tsunami disaster.* Prehosp Disaster Med 21 (1):32-37

LIPP R (Hrsg.) (2005) *LPN 4 – Lehrbuch für präklinische Notfallmedizin,* 3. überarb. und erw. Aufl. Stumpf + Kossendey, Edewecht

LOCKEY DJ ET AL. (2005) *London bombings July 2005: The immediate pre-hospital medical response.* Resuscitation 66:ix-xii

MARTIN TE (1990) *The Ramstein airshow disaster.* JR Army Corps 136:19-26

MEHTA S (2006) *Disaster and mass casualty management in a hospital: How well are we prepared?* J Postgrad Med 52:89-90

MENTGES D, KIRSCHENLOHR R, ADAMEK H, BOLDT J, RIEMANN JF (1997) *Der rettungsdienstliche Ablauf bei Großschadensereignissen.* Der Anaesthesist 46:114-120

POPOVIC FR (2003) *Katastrophenschutz: Hessen als Vorreiter. Konzept der Ärzteschaft weitgehend realisiert.* Deutsches Ärzteblatt 100:1889

REBENTISCH E (1991) *Handbuch der medizinischen Katastrophenhilfe*, 2. Aufl. Werk-Verlag Dr. Edmund Banaschewski, Gräfelfing

ROCCAFORTE JD (2001) *The World Trade Center attack. Observations from New York's Bellevue Hospital.* Crit Care 5:307-309

ROKACH A, BAR DYAN Y (2006) *Crush related injury after disaster.* N Engl J Med 354:2511-2512

RYAN J, MONTGOMERY H (2005) *Terrorism and the medical response.* N Engl J Med 355:543-545

SATTLE JR, GIBRAN N, JORDAN M (2005) *Defining the ratio of outcomes to resource for triage of burn patients in mass casualties.* J Burn Care Rehabil 26:478-482

SCHAUWECKER HH, SCHNEPPENHEIM U, BUBSER H (2003) *Organisatorische Vorbereitungen im Krankenhaus für die Bewältigung eines Massenanfalls von Patienten.* Notfall Rettungsmed 6:596-602

SCHERZER F (2006) *Das Sanitätsübungzentrum.* Wehrmedizin und Wehrpharmazie 29 (4):16-18

SCHEUERMANN A (2006) *Zusammenarbeit der Rettungskräfte unter der einheitlichen Einsatzleitung im Großschadensfall. Präsentation Mitteldeutsche Notfalltage Suhl 2006*

SCHOLL H, BARGON P (2004) *Großübung mit MANV: 15. Mainzer Fortbildungskurs »Leitender Notarzt«.* Rettungsdienst 27:1132-1134

SEFRIN P (2005) *Sichtung als ärztliche Aufgabe.* Dtsch Ärztebl 102:A1424-1428

SEFRIN P, WEIDRINGER JW, WEISS W (2003) *Sichtungskategorien und deren Dokumentation.* Dtsch Ärztebl 100:A2057-2058

SEITS S, KANZ KG, KAY MV, HORNBURGER P, KREIMEIER U, MUSSACK T, SCHÄUBLE W, MUTSCHLER W (2006) *Bombenexplosion – Was muss der Notarzt wissen?* Notarzt 22:7-11

SHAMIR MY, WEISS YG, WILLNER D ET AL. (2004) *Multiple casualty terror events: the anesthesiologist's perspective.* Anesth Analg 98:1746-1752

STEIN M, HIRSHBERG A, GERICH T (2003) *Der Massenanfall an Verletzten nach Explosion.* Unfallchirurg 106:802-810

STEINMANN R (2006) *Das Muster von Minenverletzungen und die Strategie bei ihrer Behandlung.* Wehrmed Mschr 50 (4):121-123

STRATMANN D, BENEKER J, MOECKE HP, SCHLAEGER M (2003) *Positionspapier der BAND zur präklinischen Versorgungsstrategie des Rettungsdienstes nach den Ereignissen des 11. September 2001.* Notarzt 19:37

STRATMANN D (2006) *»Hannoversches Konzept« – grundlegende Neuorientierung?* Notarzt 22:1-2

TREDE M (1979) *Gefäßverletzungen beim Massenunfall – Rekonstruktion oder Amputation?* Langenbecks Arch Chir 349:243-246

URBAN B, KREIMEIER U, PRÜCKNER S, KANZ KG, LACKNER CK (2006) *Krankenhaus-Alarm- und Einsatzpläne für externe Schadenslagen an einem Großklinikum.* Notfall Rettungsmed 9:296-303

VOGT PM, JOSKUSZIES A, NIEDERBICHLER A, BUSCH K, COI CY (2006) *Chirurgische Primärversorgung von schweren Verbrennungen.* Wehrmed Mschr 50 (4):98-104

Abbildungsnachweis

Sämtliche hier nicht aufgeführten Fotos wurden von Pedro Bargon zur Verfügung gestellt. Alle hier nicht aufgeführten Grafiken wurden vom Verlag nach Vorlagen der jeweiligen Autoren bzw. der Herausgeber erstellt. Weitere Quellenangaben finden sich direkt bei den Abbildungen.

ADAC
München
Kap. 2.8, Abb. 10

ADAC-Luftrettung GmbH
München
Kap. 10.1.6, Abb. 9

Hubertus Bartmann
Kelheim
Kap. 3.6, Abb. 43 - 45

Bergrettungsdienst Südtirol
Landesverband
Vilpian, Italien
Kap. 1.2, Abb. 3

Deutsche Bahn AG
Frankfurt a.M.
Kap. 7.1.1, Abb. 1;
Kap. 7.1.2, Abb. 3;
Kap. 7.1.3, Abb. 4

Deutsche Lebens-rettungs-
Gesellschaft e.V. (DLRG)
Bad Nenndorf
Kap. 3.2.3, Abb. 8

Mark Diekmann
tmd-Beschriftungen
Essen/Oldenburg
Kap. 4.2.4, Abb. 5;
Kap. 4.3.2, Abb. 6

Druckkammerzentrum Wiesbaden
Kap. 3.4.9, Abb. 33

Camilla Fehr-Bargon
Kap. 2.5, Abb. 5

Feuerwehr Gensingen
Kap. 9.6, Abb. 15;
Kap. 9.8, Abb. 18

Jörn Fries
Backnang-Waldrems
Kap. 7.1.5, Abb. 5

Dr. med. Benjamin Hiller
Facharzt für Anästhesie
Mainz
Kap. 3.3.2, Abb. 12;
Kap. 3.3.4, Abb. 16 - 18;
Kap. 3.4, Abb. 19 - 28;
Kap. 3.4.7, Abb. 29;
Kap. 3.4.8, Abb. 31, 32;
Kap. 3.6, Abb. 46;
Kap. 9.2.2, Abb. 6 - 9

Holmatro Rescue Equipment
Raamsdonksveer, Niederlande
Kap. 6.4.3, Abb. 15

Internationale-Flug-Ambulanz e.V.
(IFA)
Leipzig/Röttenbach
Kap. 10.2.6, Abb. 21

Kriminaltechnischer Dienst Halle
Kap. 9.18.5, Abb. 36

Landesluftrettung Südtirol, Archiv
Pelikan 2
Brixen, Italien
Kap. 1.3.2, Abb. 8;
Kap. 1.4.2, Abb. 12

Steffen Ludewig
Werkfeuerwehr Flughafen Leipzig/Halle
Kap. 8.5.3, Abb. 16 - 20

Franz Mayer
Polizeihauptmeister
Simbach am Inn
Kap. 2.4, Abb. 4;
Kap. 2.12, Abb. 13

Dr. med. Oliver Meyer
Abt. Anästhesie und Notfallmedizin
Martin-Luther-Universität Halle-Wittenberg
Kap. 3.2.2, Abb. 7;
Kap. 3.5.6, Abb. 40, 42;
Kap. 6.1.8, Abb. 5 - 7;
Kap. 6.3.3, Abb. 11;
Kap. 9.18.1, Abb. 31 - 33;
Kap. 9.18.2, Abb. 34

Frank Michels
ADAC-Luftrettungszentrum
»Christoph 23«
Koblenz
Kap. 2.10, Abb. 11

Detmar Modes, BMVG
Bildstelle/-archiv
Bonn
Kap. 9.15, Abb. 26
Martin Müller
ADAC-Luftrettungszentrum
»Christoph 5«
Ludwigshafen
Kap. 5.9.2, Abb. 16

Anna-Felicia Oehme
Oppin
Kap. 3.3.2, Abb. 6

Ortovox
Taufkirchen
Kap. 1.3.1, Abb. 7;
Kap. 1.4.2, Abb. 14

Petzl Deutschland
Garmisch-Patenkirchen
Kap. 6.2, Abb. 8

Polizei Sachsen-Anhalt
Magdeburg
Kap. 9.18.3, Abb. 35

Holger Scholl
Dipl. Pflegewirt (FH)
Neunkirchen
Kap.6.1.5, Abb. 2;
Kap. 6.2.2, Abb. 10;
Kap. 10.1.1, Abb. 1, 7;
Kap. 10.1.7, Abb. 10;
Kap. 10.2.4, Abb. 19

Dr. Michael Windirsch
Abt. Anästhesiologie der Johannes Gutenberg-Universität Mainz
Kap. 1.5.1, Abb. 18;
Kap. 2.14.1, Abb. 16

Herausgeber

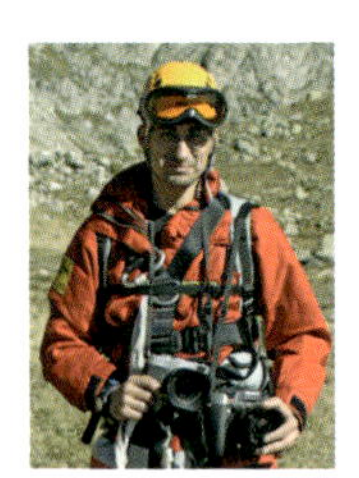

Pedro Bargon, Jgg. 1963, 1979 Ausbildung zum Fotolaboranten, seit 1983 im Rettungsdienst, Rettungsassistent, Lehrrettungsassistent, seit Juli 1997 Luftrettungsassistent und HEMS-Crew-Member (HCM) auf dem ITH/RTH »Christoph 77« in Mainz. Kontakt: p.bargon@web.de

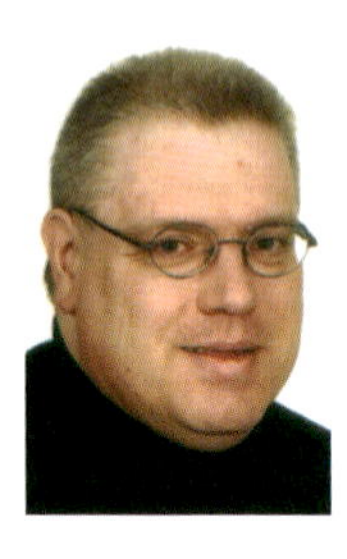

Holger Scholl, Jgg. 1967, Dipl. Pflegewirt (FH), Ausbildung zum Krankenpfleger, Tätigkeit im Pflegedienst und in der Intensivmedizin/-pflege eines Krankenhauses, Abteilungs- und Praxisleitung in einem ambulanten OP-Zentrum, 1996 Fachabitur Sozialwesen, 1998 – 2002 Studium des Pflegemanagements, 2001 – 2004 stellv. Leiter eines wissenschaftlichen Projekts mit Schwerpunkt Kommunikations- und Qualitätsmanagement auf der Intensivstation der Klinik für Anästhesiologie, Intensivmedizin, Notfallmedizin und Schmerztherapie der Johannes Gutenberg-Universität Mainz, ständig freier Rettungsdienstredakteur, Publikationen: regelmäßige Veröffentlichungen in den Zeitschriften RETTUNGSDIENST und IM EINSATZ u.a. zu den Themen Luftrettung, Einsatztaktik, Zivil- und Katastrophenschutz, Intensivtransport sowie Veranstaltungsberichte, Beiträge zur Geschichte des Rettungsdienstes; Scholl (2002) Luftrettung. Stumpf + Kossendey, Edewecht. Kontakt: HolgerScholl@t-online.de

Autoren

Jörn Fries, Jgg. 1968, 2001 Assessor des Lehramts, 2001 Sachgebietsleiter Ausbildung des DRK-LV Rheinland-Pfalz, 2002 – 2006 Geschäftsführer der Björn Steiger Stiftung; Fachausbilder Sanität/Erste Hilfe, Mentor Breitenausbildung, Instruktor für Früh- u. Erstdefibrillation, Fachautor Rettungswesen/Eisenbahnwesen. Kontakt: joern.fries@web.de

Dr. med. Benjamin Hiller, Jgg. 1964, 1992 – 1998 Facharztausbildung für Anästhesiologie in Mainz; 1998 – 2005 Tätigkeit als Anästhesist, Notarzt sowie Tauch- und Überdruckarzt in Mainz, hyperbarmedizinische Betreuung der Druckkammern Mainz und Koblenz, 2000 Zusatzbezeichnung Notfallmedizin, 1998 – 2005 Notarzt auf »Christoph 77« und RTH der Air Zermatt, 1999 – 2005 Ltd. Notarzt der Stadt Mainz und des Landkreises Mainz-Bingen, seit 2005 Ltd. Oberarzt für Anästhesie am DRK-Krankenhaus Alzey.
Kontakt: hiller.b@t-online.de

Dr. med. Oliver Meyer, Jgg. 1969, Rettungsassistent, Ausbilder, Studium der Humanmedizin in Rostock und Kiel, AiP in der Anästhesie der BGU Bergmannsheil, Medizinische Fakultät der Ruhr-Universität Bochum; Assistenzarzt in der Klinik für Anästhesiologie und Operative Intensivmedizin (Direktor: Prof. Dr. med. J. Radke) und Notarzt.
Kontakt: e-mail@oliver-meyer.de

Dr. med. Dirk Michaelis, Jgg. 1968, Studium der Humanmedizin in Marburg und Gießen, Ausbildung zum Facharzt für Anästhesie und Intensivmedizin in Mainz, Arzt für Tauch- und Hyperbarmedizin, Zusatzbezeichnung Notfallmedizin. Vier Jahre auf »Christoph 77« in Mainz. Abteilung für Anästhesie und Intensivmedizin der Asklepios Paulinen Klinik in Wiesbaden. Kontakt: d-michaelis@gmx.net

Thomas Penzberger, Jgg. 1955, Rettungsassistent, Windenoperator beim RTH/ITH »Christoph Murnau«. Kontakt: thomas.penzberger@web.de

Helmut Schmidt, Jgg. 1955, Hauptbrandmeister, seit 1978 Berufsfeuerwehr München, Maschinist, Rettungsassistent, seit 1995 Ausbilder der Höhenrettungsgruppe; seit 1984 staatlich geprüfter Berg- und Skiführer, internationale Lizenz »Canyoning«, Mitglied im Lehrteam »Canyoning« des Verbands Deutscher Berg- und Skiführer; seit 1971 Mitglied der Bergwacht Bayern, Ausbildungsleiter, Mitglied im Rettungsdienst Ausschuss und Delegierter der Bergwacht Bayern in der IKAR, Mitglied im Fachbeirat der Sicherheitsforschung des Deutschen Alpenvereins. Kontakt: helmut.schmidt.badheilbrunn@t-online.de

Manuel Struck, Jgg. 1974, Notarzt; Ausbildung als Rettungsassistent an der Landesrettungsschule Riesa (Leiter: Dr. med. J. Altmann), Studium der Humanmedizin an der Friedrich-Schiller-Universität Jena, Assistenzarzt der Klinik für Anaesthesiologie, Intensiv- und Notfallmedizin (Direktor: Priv.-Doz. Dr. med. R. Stuttmann) an den BG-Kliniken Bergmannstrost Halle/Saale, Zusatzbezeichnung Notfallmedizin, Fachkunde Strahlenschutz, Editorial Board Air Medical Journal. Kontakt: manuelstruck@web.de

Dr. med. Michael Windirsch, Jgg. 1972, 1991 – 1998 Studium der Medizin in Mainz, 1998 – 2004 Facharztausbildung für Anästhesiologie in Mainz, 2005 – 2006 »Spezielle anästhesiologische Intensivmedizin«, seit 2000 Notarzt und 2002 Zusatzbezeichnung Notfallmedizin, seit 2002 Notarzt auf »Christoph 77« in Mainz, 2006 Bestellung zum Ltd. Notarzt der Stadt Darmstadt und des Landkreises Darmstadt-Dieburg, KV- und SEG-Arzt des DRK-KV Darmstadt-Land, seit Juli 2006 stellv. Oberarzt der Klinik für Anästhesiologie der Johannes Gutenberg-Universität Mainz (Direktor: Univ.-Prof. Dr. med. C. Werner).
Kontakt: windirsc@uni-mainz.de

Danksagung

Wir möchten uns an dieser Stelle ganz besonders herzlich für das Engagement unseres Autorenteams, dessen oft rettenden Ideen und nicht zuletzt für dessen Beiträge zu diesem Buch bedanken.

Auch bei denjenigen, die uns geholfen haben, die sich in ihre Karten haben schauen lassen und uns unvergleichlich freundlich bei den Übungen und Schulungen aufgenommen haben, möchten wir uns bedanken. »Spezielle Rettungstechniken« ist ein stückweit auch ihr Buch, denn ohne ihre Bereitschaft uns zu informieren, könnten wir diese Informationen nicht an die Leser weitergeben. Unser herzliches Dankeschön geht daher an:

Die Berufsfeuerwehr (BF) München, ihre Höhenrettungsgruppe und die Feuerwachen 5 und 8; die Berufsfeuerwehren Hamburg und Wiesbaden; die Höhenrettungsgruppe der BF Wiesbaden und der Feuerwehr Ingelheim; die Berufsfeuerwehren Düsseldorf, Frankfurt am Main, Ludwigshafen und Mainz; die Kollegen der Flughafenfeuerwehr des Frankfurter Flughafens, hier insbesondere an die Herren Hahn, Schwab und Pulst; das Feuerwehr Training Center (FTC); Herrn Ludewig von der Werkfeuerwehr des Flughafens Leipzig-Halle; die Feuerwehr Gensingen sowie deren Wehrführer und technischen Berater unseres Buches, Hauptbrandmeister Frank Liebetanz; an die Feuerwehr Zell am See in Österreich und den Oberfeuerwehrkommandanten Leo Winter; die Feuerwehr- und Katastrophenschutzschule Rheinland-Pfalz in Koblenz, Herrn Ritterbuch sowie Carl Werner Schmidt; die Polizei des Freistaates Bayern mit ihren Hundeführern; die Polizeihubschrauberstaffel des Landes Hessen in Egelsbach und die Polizei des Landes Sachsen-Anhalt; Herrn Kemmerer vom Druckkammerzentrum Wiesbaden; die Deutsche Gesellschaft zur Rettung Schiffbrüchiger (DGzRS) mit den Besatzungen der Seenotkreuzer VORMANN STEFFENS, BERNHARD GRUBEN, HERMANN HELMS und HERMANN MARWEDE; die Ortsgruppe Mainz der Bundesanstalt Technisches Hilfswerk (THW); die Bergwacht Lenggries; Markus Hölzl und Franz Mayer aus Simbach am Inn; Theo Diekmann und Mark Diekmann von tmd-Beschriftungen (www.tmd-beschriftungen.de); Norman Dietrich, Abteilungsleiter Rettungsdienst beim Kreisverband Mainz-Bingen des Arbeiter-Samariter-Bundes (ASB) und Roland Lipp, Abteilungsleiter Rotkreuzgemeinschaften beim DRK-Landesverband Rheinland-Pfalz; die Teams der RTH »Pelikan 1« und »Pelikan 2« der Landesflugrettung Südtirol; die ADAC-Luftrettung GmbH, vertreten durch Gerhard Wittmann; das Team von »Christoph 26« in Sanderbusch mit dem leitenden Hubschrauberarzt Chefarzt Dr. med. Martin Voigt, ebenso an die Kollegen vom RTH/ITH »Christoph 77« in Mainz; unseren Kollegen und Fachberater Martin Müller vom ADAC-Luftrettungszentrum »Christoph 5« in Ludwigshafen für die technische Beratung; Oberarzt Dr. med. Benno Wolcke von der Klinik für Anästhesiologie, Intensiv- und Notfallmedizin sowie Schmerztherapie (Direktor: Univ.-Professor Dr. med. Christian Werner) des Klinikums der Johannes Gutenberg-Universität Mainz für die medizinische Beratung.

Darüber hinaus möchten wir uns herzlich bei Regierungsrat Hermann-Josef Gundlach vom Ministerium des Innern und für Sport des Landes Rheinland-Pfalz für die herausragende Zusammenarbeit und Unterstützung bei diesem Buch bedanken.

Ein großer Dank geht an all die kompetenten und guten Geister, die dieses einmalige Projekt unterstützt haben.

Unser besonderer Dank gilt den folgenden Firmen:

Firma Ortovox (www.ortovox.com) und Franz Kröll; Firma Petzl Deutschland (www.krah.com), vertreten durch Herrn Krah; Firma Holmatro (www.holmatro.com) aus den Niederlanden, Herrn Willens und Frau J. Peifnenburg; Deutsches Museum in München und Frau Degmair von der Abteilung Presse- und Öffentlichkeitsarbeit; Firma Leica Camera AG (www.leica-camera.com), insbesondere Olaf Wolf, die uns Kameras und Hochleistungsobjektive für die Erstellung des Bildmaterials zur Verfügung gestellt hat.

Dem S+K-Verlag möchten wir an dieser Stelle für das Vertrauen und die gute Zusammenarbeit danken.

Zu guter Letzt möchten wir uns bei unseren Familien für ihre Geduld (für manchmal sehr große Geduld) und Unterstützung bedanken!

Die Herausgeber
Mainz/Neunkirchen, März 2007